上册

哈佛
家庭医学全书

【美】安东尼·L.科马罗夫(哈佛医学院博士,内科教授) 主编
李政 黄琳 吴卉卉 李梅 译

HARVARD
MEDICAL SCHOOL
FAMILY HEALTH GUIDE

Harvard Health Publications
时代出版传媒股份有限公司
安徽科学技术出版社

[皖]版贸登记号:1211999

图书在版编目(CIP)数据

哈佛家庭医学全书.上册/(美)科马罗夫(Komaroff A.L.)主编;李政等译.--合肥:安徽科学技术出版社,2014.2(2021.2重印)
HARVARD MEDICAL SCHOOL FAMILY HEALTH GUIDE
ISBN 978-7-5337-6146-2

Ⅰ.①哈… Ⅱ.①科…②李… Ⅲ.①家庭医学 Ⅳ.①R1

中国版本图书馆CIP数据核字(2013)第229252号

哈佛家庭医学全书.上册

[美]安东尼·L.科马罗夫(哈佛医学院博士,内科教授)主编　李政 等译

出 版 人:丁凌云　　选题策划:张楚武　　责任编辑:陈芳芳　余登兵
责任校对:张　枫　陈会兰　　责任印制:廖小青　　封面设计:王　艳
出版发行:时代出版传媒股份有限公司　http://www.press-mart.com
安徽科学技术出版社　http://www.ahstp.net
(合肥市政务文化新区翡翠路1118号出版传媒广场,邮编:230071)
电话:(0551)63533330
印　　制:安徽新华印刷股份有限公司　电话:(0551)65859128
(如发现印装质量问题,影响阅读,请与印刷厂商联系调换)

开本:787×1092　1/16　　印张:37.5　插页4页　　字数:820千
版次:2021年2月第12次印刷

ISBN 978-7-5337-6146-2　　定价:88.00元

编委会

BIANWEIHUI

医学院临床小儿科助理教授，哈佛先锋医疗联盟遗传科主任医师，麻省总医院遗传临床科主任

南希·A.里戈蒂

哈佛医学院博士、内科助理教授，麻省总医院医师

罗伯特·H.什莫灵

哈佛医学院博士、内科助理教授，贝斯伊萨莉尔执事医疗中心主席及副主任医师

哈维·B.西蒙

哈佛医学院博士、内科副教授，麻省总医院医师，麻省理工学院健康科技学院成员

威廉·C.泰勒

哈佛医学院博士、内科副教授，W. B.城堡学会副研究员，贝斯伊萨莉尔执事医疗中心普通内科医师及初级护理

罗恩·M.沃斯

哈佛医学院博士、急诊医学系内科副教授，布莱根妇科医院急诊科主任

罗伊·D.威尔克

哈佛医学院博士、内科讲师，布莱根妇科医院第一内科医务主任

前言

QIANYAN

在此，我自豪地向读者介绍《哈佛家庭医学全书》一书。两百多年来，哈佛医学院一直为新英格兰地区及全世界数百万民众提供最先进的卫生保健服务。

首先，哈佛医学院7 000名教授与职工为患者提供了周到的医疗服务。我们为世界知名医院及保健机构工作。我们指导患者如何保持健康。只要患者出现健康问题，大到紧急外科手术，小到感冒，我们都时刻准备为他们提供医疗服务。

其次，我们也在着力培养新一代医学人才，开展世界重大医学项目研究。哈佛医学院的研究人员：

◎发明了麻醉剂。能想象重大手术中没有麻醉剂的情景吗?

◎发现了引发脊髓灰质炎的病毒，促进了该病疫苗的研发。

◎首创恶性贫血的治疗方法。

◎实施了世界首例器官移植手术。

◎是利用人工肾治疗技术的先驱。

◎开创脑外科手术新领域。

哈佛医学院是著名的护理及健康研究基地。能让大众身体更健康，延长寿命，我们感到十分自豪。

我们还为世界各地患者提供出诊服务。多年来，本院一直以简报形式为大众提供及时的健康资讯。如今我们将出版相关书籍。

本书编写人员均长年工作在医疗第一线，为患者提供医疗服务。我们知道，面对纷繁复杂的医疗选择和健康资讯，人们简直无所适从。而医生和患者面对面交谈的时间却越来越短。

面对纷繁复杂的医药资源，读者需要借助便捷易懂、清楚准确的信息来选择合适的资源。

本书将以其独特的方式呈现这些信息。这些方式有如下特征：

症状图 出现如腹痛等特殊症状时，该怎么做?有没有什么家庭疗法，有效的替代疗法或者非处方药进行治疗？什么时候得去看医生？约30年前，笔者和其他同事曾提出，要用症状图来描述就诊流程。若读者或家人出现一种新的病症，本书的症状图就可以指导读者了解在什么情况下可以进行自我护理，在什么情况下必须看医生。

如何问诊 如今，大家更要知道在问诊时，要问什么问题，要了解医生该为自己做些什么。我们要得到最好的医疗和护理。对于常见病，本书将让读者了解在问诊时，该向医生说些什么、该接受哪种常规身体检查和实验室检测。在问诊前，思考一下要问的问题，记下来。知道在问诊时要了解的情况，也有助于患者了解医生是否为其提供了全方位的医疗服务。

如何了解所用药物 医生也许很忙，不能向患者详细介绍所用药物的治疗作用以及可能引发的副作用。在与药物相关的章节，笔者详细介绍了主要的常用处方药及其对应的病症。

药物间相互作用 与药物相关的章节使用大量篇幅介绍了药物间的不良反应。如果同时服用几种药，就需要了解它们之间是否会产生不良反应。

家庭治疗 有些病不需要看医生。本书向读者介绍了一些家庭治疗方法，让读者自己能处理一些常见病症，如感冒的家庭治疗方法。

替代疗法 哈佛医学院和其他研究院所对许多替代疗法都进行了认真的研究，证实不少疗法确实有效，因此本书也介绍了这些有效的替代疗法。尽管几千年来治疗师和患者对替代疗法深信不疑，但主流医学对这些疗法的研究过于缓慢。其实不假思索地拒绝接受替代疗法是错误的。我们对待替代疗法，就应该像对待新的常规疗法一样，用科学的方法进行研究，找出它们的益处和不足。本书介绍了有关慢性腰痛的替代疗法。

了解诊断检测 现代医学采用许多检测来诊断病情。在诊断检测的相关章节，作者将向读者介绍各种诊断性检测及其用途。在造影的相关章节中，作者将向读者展示成熟有效的造影技术。本书介绍了一些神奇的成像检查，它们可以在不引起任何疼痛的情况下，照出我们身体内部的图像。本书还介绍了其他一些可在医生办公室或在家也能做的检测。

益处与风险评估表 我们能获得大量与健康有关的信息，且一种病症通常有多种治疗的方法。如何选择?本书将以通俗易懂的图表方式，向读者介绍各种诊断性测试和治疗方法的益处及风险以及采取某些健康生活方式的益处。本书还有血液稀释疗法的益处和风险的介绍。

哈佛医生的建议 本书还搜集了哈佛医学院许多医生的建议。这些建议都是基于医生多年的临床及研究经验，为其患者提供的。如本书有布雷寿顿医生对幼儿发育关键期的建议；利普生医生有关背部手术的建议；萨缪尔医生有关预防脑卒中的建议；班森医生有关放松反应的建议；法伯医生有关如何培养幼儿健康睡眠习惯的建议。

患者自述 本书记录有患者的自述，有些还包括他们对抗疾病的过程。例如，作家约翰·厄普代克描述了牛皮癣的症状，演员帕蒂·杜克介绍了她患抑郁症的经历，还有普通患者描述痛风治疗后的生活。

人体如何工作 大部分医学科普书籍会向读者介绍人体的构造，而本书则用图片介绍人体的工作流程。因此读者将会清楚地了解人体视觉、听觉、运动、消化、血液循环系统等工作过程。要了解身体如何出现不适而得病，就必须知道身体健康时，各器官系统是怎么工作的。

拥有《哈佛家庭医学全书》，能帮助我们保持健康、应对疾病、处理医疗保健等相关问题。毫不夸张地说，笔者与同事为完成本书，花费了很长时间。本书每幅插图和图片的文字及图注均为笔者亲自撰写、加工。

作者希望能给读者提供最清楚、最准确、最详实的信息。如果读者面临危急病症或采用新的诊断方法，在使用某些治疗措施尚存在风险时，这些信息可以帮助他们做出正确的判断。

Anthony L. Komaroff

安东尼·L.科马罗夫

致谢 ZHIXIE

哈佛医学院 超过165名哈佛医学院教员参与了本书的编写工作。非常感谢本书副主编，感谢他们将本书各章节汇编成册。同时感谢本书的特约编辑，他们为本书的出版奉献了宝贵的时间、经验以及智慧。

在此，还要特别感谢哈佛医学院院长丹尼尔·托斯特森博士和约瑟夫马丁博士，执行院长大卫·伯雷和保罗·李维，同事丹尼尔·莫里亚蒂主任、伊丽莎白·艾莉森博士、罗伯特·多宁、辛西娅·格洛特。如果没有他们的帮助，《哈佛家庭医学全书》出版计划将不可能成为现实。

笔者还要感谢自己的妻子，同时也是哈佛医学院的同事——莉迪亚·维拉·科马罗夫女士。笔者为编写本书，错过了许多家人的活动。科马罗夫女士了解本书编写工程巨大繁杂，费时耗力，因此并没有太多异议。感谢她对笔者的体谅。

西蒙舒斯特公司 在本书开始成形时，能与西蒙舒斯特公司和斯通森出版社合作，笔者感到很荣幸。在此，要特别感谢西蒙舒斯特公司的罗斯林·西格尔和威廉·罗斯，感谢他们不断的支持和专业的建议；感谢斯通森出版社和马丁·鲁宾平面设计工作室的保罗·法吉斯、艾伦·斯哥达多、马丁·鲁宾以及他们的同事们，感谢他们设计制作出如此漂亮的书籍；感谢罗宾·哈塞格对本书细致入微的审阅。

最后要感谢海蒂·哈夫联合有限公司编辑主任海蒂·哈夫。为了本书，她毫不吝啬自己丰富的专业知识，不知疲倦地工作，力求本书的每个细节知识点都清晰易懂。如果没有每位工作人员的努力，尤其是海蒂·哈夫的努力，本书就无法完成。

Anthony L. Komaroff

安东尼·L.科马罗夫
于波斯顿马萨诸塞州

目录

MULU

1 自我保健

66 我们的身体如何工作

90 疾病诊断

305 药 品

346 急救和急诊护理

373 婴幼儿及儿童健康

451 青少年健康

468 女性健康

566 死亡及濒死

自我保健

健康检查与医学研究

如何保持健康

有关如何保持健康的信息是否难以找到?答案应该是否定的。电视、报纸、杂志、网络等,都为我们提供了大量与饮食、锻炼以及各种疾病检查相关的新理论、新说法。热心的朋友和家人也会劝我们接受他们的保健方法。

妇科涂片及乳房检查,男性前列腺癌筛查,像阿司匹林、维生素、矿物质补充剂等预防性药物,有关饮食、锻炼等的建议,新型中药制剂以及各种替代疗法,面对这些,我们应如何选择?单是决定采用哪种建议就得花费一番工夫,更别说真正实施了。

其实从朋友和媒体那里获得的建议中,有许多都是未经证实的。在过去50年中,科学家已研究发现了多种保持健康、延长寿命的方法。而这些方法也已被证明确实有效,而在像美国这样的发达国家,民众的平均寿命在20世纪延长了60%。

本章将向读者介绍医学研究成果,指导人们如何保持身体健康。本章还将告诉读者如何了解自己的健康,让读者少走弯路,节省更多的时间,享受健康带来的愉悦。

平均寿命

以下为黑人、白人中男性和女性在不同年龄段,预测的平均可存活年限(美国人口普查局1994年数据)。如,一位30岁黑人女性可以再活46年到76岁。同岁的白人女性可再活50年,到80岁。一般来说,白人的寿命比黑人长,而女性又比男性长。

	白人		黑人	
年龄	男性	女性	男性	女性
出生	73	79	65	74
20	54	60	47	55
30	45	50	38	46
40	36	41	30	37
50	27	32	23	28
60	19	23	16	20
70	12	15	11	14
80	7	9	7	8

对医学研究的解释

为确定健康的生活方式、化验及疗法的价值,医生会做各种研究。不同研究的结果不同,而同一课题的不同研究,其结论也不一定相同。若遇到新的研究成果,我们须了解研究的过程,据此评估该研究成果的可信度。

研究结果的可信度受很多因素影响。下面是最重要的因素:

研究规模

被试越多,研究结果适用范围越广泛。

健康的生活方式可以延长寿命

下列图表说明，在大量样本研究的基础上，且在合理预估下，健康的生活方式能使我们的寿命延长一定时间。例如，1 000名35岁男性，他们已坚持锻炼30年，估计平均寿命可延长6.2个月。

不同的人，寿命延长的时间不同，有的仅仅1个月，有的可能会是30个月。这些数据可以让读者了解采取不同健康生活方式的相对价值。

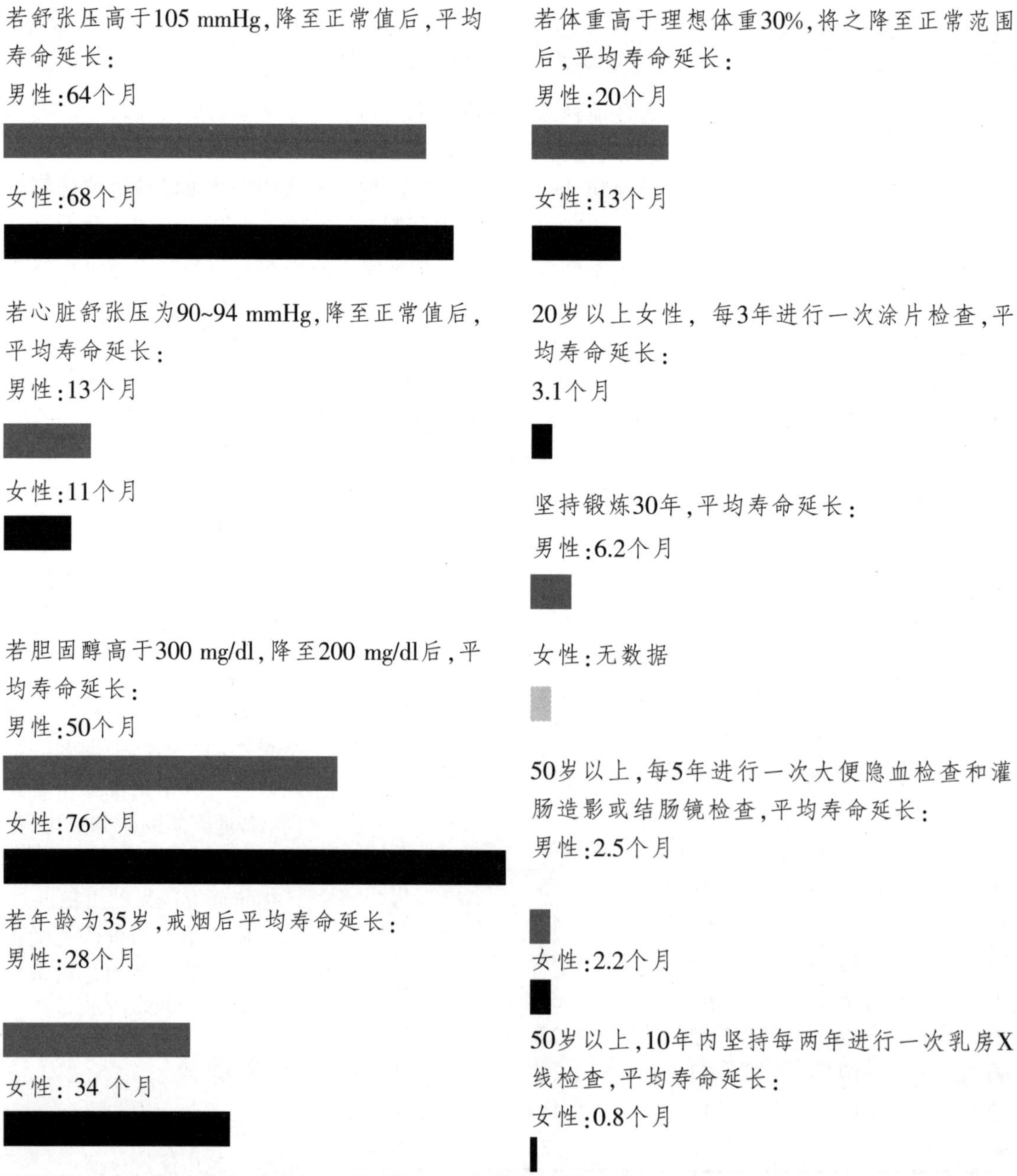

若舒张压高于105 mmHg，降至正常值后，平均寿命延长：

男性：64个月

女性：68个月

若心脏舒张压为90~94 mmHg，降至正常值后，平均寿命延长：

男性：13个月

女性：11个月

若胆固醇高于300 mg/dl，降至200 mg/dl后，平均寿命延长：

男性：50个月

女性：76个月

若年龄为35岁，戒烟后平均寿命延长：

男性：28个月

女性：34个月

若体重高于理想体重30%，将之降至正常范围后，平均寿命延长：

男性：20个月

女性：13个月

20岁以上女性，每3年进行一次涂片检查，平均寿命延长：

3.1个月

坚持锻炼30年，平均寿命延长：

男性：6.2个月

女性：无数据

50岁以上，每5年进行一次大便隐血检查和灌肠造影或结肠镜检查，平均寿命延长：

男性：2.5个月

女性：2.2个月

50岁以上，10年内坚持每两年进行一次乳房X线检查，平均寿命延长：

女性：0.8个月

原因有二。首先,由于人与人之间有差异,一项研究的被试者越多,研究结果适用范围越广。其次,被试越多,结果偶然性越小。

不过,即使是几千名被试参加的大型研究,也会有缺陷,而有时极小型的研究,其结果也能引起科学家的注意。

控制偶然性

偶然性会影响任何研究的结果。假设某项研究发现,每天服用维生素片能延长寿命,医生在断定每天服用维生素片延长寿命前,须弄清楚研究结果是否存在偶然性。

医生须了解清楚研究结果(比如寿命延长)是不是偶然产生而非每日服用维生素的结果。统计检验可帮助医生加以辨别。一般来说,若偶然性低于5%,其研究结果就有效(即"具有统计显著性")。

在有些情况下,统计显著性的临界值很低,为1%。一般来说,一项研究被试越多,接受治疗和未接受治疗的被试间差异越可能具有统计显著性。因此研究规模可以控制结果的偶然性。

反之亦然,若研究发现每日服用维生素可以延长2个月的寿命,但统计检验发现结果不具备显著性,医生在断定每天服用维生素无法延长寿命前,须做另一种统计检验。

医生需考虑这样的可能性:每日服用维生素对延长寿命可能有益处,但是研究规模太小,无法得出这种结果。

总之,有时研究的积极结果是偶然出现的。而有的时候,有些研究结果看起来是消极的(因为结果不具有统计显著性),其实不然。高质量的研究会评估研究结果的偶然性。

研究期限

有些治疗会马上产生效果。比如,抗生素在几天内就可以治愈大部分的感染。而有些治疗以及目前大部分有关身体保健的方法都需要经过很长时间才可以看出效果。

所以,很多研究需要经过很长时间后,才能确定某种方法(如筛查、改变膳食、每日服用维生素等)是否有益。

研究的类型

研究类型多种多样。研究越简单、花费越少,研究结果效力越差,反之亦然。

随机对照试验(RCT)

"双盲"(见下文解释)随机对照试验能提供最有力的证据,是最佳的试验方法。若想得到具有统计显著性的结论,尤其需要采用这种实验方法。

然而,除非一项随机对照实验的规模特别大、被试种类多样性高、设计弱点极少、研究结果具有高度统计显著性,医生才会因为该研究改变他们的观点和做法。

随机对照试验的主要特点是:

■有些被试接受某种治疗,其他被试则接受安慰剂。

■在研究中,被试接受的是真正的治疗还是安慰剂,这是随机的,因此叫作"随机对照试验"。

■被试通常不知道自己所在的是实验组还是对照组,而参与研究的医生也不知道,因为如果他们知道的话,他们可能会在无意中影响试验结果。若参与试验的被试和医生都不知道谁在实验组,谁在对照组,这就叫作"双盲"研究。

■在研究之前、之中以及之后,研究人员会仔细搜集与研究相关的被试的具体信息,如他们的体重、是否吸烟、病史等。

尽管普遍认为随机对照试验是最佳的研究方法,但它也有不足之处,且也有削弱研究结果的可信度的可能性。比如,被试种类少(如被试只包括受某种疾病严重影响的人群,而不包括普通人),研究就可能漏掉其他类的被试,或者不采用最准确的诊断测试方法等。

有些研究根本不实用。比如,假设医生想通过随机

保持健康的九大方法

通过筛查和接种，医生可以帮我们避免很多疾病。但是健康饮食、积极锻炼、不接触上瘾物质、注意安全性行为对我们身体健康的帮助,比医生对我们的帮助要大得多。

改变生活习惯时,须循序渐进。这一点我们十分确定。若我们目前身体十分健康,且想保持这种状况,就按本章的建议做,这些是最佳的保健方式。

生活就是一系列的选择。有些选择很重要,有些则不然。我们的选择对自己的健康有深远的影响。若能遵照本章的建议,我们就能真正地保护自己的身体,让自己活得更健康、更长久。

锻炼

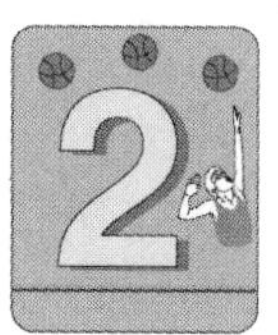

让运动成为自己生活的一部分。如走楼梯代替坐电梯、步行代替坐车等适度运动,即使每天做5~15分钟，对身体也有好处。

每天锻炼时间保持在30分钟为最佳,而且每天锻炼不一定要求我们必须参加健身俱乐部或要拥有特殊的健身器材。开始的时候可以花10分钟拉伸身体,早晨、中午或晚上快走20分钟。

无论采用何种锻炼方式，最重要的是每天都要动一动,坚持定期锻炼。高强度的运动可能更有效。简而言之,锻炼可以让我们活得更健康、更长久。

健康饮食

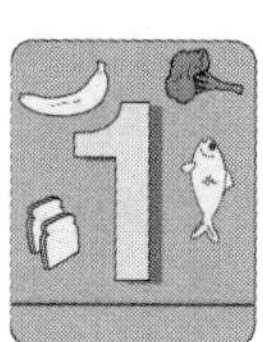

食物没有“好”“坏”之分，但长时间选择某些食物，就会对身体产生或好或坏的影响。饮食均衡才能保持健康，不过真正做起来却要复杂得多。

有些食物,若食用有节制,就对我们有好处;若食用过量,则会有坏处。红肉就是典型的例子，它富含铁，但又常含有大量饱和脂肪,所以要有节制地食用。

偶尔吃些不健康的食物,对身体并没有什么坏处。因为这些食物并不像那些有毒物质,吃一口就会让我们生病。让那些从不吃巧克力蛋糕的人试着吃一口,就可以证明这一点。

关键在于常年吃某些食物就会影响我们的健康。若经常食用蔬菜、谷物、水果等含纤维素、维生素、矿物质的食物,我们就会从中受益。

不接触上瘾物质

在美国,吸烟是头号可控制的死因。每年有40万美国人死于吸烟。虽然吸烟总人数在下降(主要是因为戒烟的成年人比较多),但吸烟的青少年人数和吸雪茄及烟叶的人数在急剧上升。

大部分人在20岁之前就开始吸烟，这也是不让年轻人抽烟的原因，因为这样可以大大减少吸烟人数。即使吸烟时间很长,只要停止吸烟,身体就会开始恢复,所以戒烟再迟也值得。

若喝酒过度也容易上瘾。因娱乐目的(与医用目的相对)而吸食如可卡因、吗啡等违法药物,对身体也无好处。

就如喝酒成瘾一样,上瘾之后,我们唯一的快感就会变成摆脱上瘾症状带来的痛苦。

续表

采用安全性行为

不安全的性行为会导致意外怀孕，甚至会感染性病。目前发现的性病至少有25种，有的病毒会引发宫颈癌，有的是人体免疫缺陷病毒，会导致艾滋病。

预防性病的最佳方式是使用男用或女用安全套。性伴侣越少，患性病的危险性越低。除了禁欲外，最安全的性行为就是只拥有一个性伴侣。

在美国，许多青少年性行为比较活跃，所以父母要让处于青春期的孩子了解性以及性行为的危险性。若父母觉得为难，可以和孩子一起阅读和青春期健康有关的章节。

定期体检（自我检查）

要及早发现自己的健康问题，就得定期对身体进行检查以及接受某些筛查。不过，有些常规检查不一定非要让医生来做，像皮肤、乳房、睾丸等疾病都可以自查。而像量血压等筛查也可以自己来做。

若自己有糖尿病等慢性疾病，更要注意监控。医生会定期为我们做检查，而我们自己也要用医生推荐的方法在家进行检查。

避免受伤

很多病痛以及早逝都是由于受伤引起的。即使在被视作避风港的家中，也有很多对健康或安全不利的因素。

医学研究已搜集了许多防止受伤的知识。我们可以多了解这些知识以保护家人的安全。

自我减压

生活中难免会遇到压力，而有压力也不完全是坏事。但是压力过大就会引起许多令人烦心的症状，对健康不利。我们需要学习一些方法，减少压力给我们带来的不良影响。

注射疫苗

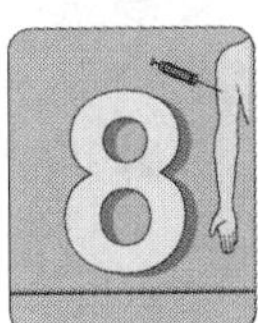

在过去50年中，重大疾病疫苗的注射对保护人类健康起到了积极的作用。很多人觉得注射疫苗没用，因为我们不会患这些疾病，这种想法是错误的。孩子要注射必须接种的疫苗，而成人也需要接种常规疫苗。

保持理想体重

若通过饮食和锻炼就可以让自己保持理想的体重，那么我们就更容易保持身体健康。若自己超重，那么患心脏病、糖尿病以及癌症的风险就会增加。

对照试验来研究吃西蓝花能否防止患结肠癌。作为一个完善的随机对照实验，研究者首先须确定实验组中的被试愿意吃西蓝花（这可是项大工程）。

给对照组被试吃的食物，必须在外表和味道上与西蓝花相似，但又不是西蓝花。而且研究人员还要确保对照组中的被试辨认不出这是假的西蓝花。从这里我们就可以看出问题了。

除了这些实际问题之外，大部分随机对照试验都需要大量的被试，研究时间也要很长，而且成本也很高。

因此，即使这些研究不如随机对照试验那么有说服力，有时医生也还是会采用简单、快捷、便宜的方法来进行研究。

队列研究 该研究不如随机对照试验有说服力，但能避免一些随机对照试验中遇到的实际问题。队列研究的主要特征是：

■与随机对照试验相同，在实验之前、之中、之后都须仔细搜集与被试相关的具体信息。

■与随机对照试验不同，不规定某些被试要服用某种特殊药物或吃特定食物，而另一些要吃安慰剂，但会仔细观测吃/不吃西蓝花的被试的身体状况（我们假设以西蓝花研究为例）。

■研究结束后，研究人员再确定吃西蓝花的被试患结肠癌的概率是否小于不吃西蓝花的被试，是不是西蓝花吃得越多，患结肠癌的概率越小。

■但是，因为研究不限定哪些被试吃西蓝花，所以不能肯定被试患肠癌的概率低是因为吃了西蓝花，还是因为其他原因。比如，吃西蓝花的被试者还经常锻炼身体、吃水果及其他蔬菜，他们因此很少患结肠癌，而不是只因为吃了西蓝花。

病例对照研究 这种研究的说服力最弱，但最简单便捷，因为只需研究病历记录的或通过其他方法搜集的信息即可。

该研究的特征是：

■通过病历可以了解被试的病史（如患过结肠癌）。

■从病历上也可了解被试未患过某种疾病（所以患这种病的概率不大）。

■要了解被试者其他的生活习惯（如常吃某些食物或经常进行锻炼），以及其他病史。

■研究患某种疾病的被试是否没有某种生活习惯（如吃某些食物或经常锻炼等）。病例对照研究的问题在于，因为病历中的信息并非是出于某项研究目的而搜集的，因此可能缺乏准确性。此外，病历中可能不会定期记录所需信息（如某患者是否吃某些食物、吃的量是多少等）。

其他研究方法 研究人员还会采用其他研究方法以及前文所介绍的三种方法的变体。不过一般来说，医生最常用的是上述三种方法。

我们在了解某项新研究时，要记住它采用的是哪种方法。若是随机对照试验，那么准确性一般都比较高。其次还要了解被试的情况是否与我们或我们关心的人相似。再次，向医生咨询他们对该研究及结论的看法。

预防措施的选择性益处

对不同的人来说，某一方法的益处不一定相同。比如，做筛查可以在病症出现之前帮我们及早发现疾病的存在。患病概率越大，筛查对我们越有益处。

但是患某种疾病的风险因为年龄、性别、职业、家族病史及其他因素的不同而不同。

比如，医学权威一般不建议35岁以下的女性定期接受乳房X线检测，因为年轻女性患乳腺癌的概率很小。也很少有人会让男性接受这种检测，因为他们患乳腺癌的概率更小。

而医护人员可能会与肺结核患者接触，所以他们要定期接受皮肤反应测试来筛查肺结核。

不过,在美国,大部分民众患肺结核的概率很小,所以无须接受这种筛查。而有时因为居住环境较拥挤,如学校寝室,某些机构会为这些人做筛查。

对于患某种疾病概率较小的人群,一般不建议做相关筛查。因为做该种筛查,对他们来说,弊可能大于利。而且做筛查的费用也比较高。

不同年龄段、性别以及其他情况的人群,适用的健康生活方式也不太一样。如降低胆固醇、降低心脏病风险的预防性活动,适用于胆固醇偏高的中年男性。

而老年人或患癌症等严重疾病的人群就不适合做胆固醇水平测试,因为这对他们的益处有限。

子宫颈涂片检查对检测宫颈癌的益处

20世纪40年代以来,侵入性宫颈癌发病率明显下降。主要是因为定期子宫颈涂片检查的出现。这种常规检查大大降低了女性患侵入性宫颈癌的概率,因此也减少了由此引发的死亡。

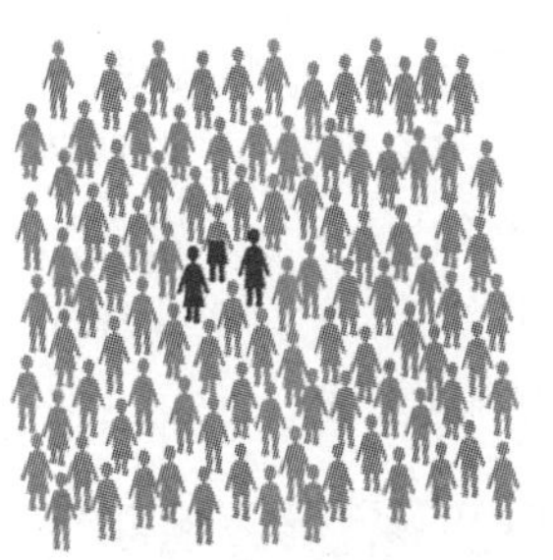

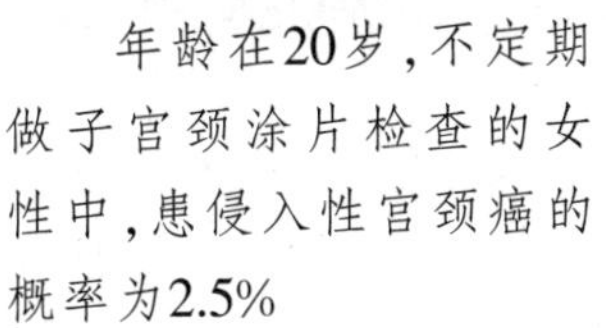

年龄在20岁,不定期做子宫颈涂片检查的女性中,患侵入性宫颈癌的概率为2.5%

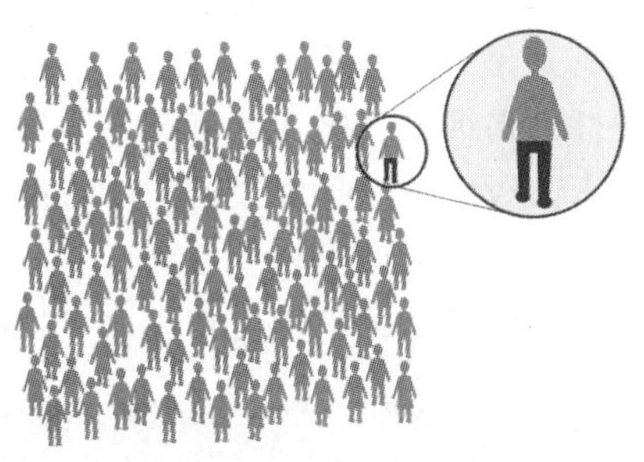

年龄在20岁,定期做子宫颈涂片检查的女性,患侵入性宫颈癌的概率为0.3%

筛查:阳性和阴性

筛查可以让我们尽早发现身体所患的疾病,且在其给我们带来严重伤害前就着手进行治疗。

尽管很多科学研究已证实筛查的重要性,但对于哪些人群需要接受哪种筛查,多长时间查一次,还没有定论。读者可以阅读与筛查相关的章节,找出适合自己和家人的疾病检测。

对自己有益的筛查,需具有以下特点。

■检测必须准确。若检测结果异常(结果为阳性),那接受检查的人患该种疾病的概率就极高;若结果正常(结果为阴性),那患这种疾病的概率就极低。

■该检查能在早期检测到某种疾病,以便治愈疾病或减轻病痛。

■筛查不能对接受检查的人造成不良影响。

没有哪项检查是完全准确的,检查都会有误差。若检查结果为"假阳性"(检查结果为不正常,但接受检查的人并没有这种疾病),这时患者可能要做一些附加检查(这些检查有时很痛苦或者有危险)。此外,查出"假阳性"的人会产生不必要的担心。

哈佛一项针对接受乳房X线检测的女性的研究发现,在10年中,约50%的被试都遇到过至少一次"假阳性"结果,其中20%接受了附加检查,而事后想想,其实没有必要。

若筛查的结果是"假阴性",接受检查的人可能会被误导,会忽视某些症状,不做进一步治疗,因为他们认为最近做的筛查并没查出什么问题,所以没事。

其实不是所有的筛查都能在疾病早期查出病症,帮助我们改善健康状况。用胸透筛查肺癌就是最好的例证。

有时筛查检测出的病症比较严重,而实际上无需治疗。前列腺癌就是如此。

若老年人前列腺中的肿

瘤比较小，无任何不适症状，不会扩散(很可能终身都不会扩散)，诊断与治疗反而会引起不安，引发更多问题，这种情况下还不如不知道这个肿瘤的存在。

胸透：一种失败的筛查 在胸透筛查肺癌的病例中，阴性结果远多于阳性。多年以来，医生一直建议吸烟人群定期接受胸透检查，监测肺部肿瘤的情况，防止其扩散。因此，有数百万人定期接受胸透检查。

但研究发现，通过胸透发现癌症转移时，病情早已恶化，这时再进行治疗，已经太晚。

此外，胸透有时会发现一些疑似异常症状，但接受进一步检测甚至手术后发现，情况并不是那么严重。在个别情况下，患者会因术后并发症而死亡。因此，这种看似合理的检测，弊却大于利。

子宫颈涂片检查：一种成功的筛查 子宫颈涂片检查用于筛查宫颈癌，是一种理想的筛查。这种检查能在任何不适症状出现前，检测出宫颈处异常的细胞，因此大部分早期宫颈癌患者能及时发现癌症，接受治疗，完全康复。

该检测无任何风险，且简单、便宜。在过去40年中，子宫颈涂片检查大大降低了宫颈癌的死亡率。

饮食与营养

人体需要从食物中摄取至少40种营养物质，以保证身体正常运转。我们在消化食物时，这些食物就分解成营养物质，被身体吸收，随着血液流动，输送给身体所有的细胞。一般来说，我们将营养物质及纤维素等其他基本食物成分分成六类：

水

人体体重的70%是水。我们通常认为水不是营养物质，事实上它是营养物质，它对我们的健康十分重要。水是大部分细胞最主要的成分。它能把养分送给细胞，同时带走细胞代谢的废物。水还能调节我们的体温。

每天在排尿、排便、排汗以及呼吸过程中，我们体内的水分会丧失。要补充失去的水分，男性每天需要15.5杯水，女性需要11.5杯水。这里指的是所有的饮品及食物中含有的水的总量。一小份沙拉中就含有约1杯水。

像咖啡、茶等含咖啡因的饮品以及用作利尿剂的可乐会让我们失去水分。酒精也有同样的作用。

高纤维素食物

下表列出了部分食物及其纤维素含量。我们可以从每天食用8克左右的纤维素开始，然后慢慢增加到25克。

食物	数量	总纤维素含量（克）
全麦麸	1/2 杯	10.0
豌豆(熟的)	1/2 杯	5.2
芸豆	1/2 杯	4.5
白豆	1/2 杯	4.2
带皮的苹果	1 个	3.9
全麦面包	2 片	3.9
土豆	1 个	3.8
爆米花	3 杯	2.8
西蓝花(熟的)	1/2杯	2.6
梨子	1个	2.5
柑橘	1个	1.6

做剧烈运动、怀孕、处于哺乳期或常处于高温环境中,我们就需要喝更多的水。多喝水是一种好习惯，最好多喝白开水，少喝饮料和咖啡。若不能喝酒或想少喝点酒,则可以喝苏打水。

碳水化合物

碳水化合物指面包、面食、米饭、干豆和豌豆、土豆、谷物和糖等食物中含有的淀粉或糖类。它们能为我们提供能量。

碳水化合物有两种形式:单糖(存在于蜂蜜、玉米糖浆、水果等所有的糖中)和复合糖（存在于上述淀粉类食物中)。

富含复合糖的食物中也含有维生素、矿物质和纤维素。

水果所含的是单糖,但也含有重要的维生素、矿物质和纤维素。

纤维素

纤维素不是营养物质(因为人体消化和吸收不了),但由于它能帮助大肠排除体内垃圾,所以对人体有益。

只有植物性食物中才含有膳食纤维。全麦、水果、蔬菜、豆类、坚果以及种子里含有的人类不能消化的物质中,有一部分就是纤维素。

高纤维素的膳食能预防便秘，降低患心脏病、2型糖尿病、憩室病等的风险。研究

在饮食中增加膳食纤维

根据以下建议,在每日的饮食中增加膳食纤维。

用麸皮、全麦面包、谷类、面等代替精白面粉食品。

多吃新鲜水果和蔬菜,少喝果汁,因为它们的纤维素含量少。

吃苹果、桃子、番茄、胡萝卜时,最好连皮一块吃,因为皮中含有纤维素,但皮要洗干净。

在日常饮食中增加膳食纤维时,要循序渐进,让身体慢慢接受。如果突然增加饮食中膳食纤维的量,可能会导致胀气和腹泻。从每天吃8克纤维素开始,然后慢慢增加到25克。

多喝水。要增强膳食纤维的功效,就需要喝足够的水。若只增加不溶性纤维素的摄入量,但不增加饮水量,就会引起便秘。

摄入纤维素和减少心脏病发作的风险

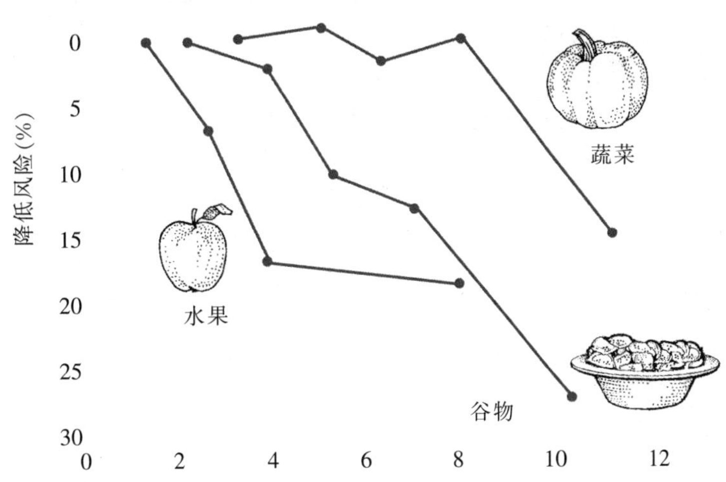

哈佛大学对4万名男性进行了6年的跟踪调查,证实吃高纤维素膳食对人体健康有好处。摄入的膳食纤维增加,心脏病发病的概率就会下降。不管膳食纤维是来自水果、谷物还是蔬菜,都能降低发病概率。摄入膳食纤维最多的人群,心脏病发作的概率比摄入最少的人群低30%。

脂肪种类

膳食脂肪有很多种。有些脂肪与其他脂肪相比,对我们的健康更有益。对于大部分的脂肪,我们都要根据下表所示的健康方式来摄取。

脂肪的种类	相关信息	含有该脂肪的食物	
多元不饱和脂肪	人体需要用它形成细胞膜	天然植物油,软性人造黄油	对我们有益
单一不饱和脂肪	人体需要用它形成细胞膜	天然植物油,软性人造黄油	↓
胆固醇	增加血液胆固醇水平(加上人体自身产生的胆固醇),多吃对人体有害	动物脂肪(肥肉、黄油、猪油、全脂牛奶、禽类的皮)	↓
饱和脂肪	比饮食中的胆固醇还会增加血液胆固醇水平,多吃对人体有害	动物脂肪(肥肉、黄油、全脂牛奶、禽类的皮),某些植物油	↓
反式脂肪	一种不饱和脂肪,最近发现会增加胆固醇,对人体有害	动物脂肪,硬人造奶油	对我们有害

各种油脂的比较

如下表所示,不同的油脂所含的各类脂肪比例不同。我们最好食用含单一不饱和脂肪(如橄榄油和菜籽油)或多元不饱和脂肪(如红花籽油)比较高的油脂。饱和脂肪(如黄油)的摄入要适当。

油脂	饱和脂肪比例	单一不饱和脂肪比例	多元不饱和脂肪比例	
橄榄油	14	70	11	对我们有益
菜籽油	6	62	31	↓
葵花籽油	13	32	50	↓
花生油	20	45	35	↓
豆油	15	43	38	↓
红花籽油	10	20	66	↓
玉米油	13	24	59	↓
硬人造奶油	14	32	31	↓
鸡油	30	45	21	↓
猪油	39	45	21	↓
黄油	62	29	4	对我们有害
椰子油	87	6	2	

并未发现纤维素有预防结肠癌的作用。不过最好每天食用25克的纤维素。

纤维素有两种：

不溶性纤维素 一般存在于麦麸、全麦和蔬菜中。它不溶于水。不溶性纤维素可帮助我们消化食物，促进胃肠蠕动，有助于排便。

可溶性纤维素 一般存在于豆类、燕麦、大麦、水果和蔬菜中。它可溶于水，可在肠中形成凝胶，与体内胆固醇结合，将之排出体外，因此可以降低胆固醇含量。

脂 肪

脂肪（固态）和油（液态）含有高能量，比其他营养物质含有的能量都高，每汤匙有564.84千焦（135卡）。［一汤匙碳水化合物和蛋白质只有251.04千焦（60卡）。］

我们不能过多食用富含胆固醇和饱和脂肪的食物。本书中的食物营养表中列有食物所含胆固醇和饱和脂肪的量。从总脂肪量中减去饱和脂肪的量，我们就能算出食物中含有的多元不饱和脂肪和单一不饱和脂肪的量。

反式脂肪酸是1个世纪前食品化学家发明的，作为黄油的廉价替代品。如今在饼干、蛋糕、炸薯条等方便食品中都有反式脂肪酸，它用于改善食物口感、保持鲜味。肉类及奶类制品中也含有少量自然反式脂肪酸。反式脂肪酸对人体最有害，比饱和脂肪对人体的害处还大，因为它们会提高低密度脂蛋白胆固醇（有害）水平，且降低高密度脂蛋白胆固醇（有益）的水平，这会增加我们患心脏病、心脏病发作、脑卒中、过早死亡的风险。

自2006年1月1日起，食品及药物管理局要求所有食品厂商必须在食品营养成分标签上注明反式脂肪酸含量。这样，我们就可以通过阅读标签，了解某食品反式脂肪酸的含量了。若标签首项就有“起酥油”“部分氢化”“氢化油”等字样，那这种食品反式脂肪酸含量就很高。我们要选那种含量少的食物。

硬人造黄油含有高浓缩不健康脂肪。但是，软质人造黄油主要成分是多元和单一不饱和脂肪。

有些脂肪富含欧米珈–3脂肪酸。这些脂肪酸主要存在于鱼类和亚麻籽油中。它能预防动脉硬化以及如关节炎之类的炎症。

蛋白质

蛋白质可以分解成氨基酸，对人体十分重要，因为它们有助于人体组织的建立、修复、维持。人体需要蛋白质来修复受损细胞，调节身体功能。

肉类、禽类、鱼类、蛋类、牛奶、奶酪、酸奶、豆制品、豆类、种子、坚果里都含有丰富的蛋白质，而谷物、蔬菜里也含有少量蛋白质。那些既富含蛋白质又含有高脂肪的食物，如肉类和奶酪，摄入要适量。

我们大部分人摄入的蛋白质量都过多，一般来说，每人每天摄入的蛋白质最好是所摄入热量总量的10%～15%。成人每天要摄入50克，即一块扑克牌大小的鸡胸肉。多摄入的蛋白质如果没有用来锻炼以增加肌肉，就会随尿液排出体外。

维生素和矿物质

维生素是人体需要但又不能在体内自动生成的物质。它们能促进体内细胞的化学反应，还能帮助我们消化所摄取的食物。每种维生素都有各自的作用，调节不同的身体功能。人体所需的基本维生素有13种，可以分成两大类：脂溶性维生素和水溶性维生素。

获取自己所需维生素的最佳方法是食用多种全天然食品，比如蔬菜、水果和全谷物。尽管对某些人来说，食用维生素补充剂有益处，但大部分营养专家还是建议通过食用健康食品来吸收维生素和矿物质。

强有力的证据表明，常食用富含维生素食物的人比那些不常食用的人要健康。虽然没有确凿的证据证明富

食物中的维生素和矿物质

获取全面营养的最佳方法是食用多种食物,包括全谷类、蔬菜、水果、少量瘦肉、去皮禽类和鱼。

维生素或矿物质	来源	功效
脂溶性维生素		
维生素A	强化奶、鸡蛋、奶酪、肝脏、鱼油	保护眼睛健康;对人体器官、皮肤、毛发的生长和健康十分重要;抗氧化剂(防止细胞受损)。若视黄醇(维生素A中的一种形式)过多,会弱化骨骼强度,容易骨折。另一种维生素A即β-胡萝卜素不会增加骨折的危险
维生素D	强化奶	促进钙质吸收;有助于骨骼和牙齿的形成;支持神经系统和肌肉系统功能
维生素E	植物油、坚果、小麦胚芽、叶菜类蔬菜	一种抗氧化剂(防止细胞受损);对血细胞的形成起作用
维生素K	菠菜、西蓝花、牛奶、鸡蛋、谷类	对凝血因子的产生十分重要
水溶性维生素		
维生素B_1(硫胺素)	猪肉、豆类、种子、坚果、强化谷物、谷类	将食物转化成能量,对肌肉和神经系统十分重要
维生素B_2(核黄素)	牛奶、酸奶、肉类、叶菜类蔬菜、全麦面包和谷物	有助于释放食物中的能量,调节激素,有助于保护眼睛、皮肤和神经系统健康
维生素B_3(尼克酸)	肉类、鱼类、豆类、坚果、全麦面包和谷物	有助于将食物转化成能量,有助于红细胞的形成,对人体某些激素十分重要
维生素B_6(吡多醇)	鸡肉、鱼类、鸡蛋、糙米、全麦产品	对红细胞的形成十分重要;有助于身体形成蛋白质;有助于抗感染;降低动脉硬化的风险
维生素B_{12}	肉类、鱼类、禽类、鸡蛋、牛奶	有助于红细胞形成,维持神经系统;降低动脉硬化的风险
维生素C	柑橘类、绿色蔬菜、强化谷物	一种抗氧化剂(防止细胞受损);对皮肤健康十分重要;在压力下或生病时调节新陈代谢

续表

维生素或矿物质	来源	功效
水溶性维生素		
叶酸	谷物、深绿色叶菜类蔬菜、水果、豆类、面包、小麦胚芽	有助于新细胞形成;在孕前及孕期前3个月服用，有助于预防胎儿先天缺陷;有助于红细胞形成;降低动脉硬化的风险,有助于保护骨骼强度
矿物质		
钙	牛奶和奶制品、绿色叶菜类蔬菜、豆腐、带骨沙丁鱼和鲑鱼、加钙橘子汁	对骨骼和牙齿的形成及保护十分重要;有助于肌肉收缩(包括心肌);支持正常的神经功能;有助于凝血;降低患结肠癌的风险
铬	全谷物产品、麸皮麦片、啤酒酵母、牛肝脏、美国干酪、小麦胚芽	和胰岛素一起将碳水化合物和脂肪转化成能量
铜	贝类、坚果、种子、豆类、肝脏和全谷类	对皮肤和结缔组织的形成十分重要;在许多与能量有关的体内化学反应中不可或缺;对心脏功能十分重要
铁	肉类、禽类、鱼类、谷类、水果、绿色蔬菜、全谷物产品	有助于血液运载氧气;对红细胞的形成十分重要
镁	坚果、豆类、全谷类、绿色蔬菜、香蕉	参与与食物代谢和细胞间传递信息有关的体内化学反应
磷	牛奶、肉类、禽类、鱼类、谷类、豆类、水果	有助于增强骨骼和牙齿强度;帮助身体释放能量
钾	水果、蔬菜、豆类、肉类	有助于传递神经冲动;有助于肌肉收缩(包括心肌);维持正常血压
硒	海鲜、肾脏、肝脏、谷类	一种抗氧化剂(防止细胞受损);对心肌健康十分重要
钠	食盐、蔬菜、方便食品、瓶装水	维持体液;有助于神经传递、肌肉收缩;控制心肌节律
锌	肉类、禽类、牡蛎、鸡蛋、豆类、坚果、牛奶、酸奶、全麦麦片	有助于产生精液;对于能量增加和产生不可或缺;有助于增强免疫和凝血功能

含维生素的膳食能增强人体健康,但这种可能性非常大。我们可以通过增加食用富含维生素的食物,来增加维生素的摄入量。

矿物质可以帮助我们调节体液平衡、肌肉收缩、神经冲动,对骨骼和牙齿的健康发育十分重要。均衡的饮食中需至少含有20种矿物质,包括钙、镁、钠、铁、钾和磷等。

像钙这样的重要矿物质对儿童骨骼发育、减缓成人骨质流失以预防骨质疏松症十分重要。

同维生素一样,获取人体所需的矿物质的最佳方法是保证饮食均衡,多食用水果、蔬菜和全谷物。

女性更容易出现骨质疏松症,因此需选择富含钙质的饮食,保证每天摄入1 000~1 500毫克的钙。若从膳食中得不到足够的钙质,可以服用钙片。

补充剂

如上所述,已有大量证据证明食用富含维生素的食物对我们有益处。问题是我们服用维生素片/剂和矿物质片/剂,对我们是否同样有益处呢?

多年以来,医生们都认为发达国家的民众从饮食中就能摄取足够的维生素和矿物质,所以无须服用补充剂。

不过,近年来研究人员发现原来定义的某些维生素的每日最低需要量过低。其中最典型的例子就是叶酸。最近的研究发现20世纪70年代以来定下的叶酸每日摄入量过低。尤其是育龄妇女,需摄入大量叶酸以降低胎儿出现神经管缺损症的概率。

有证据表明叶酸还可能降低患结肠癌、乳腺癌、动脉硬化、骨质疏松症的概率,这还未得到进一步证实。

尽管研究还在进行中,以后可能会有变化,读者还是可以参考下文所述的一些建议。因为以下大部分建议还存在争议,可能不符合某些特殊情况,所以在服用某种补充剂之前要向医生咨询。

婴幼儿

■若孩子喝的是母乳,可以给他/她服用维生素D补充剂。

■若孩子已有半岁大,主要喝用蒸馏水或矿泉水(不像通常的自来水,这种水中不含氟)冲泡的配方奶粉或煮开的水,需给孩子补充氟。

■半岁至1周岁的孩子或者喝奶粉长大的孩子,有时需要补充铁。

处于经期的女性

■处于经期时,经血会带走体内很多铁元素。这时最好多吃些富含铁元素的食物。若膳食中富含铁元素,但检查发现体内铁元素偏低,吃些铁增补剂比较有益。处方类铁增补剂比非处方类有效。不过具体怎么吃,需向医生咨询。

■若在青春期和成年早期摄入足够的钙质(每日1 000~1500毫克),可以保证我们在更年期之前有强壮的骨骼,而从更年期开始,我们骨骼中的钙质开始流失,骨骼慢慢变薄。若饮食中钙质不够,也可以服用钙片。

■经期女性最好都要服用叶酸。

孕期或准备怀孕的女性

■强烈建议所有育龄妇女每天至少服用400微克叶酸。这可以降低胎儿患神经管缺损症的概率。我们可以通过选择强化谷物或服用叶酸增补剂来补充叶酸。

■处于孕期或准备怀孕的妇女,需额外补充铁(每天15~30毫克)和钙(每天1 200毫克)。

哺乳期妇女

■处于哺乳期的妇女需额外补充钙质(每天1 200毫克),许多医生建议服用复合维生素片。

更年期妇女

■更年期妇女需额外补

充钙质以减缓钙质流失（若未接受激素治疗，每天补充1 500毫克，若在接受激素治疗，每天1 000毫克），防治骨质疏松症。许多医生建议服用复合维生素剂，保证摄入足量的维生素D。

60岁以上的老年人

■每天服用复合维生素剂以保证营养的摄入量。很多老年人膳食中的营养都不够。而且，一些营养专家认为随着年龄的增长，人体吸收营养的能力也逐渐下降。

■年过五旬，不常晒太阳的人，每天需补充维生素D 400单位。每天补充的维生素D不能超过5 000单位，否则对身体有害。

素食者

■素食者不吃肉、奶制品及肉制品，需额外补充钙、铁、锌、维生素B_{12}和维生素D。

普通成年人

■蔬菜和水果是最佳的维生素来源，那些不经常吃蔬菜和水果的人群，可以每天服用便宜的复合维生素片，这对身体有好处。

■若家中有人（父母或兄弟姐妹）在年轻时（男性在50岁以下，女性在60岁以下）就患有冠状动脉疾病，那么定期服用叶酸(400微克/天)、维生素B_6(100 毫克/天)可以

钙质来源

食物中奶制品含钙量最丰富，奶制品中还含有维生素D，能帮助人体吸收钙质。脱脂牛奶、低脂或脱脂酸奶、低脂奶酪都能增加我们对钙质的摄取，且不会增加饮食中的脂肪。

那些乳糖不耐的人群可以通过食用不含乳糖的奶制品、加钙橘子汁、钙片以及下表中非乳制品来补充钙质。

食物	数量	钙含量(毫克)
带骨沙丁鱼	85克	325
奶粉	1/3杯	300
脱脂或低脂酸奶(原味)	1 杯	300
奶酪	156克	300
脱脂或低脂牛奶	1 杯	300
熟菠菜	$1\frac{1}{4}$杯	300
熟绿叶甘蓝	2杯	300
黑豆	1杯	125

我们需要多少钙？

饮食中所需的全部矿物质里，我们要特别注意铁和钙。下表列出了我们每天需要的钙质的量。

若我们从膳食中不能获取足量的钙质，可以吃钙片。不同的钙片因其成分不同，钙质比例也不一样。我们可以从钙片包装上了解钙的比例，下表所列的是不同人群所需钙质的量。

年龄或所处状况	钙量(毫克/天)
6~10岁	800~1 200
11~24岁	1 200~1 500
25~65岁男性	1 000
25~50岁女性	1 000
孕妇或哺乳期女性	1 200
绝经后服用雌性激素的女性	1 000
绝经后未服用雌性激素的女性	1 500
65岁以上	1500

了解健康饮食金字塔

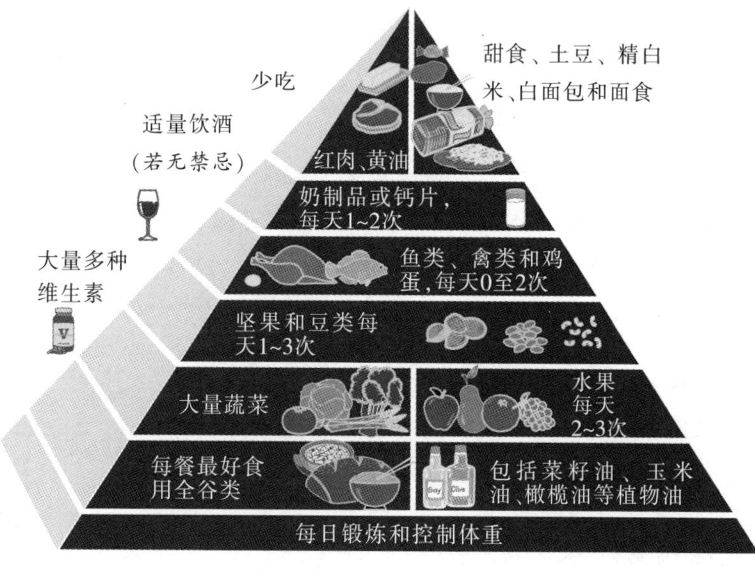

该健康饮食金字塔由哈佛科学家在多年研究基础上绘制而成。它比人们熟悉的1992年由美国农业部制定的食物金字塔更加健康。

(农业部正准备在近期研究基础上,改进其食物金字塔。)

在健康饮食金字塔中,最底栏代表最重要的事项,即每日锻炼和控制体重。位于金字塔最顶端的食物,我们要尽量少吃。像多元不饱和脂肪、单一不饱和脂肪、欧米伽–3不饱和脂肪等健康的脂肪处于金字塔中部,说明它们是健康的。像白面包、精白米等碳水化合物则位于金字塔顶部,我们要注意其食用量。少吃红肉,最好吃鱼类、禽类、鸡蛋等更加健康的食物。

健康饮食金字塔效果良好。2001年,一项研究表明,健康饮食金字塔营养计划和农业部的食物金字塔相比,在减少重大疾病风险上,前者的功效是后者的两倍。该研究测试了10万成年人的饮食,发现遵照健康饮食金字塔的男性患某些疾病的风险降低了20%,而那些遵照农业部食物金字塔的男性降低了11%;女性则分别降低了11%和3%。

(选自《饮食与保健:哈佛大学健康饮食指南》,作者:沃尔特·C.威利特博士,自由出版社,2003年出版。)

食物分量与种类

依照健康饮食金字塔安排膳食时,可以进行适当的调整。将谷物、水果和蔬菜作为日常饮食最主要的部分,注意肉类和奶制品中隐藏的脂肪。表中所说的分量一般小于美国人通常食用的分量。

食物种类　　分量

全谷物食物

1片面包、1/2 杯熟麦片、糙米或小麦面、28.35克即食麦片

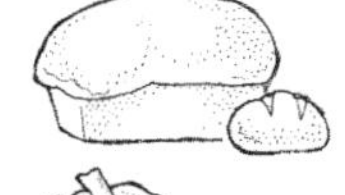

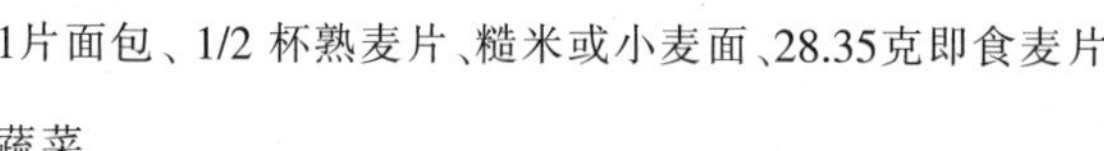

蔬菜

1 杯生的叶菜类蔬菜、1/2 杯(生或熟)其他蔬菜;3/4 杯蔬菜汁

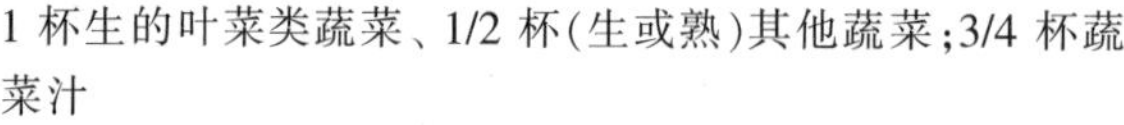

水果

1个苹果、香蕉或橘子、1/2 杯切碎的、煮熟的或罐装水果、3/4 杯水果汁

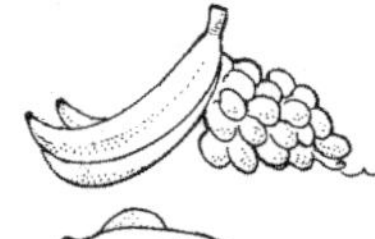

鱼类、禽类、蛋类

56.7~85.0克熟瘦肉、禽肉或鱼肉、1/2 杯熟干豆

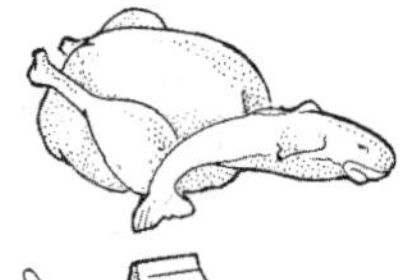

奶制品

1 杯牛奶或酸奶、156克奶酪、56.7克加工干酪

预防心脏病。尽管未经证实，但一些医生根据间接证据向患者推荐这种方法，而且这种剂量的维生素对人体无害。

■每天服用维生素C片(500毫克)和维生素E(400单位)可以预防动脉硬化和某些癌症。尽管未经证实，但一些医生根据间接证据向患者推荐这种方法，而且这种剂量的维生素对人体无害。

■每天服用高于20 000单位的维生素A或高于5 000单位的维生素D，对人体有害，所以要尽量避免。

健康饮食不仅要均衡多样，还要多吃有利于健康的食物，尽量避免那些会增加患心脏病、癌症和糖尿病风险的食物。当然，我们要吃含有蛋白质、碳水化合物、脂肪的食物，但研究表明其中一些营养物质比另一些更利于我们的健康。以下一些建议，可以帮助我们选择健康的饮食：

少吃“坏”脂肪，多吃“好”脂肪。有些脂肪对我们有好处。饱和脂肪和反式脂肪是不健康的脂肪，会增加我们体内的胆固醇水平。红肉、黄油、全脂牛奶、其他奶制品、牛肉及像饼干和蛋糕等包装食品中两种脂肪的含量最高。多年来，大家都认为饱和脂肪不好，其实反式脂肪也不健康。

但是不能什么脂肪都不吃。有些脂肪对健康十分有益。因为有些膳食脂肪，我们身体需要但又不能在体内合成，所以十分重要。蔬菜和鱼类制品中多含有像多元不饱和脂肪和单一不饱和脂肪这样的好脂肪。所以若身体每日30%以上的能量来自好脂肪，就没有问题。

有两种好脂肪尤其重要，它们是欧米伽-3脂肪酸、欧米伽-6脂肪酸。鱼类、坚果、亚麻仁、菜籽油、非氢化豆油中都含有欧米伽-3脂肪酸。有证据表明欧米伽-3脂肪酸能预防动脉硬化（所以可以预防心脏病、脑卒中这两个人类最大的“杀手”），预防导致猝死的心律不齐以及

咖啡因和我们的健康

咖啡因会让我们上瘾，但无证据表明摄入适量的咖啡因(每天3杯煮好的咖啡)会致病。尽管煮的或浓缩(非过滤)咖啡含有增加胆固醇水平的化学物质，但咖啡因不会增加体内胆固醇水平。

但是，有些人喝咖啡会出现胃灼热、紧张、过敏、失眠、神经紧张等症状。若喝咖啡会出现这种症状，要逐渐减少咖啡因的摄入量。

镇痛剂通常含有咖啡因，因为咖啡因能稍稍增强镇痛剂的效用。药物中的咖啡因还可以减轻咖啡因脱瘾症状。咖啡因脱瘾有时会引发疼痛(尤其是头痛)。

若决定戒除咖啡，要对可能产生的如头痛、忧郁、头晕、焦虑等咖啡因脱瘾症做好准备。下表列出了一些饮料、食物、药物所含的咖啡因量。

含咖啡因的物质	剂量	含咖啡因量(毫克)
煮好的咖啡	170.46毫升	105 ~ 150
速溶咖啡	170.46毫升	65 ~ 100
无咖啡因咖啡	170.46毫升	1 ~ 5
茶	170.46毫升	28 ~ 100
可乐	226.8克	24 ~ 31
奶油巧克力	28.35克	1 ~ 15
巧克力蛋糕	1 片	20 ~ 30
很多镇痛剂和头痛制剂	1 剂	33
清醒剂	1 剂	100 ~ 130

如红斑狼疮、风湿性关节炎等自身免疫疾病。欧米伽-6脂肪酸也很健康。

20世纪80年代和90年代所倡导的低脂饮食，让人们拒绝吃像坚果等含有“好”脂肪的食品，而用如炸土豆条等含有较多糖分的食品来代替。这是个严重的错误，因为大部分人吃的是精制碳水化合物，它们常隐藏“坏”脂肪。

少吃精制碳水化合物（“不好”），多吃全麦碳水化合物（“好”） 和脂肪一样，碳水化合物也有健康和不健康之分。我们从膳食中摄取的大部分健康碳水化合物，来自全麦食物、蔬菜和水果。

白面包、精白米、精白面、土豆都含有大量不健康碳水化合物。它们的血糖指数高，因此人们食用过后，糖分吸收的速度很快，血糖会突然升高。若日常选择的食物血糖负荷高，会增加患糖尿病、心脏病的风险，也会让我们的体重增加。

选择更加健康的蛋白质来源 人们早就意识到把红肉当作主要蛋白质来源并不好，因为红肉含有很多饱和（不健康）脂肪酸。

科学家目前在研究，大豆、扁豆、黄豆、坚果等所含的植物蛋白是否比肉中的动物蛋白健康。尽管没有足够的证据证明植物蛋白比动物蛋白要健康，但是我们仍有足够的理由去选择富含蛋白质的蔬菜。

多吃水果和蔬菜，但少吃土豆！ 水果和蔬菜比例较高的膳食对我们的身体大有裨益，可以降低血压、减少心脏病发作和脑卒中的危险，还能预防多种癌症。但是因为土豆血糖指数高，所以没有其他蔬菜、水果那么健康。

饮酒要适量 有研究表明女性一天喝一杯酒，男性一天喝一至两杯酒，可以使心脏病发作的概率或心脏病死亡率降低1/3。如果喝酒常常超过这个量，会增加患多种癌症、高血压、脑卒中、心脏病等病的风险。

抗氧化剂

我们的身体组织会产生氧自由基，在体内引发氧化反应，这会损害我们的组织。食物中有很多物质，如β-胡萝卜素、维生素C和维生素E（抗氧化剂）可以对抗氧化反应。

深绿色和深黄色的蔬菜、水果含有β-胡萝卜素，可以在体内转化成维生素A（像肝脏、鸡蛋、牛奶等动物产品中含有维生素A）。

橘子、葡萄柚、柠檬（及其果汁）等柑橘类水果中含有大量维生素C。草莓、猕猴桃、西红柿、西蓝花、甘蓝、土豆及菠菜、芥菜等深绿色叶菜类蔬菜也含有维生素C。

维生素C是水溶性维生素。维生素A和维生素E是脂溶性维生素，所以膳食中需要一些脂肪，它们才能被我们的消化系统吸收。

大部分癌症就是细胞中的DNA因氧化反应受损引发的。从理论上说，抗氧化剂可以预防这些损伤，进而降低患癌症的风险。

低密度脂蛋白胆固醇的氧化会引发动脉硬化，而动脉硬化会导致脑卒中和心脏病发作。从理论上来说，抗氧化维生素可以预防动脉硬化。我们可以通过饮食或服用维生素片来摄取这些维生素。

膳食中富含抗氧化维生素，患癌症和动脉硬化的概率就会降低。但是，研究并未证明是饮食中的抗氧化剂降低了患癌症和动脉硬化的概率。

虽然研究人员对β-胡萝卜素和维生素E做了大量的研究，但目前还未证实任何抗氧化维生素有预防癌症的作用。

其实，已有研究表明β-胡萝卜素可能会增加患肺癌的风险。但没有发现摄入β-胡萝卜素或维生素C有任何预防动脉硬化的作用。

有些研究建议补充大剂量维生素E，以预防动脉硬化，其他研究则未发现这有任何益处。因此，我们还需进行更多更深入的研究。

目前，研究人员还没有充分的证据证明补充维生素E可以预防心脏病。

健康和不健康的体重和体型

在美国，超过 1/3 的成年人体重超标，因此他们患某些疾病的风险更大。

体重可以分成五种级别：过轻、正常、超重、肥胖和病态肥胖。

这种分级制度是在强有力的科学证据基础上建立的，体重不在正常范围内的人群容易出现健康问题。

比如，处于超重、肥胖或病态肥胖状态的人，容易患2型糖尿病和高血压。体重超标越多，患病风险越大。此外，有糖尿病或高血压会增加患心脏病和脑卒中的风险。

我超重了吗？

要检查自己的体重是否正常，最佳的方法是看自己的体质指数。根据身高和体重比例表来计算也是一种方法。这些方法都挺好，但也不那么准确。比如，若我们的肌肉比例高，即使体重相对比较重，身体也是健康的。

我是“苹果”还是“梨子”？

我们的健康不仅受体重的影响，也受体型的影响。若身上有赘肉，赘肉分布在身体的部位十分重要。

若赘肉在腰部（看起来像苹果），那么患心脏病、高血压和糖尿病的风险就比较大。

相对而言，若赘肉在臀部和大腿（看起来像是梨子），患病的概率就比较小。尽管有研究人员试着用理论解释梨形身材比苹果形身材健康，但是否如此还有待考证。

苹果形和梨形

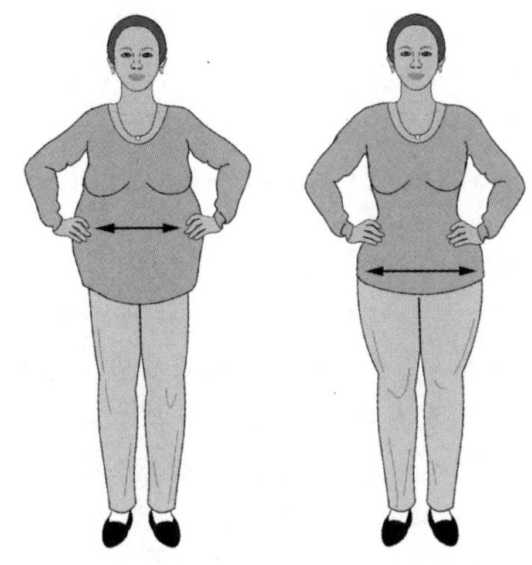

苹果形　　梨形

苹果形（又叫桶状）的人上腹部比较肥胖，与那些臀部和大腿肥胖的人相比，前者容易出现健康问题。

为什么美国人越来越胖？

在过去20年里，越来越多的人选择无糖甜味剂，减少从脂肪中摄入的能量比例。此外，市面上还出现了各种脂肪替代品。按理说，我们的平均体重应该会下降，但事实上并非如此。

为什么？因为我们吃的越来越多。虽然我们吃的大部分是无糖或低脂食物，但总热量还是在上升。虽然我们选择许多无糖食物，但糖摄入得更多；选择许多低脂食品，但脂肪摄入得更多。

专家认为无糖食品增加了我们对糖——真正的糖的渴望。而且我们还会想当然地认为无糖或脱脂食品不含热量。

尽管无糖饮料不含热量，但无糖或脱脂布丁、咸饼干、咖啡蛋糕等食品并不是这样。

此外，人们常去餐馆吃饭，而餐馆的食物含有的热量（脂肪）一般比家常食物要高。

减　肥

维持正常体重的最佳方

最科学的减肥膳食

很多人出书宣传自己的减肥方法,而且因此赚得盆满钵满。但这些减肥方法很少有科学依据。判断这些方法是否有效,当然要看短期效果,但更重要的是看长期效果。

本书出版时,美国最流行的减肥方法可能是低糖饮食法。相对而言,这种饮食法的饮食中富含脂肪。其创始人罗伯特·艾特金斯说,他的低糖膳食中不仅富含脂肪,而且多是不健康的脂肪。

艾特金斯最近建议减肥膳食中的含糖量不仅要低,而且含有的糖必须是健康的。此外,他们建议的高脂肪膳食中含有的大部分脂肪应是健康的脂肪。另一种流行的低糖膳食——迈阿密饮食法也是如此。

有没有证据可以证实与低脂低糖膳食相比,低糖高脂的膳食更能让人减轻体重?到目前为止,我们还没发现相关的证据。但是,2003年、2004年的一些研究发现,低糖高脂膳食在短时间内(6~12个月中)减肥效果更佳。但是一年以后,其效果与低糖低脂膳食一样,主要是因为遵照这两种饮食方法的人们体重又都增加了。而这些研究还有另一个出人意料的发现:低糖高脂的膳食并未增加人体血液中如有害胆固醇等不健康脂肪的水平。

为什么短期内低糖膳食比低脂膳食有效?其中一个广为人们接受的理论是,很多选择低脂高糖膳食的人所吃的食物含有的不健康糖比例高,这些不健康的糖的血糖负荷很高。这些食物会让人体血糖量快速上升,导致胰岛素急剧上升,以清除血液中的糖。但是胰岛素急剧上升几小时后,体内血糖水平会降得过低。血糖过低,我们就会感到饥饿。所以吃完不久,血糖就降低,我们就要吃更多食物来减轻饥饿感。换句话说,低糖高脂膳食能很好地控制食欲。

根据目前的研究成果,我们可以了解到如下事实:

减肥唯一的方法就是锻炼燃烧的能量要多于饮食摄入的能量。即便是短期有效的减肥方法,也需要减少能量摄入,增加运动。

短期内,低糖高脂的膳食比低脂高糖的膳食有效。然而,两种膳食方法都没有长久的效果(1年以上)。

若要选用低糖高脂膳食,一定要确保自己摄取的糖和脂肪是健康的。

法是按照常识来做。要减肥,就要量出而入,摄入的热量要比自己燃烧的热量少。养成每天锻炼的习惯。

多吃水果、蔬菜、谷物等健康食物,保证饮食均衡、多样、适度,这能使自己维持正常的体重。

若要减肥,得找些循序渐进减肥的方法(1周减掉的体重不超过1千克)。具体可参考本书中与减肥有关的信息。

胆固醇和饮食

血液中含有的胆固醇水平由我们的基因和我们摄入的饱和脂肪量决定。胆固醇不是脂肪,但与脂肪有关。我们的身体可以制造维持细胞功能和激素水平所需的所有胆固醇。

体内胆固醇水平高,可能意味着我们的饮食中胆固醇、饱和脂肪含量比较高。我们患动脉硬化的风险就比较高,血管壁增厚变硬,血管变窄,容易导致心脏病、脑卒中以及其他病症。

但是不吃那些含有饱和脂肪的食物——肉、全脂奶制品、热带植物油(棕榈油和椰子油)——并不能完全避免这种状况。若膳食中富含

如何读懂食品标签

Nutrition Facts
Serving Size 1 cup (228g)
Servings Per Container 2

Amount Per Serving

Calories 260 Calories from Fat 120

	% Daily Value*
Total Fat 13g	**20%**
Saturated Fat 5g	**25%**
Cholesterol 30mg	**10%**
Sodium 660mg	**28%**
Total Carbohydrate 31g	**10%**
Dietary Fiber 0g	**0%**
Sugars 5g	
Protein 5g	

Vitamin A 4% • Vitamin C 2%
Calcium 15% • Iron 4%

* Percent Daily Values are based on a 2,000 calorie diet. Your daily values may be higher or lower depending on your calorie needs:

	Calories:	2,000	2,500
Total Fat	Less than	65g	80g
Sat Fat	Less than	20g	25g
Cholesterol	Less than	300mg	300mg
Sodium	Less than	2,400mg	2,400mg
Total Carbohydrate		300g	375g
Dietary Fiber		25g	30g

Calories per gram:
Fat 9 • Carbohydrate 4 • Protein 4

左图是一张食品营养表标签，根据美国食品和药物管理局的规定，所有食品包装上都要附有这种标签。大部分人都熟知每份食物中的总热量和其脂肪含有的热量。这些信息能帮我们计算摄入的热量，监控每日从脂肪中摄入热量的比例。此外我们还要注意：

1.食用分量指出了标签所列营养物质的总重量(克)。

2.每日营养摄入量的百分比是基于每餐摄入8 368千焦(2 000卡)热量来计算的，它告诉我们每份食物能满足日常所需营养物质的比率。在这个例子中，食用4份这种食物能满足我们一天所需饱和脂肪的量，当天再摄入饱和脂肪就过量了。

3.每日维生素摄入量是基于美国推荐膳食标准(RDAs)来制定的，每日维生素摄入量达到这种标准，则可以预防维生素缺乏症。

4.若一餐含有的热量为8 368~10 460千焦(2 000~2 500卡)，那总脂肪、饱和脂肪、胆固醇、钠、碳水化合物和膳食纤维的每日营养摄入量列在标签最下方。若经常大大超过或远远小于这个量，都会引起健康问题。

脂肪，无论健康与否，都会使我们血液中低密度脂蛋白处在较高水平，这也会增加我们患心脏病的风险。

若我们选择多元的饮食，包含蔬菜、鱼油中含有的单一不饱和脂肪，就能降低体内低密度脂蛋白水平，增加高密度脂蛋白(其水平与患心脏病风险呈负相关)水平。

经常锻炼也有助于增加血液中健康胆固醇的水平，改善体内总胆固醇水平。

锻炼与健康

希波克拉底曾说过，“用进废退。”

经常锻炼能预防疾病，也能给我们带来更多直接的益处，可以增强我们的耐力、消化力、促进睡眠、减轻压力、放松心情、缓解焦虑。

经常锻炼的人身体好，而且心情愉悦，承压能力更强。锻炼可以释放大脑中的安多芬，能安抚身体，让人感觉轻松。锻炼还能让我们在减肥或增强肌肉时，改善我们的体型。

即使在增强运动量时，我们的食量会有所增加(因此体重并未减少)，经常锻炼对我们的健康也有好处。此外，若体重超标，经常锻炼既能健身也能减肥。

锻炼如何预防疾病

经常锻炼对我们的身体有如下好处：

增强心脏活力 我们的心脏会更加有力。和其他肌肉一样，通过锻炼，我们的心肌纤维能变得更加强壮，可以为身体输送更多血液。

改善胆固醇水平 降低

计算我们的身体质量指数(BMI)

要计算我们的身体质量指数，首先要在横列中找出与自己重量相近的数字，然后在竖列中找到与自己身高相近的数字，这样就能找出自己的身体质量指数。比如，体重为72.58千克，身高为172厘米的人，身体质量指数为25。

对身体质量指数的解释

过轻	低于18.5
正常	18.5~24
过重	25~29
肥胖	30 以上

重量

高度	100	110	120	130	140	150	160	170	180	190	200	210	220	230	240	250
152厘米	20	21	23	25	27	29	31	33	35	37	39	41	43	45	47	49
155厘米	19	21	23	25	26	28	30	32	34	36	38	40	42	43	45	47
157厘米	18	20	22	24	26	27	29	31	33	35	37	38	40	42	44	46
160厘米	18	19	21	23	25	27	28	30	32	34	35	37	39	41	43	44
163厘米	17	19	21	22	24	26	27	29	31	33	34	36	38	39	41	43
166厘米	17	18	20	22	23	25	27	28	30	32	33	35	37	38	40	42
169厘米	16	18	19	21	23	24	26	27	29	31	32	34	36	37	39	40
172厘米	16	17	19	20	22	23	25	27	28	30	31	33	34	36	38	39
175厘米	15	17	18	20	21	23	24	26	27	29	30	32	33	35	36	38
178厘米	15	16	18	19	21	22	24	25	27	28	30	31	32	34	35	37
181厘米	14	16	17	19	20	22	23	24	26	27	29	30	32	33	34	36
184厘米	14	15	17	18	20	21	22	24	25	26	28	29	31	32	33	35
187厘米	14	15	16	18	19	20	22	23	24	26	27	28	30	31	33	34
190厘米	13	15	16	17	18	20	21	22	24	25	26	28	29	30	32	33
193厘米	13	14	15	17	18	19	21	22	23	24	26	27	28	30	31	32
195厘米	12	14	15	16	17	19	20	21	22	24	25	26	27	29	30	31
198厘米	12	13	15	16	17	18	19	21	22	23	24	26	27	28	29	30

低密度脂蛋白水平，增加高密度脂蛋白水平。

增强肺活量　通过锻炼，我们能吸入更多氧气，更有效地利用氧气，这样能增强我们的肺活量。

增强骨骼和肌肉　经常锻炼使关节更灵活，骨骼和肌肉更强健。骨骼强健对更年期女性尤其重要，因为雌性激素水平降低会引发骨质疏松症。

降低血压　血压降低，会减少患心脏病、脑卒中等严重疾病的风险。

预防癌症　可以降低患癌症的风险。经常锻炼可以加快大肠蠕动，减少致癌物质在大肠的停留时间，所以可以预防结肠癌。

有些科学家认为经常锻炼可以降低患子宫内膜炎和乳腺癌的概率，这两种癌症都与雌性激素水平增加有关。因为脂肪细胞会产生雌性激素，而锻炼可以减少体内脂肪，所以这能降低患癌风险。

预防糖尿病　可以降低我们患2型糖尿病的风险，40岁以上的人群容易患2型糖尿病。体重过重、有家族糖尿病史、不常锻炼、西班牙裔和印第安人等人群最容易患这

主要肌群和运用这些肌群的日常活动

尽管我们对它们不太了解，但是每天我们都要使用这些主要肌群。即使是快走、拎杂物、上楼梯等轻缓的运动，也对我们的肌群有益。

上楼梯
臀伸肌和屈肌
足屈肌
脊屈肌
膝屈肌和伸肌
臀屈肌

从椅子中站起
肩外展肌
肘伸肌
膝伸肌
臀伸肌和屈肌
脊屈肌

散步
臀伸肌和屈肌
膝屈肌和伸肌
脊屈肌
足屈肌

伸手
肩外展肌
肘伸肌

举或提物品
肘屈肌
肩外展肌

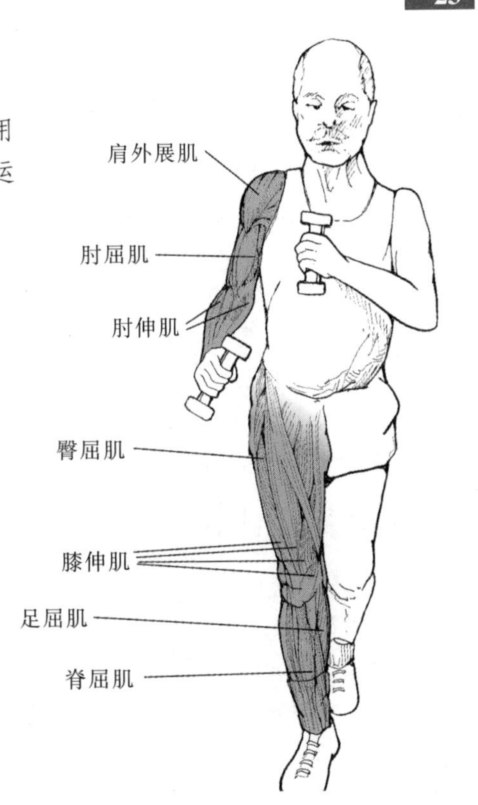

什么运动强度比较合适?

从最低限度开始，每天坚持适度锻炼30分钟。不用一口气锻炼30分钟，可以在有空的时候快走几步（以每小时6.4千米的速度行走）、进行上楼梯等活动。

在这30分钟内，虽然不要求做慢跑、骑自行车、游泳等较剧烈的运动，但是锻炼强度越大、时间越长，对身体越好。

在运动中，若我们的心率维持在最高心率的55%~85%这个“目标心率区”内，那么这种运动强度最佳(不是最低)。

若刚开始锻炼，我们的心率应该处于目标心率区的最低值，随着体能慢慢增强，可以让心率慢慢增加到最高值。

目标心率区

要测自己的心率，可以在运动后，将手放在手腕或颈部动脉上，计算10秒钟内自己的脉搏跳动次数。将之乘以6，就能算出1分钟心脏跳动的次数。按以下步骤就能测出自己的目标心率区。

1.用220减去自己的年龄，得出的结果就是自己的最大预测心率。

2.将自己的最大预测心率乘以0.55，得出目标心率区的最低值。

3.将最大预测心率乘以0.85，则可得到最高值。

例如，一个40岁的中年人，他的最大预测心率是180(220减去40)。目标心率区最小值则是99(180乘以0.55)，最大值为153(180乘以0.85)。

种病。

若患有2型糖尿病，体内细胞则会抵抗胰岛素的作用，而胰岛素是帮助消耗能量的激素。经常锻炼能帮助肌细胞吸收血糖，用以提供能量。

降低食欲 虽然很多人认为锻炼会增强食欲，其实有时也会降低食欲，所以锻炼能帮助我们控制体重。

开始某项锻炼计划

若自己有一段时间没进行锻炼，在开始实施一项锻炼计划前，得跟医生说说，问问他们的意见。开始锻炼时，要热身，让肌肉和关节慢慢适应所增加的运动量，接着渐渐增加锻炼的时间和强度。

为防止受伤和肌肉损伤，每次锻炼前花5~10分钟伸展身体，慢慢走几步，在锻炼前后可做些适应性运动。

慢慢养成锻炼的习惯，开始时可以每星期进行三次20分钟的锻炼，之后再逐渐增加。

快走、游泳、骑自行车、举较轻的哑铃，都是很好的低运动量运动，适合在锻炼计划开始时使用。随着身体状况好转，可以增加运动的强度、频率和时间。

什么时候不适合锻炼

生病时一定不要锻炼，因为活动量过多会加重病情。一般来说，若出现以下症状，得等几天才能开始锻炼。

发热
咽喉痛
咳嗽伴有痰
尿痛
肌肉和关节痛

养成每天锻炼的习惯

很多人发现增加运动量的最好方法就是让锻炼成为自己生活的一部分。我们可以通过以下方式，养成每天锻炼的习惯。

■多走楼梯，少乘电梯。

■将车停在离大门较远的地方，让自己多走几步路。

■步行或骑车去商店、车站或上班。

■每天在午休时间快走20分钟。

■闲暇时，和朋友多走走逛逛，不要只是坐着聊天。

■和孩子或朋友打打球、丢丢飞盘。

■耙耙草、修修草坪、整整花木。

做完运动，要继续相同的动作，让自己放松下来。不要马上停下来，要慢慢降低运动强度，直到呼吸频率恢复到正常水平。此外，放松运动可以防止抽筋。

按下列步骤来做就可以了。

■双手放在身后，扣紧，向上向后活动双臂，提升胸部和肩膀。

■双臂侧举，向前划几个大圈，再向后划几个大圈，活动肩膀和手臂。

停止运动的信号

若出现如下症状，必须停止运动，并向他人求助。

胸痛或胸闷
手臂、颈部或下颌疼痛
头晕目眩
心悸
恶心
视物模糊
气喘
眩晕

热身和放松运动

不管自己身体有多健康，每次运动前都要进行至少5分钟的热身运动，唤醒肌肉和关节，防止受伤。热身运动还能加速体内血液流动，让自己专心锻炼。

■一只脚放在另一只脚前面，前面的腿伸直下压，后面的腿微弯，力道要适中。这样能放松前面的小腿和膝盖，也能拉伸后面的小腿肌肉。

■身体站直，将一条腿拉向自己的胸部，保持姿势，放开，重复几次。换腿做同样的动作。这样能拉伸自己的腿部韧带。

■运动前后，快走，做热

身运动。

锻炼的种类

锻炼可分三大类：有氧锻炼、柔韧性锻炼及力量锻炼。每种锻炼的作用不一样。大部分顶级运动员都会结合采用三种锻炼方法来平衡自己的训练。我们也可以结合这三种方法创造适合自己的、简单的日常锻炼方式。

有氧锻炼 可以通过增加心率和呼吸频率来增加肌肉所需的氧气。有氧运动不仅能改善人体整体心肺功能，对人体骨骼和肌肉也有益处。慢跑、快走、骑自行车、跳舞、游泳、划船、爬楼梯等都是有氧运动。

只要锻炼时心率高于自己在休息时的心率，那么心肺功能都会得到锻炼。要想获得最大的益处，一星期至少要做五次有氧运动，每次不少于30分钟，而且心率要处在目标心率区内。

柔韧性锻炼 可以拉伸肌群，使身体更柔韧，更容易受控制。柔韧性锻炼可用作运动前后的热身和放松运动。这种运动能拉伸训练时或之前紧张的肌肉，能增强我们肌肉的恢复能力。

轻缓地进行柔韧性锻炼可以预防肌肉拉伤等运动损伤。

随着年龄的增长，有些人身体柔韧性会变差。让身体保持柔韧有助于我们保持体力，让我们在日常活动中不易受伤。瑜伽就是一种柔韧性锻炼方式。书中所示的简单拉伸运动，每天都可以做。

力量锻炼 又叫阻力训练，可以保持骨密度、增加肌肉质量、提高体力和平衡力。在力量锻炼中，需要让肌群对抗一定强度的阻力，因此叫作阻力训练。

阻力训练可以是动态的，比如举重练习，这时我们肌肉的长度会有所变化，也可以是只使用身体某部分肌肉来抵抗其他部分的运动，此时肌肉收缩。

随着年龄增长，人体肌肉会逐渐萎缩。但是每周做3~4次举重训练，每次20~30分钟，可以让肌肉恢复活力（所举的重量要达到自己的最大承受能力，每组练习中要能举起8次）。

阻力训练对不同年龄层次的人群都有益处，老年人也不例外。开始训练时，先举较重的罐头，然后每次的重量慢慢增加。若踝部和手臂能承受更大的重量，可以酌情多增加一些。每个力量训练期后，要给自己1~2天的时间，让肌肉放松恢复。

补充水分

锻炼前后要多喝水。在锻炼前30分钟，要喝1~2杯的水。我们的身体需要水来维持其正常运转。天气较热时，更是如此。

我们排汗和呼吸都会带走体内的水分，因此在锻炼结束半小时之后还要再喝1~2杯的水，不要等到口渴的时候才喝。

水是补充体内水分的最佳液体。大部分人只要喝水，不用喝运动饮料，就能补充

有氧锻炼

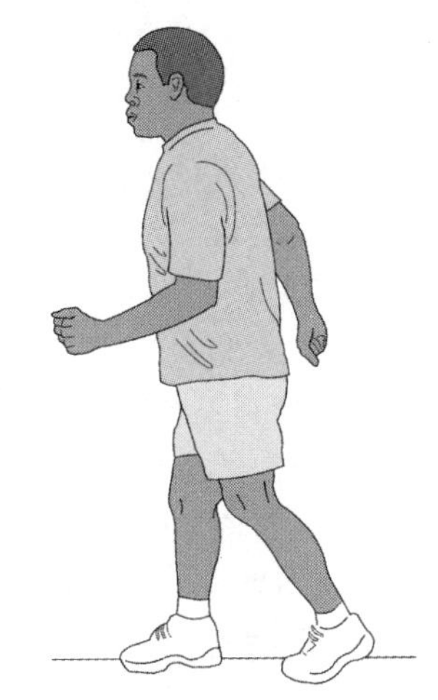

有氧锻炼包括快走、慢跑、骑自行车、跳舞、游泳、划船、爬楼梯等，这是一种极佳的运动方式，因为它能调节我们的心肺功能，增强我们的骨骼和肌肉。有氧指的是任何持续12分钟以上、强度中等、利用氧气为肌肉提供能量的活动。像快走这样的有氧运动就能锻炼肌肉、燃烧脂肪、增强心肺功能。

力量锻炼

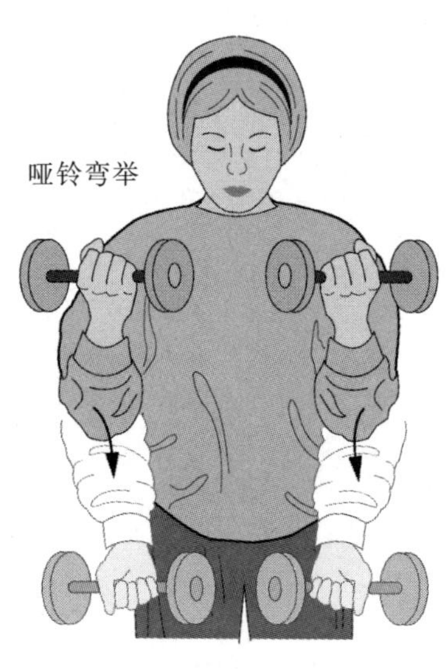

两手各握一只0.45千克重的哑铃(或罐头)。背部挺直,膝盖微弯,两脚微微分开。手臂下垂,手掌向前,抓住哑铃。慢慢抬起前臂,将哑铃举至与胸部齐平,再慢慢放下前臂,至大腿。动作要缓慢。若可以重复12下后,可以以每次增加0.45千克的方式增加哑铃重量。

水分。运动后不要喝含咖啡因的饮料,包括咖啡、茶、可乐等,因为咖啡因是一种利尿剂(酒精也是如此),它会加速尿液形成,所以会加快体内水分流失。

除运动前后要喝水外,每天还要保证喝8杯水。

柔韧性锻炼

柔韧性锻炼能帮我们在运动前热身,在运动后放松。拉伸的动作要轻柔,不要让自己感到疼痛。

肱三头肌的伸展

坐直(或站直)身体,右手臂置于后腰部,尽量远离自己的背部。左手握住一条毛巾,放于脑后,屈左肘,左前臂置于背部。右手抓住毛巾另一端。保持两手抓毛巾的姿势10秒,然后放松。左右手互换,重复这个动作。

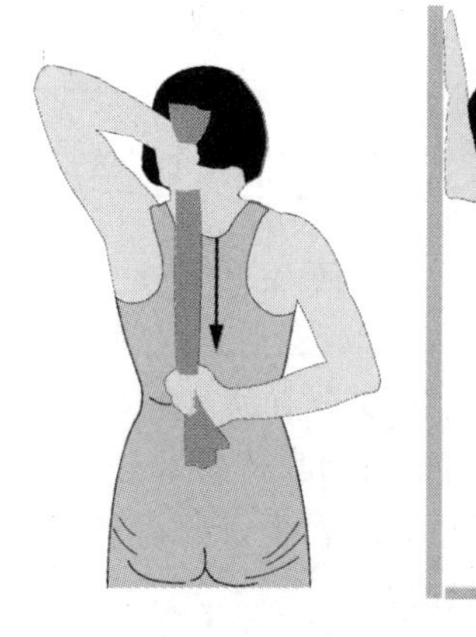

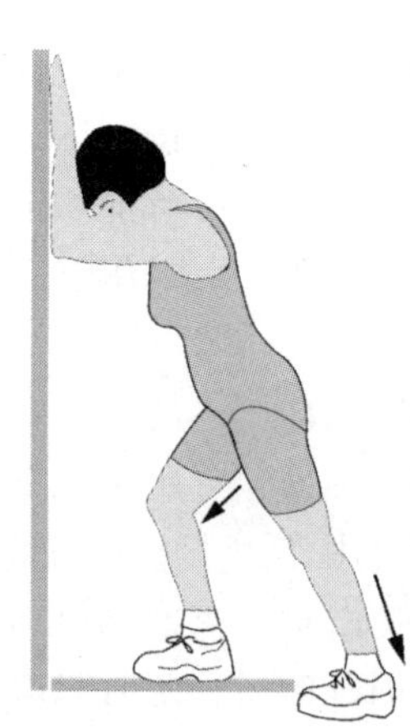

小腿和跟腱的伸展

靠墙站直身体,与墙面保持约一臂距离。右腿向前,膝盖弯曲;左腿伸直。前臂紧贴墙面。左脚脚跟着地,两脚脚掌朝前。保持10秒,放松。

换腿,重复动作。

后腰的伸展

平躺在地上。弯曲双膝,双脚尽量靠向臀部。双手分别抱住左右大腿,将双膝拉向自己,此时轻抬臀部。坚持30秒,按顺序慢慢伸直左右腿。

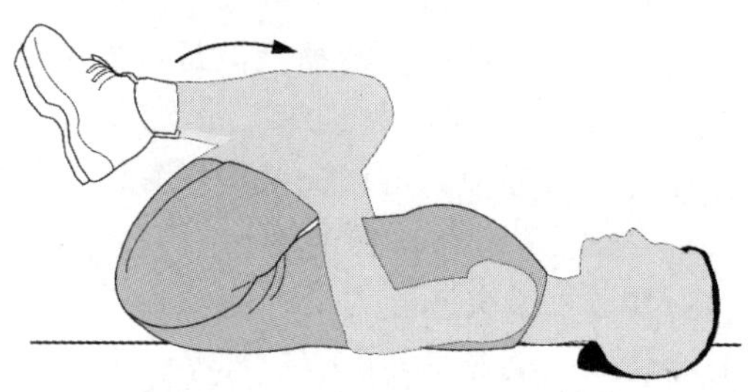

吸食成瘾物质

烟

吸烟有害健康，吸烟是美国头号可控制的死因。尽管如此，在美国仍有25%的成年人，即4 600万人吸烟。他们一般都在20岁前就开始吸烟。此外，有600万青少年吸烟，而且现在吸烟的青少年人数还在不断增加。吸烟成瘾者每吸一支烟，寿命就会减少5.5分钟。

吸烟对身体没任何好处。无论男女，不管是吸香烟、烟丝还是雪茄，都会引发心血管疾病（如心脏病发作和脑卒中）、肺气肿、慢性支气管炎、肺癌、喉癌、口腔癌、食管癌、膀胱癌、胰腺癌和宫颈癌等。肺癌一直是头号导致男性死亡的癌症。对于女性来说，肺癌致死率也比乳腺癌等其他癌症高。

以任何方式使用无烟烟草（包括咀嚼烟草或吸鼻烟）也对身体有害，而且会让人上瘾。跟吸烟一样，蘸鼻烟或咀嚼烟草对身体健康有严重影响，会引发口腔癌、牙周病、落齿和心脏病等问题。

吸烟或烟丝也会危害周围人的健康，包括胎儿。

吸二手烟的人和吸烟者一样会患类似的疾病，如肺癌、冠状动脉疾病和脑卒中等。

父母吸烟，孩子患支气管炎、哮喘等呼吸道疾病的概率较高。吸烟者的配偶患心脏病的风险也比较高。

无论使用烟草的种类、方式、数量有多么不同，烟草都对身体有害。吸烟者能保证自己和周边的人运气都很好，不会因为抽烟而健康受损吗？

当然，任何人都有可能交好运，但我们不能指望这一点。我们吸烟，其实是在拿自己和爱人的健康下赌注。

其实，走运的概率很低。吸烟者中有一半都死于吸烟引发的各种疾病。美国每年有超过40万的人死于吸烟。

我们吸烟时会发生什么？

烟草中含有4 000多种化学物质，其中有不少都是致癌物质。

有三种物质尤其危险：焦油、尼古丁和一氧化碳。焦油是一种碳氢化合物，在肺部会变成黏稠物质，里面含有多种致癌物质。

辅助戒烟的方法

目前有很多方法可以帮助我们戒烟（包括尼古丁替代法或服用安非他酮）。戒烟时利用一些辅助方法，效果会更好。

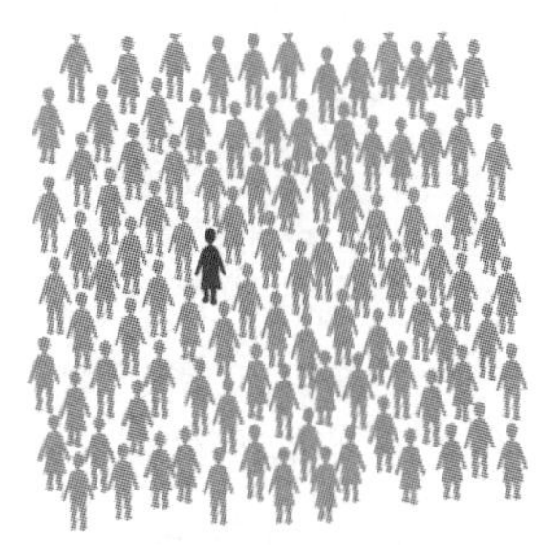

不借助任何辅助方法或戒烟咨询而戒烟，一年后成功率为1%。

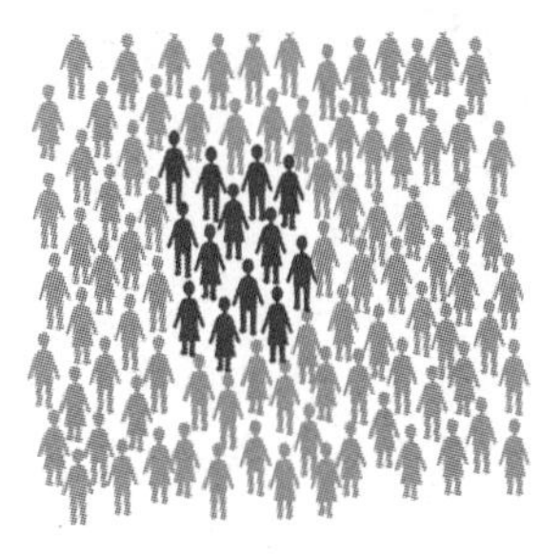

只使用尼古丁贴剂帮助戒烟，一年后成功率为13%。

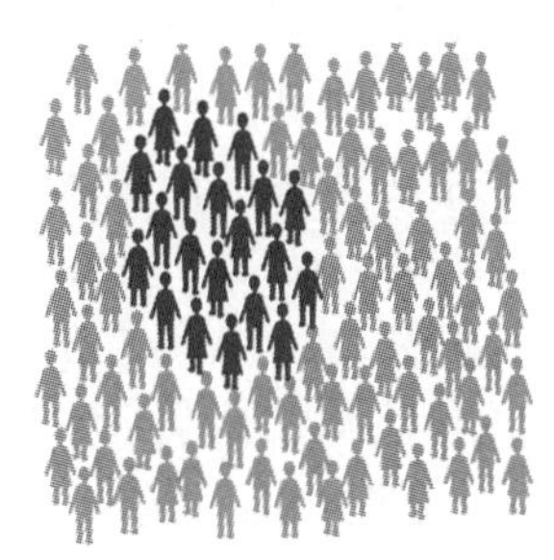

只使用安非他酮帮助戒烟，一年后成功率为20%。

尼古丁是一种让人上瘾的化学物质，由肺部吸入后会影响我们的心血管及神经系统。吸烟者要通过吸烟,使血液中的尼古丁维持在一定水平,才不会难受。

一氧化碳会抢夺体内的氧气,降低红细胞的载氧量。

世界上没有安全香烟这种东西，那些号称只含少量焦油和尼古丁的香烟也不安全。那些选用清淡型香烟的人,为维持体内尼古丁水平,满足自己对香烟的渴望,只会吸更多的香烟。结果,他们在香烟上的花销更大，吸入体内的有害物质并没减少,患病的风险也没降低。

损害和影响

对呼吸系统的损害 我们每吸一口烟，焦油中的有毒气体和微粒就会进入肺部,损害我们的肺。戒烟后,有些伤害可以修复，有些则不能。

吸烟对肺部造成的伤害不仅增加我们患肺癌的风险,还会增加患肺炎、支气管炎、肺气肿的风险。而且吸烟者容易患伤风和流感。

对心血管系统的损害 吸烟会大大增加我们患脑卒中、心脏病、大动脉瘤、猝死等心血管疾病的风险。它还会增加患周围性血管疾病(血液循环不良)和动脉硬化的风险，降低高密度脂蛋白的含量。

吸烟的女性若服用口服避孕药,患血栓、心脏病、脑卒中的风险比不吸烟的女性要高。35岁以上的女性更是如此。

对生殖系统的影响 孕妇吸烟,新生儿体重不足(低于2.5千克)的概率会更高。体重偏轻的婴儿在出生后第一个月的死亡率是体重正常婴儿的40倍。吸烟会减缓胎儿在子宫内的生长速度，其原因可能是母亲血液中的香烟烟雾通过胎盘，将有害化学物质送到了胎儿的血液中。

一氧化碳降低了母亲和胎儿血液中的含氧量。尼古丁会让胎儿的血管收缩,胎儿得到的氧气和营养就会变少。

孕妇吸烟会引发各种出血症状，也会导致流产、死胎。吸烟还会增加男性、女性不孕不育的风险。

孕妇吸烟，婴儿猝死综合征的发生率是不吸烟孕妇的2~4倍。此外,母亲在孕期吸烟,孩子出现脑损伤、大脑性麻痹、行为异常的风险也比较大。

对肌肉、骨骼系统的损伤 有些研究发现，吸烟与女性患骨质疏松症有关。其中部分原因是香烟烟雾中的物质对人体有害,另一部分原因是吸烟的女性一般比不吸烟的女性瘦,且吸烟会使她们的更年期提前,这两个都是导致骨质疏松症的因素。

其他健康风险

吸烟者比不吸烟者（无论他们晒了多少太阳）更容易长皱纹,而且皱纹更深。吸烟者患胃溃疡的风险也很高。且吸烟者常患白内障、黄斑变性，这两种疾病是导致老年人失明的主要原因。

戒烟的好处

有些吸烟者担心自己吸烟史太长，戒烟没什么益处。其实不然。当然,戒烟越早,对身体越好。但是,在多数情况下，无论我们吸烟史有多长，

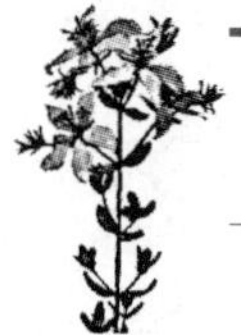

替代疗法帮助戒烟

像针灸、草药等疗法对戒烟也有帮助。不过这些都未经科学研究证实。因为吸烟对健康有很大害处,所以如果有替代疗法可以帮助我们戒烟,也值得一试。若你在考虑采用替代疗法戒烟,可以事先向医生咨询。若一种替代疗法不起作用,可以试试传统的戒烟方法。总之,不要轻易放弃。

准备戒烟

我们能够成功戒除烟瘾。在美国,如今戒烟成功的人比吸烟者还多。不管采用何种戒烟方法,吸烟者都要确定“戒烟日”,而且要做好准备,应对尼古丁脱瘾带来的不适症状。下面是一些与戒烟有关的建议。

为自己设定戒烟的目标日期,让周围人都知道自己这个目标,因为朋友和家人的支持对我们成功戒烟十分重要。

在戒烟前,找一些健康的,让自己感觉心情舒畅、精神振奋的活动,以便自己在戒烟期(尤其是前几周)犯烟瘾时,做这些活动来分散注意力,激励自己坚持下去。

开始实施锻炼计划。那些坚持锻炼的人戒烟的成功率比不锻炼的人要高。锻炼能让我们保持体型,振奋精神。

选择健康饮食,每天吃些蔬菜和水果,喝8杯水。

不喝酒、咖啡等含咖啡因的饮品,它们会增加我们对尼古丁的渴望。

若十分想抽烟,可以喝些水,然后做几次深呼吸。在前一两周内,烟瘾会很大,所以可能要经常这么做。

不和吸烟的人待在一起。

回忆自己以前戒烟时成功的经验,找出帮助自己成功戒烟的因素。

列出自己戒烟的理由(保健、对家人好、让自己感觉舒适等)。每天上床前,默念这些原因,重复10次。

告诉自己那些脱瘾症状都是暂时的,只会持续1~2周。

要知道,戒烟第一个星期最难受,因为这时我们的身体对尼古丁还十分依赖,脱瘾症状最强烈。

要了解在戒烟成功后的头3个月,我们极有可能会因为周围环境的影响,如面临压力或和吸烟的朋友在一起,又重新吸烟。

要知道那些完全戒除烟瘾的人是经过多次尝试才达到目标的。若我们放松警惕,又吸起烟来,就要立即决定再次戒烟。

烟瘾有多重,戒烟都能降低我们的患病风险,延长寿命。

超过65岁的老人和那些因为吸烟而已患病的人,戒烟对他们也有好处。例如,因心脏病发作而戒烟的人,他们心脏病发作或死于心脏病的概率会降低25%~50%。

戒烟也会让家人不再吸二手烟,为孩子树立良好的榜样。家长不吸烟,孩子吸烟的概率也小。戒烟除了能带来健康方面的益处外,还能省钱,而且会让人有成就感。

戒烟的阻力

大部分吸烟者都知道吸烟有害健康,他们也很想戒烟。他们尝试过戒烟,但很多人都失败了。

戒烟不是一蹴而就的,需要多次尝试,因为仅仅依靠意志并不能成功戒除烟瘾。大部分吸烟者从身体到精神都对香烟十分依赖。戒除任何上瘾物质都会让我们产生脱瘾症状,戒除尼古丁也不例外。

戒烟后,我们可能会出现以下尼古丁脱瘾症:很想抽烟、易怒、焦躁、忧郁、注意力不集中、愤怒、有过度饥饿感、有睡眠障碍等。停止吸烟后2~3天,这些症状达到最高点,1个多月后才会渐渐减弱。

在生气、烦闷或情绪低落时,吸烟者常会通过吸烟来缓解这些情绪。而戒烟后,他们则需要其他方法来应对这些情况。像吃完饭或清晨喝的第一杯咖啡,都可能让我们想起烟的味道。所以我

戒烟后会发生什么？

一旦停止吸烟，我们的身体就会受益，身体会立即开始自我修复。假设我们每天吸20根香烟，那么停止吸烟后，我们的身体会经历如下过程：

2小时后　身体中尼古丁含量开始变少。

12小时后　体内一氧化碳完全代谢，血液载氧量提高。

1周以内　味觉和嗅觉变灵敏了。呼吸、头发、手指和牙齿变得更加清新干净。血液循环得到改善。体内尼古丁完全代谢，出现严重尼古丁脱瘾症状。

1个月内　纤毛（气管中的毛状结构）开始恢复，将身体中的黏液排出。一开始，我们会将黏液咳出，这有助于肺部的清理，降低肺部感染的概率。之后，咳嗽次数减少。鼻炎、疲惫、呼吸短促等症状都有所缓解。

1年之后　心脏病发作或脑卒中的风险会降低，而在最初2~4年内，这种概率更会大大降低。患肺癌的风险也会降低，但降低的速度比较慢。

们得采取一些措施来断掉这种念想。

吸烟者出现忧郁、酗酒、嗑药等的概率也比较大。若不加注意，采取措施，这些状况就会阻碍我们的戒烟行动。很多医生建议戒烟的时候暂时不要喝酒，因为喝酒会引发我们的烟瘾。

担心自己会增重也会影响戒烟。戒烟后，一般会增重2.27~5.54千克。其部分原因是体内尼古丁减少，营养代谢减缓。此外，很多人会通过吃东西来应对脱瘾症。

在戒烟前开始每天锻炼，这能从很大程度上减少体重的增长，或者可以向医生咨询。总的来说，体重增加对健康的危害没有吸烟大。

戒烟的方法

若决定戒烟，我们会面临两个挑战：改变吸烟的习惯和克服对尼古丁的依赖。有些人依靠自己的力量来戒烟，有些人则会看一些小册子，找些简单的行为改变的策略来帮助自己戒烟。

加入戒烟小组　很多人发现加入戒烟小组或参加某种有组织的项目对戒烟有帮助。可以向医生询问周边有没有这样的小组。

有些人突然不再吸烟，而有些人在戒烟成功后就不再吸烟。他们发现下列方法能帮助他们克服戒烟开始时出现的尼古丁脱瘾症状。你可以向医生咨询最适合自己的戒烟方法。

尼古丁替代疗法　尼古丁贴片、口香糖、喷雾、吸入剂都会向我们的血液中释放尼古丁，可以缓解脱瘾带来的不适感。与吸烟相比，一方面该方法可以维持血液中尼古丁的含量，另一方面又不会给身体带来香烟中含有的其他有毒化学物质。

很多吸烟者借助这些尼古丁替代品，在戒烟小组的支持和鼓励下成功戒除了烟瘾。戒烟小组还可以教我们一些行为矫正技巧。

据统计，使用尼古丁贴片或口香糖可以使我们戒烟的成功率加倍。至于喷雾和吸入剂，因为是新产品，所以还不知道其效果，不过据反映它们的效用与贴剂和口香糖差不多。贴片和口香糖不是处方药物，使用正确就不会有危险。而购买喷雾和吸入剂则需要医生的处方。

在用贴片或口香糖的时候，坚决不能吸烟、吸鼻烟或咀嚼烟草，因为这样会导致尼古丁摄入过量，可能会引发心脏病。有心脏病、处于孕期或哺乳期的人，采用尼古丁替代疗法前，要向医生咨询。

尼古丁贴片　贴片中含有一定量的尼古丁，贴上它，里面的尼古丁就会定量释放，然后被血液吸收。在戒烟开始那天，把贴片贴在上臂或身体没有毛发的地方。一般贴片的时效是16~24小时，第二天早上再换一片。

贴片有三种不同的剂量。开始时用最高剂量的贴片。不过如果体重不超过45.36千克或每天吸烟不超过半包，就不能贴这种贴片。贴片最大的副作用就是拿掉

应对戒烟带来的各种不适症状

一旦戒烟，我们就会出现不少脱瘾症状。若使用尼古丁贴片、口香糖、喷雾或吸入剂，我们的脱瘾症状就不会那么强烈。下表所列症状，全部都有的人很少，但大部分人会出现其中某些症状。

症状	原因	持续时间	缓解方法
想吸烟	身体需要尼古丁	第一周最强烈，之后会慢慢减弱，但会持续几个月	耐心等这种冲动结束，分散注意力，出去走走
易怒、烦躁	身体需要尼古丁	2~4周	做运动，洗个热水澡，采用一些放松技巧，不选择含咖啡因的食物、饮料
失眠	身体需要尼古丁，这会暂时减少深度睡眠的时间	2~4周	下午六点后不选择含咖啡因的食物、饮料，采用一些放松技巧，做运动
疲倦	身体因为缺乏尼古丁的刺激，处在调整中	2~4周	小睡一会，不要过于勉强自己
注意力不集中	身体因为缺乏尼古丁的刺激，处在调整中	1周左右	减少工作量，避免压力
饥饿	对吸烟的渴望让自己有饥饿的错觉	最多几周	喝水或低热量饮料，吃低热量零食
咳嗽、咽喉干、流鼻涕	身体在排除肺部和气管中的黏液	几周	多喝水，吃止咳片
便秘、胃胀气	身体缺乏尼古丁，胃肠蠕动减缓	1~2周	多喝水，在膳食中增加纤维素，做运动

贴片后,皮肤会发痒。用贴片时,一定不能吸烟。

尼古丁口香糖　我们嚼口香糖时,口香糖就会释放尼古丁,尼古丁通过口腔内壁进入血液。口香糖有两种剂量。要咀嚼一段时间,口香糖才会释放尼古丁,这时我们会尝到一种辣辣的味道,把它粘在牙龈和脸颊之间,以便身体吸收。

辣味消失后,再咀嚼口香糖,等到又出现辣味后,将之放在口腔偏后的角落里。每片口香糖要在口腔放30分钟,然后吐掉。记住,我们的身体要将口香糖中的尼古丁全部吸入体内需20分钟。

有些人每天嚼的口香糖太少,而且持续的天数也太少,所以达不到最佳效果。许多医生建议,我们每天隔一两小时就要嚼一片,要持续1~3个月。有些人嚼尼古丁口香糖会出现打嗝、胃痛、下颌发酸、嘴巴痛等副作用。这可能是咀嚼方式不正确引起的。

嚼尼古丁口香糖偶尔会让人依赖口香糖。要避免出现这种情况,使用口香糖的时间不能超过6个月。如果要戒掉口香糖,得慢慢减少用量。咀嚼尼古丁口香糖时,也一定不能吸烟。

尼古丁喷雾和吸入剂　要买这两种产品,需要医生的处方。尼古丁喷雾可以让我们在5~10分钟内通过鼻黏膜将尼古丁吸入血液。吸入剂中的尼古丁通过口腔、咽喉、肺部进入体内,20分钟后效果最强烈。

尼古丁在血液中的含量能维持1~2小时,不过与贴片、口香糖、吸入剂相比,喷雾会让我们血液中的尼古丁水平急剧上升,因此可以快速缓解脱瘾症状,不过这会让我们对此产生依赖。

使用喷雾的副作用包括鼻部和咽喉发痒、流泪、打喷嚏、咳嗽等。有哮喘或慢性鼻窦炎的人不适合使用喷雾。吸入剂会引发咳嗽、口腔和咽喉发痒等副作用。在使用之前要向医生咨询,看这两种产品是否适合自己。

无尼古丁疗法　与那些尼古丁替代疗法不同,以下疗法不会向血液中释放尼古丁。采用这些疗法的吸烟者,也可以从教授行为矫正技巧的戒烟小组处获得支持和帮助。

安非他酮　一种抗抑郁药,对戒烟也有帮助。吸烟者可以在"戒烟日"前1周开始服用安非他酮,持续8~12周。因为这种药物不含尼古丁,所以可以结合尼古丁替代疗法来帮助我们戒烟。

其副作用是失眠、烦乱、焦虑、口干、头痛、出现皮疹等。若想使用这种药物,要向医生咨询,需要医生处方才能购买到。

可乐宁　一种药丸或贴片,能缓解脱瘾症,使戒烟成功率增加1倍。

去甲替林　一种药丸,抗抑郁,但不知道为什么,尽管有些吸烟者戒烟时不感觉抑郁,但服用这种药物,也能帮他们戒除烟瘾。

催眠　一种流行的戒烟方法,不过其有效性还未经证实。接受催眠时,催眠师会给我们暗示,帮我们停止吸烟。这些暗示包括:当我们极想抽烟时,让我们放松,让我们体会抵挡住吸烟的诱惑后的欣喜。

酒

在美国,酗酒是继吸烟之后第二大严重危害健康的问题。有些人深受其害。

美国约9%的成年男性和4%的成年女性有酒瘾。这些人控制不了自己对酒的需求,尽管酒精对他们的身体已造成很大伤害,让他们众叛亲离,但他们仍戒不了酒,或者减少饮酒量。

过度饮酒是一种因饮酒而导致的轻度失调症状,它会引发健康问题,在家、工作单位、学校表现不良,甚至会引起法律纠纷。处在危险中的饮酒者是指那些饮酒过量的人——男性一天超过2杯,女性一天超过1杯就视为过量。

目前还不清楚引起酗酒或酒瘾的原因,但是家族中有人喝酒上瘾，那么这个家族的人酗酒的可能性就很大。家长酗酒，孩子过度饮酒的风险会增加3倍。

大量饮酒(男性每天超过2杯，女性超过1杯)会严重损害我们的肝脏、胃、心脏、大脑和神经系统。

酗酒还会增加患口腔癌、咽癌、喉癌、食管癌的风险。

酗酒的女性更容易患乳腺癌和骨质疏松症。此外，大量饮酒的人进食不多，因此身体会缺乏维生素和矿物质。

虽然喝酒会带来很多危险，但也有不少益处。喝酒对无酒瘾的成年人来说有好处。每天喝142毫升葡萄酒、341毫升啤酒或156毫升高度白酒可以降低患心脏病、脑卒中及其他循环系统疾病的风险。有证据表明，少量的酒精可以增加体内高密度脂蛋白这种健康胆固醇的水平，还可以减少血管中斑块的形成。

饮酒过量对身体有害，但适度饮酒还是有益的。那么怎样才算适度呢?首先，如果没有喝酒的习惯，就不要喝。因为喝酒弊大于利。若有喝酒的习惯，要适量(女性每天最多1杯，男性每天最多2杯)。

酗酒、醉酒、长期大量饮酒对健康没有任何益处，而且会大大增加死亡的风险。上百万有酒瘾的人需要借助别人的帮助才能戒酒。对于某些严重酗酒的人，他们连1杯酒都不可以再喝。

准备怀孕或处于孕期的女性、开车、集中注意力操作设备、服用让人困乏的处方药或非处方药的人群，都不能喝酒。

酒精会改变药物的效用和毒性。有些药物会增加血液中酒精浓度或酒精对大脑的不良影响。

常用药物与酒精的反应

服用某些药的时候，如果喝酒就会出现问题。若药的剂量比较高，每天还喝1~2杯的酒，问题则更严重。无论服用的是处方药还是非处方药，我们都要阅读药盒上的标签，了解它们是否会与酒精产生反应。服用以下一些药物时，要注意尽量不要喝酒。

药物	酒精与药物的反应
布洛芬	因为酒精对胃壁有刺激作用，且会降低血小板这种凝血细胞的数量，所以会增加体内出血的风险，尤其是消化器官出血的风险
阿司匹林	增加体内出血的风险；增加人体从胃肠道中吸收酒精的量，提高血液中酒精含量，让人醉得更厉害
对乙酰氨基酚	因为对乙酰氨基酚和酒精都会损害肝脏，所以会增加肝脏受损的危险
杀鼠灵	因为酒精会增加杀鼠灵的抗凝血效果，所以会增加体内出血的危险
抗癫痫药	酒精会增强或降低某些抗癫痫药的效果
镇静剂	醉酒会增强镇静作用甚至会让人失去意识
甲硝唑唑	出现脸充血、头痛、恶心、呕吐、出汗等副作用
口服降血糖药	出现脸充血、头痛、恶心、呕吐、出汗等副作用。血糖浓度也可能会产生波动

酒精的影响

酒精是一种中枢神经系

喝酒与患乳腺癌的风险

无论喝的是红酒、啤酒,还是烈性酒,女性要是每天喝2~5杯酒,得乳腺癌的概率就会大大增加。每天喝适量的酒(一天1~2杯)对患癌风险的影响,与有一级亲属患乳腺癌一样。酒精会增加血液中雌激素的含量。且有研究表明酒精会直接作用于乳房组织,促进肿瘤的生长。

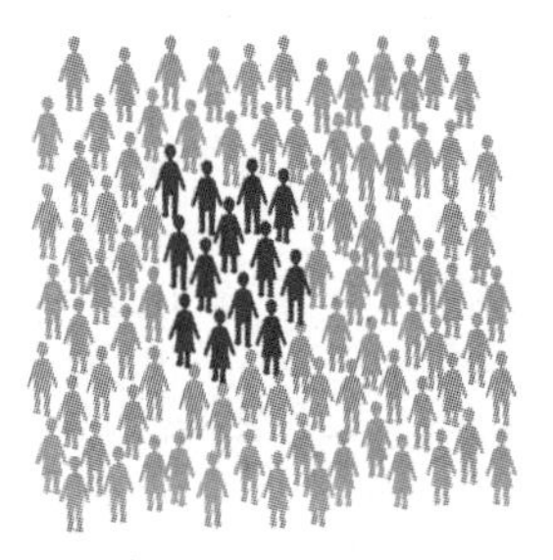

一般来说,女性患乳腺癌的概率为13%。

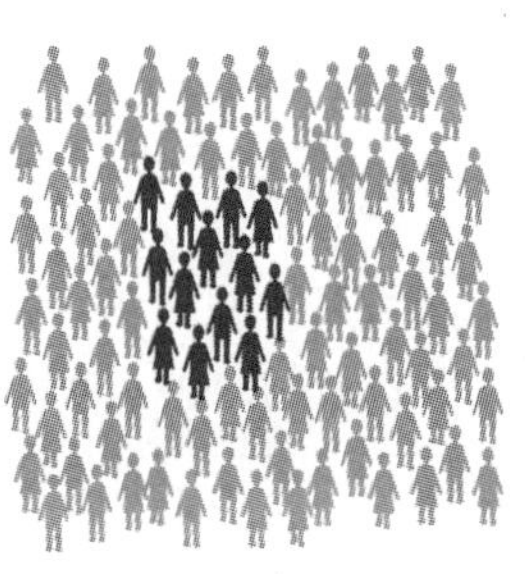

每天喝1杯酒的女性患乳腺癌的概率为13%。

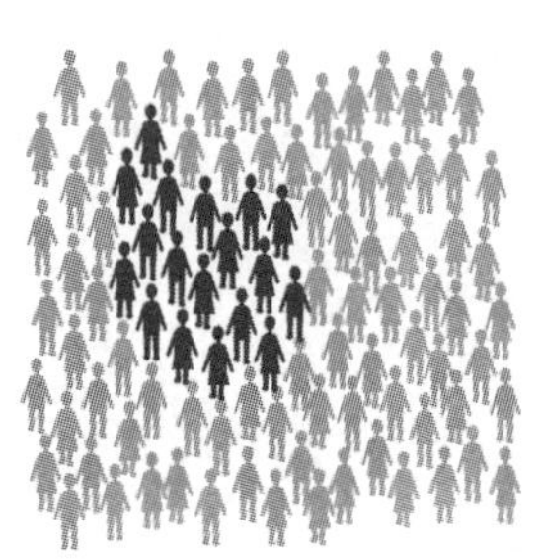

每天喝2~5杯酒的女性患乳腺癌的概率为18%。

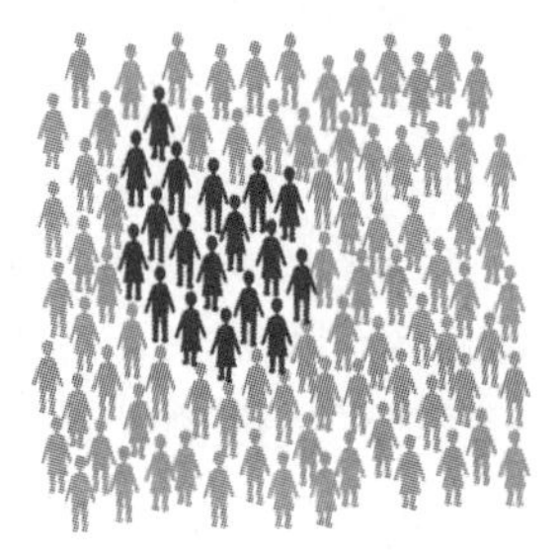

家族中有乳腺癌患者的女性患乳腺癌的概率是18%。

统抑制剂。它和镇静剂一样,除了会削弱我们的判断力、记忆力、推理能力和自我控制力外,还会延长我们运动协调和反应的时间。而随着酒精影响的减弱,又会影响我们的睡眠,酒精也是导致失眠的主要原因之一。

身体对酒精的处理 不管有没有吃东西,我们的体型以及喝酒的速度都会影响身体对酒精的处理。体型健硕的人,体内血液循环量比瘦小的人大,所以喝等量的酒,酒精在健硕的人体内积累就比较缓慢。

食物也能减缓血液吸收酒精的速度。喝酒前,最好吃些东西,或者只在吃饭的时候喝酒。一口一口,慢慢地喝也能减缓身体吸收酒精的速度。在喝酒时,间或喝些不含酒精的饮品也能减慢酒精对我们身体的影响。

对女性的影响 若一杯接一杯地喝酒,女性血液内积累的酒精就会多于男性,因为女性身体处理酒精的方式与男性不一样,女性胃中中和酒精的酶含量更低。

女性体内脂肪比例一般比较高,而脂肪不吸收酒精,这也会增加血液中酒精的含量。一般女性体重比男性轻,所以若一杯接一杯地喝,她们血液中酒精含量就会更高。

开车 喝酒后绝对不能开车。即使喝一杯酒也会影响行驶安全。为避免酒驾,很多成年人发现找个不喝酒的司机或乘坐公共交通比较方便。也要让孩子知道酒后不能开车,而且司机若喝酒,大人和孩子都要拒绝让其驾驶。

怀孕 怀孕妇女也不能喝酒。准备怀孕或处于孕期的女性不能喝酒。在怀孕早期,经常喝酒或即使是一次大量地饮酒都会伤害胎儿。母亲在怀孕期间大量喝酒,孩子可能会患胎儿乙醇综合征、不可治愈的精神发育迟滞等一系列先天性缺陷。

在孕期,每天喝1~2杯酒,有可能出现早产、胎儿体重较轻、胎儿有神经问题等状况。即便是偶尔喝酒,也会增加流产的风险,怀孕早期更是如此。若处于孕期,而且喝了酒,要立即向医生说明。

青少年酗酒 在美国,每年有超过400万14~17岁的青少年因为喝酒在学校闹事,与家长相处不好,甚至引起法律纠纷。喝酒会让他们难以集中注意力,学习成绩不理想,在学校和家中表现不良。

喝酒对他们的性格也有很大影响,会让他们易怒、对人有敌意、好斗。喝酒的年轻人也极可能尝试其他药物,且很容易上瘾。

喝酒的年轻人有可能会因为摔倒或落水而死亡,也很有可能出现酒驾的情况。家长要警告孩子,不坐喝酒的人开的车子。若他们出去玩,要向他们保证,无论何时,自己都会亲自去接他们。

家长还要跟孩子说明豪饮(一次连喝5杯酒)的危险性。豪饮是美国600万大学生面临的严重问题之一,它会导致饮酒过量,引发死亡。

这个年龄段的男生和女生在喝过酒之后,很有可能会遭遇受伤、财物受损、约会强暴、不安全性行为等严重问题。

酗酒的征兆

酗酒和酒瘾都是严重的进行性疾病。但是,它们都可以治愈。若觉得自己或自己关心的人有酗酒问题,可以去了解更多与之相关的信息,向医生寻求帮助。越早让医生注意到这种问题,治疗起来越容易。

酗酒最先出现的症状是喝过多的酒;尽管别人已经提醒自己别喝了,但还是坚持要喝;常常试着减少饮酒量或戒酒,但不成功。随着病情的发展,开始接受自己好酒的事实,放任自己喝更多的酒,让自己满足或让自己处于醉醺醺的状态。

一旦有酒瘾,就会出现头痛、恶心、呕吐、焦虑、疲惫等脱瘾症状。

随着情况加重,酗酒者会沉溺于酒精中不能自拔。他们会出现暂时失忆的症状,在喝酒时即使是清醒的,事后也根本记不起来发生过什么。

最终,他们会性格大变。有些严重酗酒者会变得十分好斗,他们维持正常生活的能力(做好工作或与朋友保持友谊)严重退化。酗酒者可能会出现颤抖、惊恐、意识不清、幻觉、抽搐等症状。

一杯酒中含有多少酒精?

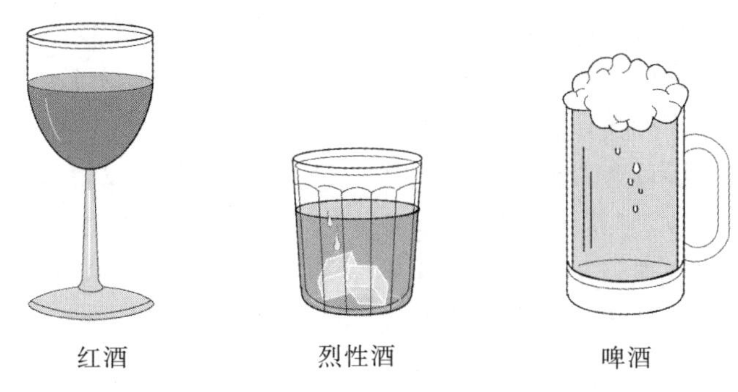

尽管分量不一样,但这3杯酒中酒精含量差不多。

酗酒者常独自一人喝酒,认为喝酒能帮他们入眠或减轻压力。喝酒过量的人还可能有高危性行为或醉驾等,他们对其他药物也可能会产生依赖。

对身体的影响

酗酒对身体有毁灭性的影响。饮酒过量会导致胃炎、胃或食管出血、阳痿、永久性神经受损或大脑受损(麻痹或刺痛感、缺乏平衡感、动作无法协调、健忘、短暂性失忆、短期记忆障碍)、胰腺炎等。

长期酗酒还会增加患严重肺炎、肺结核的危险;损害心脏,导致心力衰竭;引发慢性肝病,导致肝功能衰竭。

治疗酗酒

那些要在他人帮助下才能戒除酒瘾的人,一般都是最后一个意识到问题严重性的人。即使成瘾者拒绝治疗，家人也可以从嗜酒者家庭互助会获得帮助与支持。

很多像药物和酒精康复项目这样的组织都会为嗜酒者家人提供咨询服务，让他们了解如何帮助酒精成瘾者。这些项目最重要的部分就是让喝酒上瘾者为自己的行为负责，指导其家人不再为了让他们不受酗酒的伤害而保护他们。

要治疗酗酒，首先要让嗜酒者意识到自己的问题,知道他们需要他人的帮助。一旦嗜酒者愿意戒酒,他们就可以去医院接受门诊治疗(如定期向医生咨询)或住院治疗(在医院接受集中治疗)。

几乎所有的治疗计划都将酒瘾视为一种慢性的发展性疾病，大部分计划坚持嗜酒者要完全戒除酒精和其他药物。

通常在住院治疗开始时，医生要让嗜酒者戒瘾,监督嗜酒者戒酒,让嗜酒者服用某些药物,缓解脱瘾带来的如焦躁、烦乱、幻觉、精神错乱、抽搐等危险症状。有时酒精脱瘾甚至会带来生命危险。

戒除酒瘾的治疗也注重治疗酒精成瘾带来的生理和心理问题。

健康专业人士会向嗜酒者及其家人说明上瘾的性质，帮助嗜酒者找到合适的健康的酒精替代物。他们还会帮助嗜酒者应对任何与酗酒相关的问题,如抑郁、工作压力、酗酒带来的法律纠纷、人际关系问题等。

保持清醒，常叫作“复原”，是一个长期的过程,有很多形式。加入匿名戒酒互助会,对此很有帮助。

心理咨询和药物治疗对戒酒也有很大作用。医生可能会给戒酒者开戒酒硫等处方药,防止他们喝酒。戒酒硫会干扰肝脏中酒精的分解，所以若服用戒酒硫再喝酒，就会感觉不舒服。

而服用纳洛酮等药物后，我们就感觉不到喝酒带来的愉悦感，所以对酒的兴趣会大减。这些药物需每天服用才有效。若戒酒让人忧郁，就要在治疗时服用抗抑郁药。

如何发现有酗酒的问题

若怀疑自己或自己关心的人有酗酒的问题，可以看下列问题,用“是”或“否”来回答。

是否觉得有必要减少自己的饮酒量?

在别人指责自己喝酒时,是否觉得很烦?

喝酒时,是否觉得这样不好或有负罪感?

是否要在早晨喝一杯酒,才能稳定精神或摆脱宿醉?

如果答案中有两个或两个以上的“是”,那说明这个人有酒瘾。这时就要和医生谈谈了,或致电当地匿名戒酒互助会寻求帮助。

其他成瘾药

除酒精、烟草外,人们也会滥用或对一些非法药品和处方药上瘾。服用这些药物会让人暂时感觉愉悦，但若体内没有这种药物，感觉就会变得更糟糕。

因此人们对药物的依赖会越来越强，最后它会成为生活的重心。和对酒精上瘾一样，对其他药物上瘾也会导致工作表现不佳，人际关系变差等状况。药物只能暂时解决潜在的问题。

嗑药不仅会带来各种健康问题，而且会引发其他严重问题。例如,共同使用被污染的注射器会感染肝炎或艾滋病等病毒。

非法药物的纯度和药力没有标准限制。药物纯度过高或药效过强，吸食者不注意就会吸食过量，若与其他有毒物质混合使用，生命就会受到威胁。因为街头售卖的药物是非法的，所以购买这些药物都会触犯法律。

若我们自己或我们关心的人吸食某种药物上瘾，应打电话给医生或药物咨询中心寻求帮助。戒除这些药物的治疗过程与戒除酒瘾的治疗过程相似。

预防青少年吸食药物

家长积极参与孩子的生活，对防止他们吸食药物有很重要的作用。若孩子在学校或从同龄人那里可能接触到药物，以下有些建议可以帮这些孩子培养健康的生活习惯，避免受到药物的影响。

防患于未然，最好在孩子10~12岁时，就开诚布公地跟他们谈有关药品的知识。若等到问题出现后再说，为时已晚。

坚决反对吸烟。吸烟不仅对身体健康有害，而且研究表明吸烟的年轻人更容易喝酒、吸食非法药品。

以身作则。不要过量饮酒、吸烟或使用其他药物。家长是孩子的行为榜样。

督促孩子积极参加运动、锻炼和社会活动。让他们在业余时间多参加一些健康的、有挑战性的活动。

留心孩子的行踪，随时了解孩子的去向。与孩子朋友的父母建立良好的关系。若孩子放学后一人在家，要找个成年人监督他们。

确保孩子安全回家，不坐喝酒的人开的车子。

留意任何他们食用药物的迹象（**出现好斗、长期过度愤怒、抑郁、行为叛逆、学校表现不良等现象**）。

让孩子养成良好的行为规范，包括绝不服用某些药品等。让孩子不管是在自己家中、在朋友家中、在学校，还是在聚会时，都严格遵守这种行为规范。

滥用非法药品

滥用的非法药品包括不用于治疗的药物,如麦角酸酰二乙胺(LSD)、“天使粉”(PCP),用于治疗的药物(如巴比妥酸盐或吗啡)。本书将讨论有关处方药上瘾的问题。下表列出的是一些常见滥用药品的不良影响。

药物	影响	使用征兆	长期使用可能会造成的影响
安非他命	使身体和精神处于兴奋状态	失眠、颤抖、体重减轻	暴力行为、偏执
巴比妥酸盐	镇定、导致沉睡	警戒性下降、口齿不清、思维迟钝、协调性有问题	焦虑、颤抖、身体虚弱、失眠、视物重影,使用过量会导致昏迷或死亡
大麻 (如大麻、印度大麻制剂)	增加感知力、放松身体	眼睛充血、瞳孔放大 、缺乏协调性和 活力、注意力下降、记忆力出问题、心跳加快	肺损伤、性欲降低、精子数量减少、月经失调
可卡因	使身体和精神处于兴奋状态	瞳孔放大、呼吸急促、高血压、烦乱	体重下降、肺部受损、心脏病发作、脑卒中、抽搐、鼻腔疼痛、鼻中隔穿孔、吸食时嘴唇或咽喉灼热
迷幻剂(如麦角酸酰二乙胺、莫斯卡灵、苯环己哌啶)	出现恐惧或兴奋的幻觉	瞳孔放大、颤抖、流汗、发冷、发热	幻觉重现、精神异常、精神错乱
鸦片剂 (如海洛因、鸦片、吗啡)	精神愉悦、缓解身体疼痛	极度兴奋时瞳孔变小、身体乏力时瞳孔放大、体重减轻、嗜睡、出汗、口齿不清、情绪不定	若注射毒品容易感染肝炎或艾滋病病毒、停经、性欲降低
合成类固醇(源自男性激素睾酮的化合物)	肌肉力量和体积增加、运动员运动能力快速增强	粉刺、脱发加快、极度好斗等人格障碍	阳痿、血压及胆固醇水平上升、心跳不规律
溶剂和气溶胶(如胶水气或清洗液)	眼花、精神愉悦、出现幻觉、意识不清	意识混乱、脸红、眼睛充血、口齿不清、身体协调有问题、因心跳停止而猝死	脑、肝脏、肾脏受损

避孕及安全性行为

选择合适的避孕方式，并长期使用，能预防意外怀孕和性病。避孕的方式有多种，但其中预防性病的方法只有两种：使用男用安全套和使用女用安全套。

服用激素等药物或用避孕膜等避孕工具可以避孕。还有一些看似比较自然的避孕方法，如在每个月最容易怀孕的日子避免性事等。

不同的避孕方法有各自的优点和缺点，有些则与我们当时的健康状况有关。

男性可选择的避孕方式比较少：要么结扎，要么用安全套。女性则有多种选择，有些需要医生的处方，有些在药店就可以买到。

选择避孕方式时，要考虑以下几个问题。

是否简单实用？ 只有长期使用，避孕才有效。自己能否记得每天吃避孕药或者在每次性事时都十分警醒，会用避孕膜或子宫帽，而且没有不适感。即便是一次疏忽，都可能会导致怀孕。若性事频繁，用安全套是不错的选择，同时还可以配合杀精剂或避孕膜使用，这比其他避孕方式都简单。

若不想每天吃避孕药，也可选择激素植入或注射的方法。选择自然节育方法的伴侣需严格监控女方身体的变化，在排卵期严禁性行为。

是否预防性病？ 男用和女用安全套既可避孕又可预防性病。若有多个性伴侣，每次性事都要用含杀精剂的乳胶或聚氨酯安全套。

方法是否可靠？ 结扎（男性切除输精管，女性结扎输卵管）是最有效的避孕措施，但这种手术方法会造成永久不孕。其他避孕方法的可靠性，根据不同的使用方式和是否连续使用而有所不同。

所需费用？ 避孕药、宫内节育器、激素植入开始的费用较高，但随着使用时间的增加，总花费比其他方法要少。

哪种方法最适合自己？ 向医生咨询，根据自己的身体状况，选择最合适的避孕方法。比如，若家族中有人患过卵巢癌或子宫内膜癌，那么应该服用避孕药，因为避孕药能降低患这些癌症的风险。

超过35岁的吸烟女性，最好不要服用避孕药，因为这会增加血栓的形成。若生殖系统感染或受感染的风险很大，医生则不建议使用宫内节育器，因为这会增加受感染的概率。医生会帮我们选择最佳的避孕方式。

激素类避孕药

激素类避孕药主要通过防止卵巢产生卵子来避孕。本书和女性健康相关的章节会向读者说明避孕药中的主要性激素——雌激素和黄体酮的作用。

激素类避孕药可以口服、注射或植入。激素植入因为方便可靠、副作用小而最受欢迎。

注射和植入都可以降低患子宫内膜癌的风险。

从开始服用避孕药（只要坚持服用1年）至停止服用18年后，药物都能帮我们降低患子宫内膜癌和卵巢癌的风险。但激素类避孕药不能预防性病。

激素注射

采用这种避孕方式的女性，每3个月通过臀部或手臂肌肉注射，向体内注入合成激素黄体酮。这种避孕方式十分有效。

激素注射减少排卵的概率，改变覆盖宫颈的黏液稠度，防止精子游到子宫及输卵管，不让精子和卵子结合。

激素注射还会减缓子宫内膜的生长，降低受精卵着床的概率。这种避孕方法最常见的副作用是月经不调，

不同避孕方法的可靠性

下表所列的是18~44岁妇女所使用的不同节育方式及其在一年内避孕的有效率。在这一年中，每位被试者都只使用一种避孕方法，研究人员计算未意外怀孕的人数，确定比率。若确实坚持使用某种避孕方式，可靠性会上升。

为了对比方便，我们假设100名18~44岁女性，一年内不使用任何避孕措施，其中有85人在该时间内怀孕，避孕有效率为15%。

避孕方法	有效率(%)
激素植入	99.9
切除输精管	99.8
激素注射	99.6
输卵管结扎	99.5
宫内节育器	98.0
避孕药	97.0
迷你避孕药	96.0
男用安全套	88.0
避孕膜	82.0
自然节育法	81.0
女用安全套	79.0
子宫帽	73.0
杀精剂	70.0

甚至1年之后会闭经。此外，体重还会增加。

激素植入

这种方法是医生将火柴棒状的软胶囊植入女性上臂的皮下。胶囊能持续释放少量的黄体酮（合成雌性激素黄体酮）防止排卵(卵巢一般每个月排1个卵子)。

它们也能通过改变宫颈黏膜的稠度阻止精子进入子宫。

植入的胶囊药效可持续5年。其副作用是生理期之外出血、月经不调甚至闭经。

在植入胶囊时，医生会为我们上臂的某块皮肤做局部麻醉。然后切开一个小口，将六粒胶囊以扇形方式植入皮下，刀口很小，不用缝合。在刀口上贴几片胶布就能帮助其愈合。

胶囊植入24小时之内，就会产生避孕效果。采用类似步骤，则可以取出胶囊。

避孕药

复合避孕药（又称口服避孕药）含有雌激素和合成黄体酮，两者均为雌性激素。它们会干扰女性体内激素变化，防止排卵，改变宫颈内黏液稠度，阻止精子进入子宫。

除结扎外，避孕药是最有效的避孕方法，而且这种方法不会影响我们以后的受孕能力。

有些避孕药按用量包装好，方便我们连续服用21天，然后在生理期时，停7天。有些则是 28天的用量，但其中7粒是安慰剂，在生理期服用安慰剂。

若忘记服用避孕药，要在想起来的时候尽快服用当天该服用的药量。若连续两天忘记服用避孕药，那么在服用避孕药时还要采取其他避孕方式。

医生会告诉我们如何服用忘记服用的药，其他避孕方式要采用多长时间，才能避孕。若常常忘记服用避孕药，就换种避孕方式，采用激素注射、植入或其他方法。

避孕药也有多种，所含的两种雌性激素的量有所不同。医生会根据我们的身体状况为我们开最适合我们的避孕药。与20多年前相比，如今的避孕药中含有的雌性激素不及原来的一半，因此更加安全。

不过，医生一般不建议35岁以上吸烟的女性或所有患糖尿病、血栓、高血压、乳腺癌或子宫内膜癌的女性服用复合避孕药。（即使避孕药能预防子宫内膜癌，但如果已患上子宫内膜癌，药中的雌性激素也会增加癌症复发的概率。）

35岁以下的女性服用避孕药，副作用和危险性都比较小。有些女性在第一次服用避孕药时，在生理期外会出现突破性出血或少量出血的状况，而大多数则发现经血量变少，生理期变短。

有些女性在服用避孕药前几个月，会出现恶心，有些则觉得乳房有轻度压痛。换雌性激素含量较低的药可以缓解副作用。

迷你避孕药

若不适合服用复合避孕药，医生可能会建议服用迷你避孕药。这种药只含有黄体酮这种合成雌性激素。雌激素会使糖尿病、血栓、高血压等病情加重，患有这些疾病以及吸烟的女性，服用迷你避孕药更安全。

迷你避孕药的避孕效果比复合避孕药稍差，但若严格遵医嘱，每天定时服用，也十分有效。

迷你避孕药通过防止卵巢产生卵子来避孕，但不像复合避孕药那样有效。此外，它还能增加宫颈黏液的厚度，阻止精子进入子宫。

服用迷你避孕药，有时还会产生卵子。这种情况下，我们主要依靠变稠的宫颈黏液来阻止精子进入子宫，因此坚持每天同一时间服药十分重要。

迷你避孕药中不含有雌激素，因此它能阻止子宫内膜的生长，使受精卵不易着床。迷你避孕药对子宫内膜的作用也会导致月经不调或闭经，还会出现出血或突破性出血的状况。

事后避孕药

若未采取任何防护措

杀精剂

杀精剂是一种在精子与卵子结合之前，杀死精子的药物。杀精剂有膏状、油状、泡沫状、栓剂、薄膜状等多种形式。用法如下：在性事前，将之涂在阴道里即可。杀精剂在药店可以直接购买。使用杀精剂最好的方法是与安全套、避孕膜或子宫帽一起使用。若单独使用，避孕效果极差。在使用前，需阅读包装上的使用说明，而且要严格按照使用说明操作，不然不能达到避孕的效果。若在几小时内，行房的次数不止一次，则要多涂些杀精剂。

戴上和摘取男用安全套

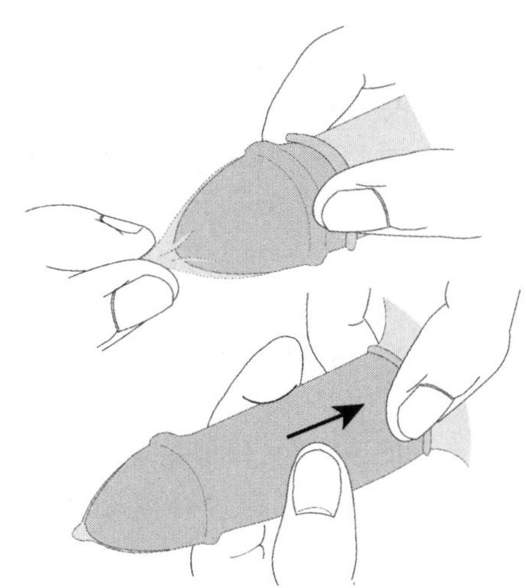

捏住安全套前段，将其中的空气轻轻挤出，留出空间收集精液。在挤压住安全套前端的同时，将之套在勃起的阴茎上，轻轻伸展包覆整个阴茎。射精后，立即按住安全套底部，防止安全套滑落，立即将阴茎抽离阴道。因为一旦阴茎瘫软，安全套便会滑落，精液就可能流入阴道。

施，则需在性事后72小时内服用事后避孕药。最常用的事后避孕药含有雌激素和黄体酮。事后要立即（72小时内）服用2片，12小时后再服2片。这种避孕方法有效率为80%，通过防止或延迟排卵，阻止精子与卵子结合，干扰受精卵着床来避免怀孕。

事后避孕药只有在性事过后72小时内服用第一片才有效。

阻隔避孕法

使用避孕膜、安全套、子宫帽等阻隔避孕法时，要与杀精膏或杀精油一起使用才有效。杀精膏和杀精油里含有一些化学物质，可以在精子到达子宫前将其杀死。

尽管叫作“阻隔避孕法”，若不与杀精剂一同使用，避孕膜和子宫帽依然不能有效阻止精子与卵子的结合。它们的主要作用是盛放杀精剂，并套在宫颈处，让杀精剂杀死任何试图进入子宫的精子。

男用安全套

男用安全套是一种薄薄的乳胶或聚氨酯套子，用于性事前套在勃起的阴茎上进行避孕。安全套能装住精液（精液中含有精子），防止其射入阴道和子宫中，以阻止精子进入输卵管和卵子结合，避免怀孕。

乳胶或聚氨酯安全套还能预防性病。但是，像羊皮材质的安全套具有渗透性，因此不能预防性病。每次性事时，都要配合杀精剂一起使用，才能有效避孕。有些厂商在生产时就在安全套外涂了一层杀精剂。

要达到避孕效果，必须在阴茎与阴道接触前就戴上安全套。射精后，退出阴道时，要按住安全套底端，以防安全套脱落，避免精液洒入阴道。

若在性交时安全套有摩擦，可以在安全套外或阴道内涂上水溶性凝胶润滑剂。要确定润滑剂的包装上有“水溶性”的字样，凡士林等润滑油会溶解乳胶，导致其渗漏。安全套在药房就能买到，不需要处方。

女用安全套

女用安全套由聚氨酯材料制成，衬垫在阴道内，防止精液进入阴道和子宫，阻止精子与卵子结合，避免怀孕。

使用时，女用安全套有部分露于阴道外，这样可以预防生殖器疣、生殖器疱疹等女性外阴感染的性病。厂商在生产女用安全套时会涂上润滑剂，还会在包装里额外附上润滑剂。

要起到避孕的效果，在阴茎与阴道接触之前就需使用安全套。女用安全套不需要处方，在药店就能买到。

子宫帽

子宫帽是一个圆形橡胶盖，在里面灌入杀精剂后，将

如何使用女用安全套

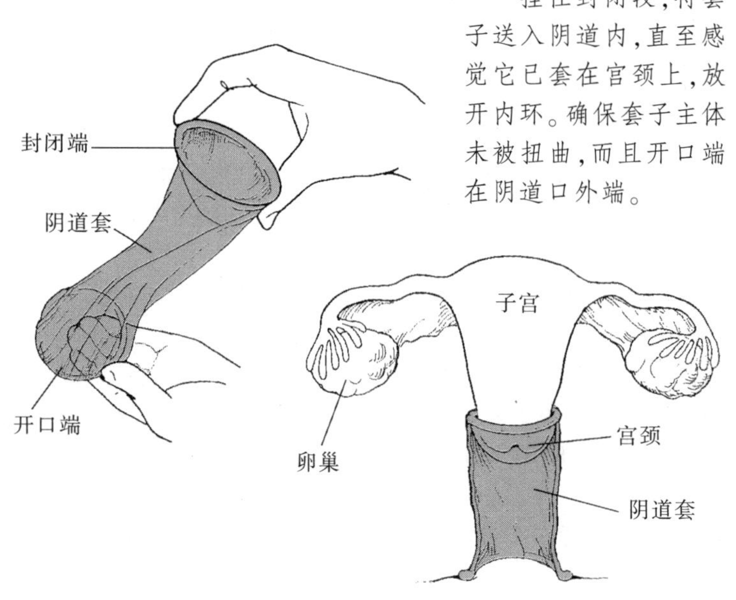

捏住封闭段，将套子送入阴道内，直至感觉它已套在宫颈上，放开内环。确保套子主体未被扭曲，而且开口端在阴道口外端。

戴上和取出子宫帽

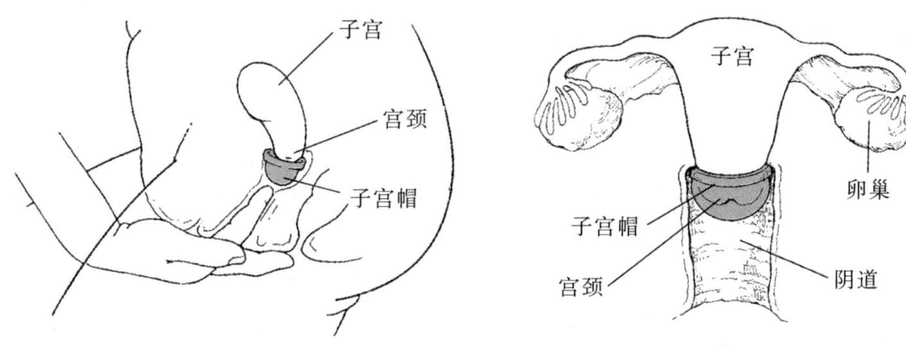

戴子宫帽前，在里面注入1/3的杀精膏或杀精油。之后，将其推入阴道，安在宫颈口，确保其紧紧吸在宫颈处。取出子宫帽时，勾住边缘，慢慢拉出。

戴上和取出避孕膜

戴上

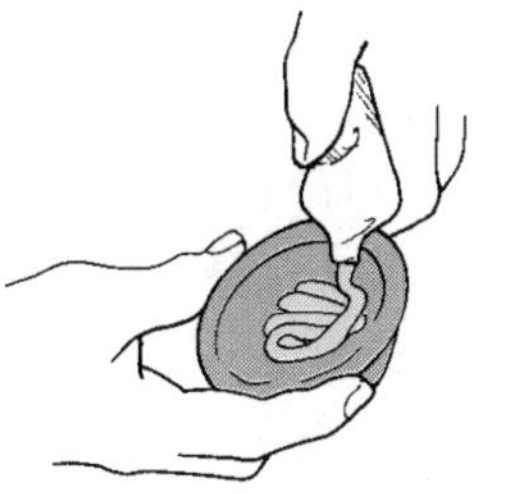

子宫
宫颈
直肠
耻骨

1.在避孕膜中间倒入一茶匙杀精剂，边缘也涂上一些。

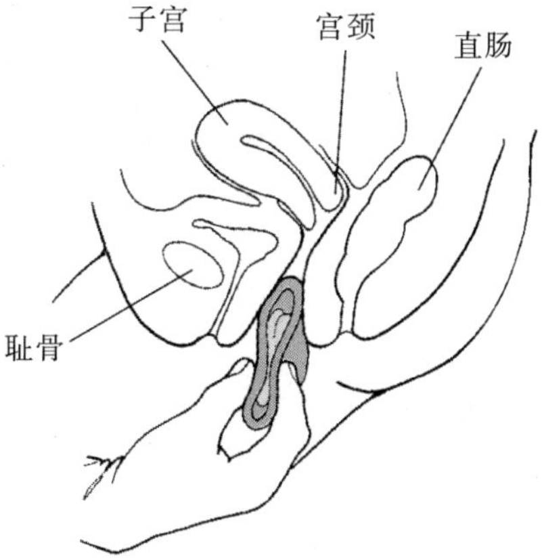

2.紧捏避孕膜两边，将之推入阴道。

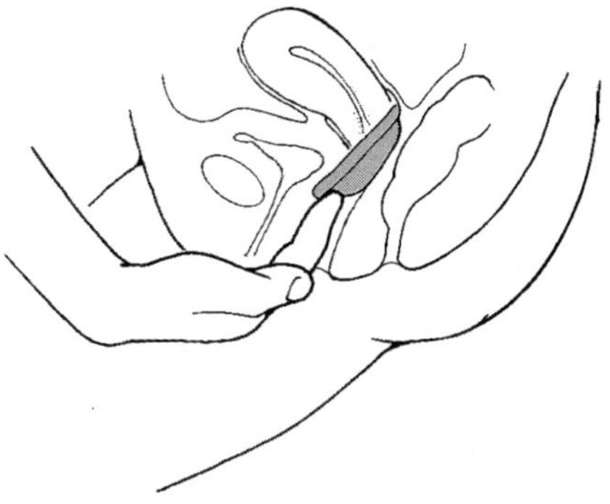

3.将避孕膜前端推至耻骨联合上缘，完全盖住宫颈口和宫颈。

取出

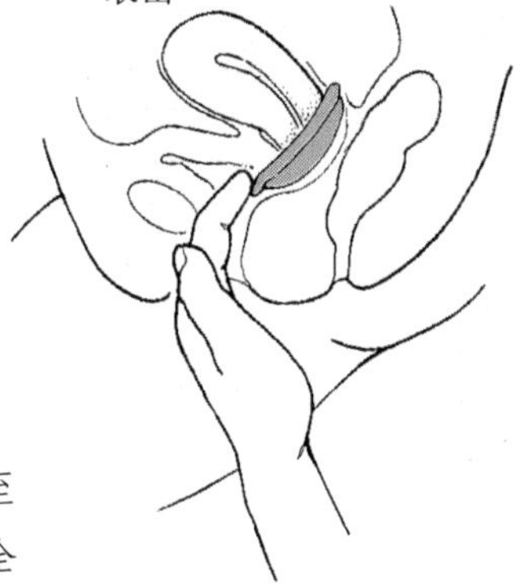

4.性交后，避孕膜需在体内停留至少6小时。取出时，勾住前端边缘，慢慢拉出。

其推入阴道，确保其能固定在宫颈。子宫帽可以阻止精子进入子宫，防止精子与卵子结合，避免怀孕。

医生需帮我们选择合适的子宫帽。为起到避孕的效果，要保证它紧紧地扣在宫颈处，吸附在宫颈上。

戴子宫帽的最佳时间是在性交前半小时(保证子宫帽已戴好)，8小时后再取出。性事后，子宫帽可在宫颈处放置48小时。取出子宫帽时，勾住子宫帽的边缘，慢慢拉出。

使用子宫帽的优点是不像避孕膜那样，容易刺激尿道，它可以在阴道中放置更长时间。缺点是不能很好地预防性病。

避孕膜

避孕膜同子宫帽相似。避孕膜比子宫帽大，也是盖在宫颈口。要使用避孕膜，需在盖子里放杀精剂，再推入阴道，置于宫颈处。避孕膜需在性交前几小时推入体内，性交后需在体内留存至少6小时。

避孕膜本身不起避孕作用。它用于盛杀精膏或杀精油，以便在宫颈口杀死精子，不让其进入子宫。买避孕膜需要医生的处方，要在医生的帮助下选择型号。

其他避孕方法

宫内节育器(IUD)

宫内节育器是一种T型塑料材质的避孕器材，由医生将其置入我们的子宫中。

宫内节育器有两种类型。一种会向体内缓慢释放黄体酮，一种表面镀铜。

含黄体酮的宫内节育器需每年换一次。它通过增加宫颈黏液稠度，阻止精子进入子宫，起到避孕的效果。它能杀死试图进入子宫和输卵管的精子，改变子宫内膜的厚度，阻止受精卵着床。

镀铜的宫内节育器可在体内放置长达10年的时间。它能阻止受精卵在子宫内膜着床。

放置宫内节育器时，医生首先要撑开宫颈。放置节育器可能会损伤子宫壁或导致子宫感染，但一般情况下不会出现该状况。

置入节育器后，每个月需检查一次，看是否可以触摸到阴道内节育器的拉绳。若摸不到，需找医生。在生理期，因为子宫轻微收缩，节育器可能会滑出子宫。因为节育器只有2.54厘米长，1.77厘米宽，若滑出子宫，很容易在不知不觉中掉进厕所。

使用宫内节育器最常见的副作用是生理期过长，经血过多，生理期外出血，痛经。此外，患盆腔炎的危险也会增加，因此会增加经后不孕的概率。

宫内节育器的位置

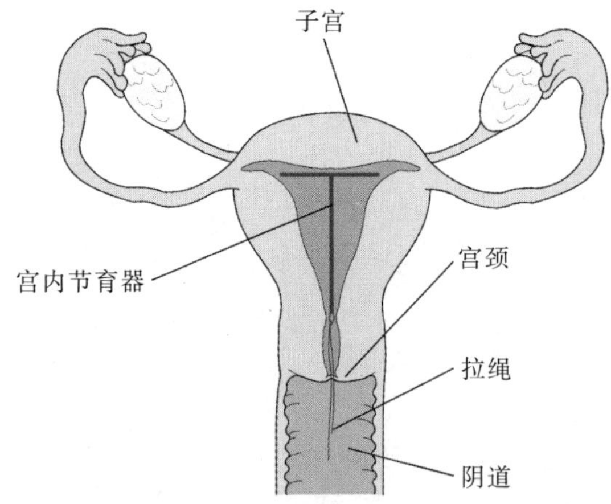

医生帮我们把宫内节育器放入我们的子宫。节育器的拉绳通过宫颈，挂在阴道中。每个月在生理期后，检查拉绳是否还在，确保节育器还在子宫中。若感觉有塑料材质的物品(节育器)掉出宫颈口，则需去医生处检查节育器是否处于正常位置。

结扎

结扎是采用手术方式，

输卵管结扎:女性结扎

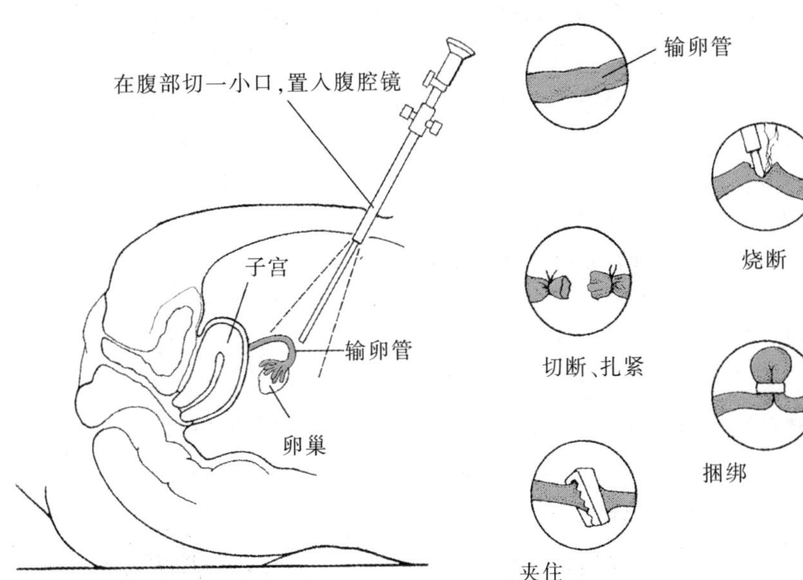

输卵管结扎通过切断和扎紧、烧断、捆绑、夹住输卵管等方式,阻碍卵巢中的卵子通过输卵管进入子宫。手术时,医生在肚脐下开两个小口,一个小口插入腹腔镜方便观察,另一个小口插入结扎输卵管的工具。

让男性或女性永久避孕。避孕效果几乎为百分之百。女性是结扎输卵管,男性则是切断输精管。

这两种结扎在偶然条件下可以恢复,但成功率很低。所以若要结扎,需将之视为永久的避孕方式。

输卵管结扎 在输卵管结扎时,可以切断或夹紧两条输卵管,防止卵巢中的卵子通过输卵管进入子宫。做这种手术一般要打麻醉。

手术时,医生要借助腹腔镜,观察腹内及骨盆内部的情况。

通常,在结扎输卵管时,医生会在肚脐下方开两个小口,一个小口插入腹腔镜,方便医生观察手术过程。另一

切断输精管:男性结扎

做过局部麻醉后,医生开始切断输精管。如下图所示:

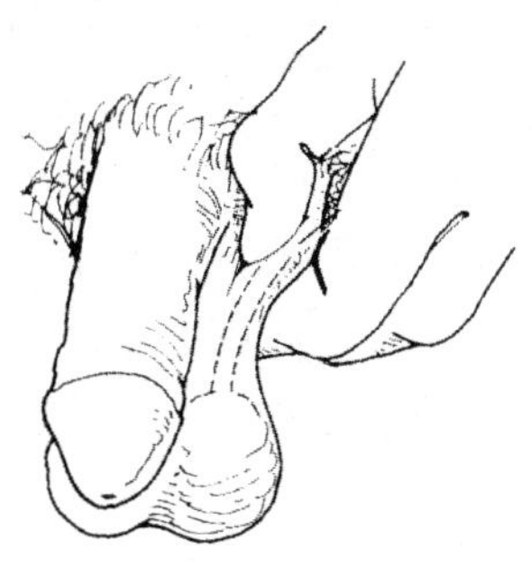

1.医生通过触摸,确定输精管的位置

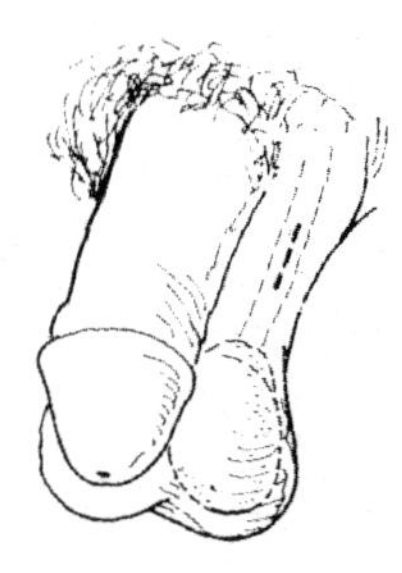

2.在输精管上的皮肤切开一个小口。

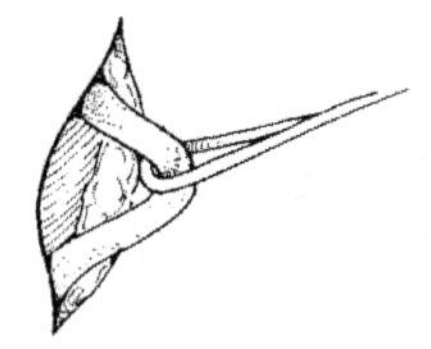

3.从刀口处拉出输精管。

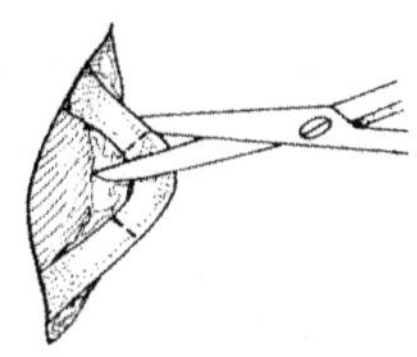

4.在两处切断输精管。

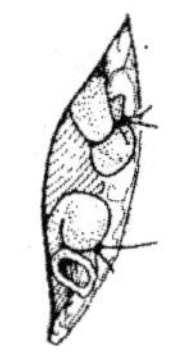

5.从切口处将输精管扎紧,缝合刀口。

个小口插入切断或夹住输卵管的工具。手术结束后，再缝合刀口。

输卵管结扎也可以不用腹腔镜，不过刀口要大些。一般那些在同一位置接受过手术的女性，才会采取这种方式。在接受手术后几天里，大部分人会感觉腹部不适。只要动过手术，就能立即产生避孕效果，无须其他辅助避孕措施。

切断输精管 切断输精管就是切断将睾丸中精子输入阴茎的输精管，阻止精子进入精液，防止在射精后精子与卵子结合，避免怀孕。（本书下文有关于男性生殖系统的详细叙述。）

输精管切除手术很简单，只需20分钟就可以完成。它比输卵管结扎更容易、更安全，只需局部麻醉。

医生首先触摸阴囊，找准输精管的位置。然后在此注射麻醉药，开个小口。从刀口处拉出输精管，切断，扎紧两端或用高温将之封住 。采取同样的步骤，结扎另一条输精管，最后缝合刀口。另一种手术方式是在皮肤上打孔。

接受手术后，每8周要接受两项测试，检测精液中是否还有精子，直至精液中不再含有精子为止。在此期间，性交时需要采用其他避孕方式。切断输精管不会影响男性的性功能。

自然避孕方式

最有效的自然避孕方式就是每个月至少有10天，完全避免性事。这10天应该是排卵前1星期及排卵后的那几天。

采用这种避孕方式需要密切观测女性生理期外排卵的迹象，而且要求在危险期坚决禁止性事。

女性的卵巢每个月会产生1个卵子。卵子通过输卵管进入子宫，输卵管是卵子与精子结合的地方。未受精的卵子可存活12~24小时，若卵子未受精便会随着经血流出体外。而精子在输卵管中可存活1周。

我们如何知晓自己在排卵？有几种方法可以帮我们判断。在宫颈黏液法中，我们记录阴道黏液（由宫颈分泌）的稠度。通过阴道黏液的稠度变化来确定排卵期。

在最易受孕的时候，阴道黏液光滑、透明、富有弹性，看起来跟蛋清很像。在排卵期后的安全期，黏液会变浑浊、稠度变厚。有些女性因为分泌的黏液不够多，所以不适合采取这种方法。

在体温监测法中，女性需天天用特殊的高灵敏度体温计测量体温（起床前），在表上记录自己每天的体温。在排卵时，体温会稍稍上升。为避免怀孕，在排卵期前后不要有性行为。

若生理期非常准，可以根据之前的排卵时间确定下次的时间。然后在计算所得日期的前几天（最好是前一周）以及体温上升（意味着自己排卵）后72小时内，避免无防护措施的性行为。

自然避孕方法避孕效果最差，因为这需要伴侣双方严格遵守危险期不进行性交的规定，且女方的生理期要十分规律。若对此方法感兴趣，可以向医生咨询相关信息。

安全性行为

采取以下安全性行为建议，感染包括艾滋病病毒在内的性病概率会大大降低。

■男女双方都保证对方是自己唯一的性伴侣。

■每次发生性行为时，都使用乳胶或聚氨酯安全套。此外，配合使用含有壬苯醇醚9的杀精剂，壬苯醇醚9也有助于杀死病毒。

■口交时，也要使用乳胶或聚氨酯男用安全套或女用安全套。

■肛交时，使用乳胶或聚氨酯男用安全套。

精液、血液、阴道/宫颈分泌物都会传染艾滋病病毒。唾液也会传染艾滋病病毒，但传染率非常低。汗液、眼泪、尿液不传染艾滋病病毒。

体检和筛查

如今，医生不再建议我们一年接受一次全面的身体检查，而建议接受常规预防性检查,即根据我们的年龄、身体状况、生活方式而设定的健康鉴定检查。

我们的行为和习惯与我们的患病风险有极大关系。让医生了解这些信息，有助于我们选择合适的预防疾病的对策。

预防性体检和筛查为的是尽早诊断出疾病，但方法可能不太理想。没有哪种体检或筛查是百分之百准确的,都可能出现“假阴性”或“假阳性”结果。“假阴性”让人有种虚假的安全感,而“假阳性”会让人产生不必要的恐惧,因而接受额外的检查。

权威组织对于是否要开展某些特殊预防性体检或某些筛查意见不一。但对于某些检查（如宫颈涂片检查),大部分权威组织认为值得做，不过他们对其他一些检查的价值,则有不同的评价。通常,对“假阳性”或“假阴性”检测结果会导致的问题,不同权威组织也有不同的判断，所以他们对同一检查会有不同意见。

若我们患某些疾病的风险较高，下文所述的信息可以帮我们了解自己需要接受哪些常规检查，多久检查一次。这些建议主要是基于美国预防服务特别工作组的研究而提出的。这个权威小组由多名医学领域顶尖专家组成。我们的医生也会向我们推荐合适的体检计划。

自我检查

我们约见医生的次数有限，但我们每天都会看到自己。所以我们可以定期给自己做检查。

有些医生和医疗组织建议,无论男女,都可以定期给自己做检查。他们最常推荐的三种检查是乳房、睾丸和皮肤检查。

自我检查的价值虽未经证实,但它十分简单,而且能发现早期肿瘤。有些医生不建议进行自我检查,原因除了价值未经证实外,还可能会引发不必要的恐慌。因为有些肿块不是肿瘤，不过需要几周的时间才能弄明白。

很多在哈佛执业的医生认为自我检查是一种预防疾病的方法。因此读者在本书其他章节也会发现我们所推荐的自我检查的方法。和医生讨论，咨询与自己的医疗需求和病史有关的自我检查方法。

只有我们自己能决定是否要进行自我检测。最常见的自我检测有以下三种。

乳房检查　美国癌症协会向20岁以上的女性推荐进行乳房检查。 他们建议我们每个月检查一次乳房,最好是在生理期后，因为这时乳房没有触痛感，乳房内一般也没有块状物。

每个月做这样的检查,让我们了解自己乳房的状况，也能让自己尽早发觉异常的肿块或肿胀。我们可以按照本书给出的指示图来检查自己的乳房。若出现任何异状,需向医生说明。

睾丸检查　很多医生推荐进行这种检查。你根据本书所示的步骤来检查自己的睾丸。可以选择如某月的第一天这种容易记忆的日子进行检查。

皮肤检查　最好让与自己关系亲密的人来进行（因为有些部位的皮肤我们自己不容易看到)。检查步骤列于本书与预防皮肤癌有关的章节。

大部分医生认为那些患黑素瘤风险较高的人，需定期去医院接受皮肤检查,此外还要注意自我检查。

如何检查自己的乳房

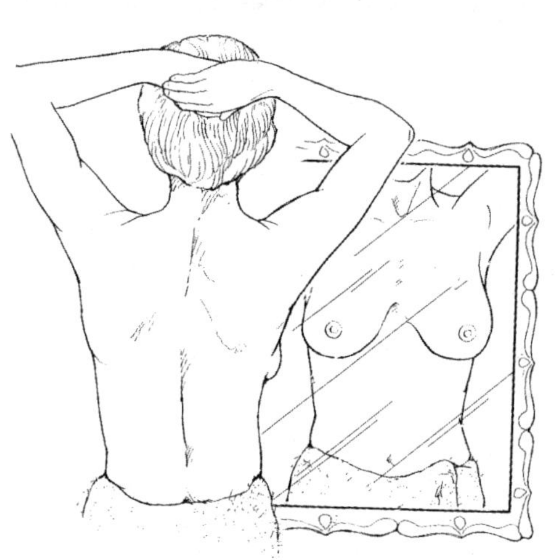
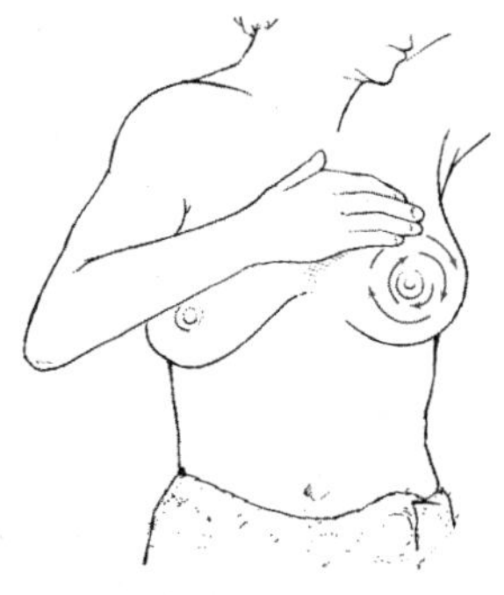
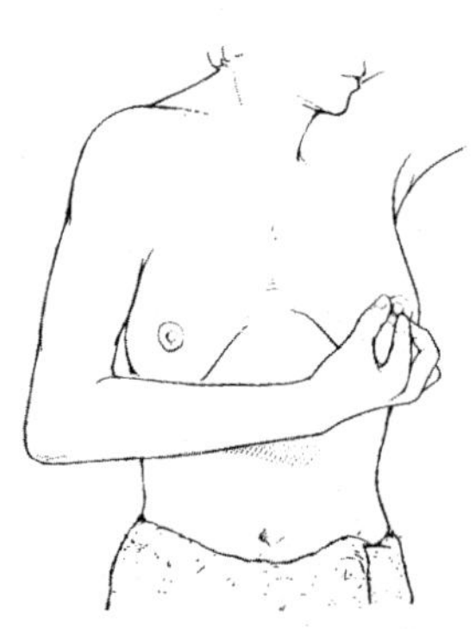

每月在生理期过后,检查自己的乳房。站在镜子前面,两手放于身体两侧,观察乳房,看是否有肿块、肿胀、乳房或乳头皱起、静脉突出、乳头颜色异常等。然后将双臂举起,置于脑后(**左图**),再观察是否有以上异常状况。接下来,举起一只手臂(**中图**),手置于脑后。另一只手中间三指伸直,轻轻按压乳房。在乳房上打小圈,维持2分钟,仔细感受有无硬块,再按同样步骤检查其他部分,包括腋下。无论硬块有多小,即使没有触痛感,都需让医生知晓。最后,轻轻捏住乳头(**右图**),检查是否有液体流出。有些人觉得在洗澡时,皮肤处于润滑状态,比较容易感觉肿块。而乳房较大的人,则可能会觉得平躺着做打圈动作比较容易感觉到肿块。这一点因人而异。

如何检查自己的睾丸

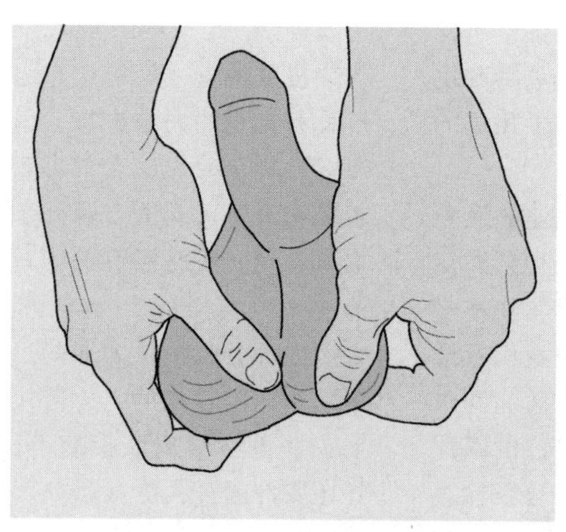

在淋浴时或淋浴后,阴囊皮肤放松时,检查自己的睾丸。两手大拇指和食指各捏一个睾丸,轻轻揉动。找到睾丸后的管状结构(**附睾**),记住自己的感觉。触摸睾丸的其他部分,检查是否有肿块、肿胀或触痛。癌变肿块通常位于旁边,但也可能出现在其他区域。若感觉有肿块、疼痛、触痛感或肿胀,需立即看医生。

家庭医学检查

如今几乎每家药房都能买到成熟精确的家庭检测器械。美国食品及药物管理局已批准约300种家庭检测产品的生产。获得食品及药物管理局的批准，说明某种家庭测试器械可以直接为消费者服务。包装中的说明书，可以指导消费者如何使用该器械。

家庭测试使我们能更积极地参与到自己的医疗保健中，但它不能代替定期问诊。因为我们的身体时刻在变化，在家中进行的自查，可以补充在医生处检查获得的信息。

以下介绍的器械，大部分都十分精确且容易使用。不过使用任何器械时，都需严格依照说明书来操作，包括要严格遵守检查的时间间隔等。

血液胆固醇检测

在家进行简单的血液检测，就能知晓自己的总体胆固醇水平，准确率高达97%。但在医生处接受胆固醇检查，得到的结果不仅有总体胆固醇的水平，还包含不同种类胆固醇的水平。

低密度脂蛋白及高密度脂蛋白读数对有些人来说也很重要。目前做这种检测需要我们的血液样本，因此要用刀在指尖上划个小口，而一些人觉得在家做不方便，也不安全。此外，也没有证据表明在家做这种检测可以降低患病的风险。

大便隐血检测

大便隐血检验能测出大便中少量肉眼看不见的血液。在医生处和药房都可接受这种检测。若严格遵守说明，在家做这种测试，结果可跟在医生处做的一样准确，但在家不方便操作。

事实上，在家中可以选择不同时间，对大便进行检测，因此在家多次检验的结果要比在医生处接受一次检验的结果更准确。

不过，这种检测也可能出错，会出现“假阳性”或“假阴性”结果。依照以下步骤，可确保检测的准确性。

■不要在生理期或痔疮出血时做这个检测。

■在搜集检测用的大便前两天内，不吃红肉、山葵、哈密瓜、生西蓝花、卷心菜、红萝卜、水萝卜、花椰菜等食物，以防出现异常结果或阳性结果。

■在搜集检测用的大便前两天内，不服用阿司匹林、非固醇类抗炎药、铁补充剂等药物，以免出现异常结果或阳性结果。

■在搜集检测用的大便前两天内，不服用维生素C片，不吃富含维生素C的柑橘类水果，以免检测不出出血的状况，结果显示异常或为阴性。

医生会给我们三张卡片（每张卡片分别有两个区域，即A区和B区）、一些木质棉签、一个特殊的铝箔衬回邮信封。从大便中（或从用过的卫生纸上）取一份样本，涂在一张卡片的A区。用同根棉签，在另一部分取第二份样本涂在B区。再封上卡片。

采用同样的步骤，在大便后搜集样本，涂在剩下的卡片上。然后把三张卡片放入回邮信封中，尽快寄给医生。

医生接到样本后，会在样本上滴几滴特殊显影液。若样本中有血，卡片中样本的区域会变成蓝色。

成人该接受哪些筛查?

下表总结了医生常向大家推荐的检查。

检查项目	接受检查的频率
身高和体重	身高：儿童需经常测量，年轻人每年1次，50岁以上10年1次 体重：儿童需经常测量，成年后1~3年1次
视力	
视敏度	65岁以上每年1次
青光眼	非洲裔美国人或父母、兄弟姐妹中患有青光眼的人群，50岁后每隔几年要检查1次；65岁后所有人每隔几年要检查1次
听力	若长期处于嘈杂环境中，21岁后每几年检查1次；65岁后，每几年检查1次
血压	18岁以后，每看1次医生，量1次血压或每两年量1次
心脏病风险	
胆固醇	有吸烟的习惯、患糖尿病、有家族心脏病病史、高胆固醇、高血压等会引发动脉硬化风险的人群，20岁以后每5年查1次 男性35岁以上，女性45岁以上，每1~3年查1次，直至65岁
心电图(EKG)	若有患冠状动脉疾病的风险，或打算开始某项剧烈运动计划，40岁后每1~3年查1次
糖尿病	
空腹血糖浓度测试	若患过孕期糖尿病、肥胖或父母、兄弟姐妹患有糖尿病，每几年查1次
宫颈癌	
宫颈涂片检查及人乳头瘤病毒检测	开始性生活或 21~24 岁期间开始检查
乳腺癌	
乳房自查	其筛查价值虽未经证实，但很多医生建议这么做，因为过程简单且不用花钱
到医院进行乳房检查	若母亲或姐妹在更年期前患有乳腺癌，35岁后每年查1次；40岁后所有女性每年查1次 若母亲或姐妹在更年期前患有乳腺癌，35岁后每年查1次；50岁后所有女性每年查1次
乳房X线检查	40岁以上女性每1~2年查1次。若母亲或姐妹患有乳腺癌，35~40岁的女性，每年查1次

续表

检查项目	接受检查的频率
结肠癌	
大便隐血检查	若父母、兄弟姐妹患有结肠或直肠癌或炎性肠道疾病,40岁后每1~3年查1次;50岁以上人群每1~3年查1次
乙状结肠镜检查(做过结肠镜检查一般无须做乙状结肠镜检查)	若父母、兄弟姐妹患有结肠或直肠癌或炎性肠道疾病,40岁后每1~3年查1次;50岁以上人群每1~3年查1次
结肠镜检查	若嫡系亲属中,有不止一人患有结肠或直肠癌,有近亲患有家庭性息肉痛或肠息肉,自己患有溃疡性结肠炎超过10年或有肠息肉,40岁后1年至少查1次;50岁后,所有人每10年查1次
前列腺癌	
直肠检查	其筛查价值未经证实
前列腺特异性抗原检查	其筛查价值未经证实
肺癌	
胸透	其筛查价值未经证实
低剂量电脑断层扫描	其筛查价值未经证实
痰细胞检查	其筛查价值未经证实
骨质疏松症	
骨密度测试	若女性骨质变松或骨质本来就松,母亲患有骨质疏松症,属于亚洲人、高加索人,更年期较早,卵巢被切除,饮食中钙质和维生素D含量低,每天喝酒超过两杯,这些都易导致骨质疏松症。有这种状况的女性,在60岁后每两年查1次;所有女性在65岁后每2~3年测1次
艾滋病病毒	若有过高危性行为,每几年查1次
梅毒	在性交时常不采取防护措施或在孕期不采取防护措施,每几年查1次
甲状腺疾病	
促甲状腺激素血液检测	60岁以上的女性每几年查1次

从什么时候开始接受检查?

下表根据年龄段,分别列出所要接受的检查。

有关20岁之前的检查,见本书与幼儿和儿童健康及青少年健康有关的章节。

21~39岁

检查项目	检查频率
身高和体重	身高每年测1次,体重每1~3年测1次
血压	每次就诊时测1次(或每两年测1次)
胆固醇	有吸烟的习惯、患糖尿病、有家族心脏病病史、高胆固醇、高血压等会引发动脉硬化风险的人群,20岁以后每5年查1次 35岁以上男性每1~3年查1次
糖尿病(空腹血糖浓度测试)	若患过孕期糖尿病、肥胖或父母、兄弟姐妹患有糖尿病,每几年查1次
宫颈涂片检查及人乳头瘤病毒检测	开始性生活或21~24岁期间开始检查
艾滋病病毒	若有过高危性行为,每几年查1次
乳房X线检查	若母亲或姐妹患有乳腺癌,35~40岁女性,每年查1次
梅毒	在性交时常不采取防护措施或在孕期不采取防护措施,每几年查1次

40~49岁

除下列检查外,其他与21~39岁年龄段一样:

检查项目	检查频率
心电图(EKG)	若有患冠状动脉疾病的风险或打算开始某项剧烈运动计划,40岁后每1~3年查1次
乳房X线检查	40岁以上女性每1~2年查1次。若母亲或姐妹患有乳腺癌,35~40岁女性,每年查1次
大便隐血检查	若父母兄弟姐妹患有结肠、直肠癌或炎性肠道疾病,40岁后每1~3年查1次
乙状结肠镜检查(做过结肠镜检查一般无须做乙状结肠镜检查)	若父母兄弟姐妹患有结肠、直肠癌或炎性肠道疾病,40岁后每1~3年查1次
结肠镜检查	若嫡系亲属中,有不止一人患有结肠或直肠癌,有近亲患有家庭性息肉痛或肠息肉,自己患有溃疡性结肠炎超过10年或有肠息肉,40岁后1年至少查1次

续表

50岁以上

除下列检查外,其他检查同21~39岁及40~49岁年龄段一样:

检查项目	检查频率
身高和体重	每10年测1次身高 每1~3年测1次体重
视敏度	65岁以后每年查1次
青光眼	非洲裔美国人或父母、兄弟姐妹患有青光眼的人群,50岁后每隔几年检查1次;65岁后所有人每隔几年检查1次

检查项目	检查频率
听力	若长期处于嘈杂环境中,每几年检查1次;65岁后，每几年查1次
乳房X线检查	每年检查1次,直至75岁
甲状腺疾病(促甲状腺激素血液检测)	60岁以上女性,每年查1次

内镜检查对防治结肠癌的益处

结肠息肉和结肠或直肠癌的发生有紧密联系。可用结肠镜或软式乙状结肠镜检查结肠和直肠中是否有息肉。将这些息肉移除,可降低患结肠癌的风险。

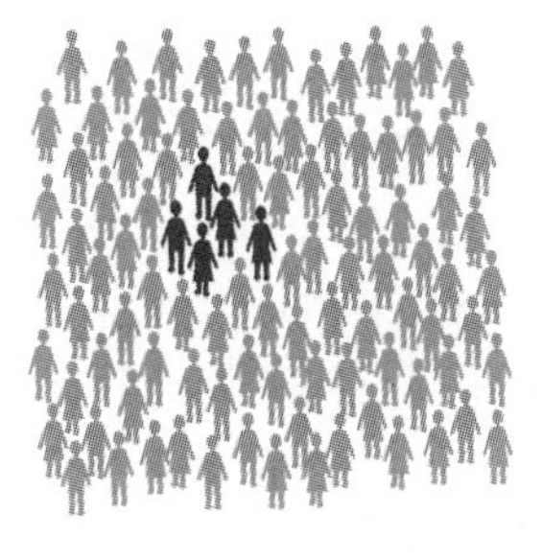

一般有5%的人会患结肠或直肠癌。

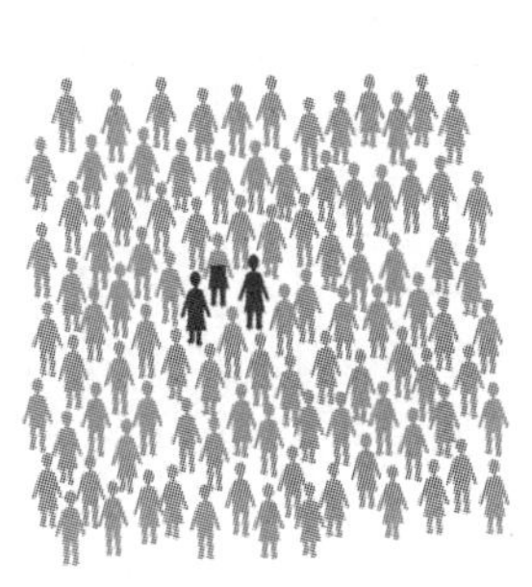

接受常规内镜筛查的人，患结肠或直肠癌的概率为2.5%。

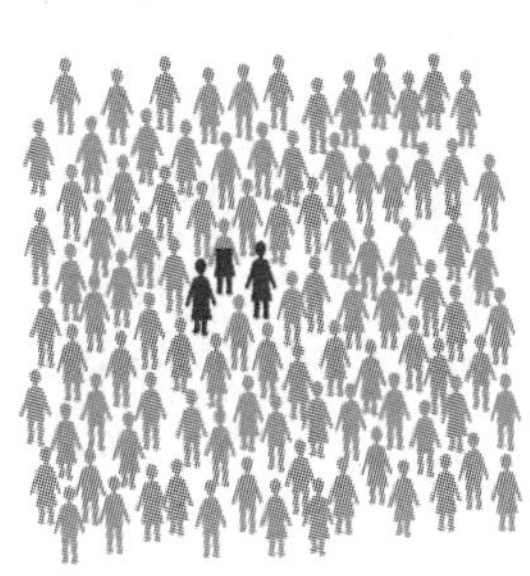

一般2.6%的人死于结肠或直肠癌。

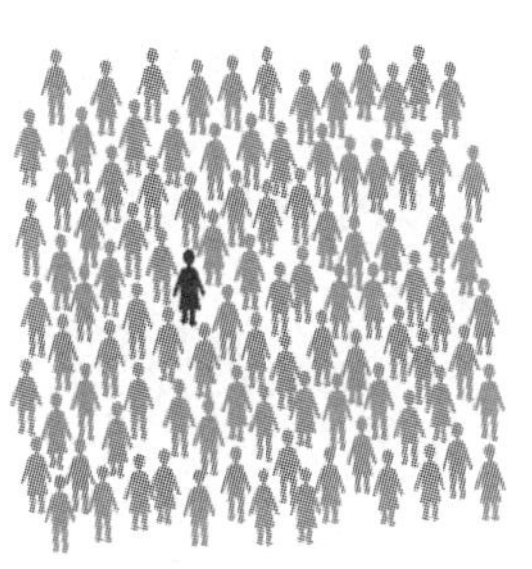

接受常规内镜筛查的人，死于结肠或直肠癌的概率为1%。

测试马桶中的水是否有血

大便后测试马桶中的水,也可以检测大便中是否有隐血。这种测试没有直接检查大便精确。在药房就可以买到检测马桶水的试纸。大便后,直接将试纸丢进水中。若试纸变蓝,则说明有隐血。

妊娠测试

家中的妊娠测试十分准确。该测试通过检测尿液中的人绒毛膜促性腺激素来确定是否怀孕。若怀孕了,在生理期推后的第一天，尿液中就会含有人绒毛膜促性腺激素。

用清晨第一次排出的尿液验孕,结果最准确,因为经过一晚的储存，尿液中积累的人绒毛膜促性腺激素水平较高。

在检测时，将少量尿液滴在验孕卡加样孔处。然后在检测区观察有无红色线条出现。大部分测试都会用+表示怀孕,用–表示未怀孕。若验孕卡上同时有对照区,通过改变颜色来表示试纸有效,这样更好。

若测试结果为阳性,说明可能怀孕。这时可以联系医生,做检查确认。若测试结果为阴性，但生理期已推迟一周,这时应向医生咨询。若对照区颜色无变化，联系验孕卡服务热线，验孕卡可能失效。

排卵测试

排卵测试可检测卵巢是否排出卵子，排卵期最容易受孕。准备怀孕的夫妇可以利用这种测试，以便在排卵时行房,提高受孕率。该测试检测尿液中黄体生成素的含量,以确定是否排卵。黄体生成素突然增高说明卵巢会在36小时内排卵。

检测时，将尿液滴在检测卡加样孔处。一段时间后,看对照区和检测区颜色的变化。使用说明会教我们如何辨认检测结果。若结果为阴性,以后每天检测一次,直至黄体生成素突然升高为止。

还有一种排卵测试是通过测定唾液中雌激素和黄体酮的水平来确定最佳受孕时间。

血糖测试

在家监测自己的血糖水平,有助于防治糖尿病。只要依照正确的指示，血糖监测实施起来十分容易。在试纸条上滴一滴血就能看出我们的血糖水平是否正常。若不正常，我们需根据医生的建议调整自己的饮食、多做运动或服用药物。

在买血糖仪前，要向医生或糖尿病教育专家咨询。他们还会向视觉或听觉障碍者,手颤、手不灵活者推荐适合他们的特殊血糖仪。

因为医生会根据我们在家中测试的结果，采取相应的治疗手段，所以要保证血糖仪的准确性。我们要定期将自己在医生处接受的血糖检测结果和家中血糖仪检测的结果做对比。若我们不知道如何使用血糖仪、试纸过期、血糖仪很脏、在极端温度下存放，这些都会导致血糖仪读数不准。

和医生商量，制订适合自己的血糖检测计划。若血糖水平发生变化、调整服药的剂量或感觉不适，血糖测量的次数要多于正常情况下的次数。

我们要记录每次测量的血糖浓度,供医生参考。没有糖尿病的人无须在家测量血糖水平。

血压测量

通过家用血压计我们可以自己给自己测血压，或让家人给我们测试。在大部分药店都能买到电子或手动血压计。两种仪器都有特制的袖带，无须他人帮助就能绑在手臂上。

有些电子血压计可自动充气,有些则需要手动加压。手动血压计更准确些，但在读血压计的同时,需借助听诊器听动脉搏动的声音。

电子和手动血压计的价格差不多（手动血压计包含听诊器），但是不同血压计价格不一样。市面上也有指套式血压计，但精确度比不上手臂式血压计。

在使用血压计之前，带去医生那里，比较在同一读数下是否有不同。两者的差异不能太大。

我们的血压随着我们所做活动的不同以及一天中时间的变化而有所不同。所以偶尔碰到血压读数比较高的时候，不要紧张；我们应关注的是多次测量后的平均值。在放松的时候测量血压。说话时，我们的血压可能会上升10%；运动或吸烟后，血压会升得更高。

保护人身安全及预防受伤

在美国1~37岁人群中，意外损伤是头号杀手，而对所有人来说，它是第四号杀手。意外损伤多来自车祸。而老年人受伤主要是因为在家中摔倒、误食有毒物质或烧伤。

居家安全

摔倒 在美国，每年有20万老年人因摔倒导致盆骨骨折。儿童大部分也是由于摔倒而受伤。因此我们要采取措施，防止家人在家中摔倒，如在地下室门上安装孩子够不着的安全锁，防止两岁的孩子从通往地下室的台阶摔下，或把地毯固定在地面上，防止老年人被绊倒等。

孩子在家时，确保窗户关上并锁住，隔板并不能挡住孩子，从而防止他们掉出窗外。本书其他章节列出了预防老年人在家摔倒的措施。

中毒 在美国，仅1996年一年就发生了180万起家庭中毒事件。6岁以下的儿童最容易中毒。那些容易造成化学灼伤的物质，如烤箱和浴厕清洁剂，尤其危险。杀虫剂、酒精饮料、防冻剂也同样危险。

一定不能将清洁用品混合，因为这可能会释放有毒气体。药品也可能对身体有害。将药品放在原装容器中，不要放在卧室里，更不要放在床头柜上，因为我们可能在半夜不清醒时误食。

本书有更多与预防中毒相关的建议和措施。

火灾 如果在家中安装方便操作的烟雾警报器，那么我们因家中火灾死亡的概率会降低一半。在家中每层楼安装一个，地下室也要安装，每个卧室里各安装一个。每个月检查警报器一次，每半年换一次电池。

研究发现，发生火灾时，我们有大约两分钟的时间逃生，因此要事先规划家人的逃生路线，并多演练几次。大部分起火点出现在厨房。在灶台边放一个小型灭火器。此外，要定期检查家中电线是否安全，确保电线没有老化。

一氧化碳中毒 一氧化碳是一种无色无味的气体。若供暖设备、炉子、烘干机使用不当或通风不良，就会产生一氧化碳。因其无色无味，人们会不知不觉吸入，导致中毒，甚至死亡。要避免这种中毒事件发生，就要定期清理暖气管和烟囱，检查是否有泄露处。可以在家中安装一氧化碳警报器。

氡 氡是一种放射性气体。若住在老旧的房子里，我们需向当地卫生环境部门咨询，检测房子里的氡含量，确保它不影响家人健康。

美国环保署估计全美有10%的家庭中，氡含量超标，这些氡一般来自房子的老旧结构。改善通风条件，尤其是地下室的通风条件，可降低氡浓度，减少危害。

铅中毒 铅中毒严重危害儿童健康，偶尔也会危害成人健康。我们可能会通过饮食或呼吸从环境中吸收铅这种有毒物质。

若我们的水管是铅制或由铅焊接的，那我们就会从饮用水中喝到溶解在自来水中的铅。若担心自己家中存在铅带来的危害，可以咨询当地卫生环境部门，测一测家中的铅。

含铅油漆（1960年已禁止使用，但在美国至少3 000万旧房子里还存在这种油漆）有甜味。幼儿若从墙上或其他地方抠下，吞食这种油漆或油灰或者受污染房子附近的土，都可能会中毒。

空气中的铅会通过呼吸进入肺中。若将旧油漆从老房子上刮下来，同时又不采取恰当的防护措施，就可能会把铅吸入体内。以前，加油站售卖的汽油中含有铅，因此使用这种汽油会导致空气污染，铅也会通过呼吸进入人体。如今，售卖含铅汽油已被禁止。

铅中毒对很多器官都有害处。铅会影响儿童的大脑，造成严重的学习、语言、协调及行为障碍，还会造成贫血和肾损伤。本书其他章节有更多与铅中毒相关的信息。

食品安全

在美国，每年有700万人会患食物传染性疾病。若食物处理得当，85%的食物中毒事件都可避免。食物中毒与至少30种致病细菌（包括大肠杆菌、沙门菌等）有关，这些细菌会引发腹部绞痛、恶心、呕吐及腹泻等症状。

尽管大部分食物中毒并不严重，但有时还是会引发严重问题，患者会出现肾衰竭、死胎、脑膜炎等状况。一般食物中毒24小时后，才会出现中毒症状。大部分致病细菌不会改变食物的外观、气味及味道，所以难以察觉。

美国相关部门已批准向饲养的鸡喷洒药水，减少鸡感染各种严重细菌的概率。药水含有一些通常寄生于鸡肠道中的无毒细菌。向新孵

厨房中的细菌

清洁海绵、塑料百洁布、洗碗布等物品上有如葡萄球菌、假单胞菌等存在潜在危险的细菌。接触了这些物品，然后再碰自己或他人的皮肤，都可能会导致皮肤感染，甚至可能生疖子。仅仅用水冲洗海绵、百洁布无法消灭这些细菌。

要确保安全，每周要用自来水仔细冲洗海绵和百洁布，然后将它们放在微波炉内转1分钟（**不要把钢丝球放在微波炉中**）。

安全的烧烤

很多人喜欢吃烧烤食物外面烤焦的皮。其实，一些动物皮中含有很多致癌物质。经过高温烧烤或烤的时间过长，更容易形成致癌物质。

虽然研究还未证实吃太多烤肉会直接引发癌症，但我们食用时还是要保持警惕，采取措施，尽量减少风险。以下是一些有关烧烤的安全提示。

烤肉前，先在微波炉里转一圈，让肉的内部接近全熟，然后再放到烤架上。这样可减少烧烤的时间。

烤禽肉时，带皮烤，但吃的时候将皮去掉。这不仅能减少脂肪（**因为大部分的脂肪储存在皮中**）的摄入量，还能减少潜在致癌物质的摄入。

尽量少烤肥肉。因为肥肉里含有很多饱和脂肪，这对身体不好，而且肉里的油会滴到火中，使火焰腾起，将肉烤焦。

烤肉时，不要盖上盖子，这会增加肉与潜在致癌物质的接触时间。

出的小鸡喷洒这种药水，那些无毒细菌可进入鸡的肠道内，预防其在成长中感染有害细菌。

保证料理食品的安全

以下是一些保证料理食品安全的措施。

购买 留意包装上的保质期和保存期。最后购买冷冻食品，将它们尽快放进冰箱。不要买压扁或盖子鼓起的罐装食品，因为这种食品可能已经变质或受到污染。

存储 将冷藏室温度维持在4 ℃左右，冷冻室在−18 ℃左右。两天内不处理的新鲜肉、鱼、禽肉，放在冷冻室里。不要将生肉、生鱼的水滴在其他食物上。

处理食材

■处理食材前、上厕所后或换尿布后，要洗手。

■食物要完全弄熟，可以用肉类温度计测量肉里的温度，确保整禽的温度约83 ℃，烤肉和牛排约63 ℃，碎肉约72 ℃。鱼肉要烧至完全不透明。

■做好的食物要趁热吃。

■生食和熟食分开，不用同样的炊具处理生肉和熟肉。

■用洗洁精抹去生肉、鱼和禽肉滴下的液体。

■水果和蔬菜都要清洗干净。

■生的和烤熟的肉不放在同一个盘子里。

■在处理不同食材之间，用洗洁精清洗料理台、刀板和其他炊具。

■只在冷藏室中或用微波炉解冻食物。

盛菜 易变质的食物在冰箱外存放的时间不能超过2小时，用保温容器盛放野餐食物或午餐。

儿童安全

家中有孩子，要采取措施，确保孩子在家中的安全。装楼梯门，防止孩子摔下楼梯，在插座上安塑料盖，在柜子和窗户上装保险栓。在窗子外装防护网，防止孩子跌出窗外（隔板不起作用），或将窗子关起来锁住。

无论水有多浅，都不要把孩子一人留在浴缸里或池塘边。

体重不足27千克的孩子坐私家车时，都需坐在合适大小的车辆座椅内。安全座椅用安全带固定在车后座。体重不足9千克的婴儿需放在婴儿座椅内，座椅位于车后座，面朝车后方。

孩子在游戏时，家长需留心。若家中有游泳池，在池边安装有门的护栏，门要锁上。教会孩子游泳，即使他们完全掌握了游泳技巧，也不能让他们单独待在游泳池内。

确保自行车运行良好。骑自行车、骑摩托车、滑雪、滑板滑雪、滑冰、滑旱冰时，自己和孩子都要戴上安全帽（这可大大降低头部受伤的风险），还要戴上护肘、护腕和护膝。

在参加各种娱乐活动时，确保孩子知道且严格遵守所有安全规定，并戴上所有保护装备。家长要以身作则。

工作安全

无论是办公室职员、卡车司机，还是蓝领工人，政府要求所有雇主都要为雇员提供安全的工作环境。

无论在哪里工作，我们都要熟知雇主需遵从的安全规范，依照《职业安全与卫生条例》行事。这些条例都是为保护工作人员安全而制定的，使我们免受因暴露在化学物品、灰尘等危险环境中而生病或受伤。

有时需要呼吸器、护眼或护耳等防护用具。工作场所有很多防护用具，我们需坚持正确佩戴，这样才能保证安全。

若长时间面对电脑工作，需定时休息，以避免重复性劳损。办公桌高度要合适，可让手臂与身体保持70°~90°角，舒适地使用键盘。电脑屏幕与身体的距离需保持在一个手臂之外。

要防止颈部和背部疲劳，选择能让自己坐稳的椅子，而且双脚能平放在地面上。要防止眼睛疲劳，就要做眼保健操，定时让眼睛从屏幕移开，使眼睛完全放松下来。

若工作时常接听电话，可以考虑戴耳机，避免拉伤颈部和肩部的肌肉。

行车安全

高速公路上发生的车祸大部分与醉驾有关。喝酒后不开车，不坐喝酒的人开的车。服用让自己昏昏欲睡的药品后也不要开车。此外还应注意以下方面。

■谨慎驾驶，不超速行驶。

■开车前，确保车上所有人都坐好，系上安全带。在严重车祸中，系安全带可将死亡率降低一半。

■让孩子坐在与其年龄、体重相适的儿童座椅内。勿将座椅放在前座。座椅放在后座中间最安全。

■车辆行驶时，勿将孩子放在大腿上。否则，车祸发生时，孩子会飞弹出去。若要给孩子喂食，需先将车停下。

压　力

普通美国人可能都会觉得生活充满压力。以前人们将压力定义为任何需要自己调节适应的环境因素。而如今，这个词泛指任何让我们感觉受挫、气愤以及焦虑的事情或形势。

我们可能会感觉身体承受压力，如运动或疾病带来的压力，也可能会感觉到环境或情绪带来的压力，如高压的工作或离婚给自己情绪带来的压力。

很多压力对我们有正面的影响。运动引发的压力会让我们感觉精神振奋，有挑战的运动项目、学业或工作等精神压力也是如此。虽然压力能激发某些人的斗志，但是对有些人来说却是负担。

研究压力的科学家认为，若我们不能预测或控制压力，那么在受压的环境下，我们很有可能会受伤害，比如在工作中，我们要负很大责任，但我们的自主权却很小，这容易使人意志消沉。

若缺乏他人支持或存在私人、经济等棘手问题，压力也极有可能带来不良影响。

“战或逃”反应

无论压力来自哪里，它都会引发“战或逃”这种生理反应。此时，我们的大脑会指示肾上腺分泌肾上腺激素或去甲肾上腺激素。这些激素会使我们肌肉紧张、心跳加快、血压上升、呼吸变快。

这时，向皮肤输送的血液增多，所以我们会流汗。任何人在面对演讲等有压力的情境时，都会发现身体会自发地出现以上症状。

“战或逃”反应原本是动物在面临危险时作出的保护性反应。在面临威胁时，它会让我们的身体做好准备，进行战斗或逃跑。不过，随着时代的变迁，我们现在不会像祖先那样，时常面对生命受威胁的状况。但是面对威胁或处于压力情况下时，我们还会产生这种“战或逃”反应。

即使没有出现真正的紧急情况，有些人也常常会作出“战或逃”反应，这会增加我们患与压力有关疾病的风险。

我们要找到方法，控制这种反应对我们的不利影响，中和现代生活压力给我们的健康与幸福带来的负面影响，只有如此才能提高我们的生活质量。

放松反应:班森医生的建议

现代生活带来的压力会使我们产生“战或逃”反应,我们可以用放松反应来减轻或抵消其负面影响。当我们处在压力之下时,我们的大脑会让心脏加速跳动。因为我们的大脑在控制心率,所以我们也可以让大脑降低心率。

通过运动或专心于某事,我们可以减轻或减少压力、焦虑、强迫性的担心、负面想法等,集中注意力、增强自我意识以及保持很强的自信心都能提高我们的表现能力,改善睡眠。

放松反应是一种自然的生理反应,我们一般意识不到它的存在。我们可以通过集中注意力,展开想象来引发这种反应。比如,想象自己躺在沙滩上,全身放松;或者想象自己快睡着时的那种感觉。

引发放松反应需要两个条件。

1.精神集中:如把注意力集中在我们的呼吸上,重复念诵一个词、一段祷告文或发出某种声音,让大脑放松,暂时不想其他事。

2.忽视那些容易让自己分神的想法,即不担心自己表现的好与坏(例如,衣服洗得怎样或自己的工作报告是否完成)。发现自己分神时,把注意力收回到自己所做的事情上。

放松反应是需要学习的,最好能每天练习一次。以下是练习步骤,需要练习几次才能感觉到它的效用。一旦掌握放松反应的技巧,我们就能在办公时、演讲前或发生任何让自己感觉紧张的事情时,运用这种技巧。

第一步,选一个词、一幅画面或一段祷告文,把注意力放在其中。我们还可以把注意力放在自己的呼吸上。

第二步,找一个安静的地方,选择舒适的方式坐下来。

第三步,闭上眼睛。

第四步,放松肌肉。

第五步,自然缓慢地呼吸,呼气时默念那个词或祷文。

第六步,假设出现消极的想法。不要担心自己表现的好坏。若出现其他念头时,就把注意力收回到词或祷文上。

第七步,持续10~20分钟。

第八步,每天练习1~2次。

赫伯特·T.班森(博士)
哈佛医学院贝斯伊萨莉尔执事医学中心

疫苗接种及旅行健康

一般来说,去澳洲、加拿大、斯堪的纳维亚、新西兰、西欧旅行,无须担心疫苗接种、饮食饮水安全等问题。

去其他地方旅行前,则须接种某些疫苗,随身携带与健康有关的资讯及药品,注意饮食饮水安全。读者可阅读和旅行疫苗接种相关的内容获得详细信息。

在美国,很多城市都有旅行诊所,他们有最新的与旅行健康相关的信息,而且储有疫苗。如今越来越多的人选择去这种旅行诊所,为出去旅行注射疫苗,咨询相关健康信息。疾病防治中心网站上列有旅行诊所的信

压力引发的症状

我们需注意以下压力引发的症状,它们在提醒我们要调整自己的生活方式。许多症状都是因忧郁、焦虑或其他疾病引发的。若以下症状常常出现,我们就要去看医生了。

身体症状	行为症状	情绪症状	认知症状
头痛	吸烟量增加	痛哭	头脑不清
背痛	磨牙	感觉无法抵挡压力	无法做决定
消化不良	专横	紧张、焦虑	健忘
颈部和肩膀酸胀	喝酒量增加	愤怒	逃避
胃痛	强迫性嚼口香糖	感觉生活没有意义	缺乏创造力
心跳加速	强迫进食	孤独感	持续焦虑
掌心出汗	批评他人	边缘感	失忆
坐立不安	无法完成任务	感觉随时会爆发	失去幽默感
睡眠问题		无故伤感	
疲劳		无力感	
头晕		容易消沉	
食欲不振			
性功能出现问题			
性生活不协调			
耳鸣			

息,且会实时更新。你也可以在当地公共卫生部门获得与旅行诊所相关的信息。

计划出行

若计划出行,须向医生咨询是否需要注射疫苗。在出行前3个月就要向医生说明自己的出行计划,因为有些疫苗要注射好几次,需要几周的时间才能完成。

因为大部分美国人在幼年就已接种过麻疹、腮腺炎、风疹、白喉、百日咳、破伤风、小儿麻痹症等疫苗,因此无须再注射这些疫苗。

若我们在旅行诊所接种疫苗,他们会给我们一本黄色的小册子,上面写明了我们接种过的所有疫苗。要接种黄热病疫苗需获官方批准。我们可以在小册子上填上姓名、地址、健康问题、服用的药物、过敏史、眼镜度数等其他相关信息。把小册子和护照放一起(即使回家的时候也一样,这样出行时就可以一起带上了)。

预防疾病感染或受伤

在旅行中生病或需要医疗救助时,若事先有准备,比手忙脚乱、毫无准备要好得多。在不发达国家,若要看病或看牙医,可能要去较大城市才行。我们可以做以下准备。

■确保我们所投的医疗保险可报销自己在国外生病的花费,注意,不是所有的医疗保险计划都有这个项目。

■健康旅行者在旅行中常会因为受伤而住院甚至死亡。避免在不熟悉的路上开

预防感染

传染病会通过人、动物、昆虫或食物、水等环境因素传播,使我们受到感染。

若传染病能够治愈,接受治疗自然十分重要。但是有些常见传染病目前无法治愈,因此预防更重要。下表列出了一些传染性疾病。本书其他章节有更多与传染病相关的信息。

疾病	病因	如何避免传染他人	如何避免受感染
感冒	多种病毒	咳嗽或打喷嚏时捂住嘴巴和鼻子。常洗手(感冒病毒存在于手上)	常洗手(感冒病毒存在于手上)
脓毒性咽喉炎	链球菌	咳嗽或打喷嚏时捂住嘴巴和鼻子。常洗手(细菌存在于手上)	常洗手。避免与患脓毒性咽喉炎的患者接触
性病	多种微生物	每次发生性关系时使用乳胶或聚氨酯安全套。见本书与安全性行为相关的内容	每次发生性关系时使用乳胶或聚氨酯安全套。见本书与安全性行为相关的内容
虱子、疥疮	昆虫、螨虫	清洗衣服和床单。受感染者和亲密接触人群需用含处方药林丹的清洁用品	不要与受感染者睡同一张床、使用同条毛巾、穿同件衣物等,除非他们的症状消失。此外,用含有二氯苯醚菊酯的清洁用品
水痘	带状疱疹病毒	在出现水疱之后5天内,避免与未患过水痘的人接触。尤其不能与孕妇接触	若未注射过水痘疫苗或从未患过水痘,不要与传染性强的患者同处一室。尤其不能接触水疱。也不要接触带状疱疹患者身上的水疱
流感	流感病毒	咳嗽或打喷嚏时捂住嘴巴和鼻子。常洗手(流感病毒存在于手上)	与流感患者保持一定距离。常洗手(流感病毒存在于手上)
肺炎	各种微生物	咳嗽或打喷嚏时捂住嘴巴和鼻子。常洗手	肺炎患者在咳嗽时,避免吸入他们咳出的空气。与肺炎患者接触后要洗手
艾滋病	人体免疫缺陷病毒	每次发生性关系时都用乳胶或聚氨酯安全套。若使用静脉注射药物,不要与人共用注射器。见本书与安全性行为相关的内容	每次发生性关系时都用乳胶或聚氨酯安全套。若使用静脉注射药物,不要与人共用注射器。见本书与安全性行为相关的内容

续表

疾病	病因	如何避免传染他人	如何避免受感染
肝炎	几种病毒	上厕所后要洗手。每次发生性关系时使用乳胶或聚氨酯安全套。若使用静脉注射药物,不与他人共用注射器。若患肝炎,不要为他人做饭	每次发生性关系时使用乳胶或聚氨酯安全套。若使用静脉注射药物,不与他人共用注射器。若与肝炎患者生活,不要让他们为他人做饭
食物中毒	大肠杆菌和沙门菌	上厕所后、做饭前都要洗手。遵照本书安全处理食物指南来做	见本书与食品安全相关的内容

养成良好卫生习惯　避免感染传染病

依照如下建议，我们可以避免感染传染病。其他重要措施还包括接种疫苗预防传染病以及注意安全性行为等。

打喷嚏或咳嗽时用面巾纸捂住口鼻。

远离患呼吸道感染(如感冒)的患者。若经常与人握手,要常洗手。有时与受感染者握手,然后再触摸自己的眼睛、嘴巴、鼻子,容易让细菌通过黏膜进入我们的体内，因此易受感染。

做饭前、上厕所后用肥皂洗手。

任何伤口都要清洗,用绷带包扎。若伤口很深,或被动物或人咬伤,都要看医生。

处理土壤时,戴上手套。每10年打一次破伤风疫苗。

不要抓结痂的伤口或伤疤,不挤痘痘。

传染病如何传播?

不同的传染病会通过以下途径传播:

性接触

吃被污染的食物或喝被污染的水

输入被污染的血液 (尽管在发达国家很少见)

咳嗽或打喷嚏

接触寄生于水中、土壤中或动物身上的传染病菌

动物抓咬

皮肤接触

与受感染者接触，然后再触碰自己的眼睛、鼻子或嘴巴

皮肤上的伤口

扁虱或蚊子等昆虫叮咬

文身或吸毒时使用的注射器

夜车等危险的活动，喝酒后一定不能开车。在路上行走时，注意当地的行车习惯是否与自己的习惯相反。骑自行车、电动车或摩托车时，要戴头盔。

■在美国，蚊子虽很讨厌，但很少传染疾病。但在热带地区，蚊子可能携带疟疾、登革热、黄热病、乙型脑炎及其他危险的传染病病毒。所以去那些地方要带杀虫剂，用杀虫剂消灭蚊子。

■在世界很多地方，注射器会重复使用（即使是一次性的），且未经消毒。除非确定所用的注射器已认真消过毒，否则不要用其文身或在身上打洞。

■若旅行诊所没有给我们黄色小册子，可以复印相关表格，然后填写。这些表格包含接种疫苗的日期，长期的健康状况，我们常联系的医生的姓名、地址、电话，我们所服用的药物（种类及商标名称）和剂量，验光度数，紧急联系人姓名及电话。将药物和病例放在拎包里，旅行时随身携带。

■国际旅行者医疗救助协会是一家非营利性组织，可向会员提供世界各地说英语的医生的目录。

■在国外旅行时，带上一套小型急救器具十分有用，包括止痛药（阿司匹林或对乙酰氨基酚）、体温计、消毒药膏、绷带、酒精棉、杀虫剂、遮光剂、抗酸剂、通便药物等。

旅行者健康忠告

要想获得更多与旅行有关的健康信息，请阅读与旅行者易患的腹泻、时差、旅行者健康资讯相关的内容。

饮食和饮水安全

大部分美国人觉得获得安全的食物和饮用水十分简单。我们有时可能想不到在其他不发达国家，他们的卫生标准跟我们的不一样。若对食品、饮水安全不放心，注意以下几点。

■不要吃冰块。

■只喝瓶装饮料——如不含酒精饮料或密封的瓶装水（说明没有开封过，里面装的不是当地的水）。注意有些果汁可能是用当地不纯净的水制作的。

■喝开水或只喝瓶装水。用开水或瓶装水刷牙。

■不吃未煮熟的蔬菜，包括生菜。不连皮吃水果。

■不吃半熟或生的贝类以及不熟的肉。

■不喝乳制品（牛奶可能未消毒）。

■总的来说，蒸煮的热食、全熟的食品是安全的，因为高温可杀死大部分致病病菌。

旅行前需接种的疫苗

这里列有常见旅行前需接种的疫苗。在特殊情况下还需接种其他疫苗。美国疾病防治中心可提供有关去旅行目的地所需接种疫苗的信息,而且信息会实时更新。

我们可以登录疾病防治中心网站http://www.cdc.gov/travel 查询相关信息。

疫苗	需要注射的人	详细信息
霍乱	任何国家都无明文规定要求注射	美国已无这种疫苗使用的许可证
白喉	儿童时期没完整接种过疫苗的人	大部分美国人在儿童时期就接种过这种疫苗。建议每10年注射一次辅助药剂
免疫血清球蛋白	去澳洲、加拿大、新西兰、斯堪的纳维亚、西欧等之外的地方,且未注射过甲肝疫苗的人	在3个月内可预防甲肝
甲肝	去澳洲、加拿大、新西兰、斯堪的纳维亚、西欧等之外的地方的人	第一针在1年内有效,第二针在至少10年内有效
乙肝	去非洲、印度、前苏联、中东大部分地方、中南美部分地方的人。	第一针注射后1个月注射第二针,第一针注射后6个月注射第三针
乙型脑炎病毒	待在日本、韩国、俄罗斯东部、中国等农村地区的人	30天注射3次

续表

疫苗	需要注射的人	详细信息
麻疹	儿童时期未接种两次疫苗，或未得过麻疹的人，需接种	大部分美国人在儿童时期就注射过两次
脑膜炎（脑膜炎球菌）	去埃塞俄比亚旅行的人需接种（在某些季节）。若去那些撒哈拉以南非洲或其他可能发生感染的国家，需接种。可以去疾病防治中心确认	一次注射有效期至少为3年
脊髓灰质炎	任何在儿童时期未接种的人群，需完整接种。世界上大部分脊髓灰质炎感染发生在阿富汗、印度、尼泊尔、尼日利亚、巴基斯坦等国	大部分美国人在儿童时期就接种过
狂犬病	旅行者一般无需注射。在世界大部分地区（除西欧和北美）长期和野生或豢养动物接触，需注射	每3~4周注射一次，连续3次。（有多种不同的疫苗）
破伤风	若儿童时期未注射过疫苗，推荐注射完整的疫苗。每10年注射一次辅助药剂	大部分美国人在儿童时期就接种过这种疫苗。每10年注射一次辅助药剂
伤寒	去亚洲、非洲、中美洲及南美洲，尤其是计划去当地小城市、村庄或农村地区的人，需要接种	口服疫苗有效期为5年，注射疫苗有效期为2年。防护水平为中等，若有需要，可注射或服用辅助药剂
黄热病	去撒哈拉以南非洲国家及南美洲热带地区，建议接种	有效期为10年

我们的身体如何工作

我们如何进行阅读和记忆

1.阅读时,信号从眼睛传递到位于枕叶的初级视皮质,然后再传至大脑其他区域分析视觉刺激,让大脑看见字体的形状。

2.要能识别所看到的字和语言,了解其表达的意思,还需要运用大脑的另一个区域(**韦尼克区**)及其周边的结构。

3.要存储近期记忆,需要用到处在大脑深处的海马体,它参与长期记忆过程。长期记忆存储在大脑皮质中,具体如何存储,目前还不清楚。

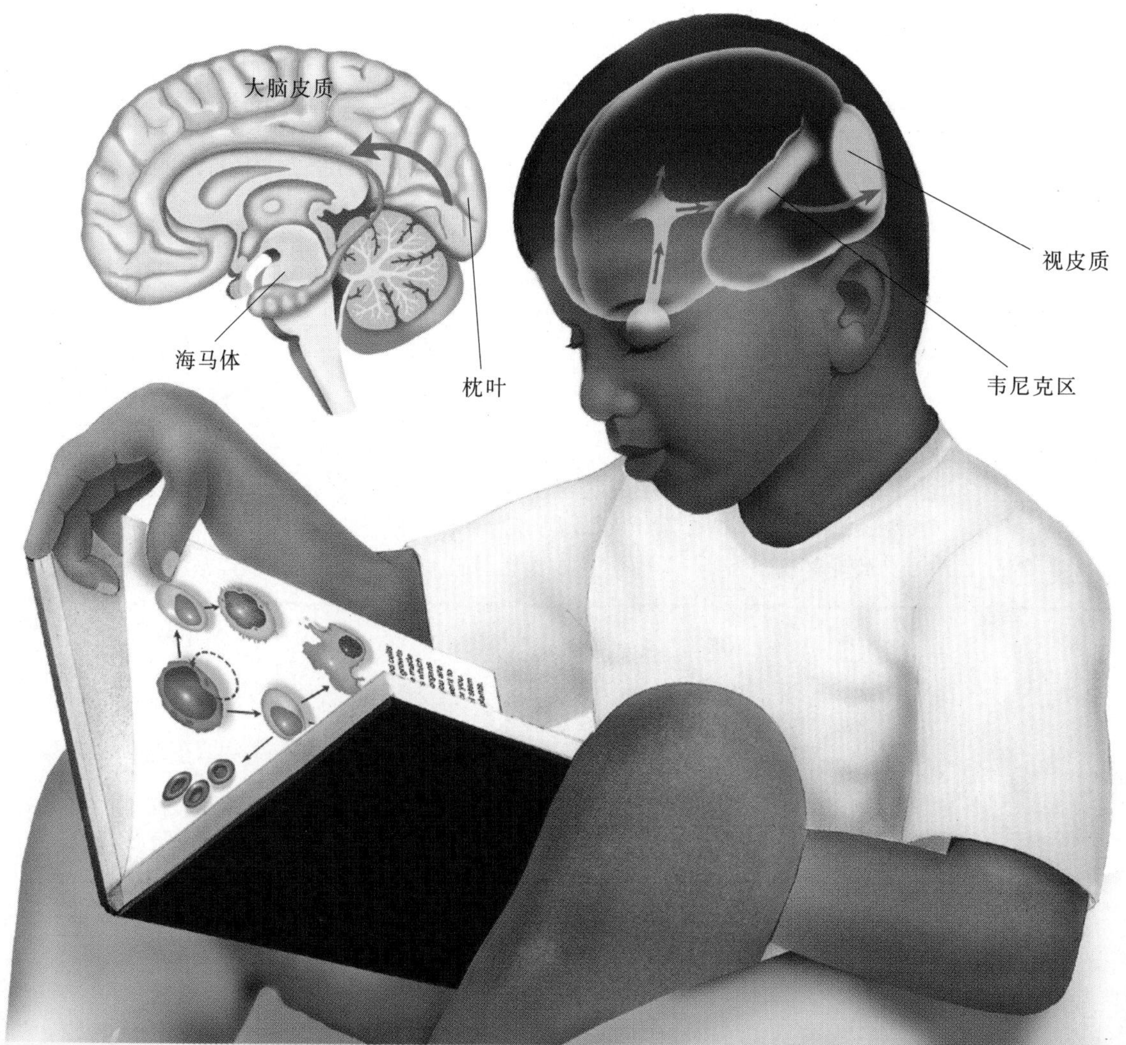

我们如何说话及理解他人的话语

1.右边的女士在说话，大脑很多区域以及身体其他很多部位都参与了这个活动。说话时，她要让空气通过声带，使声带振动而发声。通过舌头的变化，将声带传出的声音转变成有意义的话语。呼气和转动舌头都需要肌肉运动，而肌肉运动受大脑某些区域的控制，其中包括大脑额叶中十分重要的部分——布洛卡区。

2.左边的女士在听朋友说话，她要用位于左颞叶和顶叶的叫作韦尼克区的部分倾听、处理和理解话语。

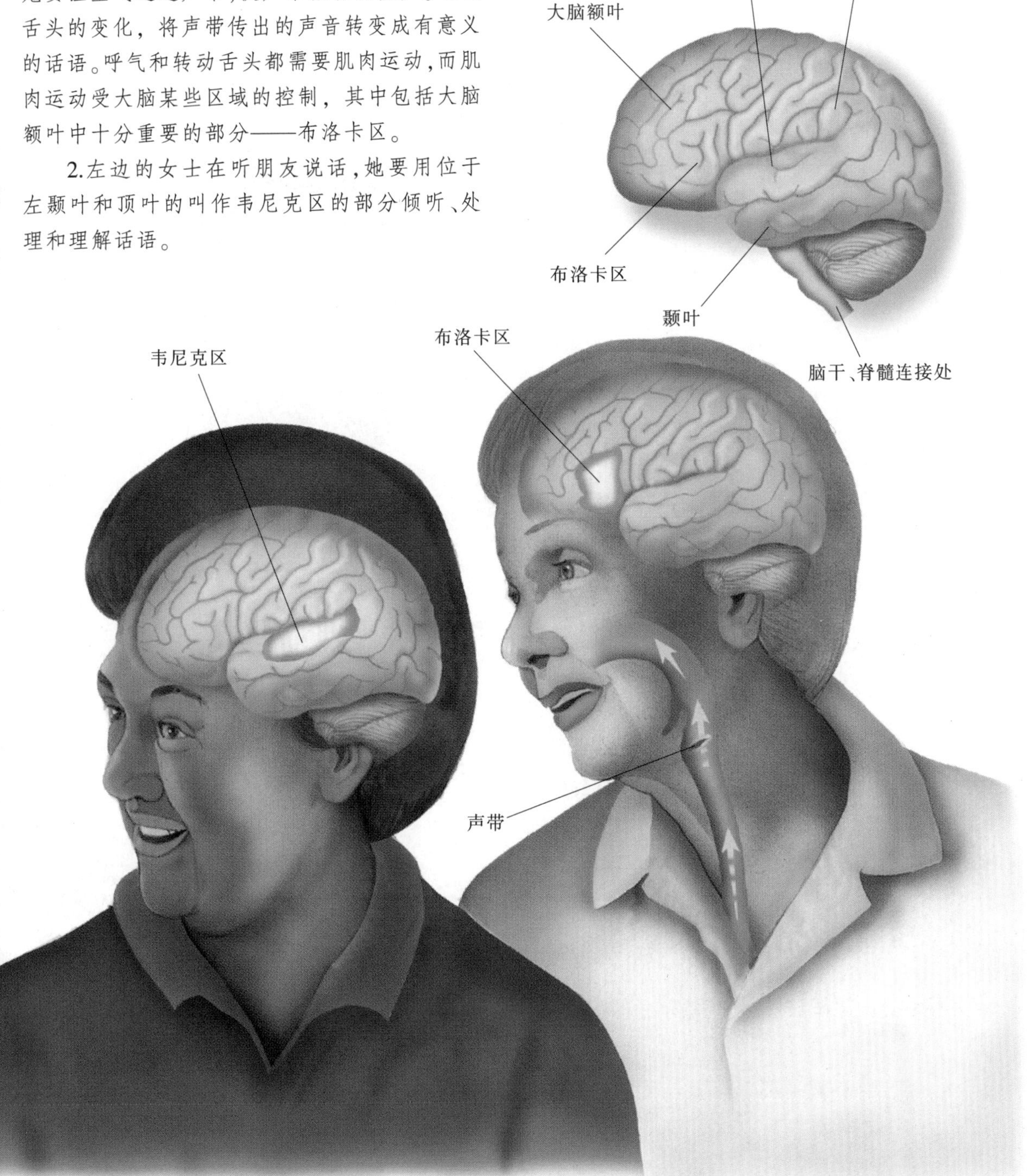

我们如何识别物体

1.颞叶和顶叶对识别和说出物体的名称十分重要。男孩在准备走下一步棋时,他的颞叶和顶叶十分活跃。

2.我们的右脑对判断空间位置(如记住回家的路线,是向右拐还是向左拐),识别物体(如棋子),辨别声音(如棋子碰击棋板的声音),十分重要。男孩即使不看棋子,只要摸一摸就可以辨别手中拿的是哪粒棋子。

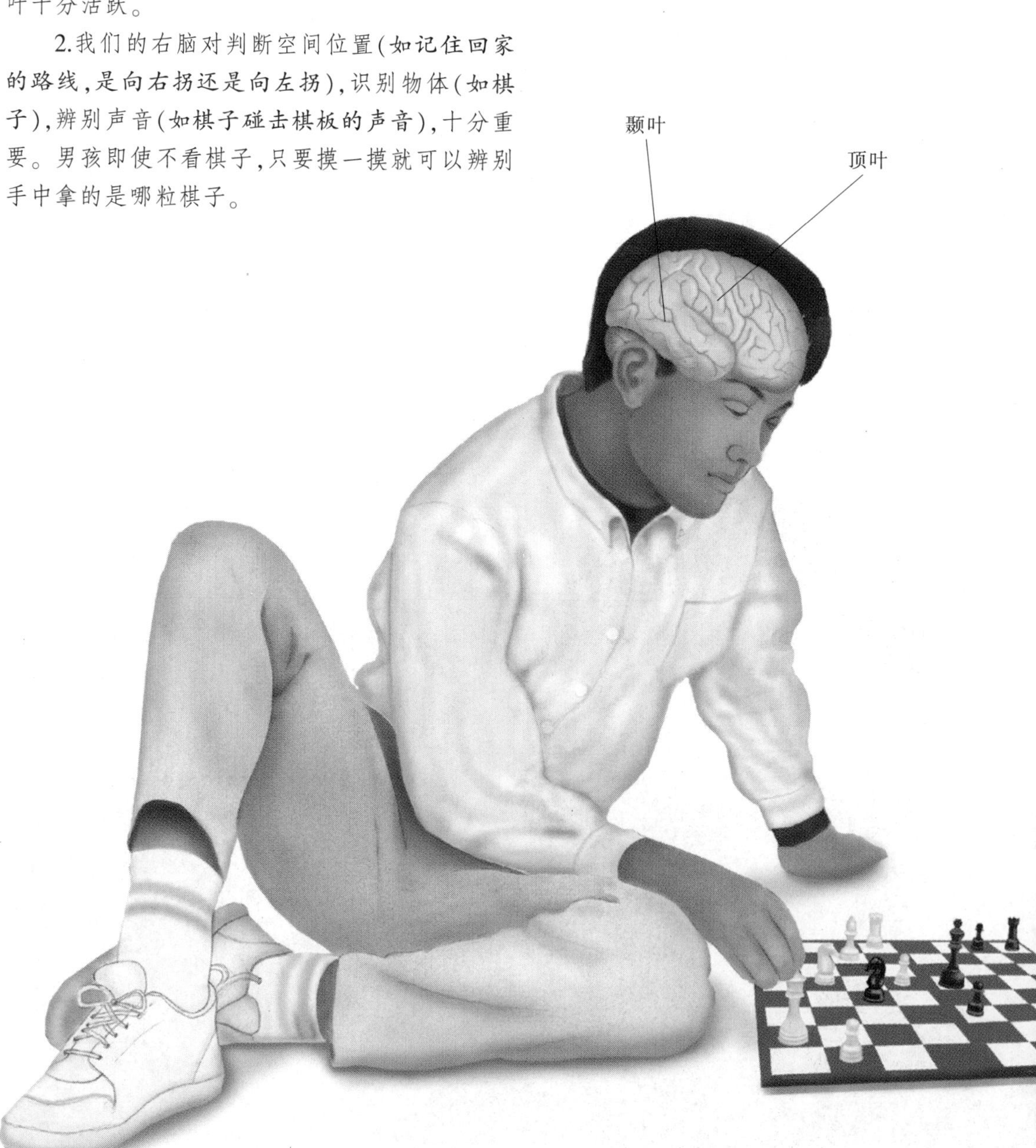

视　觉

女孩的六条眼肌调节眼睛的活动。

1.小鸟以及树枝反射的光波射入女孩角膜、前房、瞳孔、晶状体，在她眼中汇聚。

2.光波投射到视网膜，视网膜上小鸟的图像和相机中一样，是倒着的。

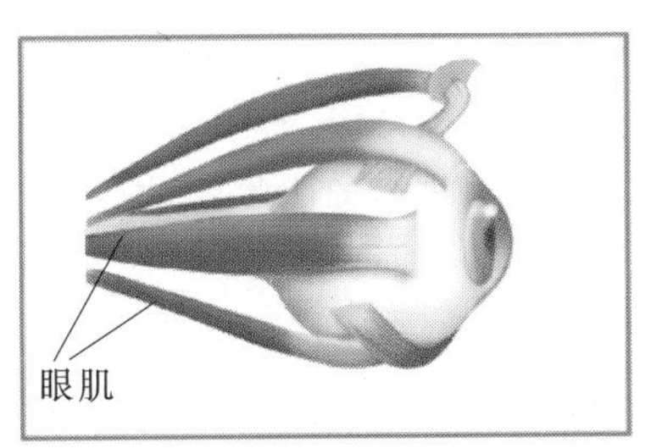

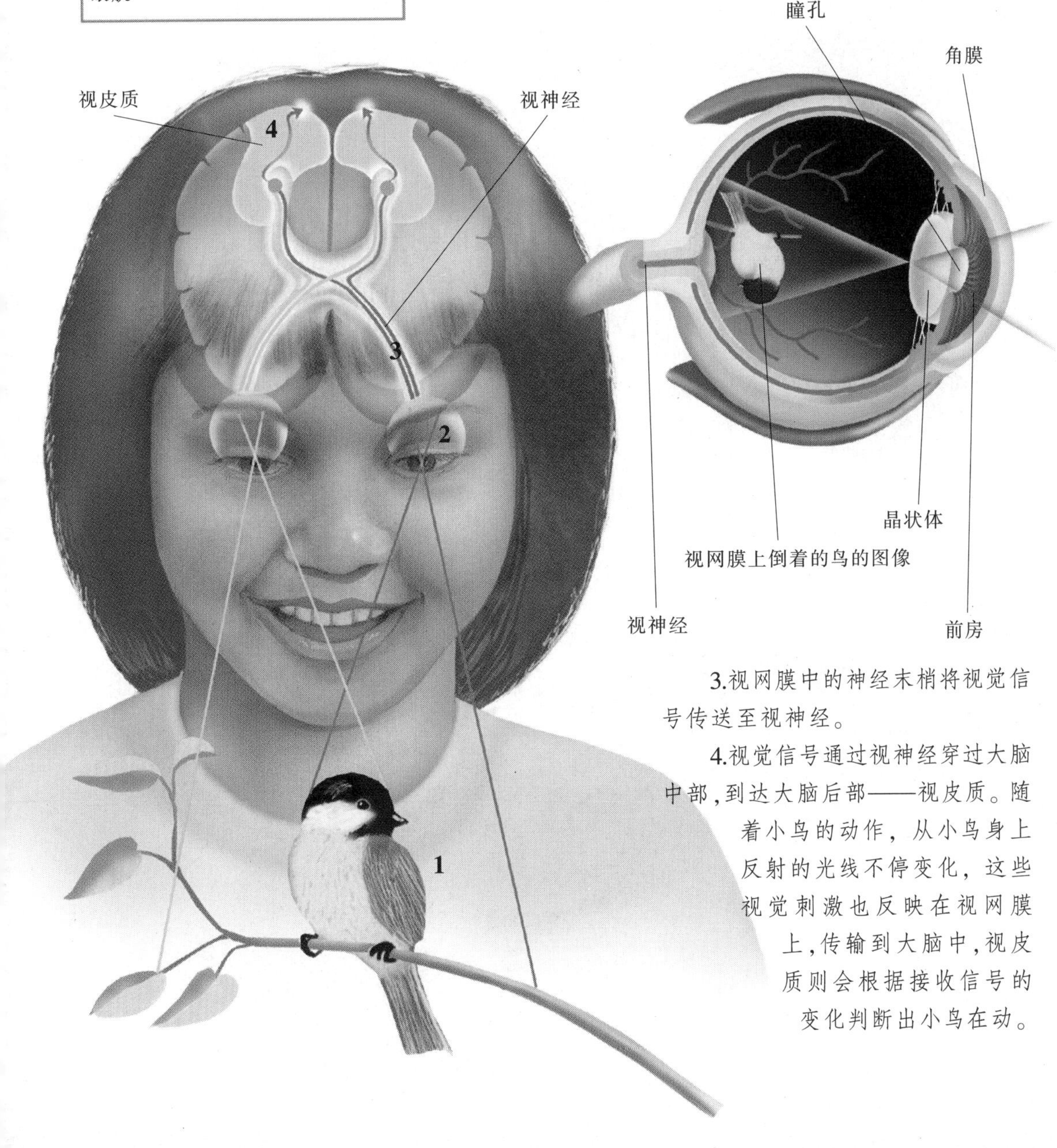

视皮质
视神经
4
3
2
1
瞳孔
角膜
晶状体
视网膜上倒着的鸟的图像
视神经
前房

3.视网膜中的神经末梢将视觉信号传送至视神经。

4.视觉信号通过视神经穿过大脑中部，到达大脑后部——视皮质。随着小鸟的动作，从小鸟身上反射的光线不停变化，这些视觉刺激也反映在视网膜上，传输到大脑中，视皮质则会根据接收信号的变化判断出小鸟在动。

听　觉

1.电话响了,产生声波。

2.声波通过耳道,使鼓膜振动。

3.鼓膜振动,将振动传至中耳骨。

4.中耳骨将振动传至内耳类似蜗牛壳状的器官——耳蜗内,在此,振动以绕圈的形式传播。

5.耳蜗内绒毛跟随振动,向听觉神经发出信号。

6.听觉神经将信号传至颞叶中的听觉中枢,分析信号。在此,大脑辨识出,从电话中听到的是他人讲话的声音。

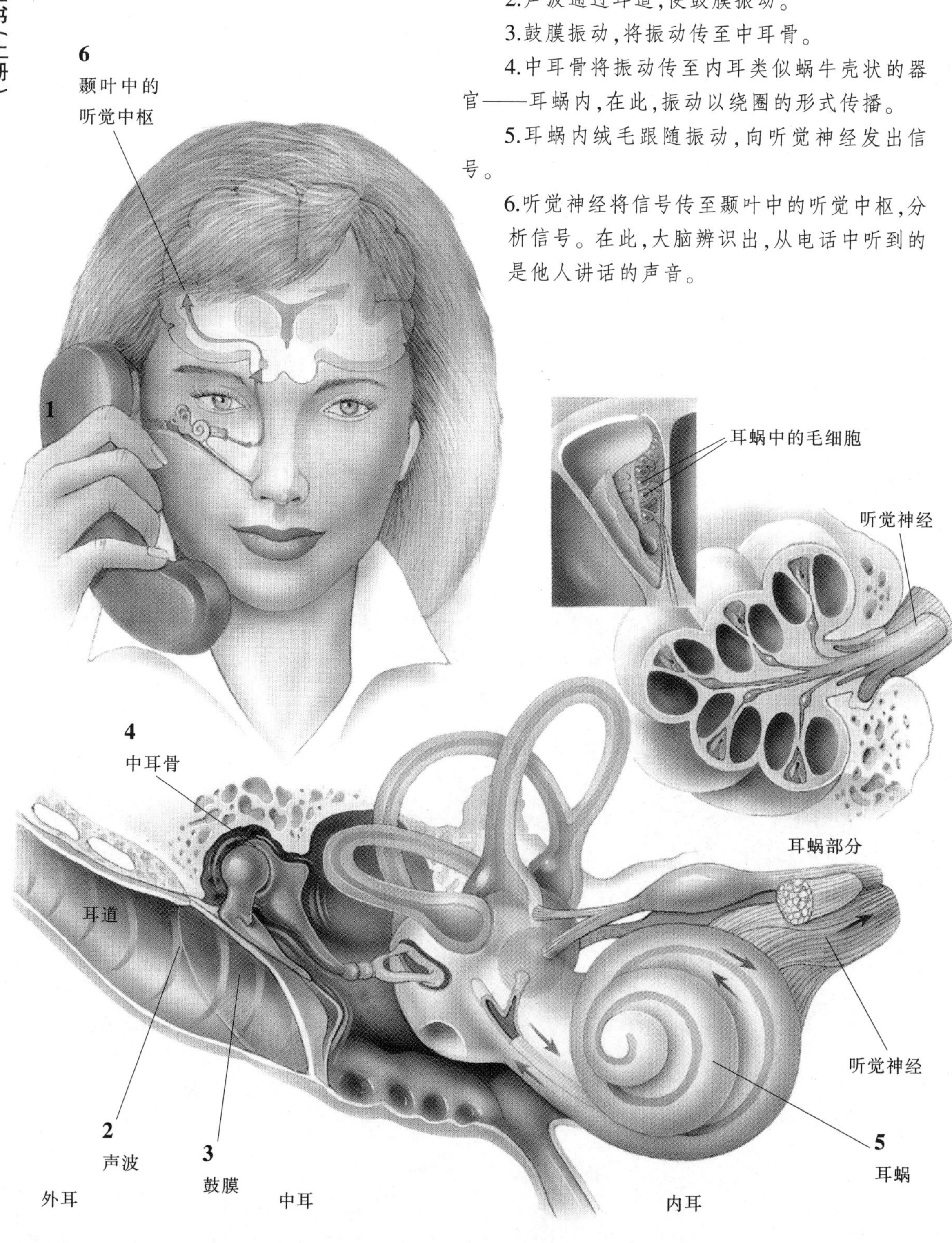

如何感知疼痛

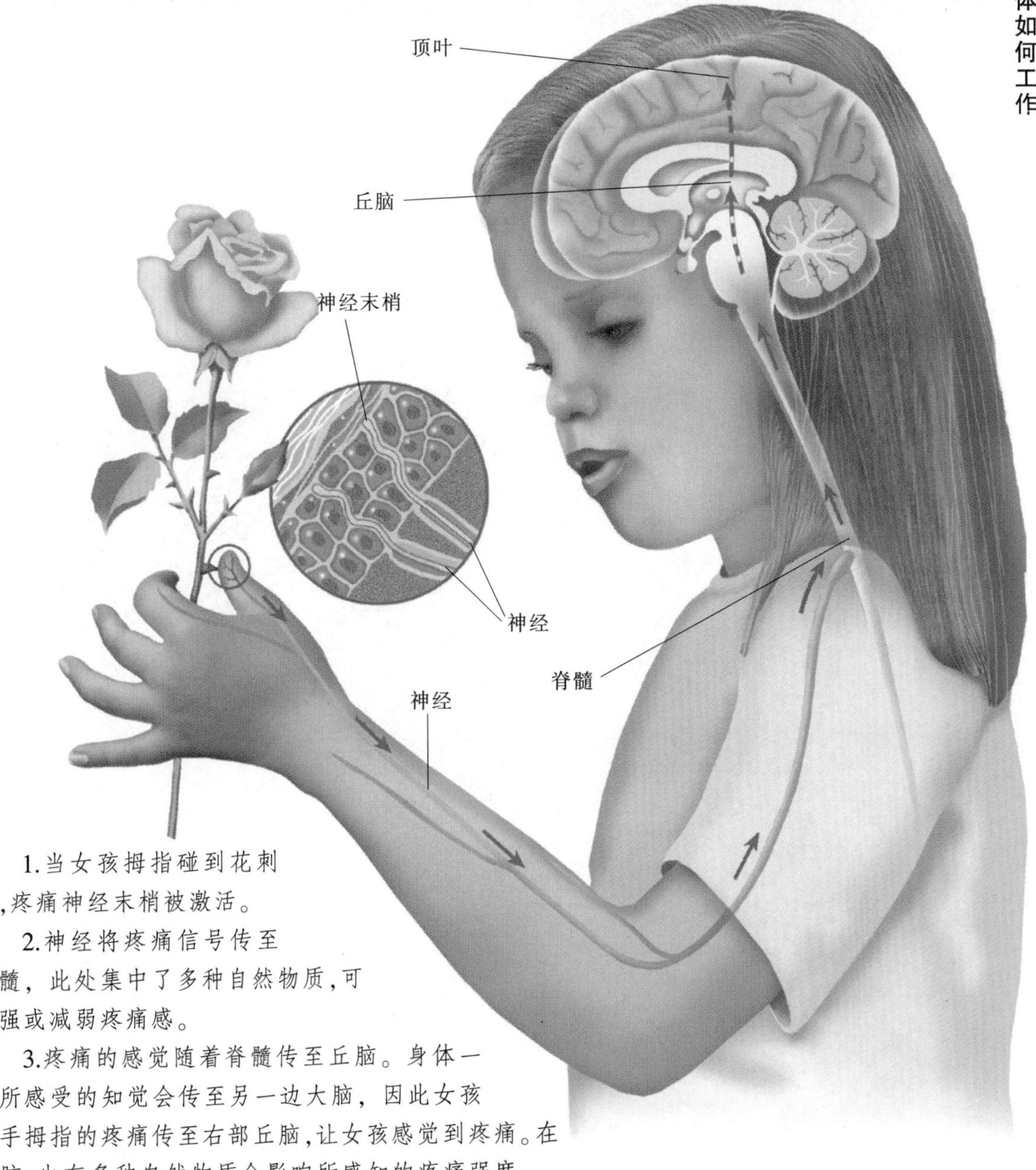

1.当女孩拇指碰到花刺时,疼痛神经末梢被激活。

2.神经将疼痛信号传至脊髓,此处集中了多种自然物质,可增强或减弱疼痛感。

3.疼痛的感觉随着脊髓传至丘脑。身体一边所感受的知觉会传至另一边大脑,因此女孩左手拇指的疼痛传至右部丘脑,让女孩感觉到疼痛。在丘脑,也有多种自然物质会影响所感知的疼痛强度。

4.因为疼痛信号从右丘脑传送至右顶叶,所以大脑判定疼痛的位置在左边——女孩的大脑便知道是左手拇指受伤。疼痛信号还会传送至额叶等大脑其他部分。

5.体内的疼痛(如心脏病发作)以同样的方式从脊髓传至大脑。因此,体内的疼痛常让人感觉来自体表。这种感觉更像是烧伤或酸痛,不像皮肤受伤那样有刺痛感。

如何感知味道

1.咖啡蒸发带出的咖啡分子围绕在杯子周围的空气中,女士呼吸时,将之吸入鼻腔。

2.咖啡分子触碰到某些嗅觉细胞,嗅觉细胞会将信号发送给嗅觉神经。

3.嗅觉神经将信号传送至大脑中嗅觉中枢,女士便能识别出咖啡的香味。

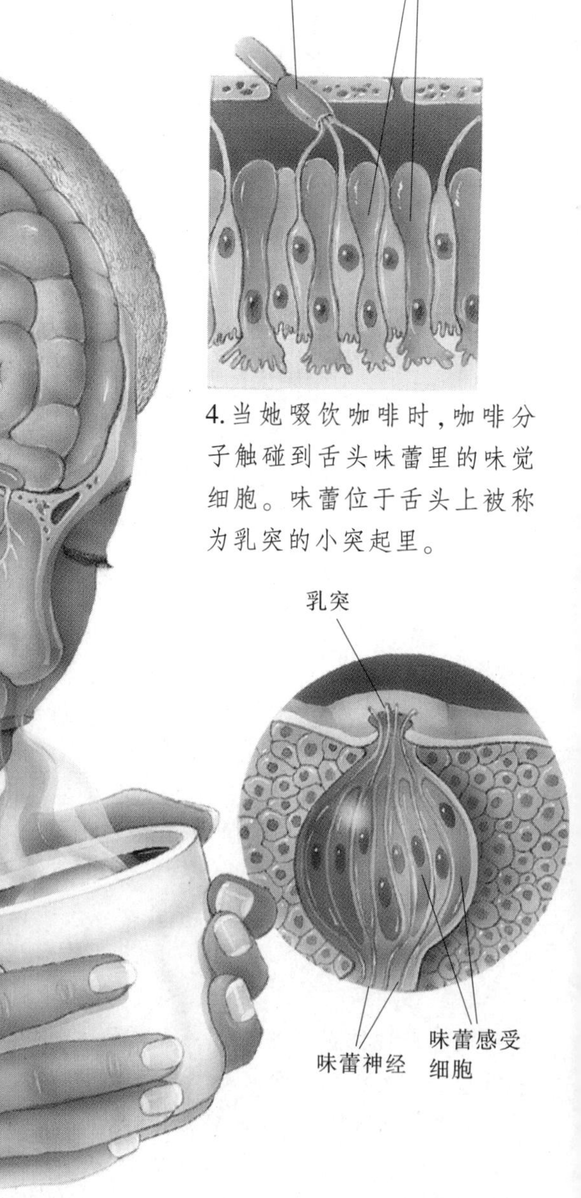

4.当她啜饮咖啡时,咖啡分子触碰到舌头味蕾里的味觉细胞。味蕾位于舌头上被称为乳突的小突起里。

5. 味觉信号从味蕾随味觉神经传送到大脑的味觉中枢,在此大脑分析处理味觉信号,因此女士可以辨识出咖啡的味道。所有的味道都融合了味觉和嗅觉。这也是我们感冒或鼻塞时,会对食物味道感觉不明显的原因。

我们如何运动

1.男孩举起手臂，准备投掷。投球时，男孩首先要用眼睛和视皮质观察自己的投掷目标，用耳朵和大脑中的平衡中枢感知自己所处的位置。

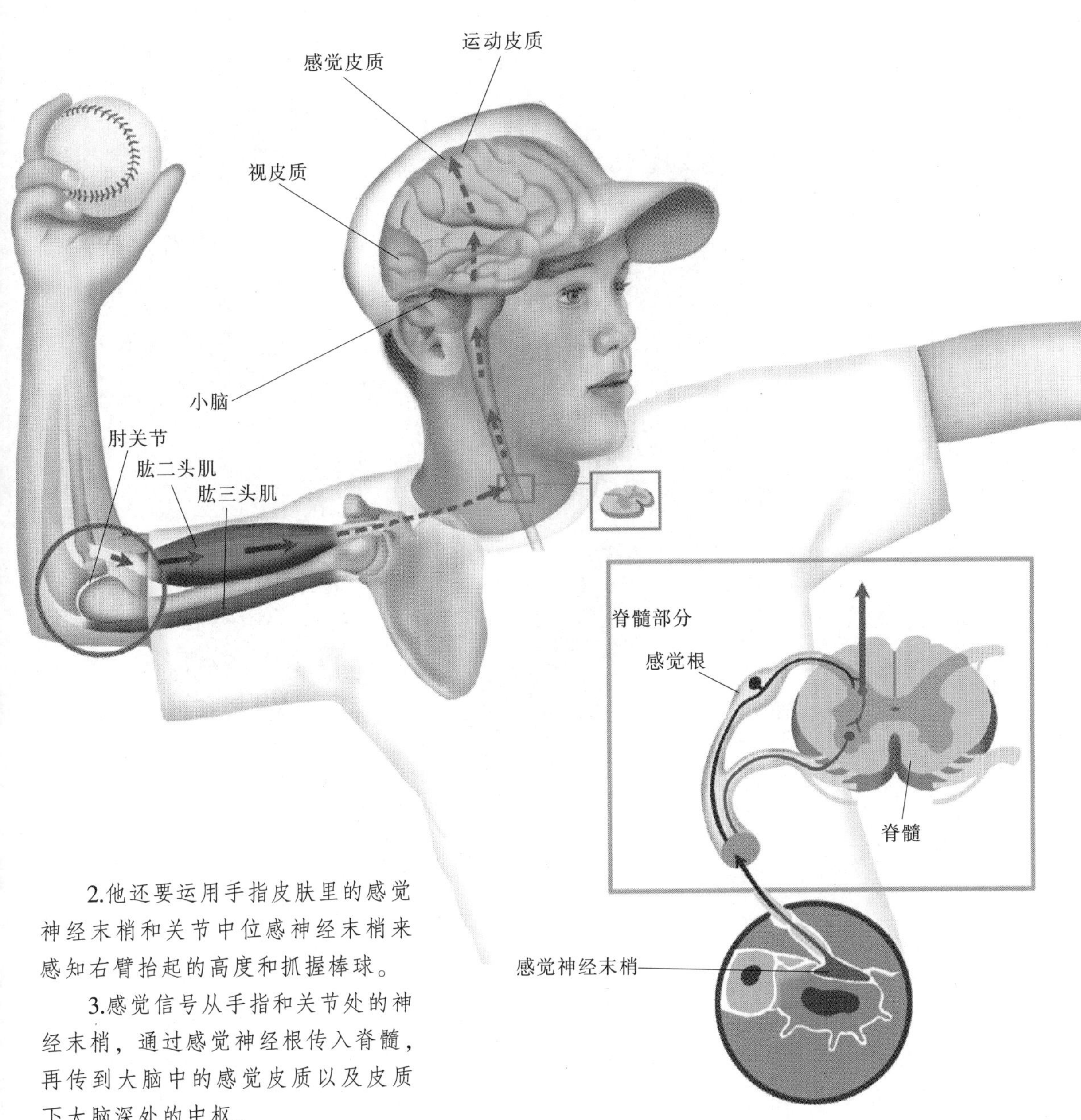

2.他还要运用手指皮肤里的感觉神经末梢和关节中位感神经末梢来感知右臂抬起的高度和抓握棒球。

3.感觉信号从手指和关节处的神经末梢，通过感觉神经根传入脊髓，再传到大脑中的感觉皮质以及皮质下大脑深处的中枢。

4.视皮质通过脊髓向运动皮质发出信号，使肱二头肌和手指肌肉放松，肱三头肌收缩，向前甩臂，扔出棒球。肩部和背部的肌肉也参与了这个过程。小脑也会接受信号，协调身体各部分动作，保证投球质量。

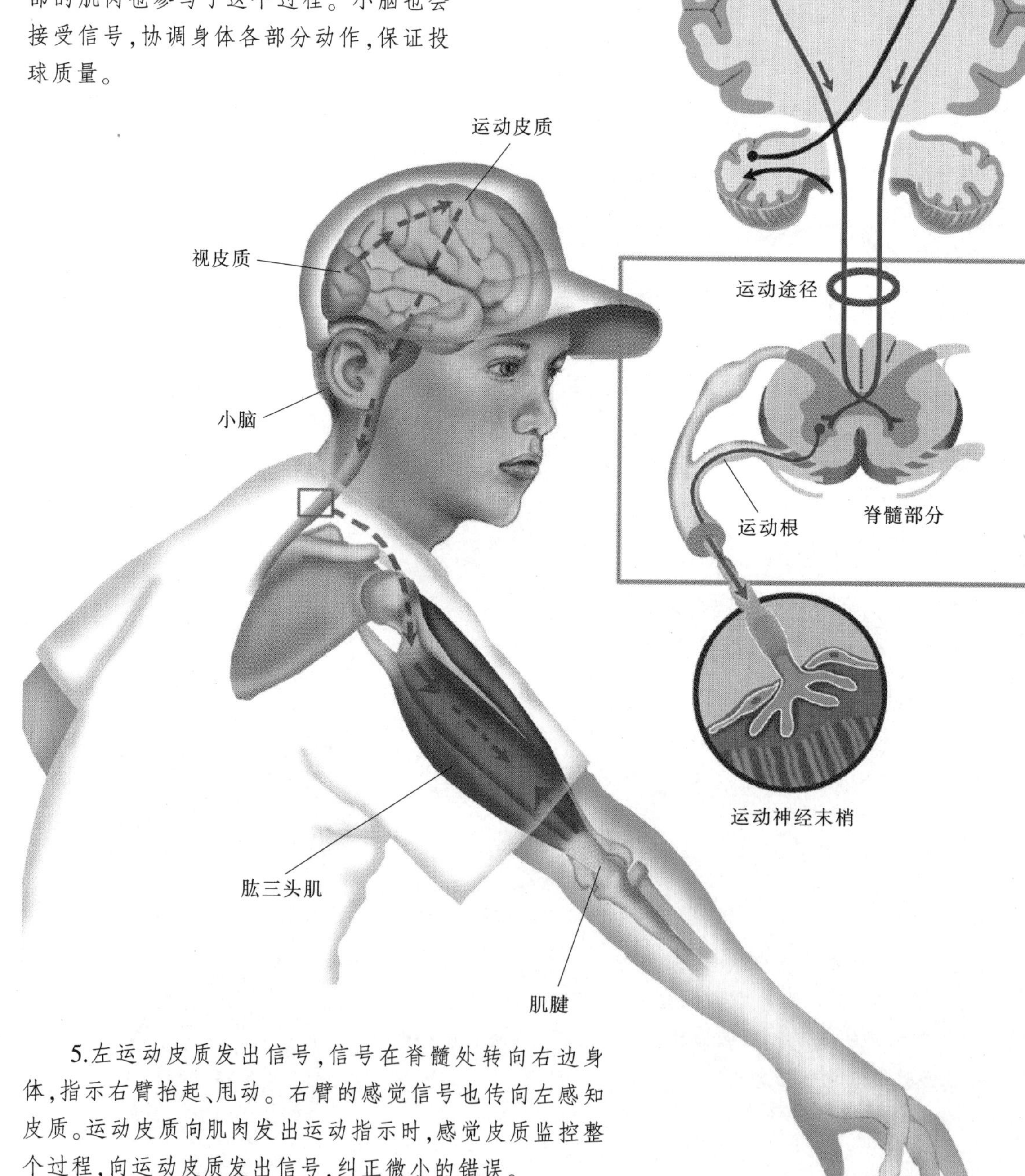

5.左运动皮质发出信号，信号在脊髓处转向右边身体，指示右臂抬起、甩动。右臂的感觉信号也传向左感知皮质。运动皮质向肌肉发出运动指示时，感觉皮质监控整个过程，向运动皮质发出信号，纠正微小的错误。

我们的生命功能和自主神经系统

我们身体的生命功能由自主神经系统控制，它源于大脑中心的下丘脑。自主神经系统通过神经冲动，向全身各处发出命令，控制各种功能，并且接收从身体各处向大脑发出的神经冲动，了解信息。自主神经系统分成交感神经和副交感神经。它们共同作用，维持身体基本生命功能。

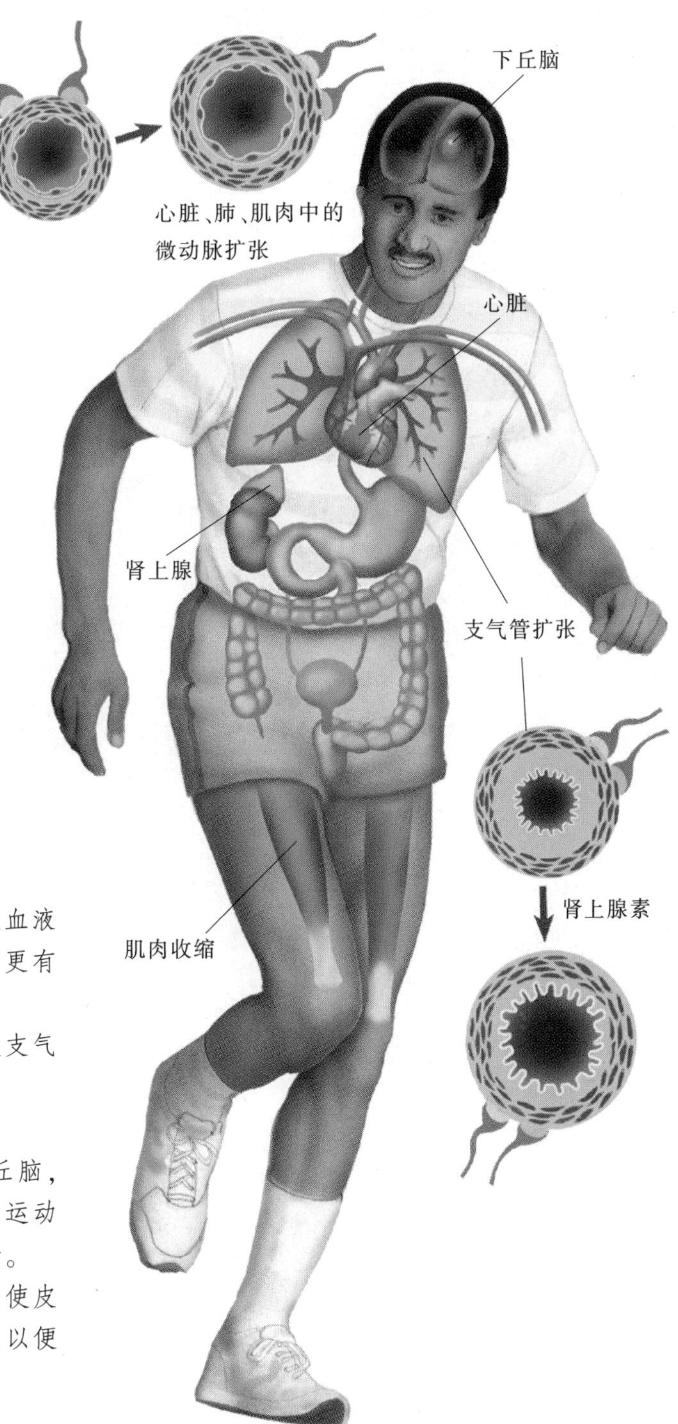

交感神经

交感神经将信号传送至身体各处，使其准备好做某个动作——“战或逃”反应。

血压及心率

运动时，心脏、肌肉中的微动脉扩张，血流量大增。

下丘脑指示交感神经减少流向皮肤、胃肠的血液，让更多的血液流向心、肺和肌肉。

支配肾上腺的交感神经刺激其分泌更多的肾上腺素。

交感神经传递至心脏的信息以及血液中的肾上腺素会促使心脏跳动更快、更有力。副交感神经同时也进行调控。

交感神经和血液中的肾上腺素使支气管扩张，肺因而可交换更多的气体。

控制体温

人体体温控制中枢也存在于下丘脑，它将我们的体温控制在正常范围内。运动时，肌肉收缩产生热量，会使体温上升。

体温上升时，下丘脑会发出信号，使皮肤增加排汗，且增加流向皮肤的血液，以便加快身体散热。

副交感神经

运动后,副交感神经向身体发出信号使其平息下来,以此平衡交感神经给身体带来的影响。

副交感神经向窦房结——心脏的起搏器——发出信号,让其减缓心率。我们再次运动时,副交感神经信号消失,而交感神经及肾上腺素信号又会使心脏跳动的速度和力度增加。

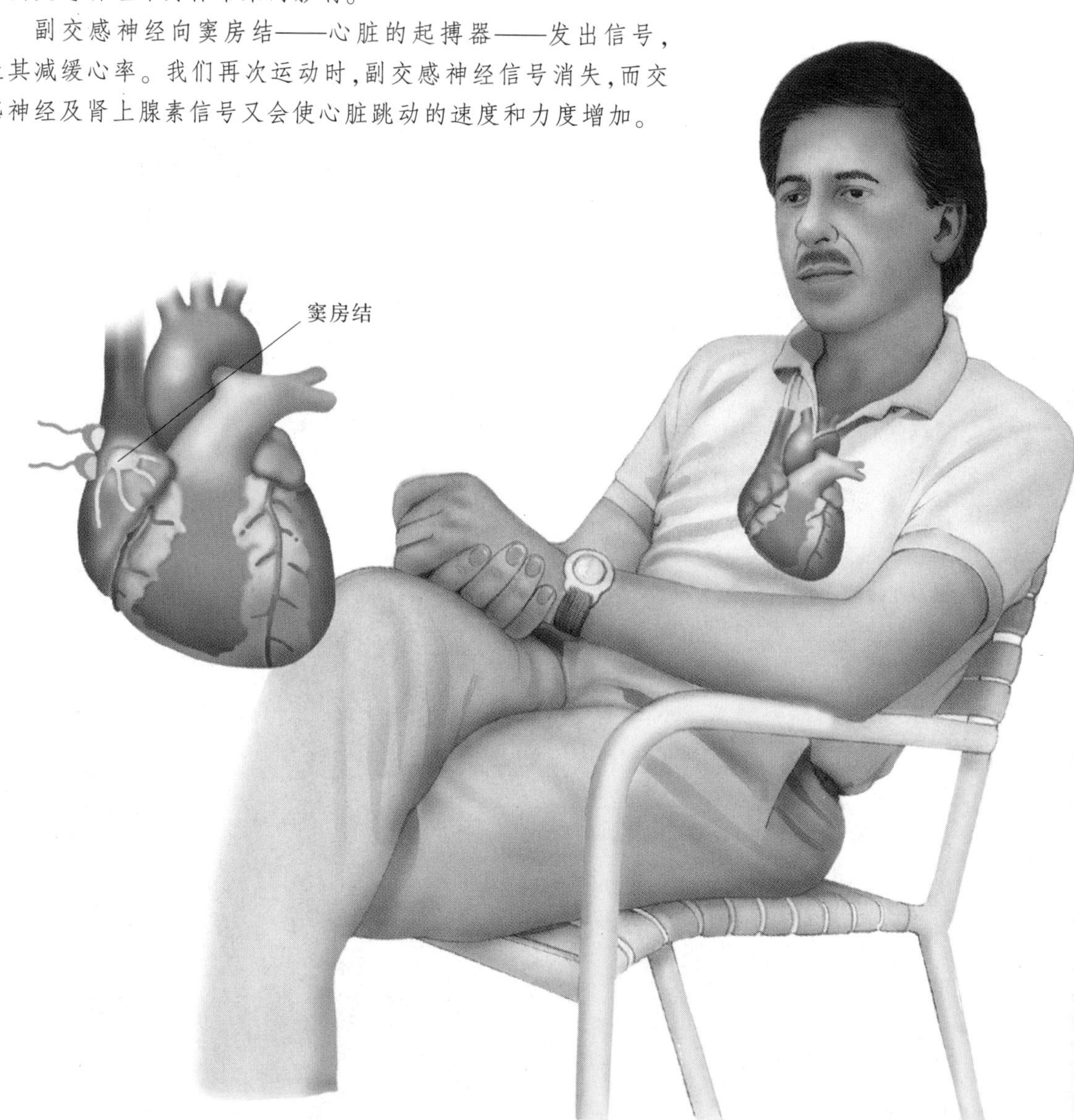

其他生命功能

副交感神经还会促使胃壁、肠壁肌肉的收缩,而交感神经则会抑制这种收缩。

交感神经和副交感神经共同:

·刺激膀胱和肠壁肌肉,促进排尿、排便

·在性兴奋时,使阴茎和阴蒂勃起

·使泪腺分泌眼泪

血液如何循环

流向肺部的静脉血

流向全身各处的动脉血

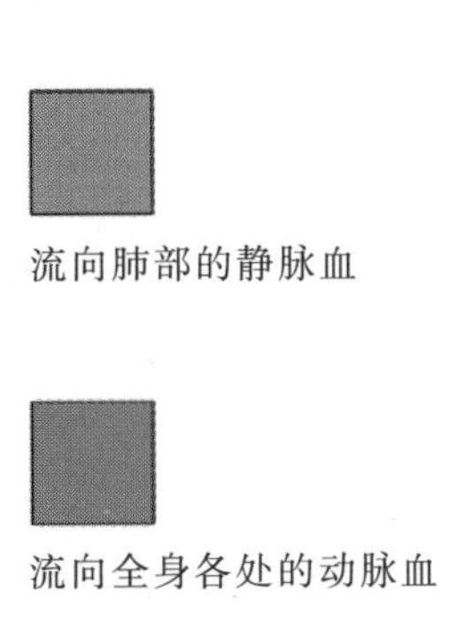

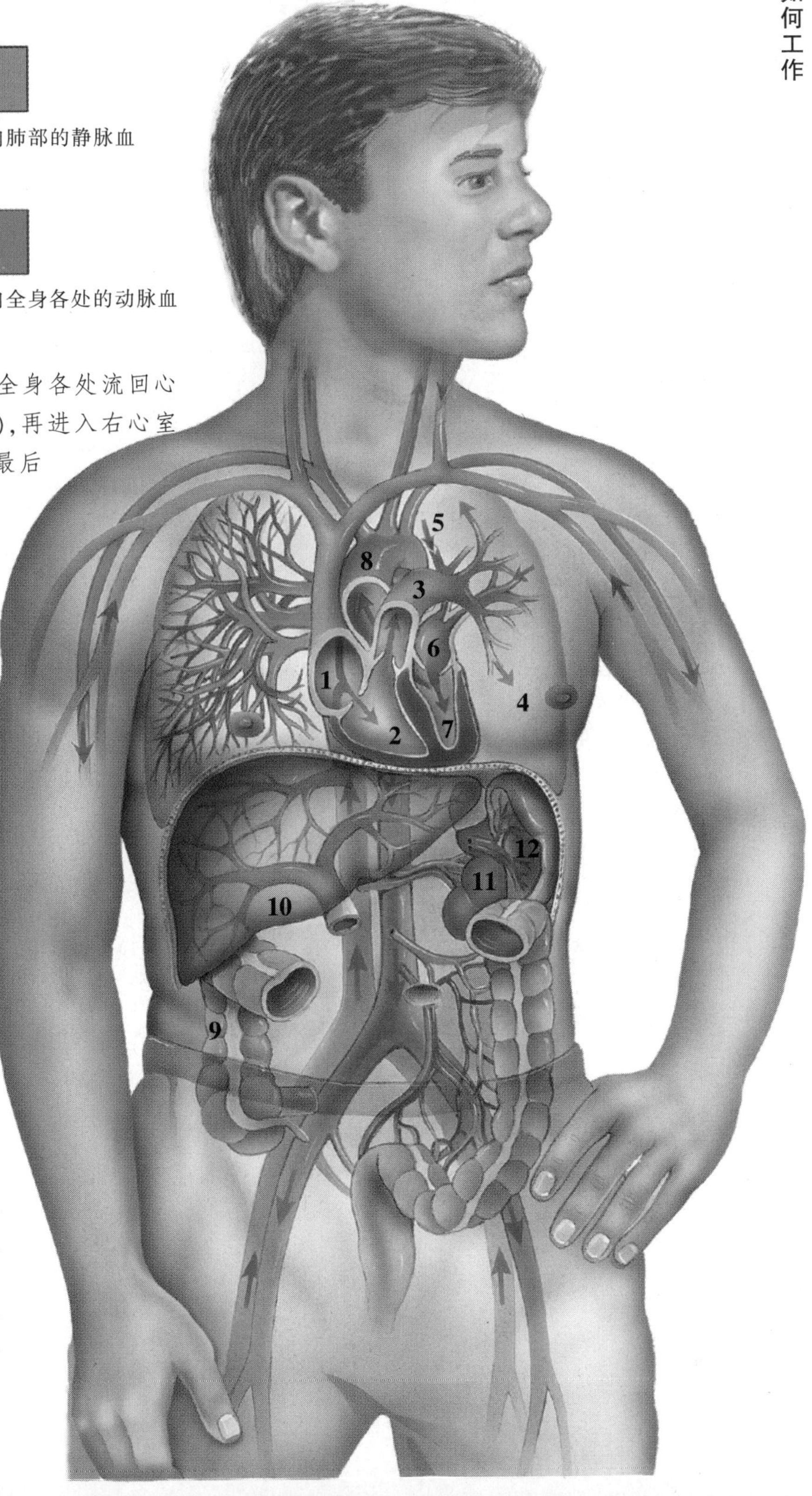

静脉血（紫色）从全身各处流回心脏——先进入右心房(1)，再进入右心室(2)，然后是肺动脉(3)，最后进入肺部(4)。

在肺部，血液中二氧化碳与氧气交换。

动脉血（红色）进入肺静脉（5），之后进入左心房(6) 和左心室(7)，最后通过主动脉(8)送至全身各处。

流经小肠(9)的血液将身体消化吸收的养分和液体吸收。

流经肠部的血液流至肝脏(10)，解除血中毒素，将一些重要的蛋白质(如凝血因子)带入血液中。

血液中过多的液体、酸和矿物质会留在肾脏(11)。

血液中老化衰弱的血细胞在脾脏(12)中留下，分解。

如何造血

我们的血液中包含血浆和血细胞。体内血液的含量由肾脏控制。血浆中大部分蛋白质由肝脏合成。红细胞是血液中最多的细胞,占血细胞的一半左右。

血细胞在某些骨髓(包括胸骨、骨盆、肋骨、脊椎骨、股骨和胫骨)中产生、成熟。血细胞成熟后,进入骨髓中的血管,通过血循环在身体各处流通。淋巴细胞进入淋巴结、胸腺、脾脏,进一步发育成熟,然后重新回到血液中。

所有成熟的血细胞均源自干细胞这种原始细胞。主干细胞(又称多能造血干细胞)可以产生制造白细胞的淋巴干细胞,还能产生制造红细胞及其他白细胞(包括能制造血小板的巨核细胞)的骨髓干细胞。此外,它还可以复制更多主干细胞(见虚线)。

在干细胞和完全成熟细胞之间有未成熟细胞(在此未列出)。

血细胞的生长和成熟是由生长因子激发,有些生长因子在骨髓中产生,另一些则在其他器官中产生,然后随着血液流入骨髓。生长因子可以像药物那样,刺激不同血细胞的生成。我们还可以在骨髓移植中植入干细胞。

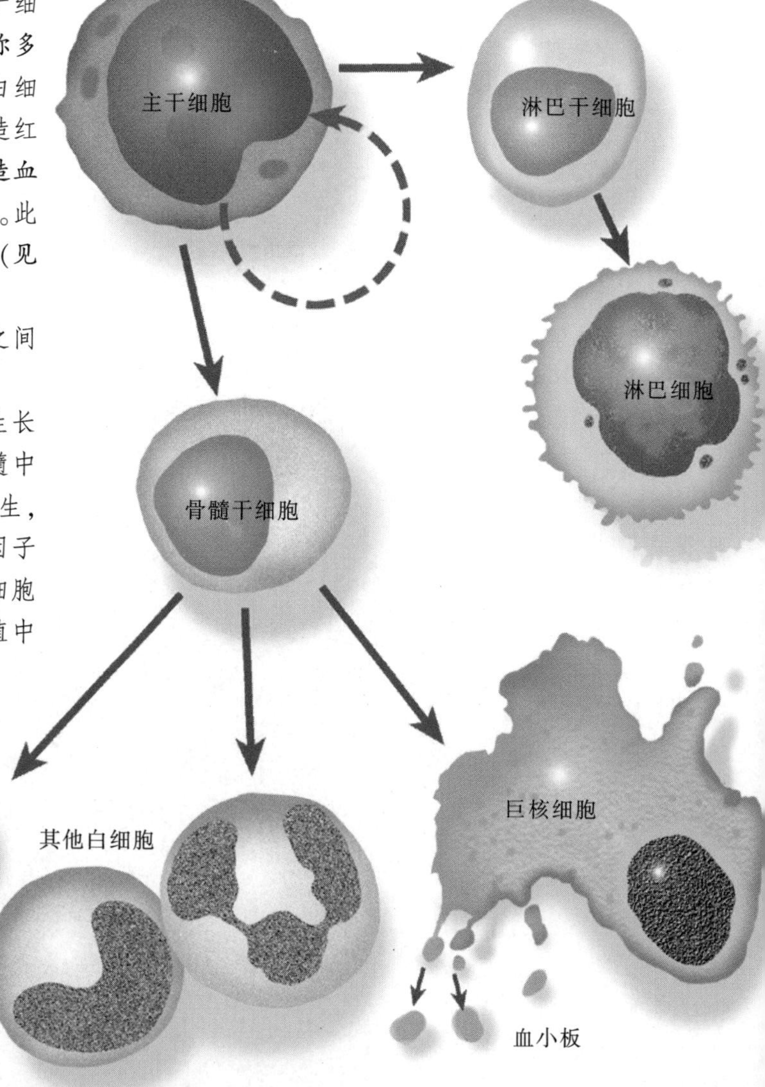

我们如何呼吸

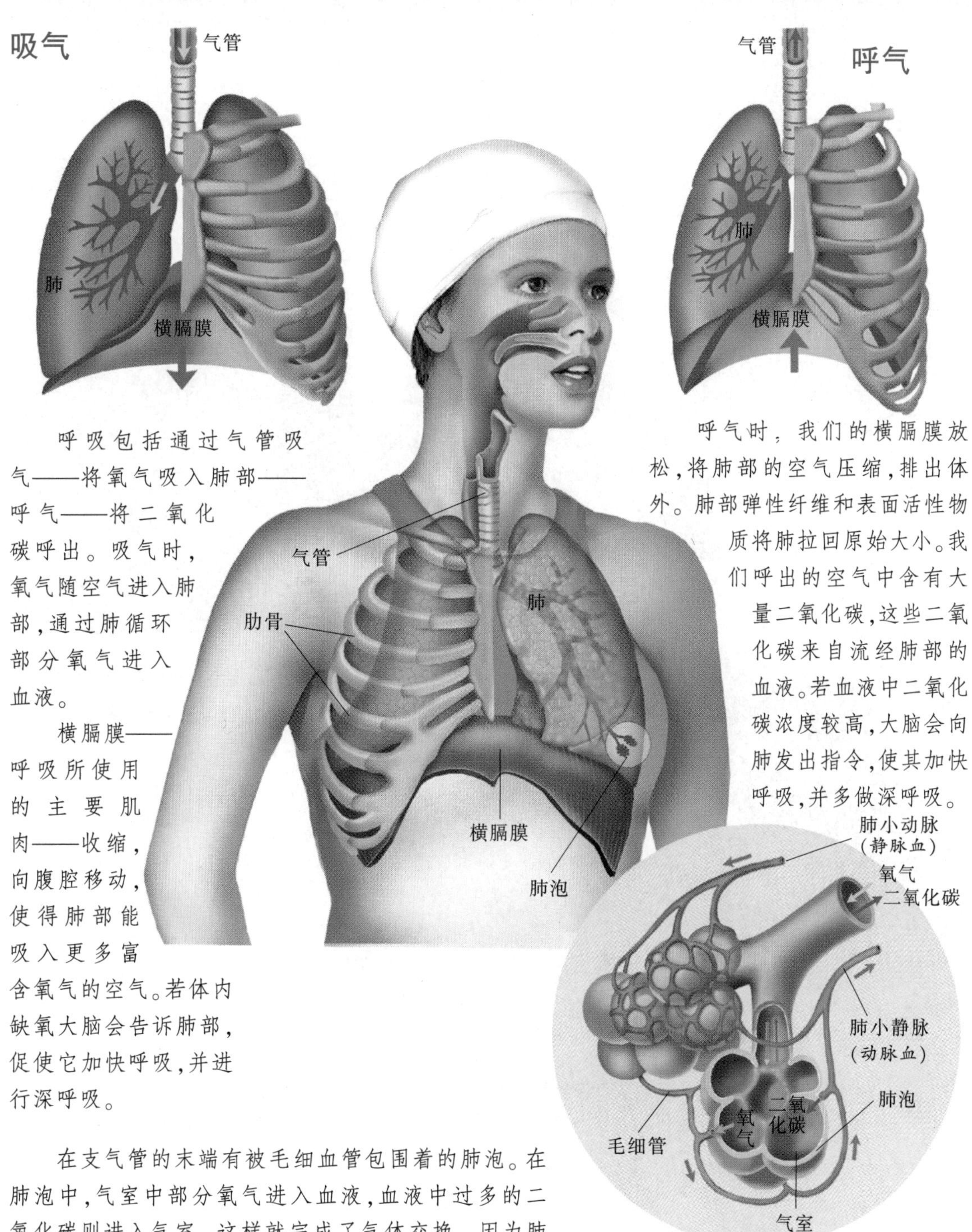

呼吸包括通过气管吸气——将氧气吸入肺部——呼气——将二氧化碳呼出。吸气时，氧气随空气进入肺部，通过肺循环部分氧气进入血液。

横膈膜——呼吸所使用的主要肌肉——收缩，向腹腔移动，使得肺部能吸入更多富含氧气的空气。若体内缺氧大脑会告诉肺部，促使它加快呼吸，并进行深呼吸。

呼气时，我们的横膈膜放松，将肺部的空气压缩，排出体外。肺部弹性纤维和表面活性物质将肺拉回原始大小。我们呼出的空气中含有大量二氧化碳，这些二氧化碳来自流经肺部的血液。若血液中二氧化碳浓度较高，大脑会向肺发出指令，使其加快呼吸，并多做深呼吸。

在支气管的末端有被毛细血管包围着的肺泡。在肺泡中，气室中部分氧气进入血液，血液中过多的二氧化碳则进入气室，这样就完成了气体交换。因为肺泡和毛细血管壁都很薄，因此氧气和二氧化碳分子都能自由出入。气体交换后，富含氧气的动脉血通过肺小静脉回流到心脏左心房和左心室。

激素如何工作

1.男孩手臂受伤,医生正在给他做治疗。棉球上的消毒水让伤口感到刺痛,男孩的大脑感觉到压力,使下丘脑增加促肾上腺皮质激素释放激素(CRH) 的分泌。

2.CRH从下丘脑通过门静脉流到脑垂体。

3.受到CRH的刺激,脑垂体增加促肾上腺皮质激素(ACTH)的分泌,该激素进入血液,流至肾上腺。

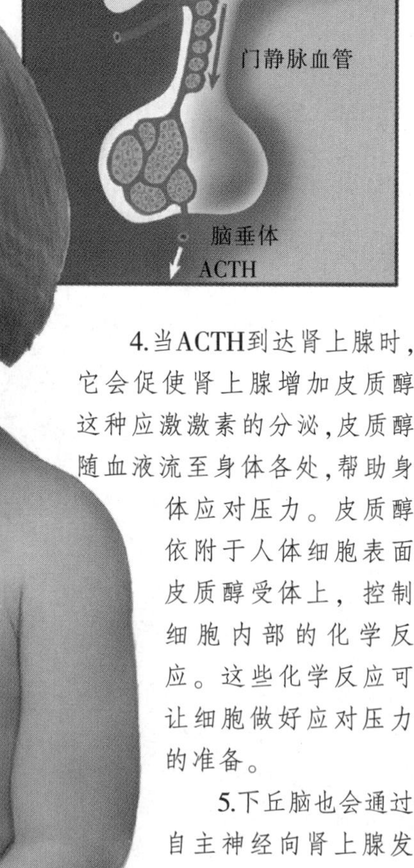

4.当ACTH到达肾上腺时,它会促使肾上腺增加皮质醇这种应激激素的分泌,皮质醇随血液流至身体各处,帮助身体应对压力。皮质醇依附于人体细胞表面皮质醇受体上，控制细胞内部的化学反应。这些化学反应可让细胞做好应对压力的准备。

5.下丘脑也会通过自主神经向肾上腺发出信号，使其分泌肾上腺素及去甲肾上腺素。这些激素随着血液在人体内流通,使心率加快,血压上升。

我们如何消化食物

1.若血液中血糖水平或脂肪细胞中的脂肪含量降低，大脑中食欲中枢会收到饥饿信号。

2.消化过程从口腔开始，消化过程是指将食物分解成无数身体能吸收的分子的过程。我们的牙齿将食物嚼成碎片，唾液中的酶将之分解成更小的碎片。

3.我们咽下食物，食物通过食管进入胃部。

4.在胃部，胃酸帮助进一步消化食物。

5.食物进入小肠后，胰腺及小肠分泌的酶将食物进一步分解，变成葡萄糖、脂肪和蛋白质分子。它们通过小肠壁被人体吸收。

6.消化道中的食物从胃到大肠，需要5~6小时的时间。大肠主要吸收水分和电解质。

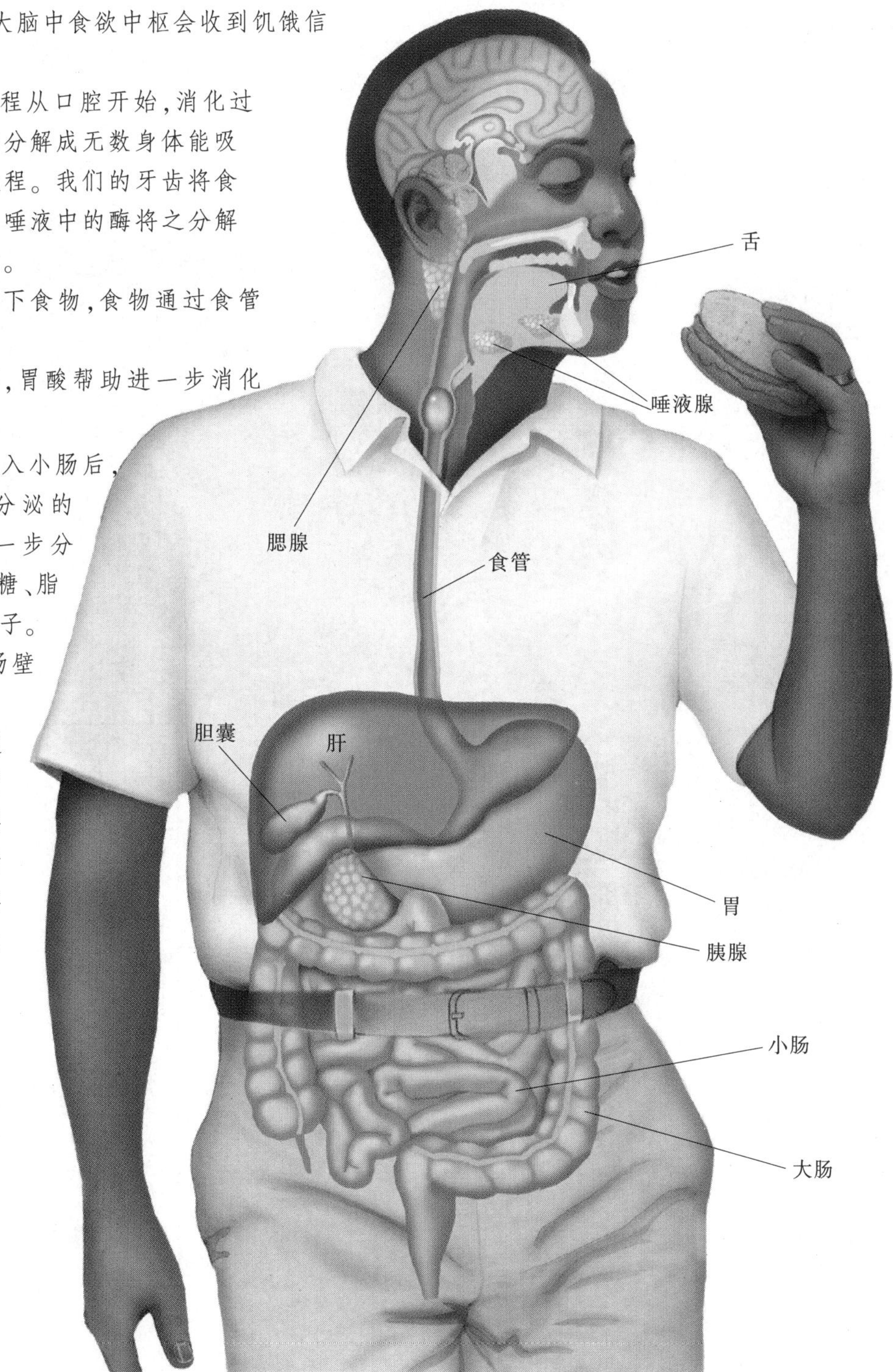

消化过程

1.胃壁由外层、三层肌肉（**让胃蠕动分解食物，将分解的食物与胃分泌物混合**）以及分泌消化酶的内膜组成。

2.胃黏膜由许多小凹槽构成。小凹槽里的细胞分泌胃酸和消化酶。胃黏膜上覆有一层黏液，防止胃液腐蚀胃本身。

3.在胃部，食物转化成乳白色液体食糜，然后进入小肠。

4.肝脏分泌胆汁，储存在胆囊里，最后流入小肠，与胰腺分泌的脂肪酶一起消化脂肪。胰腺还分泌胰岛素和胰高血糖素这两种激素，它们会影响血液中的血糖水平。

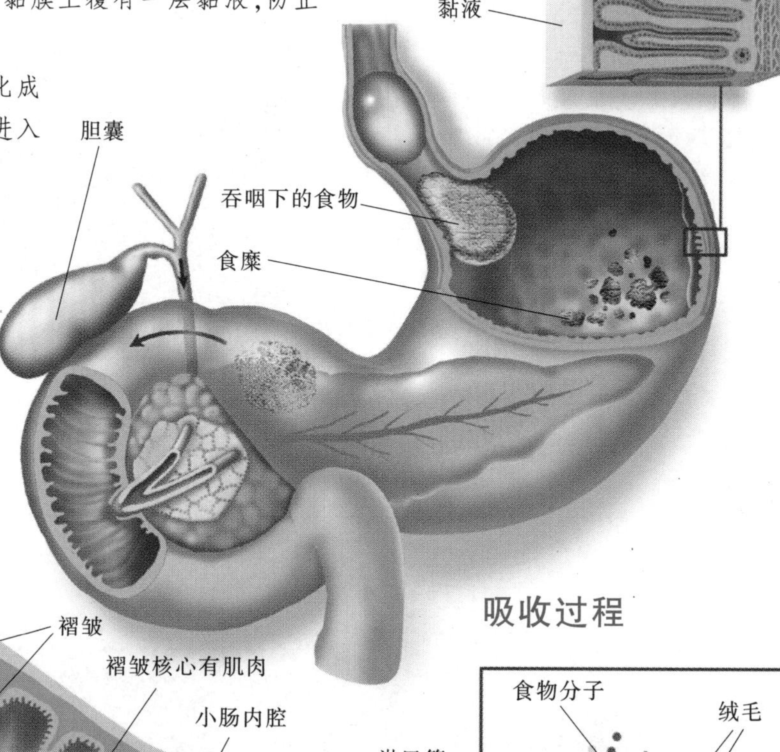

褶皱
褶皱核心有肌肉
小肠内腔

吸收过程

食物分子
绒毛
淋巴管
毛细管（血管）

5.小肠壁的结构适于吸收营养物质。其内壁由成千上万个褶皱（**环状襞**）组成。每个褶皱都覆有指状突起（**绒毛**），这可增加小肠内壁表面积，更利于吸收营养。此外，每根绒毛上，在细胞游离面覆有更小的指状突起（**微绒毛**）。微绒毛将营养物质吸住，让细胞吸收。

6.在绒毛内部有淋巴管和毛细血管网。蛋白质、葡萄糖、脂肪分子进入这些血管，随血液在体内流动。

如何排出体内废弃物，保持体液平衡

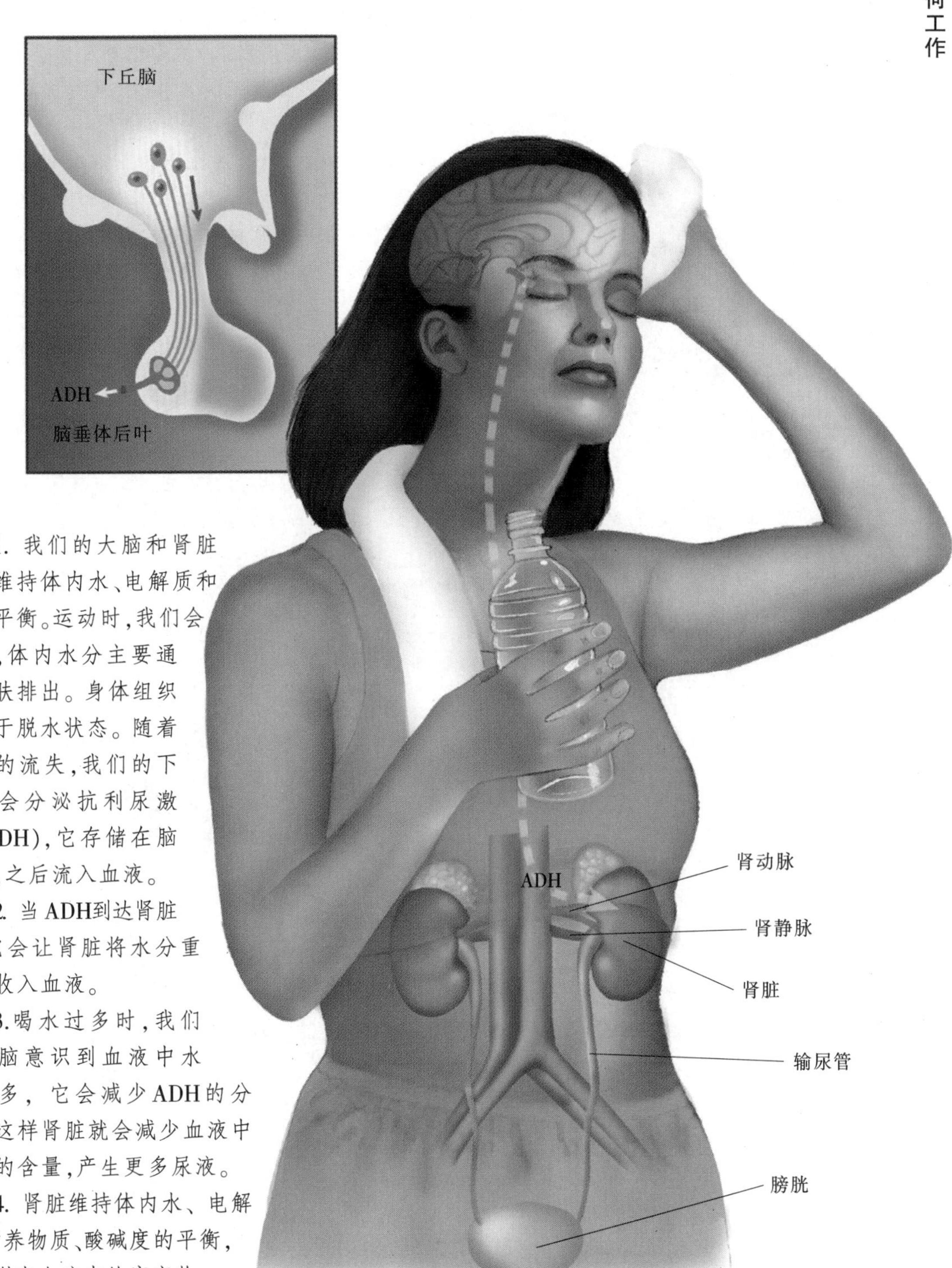

1. 我们的大脑和肾脏一起维持体内水、电解质和酸碱平衡。运动时，我们会出汗，体内水分主要通过皮肤排出。身体组织会处于脱水状态。随着体液的流失，我们的下丘脑会分泌抗利尿激素(ADH)，它存储在脑垂体，之后流入血液。

2. 当ADH到达肾脏时，它会让肾脏将水分重新吸收入血液。

3. 喝水过多时，我们的大脑意识到血液中水分过多，它会减少ADH的分泌，这样肾脏就会减少血液中水分的含量，产生更多尿液。

4. 肾脏维持体内水、电解质、营养物质、酸碱度的平衡，还代谢出血液中的废弃物。

肾脏如何工作

肾脏的作用是维持体内一定量的水、矿物质、营养物质以及酸碱平衡,排出尿素(**蛋白质代谢产物**)等体内垃圾。我们的肾脏从血液中将上述物质过滤出来,然后根据身体需要,使其反流至血液中,多余部分则随尿液排出体外,通过这种方法维持体液平衡。

肾单位
小动脉和小静脉
肾动脉
肾静脉
输尿管

肾脏通过上百万个肾小球过滤血液。血液中的压力迫使液体通过肾小球中微小毛细血管进入肾单位,形成原尿。肾单位中的原尿再进入集合小管,将之送至肾脏中心。尿液从那里通过输尿管进入膀胱。

组成肾单位的细胞含有一种蛋白质,这种蛋白质可将矿物质、酸质、营养物质从肾小管吸出,送至肾小管周围的毛细血管。这样矿物质、酸质、营养物质就能重新回到血液中,随血液循环到达身体各处了。以上回到血液中物质的量恰好为身体所需要的量,因此可保持身体内环境平衡。

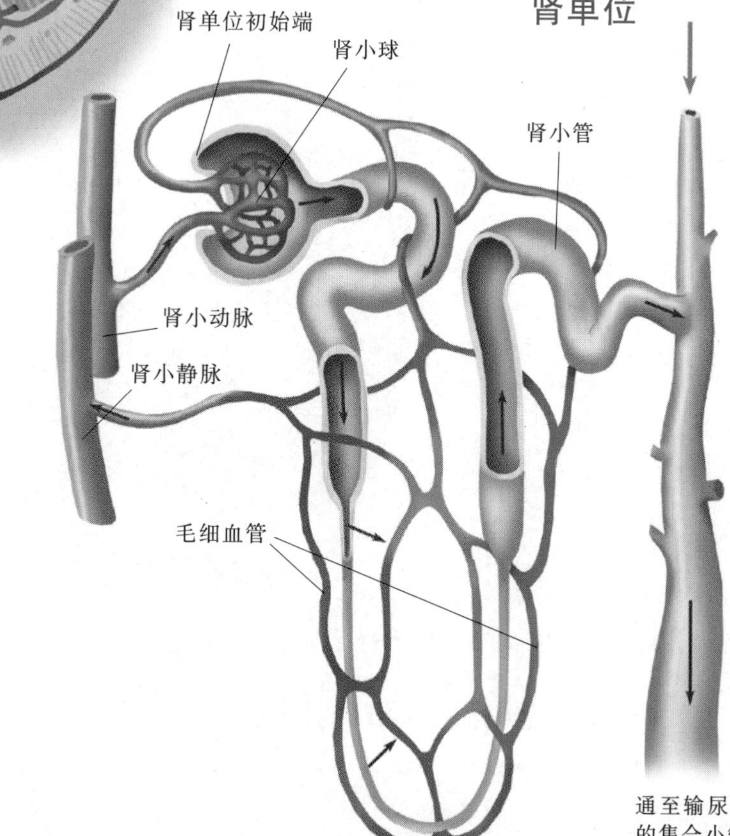

比如,我们的体内缺乏水分,这时下丘脑就会分泌抗利尿激素,让肾小管释放更多水分,因而就有更多水分回到血液中。

肾脏分泌肾素和红细胞生成素两种激素。当肾脏感觉血压或钠含量过低时,肾素就会使血压升高。红细胞生成素则刺激红细胞的生成。

我们如何繁衍后代

1.脑垂体分泌激素,进入血液,促使睾丸生成精子。睾丸分泌的睾酮促使精子成熟。

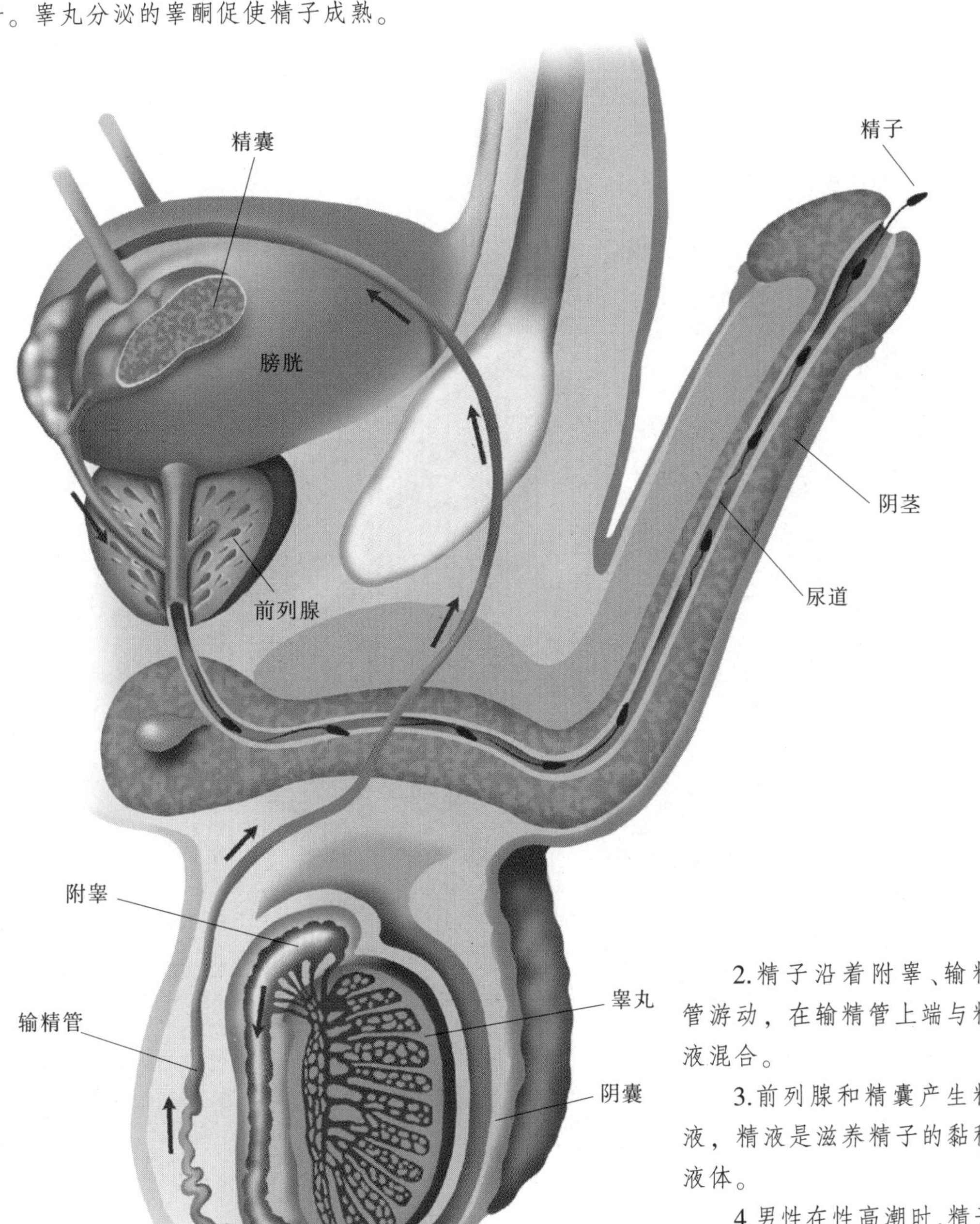

2.精子沿着附睾、输精管游动,在输精管上端与精液混合。

3.前列腺和精囊产生精液,精液是滋养精子的黏稠液体。

4.男性在性高潮时,精子从射精管射入阴茎内的尿道,然后射出体外。

7.受精卵通过多次分裂形成一团细胞。细胞团进入子宫,在子宫内膜着床。

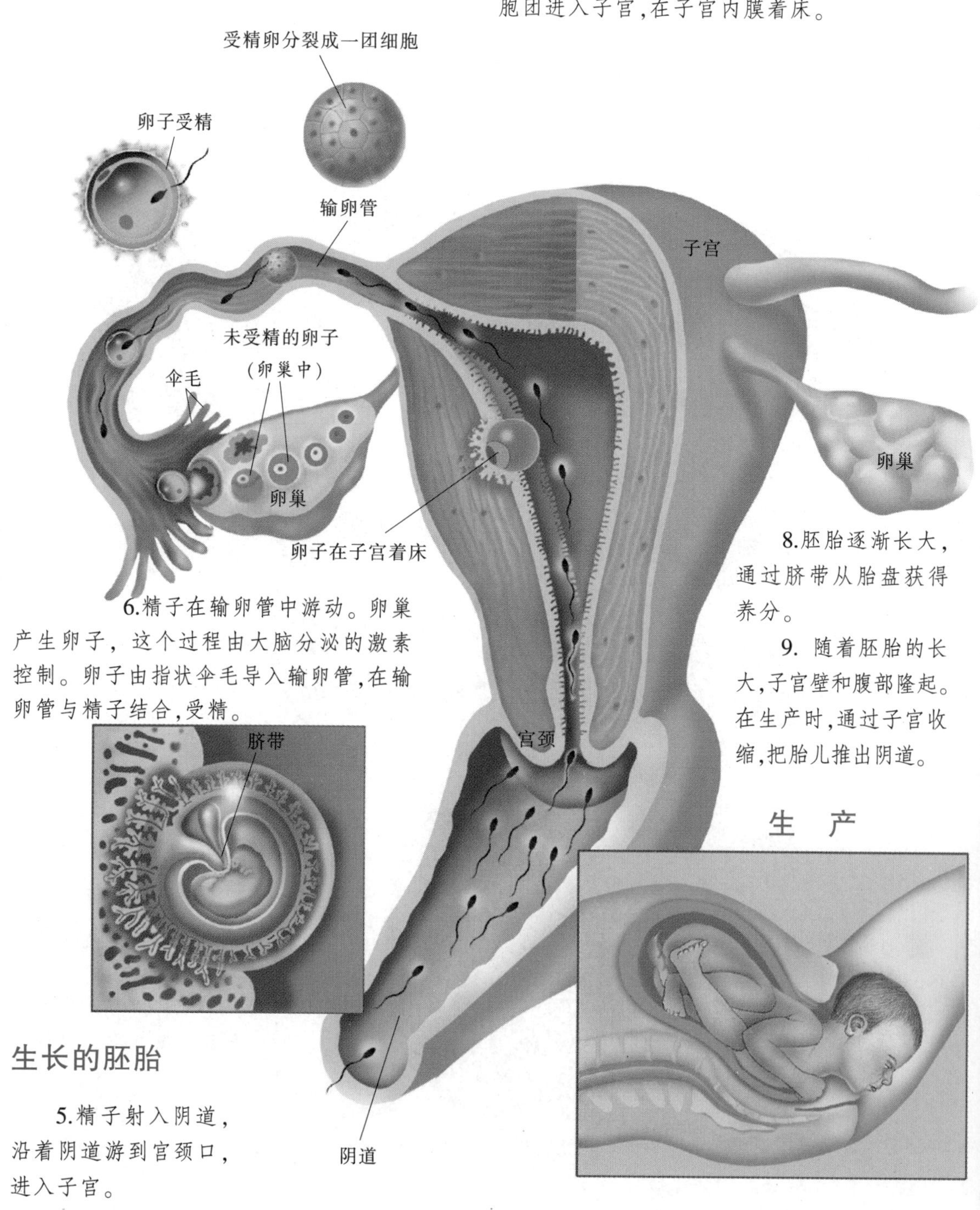

6.精子在输卵管中游动。卵巢产生卵子，这个过程由大脑分泌的激素控制。卵子由指状伞毛导入输卵管,在输卵管与精子结合,受精。

8.胚胎逐渐长大,通过脐带从胎盘获得养分。

9. 随着胚胎的长大,子宫壁和腹部隆起。在生产时,通过子宫收缩,把胎儿推出阴道。

生　产

生长的胚胎

5.精子射入阴道,沿着阴道游到宫颈口,进入子宫。

我们如何对抗细菌感染

1.引发咽喉炎的细菌穿过上皮细胞间的空隙侵袭我们的组织。

2.细菌表面有叫作抗原的结构。被称为B细胞的白细胞,存在于被感染的组织内。B细胞表面有叫作受体的结构,它们和细菌抗原就像锁和钥匙一样,因此可紧紧套住抗原。

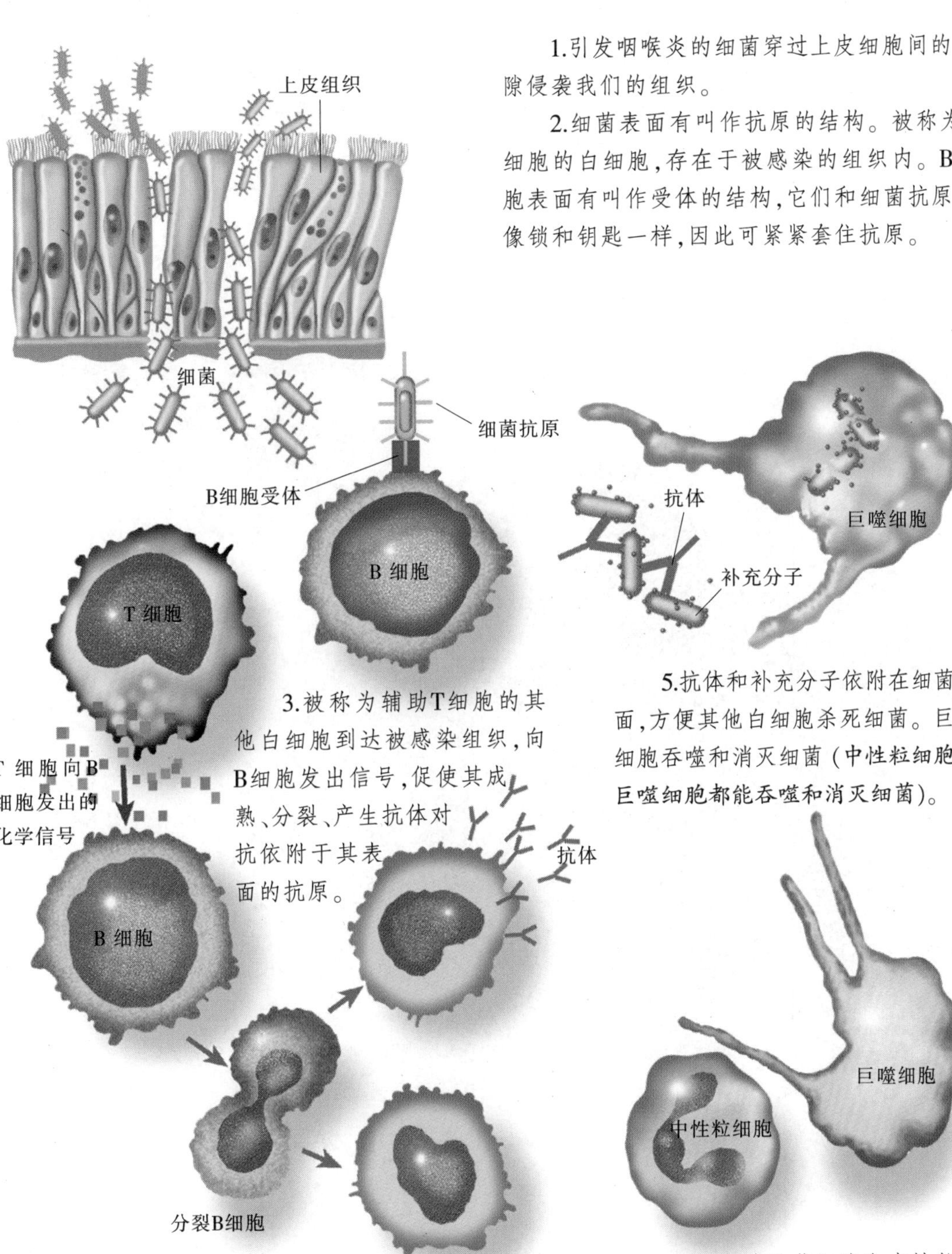

3.被称为辅助T细胞的其他白细胞到达被感染组织,向B细胞发出信号,促使其成熟、分裂、产生抗体对抗依附于其表面的抗原。

4. 这时巨噬细胞和中性粒细胞也到达受感染组织。

5.抗体和补充分子依附在细菌表面,方便其他白细胞杀死细菌。巨噬细胞吞噬和消灭细菌(中性粒细胞和巨噬细胞都能吞噬和消灭细菌)。

我们如何对抗病毒感染

1.病毒由内部的核酸和蛋白质外壳构成。病毒离开宿主细胞就不能存活和繁殖。B细胞产生的抗体可以攻击暂时存在于血液中的病毒(**就像B细胞对付细菌那样**)。有些病毒可逃过抗体的捕杀,进入人体细胞。“杀手”T细胞会攻击受感染细胞。在受感染的细胞上,病毒将其外表面分子插在人体细胞外表面的突起上(**就如同钥匙插入锁孔一样**),这样病毒就可依附于人体细胞上了。

2.依附到细胞上后,病毒被吸入人体细胞。

3.病毒进入细胞,就会释放表面的蛋白。一些蛋白碎片游到细胞表面。病毒的核酸仍留存在细胞内部,转入休眠状态或开始复制。

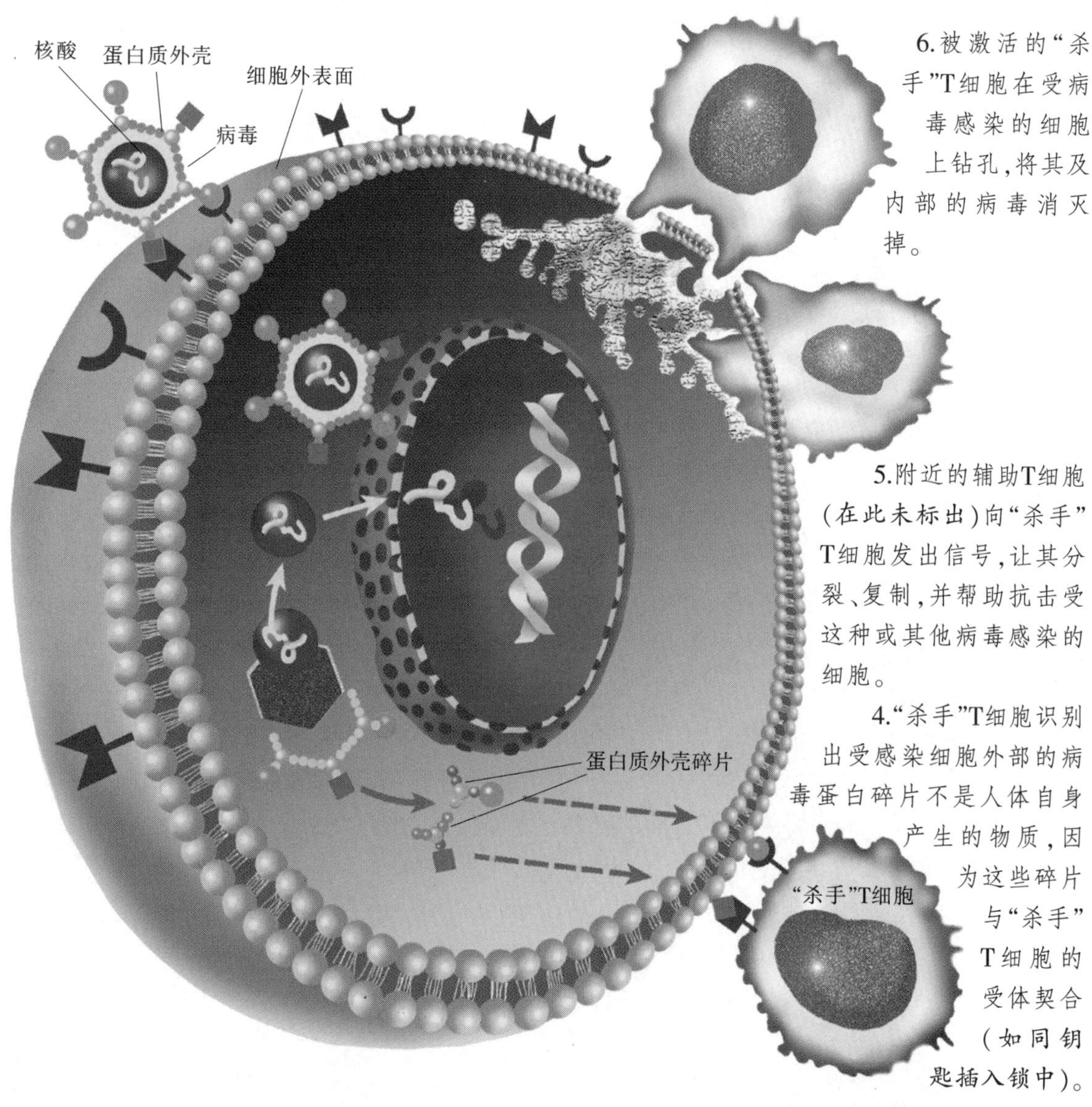

4.“杀手”T细胞识别出受感染细胞外部的病毒蛋白碎片不是人体自身产生的物质,因为这些碎片与“杀手”T细胞的受体契合(**如同钥匙插入锁中**)。

5.附近的辅助T细胞(**在此未标出**)向“杀手”T细胞发出信号,让其分裂、复制,并帮助抗击受这种或其他病毒感染的细胞。

6.被激活的“杀手”T细胞在受病毒感染的细胞上钻孔,将其及内部的病毒消灭掉。

伤口如何愈合

1.我们的身体如何使手指的伤口愈合?受伤血管破损的地方会因为血小板的凝血作用而被堵上,以防止失血过多。血液中的蛋白形成血块,白细胞从受伤的血管游出,进入受伤组织。白细胞将伤口中的污垢、死亡的细胞、病毒等异体物质吞噬或移走。

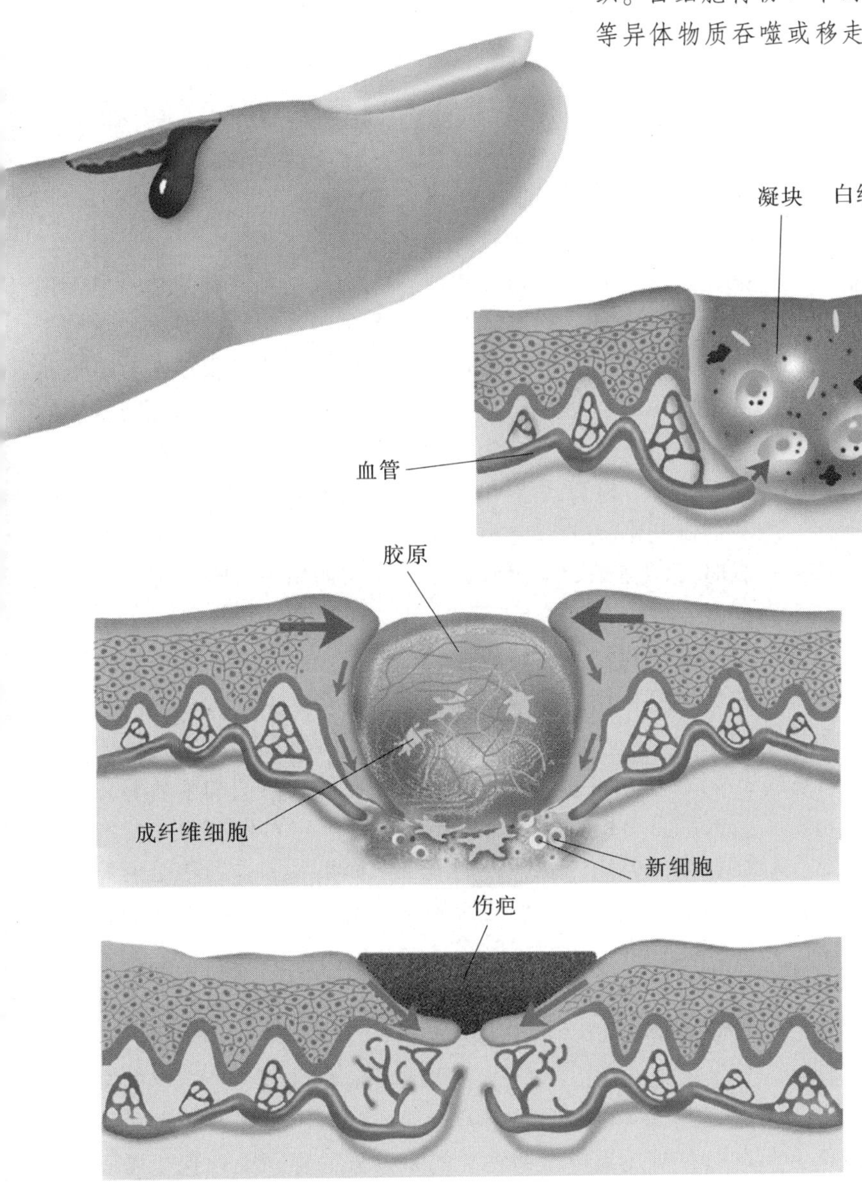

2.24小时内,伤口边缘顶层皮肤细胞开始复制并移往伤口。

同时,成纤维细胞进入伤口,在伤口内放置胶原。胶原是一种纤维,它能增强新生皮肤的弹性。

3.伤疤是胶原及血块的混合体,位于伤口顶端,在皮肤愈合过程中可暂时保护新生细胞。

疾病诊断

我们和医生

我们要和医生建立最佳的合作关系，当出现任何令自己不安的症状或者遵循医嘱出现困难时，都要明确告知医生。若觉得不好意思与医生谈论那些让人尴尬或敏感的健康话题，请记住，医生其实已习惯和自己的患者讨论这些私密的问题。任何能帮助医生保护我们的健康或治疗如大小便失禁或性问题等的信息，都需在看病时向医生说明。

若出现新的症状，医生会为我们做一系列检查，诊断到底是什么疾病或原因引发了目前的症状。

一般在诊断开始时，医生要给我们做体检，他们常常在我们开口前就已开始进行检查。医生会将他们在第一眼见我们时观察到的症状记录下来。有些疾病会让身体出现一些典型的症状，且一眼就能看出来。

比如，眼睛突出说明可能患有甲亢，两颊凹陷、身体瘦弱说明可能患有癌症等重病，面无表情表示可能患有帕金森综合征，而冷漠的态度则表示可能患有抑郁症。

医生在做诊断时，会问我们一些问题，经常要给我们做一些身体检查，有时也会让我们做些化验。在实施每个步骤时，医生都在试着回答这个问题——患者到底怎么了？

基于我们对他们所提问题的回答，医生会根据逻辑顺序问下一个问题。从看到我们表现出的症状开始，医生大脑里就已列出一系列与症状相关的病因。我们的回答可帮他们选出可能的病因，剔除不可能的病因。

医生检查和询问的目的就是排除不可能的病因，找到最可能的病因。通常，医生需要给我们做一些身体检查，有时还需要做些相关的化验（基于我们对自己病史的描述），医生才能确诊。

病　史

令人惊讶的是，尽管现在做各种技术成熟的化验十分方便，但很多医生仍把我们的病史看成是诊断疾病的重要依据。当然，医生还会问我们与所看病症相关的信息。不过，他们可能还会问我们的病史、所做过的化验、接受过的治疗等。

医生还可能会问我们一些有关工作、家庭生活、亲戚朋友状况等的问题。我们的身份和我们的生活都会影响我们应对疾病的方式。比如，如果我们受的伤对别人来说很小，但是受伤的部分对我们的工作十分重要，那我们就会十分关注。生活中承受的压力也会影响我们的健康，而从家人、社会获得支持的多少对我们应对慢性疾病来说也十分重要。因此，医生需要了解我们及我们的生活。

医生提出的问题看起来

可能是一些无关紧要的私人问题，比如是否服用违禁药物?是否饮酒,饮多少?是否采用过任何替代疗法?是否进行过不安全性行为?所有这些其实都会影响我们的健康。

比如，即使我们多年前就已戒除违禁药物，但服用期间，我们可能接触过艾滋病等疾病，而这种病毒可能在我们体内潜伏，一段时间之后才引发健康问题。

因为某些种群或世界某地方的人群容易(或不容易)患某种疾病，所以医生要问我们的民族或国籍。比如,黑人容易患镰状细胞性贫血，东南亚人容易患某些癌症。医生会问我们家族中是否有人患过某种疾病，因为有些疾病是家族遗传性疾病。

在询问病史时，医生会让我们描述自己的病症。一定不能隐瞒任何信息，因为任何细节都对正确诊断有帮助。如果医生使用了某些医学术语,我们无法理解,要立即问明白。

症状描述

我们在描述新的症状时,医生会问我们一些问题,以便确定病因。在就诊之前,考虑以下问题(若觉得有用,可以每天做记录)。

■ 症状大约什么时候开始出现(哪一天,具体什么时间)的?

■ 症状开始时,你在做什么?

■ 开始时是否严重?怎么发展变化的?

■ 是突然出现还是慢慢发展,是否在加重?

■ 有没有什么办法可以使症状缓解?

■ 有没有什么会使症状加重?

■有没有试过什么治疗方法（如服用非处方药或医药箱里的药或采用过家庭治疗方法)?有没有效果?

■ 除了主要症状外,还有什么其他与主要症状相关的症状，会随着主要症状的变化而变化吗?

■ 家中或单位里有没有人出现同样的症状?

■ 以前有没有治疗过同样或类似的症状?

■ 这个症状如何影响我们的家庭生活、工作、经济情况及情绪的?

体　检

询问完病史，医生一般

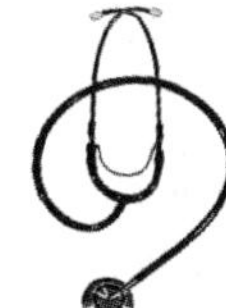

医疗器具：当我们就诊时

在做检查时,医生可能会使用一些医疗器具。最常见的是:

听诊器　这种器械可放大声音,主要用于听心脏、动脉、肺、腹部器官发出的声音。有时,医生会让我们发出一些声音(比如“啊”“一”等),这样他们就能听清肺部发出的声音了。

眼底镜　该器械可让医生看清我们眼睛内部的情况,从最外面的角膜,到晶状体,最终到视网膜。

耳镜　该器械可让医生看清我们耳朵、鼻子、口腔内部的情况。它可能包括向耳道鼓风的装置,这样医生就能看清我们鼓膜的运动了。

压舌器　医生用压舌器压住我们的舌头，方便观察喉咙的情况。有时为了更容易观察,医生会让我们发出“啊——”的声音。

反射锤　医生用这种橡胶锤检查我们的条件反射情况。该设备常用于检查膝盖、脚踝、前臂的反射情况。

阴道窥器　医生将这种金属或塑料装置放在阴道内,检查阴道壁和宫颈的情况。它还能帮助医生做涂片检查和细菌培养。

音叉　受撞击时,这种金属叉会振动。医生用它检查我们的听力及我们感知声音振动的能力。

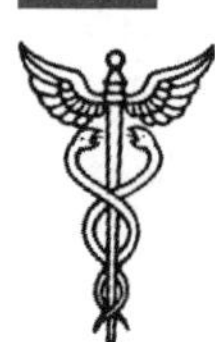

身体检查:泰勒医生的建议

问:我一直不明白医生在给我做身体检查时,为什么要敲打我身体的各个部位?

答:这种直接、低技术含量的诊断方法叫作叩诊。这在身体检查时十分有用。叩诊时,医生将手指放在我们身体的某个部位,用另一只手轻叩,然后听回声。医生从回声中能了解很多有关被检查部分的信息。比如,健康的肺中充满空气,因此声音是清晰的声音。若某部分肺里充满液体,那么声音则很低沉,这一般是由肺炎引发的。

问:医生为什么要推按我们的腹部?

答:他们是为了检查内脏是否肿大,尤其是肝脏、脾脏和肾脏。同时还可检查腹部是否有异常肿块,这可能表示有囊肿或癌症。此外,医生还可检查大血管是否有异常,他们称之为搏动异常。若有些地方有触痛感,这也表明被检查者有问题。

威廉·C.泰勒(博士)
哈佛医学院贝斯伊萨莉尔执事医学中心

会给我们做体检。这可能是一个完整的检查,比如第一次见某医生或做常规检查时,就要接受完整的检查。一般情况下,医生只做与病症相关的体检。

有时医生给我们做的检查似乎与我们的病症无关。这是因为身体某部分出现的症状,可能是因另一部分有问题而引起的。比如,我们呼吸困难,医生可能不仅检查我们的肺部,还会检查脚部。因为呼吸困难可能是心脏功能衰竭引起的,而心脏衰竭会引发腿部和脚部充血。

有时候,做直肠检查等检查会不太舒服。放松身体,放缓并深度呼吸,放松紧张的肌肉,这样可缓解某些不适感。有些体检很痛苦,尤其是因为某个部位很痛,所以医生会按向疼痛的部位,来确定具体方位,因此疼痛在所难免。不过医生在确定疼痛的方位后,一般会尽量将动作放轻。

虽然体检是一种非常亲密的接触,尤其是检查性器官时。但要知道,我们的医生都是接受过特殊训练的专业人士,他们每天都会做很多类似的检查,所以没必要感到不好意思。

体检后

体检结束,穿上衣服后,医生一般会让我们重新坐下,再向我们说明发现的情况并会向我们解释他们在检查中发现的问题,给我们建议,告诉我们下一步该做什么。若需要进一步检查,医生会告诉我们检查的项目,谁会为我们做检查,检查结果如何帮我们确诊等。

问清楚多久能拿到检查结果,如何得知检查结果(邮寄还是电话通知)。如果医生已经做出诊断,想和我们讨论选择哪种治疗手段,他们应该向我们详细解释各种治疗手段的具体情况、疗程、效果、副作用以及费用等事项。

全科医生不需要为我们找专科医生,就能帮我们治疗大部分疾病。但是,如果医生建议我们去专科医生处就诊,他们应该向我们解释清楚这么做的原因以及专科医生会做些什么。若医生未建议去专科医生处就诊,但我们觉得有必要,可以和医生商量。

确保医生所说的话我们都能完全理解。若不理解,请

什么时候需就诊?

判断什么时候需就诊有点难度。身体出现感冒等小问题时,没有必要非去医院就诊。但是,我们也不能等到病情很严重时再去医院。本书的症状图可帮读者了解什么时候去医院就诊比较合适。

如果感觉不适,但是又不知道该怎么办,最好的办法就是打电话给医生进行咨询。在大部分医生办公室,都会有专人帮医生接电话,记录信息。有时接电话的是护士或医生的助手,他们都是接受过训练的专业人士,知道出现哪些问题要就诊,可以判断出情况是否紧急。大部分医生都没空接电话,除非是出现紧急情况。有些医生会特地空出时间来接电话,有些则让患者用电子邮件与其联系。我们和医生越熟悉,他们就越容易知道我们什么时候该接受检查。

医生重复一遍或再解释一遍,因为医学术语很容易弄混。比如,不是所有的肿瘤都是致命的,有些只是良性的肿瘤。若医生给的信息让我们不知所措,可以问医生能否另约时间或在电话里做进一步讨论。

若医生所说的内容我们无法全部记住,可以用笔或录音设备记录下来。有些人,尤其是老年人,发现让朋友或家人陪同就诊能帮助他们与医生沟通。朋友和家人可提供有用的信息,他们在必要时也可帮患者回答问题,以方便医生的询问和诊断。

因为我们就诊的时间有限,所以在见医生前,就把要问的重要问题列出来,这是个不错的方法。不要担心医生觉得我们的问题很愚蠢或与病情无关,因为他们的工作就是帮我们解决问题。如果觉得有必要,跟医生约定时间时可以要求安排较长的时间或安排后续的电话咨询。有时,医生会建议我们向护士咨询。

诊断性化验

医生询问完病史,做完身体检查,可能会让我们做其他的化验,来确定病因或了解慢性病的变化情况。这些化验也可能只是筛查,方便医生及早发现我们身体的问题。

像验血、验尿等检查在医生办公室就能做。而像胸透或其他的拍片检查,则需要我们去其他办公室或大楼来做。还有一些需要另外安排时间。有些检查,医生办公室的职员就能马上替患者做完,因此,医生会让我们等待结果出来再离开。一般的化验结果要等一天以上才能出来。

若医生向我们推荐某个治疗或疗程,我们对此有疑问,不要不好意思去问其他医生的意见。好的医生会尊重我们的想法,会与我们讨论咨询别的医生的好处与坏处,可能还会向我们推荐其他的医生,以便我们获得其他建议。新医生有权查看我们的病历。

同样,若全科医生推荐我们去专科医生处就诊,全科医生就得保证专科医生可获得所有必需信息;而专科医生需向我们的全科医生报告诊查的结果。

多久做一次身体检查?

现在普遍认为不是所有人都需要每年接受一次完整的体检。我们要根据医生的建议,让医生给我们做身体检查。比如,我们要每年检查一次血压,但不需要做完整的身体检查。

医生可能会定期给我们安排一些筛查,如乳房X线检查、直肠检查等。筛查能在症状刚出现时就发现疾病的存在,以便在它发展成威胁生命的恶疾前,及早进行治疗。我们的医生也会向我们提供信息,帮我们采取正确的方法自行检查乳房、睾丸、皮肤等,这也可让我们及早发现病症。

若我们突然染上新的疾病,或有慢性疾病,医生会要求我们定期接受检查,检查频率一般会高过1年1次。复诊对疾病治疗、改善病症或控制病情十分重要。

第一次见全科医生前要做的准备

全科医生需要了解我们所有的健康问题,如有需要,还要帮我们安排专科医生。很多人认为,第一次见到某医生,该医生问几个问题,做个身体检查,做些化验,就能知道我们患了何种疾病。其实事情并没有想象的这么简单。通常,对新医生来说,最重要的是了解之前医生所做检查的结果。

在见新的全科医生前,搜集好我们的病历,带给医生,或让之前的医生寄给他/她。在美国大部分州,只有得到我们签署的授权书,医生才能将我们的病历寄给另一个医生。

若我们拿不到病历,就尽量将个人健康记录填完整,以便医生帮我们总结对自己健康最重要的信息。至少要列出我们服用的药物,包括非处方药。方便的话,把药盒带给医生看。

若医生休假,我们就要另择时间或另选医生了。

帮助医生治疗我们的慢性疾病

若我们患有慢性病,那么与医生配合显得就更加重要了。医生要解决的问题是确定我们患的慢性病或我们接受的治疗是否引起了并发症。

就诊时,医生会问我们是否出现了某些症状,如有这些症状说明可能存在并发症。所患的慢性病不同,症状就不同,采用的治疗方法也不同。我们需要了解哪些症状值得注意,因此出现这些症状时,须及时联系医生。

医生可能会要求我们记录自己的症状或在家进行自我检测的结果,如体重、血糖水平等指标。只有积极参与自己的治疗,才能保证最好的治疗效果。

了解遗传

我们有20 000~25 000个基因，我们的健康状况与它们携带的信息有很大关系。

识别致病基因和利用基因治病等医学上的进步，让我们的基因档案变得越来越重要。

基因是什么？

我们的基因为我们的生命设置了一个蓝图。它们决定我们所有的特征，包括肤色、发色、对疾病的敏感度及抗病能力等。

我们大部分的基因位于体细胞的细胞核内，但也有些位于为细胞提供能量的线粒体内。我们细胞核内的一半基因来自母亲（线粒体基因全部来自母亲），一半来自父亲，这是卵子和精子结合那一刻就决定了的。

受孕后，受精卵及其全套基因就会不停分裂，生成许多细胞。在这些细胞开始分化组成不同器官和身体各个部分时，每个细胞都载有我们的基因蓝图。

我们的体细胞中有23对染色体，其中22对常染色体，1对性染色体（XX为女性，XY为男性）。卵子和精子各含有23条染色体，当它们结合成受精卵时，受精卵就含有23对染色体。精子含有X或Y染色体，这决定孩子的性别。

每对染色体中一条来自父亲，一条来自母亲。每条染色体有一条双螺旋结构的DNA分子，它由5 000万至2.5亿个核苷酸碱基组成。

这些碱基（腺嘌呤、胞嘧啶、鸟嘌呤、胸腺嘧啶）像两条平行线上的珠子一样依序排列。碱基就像英文字母按一定顺序形成有意义的单词那样，按一定顺序排列就能传达信息。成百上千的DNA"单词"连成了"一句话"，这就叫作基因。

我们如何获得基因

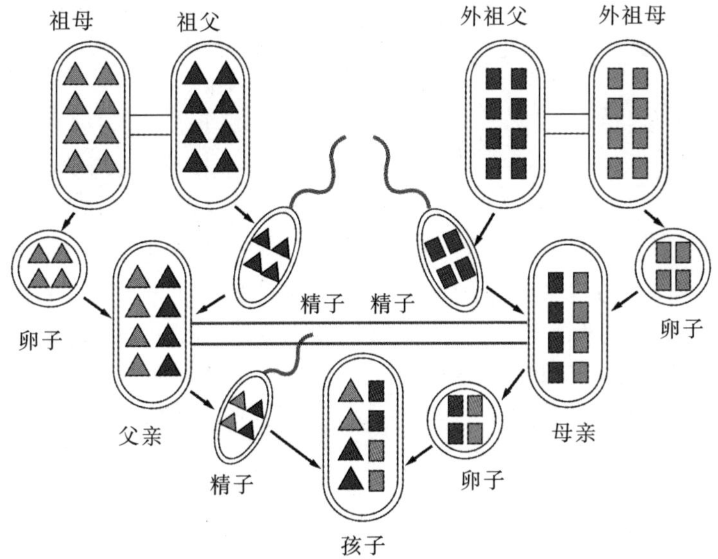

我们从父母那里各获一半基因。我们的父母分别从他们自己父母那里各获一半基因。因此，我们从祖父母和外祖父母那里各获四分之一的基因。

基因如何工作？

基因主要通过发出密码或程序，让细胞产生专司某种工作的蛋白质，以此控制我们身体的生长和运作。

比如，某个基因含有的指示信息是制造胰岛素，这种蛋白能促使细胞利用葡萄糖产生能量。

另一种基因可能会告诉细胞在什么时候、怎样产生血红蛋白这种运载氧气的蛋白。

不是所有的基因都会被同时激活。大部分基因只会在有需要时才会被激活。

有时，DNA中某种基因

基因工作举例

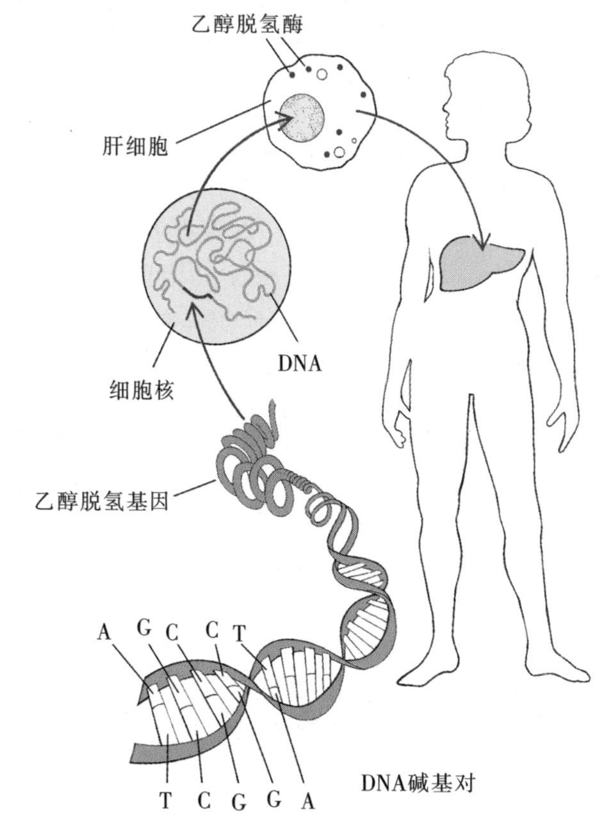

我们的基因语言写在DNA的碱基上。四种碱基(腺嘌呤、胸腺嘧啶、胞嘧啶、鸟嘌呤)的顺序决定基因蛋白的结构。虽然所有的基因都包含在细胞内约183厘米的螺旋状DNA里,但在特定细胞内,只有特定蛋白基因会被激活。比如,乙醇脱氢酶基因用于分解酒精,主要在肝细胞内被激活。

的密码发生了改变,这叫作基因突变。

基因突变可能会引起很大的变化,也可能只是使一个核苷酸产生变化。

自然界的动植物会出现多种品种,也是基因突变的结果,这是达尔文进化论的理论基础之一。

基因突变可能会有好的影响,比如能让我们适应环境的变化,生存繁衍。

不过,有害的基因突变会给细胞不同的指示,使产生的蛋白质数量不够、产生错误的蛋白质或者出现其他的错误。这种改变看起来很小,但会导致很多严重的疾病。比如,镰状细胞性贫血就是一个基因突变引起的。

基因突变

基因突变有两种:获得性变异和遗传性变异。

获得性变异指发生在一个体细胞内的变异。这种编码错误不会遗传给孩子,但是在细胞分裂时,会传递给细胞的后代。

获得性变异产生的异常细胞可能会被我们的免疫系统消灭掉,可能会自己死亡,也可能会长大发展成恶性肿瘤。

遗传性变异可能在我们祖先体内就已产生,我们从父母那里遗传得到这种变异,因此我们体内所有细胞都有这种变异。它还会通过我们的精子或卵子遗传给我们的孩子。

但是,因为精子和卵子只包含我们一半的DNA,基因变异不一定在我们后代身上显现出来。

遗传性变异是否会给下一代带来问题,主要看孩子从双亲那里获得基因的情况。比如,我们从母亲那里遗传的是蓝色眼珠基因,从父亲那里获得的是棕色眼珠基因。各种突变基因或像控制不同眼珠颜色的基因叫作等位基因。

显性和隐性等位基因

等位基因分显性和隐性两种。显性基因携带的特征一般会掩盖隐性基因携带的特征,表现能力较强,所以会在人身上显现出来。

比如，若我们所遗传的决定我们眼珠颜色的基因一个是棕色（显性基因），一个是蓝色（隐性基因），那我们的眼珠就会呈棕色。

只有当显性基因不存在时，隐性基因特征才会呈现。比如，我们获得的是两个蓝色眼珠基因，那么我们的眼珠颜色就是蓝色的。

若遗传获得的等位基因是一样的，无论它们是显性还是隐性，这个特征都是纯合的。若等位基因不同（一个显性，一个隐性），那就叫作杂合。

若某种疾病或特征由显性基因携带，有杂合性等位基因的人就会表现出那种症状，因为显性基因会盖过隐性基因。

而如果某种疾病或特征是由隐性基因携带，有杂合性等位基因的人则不会表现出那种症状，因为一般呈现的是显性基因。在这种情况下，有杂合性等位基因的人会被看成是某种性状的携带者，虽然它不会影响携带者，但他们可能会将之遗传给后代。

常染色体和性染色体携带的遗传性疾病

很多遗传性疾病是由常染色体上的显性或隐性基因传递的。它们被叫作常染色体显性或隐性遗传疾病。

其他遗传性疾病或特征则由性染色体（X、Y染色体）决定。男性有一条X染色体（来自母亲），一条Y染色体（来自父亲）；女性有两条X染色体（一条来自母亲，一条来自父亲）。

与性染色体有关的疾病叫作伴性遗传疾病，因为它们因X染色体携带的基因引发。伴性遗传疾病常出现在男性身上，因为男性只有一条X染色体。

无论发生什么变异，在男性X染色体上不健康的基因都会表现出来，因为他们没有另一条X染色体，其健康基因无法覆盖这种性状。

同样，因为女性有两条X染色体，因此可能携带有不健康的变异基因。她们可能会将不健康的基因遗传给孩子，但是她们自己的正常基因却让她们表现出健康状况。

除非突变基因是显性的，或女性遗传到两个隐性突变基因，否则她们自己不会受突变基因的影响。

多因素条件

除了以上所述，还存在多因素条件。有些状况需要基因以及环境因素的共同作用才会表现出来。有些疾病的产生不是因为单个基因的问题，而是因为染色体本身出了问题，比如多了条染色体，或在卵子或精子形成时，部分染色体丢失。

遗传性疾病

我们的种族、家族的地理起源都是确定我们是否有患某种遗传性疾病风险的重要因素，因为有些基因突变在某些人群中十分常见。

比如，德系犹太人后裔容易携带家族黑蒙性白痴基因，患上一种由乳腺癌易感基因突变而导致的乳腺癌。非洲裔黑人容易携带镰状细胞性贫血基因。华裔后代容易携带地中海贫血基因。还有很多其他族群容易患其他的遗传性疾病。

有些常见的基因变异有助于我们先辈的生存，尽管这些基因缺陷也会引发疾病。比如，因为基因缺陷的保护，囊胞性纤维症携带者的祖先在北欧发生霍乱时，存活了下来；镰状细胞性贫血症携带者的祖先在非洲发生疟疾时，存活了下来。

收集家族病史

要规整我们的基因档案，首先要收集我们的家族病史。你可以利用个人健康记录来记录自己的病史。然后用类似的方法，为父母、孩子、孙子/女、兄弟姐妹、叔叔、阿姨、堂兄妹、祖父母及曾祖父母做类似的病史档案。

对于那些已去世的亲

遗传缺陷

现在,我们已知的遗传性疾病有4 000多种,但是目前只识别出部分致病基因。以下列有一些遗传缺陷,其中一些是遗传性疾病。

疾病或缺陷	症状、描述、影响
急性间歇性卟啉病	剧烈腹痛,有时有神经系统问题
成人型多囊肾病	肾脏中有大量囊肿,最终肾衰竭
白化病	皮肤、头发及眼睛缺乏色素
黑尿酸尿症	脊柱、关节变性疾病
乳腺癌易感基因1和2	遗传性乳腺癌
囊胞性纤维症	慢性肺、消化系统功能紊乱
21-三体综合征	智力发育迟缓及健康问题
杜兴肌营养不良症	肌肉萎缩
X染色体易损综合征	智力发育迟缓
戈谢病	脾脏有问题、骨痛
血友病	凝血缺陷导致严重出血症状
亨廷顿病	神经系统退化,记忆力消退
科林菲特症	腿和手臂过长,睾丸小,男性不育
马方综合征	结缔组织疾病,引起骨骼和心血管系统问题
多发性神经纤维瘤	大量软性肿瘤及皮肤上有色斑
苯丙酮尿症	智力发育迟缓
结肠息肉	大肠有大量息肉(可能会癌变)
镰状细胞性贫血	红细胞畸形、严重贫血、凝血导致血管阻塞引发剧烈疼痛、组织损伤
家族黑蒙性白痴	退化性致命神经病
地中海贫血	血红蛋白缺乏,会导致贫血甚至死亡

属,可以注明他们去世的年龄以及死因。此外,还要搜集那些未出生就死亡或夭折的亲属的信息。

若我们十分关注自己患某种遗传性疾病的可能性,可以相应地开展一些研究。

向家人询问有关过世亲属的健康信息。向曾给过世亲属提供医疗服务的医生或医院咨询,了解他们的情况。向当地卫生部门索取他们的死亡证明副本,上面一般都会注明他们死亡的年龄和死因。即使是老旧的家庭合影,有时也能让我们的医生发现我们家族中某种遗传缺陷的迹象。

画一张家庭关系图,标注上种族、地理起源等信息。琐碎的信息对医生来说可能

人类基因组计划

人类基因组计划已成为一项举世瞩目的国际合作项目，其目的是为了识别每个人类基因的结构。这项浩瀚的工程获得了政府及个人的资助。2003年4月，美国资助该计划的公共机构宣布已确定了99%的人类基因序列。

这项工程对未来人类健康及科学的发展有着极大的意义。它为科学家提供了人类遗传的"零件列表"。了解每个人类基因的结构，识别某种致病基因，开发筛查方法来判断人们患某种疾病的风险，进行诊断，研究疗效最好、毒性最低的药物，设计促进健康、治愈疾病的治疗方案等，所有这些都会变得更加容易。科学家们已经在利用该工程的成果，为癌症患者建立基因"指纹"库来确定最适合特定患者的治疗方法，并为结果预测提供准确的信息。目前，科学家和伦理学家正为人类基因组计划带来的所有伦理问题积极努力。

就是重要的线索。我们还可以让基因咨询师或遗传学医生为我们或我们的家族做进一步检查。

基因咨询

基因咨询师可以帮我们了解自己的基因档案，决定是否做基因检测。他们的任务就是用我们能理解的语言解释复杂的有关基因的科学概念，帮我们利用这些信息决定是否要孕育或解决其他健康问题。

我们的基因咨询师会和我们及我们的医生一起搜集我们的病历、家族病史。通过这些信息，他们可以画出我们的家谱，追踪家族几代间可能存在的遗传病。

即使未做任何基因检测，家庭图谱也能反映我们及我们的后代患某种遗传性疾病的风险。很多人在看完图谱后，发现自己患遗传病的风险并没想象中的大，心里会轻松不少。

接着，咨询师会向我们解释遗传性疾病和可能影响我们家庭的某些遗传缺陷。他们一般会向我们介绍有关基因的基本知识：基因如何工作，基因缺陷如何传递给下一代等。

我们还可以和他们讨论问题基因会带来的健康问题。我们可能会问这样的问题：这个基因会带来什么危险，显性还是隐性，它和我们表现出的病症有什么联系，是否所有携带这种基因的人都会患这种病，我们的孩子是否会患这种病，概率有多大等。

咨询师还会提供有关疾病治疗的信息，包括治疗手段等，向我们推荐合适的专科医生。

他们会向我们解释可以实施的基因检测，描述如何做检测，能检测出什么，不能检测出什么，准确性如何。他们还会帮我们考虑做检测会给我们带来什么心理影响，问我们是否确定要知道检测的结果。

很多人在开始的时候想接受基因检测，但是经过反复思考后，有些人会改变主意。

以下是接受基因检测需要考虑的问题。

■已经怀孕了吗？想知道自己的孩子有没有患上遗传性疾病？检测结果可以帮助我们判断是否要生下孩子，将其抚养成人。

■产前检查会让我们安心还是会增加我们的焦虑？

■若没怀孕，知道自己的孩子可能会遗传某种疾病，这是否会影响我们的生育计划？若无论检测结果如何，我们都决定要孩子，这些检测可帮我们为孩子健康成长做好准备。若觉得孩子患遗传病的概率太高，我们可能会考虑其他生育方式或领

谁需要做基因咨询或检测?

虽然基因咨询和检测发现的问题中有些并不容易回答，但咨询师会帮我们了解自己所做的决定会产生什么后果，支持我们的决定，帮我们为应付将来可能出现的情况做好准备。

有以下状况的人，医生会建议他们做基因咨询或检测，或者查阅有关遗传疾病的宣传册(有不同语言版本)：

携带或患遗传性疾病、染色体异常、先天畸形或遗传性精神病的成年人(家长)。

在强制新生儿筛查(**检查包括苯丙酮尿症等多种可治疗的疾病**)中结果呈阳性的新生儿的家长。

准备生育，且有家族性遗传疾病或出生异常，或者风险较高的夫妇。

年过35岁生产的孕妇和40岁后准备生育的男性。年过35岁的妇女所怀的胎儿容易多一条染色体，也可能会出现唐氏综合征。年过40岁的男性，精子容易发生自发性突变，导致如身材矮小等常染色体显性缺陷。

夫妻一方或双方都有遗传缺陷。

夫妻一方或双方是某种遗传缺陷的携带者。

家族中有人患有多种癌症或有多人患有某种类型的癌症。

流产次数较多。

血缘关系很近的夫妇(如表亲关系)。

服用治疗癫痫、红斑狼疮等慢性病药物(**这些药物可能会导致胎儿基因缺陷**)的孕妇。

孕期抽烟、喝酒、服用处方药或违禁药物的孕妇。

夫妻中有一方曾接触过使基因受损的化学物质、射线或其他物质。

无论风险有多高，所有孕妇都需要接受胎儿蛋白、人绒毛膜促性腺激素、雌三醇筛查。这些检测可及时发现问题，确定是否要进行进一步检测。

养孩子。

■想知道某种疾病会在近期或将来影响我们吗?想一想，知道检测结果会给我们现在的生活、我们的家庭计划、婚姻、工作以及财务规划带来什么样的影响。

■我们可能会患上某种疾病，它会影响我们今后的生活。只有采取措施，才能预防或减轻它的严重性。我们想要知道这个信息吗?

■知晓检测结果后，对家人有什么影响? 在有些情况下，这种检测也会反映出他们的基因问题，但他们却不想知道这些信息。如果检查发现家中有些人受影响而有些人没有，家人的关系会有什么变化?

■有没有想过保护隐私的问题?问我们的咨询师，有哪些人看过我们的检测结果，他们为什么要看。

若决定接受检测，我们的咨询师会为我们安排检测，解释结果，根据结果帮我们为将来做出规划。他们可能会建议我们加入互助小组，约见专科医生(他们会严密监控我们的健康)，或对怀孕做出指导。

不管怎样，我们的基因咨询师会为我们提供信息、支持、资源，帮我们了解更多相关信息，以便做出更明智的决定，而不是武断地给我们一种选择。

基因检测

有些基因检测很简单，比如，抽点血就能做某些检测。而有些检测则比较复杂。比如，在做羊膜穿刺检查时，医生要从子宫里抽出少量羊水。在绒毛膜绒毛取样中,医生会从胎盘上取下一小块组织,用作检查。

技术娴熟的专业实验室所做的基因检测,准确性非常高,但是也有可能会出现检测或解释错误。医生会向我们推荐有经验的机构给我们做检测。

一般有三种基因检测方法:生化检测、染色体分析和DNA分析。

生化检测 生化检测用于诊断某种基因缺陷,这种缺陷是因某种维持身体正常功能的蛋白质不均衡导致的。这种检测测试蛋白质含量(不是检测制造蛋白质的DNA)。家族黑蒙性白痴就可以用这种方法检测。它是一种基因突变导致的氨基乙糖苷酶A缺乏症。

生化检测通常是通过化学手段,检测血液、尿液、羊水或羊膜细胞样本,检查相关蛋白质或物质是否存在,确定是否存在基因缺陷。做这种检测,一般要搜集组织样本。

生化检测还用于诊断苯丙酮酸尿症和囊胞性纤维症。所有新生儿都要接受某些生化检测。

染色体分析 染色体分析直接检测染色体数目及结构的异常,而不是检查某条染色体上某个基因的突变或异常。它通常用来诊断胎儿的异常。

常见的染色体异常是多一条染色体,这会引发唐氏综合征。检测用的细胞来自血液样本,若是胎儿的话,则通过羊膜穿刺或绒毛膜绒毛取样获得细胞。医生将冷冻的细胞放在载玻片上,将之染色,让染色体凸显出来,然后用高倍显微镜观察是否有异常。

DNA分析 DNA分析主要用于识别单个基因异常引发的遗传性疾病,如亨廷顿病或囊胞性纤维症等。和染色体分析一样,DNA分析的细胞也来自血液或胎儿细胞。

在DNA分析中,医生会使用多种技术,寻找突变基因。在寻找DNA指纹或我们DNA中的某一特殊基因时,医生要知道寻找的方法。他们可能了解基因的全部结构或只了解其中部分结构。有时,他们甚至不知道那个基因的结构,但是知道同一染色体上,与之相邻的被标记DNA片段的结构。若我们有被标记片段,那么有异常基因的可能性就非常大。

在搜寻突变基因时,医生常使用“探针”。这是一小段核酸,与被搜寻的基因相同或与其附近的被标记片段相同。因为“探针”的结构与基因的部分结构相同,所以会与目标基因绕在一起(若有目标基因的话)。一旦“探针”找到目标,就会放出射线,感光胶片上就可以显示出来。

在知道某个家族携带有某种突变基因(但并不知道其具体的性状或在染色体上具体的位置)的情况下,可以使用连锁分析方法进行检查。因为不知道具体的突变基因,需要将受影响和不受影响家庭成员的DNA进行对比,找出具体的基因。

在有些情况下,找到突变基因就意味着接受检查的人确实会患某种病,亨廷顿病检查就是如此。不过在其他情况下,存在突变基因只是说明患某种病的概率较大。而且某种已知突变基因的检测结果为阴性,并不意味着不可能患上那种病。也许还有其他未知的基因突变,也会引发该疾病。

伦理和社会问题

人类基因组计划以及前期工作发现了越来越多的致病基因。研究人员也发明了各种测试方法确定哪些人携带变异基因,哪些没有。不过是否要接受基因检测仍由个人决定。但是,这也引起了很多伦理和社会问题。

其中一个最急迫的问题就是对基因信息的保密。谁会获得我们的检测结果?他人是否会因为我们的基因而歧视我们?

雇主会不会因为我们患

基因疗法

基因疗法是一种令人振奋的疾病治疗方法，不过目前还在实验阶段。该疗法的设想是，将健康、功能正常的基因注入细胞，代替有缺陷的基因工作。新基因可以通过多种方法进入人体。它可以附在人体细胞中无害病毒上，或由脂肪球运载。一旦到达目标细胞，新基因就会迁入细胞，命令细胞制造缺失的蛋白质或抑制其他基因。有些迁入基因在细胞内可以长久存在，而有些则需定期补充。

目前，研究人员在做大量临床试验，检测基因疗法治疗囊胞性纤维症等遗传疾病的效果。

在癌症治疗试验中，研究人员尝试使用基因，激发人体免疫系统，攻击癌细胞，或让癌细胞对治疗做出反应。心脏病专科医生则采用基因疗法，促进心脏生出新血管，让心脏病患者不用接受手术就能搭建旁路。

虽然从理论上说，这些疗法可治愈疾病，但有些基因缺陷引发的疾病还是会遗传给下一代。不过，可能有一天，我们可以将健康基因植入到胚胎以代替有缺陷的基因，那么我们的后代就不会再患某种遗传性疾病了。

基因疗法如何工作

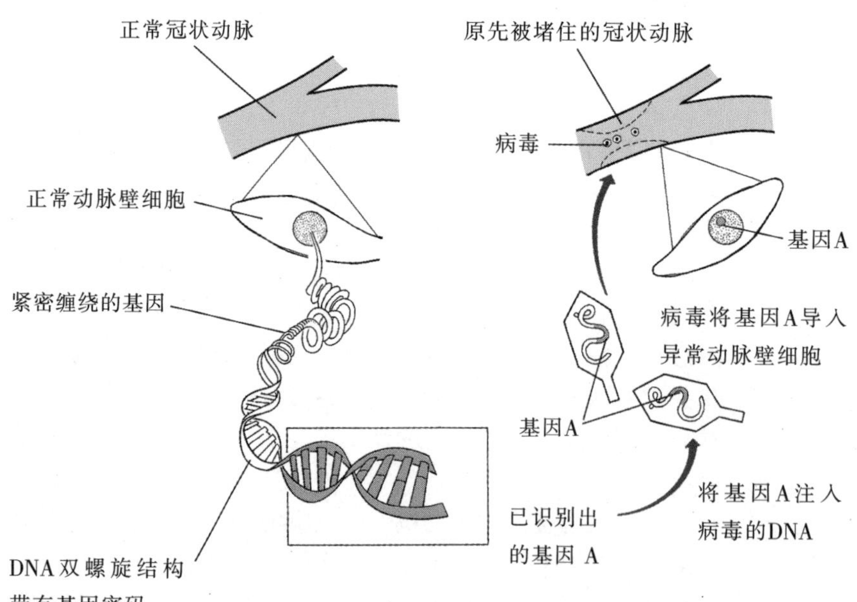

在基因疗法中，特殊的基因（这里称作基因A）可以阻止冠状动脉再次堵塞，医生将它注入病毒的DNA。之后病毒带着这个基因进入病变血管壁中目标细胞的细胞核内。基因导入细胞后，细胞可以制造大量特异蛋白，阻止血管堵塞。

乳腺癌的可能性比较大,会让他们支付更多医疗保险费而不雇佣我们? 保险公司会不会因此拒绝接受我们的投保? 保险公司会不会将基因档案算作是既存状况而拒绝将之纳入保险范围?

若专业学校知道我们可能会患亨廷顿病,会不会拒绝接收我们入学?

这些听起来有些荒谬,但是确实变得越来越普遍。很多基因歧视事件已经发生了。虽然《美国残疾人法》和《健康保险流通与责任法案》(HIPAA)等联邦法及某些州的法律可以保护我们的一些权益,但是到底这些法律有多大的效力,目前尚不清楚。

因此,很多接受过基因测试的人选择将检测结果作为自己的隐私,自己支付检测费用,拒绝将之提供给保险公司或其他可获得这些记录的人。

另一个需要考虑的问题是家人怎么看待我们的基因档案。家中若有人基因突变检查为阳性,其他家庭成员会有什么想法?

孩子是否要接受基因检测?很多医生认为孩子最好不要接受这种检测以预测今后是否会患某种疾病。我们须等他们成年,让他们自己决定是否要接受这种检测。

造影指南

心电图

心电图(ECG),以前英文缩写为 EKG,是一种记录流过心肌电流的测试 。我们的心脏需要有节奏地收缩以保证血液在心房、心室中流动。

心脏中有个特殊的地方,称之为窦房结,是发动心脏冲动的地方,维持某种节律,发出电脉冲,告诉心肌何时收缩。而心肌收缩也会发出电信号,这种电信号可通过心电图(见下页)记录下来。

我们的医生通过观察心电图,可以检查异常的电流。心电图可以检测出心脏的新旧损伤(如心脏病发作造成的损伤)、心律失常、心肌炎、心包膜炎症或其他心脏疾病。

做心电图不会引起任何疼痛。我们平躺在检测台上获得的是静态心电图。边运动边检查获得的是动态心电图。

检查时,医生会将一些电极——接收电信号的圆形金属小传感器——放在我们的胸口、手臂和腿部。电极吸在或粘在我们的皮肤上,不会刺穿我们的皮肤,也不会将电传导给我们。

电极搜集到心脏发出的电信号,通过电线将之发送至记录仪。记录仪会在长条纸上记下心跳产生的电脉冲图。

脑电图

脑电图(EEG)和心电图相似。医生将电极放在我们的头皮上,脑电图就会记录我们大脑不同部分的脑电活动。

电极搜集我们大脑产生的电信号,通过电线将之发送至记录仪(脑电描记器)。它将电信号放大,跟踪记录脑电波波形。脑电图可以检测如癫痫、睡眠障碍等各种疾病引发的脑电波异常。但脑电图无法诊断精神异常。

在接受脑电图前24小时,医生会要求我们停止摄入咖啡因或停服某些药物,因为它们会影响检测结果。但是,除非医生明确说明,其他药物还需正常服用。在接受检查前,医生可能会要求我们吃些食物,因为低血糖也会影响检测结果。

医生用粘剂、吸盘或胶

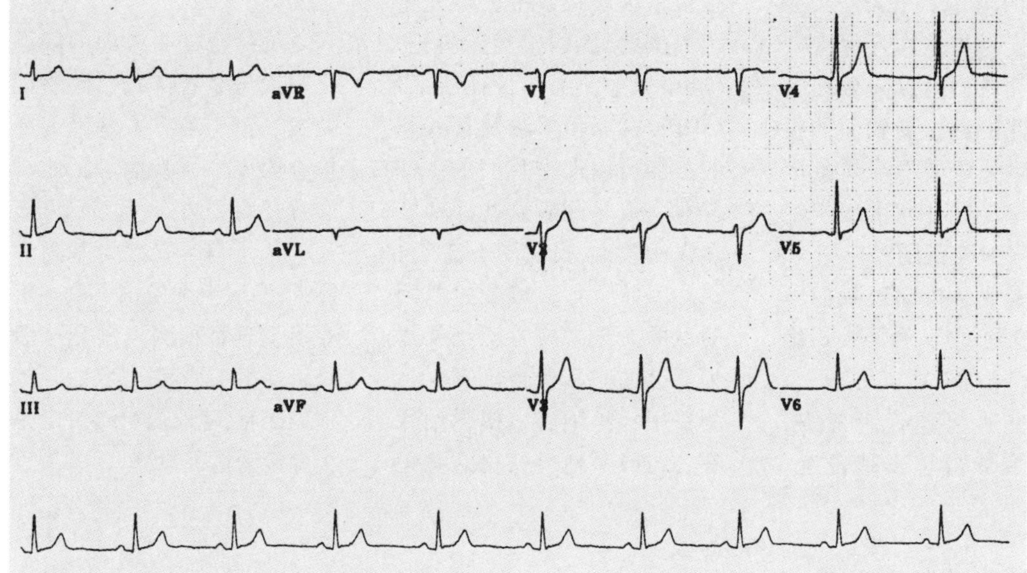

健康心脏的心电图

该心电图展现的是12个电极（I、II、III、aVR、aVL、aVF、V_1到V_6）记录的来自健康心脏不同方位的电流。电波方向和形状出现差异就是在提醒医生，我们心脏的输血功能或节律有问题。最下端无标记的图被称为节奏带。医生借助它来了解我们的心律。

带将电极吸附在我们的头皮上（有时是脸上）。有时，医生会用针状电极，它们会刺入头皮，这会让人有些不适。但接受这种检测，无须剃头。

在检测中，医生会让我们先闭上眼，然后睁开眼慢慢坐下或躺下。

医生会用很多方法来刺激我们产生异常脑波。他们会让我们深呼吸，用快速闪烁的灯光照射我们的眼睛，甚至会让我们在晚上接受检查前一直不睡觉，然后记录我们的脑波。

接受这些指示后产生的脑波被记录下来，医生就能了解我们大脑对不同的刺激产生的反应，以便从中发现异常。

核医学扫描（放射性核素扫描）和单光子发射计算机断层显像

核医学扫描（又称放射性核素扫描）将含有微量放射性元素的物质注入血液中，用复杂的照相机跟拍该物质流经的轨迹。医生因此利用各种射线获取人体不同部位的图片。

被称作放射性核素的核物质被注入或吞入人体，具体使用的物质由检查的部位确定。

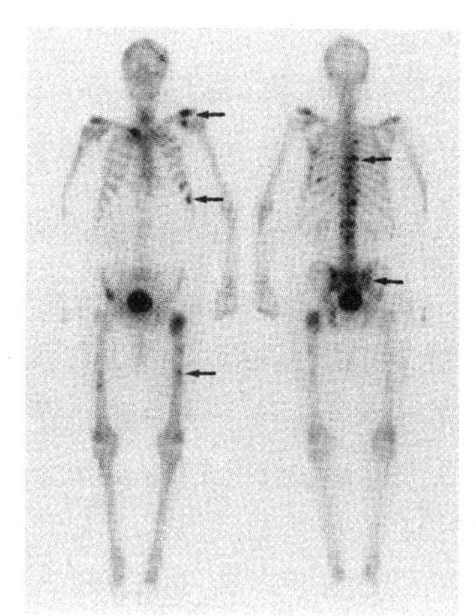

异常骨骼扫描

骨骼（箭头所指方位）上的黑点是放射性核素聚集异常的地方。这些就是癌细胞扩散的位置。

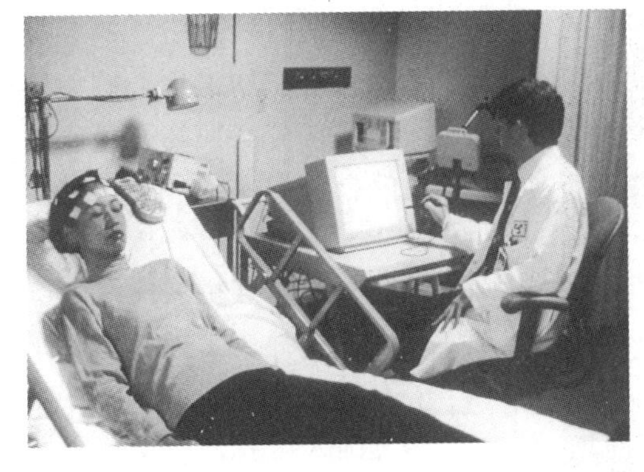

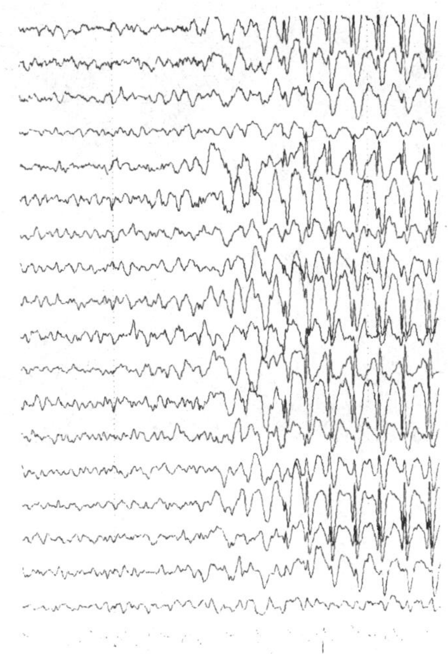

为意识丧失型癫痫患者做脑电图

做脑电图时，电极放在头部记录大脑不同方位产生的脑波。右边脑电图前段显示的是左图患者在睡觉时产生的正常脑电波，后段由于大脑中异常脑电活动，引发意识丧失型癫痫，因此出现了棘波。

比如，要检查甲状腺，医生会用放射性碘，因为碘会在甲状腺聚集。在肺部、骨头、肝脏或身体其他部位聚集的物质各不相同。

在做某些检查时，我们要等上几个小时，等放射性核素聚集到目标器官后，医生再用照相机贴近我们的身体，探测放射性物质放出的γ射线。病变区域会释放出异常射线。

比如，受感染的骨骼会吸收更多放射性核素，因此照相机在此部位探测到的γ射线异常多。放射性核素还可能会聚集在肿瘤部位，让它在影像中凸显出来。

在其他情况下，射线过

正常心脏和异常心脏单光子发射计算机断层成像图

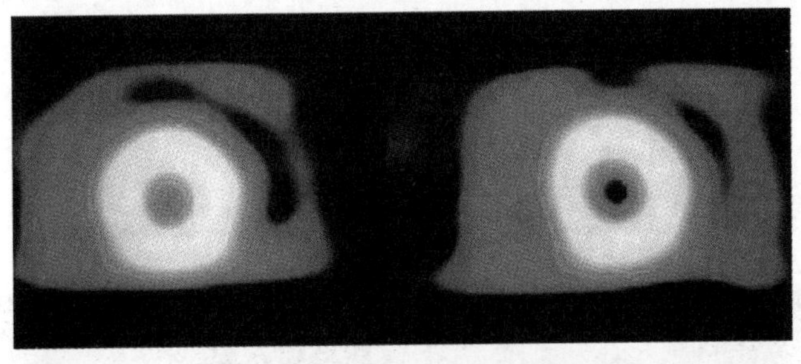

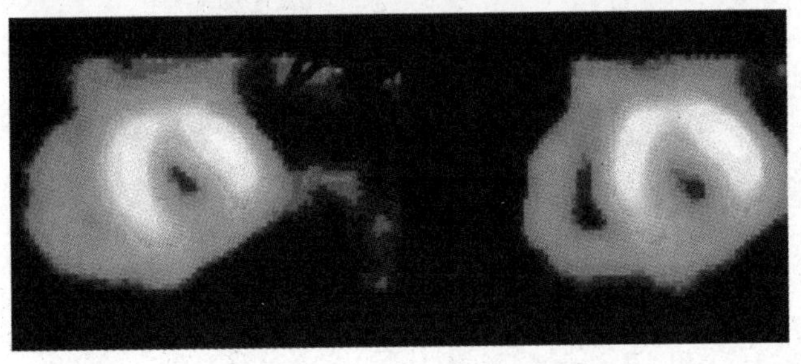

上方的图为正常心脏扫描图，展示的是心脏横截面。放射性核素注入体内，被心肌吸收，呈现出一系列亮色光圈。而从下方异常心脏扫描图可以看出，光圈不完整，说明这个部位缺血。

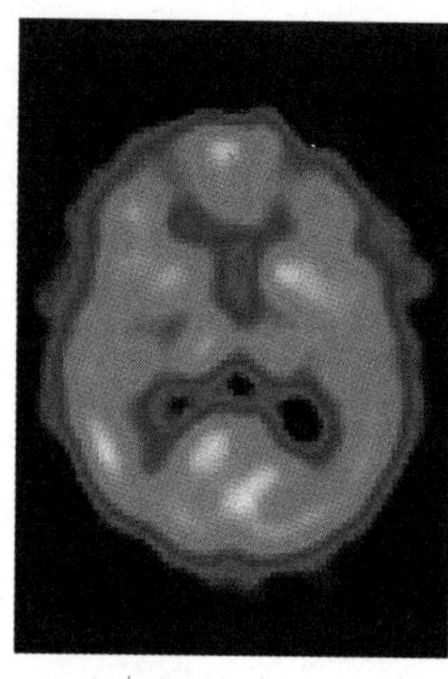

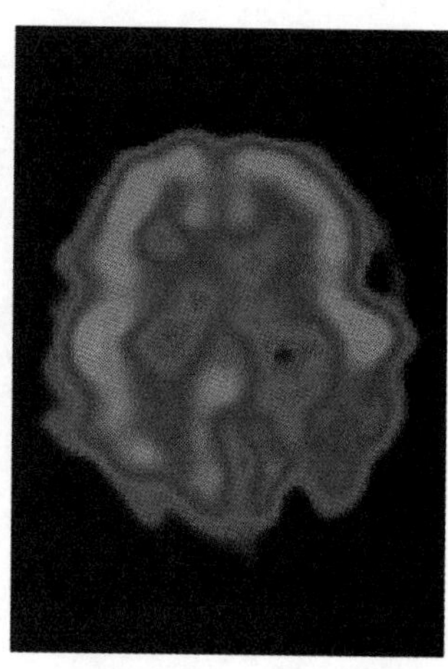

正常大脑和老年性痴呆患者大脑的单光子发射计算机断层成像图

上面左图显示的是部分正常大脑扫描图。大脑的血流(橘色)和代谢(粉色)均匀分布。右图显示的是老年性痴呆患者部分大脑扫描图。脑中的血流(橘色)和代谢(粉色)很少。

少则说明目标组织不健康或功能异常。比如,因心脏病发作导致部分心肌坏死，放射线就会变少。

大部分放射性核素扫描还会利用计算机来增强图像效果。这种技术被称为单光子发射计算机断层成像。照相机围绕着我们，从不同角度记录γ射线;计算机则利用搜集到的信息，呈现出更详细、更精确的图片。正电子发射计算机X线断层扫描是另一种放射性核素扫描方法。

放射性核素扫描是一种安全的检查，不会造成任何不适。我们接受放射性核素扫描时接触的射线比胸透时要少,也不会出现过敏反应。

癫痫发作之前及之中大脑单光子发射计算机断层成像图

以下两幅图分别显示正常大脑活动(左图)和癫痫发作时大脑活动(右图)的扫描图。在大脑活动正常时,左右脑颜色分布均匀。癫痫发作时,大脑活动则不均匀(如箭头所示)。

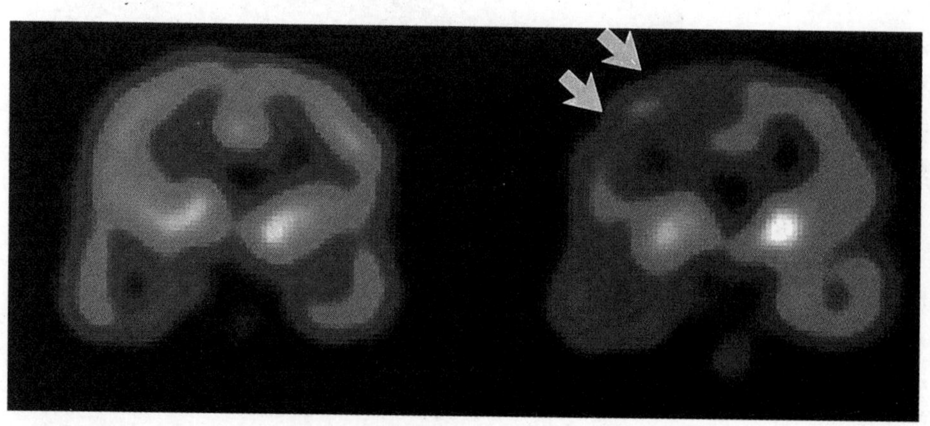

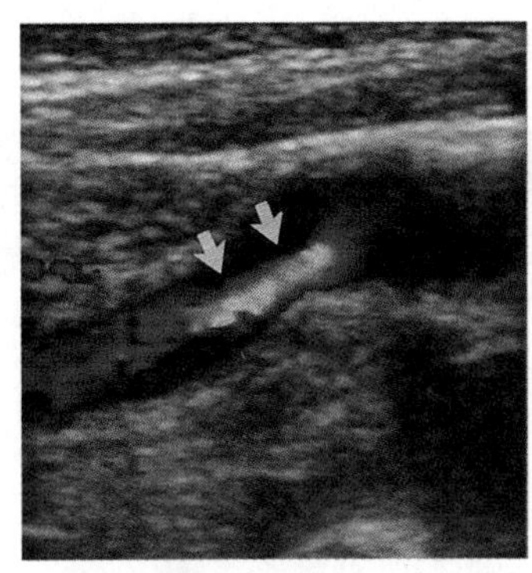

颈动脉超声图

这张超声图显示的是斑块导致颈动脉堵塞。正常血流(最左边)为深红色。异常血流或堵塞的地方(箭头所指方位)则呈现黄色、橘色或蓝色。

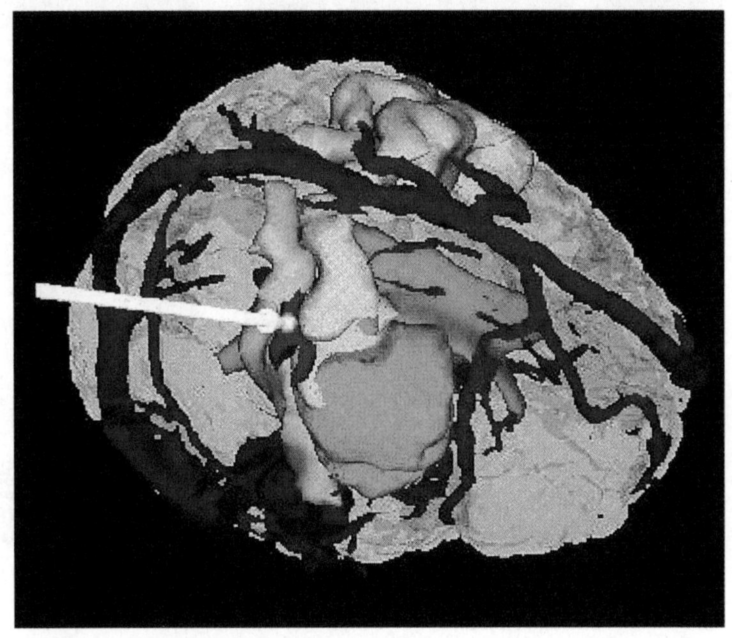

大脑功能性磁共振成像图

该图像显示这名女性大脑中有肿瘤(绿色)。在做造影时,医生让她移动左手,方便观察控制左手的大脑区域的活动情况(由白色指针指出的红色区域)。手术前做功能性磁共振造影,可帮助医生确定大脑重要组织的位置,以免在手术中损害这一部分组织。图中静脉呈深蓝色。

多普勒超声波检查

多普勒超声用于检查血管中血液流动的状况。它可以根据血流的异常,识别静脉或动脉中堵塞的情况。和传统超声波检查一样,多普勒超声波检查也使用手持式仪器向我们体内发出声波,然后接收其回声。

不过多普勒超声波检查可以利用多普勒效应来显示血液的流动图。我们知道,当有消防车从远处驶来或向远处驶去时,随着它与我们距离的不断变化,我们听到消防车警报器的音调也在不断变化(离我们越来越近时,音调会越来越高;而离去时,则越来越低),同理,血液反射回的声波也不断变化。多普勒超声仪探测这些变化,将声波变化数据转化成血液流动图。

多普勒超声能检测出变窄的血管中的湍流,我们将之称作“吵闹”的血流,在超声波图上会用不同颜色标出。

湍流表示血管存在堵塞。多普勒超声还能检测出血管堵塞造成的血流减少状况。

功能性磁共振成像

标准的磁共振成像可以让我们看清自己体内所有的结构。但是,它无法告诉医生这些结构工作是否正常。与正电子发射计算机X线断层扫描(见下页)一样,功能性磁共振成像可以告诉我们有关自己身体代谢的信息,也就是我们自己的器官或器官的某部分功能是否正常。

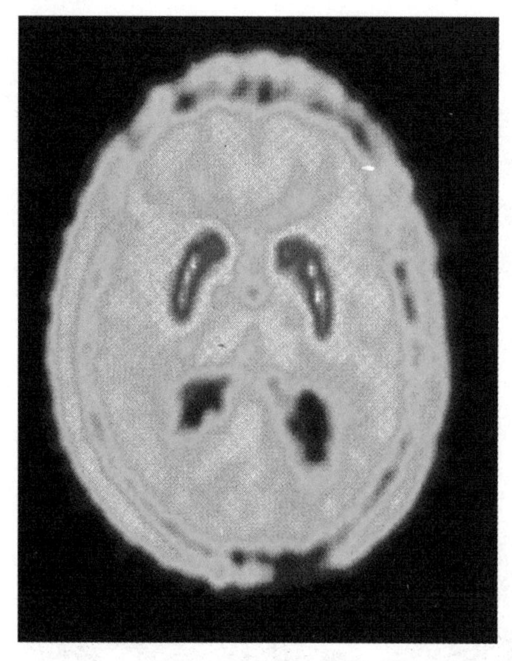

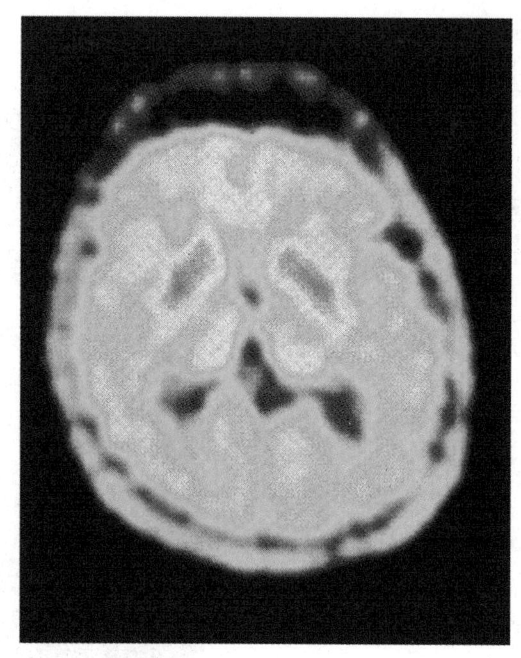

正常大脑和帕金森病患者大脑正电子发射计算机断层显像成像图

在健康人的大脑(左图)内,位于大脑深处的基底神经节,有正常数量的大脑神经递质多巴胺(黄色和红色)。但帕金森病患者大脑(右图)内,缺少多巴胺。

功能性磁共振与标准磁共振的工作原理相似,但前者能检测血管中每分钟氧含量的变化。氧含量的变化可以显示器官的哪些部分在工作。比如,在给眼睛做功能性磁共振时,后脑勺的某块区域会在扫描图上“亮起来”。

正电子发射计算机断层显像

医生利用正电子发射计算机断层显像(PET)不仅能观察到某器官的形状和结构,而且通过观察组织的化学变化和代谢(功能性)活动,尤其是大脑中的这些活动,就能判断该器官是否正常,也能探测出功能异常的区域,而这些区域在普通扫描中一般显示不出异常。

与核医学检测类似,PET扫描会用到少量放射性核素。放射性核素依附于活跃在某组织里的葡萄糖或激素等宿主物质中,然后由PET扫描仪拍摄下来。医生将放射性核素与宿主物质混合体注入血液中,它们随着血流集中在活跃的目标组织内。

放射性核素与其他粒子撞击产生正电子,然后释放出γ射线,该扫描因此而得名。医生将一大圈检测器放在我们头部或身体周围,用来捕获γ射线。计算机将搜集的信息转换成图片,图片上详细记录器官的结构,用不同颜色表示活跃及不活跃的部位。

PET扫描起初用于科学研究,主要研究大脑或心脏的功能。一些大型医疗中心逐渐将之应用于疾病诊断和治疗。有些用来区分癌症和良性病变、做心脏运动检测、找出隐性感染的源头等。它被广泛应用于绘制脑卒中后大脑功能图或研究病变大脑的状况。

因为放射线极少，因此PET扫描没有什么危险，而且不会造成任何疼痛。一些医生认为PET扫描会被功能性磁共振成像取代，因为后者程序更简单，且无须向体内注入放射性物质。

手术室磁共振成像

在手术室中，磁共振成像(MRI)也有特殊用途。在手术中，医生利用实时(在当下身体器官呈何种状态)MRI，可以仔细观察手术部

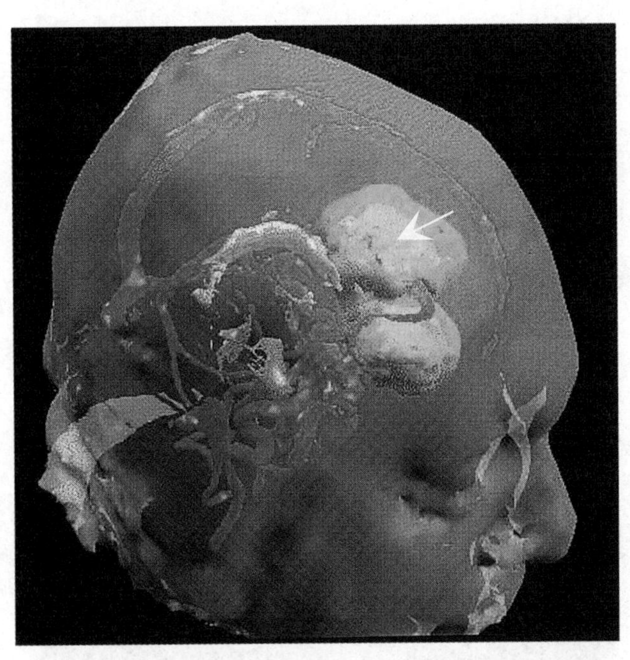

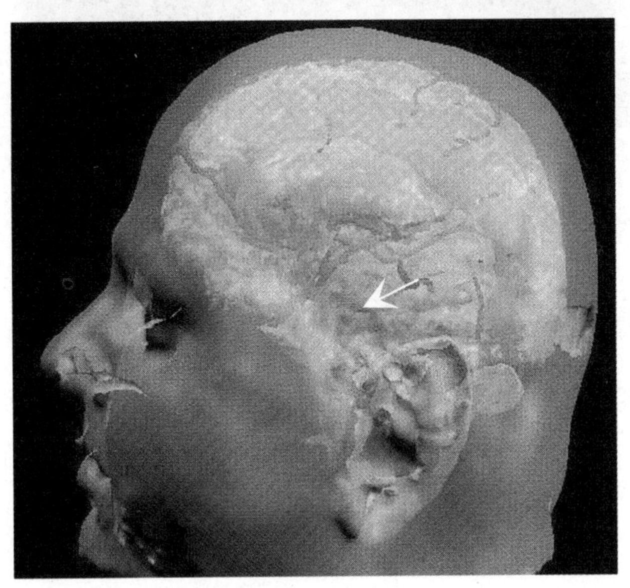

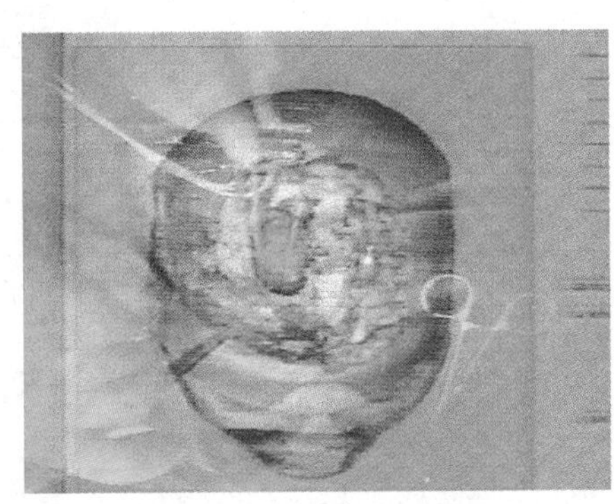

磁共振成像能显示什么?

在手术室的显示器上，患者大脑的录像被叠加在MRI图片上（上图）。医生不直接看脑组织，因为肿瘤的颜色与周围正常脑组织的颜色难以区分开来，而从成像图上则能很清楚地识别出肿瘤(白色箭头所指)。照片上还能看到手术用的器械。

不同脑瘤的磁共振成像图

左上图中，磁共振成像十分清晰地显示了大脑内部的状况。这个人的动脉，充满液体的脑室以及巨大的脑瘤都很明显。左下图中,另一个人头部静脉、脑室及巨大的脑瘤(白色箭头所指)也很明显。

位极细微的状况。

比如，在做脑外科手术时，医生利用MRI确定脑瘤的某个位置，而肉眼一般看不见。

在手术室中利用MRI可让外科医师更精确地识别出健康组织，而在利用MRI之前，则极有可能被当成癌变组织被切除。

内镜检查

内镜检查就是使用内镜来检查身体内部状况。内镜是一种前端带有摄像头的细长柔软的管子。检查时，管子要插入人体，方便医生直接看到我们体内的器官。

大部分内镜带有探灯，可以照亮被检查的区域，由反射镜将图像反射回来，然后由透镜将之放大。有时，图像会被传送到附近的监控器上。

有些内镜带有极小的隔间，用于携带某种器械，搜集组织样本做活组织检查，或用于实施手术。比如，可以在内镜前端安上小剪刀，切除息肉。

内镜最常用来观察胃肠道，包括食管、胃、十二指肠等。医生会将内镜从我们口腔插入，顺着食管到达目标区域，观察其情况。

若检查直肠或结肠下部，则从肛门插入导管，这种检查叫作直肠镜检查或乙状

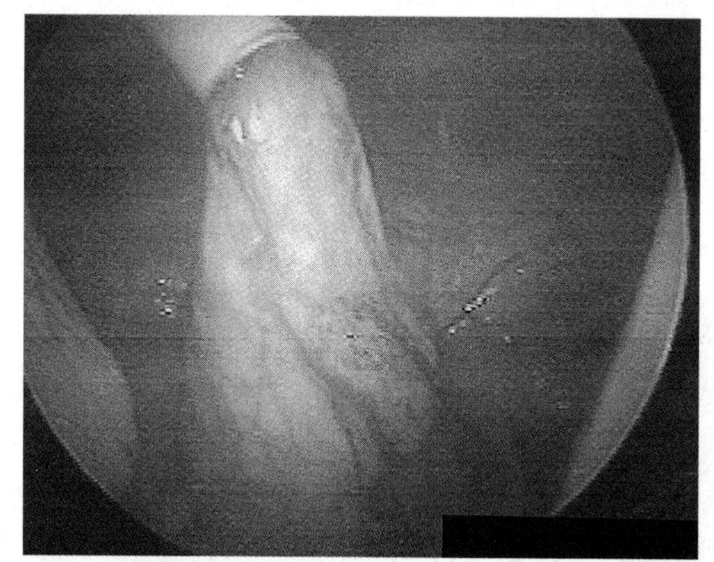

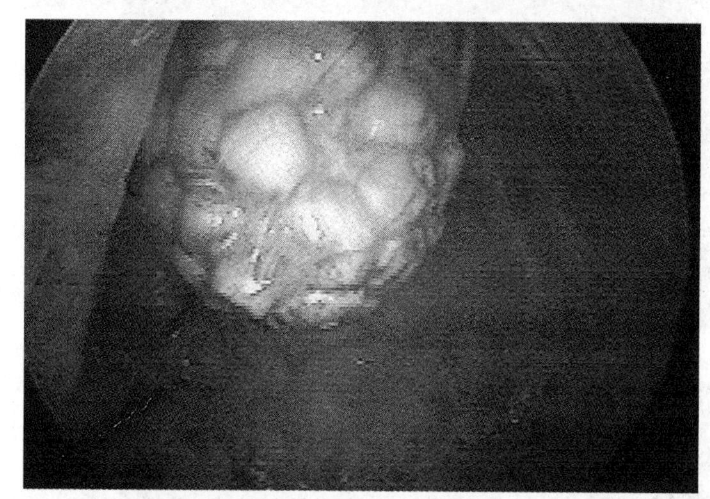

腹腔镜胆囊切除手术

腹腔镜胆囊切除手术只需在腹部开几个小口，就能进行。上图显示的是用手术器械将胆囊切离肝脏，然后将之拉向腹壁。下图显示的是胆囊被吸往肚脐处的刀口并移出体外，胆结石（包在胆囊中）清晰可见。

结肠镜检查。结肠镜检查是检测整个结肠，在该检查中，医生要从肛门插入一根更长的内镜。虽然这种检查会引起一些不适感，但一般不会很痛苦。

内镜还用于检查身体其他部位，包括鼻窦、肺、腹部、骨盆、膀胱、关节等。在腹腔镜检查中，医生用内镜直接检查腹部器官。

在局部麻醉后，医生在腹部皮肤上切开一个或几个扣眼大小的伤口，然后用内镜探入腹腔检查内部器官或实施手术。

在喉镜检查中，医生使用细长的内镜检查我们喉咙深处的喉头和声带。支气管镜用于观察肺部较大的气管，可看见肿瘤或受感染部分，还可为异常肺部组织提取样本，做活组织检查。

如今，医生在手术中越来越频繁地使用内镜检查。比如，可以利用内镜帮助切除胆囊。

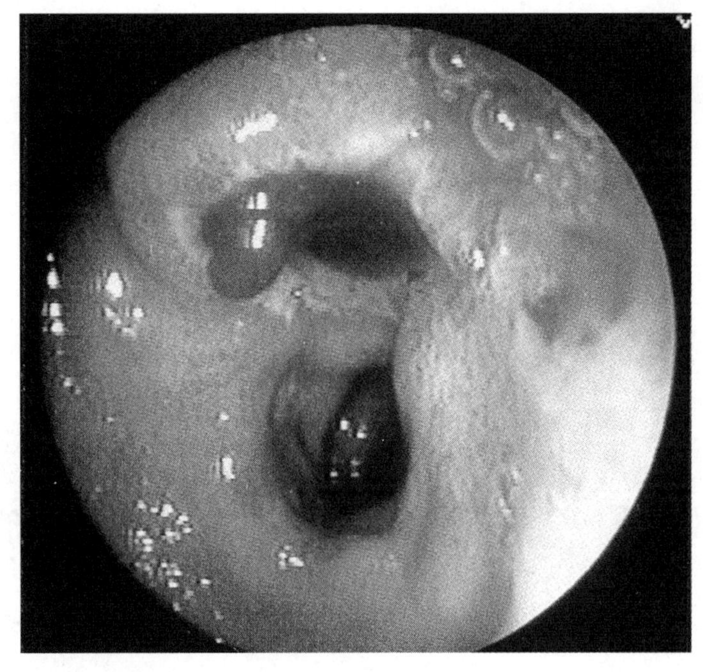

出血性溃疡

通过胃镜检查十二指肠(小肠的起始部分)，我们可以看到出血性溃疡。有一滴血正要从上端滴出来。下部的口通往小肠的其他部分。

正常膝盖和软骨发生病变的膝盖

左图中，从探入健康膝关节的关节镜中可看到，大腿骨和胫骨(它们在膝盖处连接)软骨表面十分平滑。右图病变膝盖的软骨已受关节炎的严重损害，发生磨损和变形。

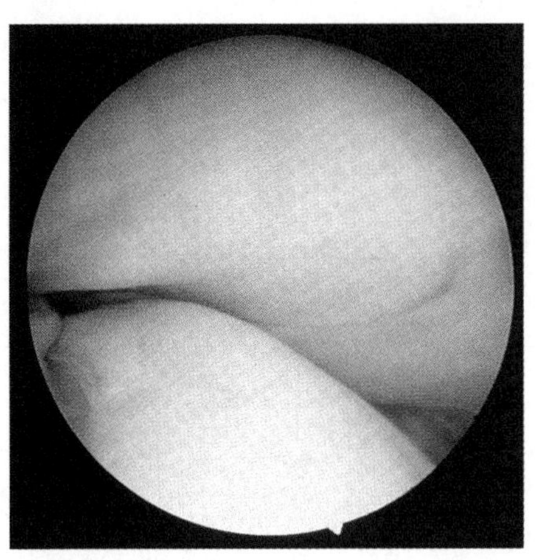

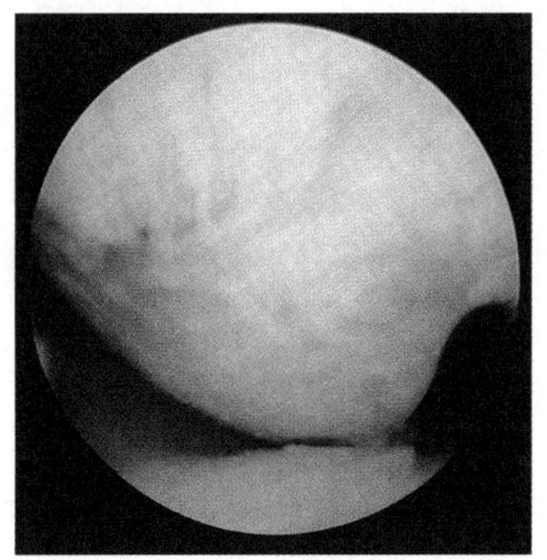

显微镜检查

早在17世纪人们就发明了显微镜,直到今天,它仍是一种重要的疾病诊断工具。医生通过显微镜,可以观察尿液等体液,查找感染、出血或其他异常状况的迹象。

用显微镜观察体表刮取的细胞,可以检查是否患癌症。这种方法叫作细胞学研究,最常见的就是宫颈涂片检查。

在显微镜下进行组织活体检查,可发现各种身体异常,包括癌症。

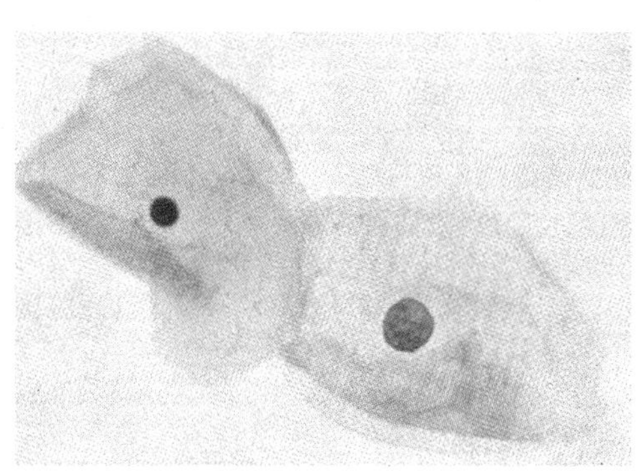

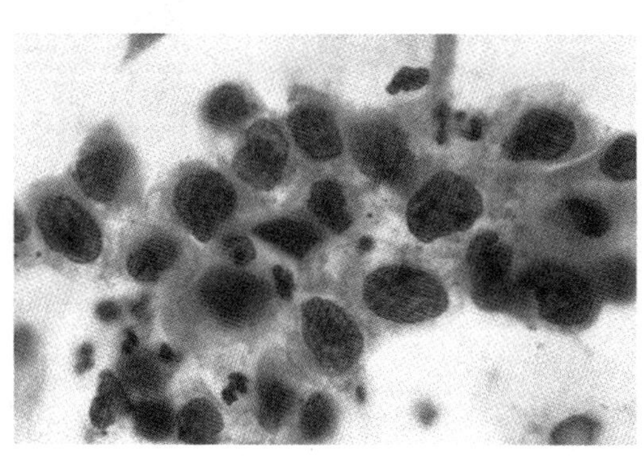

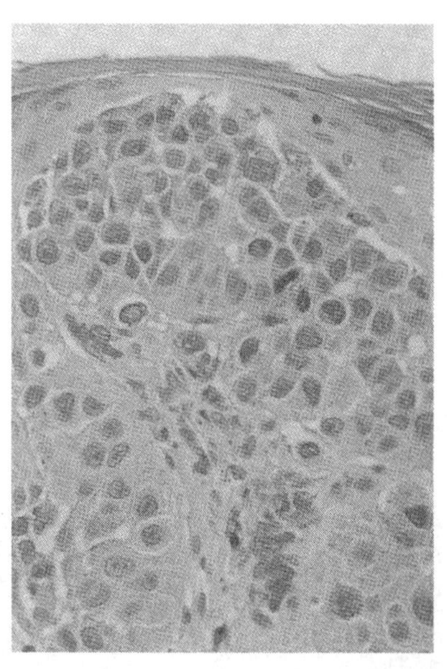

显微镜下正常和异常的宫颈细胞

在宫颈涂片检查中,医生从宫颈表面刮取细胞,放在载玻片上,然后用显微镜观察。上面左图的两个是正常的宫颈表面细胞。细胞内部深色圆点是细胞核,里面含有DNA。右图是从宫颈涂片检查异常样本中取出的癌细胞。癌细胞比正常细胞小得多,细胞核形状也异常。

显微镜下癌变皮肤细胞

在皮肤活体组织检查中,医生从我们皮肤上取下一小片组织,放在显微镜下检查。医生用化学物质保留组织,为其染色。左图显示的是恶性黑素瘤患者皮肤活体组织检查结果,有些细胞含有黑色素,就是图中那些棕色的区域。这也是该癌症名字的由来。图中大部分大型、深色、形状不一的细胞都是癌细胞。

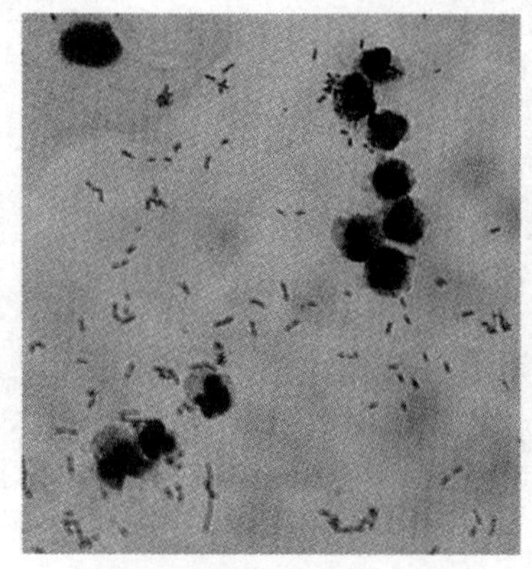

显微镜下受感染的尿液

这名尿路感染的妇女,尿液中明显有微小、杆状的细菌。大型、深色细胞是白细胞。

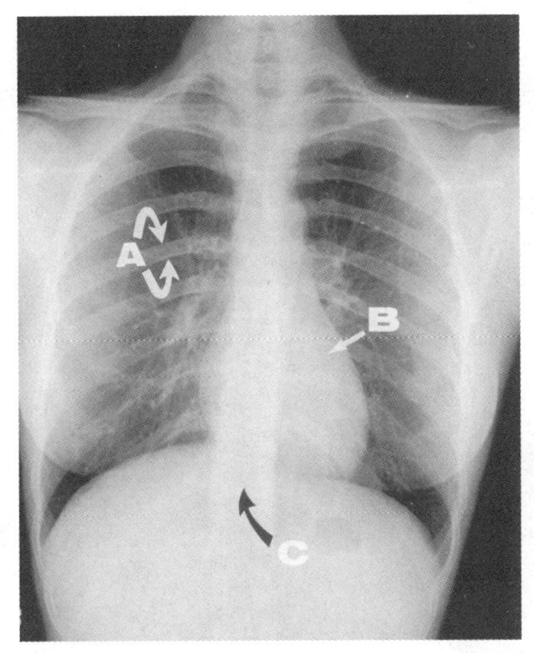

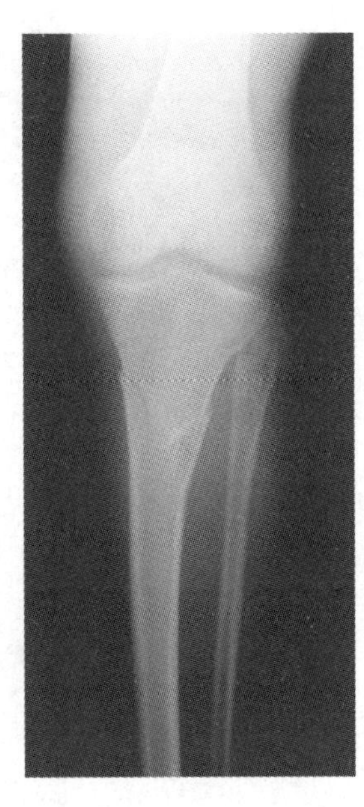

正常胸透

在左边正常胸透片子中，肋骨很明显，其中一根肋骨用箭头A指出。肺部充满空气，因此肺部呈黑色。心脏(B)和脊柱(C)从片子上也可以看到。

腿骨骨折的X线片子

右边的片子显示的是膝盖下两条断裂的腿骨。胫骨的断裂处清楚可见。

常规X线检查

医生借助X线诊断疾病已有上百年历史。1895年，德国教授威尔赫姆·伦琴发现，将自己的手放在X线路径上，把胶卷放在手后就能拍下自己手骨的照片。

伦琴用的X线来自环境中自然放射性物质，如今我们用的X线由机器发出和控制。

照射X线时，我们身边的机器会发出一道X线束。这道光束穿过我们的身体，打在另一边的底片上。骨骼等高密度结构，能吸收大量光束，阻止X线到达底片上，因此在底片上呈白色。

而像肺部这种中空脏器，大部分X线能穿过，打在底片上，因此在底片上呈黑色。像皮肤、肌肉等软组织，比空气密度高，但比骨骼密度低，因此呈现灰色。

在过去，医生一般用底片来接收X线，但是如今他们越来越多地使用数码技术，将图像储存在电脑中。

X线检查可帮医生发现很多问题，如肺癌、乳腺癌(通过乳房X线检查)、颅骨骨折、肺炎、骨折及牙齿问题等。

拍X线时，我们躺在检测台上或站在底片之前。医生可能会给我们穿上铅制围裙，挡住不准备检查的部位，防止其受辐射。

医生调整机器，让其对准要检查的部位，他们让我们屏住呼吸（防止身体因呼吸抖动，使片子模糊），然后打开X线机。

光束在瞬间穿过我们的身体，不会引发身体任何不适。机器可以从不同角度为同一身体部位拍不同的片子。通常，X线只用于拍瞬时的照片。不过，可以在一段时间内，用X线束不停地射向检查的部位，同时用摄像机记录下接收的图片，这样医生就能观察这段时间内它的活动变化情况了。

在另一种X线检查中，医生使用造影剂，让检查部分更加明显。造影剂是一种高密度化学物质，能吸收X线(跟骨骼一样)，因此在片子上呈白色。有时，造影剂用于填充一般只含空气的空间，让其轮廓凸显出来。

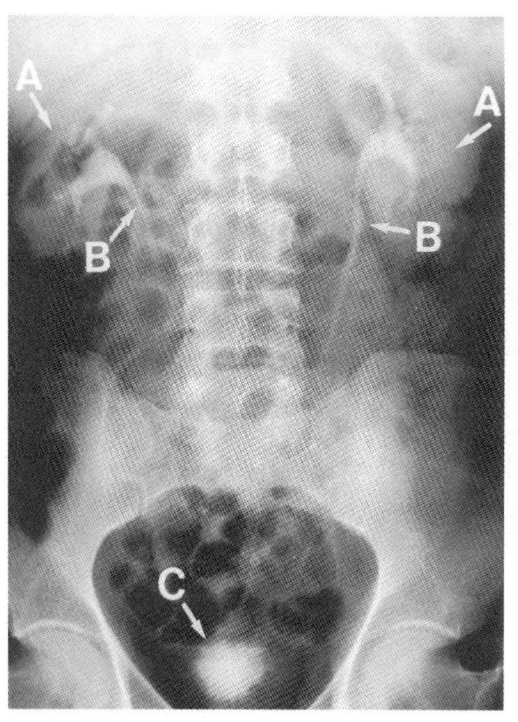

正常静脉内肾盂成像图

将造影剂注入血液，随血液流至肾脏(A)，使之突显出来，两边清晰可见的是输尿管(B)。图中还能看到造影剂在膀胱(C)处聚集。

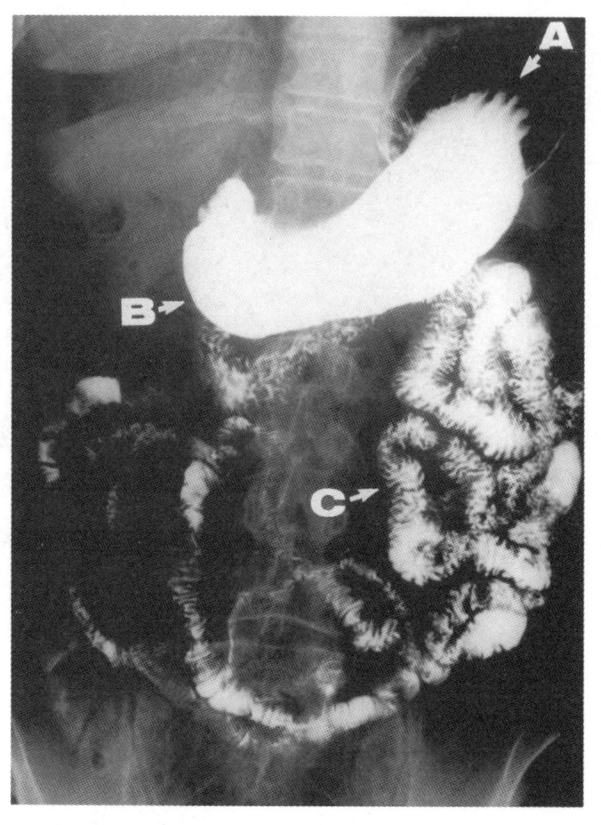

正常胃肠道成像图

胃上部(A)充满空气，因此呈黑色。吞下的钡餐，在片子中呈白色，让胃下部(B)显现出来。小肠(C)的轮廓也很清楚。

比如，常规胃部造影无法显现胃部或内膜的形状。若我们服用造影剂，那么胃部在片子上就会呈现白色，十分明显。

在灌肠剂中加入造影剂，可显示大肠的形状。医生还会将造影剂注入我们的血液，查看某器官的形状或功能，检查受感染或出血的部位或者检查是否有肿瘤。

比如，在常规X线检查中，有一种叫作肾盂造影的检查。医生将含有碘的造影剂注入我们的血管，当它到达肾脏后，再给肾脏做造影，它能显现肾脏的形状（尤其是其搜集尿液的内部结构）以及将尿液导出肾脏的输尿管的形状。

血管造影检查

血管造影图是使用造影剂（通常是碘造影剂）凸显血管的轮廓，然后用照相机拍下的静脉或动脉的X线图像。造影剂可显示血管堵塞或异常扩张的状况。

血管造影比较复杂，因为要将造影剂直接注入目标血管。医生先要对患者实施局部麻醉，然后将导管（塑料管子）从麻醉的皮肤处插入附近的血管，这些血管一般是手臂或腿部的动脉。

导管沿着动脉系统到达如心脏、肾脏、肺动脉等目标血管。插导管的同时，医生会拍摄X线片，借助它们找到正确的血管。

一旦导管到位，医生就会注射造影剂，然后用照相机或摄影机拍摄造影剂在血管中运动的情况。

造影剂注入体内时，大部分人会有种温暖的感觉。同任何侵入性治疗一样，血管造影会引起并发症，但概率不大。不过有些人会对造影剂过敏。

对造影剂中的碘过敏

在造影过程中，有些人对造影剂中的碘有过敏反应。过敏反应可引发皮疹、喉咙肿大、头痛、腹痛、呕吐等症状。

患哮喘或对多种食物或药物产生过过敏反应的人群，很有可能会对这种造影剂过敏。

若认为自己可能对碘过敏，要告诉医生和放射科医生。他们会使用另一种造影剂，或在做造影之前给我们开药，预防过敏反应。

磁共振血管造影

同磁共振成像(MRI)一样，磁共振血管造影(MRA)利用强磁场和无线电波呈现人体内部器官的图像。但与MRI不同的是，MRA可以清楚地显示血管的情况。与传统血管造影不同，MRA不需要针头、导管和造影剂，人体也不用接触放射性物质。此种方法一般用于检查脑部动脉变窄和脑部动脉瘤，还用于检查腹部和腿部的动脉。

在MRA普及前，要给血管拍片，只能利用X线造影。目前有些血管造影图片仍比MRA准确。

MRA 不会引起任何疼痛。

在做MRA时，医生让我们平躺在管状机器中间的平台上，它在拍片时会发出咚咚的声音。若我们使用了某种装置，如脑部动脉瘤夹、起搏器等，我们就不能做MRA。体内有任何金属物质，都要告诉医生。

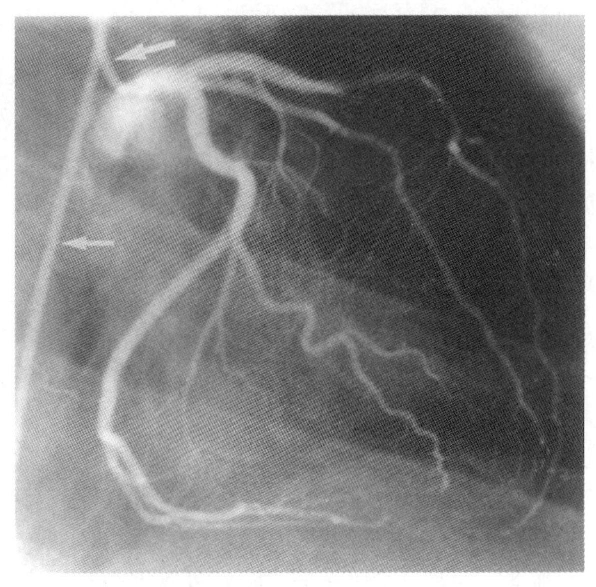

正常冠状动脉造影

左边笔直的白线（下方箭头所指的方位）是主动脉内的导管。主动脉是人体内最大的动脉。X线造影剂从导管顶端（上方箭头所指的方位）注入冠状动脉。片子中弯曲的白线就是冠状动脉，冠状动脉负责将血液送入心肌。

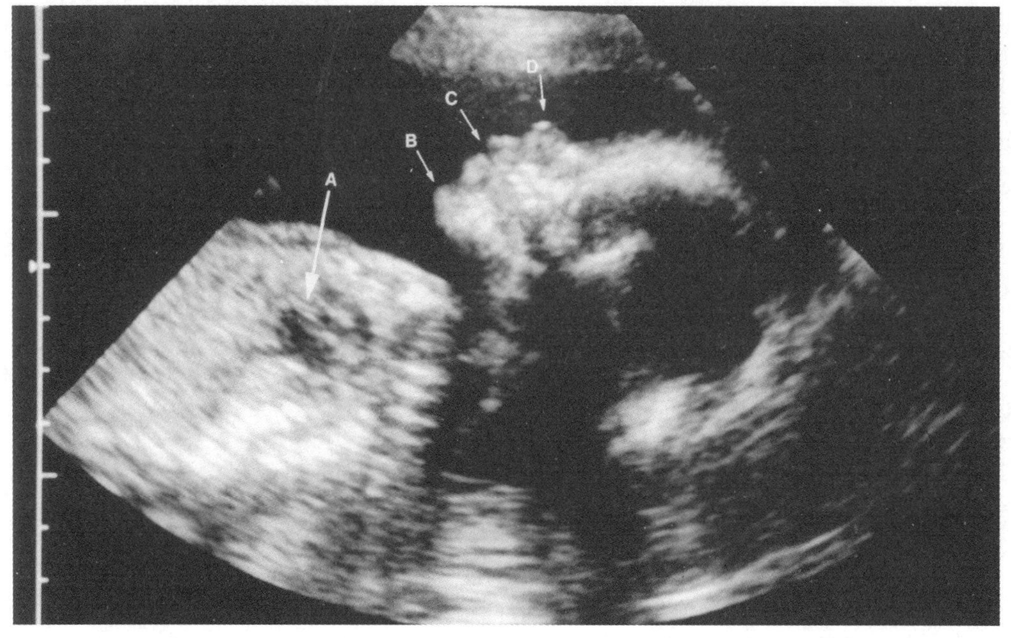

胎儿超声波图

该超声波图显示了胎儿的头部和胸部的侧面。胸部的心脏(A)清晰可见。从图中我们还能看见胎儿的下巴(B)、嘴唇(C)及鼻子(D)。

常规超声波检测

超声波检测是利用声波而不是射线来拍摄身体内部结构的图片。它的原理同声呐相似，我们用声呐发出的声波来检测海中的物体。

在超声波检测中，医生会使用一个手持装置，它能向我们身体的某个部位发出声波,不会引起任何疼痛。我们的组织会反射部分声波，传回体表，这个手持装置会接收所反射的声波，传入计算机，然后计算机将搜集到的声波转化成图片，在显示器上显示出来。

超声波检测在检查膀胱等充满液体的器官时，十分有效。但是,在检查由骨骼包围的身体部位(如大脑)时，效果就不太好，因为声波无法穿透骨骼。

超声波检查起初用于观察子宫内的胎儿。如今,它也用于检查囊肿、肿瘤以及肾脏、肝脏、脾脏、甲状腺、乳房、膀胱、睾丸、卵巢、眼睛等器官的异状。在超声波心动描记检查中，医生用它来检查心脏的房室状况。

超声波检测一般持续15~30分钟。医生会让我们躺下或坐下，在检测仪器上涂上耦合剂，让仪器与我们的皮肤紧密接触。然后一边让检测仪在我们身体各部滑动，一边在显示器上观察所呈现的图像。

计算机X线断层扫描

计算机X线断层扫描(CT)利用X线获取我们身体内部的照片。它与胸透获得一张X线片不同,不是将一束光打向我们的身体，射到一张底片上，而是将无数道细细的X线射向我们的身体,照相机不断地进行拍摄。

X线被围绕我们身体旋转的照相机接收，然后将信息传输到计算机上。计算机将接收到的图像结合，呈现出我们身体的横截面图。与传统X线相似，有些器官和组织会吸收光束，有些则让其通过，因此会呈现出深浅不一的图像。

做CT时，我们躺在一张检测台上，检测台滑入圆柱形的扫描仪内，让我们接受扫描。扫描仪围着我们转圈，从多个角度拍摄我们身体某一平面的图像。之后检测台稍稍移动，让扫描仪扫描身体的另一平面。在有些机器内，检测台会不停地动，而有些则是时断时续地动。扫描仪不会触碰到我们的身体，但会发出噪声。

有些人躺在机器内会有恐慌窒息的感觉，在这种情况下，医生在扫描之前会给我们服用镇静剂，以缓解这种不适感。有时做检查前，医生会给我们注射造影剂，让我们的血管在片子上更加明显。注射这些造影剂时，我们会有温暖的感觉。

有些人对造影剂过敏。

CT扫描的图像比常规X

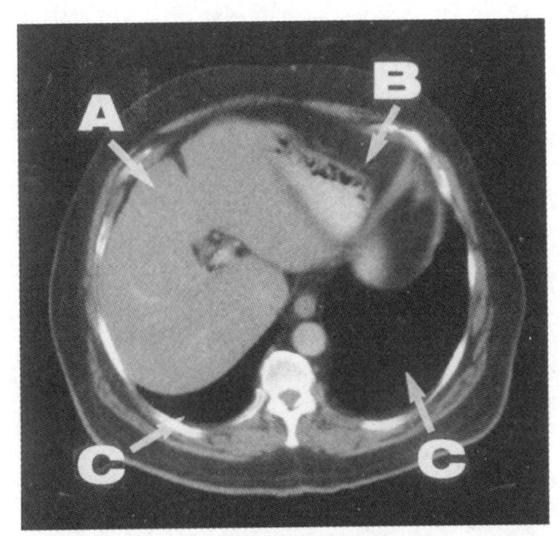

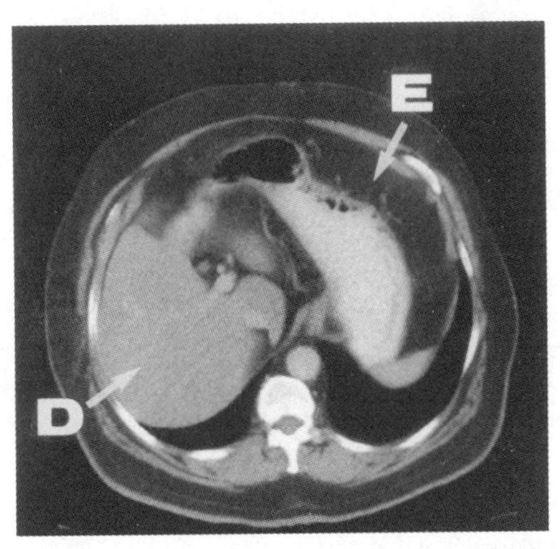

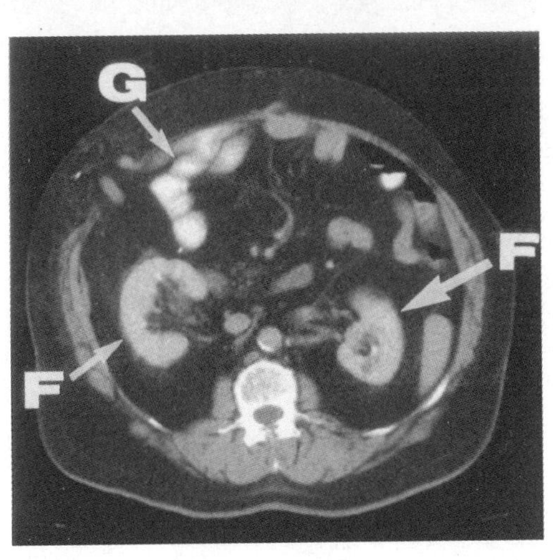

上、中、下腹部计算机X线断层扫描图

左上图显示腹部CT扫描时的横截面图，肝脏(A)为灰色。胃部(B)有黑色(空气)也有白色(扫描前服用了钡餐)。肺部(C)呈现黑色，因为肺中充满空气。脊柱是最下端亮白色的区域。

右图显示的是腹部中间的情况。明显可以看到肝脏(D)和大部分的胃(E)。

左下图显示的是下腹部的情况。图中有肾脏(F)。上端一圈圈的是小肠(G)，呈白色，那是扫描之前吞入的钡餐(不是CT扫描的部分)。

做计算机X线断层扫描

做计算机X线断层扫描时,我们躺在像隧道一样的扫描仪里。

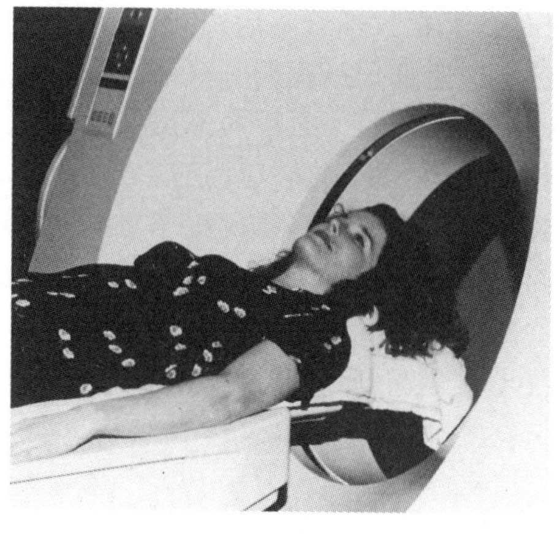

线片更详细。除了能显示人体横截面图外,计算机还能将之结合,呈现身体器官的三维立体图像。

CT扫描原本用于大脑检查。如今,它能帮助医生检查多种状况,包括肿瘤、动脉瘤、器官损伤、感染等。

辐射照射

雷姆(rem)是表示辐射剂量当量的单位,用来测量辐射对我们身体的损害程度。Rem是人体(哺乳动物)–伦琴的X线或伽玛射线当量的缩写。下表中数据的单位是毫雷姆,1 000毫雷姆等于1雷姆。

在美国平均每人每年接触的辐射约360毫雷姆。其中约310毫雷姆来自自然界,只有50毫雷姆是因医疗目的而接触到的。

通过对比,我们发现核电厂工人每年辐射暴露极限为5 000毫雷姆。医生一般建议我们接受的测试,其诊断治疗的作用大于辐射接触的危害,以此来控制我们受辐射的量。

来自自然界的辐射	辐射量(毫雷姆)
科罗拉多州丹佛的宇宙射线	50/年
美国平均地面辐射	28/年
美国平均宇宙辐射	27/年
海平面的宇宙辐射	26/年
家中天然气	9/年
离电视很近	6/年
饮用水中的辐射	5/年
有镭度盘的怀表	5/年
乘飞机旅行	0.5/年

来自医疗目的的辐射	每次辐射量(毫雷姆)
头部和身体计算机X线断层扫描	1100
下消化道系列检查	405
上消化道系列检查	245
臀部X线检查	83
骨盆X线检查	44
颈椎X线检查	22
头部和/或颈部X线检查	20
牙齿X线检查	10
胸透	8
手臂或腿部X线检查	1

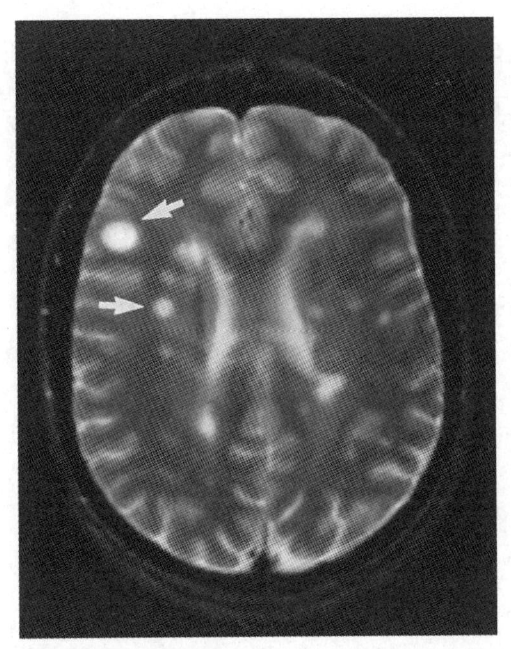

异常大脑磁共振成像图

在多发性硬化症患者的片子上,白色的点(**上方箭头指向的是最大的点**)所指的是多发性硬化症导致的脑损伤部位。

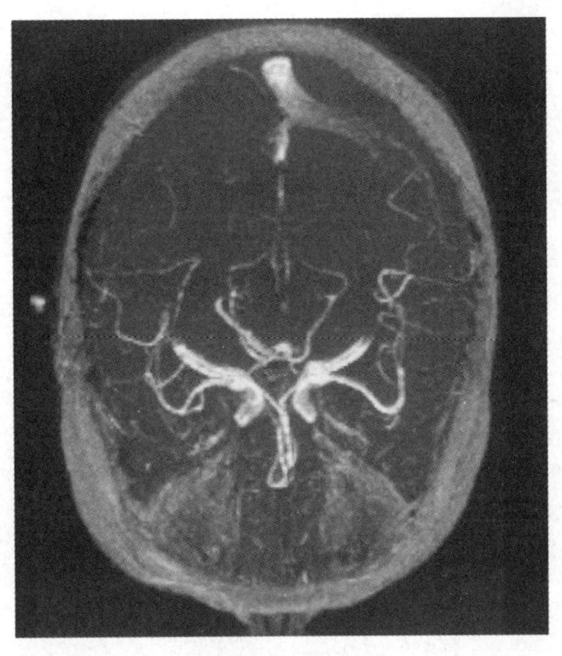

正常大脑磁共振成像图

这是大脑的磁共振成像俯视图,可以看到血液流经血管(**白色**),在成像过程中,医生并未注射X线造影剂。整个大脑的血管都清晰可见。

磁共振成像检测

磁共振成像(MRI)检测不使用辐射,而使用大型磁铁、无线电波发射器以及电脑来构造人体内部详细的图片。

在做MRI扫描时,我们躺在检测台上,检测台会滑入检测仪,而检测仪带有大型磁铁和无线电波发射器。医生将我们身体的组织暴露在磁场及无线电波脉冲内,我们的组织因此会发出信号,而周围的机器则能接收这些信号,将之输送至电脑,电脑根据这些信号形成图像。

含有大量水分和氢原子的组织,如脂肪,在片子中颜色较淡。含水分和氢原子少的组织,如骨骼,则呈深色。有时,医生会向血液中注入造影剂,增强图像效果。

同CT扫描相似,MRI显示的器官内部图像比传统X线片要清晰。但是若身体植入了如脑部动脉瘤夹或起搏器等金属装置,则不能接受MRI检查,因为强大的磁场会使这些装置移位。

一般来说,外科小夹钳和整形外科植入的金属装置比较安全,但在做CT检查时,要告诉医生体内是否有金属装置。

虽然MRI不会引起任何疼痛,但圆筒状机器会让一些人感到恐慌,而且运行起来噪声很大。有些设备上带有耳机,让我们听音乐以阻挡噪声。有些MRI机器则更开放,我们身体大部分都在圆筒之外,只有受检查部分才会处在含有磁铁和发射器的拱状机器下。

MRI可以呈现被骨骼包围的结构,因此它对观察大脑及脊髓的情况十分有用。它也常用于检查关节。医生需要查看血管的详细图片时,就可以利用磁共振血管造影获得血管图片。

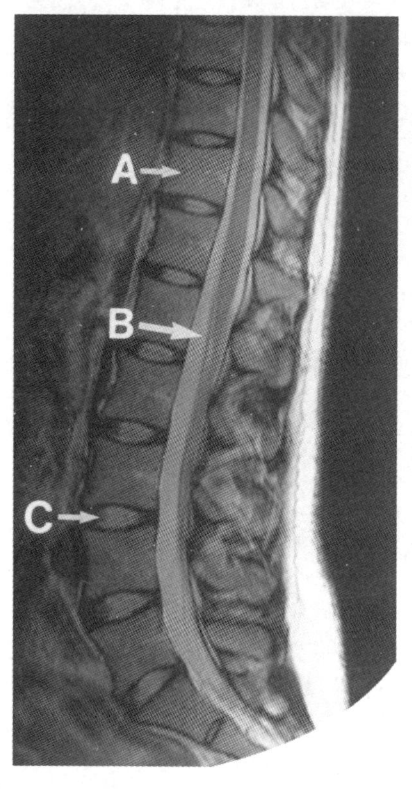

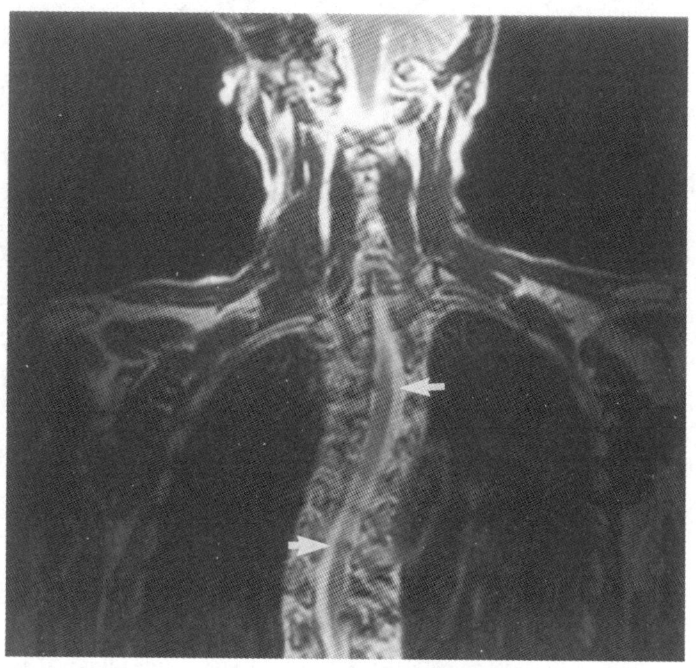

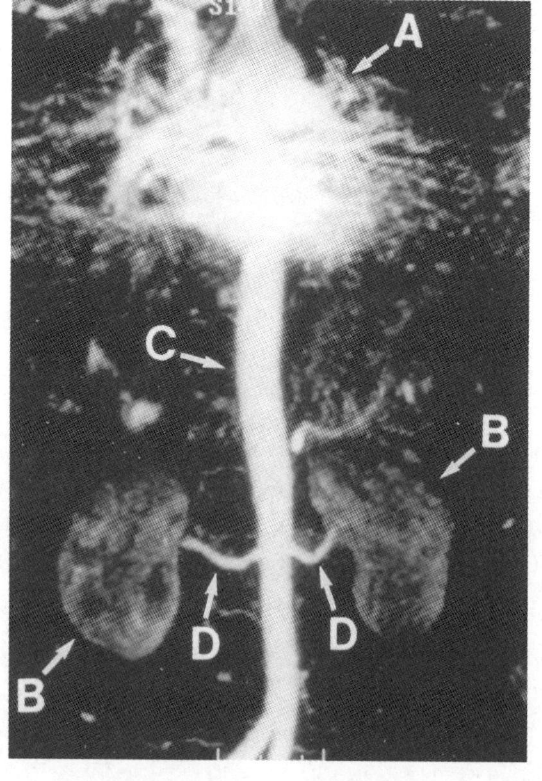

脊柱的磁共振成像图

上面的磁共振成像图显示的是脊柱的结构，包括脊椎骨(A)，脊髓（B)，脊椎骨之间的椎间盘(C)。

不正常脊柱的磁共振成像图

右上图显示的是脊柱侧凸患者弯曲的脊柱和脊髓（箭头所指方位)。但是从前或从后看,脊柱仍是直的。

胸部和腹部的磁共振成像图

右下图中,心脏(A)在最上方,肾脏(B) 在主动脉(C)两侧,主动脉是人体最大的动脉。向肾脏供血的动脉(D)清晰可见。

诊断性检测

多年前，医生们只能依靠患者对症状的描述和自己的观察来诊断疾病。如今，医生可从各种令人眼花缭乱的检测中获得更多信息。

最常做的检测是验血和验尿，这些检测可反映我们身体多个器官和系统的工作是否正常。很多医生的诊断就从验血或验尿以及其他便宜且危害性较小的检测开始的。至于其他更复杂的检查，如造影检查，只有在必要的时候才会做。

当医生建议我们做某项检测时，我们需要了解清楚为什么要做，具体怎么做。我们需向医生咨询下列问题。

■为什么要做这项检测？

■检测结果会告诉我们什么？

■检测前我要做什么准备？

■会引起不适吗？

■要持续多长时间？

■检查完，通常会有什么不适的状况？

■谁来做这项检测？

■有危险吗？

■结果什么时候出来？

■检测结果对以后的治疗方案可能有什么影响？

■费用是多少？

本书涉及检测的部分

本书相关章节介绍了常规的诊断性检测，在与疾病和紊乱有关的章节还有更多详细的内容。要了解自己感兴趣的检测，最直接的方法是查看本书与之相关的内容。

验　血

我们的血液中含有身体所需的营养物质（如氧气及食物中的养分），以及从肝脏、肺、肾等排出的废弃物。它还会将药物运送到需要它们的身体部位。

血液由血细胞及带咸味的血浆组成。下列血液检查可以查出异常血细胞，测出血液中某种物质的含量。

丙氨酸氨基转移酶(ALT)

ALT主要存在于肝脏组织中。若肝功能受损，ALT会进入血液中。血液中ALT过高，说明肝功能严重受损。

白蛋白

白蛋白是肝脏产生的一种蛋白质，对人体正常运转十分重要。

血液中白蛋白含量可帮助医生诊断肝脏和肾脏的疾病。病情严重的患者，无论患急性还是慢性疾病，他们体内的白蛋白含量通常都会降低。

酒精含量

检测血液中的酒精含量，可以确定受检者是否达到法定的醉酒标准。

碱性磷酸酶(ALP)

ALP存在于肝脏和骨骼中。若肝脏感染疾病，碱性磷酸酶会进入血液。碱性磷酸酶含量增高说明存在肝癌、炎症、肝炎、胆结石或骨骼疾病。该检测通常是肝功能检查的一部分。

甲胎蛋白(AFP)

AFP由胎儿产生。孕妇体内AFP含量高，说明胎儿可能患有如脊柱裂、先天无脑畸形（没有大脑和/或脊髓）等先天缺陷。患有肝癌、睾丸癌或肝炎的人群，AFP含量也很高。

淀粉酶

淀粉酶由胰腺产生，有助于消化淀粉颗粒。血液中淀粉酶含量过高，说明可能患有胰腺炎等胰腺疾病。淀粉酶检测一般会同脂肪酶检测一起做，它们都是检查胰腺是否正常的检测。

抗中性粒细胞胞质抗体(ANCA)

ANCA是一组因患有自身免疫疾病而产生的自身抗体，有助于该疾病的治疗。ANCA有两种：胞质型ANCA抗体主要针对韦格纳肉芽肿这种不寻常的疾病，而患肾炎或结肠炎时，则会出现核周型 ANCA抗体。

抗核抗体(ANA)

当人体免疫系统误将自身细胞的细胞核当作外来物质时，会产生ANA 。有红斑狼疮、风湿性关节炎等自体免疫疾病的患者，血液中存在ANA。若血液样本中含有ANA，在紫外线显微镜下可观察到。

动脉血气(ABG)

它能检测动脉血液中氧气、二氧化碳以及血液中酸碱的水平，因此可检测出肺、心、肾等器官出现的各种问题。

天门冬氨酸转氨酶(AST)

AST主要存在于肝脏和心脏中。若肝脏或心脏受损，AST进入血液，血液中AST的含量就会高出正常水平。

人绒毛膜促性腺激素-β亚基(β-HCG)

β-HCG是受精卵在子宫着床时，人体分泌的一种激素。它促使人体分泌雌激素和黄体酮这两种有助于安胎的激素。在孕妇血液和尿液中都能检测出β-HCG，因此该检测可验孕。 血液检测更精确些，不过因为尿检样本容易获取，人们更常做的是尿检。

胆红素

胆红素是肝脏在代谢红细胞中的血红蛋白时产生的一种橙色色素。胆红素在肝脏聚集，随粪便排出，给粪便染色。若出现肝脏疾病，胆红素异常，就会引发黄疸(皮肤和胆汁淤积变黄)。胆红素检测可检测出肝脏疾病、胆管阻塞、胆汁淤积以及某些贫血症状。

血尿素氮(BUN)

尿素氮是人体产生的一种废弃物，通常在血液流经肾脏时，肾脏会将其过滤进入尿液。BUN水平异常，说明肾功能有问题。此外，该检测还能显示机体脱水的程度。

钙含量

钙是一种天然矿物质，通常储存在人体骨骼里。钙离子对维持心跳、神经介质传递等人体正常功能十分重要。钙含量不正常说明存在肾脏问题、维生素D缺乏或骨癌等疾病。

卡马西平

卡马西平是一种抗痉挛药，用于治疗癫痫及躁郁症。为防止中毒，需严密监控血液中卡马西平的浓度。

癌胚抗原(CEA)

患有消化系统癌症的人群，体内CEA蛋白水平会升高。在癌症治疗时，医生会监控其水平。肝炎患者或烟瘾重的人群，CEA水平比较高。

补体蛋白

补体蛋白是一类血蛋白的统称，可帮助人体消灭异体物质和微生物。在患某些急性炎症疾病(如红斑狼疮)时，补体蛋白含量低，但患其他一些疾病时，则比较高。

全血细胞(CBC)

全血细胞计数是一种最常见的实验室化验项目。这项化验测量某些血液成分，如红细胞、白细胞、血小板等的数目。此外，该检测还可测量红细胞的大小。若结果异常，则说明存在贫血、感染等异常症状。

皮质醇

皮质醇是一种由肾上腺分泌的激素，有助于调节我们的免疫系统。皮质醇水平异常说明可能出现了库欣综合征、阿狄森病等激素问题。

C反应蛋白

出现炎症后24~48小时内，身体通常会产生这些蛋白。检测C反应蛋白无法查出具体的疾病，但能反映是否存在潜在的炎症。出现风湿热、关节炎、冠状动脉疾病等其他症状时，身体会产生C反应蛋白。

肌酸激酶(CK)

这种酶主要存在于心脏等身体部位内。若心脏或其他组织受损，CK会进入血液，使血液中这种酶的含量上升。测量CK的水平(尤其是同工酶的水平)，常用来诊断心脏病发作等疾病。肌肉出现异常时，其水平也会上升。

肌酸酐

肌酸酐是一种人体废弃物，通常在血液流经肾脏时，肾脏将之过滤进尿液。反复测量血液中肌酸酐的含量，可以了解肾脏功能是否正常。

铁蛋白

铁蛋白是一种有助于人体存储铁元素的蛋白。测量铁蛋白的含量，可了解体内存有多少铁元素。这种检测可用于诊断铁缺乏或铁过量的症状。

叶酸

叶酸是一系列维生素的统称，它对人体许多功能的正常运作十分重要。叶酸缺乏常出现在孕期，会导致贫血、胎儿发育不正常、头发发白、腹泻等其他症状。叶酸缺乏还会导致动脉硬化。

卵泡刺激素(FSH)

这种激素由脑垂体分泌，可刺激男性精子、女性卵子的发育。测量FSH水平有助于医生诊断不育问题和判断更年期开始的时间。

血糖

血糖是食物分解的产物之一，通过小肠和大肠被吸收入血液，是细胞能量的来源。测量血糖水平可以检测出血糖过高(患糖尿病)或过低 (糖尿病药物使用过量及其他罕见症状)的症状。

葡萄糖耐量

这项检测测量受检者在食用高糖食物几小时内，不同时间点血糖的含量。医生会让我们在接受检测前几天内，食用特殊的餐点，服用某种含有一定量葡萄糖的溶液。这种检测一般用于糖尿病的诊断。

血细胞比容

这种检测可显示一定量的血液中红细胞的比例。它可用于诊断多种不同类型的贫血，也是全细胞计数检查的一部分。

血红蛋白

血红蛋白是红细胞中的一种物质。它能将肺部的氧气运送至全身其他部位，将二氧化碳运送至肺部，然后通过呼气排出。血红蛋白检测可以判断身体是否贫血。

血红蛋白电泳

该检测是为了探测体内异常血红蛋白的存在。一般有镰状细胞性贫血等遗传性血液病的患者，他们体内存在异常血红蛋白。

铁含量

这种常见的金属元素是血红蛋白的重要组成部分。血红蛋白是红细胞中运送氧的物质。膳食中缺乏铁、铁吸收不好或慢性出血都会引起铁缺乏，进而导致缺铁性贫血。铁含量检测可测算出血液中铁的含量水平。

铁结合能力

这项检测测量转铁蛋白的含量。转铁蛋白可将铁从血液输送至骨髓，让铁与新的血细胞结合。它一般用于诊断贫血发生的原因。

乳酸盐脱氢酶(LDH)

LDH是一种常存在于心脏、肝脏、肺、肾脏组织的酶。若其中某一器官受损，LDH会进入血液。这项检测常用于诊断心脏病、肝病或导致红细胞受损的疾病。

铅

铅是一种常见金属物质，一般人体内含量很低，高含量的铅对人体有害。儿童和成年人食入或呼吸含铅漆料、饮用铅制水管流出的水、用釉陶罐子餐具等，都可能因摄入铅过量而中毒。铅中毒会造成学习障碍和其他严重的健康问题。

脂肪酶

脂肪酶是一种由胰腺产生的酶，有助于身体分解脂肪。若血液中脂肪酶含量过高，说明存在胰腺炎。在进行脂肪酶检测的同时，医生常会检测淀粉酶。

促黄体生成素(LH)

LH由脑垂体分泌，促进卵巢、睾丸分泌其他激素，刺激排卵和精子的产生。检测血液中的LH水平，可帮我们检查生育问题或闭经的原因，还可监控诱导排卵的治疗。

甲状旁腺素

甲状旁腺素由甲状旁腺分泌。甲状旁腺位于甲状腺附近。这种激素可调节体内钙及磷酸盐水平。检查血液中甲状旁腺素含量可以了解甲状旁腺的活跃度。

局部促凝血酶原激酶时间(PTT)

该测试检测我们血液的凝血能力。它可检测血液中含量较低、有助于凝血的物质。一般在手术前，医生会给患者做这种测试，检测他们服用血液稀释药物的情况以及诊断血友病等疾病。

苯巴比妥

苯巴比妥是一种控制癫痫的药物，也是一种镇静剂。测量血液中苯巴比妥含量，确保其含量合适，既能控制癫痫，又不至于让患者中毒。对于莫名晕厥的人群，医生常做这项检测，看苯巴比妥是否过量。

苯妥英钠

苯妥英钠是一种抗痉挛药，主要用于治疗癫痫。测量血液中苯妥英钠含量，确保它的剂量合适，既能控制癫痫，又不至于让患者中毒。

磷酸盐

磷酸盐对人体能量储存和使用以及其他重要人体功能的发挥有很大作用。医生通常通过磷酸盐水平的检测，来检查骨骼和肾脏问题以及甲状旁腺素的异常情况。

血小板计数

血小板是一种盘状细胞小碎片，在凝血过程中起重要作用。该检测测量血液样本中血小板的数量。患某些疾病的患者，血小板的数量会过高或过低，这都会改变血液正常的凝血功能。

钾含量

人体维持正常肌肉功能、传导神经冲动以及其他身体功能都需要钾这种矿物质。缺钾会使心律失常。有时钾含量低是因服用利尿剂引起的，而不是患了某种潜在疾病。医生通常检测服用利尿剂的患者血液中钾的含量，以保证其身体功能正常。

催乳素

催乳素是一种由脑垂体分泌的激素。它和雌激素及其他激素一起促进乳汁的分泌，让乳房准备好哺乳。脑垂体肿瘤会增加血液中催乳素的产生，让非哺乳期的女性分泌乳汁，导致男性乳房肿大或阳痿。

前列腺特异抗原(PSA)

PSA是一种蛋白质，在前列腺中产生。很多患前列腺癌的男性PSA水平上升，不过患有非癌性前列腺疾病的男性PSA水平也很高。接受前列腺癌治疗的患者，若体内PSA水平下降，说明治疗有效果。

血浆凝血酶原时间(PT)

PT是一种检测血液凝血功能的方法，可显示血液中一些重要凝血因子的含量。医生在手术前，通常会为患者做这种检测，来诊断肝脏疾病以及监控患者服用凝血稀释剂药物的情况。

抗过敏原吸收(RAST)

在有些过敏情况中，我们的免疫系统会产生过量免疫球蛋白E(IgE)抗体来对抗过敏原（如猫毛或某种食物等）。RAST若检测出血液中对抗某种抗原的IgE，说明我们对某种物质过敏。

网状细胞计数

网状细胞是一种未成熟的红细胞，一般数量很少。网状细胞过多，说明我们的身体在对抗贫血或在严重失血后补充血容量。

类风湿因子

类风湿因子是一种蛋白质，由免疫系统产生，常存在于患类风湿关节炎的患者体内。医生一般利用这种检测来诊断类风湿关节炎。患有其他疾病的人群体内也可能有类风湿因子。

Rh因子兼容性检测

Rh因子是一种抗原，全世界85%的人血液中都含有这种抗原。血液中含有Rh因子，被称为Rh阳性，而没有Rh因子的则是Rh阴性。Rh检测是血型检验的一部分，只有通过这种检测，我们才能知道输血时可以接受什么样的血液，因为我们只能接受同种Rh性状的人的血液。所有孕妇都必须接受Rh因子检测，因为若胎儿是Rh阳性，而母亲是Rh阴性，胎儿就会受伤害。

血沉(ESR)

该检测检查红细胞沉入试管底部的速度。若患有传染病、炎症或癌症，该速度会变快。

血清蛋白电泳

该检测用于筛查血液中某些蛋白含量是否过高，尤其是免疫球蛋白和相关分子的含量。它一般用于诊断多发性骨髓瘤等血细胞疾病。

钠含量

钠对于维持人体体液平衡、肌肉收缩以及神经冲动传导都十分重要。我们身体对于钠含量的控制十分严格，但患上某些疾病时，钠含量会过高或过低。

茶碱

茶碱是用于治疗哮喘的药物。若浓度过高就会引发心律失常或癫痫，因此医生会监控血液中茶碱的含量。

促甲状腺素(TSH)

TSH由脑垂体分泌，调

节甲状腺对三碘甲状腺原氨酸和甲状腺素的分泌。当甲状腺素过高或过低时，TSH会提醒甲状腺减少或增加激素的分泌。医生一般用TSH检测来诊断甲亢或甲状腺功能不全。

血清总甲状腺素(T_4)

T_4由甲状腺分泌，用于调节人体生长及发育，控制新陈代谢以及体温。T_4水平过高说明甲状腺功能亢进，过低则说明甲状腺功能不全。

毒性筛查

毒性筛查是检测血液中是否存在如麻醉剂、镇静剂、抗抑郁药、酒精、安非他明、致幻剂等潜在的有毒物质。通常在出现昏迷、意识混乱、行为错乱、心律不齐等紧急情况时，医生会做这种检查。

三环抗抑郁药水平

三环抗抑郁药（又称杂环抗抑郁药）常用于治疗抑郁症。因为其水平过高会损害心脏，因此要定期进行检测。

甘油三酯

甘油三酯是血液中的脂肪，会引发心脏疾病及其他症状。医生在检测胆固醇水平时，一般会同时检测甘油三酯的水平，确定我们是否有患心脏病的风险。

三碘甲状腺原氨酸(T_3)

T_3由甲状腺分泌，用于调节生长发育、新陈代谢及人体温度。T_3水平升高说明甲状腺功能亢进，若降低则说明甲状腺功能不全。

尿酸

尿酸是人体废弃物，一般由肾脏排出。痛风患者血液中尿酸很高，而白血病患者或肾脏严重受损的患者，血液中尿酸含量也很高。

维生素B_{12}

从饮食中摄取不足（如素食者）或肠胃不能很好吸收维生素等都会导致体内维生素B_{12}含量过低。维生素B_{12}含量过低会造成贫血、神经炎等其他病症。

白细胞计数

白细胞有助于人体抗击感染。白细胞计数是血细胞计数的一部分。在怀疑患者受感染时，医生会给他们做这项检测。白血病会造成白细胞数目上升，而某些药物反应和疾病则会导致白细胞数目过低。

白细胞分类计数

人体能产生不同种类的白细胞。该检测能检查血液中不同白细胞的比例，可以帮医生确定我们患了哪种感染（比如是细菌性的还是病毒性的感染）。

尿　检

血液在体内循环时，会收集细胞代谢产生的多种废弃物。血液流经肾脏时，可以将不需要的物质过滤进尿液，通过这种方法排出废弃物。要了解更详细的过程，可以阅读本书与如何排出体内废弃物，保持体液平衡相关的内容。

检测尿液中某些化学物质的高低可以看出我们身体的工作情况。

可以将尿液排进容器，收集尿液样本。有些化验只需在医生办公室使用试纸就能完成。有些则需要送实验室进行化验。

管型

管型是在肾小管中形成、被排入尿液中的管状物质或细胞块。尿液中存在某些管型（如红细胞管型）说明身体出现问题，不过有些也属正常现象。

儿茶酚胺

儿茶酚胺由肾上腺分泌，含有肾上腺素和去甲肾上腺素。医生会给高血压患者检测儿茶酚胺水平，确定高血压是否是因为嗜铬细胞瘤引发的。该肿瘤常出现在肾上腺，出现后会增加儿茶酚胺的分泌。

肌酐

肾脏负责将肌酐排出体外。检测尿液中肌酐的含量可以让医生了解我们的肾功能是否正常。

葡萄糖含量

糖尿病患者血液中葡萄糖含量上升，因为多余的糖分会被排入尿液中。检测尿液中的葡萄糖十分简单，它可以反映我们是否患有糖尿病或监测糖尿病是否得到控制。

5-羟吲哚乙酸(5-HIAA)

5-HIAA是人体新陈代谢的正常产物。类癌细胞瘤患者尿液中的5-HIAA含量可能会上升，因为这种罕见肿瘤会使血液和尿液中5-HIAA含量上升。

白细胞

若在尿液中检测到白细胞，通常说明肾脏或膀胱受感染。

白细胞酯酶

这种酶存在于一些白细胞内。若在尿液中检测到这种酶，说明出现了细菌感染引发的炎症，尿液中也因此才存在白细胞。

去甲肾上腺素

患嗜铬细胞瘤的患者体内去甲肾上腺素含量可能会较高。

亚硝酸盐

引发尿路感染的细菌会使尿液中出现亚硝酸盐，因此尿液中亚硝酸盐含量上升，说明存在尿路感染。

尿蛋白质

尿液中一般不会出现蛋白质，因为蛋白质是大分子物质，只会存在于血液中，不会进入尿液。若肾脏的过滤系统受到损害，蛋白质可能会进入尿液，因此在尿液中能检测到蛋白质。

尿红细胞

尿液中一般不含有红细胞，若尿路有感染、出现肿瘤或有肾炎等状况，医生就会在患者尿液中检测到红细胞。

尿比重

该检测测试尿液中各种微粒的浓度，测量人体的水电解质平衡，检测肾脏在维持体液平衡方面的功能是否正常。

尿酸

尿酸是DNA的组成部分。尿液中尿酸含量过高说明有痛风、肾衰竭等问题。复发性含尿酸肾结石的患者，尿液中尿酸含量通常很高。

细胞化验

在细胞化验中，医生会在显微镜下观察细胞，寻找形状异常的细胞。细胞形状异常说明细胞正在或已经转变成癌细胞。

宫颈涂片检查就是一种细胞化验。在宫颈涂片检查中，医生从女性宫颈采取细胞样本，将之涂在载玻片上。医生在用显微镜观察时，根据五级量表（从正常到癌细胞）给细胞定级。

细胞化验在早期就能发现细胞变化，因此能及早诊断出癌症，有利于监控癌症前期细胞的变化以及癌症的治疗。

大便隐血

很多情况都会造成胃肠道出血。有时这种出血症状容易发觉，比如出现呕血或便血的情况。但有时却没那么明显，因此要进行大便隐血检测。

为搜集大便样本，医生会要求我们在上完厕所后，用木质抹刀取少量大便，放在容器或特殊的卡片上。有时，医生会在为我们做直肠检查时顺便收集大便样本。

微生物学检测

以下是一些微生物学检测。

细菌培养

细菌培养用来识别致病细菌等微生物。要培养细菌，医生会用棉签或类似器具，从咽喉或阴道收集可能受感染的物质。然后将样本送往实验室，将收集的样本放在营养凝胶上或插入营养液中。不同的细菌生长在不同的营养凝胶上。

在营养凝胶上肉眼不可见的细菌不断繁殖，形成肉眼可见的由数百万细菌组成的细菌团。然后医生会对这些细菌团进行化验或在显微镜下进行检查，确定它们的种类。一般细菌培养及分析需要至少一天的时间。

染色

鉴定致病细菌类别的一种重要方法就是给细菌壁染色。革兰染色剂是最常用的染色剂，它能让细菌变成紫罗兰色（革兰阳性菌）或粉色（革兰阴性菌）。

染色除了能显现细菌外形外，还能帮助医生鉴别细菌的种类。而且只需短短几分钟，就能看到染色的结果。

抗菌灵敏度

实验室鉴别出致病细菌后，医生会对细菌进行抗菌灵敏度检测，看哪种抗生素最有效。

最常用的方法是将吸收了不同抗生素的纸盘放在培养细菌的营养凝胶上。细菌生长停滞的程度就是细菌对某种抗生素的灵敏度。

显微镜观察

在显微镜下，通过染色或不通过染色，就可以辨别很多致病微生物。像病毒这种微生物，用医生办公室内的光学显微镜观测不到，只有用功能更强大的电子显微镜才能观察到。

通过在显微镜下观察血液、痰、尿液、粪便、脓等分泌物，医生可以辨别许多种细菌、真菌及蠕虫。

抗体

当外界感染原或感染物质（如豚草花粉过敏原）进入人体时，我们的免疫系统将它们的某一部分（抗原）看成是异体物质，产生特定的抗体依附于抗原上，消灭入侵物质。通过验血检查这些抗体可以了解哪种外界感染原或感染物质进入了我们体内。

当我们的免疫系统误将自身组织当成异体物质时，会产生自身抗体，这时我们就会患上自身免疫疾病。这种自身抗体也能检测到。

抗原

抗原是被免疫系统识别出来的自身物质或外来物质的一部分。若抗原来自体外，它会刺激免疫系统，使免疫系统对其攻击。与抗体检测相比，有时抗原检测更有助于医生准确诊断出病情。这种检测最常用于检测特定的感染原，如乙肝和军团病。

核酸

人体内每个细胞和每种感染原（朊病毒除外）都有核酸。感染原的核酸就像是它们的指纹，能帮助医生鉴别它们的种类。

如今越来越多的医生用检测核酸种类和数量的方法来诊断传染性疾病或者监控疾病治疗的效果。

最常见的核酸检测方法叫作聚合酶链反应（PCR）。这种方法能从海量的人体组织细胞核酸中检测出少量的来自病毒的异体核酸。它可以找出核酸并能将核酸数量放大。一旦核酸数量放大，医生就可以确定核酸的结构，进而确定其种类。

核酸检测还可以用于检测如致癌基因等异常人体核

酸。这种检测能准确、快速地确定癌细胞是否扩散。根据癌细胞是否扩散确定癌症分期，医生可据此选择最佳的治疗方案以及为预后提供更准确的信息。

毒素

有些侵入人体的微生物会产生毒素或有毒物质，损害人体。通过检查体液就能检测出这些毒素。比如可以检测出引发中毒性休克综合征的毒素以及引起肠道艰难梭菌感染的毒素。

其他微生物学检测

暗视野梅毒

梅毒螺旋体是引发性病的细菌，在常规显微镜检测中不容易观察到。一种有效的检测方法是，在特殊的暗视野显微镜下观察样本。在这种显微镜下，样本发光而背景却是黑色的，因此分辨率更高。

大便白细胞

大便白细胞指的是大便样本中的白细胞。有些感染上痢疾的患者，大便中含有白细胞，但并不是所有感染痢疾的患者粪便中都有白细胞。

皮肤真菌

在很多情况下，皮肤真菌很容易看到，可以刮下来作为样本，送至实验室进行分析。但有些真菌用肉眼并不能轻易观察到。在这种情况下，在上面投射特殊的紫外线光，就能让其轻易显现。

大便虫卵和寄生虫

在显微镜下可以检测大便中是否有寄生虫和其虫卵。这种检测能发现多种导致消化道感染的蠕虫。

血涂片厚片检测红细胞寄生虫

这种用显微镜检查血液样本的方法用于检测引发疟疾、巴贝虫病等疾病的寄生虫。

活组织切片检查

活组织切片检查是从身体上采集组织样本，然后在显微镜下检查。一般在手术时、内镜检查时，医生在诊断性成像技术的指引下，用针头探进身体内部，获取样本，然后进行检查。

活组织切片检查可用来诊断多种疾病。一般怀疑患癌症或出现未成癌细胞时，医生会让我们做活组织切片检查。它还能用来诊断肝硬化、肾炎、骨感染等其他疾病。

穿刺检查

身体中除了储存有血液外，还有其他体液。有些体液正常(如包围大脑和脊髓的脊髓液)，有些则可能出现异常(如聚集在肺部下方的胸腔积液或在腹部的腹腔积液)。

医生通常将针插入皮肤，进入含有液体的腔道内，将积液抽出，然后再通过化验或显微镜观察来分析抽出的积液。

腰椎穿刺（又叫脊髓穿刺)是最常见的穿刺检查。做腰椎穿刺时，医生会让我们侧卧，背屈双腿并拢。做完局部麻醉后，医生会将针插入腰部两个脊椎体之间，进入椎管，抽取少量脑脊液，用作分析。

其他穿刺会从腹部（前方穿刺)、子宫(羊膜穿刺)、关节(关节穿刺)、胸腔(胸腔穿刺)、心包腔(心包穿刺)、鼓膜（鼓膜穿刺）等抽取积液，用作检查。

骨密度检测

随着年龄的增长，有些人(主要是女性)的骨骼会出现异常多的孔，这种症状被称为骨质疏松症。骨质疏松症弱化骨骼结构，导致骨骼质量和强度下降。

骨密度检测可以让我们了解骨骼内矿物质流失和骨

骼变薄的状况的程度。检测骨骼密度的测试有多种，但最可靠的是双能X线吸收法(DXA)。在做这个检查时，医生让我们平躺在检测台上，一台类似标准X线机的机器(但是会发出低度的辐射)从我们身体上方掠过。骨骼吸收辐射的多少决定骨骼的密度。

测压法

测压法用于测量身体某部位的压力。这种方法最常用于检测食管底部接近胃部的压力增长情况。

鼓室测压法是另一种测压法，用于检测使鼓膜振动所需要的压力（若出现中耳炎，则需更大的压力才能使骨膜振动)。在进行腰椎穿刺时，医生也会用到压力计测量脊管内的压力。

电研究

我们的身体依靠电能来维持很多正常功能，其中包括心跳和肌肉收缩等。通过放置在皮肤上的电极，可以从外部检测到体内的电活动。若读数异常，医生就可以诊断出冠状动脉疾病或癫痫等疾病。

两种常见的电研究是心电图和脑电图。

以下是医生用来诊断脑部或神经疾病的一部分电研究。

诱发电位

这种测试检测大脑对各种刺激的反应。在检测中，医生将电极放在患者的头皮上，然后用光、噪声、触摸来刺激大脑。而大脑的电反应可以显示出患者是否有多发性硬化症或癫痫等疾病。

眼阵电流描记法

用电极检测眼部肌肉的活动。异常眼部活动(眼球震动)可能会自然产生或在温差实验中产生。在温差实验中，医生会将不同温度的水喷射入耳道，观察患者的反应。

肌电图

肌电图用于检测肌肉中的电活动。在检测中，医生将带有记录电极的针头探入肌肉里。我们的肌肉收缩和扩张时，会产生电脉冲，这种电脉冲会被电极记录下来。肌电图可以用于诊断肌肉萎缩症等疾病。

神经传导速度检查

这种检测利用皮肤上的电极来研究特定神经的功能。医生将温和的电脉冲发送给神经，然后电极记录脉冲在神经中传导所用的时间，计算神经传导速度。这种检测常用来诊断腕管综合征。出现这种症状时，正中神经会延迟电脉冲的传导。

皮肤测试

皮肤测试可以用来诊断多种疾病，包括过敏以及肺结核等传染病。皮肤测试通常会将某种物质注入皮下，或将浸有某种物质的小棉片贴在皮肤表面。

检测我们对什么过敏，医生会将少量过敏原放在皮肤上或注入皮下，若出现反应，则说明我们对某种过敏原过敏。

检测是否接触过结核菌，医生会将少量死亡的结核菌(纯化蛋白衍生物)注入皮下，稍后检测注射区域是否发生反应。

有时医生做皮肤测试，是为了检查患者的免疫系统。患严重传染病或癌症的患者免疫系统通常不够活跃，所以不会出现相应的反应。

染色体检测

染色体检测是将染色体从我们的细胞中提取出来，在显微镜下观察它们的数目或结构是否正常。

最常见的染色体疾病是21-三体综合征，该疾病是因21号染色体多出一条而引起的。医生可以通过羊膜穿刺或绒毛膜绒毛取样获得胎儿胎盘组织，从而得到胎儿的染色体。

去医院

我们一生之中，难免要去医院，如做诊断性检查，动手术，生病或受伤时接受治疗或者分娩等。

由于医学进步，很多以前需要长期住院治疗的疾病，如今只需门诊或短期住院治疗就能痊愈。

此外，由于政府从财政上鼓励缩短患者的住院时间，这就促进了家庭护士、理疗师、家庭保健护理等家庭保健服务的发展。

去医院之前

我们可能在紧急情况下进医院，也可能在去医院前，事先做了安排。有些人在入院之前可能已经做了安排，提前预订好了接受身体检查或诊断性检查的时间。而在紧急情况下，医生在急诊室或接收部门当场安排检查项目。

有时医生向患者建议接受手术治疗时，有些患者会（或在保险公司的要求下）向其他医生询问，看是否有必要接受手术，或者手术安排是否合理。

若其他医生有不同的意见，这不表示其他医生的意见就是正确或不正确的。专业知识渊博的医生，意见不一定一致，因为不同的医生对同一问题观察的角度不同，所以得出的结论可能也不一样。其他医生的意见可能会增加我们对原来医生诊断的信心，也有可能让我们偏向另一种治疗方法。

就诊时带同伴

住院前或住院时，让朋友或亲戚陪同自己去就诊或处理住院相关事宜，这会比较方便。

如果陪同我们的人对我们身体状况和想法都十分了解，那就更好了。在就诊、向给我们做手术的医生或其他专科医生咨询时，他们可以做笔记，也可以在一旁观察治疗的过程。我们住院时，他们还可以陪着我们，让医生和护士了解我们的需要。

为住院做准备

若全科医生向我们推荐某个专科医生，由这名医生给我们做某项治疗，我们可以先和这名医生见一面，咨询一下相关的情况。可以了解该医生是否经常做这种治疗，患者出现并发症的概率有多大，该医生是否获得了委员会的认证等问题。

他/她是否独自进行这项治疗，是否有实习医生在场或参与。实习医生参与治疗或手术过程，一般有两个原因。第一，主任医师要亲自督导实习生的学习。第二，最好的内科和外科医生工作的医院，常开展培训项目，培训新医生。若要选择那些主任医师，我们要接受可能有实习生参与的情况。

在准备住院时，很多医生会建议我们多休息，吃得健康些，适度运动，避免压力，尽量少饮酒。

若常吸烟，住院前是最佳的戒烟期。做需要全身麻醉手术等类似治疗时，在治疗前戒烟十分重要。

选择医院

全科医生会帮我们选择有助于我们治疗的、具有最佳医疗设施的医院。在选择医院时，需要考虑多种因素。其一是医院医务人员做相关治疗的经验。若我们接受的治疗（如骨髓移植）十分复杂，医生会向我们推荐在此领域经验丰富的医院。

其二是权威评审委员会对医院的评级。这些信息可以从监督和评估医院的组织处获得。美国医疗机构评审联合委员会定期对18 000家医疗机构进行评估。我们可以去地方图书馆咨询当地医院的评级情况。

特护医院种类

特护医院主要治疗患严重疾病的患者，但不为患者提供长期恢复性治疗或护理。

特护医院有以下几种：

社区医院 这种机构为社区民众提供医疗服务，主要是看护患者，不做研究。有些社区医院会治疗一些疑难杂症，有些则主要治疗简单的病症。而很多社区医院最大的优势就是离患者家（或者亲戚、朋友家）很近。

专科中心 这些医院一般只治疗某种专门的病症（如癌症、整形外科等）或针对专门的人群（如儿童等）。

学术医疗中心 这些机构接收的患者中，很多患有十分复杂的病症。它们还负责培训医生及其他健康专业人员，进行医学研究。它们通常附属于某些医学院校。学术医疗中心通常是社区中享有最高声誉的医院，总是居于全国医院排行榜的前列。在学术医疗中心，接受培训的医生（如实习医生、住院医师、进修医生等）会直接参与看护。

教学医院 所有学术医疗中心和很多社区医院都负责培训医生。接受培训的人员有医学院学生（还未获得医学学位）、实习医生、住院医师、进修医生（已获得学位，在接受进一步培训）。一般来说，社区中教学医院的服务也极受尊重，因为它们有医术高超的医务人员，且能通过教学，让医务人员的医疗水平与时俱进。

公立医院 这些医院由联邦或地方政府所有。其中很多医院服务质量优良，经常是学术医疗中心的一部分。

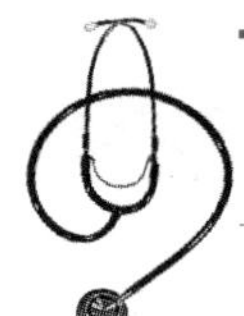

住院：要问医生的问题

在住院前，我们需要问医生下列问题：

■在住院前几周，我需要做哪些准备？

■若治疗顺利，我在医院需待多长时间？

■住院治疗本身会出现哪些并发症，在医院接受特殊治疗，又会出现什么样的并发症？

■手术后病情会如何发展？手术后，我要在床上躺很长时间，还是马上就能下床到处走动？

■会用哪些监控仪器或设备？

■在手术中需要输血的概率有多大？在手术前几周，医生要提前抽取自己的血液做准备吗？

■要多长时间才能完全恢复？

■出院后，需要家庭护士、健康护理员或理疗师到家中看护吗？需要家人帮忙照顾自己吗？

长期护理医院种类

患者常从特护医院转入长期护理医院，在那里患者可以接受24小时的看护。不同长期护理医院在很多方面都不相同。

康复医院 在这些机构中，患者接受康复性护理，改善身体功能。比如，患者需要在这类医院待上几周，甚至几个月，接受物理治疗，恢复体能或者行走/语言能力。或者他们可能需要进一步治疗伤处或手术伤口。患者只有在接受过医生评估，认为在康复医院接受治疗有助于改善患者身体功能时，他们才会被康复医院接收。

疗养院 家人无法看护的患者，可以进入疗养院接受看护。疗养院为患者提供进餐、洗护等日常看护。与康复医院不同，疗养院的看护一般不会改善患者身体功能。虽然大部分人愿意待在家中接受护理，而且家庭护理也因此渐渐取代了疗养院护理，但是家庭护理对一部分人来说不现实。尤其是那些家人、朋友都不在身边，得不到他们帮助的患者，进疗养院十分必要。

济贫院 济贫院为疾病晚期患者提供看护服务。有些济贫院负责一天24小时看护濒临死亡的患者。不过，有许多济贫院也为某个家庭或疗养院提供必要的服务。

住院后

很多医院会为患者提供一本小册子，其中详细地列出了患者可以携带入院的物品，入院后要做的事项等。我们可以打电话给医院的入院办公室，让他们给我们寄送相关信息。

去医院需要携带的物品

若准备住院，我们必须带下列物品：

资料类 带上与自己健康保险有关的所有资料。至少要带上能证明自己参加哪种保险的医保卡及个人保险号码，还要带上驾驶证等有效证件。不要忘记带上自己目前在服用的药物（如果可能的话，带上药物及服用说明，以便医生检查用量）。医生还要了解我们的药物过敏史，因此相关材料也要带上。最后带上相关法律文件副本，如生前遗嘱或保健委托书等。

个人物品 大部分人会带上化妆品、读物、照片、少量现金、电话本、拖鞋和睡衣（如果不想穿医院的病服，可以穿自己的睡衣）。有些医院会给患者提供带锁的储物柜，保证患者财物安全，不过最明智的做法就是不带任何贵重物品去医院。因为即使在医院也可能会出现失窃情况。

入院前检查

在以前，患者入院后医院才会给他们做必要的身体检查。近些年，医院在患者入院前就会对其进行检查（如验血等）。根据患者要接受的治疗以及其总体健康状况，医生和麻醉师确定患者需要接受哪种入院前检查。

告知风险及益处（知情同意书）

在医生向我们推荐包括手术或实验性治疗方法等治疗手段时，医生需要获得我们的“知情同意书”后，才会开始治疗。医生或与其一同工作的其他专业人员会向我们解释将要采取的治疗手段的风险及益处。他们可能会给我们提供相关书面说明。

我们需要考虑自己能够

医院的特殊科室

很多医院有如下科室，专门为患者提供特殊护理服务。

重症监护室（ICU） ICU为患者提供精心护理，目的是让患者能摆脱病危状况，而非为绝症晚期患者提供护理服务。ICU集合了几个关键因素：精心护理、接受过特殊培训的医生、专用设备（帮助不能自主呼吸患者的呼吸机）。一般一或两位患者就有一名护士看护，为的是严密观察患者的情况，以便迅速做出处理。

很多医院有外科重症室（看护术后需精心护理的患者）和内科重症室（看护非手术重症患者）。有些医院还有神经疾病重症室，看护脑外科手术后有严重脑部疾病的患者。ICU不会给患者太多自由，允许家人、朋友探望，但会限制时间。

冠心病监护室（CCU） 这种重症室主要看护心脏病发作或有严重心脏病（如心律不齐）、生命垂危的患者。

新生儿重症监护室（NICU） 这种重症室专门为包括早产儿在内的患重病的新生儿提供精心看护。

接受的治疗，想让医生给予何种程度的治疗。我们是想了解最详细的信息，还是泛泛地了解,还是二者之间?在医生向我们解释的时候,是否需要家人或朋友的陪同?若某专科医生向我们推荐某种治疗方法，我们可能想先向自己熟悉的全科医生咨询,然后再做决定。和自己熟悉的医生讨论可能比与刚刚认识的医生讨论要容易些。

若需要他人陪同，要和医生约好大家都方便的时间,再进行讨论。在签署文件前,尽量多提问题,弄清每一个细节。

入院前，最好先向医院咨询，能否在入院前几天拿到“知情同意书”表格,以便自己有时间认真仔细地阅读上面的条款。在考虑过风险和益处后，若决定采取医生推荐的治疗方案，医生会让我们签署一份文件，表明我们了解情况,同意接受治疗。

若在紧急情况下住院，医生需要对我们做急救（需要我们当即做决定),就没有那么多时间考虑了。

看护标准

我们都希望医生、护士及其他医护人员能根据医院及专业组织设定的行业标准来履行他们的职责。

若感觉自己所接受的医疗服务不合乎标准，我们可以向医院求助。一些小问题可以通过协商解决。医生和护士有各种专业认证机构（如内科医生注册委员会)，这些机构有很多解决医患纠纷的方法。

大部分医院会遵守美国《患者人权法案》。这些条款能保证患者在医院获得尊重,得到关心,完全了解自己所接受的治疗可能带来的结果,隐私得到保护。

我们在入院时，医院可能会给我们类似条款的副本。我们还受自己所在州与医院相关法律法规的保护。要了解相关信息，可以向医院有关办公室咨询。

麻　醉

在手术或其他治疗之前，医生可能会给我们注射麻醉药。麻醉药会让我们身体部分麻木或让我们失去知觉,感觉不到疼痛。

若我们住院或在门诊做手术，手术前我们需要跟麻醉师见一面，讨论我们的病史,确定最佳的麻醉方案。若在医生办公室做小手术,医生会跟我们讨论麻醉的事宜。

在医生询问我们的病史和生活方式时，回答一定要完整准确，因为任何遗漏都有可能造成严重的后果。一般来说，这种询问涉及我们的健康史,是否喝酒或吸烟,目前服用的药物,过敏史,以前对麻醉的反应等。

医生应该告诉我们所接受麻醉的风险和益处，他们还要告诉我们什么时候麻醉药药效会退去，术后我们会有什么感觉。讨论的时候,不要怕提问题。对医生的解释不理解时，可以请医生重复解释。门诊患者应该提前问医生自己接受麻醉后是否需要他人载自己回家。

全身麻醉

全身麻醉会让人失去意识，一般在大型手术中才会使用。麻醉药会让人进入深度“睡眠”,减少肌肉的活动。

全身麻醉时，麻醉师先将静脉导管插入我们的静脉，注射药物让我们的肌肉放松,使我们失去意识。失去意识后，医生会将导管插入气管，让我们将氧气和麻醉气体吸入肺部。

我们在无意识的时候，麻醉师会严密监控我们的呼吸频率、脉搏、血压、体温等，让其维持在适当的范围内。

手术结束后，麻醉师会停止或根据病情需要减少麻醉药量，让我们慢慢从麻醉中苏醒过来。

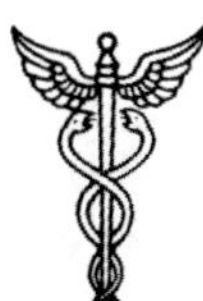

住院时我们的权利:拉布金医生的建议

1972年我在波士顿贝斯伊萨莉尔医院(今贝斯伊萨莉尔执事医学中心)做院长时,我们以书面方式清楚地写明了住院患者的权利,这是全国首创。

之后几个月,美国医院协会在全国范围内推广类似的声明,如今全国多家医院都采用了这种做法。

下面简要列出我们向住院及门诊患者说明的患者权利。

1.无论种族、肤色、宗教信仰、国籍以及治疗费来源如何,患者都有权利接受最佳的治疗。

2.患者受他人尊重。医护人员应用正式的名字而非过于熟稔的名字称呼患者。

3.患者有保护自己隐私的权利。患者可以私下与医生、护士、其他保健人员或行政人员进行交流。没有患者的允许,其他人不得偷听或泄漏患者提供的信息。

4.患者有权获取任何有助于了解自己医疗状况的信息。患者有权知晓负责看护自己的医生及其他医护人员的名字。患者有权完全了解医生打算采取的诊断和治疗过程(包括解释每天的治疗措施和检查情况),了解治疗后自己可能会出现的情况。

5.患者有权知道实习医生何时会给自己做特殊检查或治疗,在不耽误医院给患者治疗的情况下,有权拒绝接受实习医生的看护。

6.若医生请患者参加医学研究,患者有权要求医生对此研究做充分的说明。未获得患者的知情同意,医生不得对患者进行医学研究。患者有权拒绝参加任何医学研究,而且医生不能因此故意降低治疗看护标准。

7.患者有权自行决定是否出院。不过根据法律规定,若患有传染病,会危及他人健康,或不能保证自身安全,在这些情况下,患者不能自行出院。

8.根据麻省法律,患者有权查阅自己的病历。一般来说,医生不建议患者在住院期间查看自己的病历,因为在住院时,患者的病历资料并不齐全;这时的病历更像是医生和护士的工作表,而非患者病情的详细记录。在住院期间,患者若有任何疑问,可以向医生和护士直接询问。不过如果患者坚持查看自己的病历,根据法律规定,他们有权这么做。

9.在了解医疗费用和支付账单时,患者有权询问能否获得经济援助。在争取这种援助时,患者有权搜集信息和寻求帮助。

10.患者有权了解医院推荐使用任何仪器设备是否是因为与疗养院、药房或实验室达成协议。患者若使用他们的设备,医生或医院是否可以获得经济利益。

11.患者有权拒绝吸二手烟。

12.患者有权决定任何与自己健康护理有关的事宜。若患者无法表达自己的意愿,或者患者愿意,可以出具保健委托书委托他人为自己做决定。

米切尔·T.拉布金医生
哈佛医学院贝斯伊萨莉尔执事医学中心

孩子住院时该做哪些准备

住院对任何人来说都不是一件容易的事，而孩子住院更是如此。家长可以为孩子做些事情,帮他们做好住院准备。首先可以让他们熟悉医院环境和看病的程序。家长可以询问医院是否有为孩子特设的住院前参观活动,让孩子见见护士,看看病房、各种医疗器械以及其他医院设备。家长可以给孩子讲一些有关进医院的故事,向他们保证自己会一直陪伴他们。

家长可以认真详细地向孩子解释所有看病的程序,仔细回答(或让医生回答)孩子提出的任何问题。孩子想象力十分丰富,对于家长不以为然的某些问题,他们可能会十分担心。比如,有时孩子会担心反复抽血化验,导致自己会因失血过多而死。这时家长应该告诉孩子,人体会不断地产生新鲜的血液。

对于年纪较小的孩子，可以通过用布娃娃和他们做看病的游戏来向他们解释治疗过程。比如,如果孩子要做手术,可以告诉他们,娃娃注射麻醉药物后“睡着”了,等布娃娃醒来,手术就做完了,身上缠上了绷带,病很快会好起来。

家长可以询问是否可以陪孩子过夜。如果医院不允许,得向孩子说明自己离开和回来的时间。不要向孩子撒谎,然后在孩子睡着时偷偷溜走,这会让孩子不安。

若家中有孩子常常住院,留心其他孩子的状况。其他孩子可能会感觉被忽视或有负罪感。一些专科医院设有辅导医生,能帮孩子了解他们自己的感觉,解开心结。

局部麻醉

局部麻醉一般没有全身麻醉那么复杂。它只会让接受治疗的部分失去知觉,一般通过注射、喷洒或涂药膏就能进行局部麻醉。局部麻醉一般在麻醉后一段时间就会慢慢退去，被麻醉的地方就会慢慢恢复知觉。

在进行局部麻醉时,医生有时会使用镇静剂帮我们放松，让我们在受到拉扯或按压时,减轻痛感。

区域麻醉

区域麻醉是让整个胳膊或整条腿等身体某个区域整体失去知觉。与全身麻醉不同，这种情况下我们不会失去意识。

有时区域麻醉可以让我们腰部以下完全失去知觉。硬膜外麻醉是一种最常见的区域麻醉。麻醉师用针将细塑料导管插入脊髓周围区域(硬膜外腔),之后撤掉针,将导管留在原处。麻醉师在术前和术中将麻醉剂注入我们体内。孕妇生产时常用这种麻醉方法。

在脊髓麻醉时，麻醉师直接将麻醉药注入脊髓周围的脊髓液中。这种方法比硬膜外麻醉见效快，可以让人在短时间内完全失去知觉，造成短暂的麻痹。

但是，与硬膜外麻醉不同，麻醉师在手术中不能调节麻醉药剂量。在脊髓和硬膜外麻醉之前和之中，麻醉师都会使用镇静剂，让我们放松。

患者自控止痛

术后醒来患者常受疼痛困扰，这时就需要止痛剂止痛，止痛剂常常含有麻醉成分。过去,只有医生才能给我们开含麻醉成分的止痛药，护士负责将止痛药分发给我们或给我们注射，我们不能自行控制。

近年来，科学家发明了患者自控镇痛方法(PCA)。PCA在静脉注射管上安了一个小泵，由此来调节流入体内的麻醉药的剂量。当我们感觉疼痛来袭或不舒服时，按下按钮，就能立刻缓解症状。 我们能调节的最大量受校准器控制，因此不会出

急诊室

有时很难判断我们是否要去看急诊。如果觉得自己遇到突发性的、危及自己生命的紧急事件(如心脏病发作),首先拨打“120”,然后打电话给医生。本书中的症状图能帮读者确定自己是否出现了急诊状况。

若担心自己的状况,但觉得并不十分危急,先联系初级护理医生。急诊室是个非常忙碌的地方,它们接收的一般都是生命突然受到威胁的患者,因此那里的医护人员会首先治疗最需救治的患者。

若我们的症状没有其他人那么危急,我们可能要等上很长时间才能获得治疗。急诊室一般处理的都是危急的重症,若只是小病小痛,最好还是去找初级护理医生。

现使用过量的情况。

有些人担心患者可能会过度使用或滥用这种镇痛技术。研究发现,使用PCA 的患者,止痛药的用量常低于在医生控制下使用的量。

住院费用

医疗护理收费很复杂。医院、初级护理医生及其他医生(如专科医生)会分别给我们开具账单。若我们有医疗保险,保险公司会为我们支付部分费用,而我们自己也得承担一些。

即使扣除保险公司交付的费用,剩下自理的费用有时也很高昂,所以事先要弄清楚保险报销哪些部分,哪些又是自己负责承担的部分。入院前,要仔细阅读保险细则,和医生及医院讨论收费的问题。打电话或发邮件给保险公司或向公司咨询,问清楚哪些费用可以报销。

在有些州,某些情况下患者自付的费用(保险公司报销过之后)有上限限制。比如,若医生加入了医疗照顾计划,如果他们通常所收的费用和医疗照顾计划允许他们所收的费用间有差额,他们就不能向患者收取这部分差额。

若我们没有医疗保险,我们可以寻求帮助以支付高昂的费用。很多州有“免费医疗看护”基金等机制,根据医院的收入,为其提供资金,补偿他们为无保险患者提供医疗服务所付出的成本。患者可以向医院财务部门询问相关信息。

区域麻醉

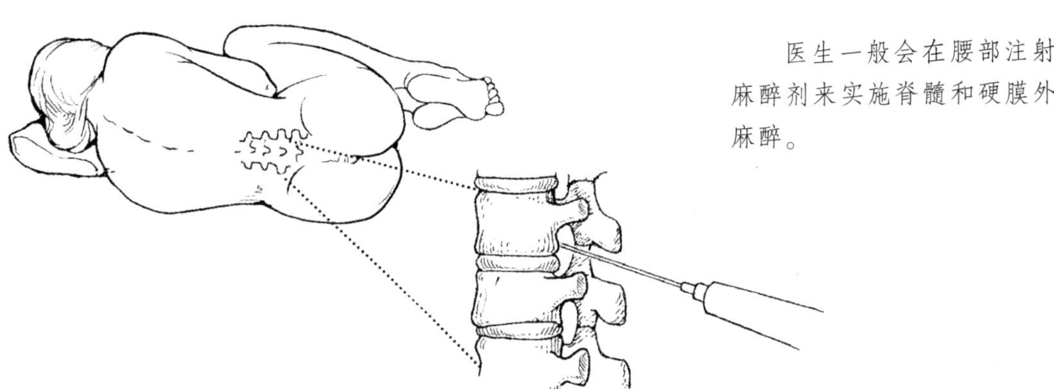

医生一般会在腰部注射麻醉剂来实施脊髓和硬膜外麻醉。

若我们向保险公司提出报销医疗费用，但他们拒绝支付部分或全部费用，不能就此了事。向保险公司追问为什么，写信了解情况，向医生、医院以及员工福利办公室寻求帮助。若分歧很大，我们可以找私人律师，他们会查看我们的账单，代表我们与保险公司谈判。

预先提示

在某些情况下，我们在住院时已经无法说话或决定接受哪种医疗护理。为确保在这种情况下能得到自己想要的医疗看护，我们需要准备生前遗嘱、医疗保健委托书或永久授权书等预先提示。不同的州对这些文件有不同的规定，我们需向医生询问我们适用哪一种。

若我们住院时，情况非常危急，生命垂危，那么我们的预先提示需包含是否愿意向他人捐献自己的器官或是否愿意将自己的遗体捐赠给医学院做研究等内容。

若自己死后依然能帮助他人，很多人会觉得很欣慰。

症状图

如何使用症状图

本章中所列的症状图可帮我们积极参与自己病情的诊断过程，与医生配合维护自己的健康。

这些症状图当然不能取代医生,但能帮我们确定什么时候该找医生。这只是一些指导方针,不能代替医嘱,因为医嘱是医生在了解我们具体状况后给出的恰当的建议,对治疗更有帮助。

有些症状图建议我们不用急着看医生，先看看症状是否会自行消失,再做决定。在出现任何状况时，我们都要运用自己的判断力来做决定。若症状加重或让自己不安,那就要立即找医生。

每张症状图都列有一系列问题，这些问题都与某些疾病有关，便于读者了解更多相关信息。

分 类

症状图分成四大类：

■常见症状（这些图所有人都适用）

■妇科症状

■男科症状

■婴儿及儿童症状

找到正确的图

首先要确定症状。看该症状是普通症状，还是某个年龄段或某种性别人群特有的症状。比如,婴儿呕吐,查看针对婴儿呕吐的症状图比看针对所有人呕吐的症状图更容易找到问题所在。

如何使用

每张症状图都有症状的名称，旁边附该症状的简单描述或其他介绍性内容。利用症状名称及其描述来确定自己是否找到与自己症状相对应的症状图。

从第一个问题开始看症状图。一定要注意看图的顺序，要从左上方往右下方看。按顺序看问题，回答问题,这有助于我们做出正确的判断。

每一张症状图都分成下列几部分。

症状

这部分包含的问题只需用“是”或“否”来回答。如果答案是“是”,则跟随箭头向右看下面的问题或看“采取行动”部分。若答案是“否”,跟随箭头往下看下一个问题。跟着箭头一个个回答问题,直至“采取行动”部分。

采取行动

该部分有如下建议。

■**紧急！** 打120或立即去挂急诊。

■**马上打电话给医生** 给医生打电话，准备好描述自己的症状:什么时候开始,在什么情况下察觉到这种症状,采用了什么治疗方法等。

■**打电话给医生或去就诊** 方便的时候打电话给医生,或跟医生约时间尽快就诊。准备好描述自己的症状:什么时候开始,在什么情况下出现的,采用了什么治疗方法等。

有时在打电话给医生前,我们可以等几天或几周,看症状是否自行消失。这也要运用自己的判断力,若症状开始让自己感到不安,就要立即打电话给医生。

更多信息

根据症状图指示采取行动后,再浏览“更多信息”下所列的内容。根据提示,我们可以了解更多详细信息。

症状图分类

焦虑感

焦虑感包含害怕、恐惧、受威胁等感觉。焦虑感可能是一种由心理或身体状况造成的模糊但强烈的感觉。焦虑感产生的频度不等，可能是一次性的，也可能会频繁发生。

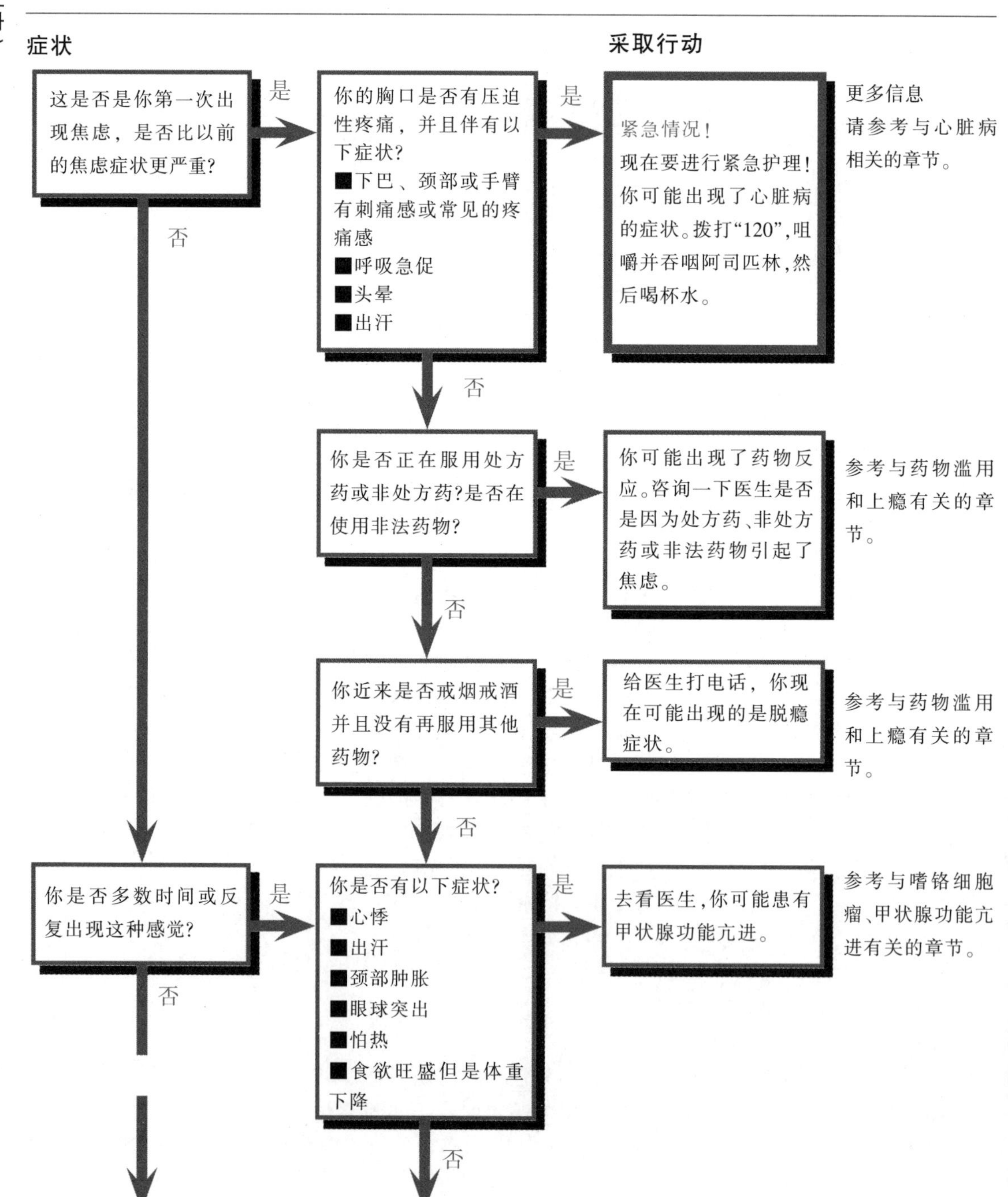

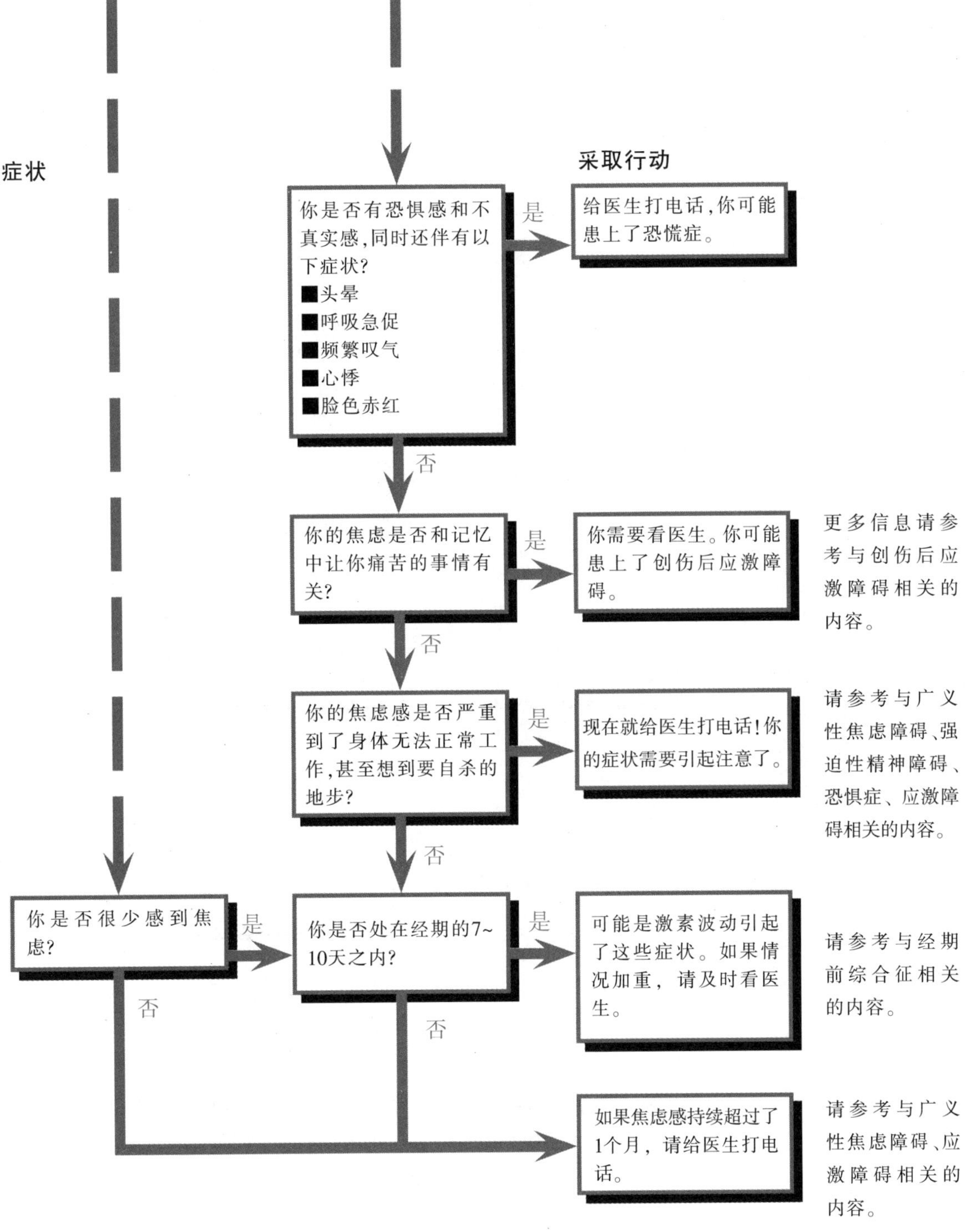

更多信息请参考与创伤后应激障碍相关的内容。

请参考与广义性焦虑障碍、强迫性精神障碍、恐惧症、应激障碍相关的内容。

请参考与经期前综合征相关的内容。

请参考与广义性焦虑障碍、应激障碍相关的内容。

抑郁症

抑郁症会引起伤心、失望或是绝望的感觉。对于多数人来说,感到抑郁都是暂时的。而对于有些人来说,抑郁则让他们感觉衰弱不适,无论是身体还是心理都有明显的表现。

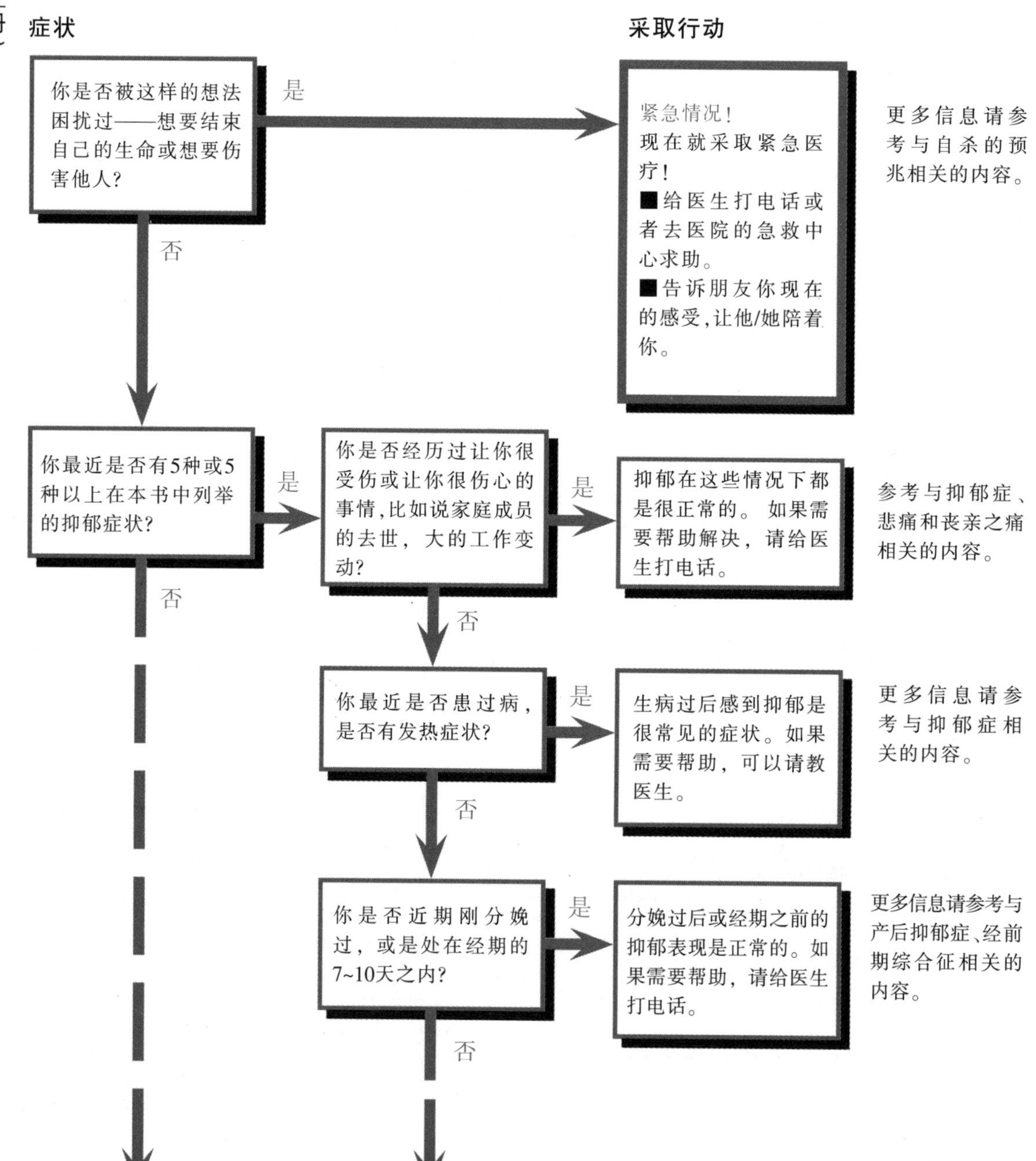

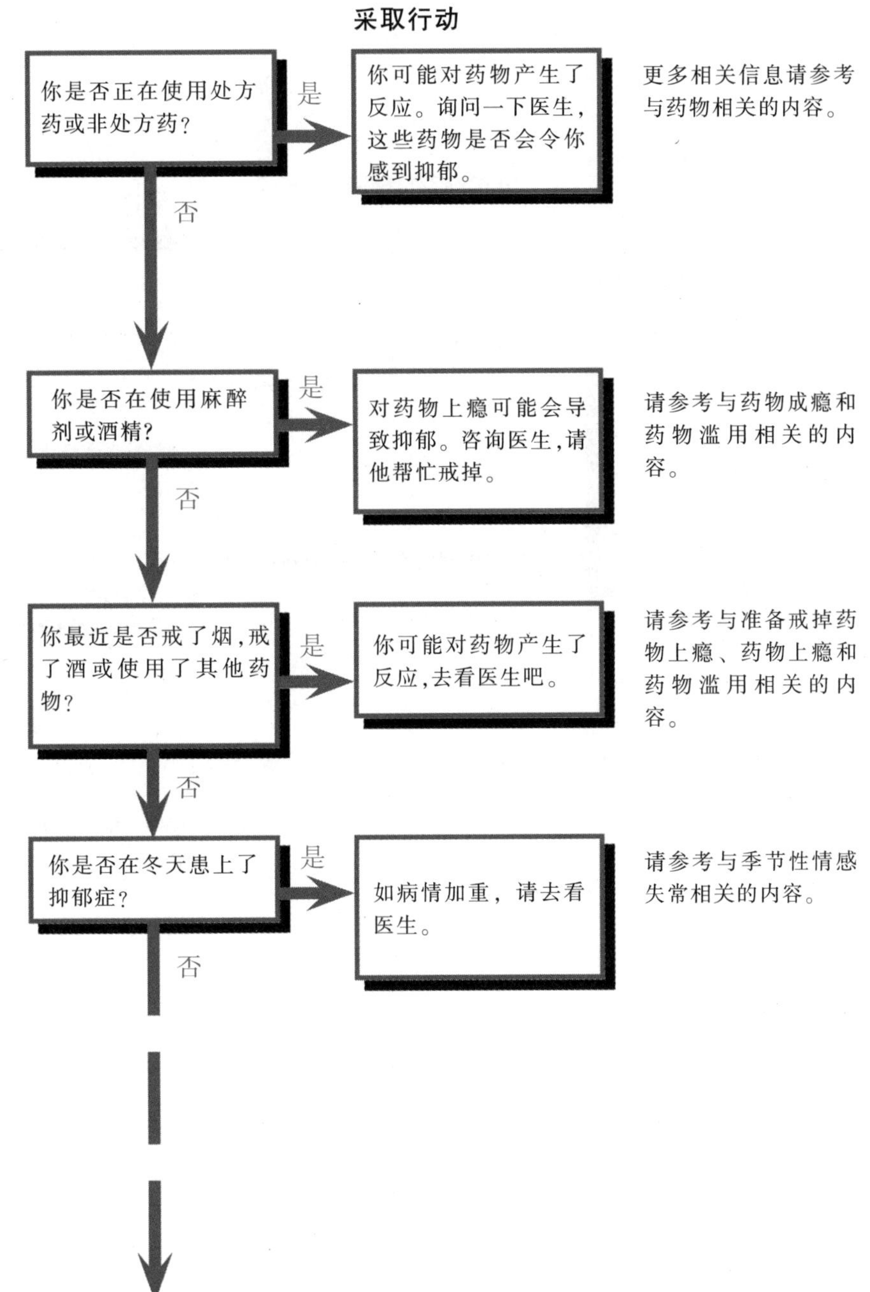
采取行动
你是否正在使用处方药或非处方药？
是
你可能对药物产生了反应。询问一下医生，这些药物是否会令你感到抑郁。
更多相关信息请参考与药物相关的内容。
否
你是否在使用麻醉剂或酒精?
是
对药物上瘾可能会导致抑郁。咨询医生,请他帮忙戒掉。
请参考与药物成瘾和药物滥用相关的内容。
否
你最近是否戒了烟,戒了酒或使用了其他药物？
是
你可能对药物产生了反应,去看医生吧。
请参考与准备戒掉药物上瘾、药物上瘾和药物滥用相关的内容。
否
你是否在冬天患上了抑郁症？
是
如病情加重，请去看医生。
请参考与季节性情感失常相关的内容。
否

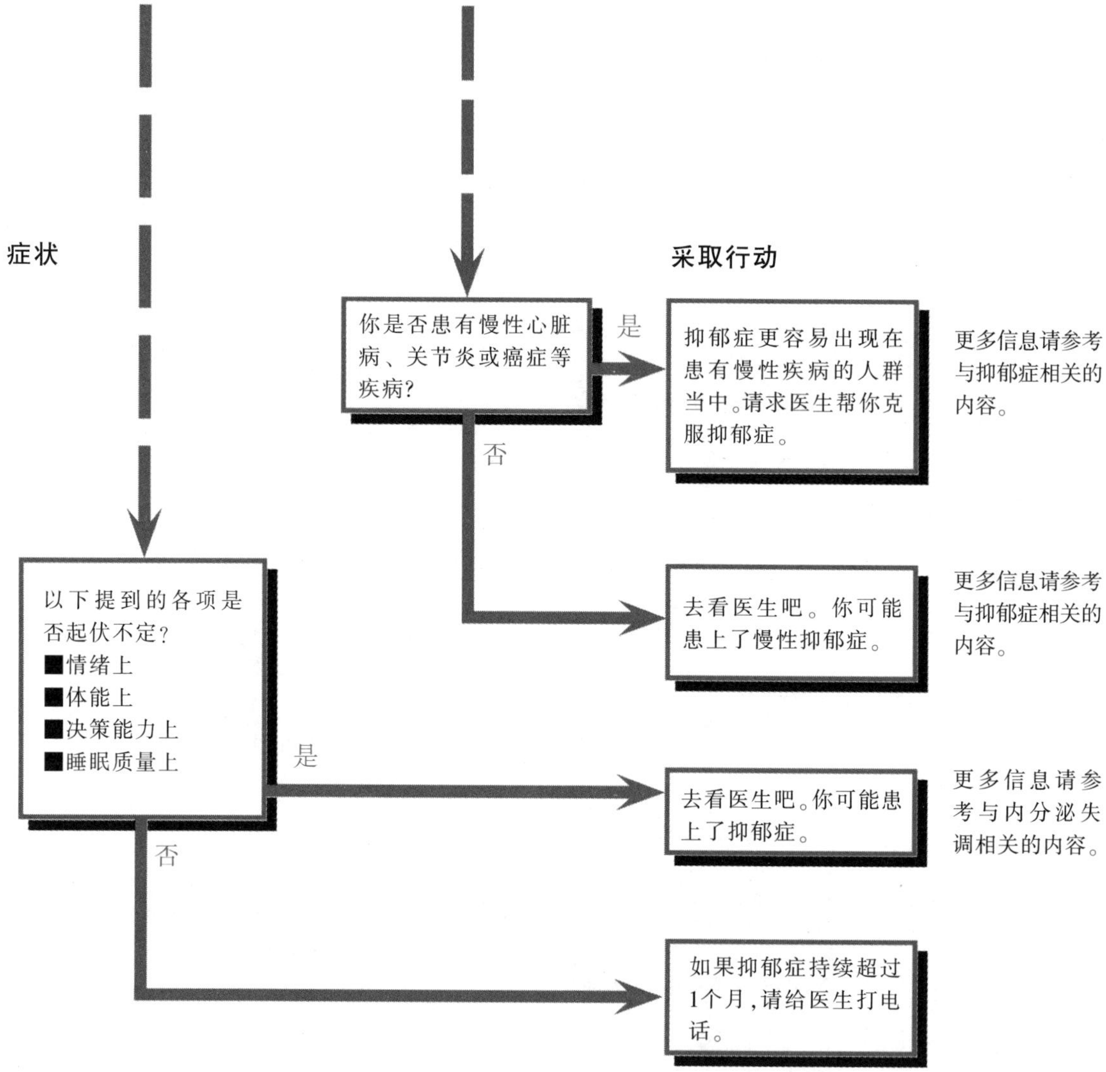

症状

采取行动

你是否患有慢性心脏病、关节炎或癌症等疾病?

是

抑郁症更容易出现在患有慢性疾病的人群当中。请求医生帮你克服抑郁症。

更多信息请参考与抑郁症相关的内容。

否

去看医生吧。你可能患上了慢性抑郁症。

更多信息请参考与抑郁症相关的内容。

以下提到的各项是否起伏不定?
■情绪上
■体能上
■决策能力上
■睡眠质量上

是

去看医生吧。你可能患上了抑郁症。

更多信息请参考与内分泌失调相关的内容。

否

如果抑郁症持续超过1个月,请给医生打电话。

眩　晕

眩晕指的轻微的头痛或晕动的感觉。眩晕是很多疾病的症状。

当眩晕发生在头部外伤后或伴有四肢无力、呼吸困难或视力下降时，情况就严重了。

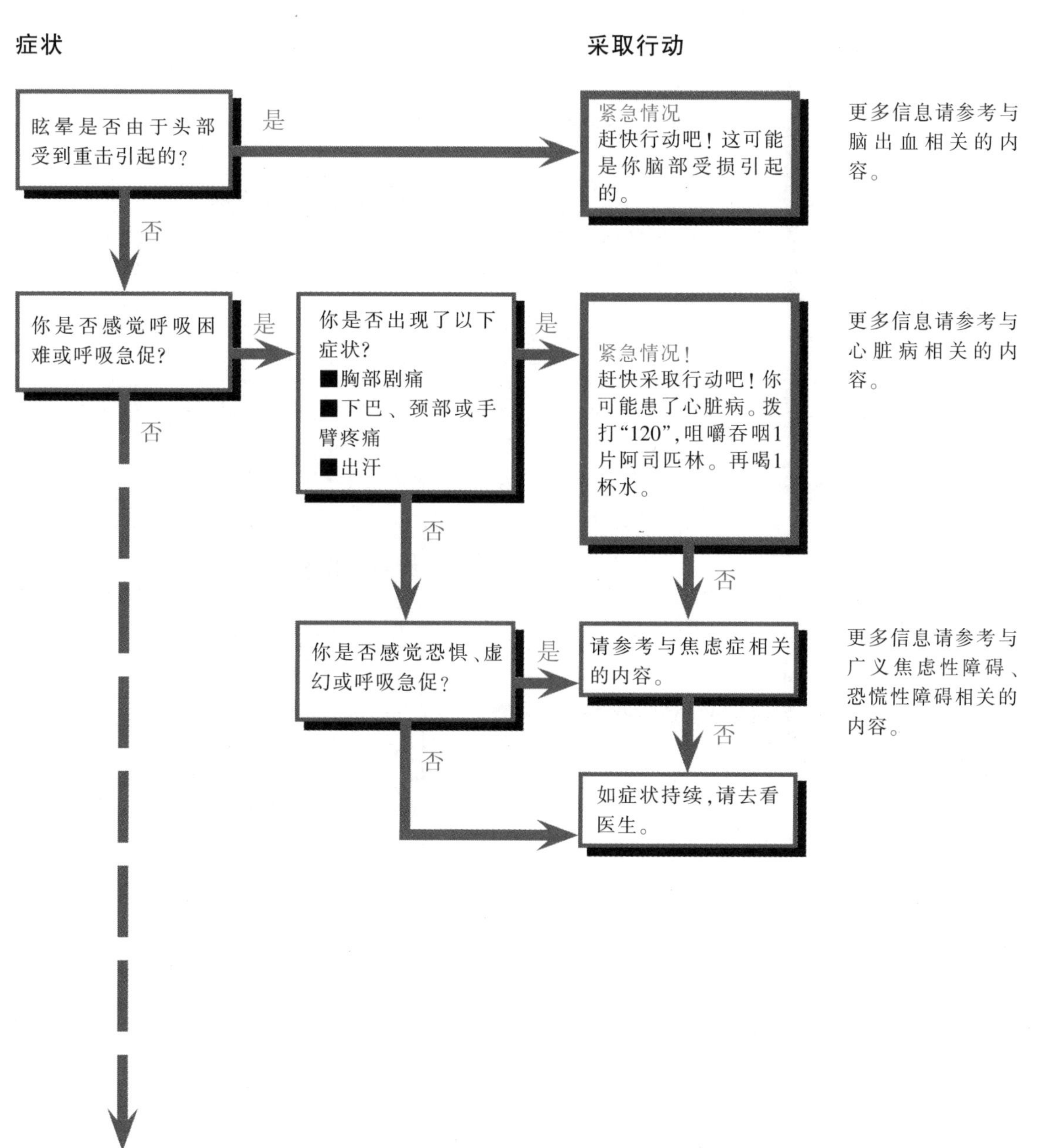

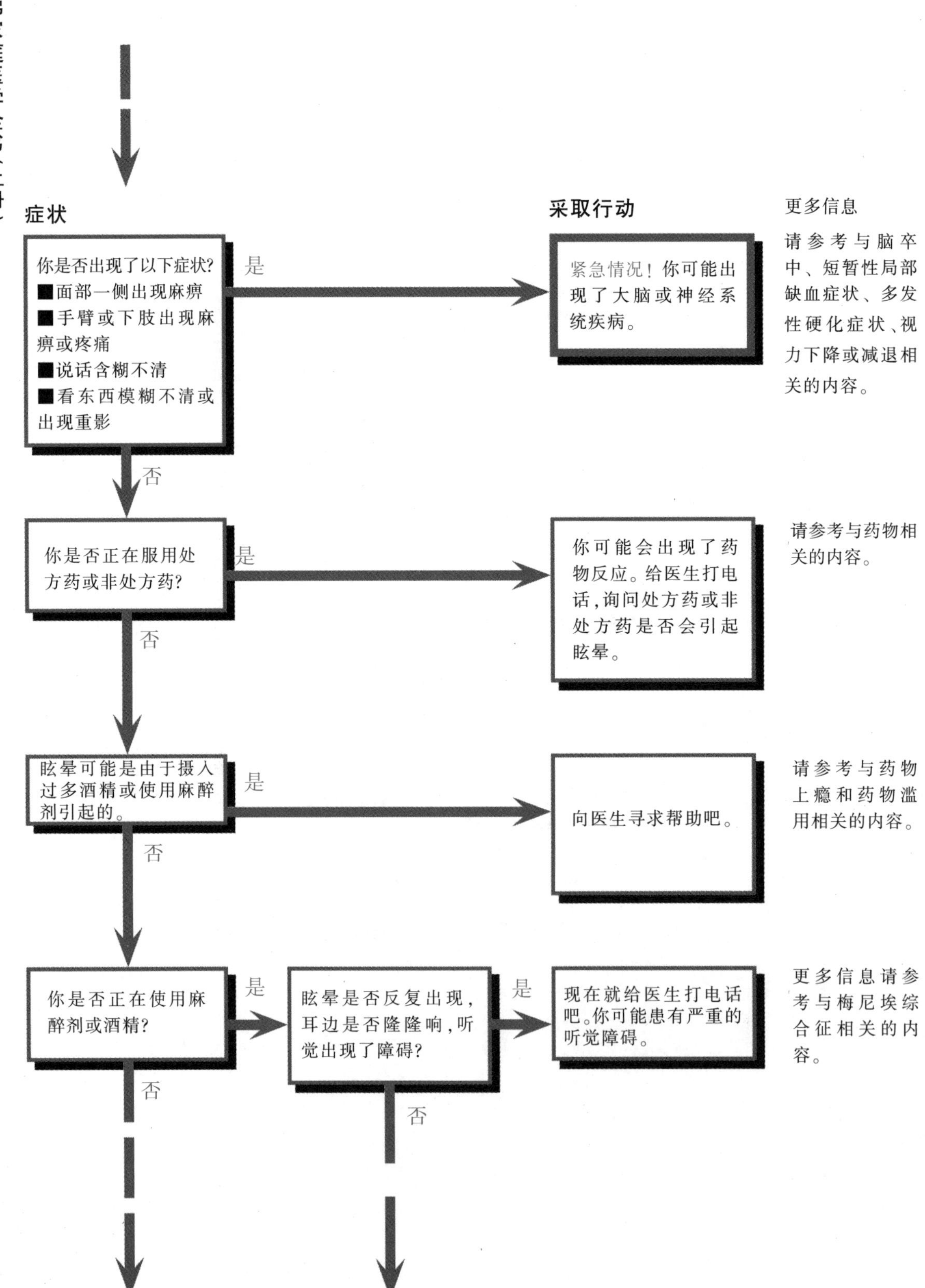
症状
采取行动
更多信息
你是否出现了以下症状?
■面部一侧出现麻痹
■手臂或下肢出现麻痹或疼痛
■说话含糊不清
■看东西模糊不清或出现重影
是
紧急情况！你可能出现了大脑或神经系统疾病。
请参考与脑卒中、短暂性局部缺血症状、多发性硬化症状、视力下降或减退相关的内容。
否
你是否正在服用处方药或非处方药?
是
你可能会出现了药物反应。给医生打电话，询问处方药或非处方药是否会引起眩晕。
请参考与药物相关的内容。
否
眩晕可能是由于摄入过多酒精或使用麻醉剂引起的。
是
向医生寻求帮助吧。
请参考与药物上瘾和药物滥用相关的内容。
否
你是否正在使用麻醉剂或酒精?
是
眩晕是否反复出现，耳边是否隆隆响，听觉出现了障碍?
是
现在就给医生打电话吧。你可能患有严重的听觉障碍。
更多信息请参考与梅尼埃综合征相关的内容。
否
否

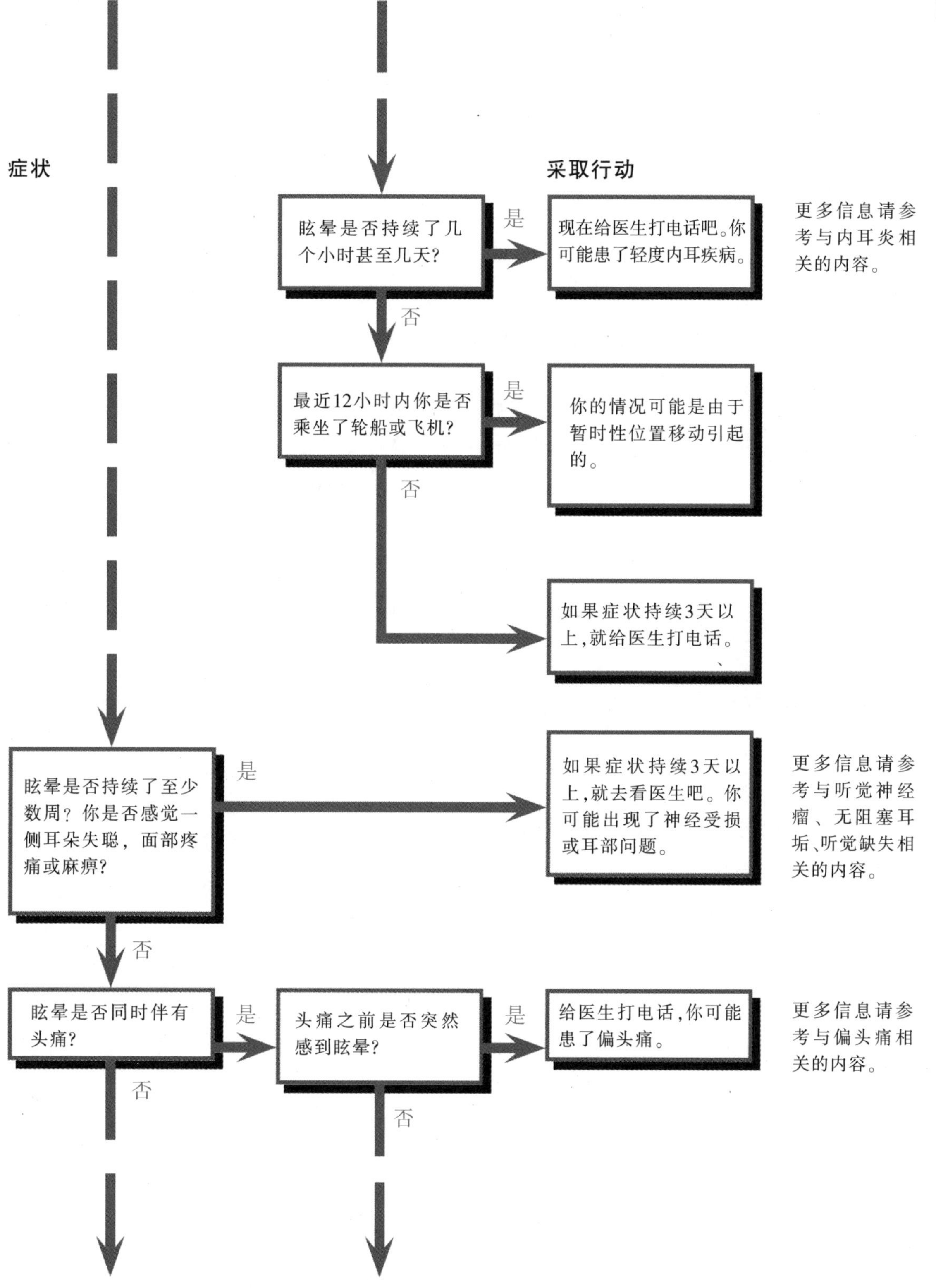
症状
采取行动
眩晕是否持续了几个小时甚至几天?
是
现在给医生打电话吧。你可能患了轻度内耳疾病。
更多信息请参考与内耳炎相关的内容。
否
最近12小时内你是否乘坐了轮船或飞机?
是
你的情况可能是由于暂时性位置移动引起的。
否
如果症状持续3天以上,就给医生打电话。
眩晕是否持续了至少数周?你是否感觉一侧耳朵失聪,面部疼痛或麻痹?
是
如果症状持续3天以上,就去看医生吧。你可能出现了神经受损或耳部问题。
更多信息请参考与听觉神经瘤、无阻塞耳垢、听觉缺失相关的内容。
否
眩晕是否同时伴有头痛?
是
头痛之前是否突然感到眩晕?
是
给医生打电话,你可能患了偏头痛。
更多信息请参考与偏头痛相关的内容。
否
否

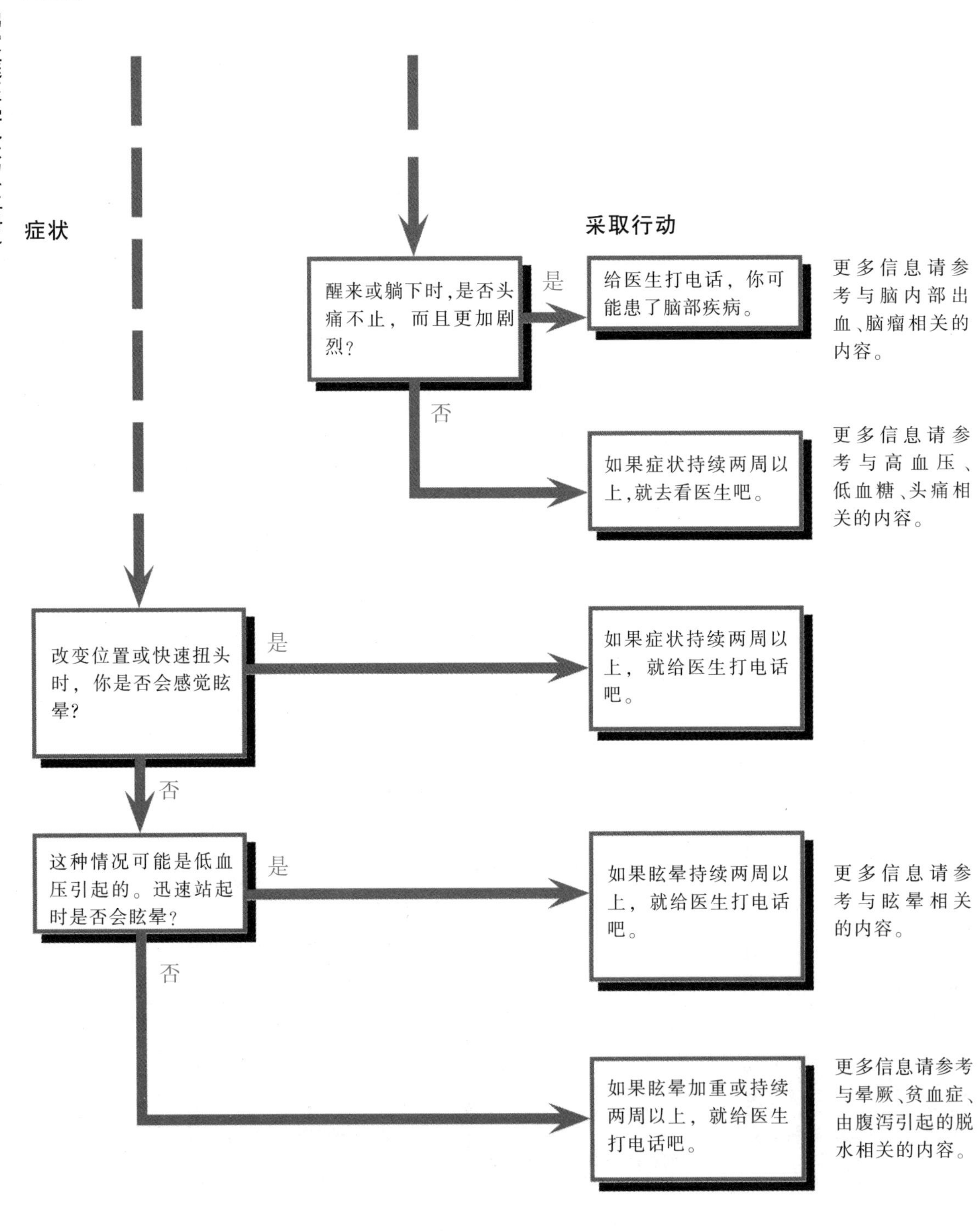
症状
采取行动
醒来或躺下时，是否头痛不止，而且更加剧烈？
是
给医生打电话，你可能患了脑部疾病。
更多信息请参考与脑内部出血、脑瘤相关的内容。
否
如果症状持续两周以上，就去看医生吧。
更多信息请参考与高血压、低血糖、头痛相关的内容。
改变位置或快速扭头时，你是否会感觉眩晕？
是
如果症状持续两周以上，就给医生打电话吧。
否
这种情况可能是低血压引起的。迅速站起时是否会眩晕？
是
如果眩晕持续两周以上，就给医生打电话吧。
更多信息请参考与眩晕相关的内容。
否
如果眩晕加重或持续两周以上，就给医生打电话吧。
更多信息请参考与晕厥、贫血症、由腹泻引起的脱水相关的内容。

犯困

犯困是难以唤醒的一种状态。短期的犯困可能是生活习惯不当导致的，例如没有得到足够的睡眠等。长期犯困可能是生理或心理方面的原因引起的。

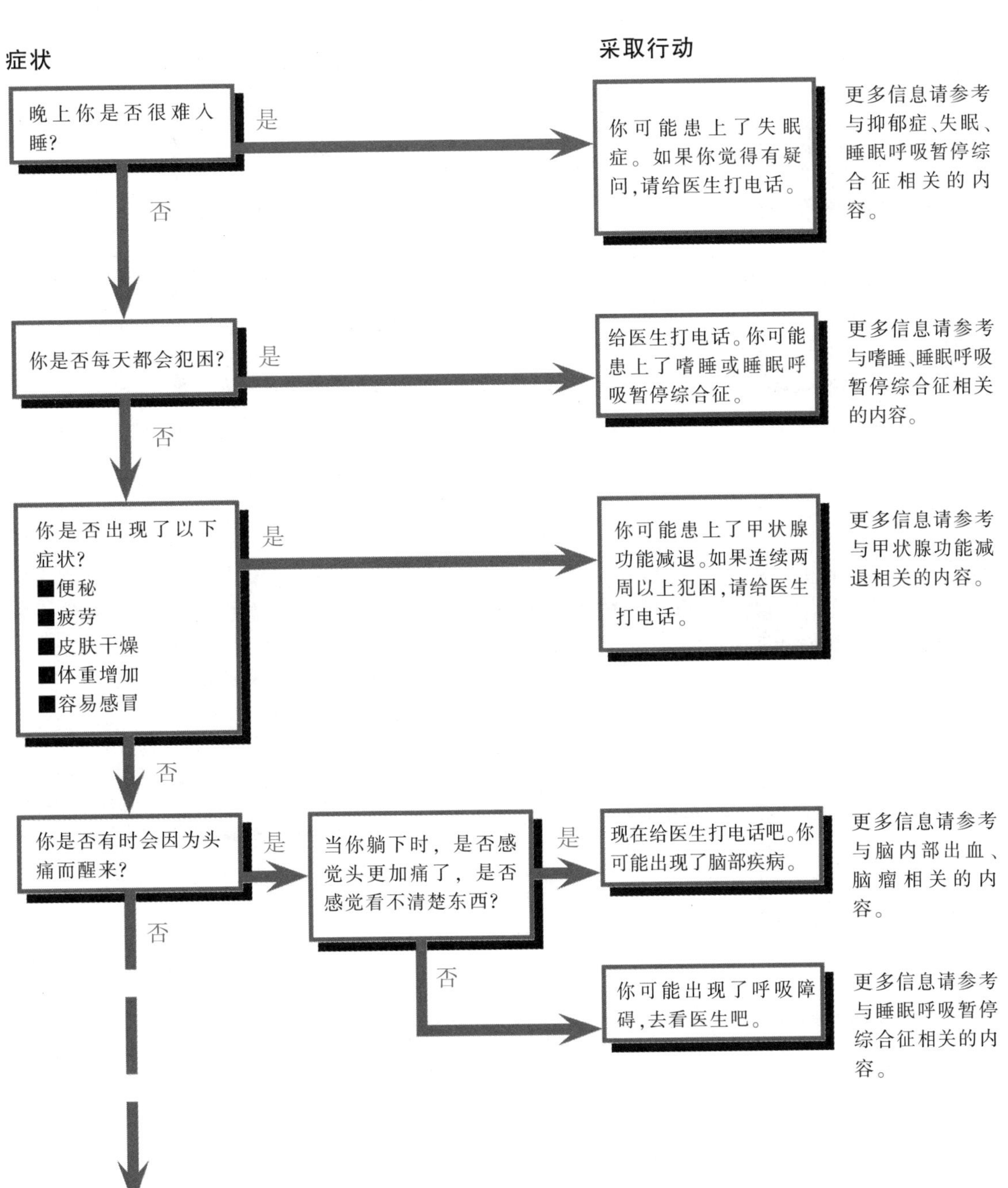

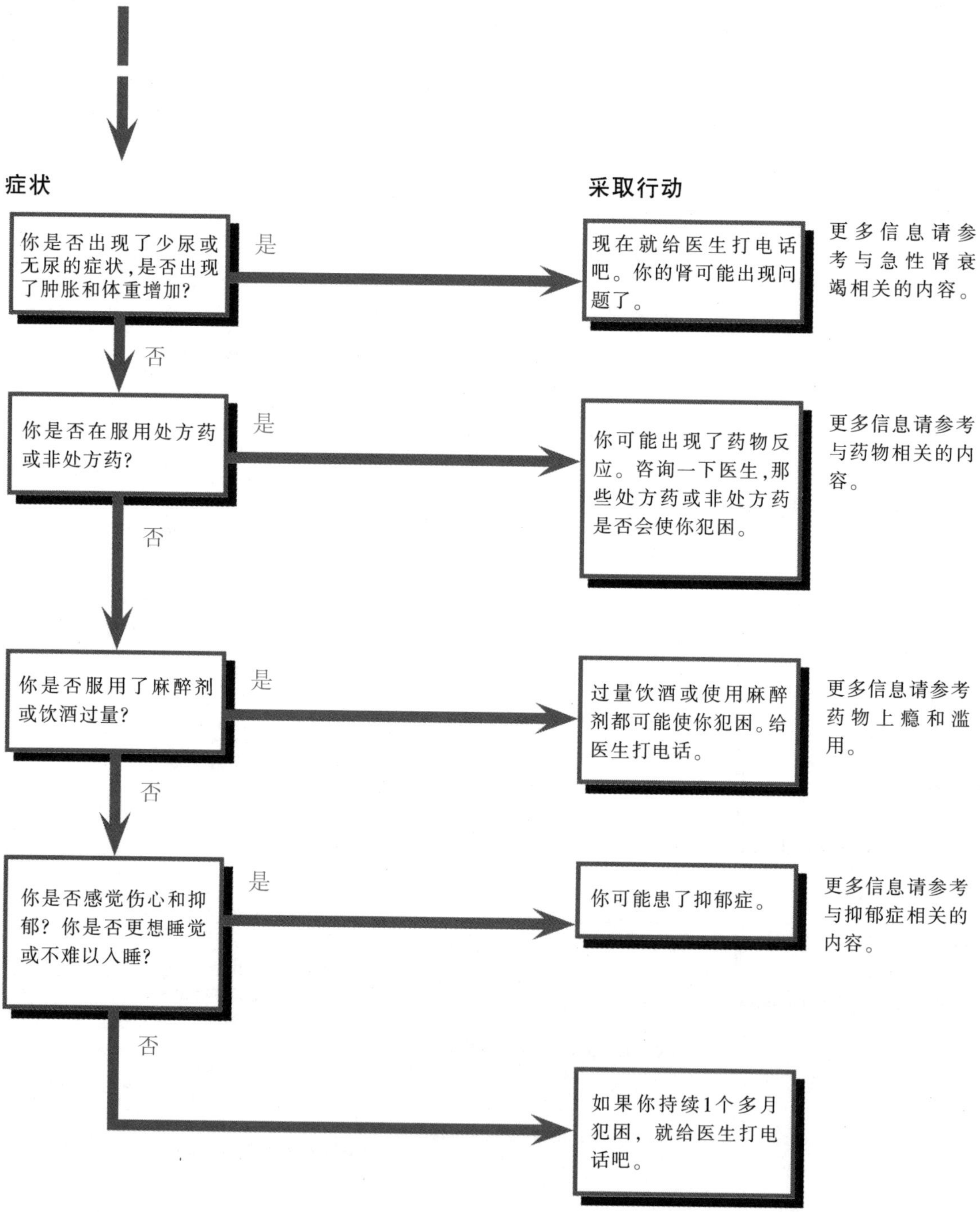

症状

采取行动

你是否出现了少尿或无尿的症状，是否出现了肿胀和体重增加？

是 → 现在就给医生打电话吧。你的肾可能出现问题了。

更多信息请参考与急性肾衰竭相关的内容。

否 ↓

你是否在服用处方药或非处方药？

是 → 你可能出现了药物反应。咨询一下医生，那些处方药或非处方药是否会使你犯困。

更多信息请参考与药物相关的内容。

否 ↓

你是否服用了麻醉剂或饮酒过量？

是 → 过量饮酒或使用麻醉剂都可能使你犯困。给医生打电话。

更多信息请参考药物上瘾和滥用。

否 ↓

你是否感觉伤心和抑郁？你是否更想睡觉或不难以入睡？

是 → 你可能患了抑郁症。

更多信息请参考与抑郁症相关的内容。

否 → 如果你持续1个多月犯困，就给医生打电话吧。

头 痛

头痛可能是多种因素引起的，例如，肌肉紧张或饮酒过量。

头痛可能伴有其他常见疾病，如流感。伴有昏迷或高热的严重头痛，表明你的健康出现了严重问题，这就需要医生立即关注了。

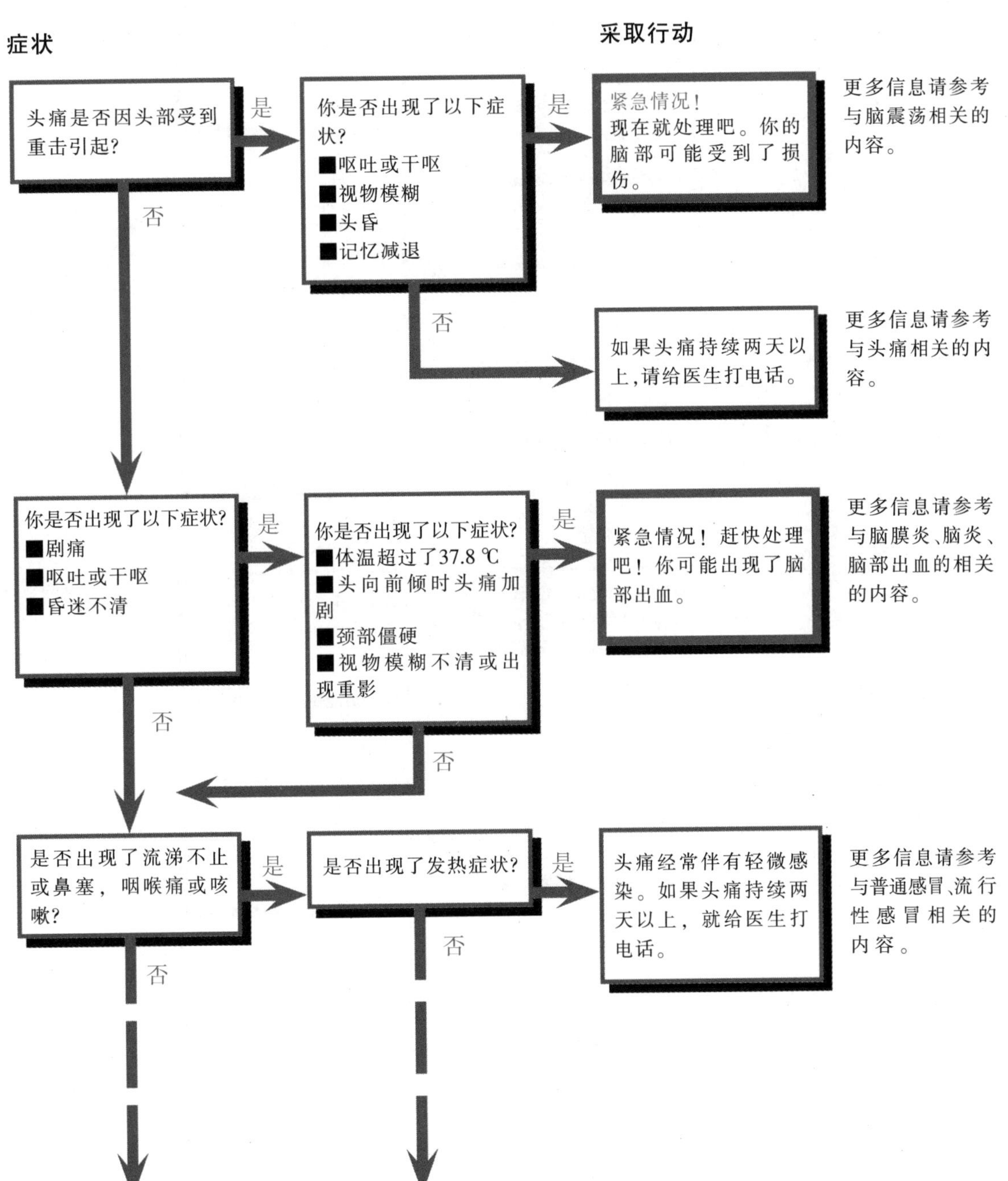

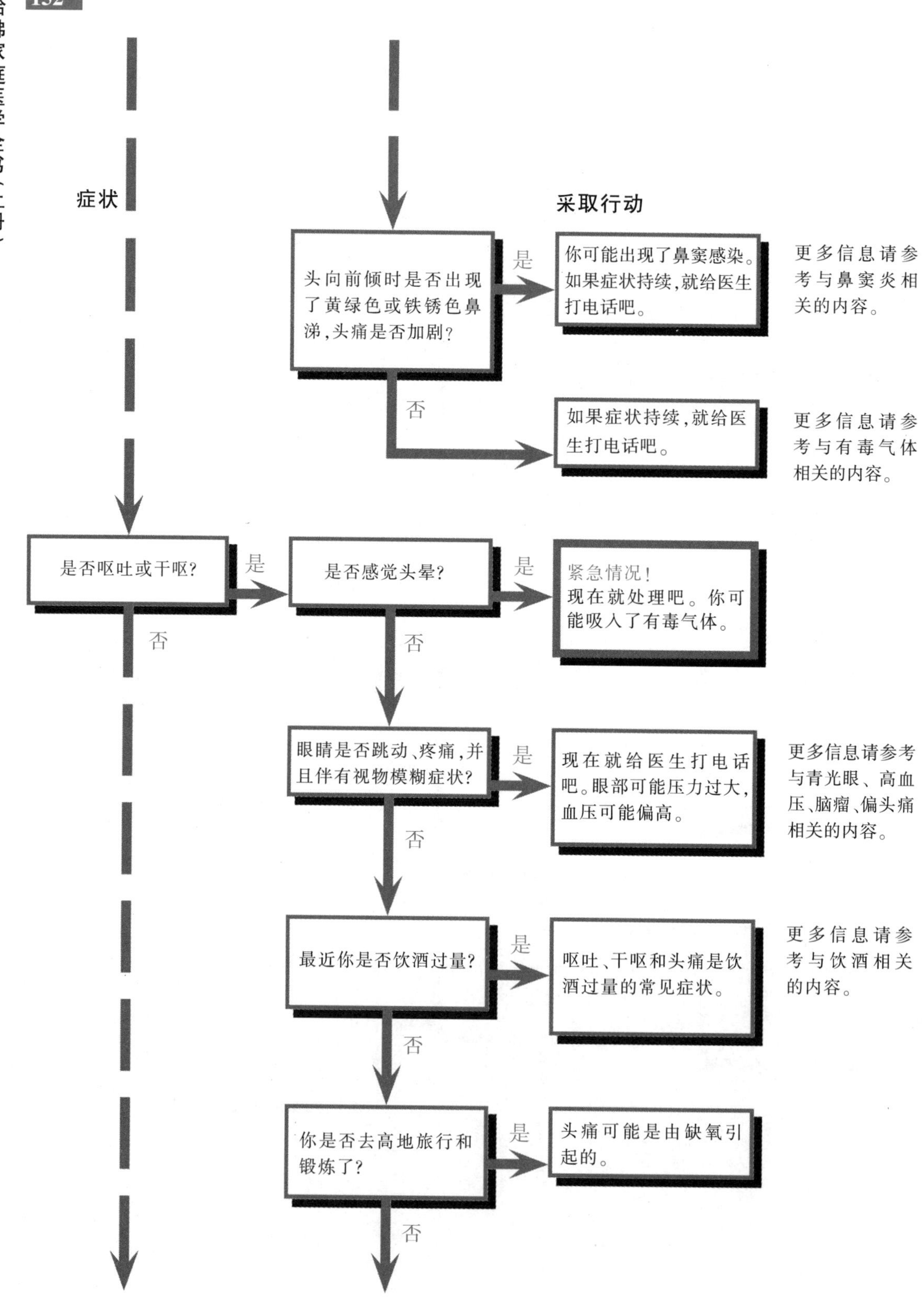
症状
采取行动
头向前倾时是否出现了黄绿色或铁锈色鼻涕,头痛是否加剧?
是
你可能出现了鼻窦感染。如果症状持续,就给医生打电话吧。
更多信息请参考与鼻窦炎相关的内容。
否
如果症状持续,就给医生打电话吧。
更多信息请参考与有毒气体相关的内容。
是否呕吐或干呕?
是
否
是否感觉头晕?
是
紧急情况!
现在就处理吧。你可能吸入了有毒气体。
否
眼睛是否跳动、疼痛,并且伴有视物模糊症状?
是
现在就给医生打电话吧。眼部可能压力过大,血压可能偏高。
更多信息请参考与青光眼、高血压、脑瘤、偏头痛相关的内容。
否
最近你是否饮酒过量?
是
呕吐、干呕和头痛是饮酒过量的常见症状。
更多信息请参考与饮酒相关的内容。
否
你是否去高地旅行和锻炼了?
是
头痛可能是由缺氧引起的。
否

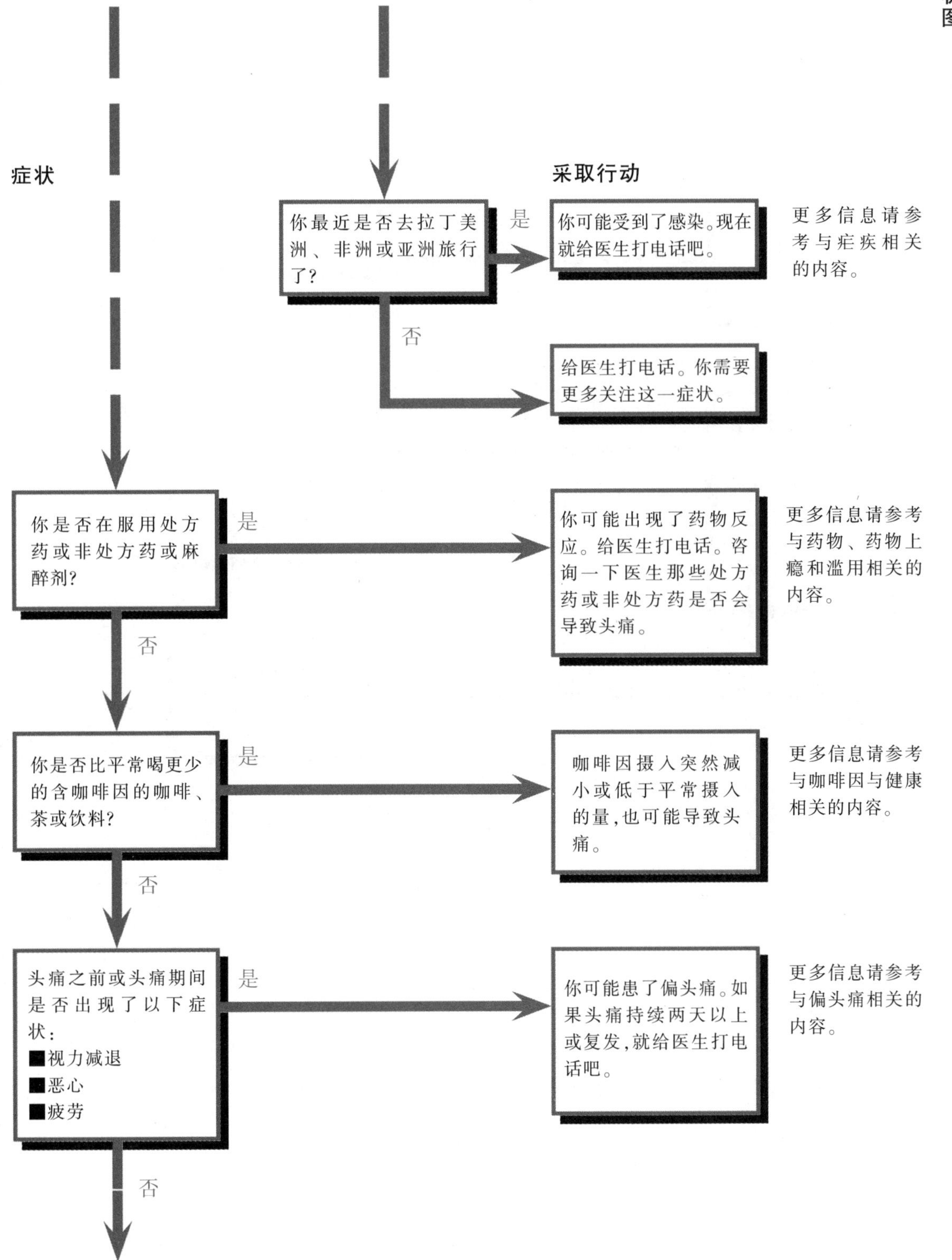
症状
采取行动
你最近是否去拉丁美洲、非洲或亚洲旅行了?
是
你可能受到了感染。现在就给医生打电话吧。
更多信息请参考与疟疾相关的内容。
否
给医生打电话。你需要更多关注这一症状。
你是否在服用处方药或非处方药或麻醉剂?
是
你可能出现了药物反应。给医生打电话。咨询一下医生那些处方药或非处方药是否会导致头痛。
更多信息请参考与药物、药物上瘾和滥用相关的内容。
否
你是否比平常喝更少的含咖啡因的咖啡、茶或饮料?
是
咖啡因摄入突然减小或低于平常摄入的量,也可能导致头痛。
更多信息请参考与咖啡因与健康相关的内容。
否
头痛之前或头痛期间是否出现了以下症状:
■视力减退
■恶心
■疲劳
是
你可能患了偏头痛。如果头痛持续两天以上或复发,就给医生打电话吧。
更多信息请参考与偏头痛相关的内容。
否

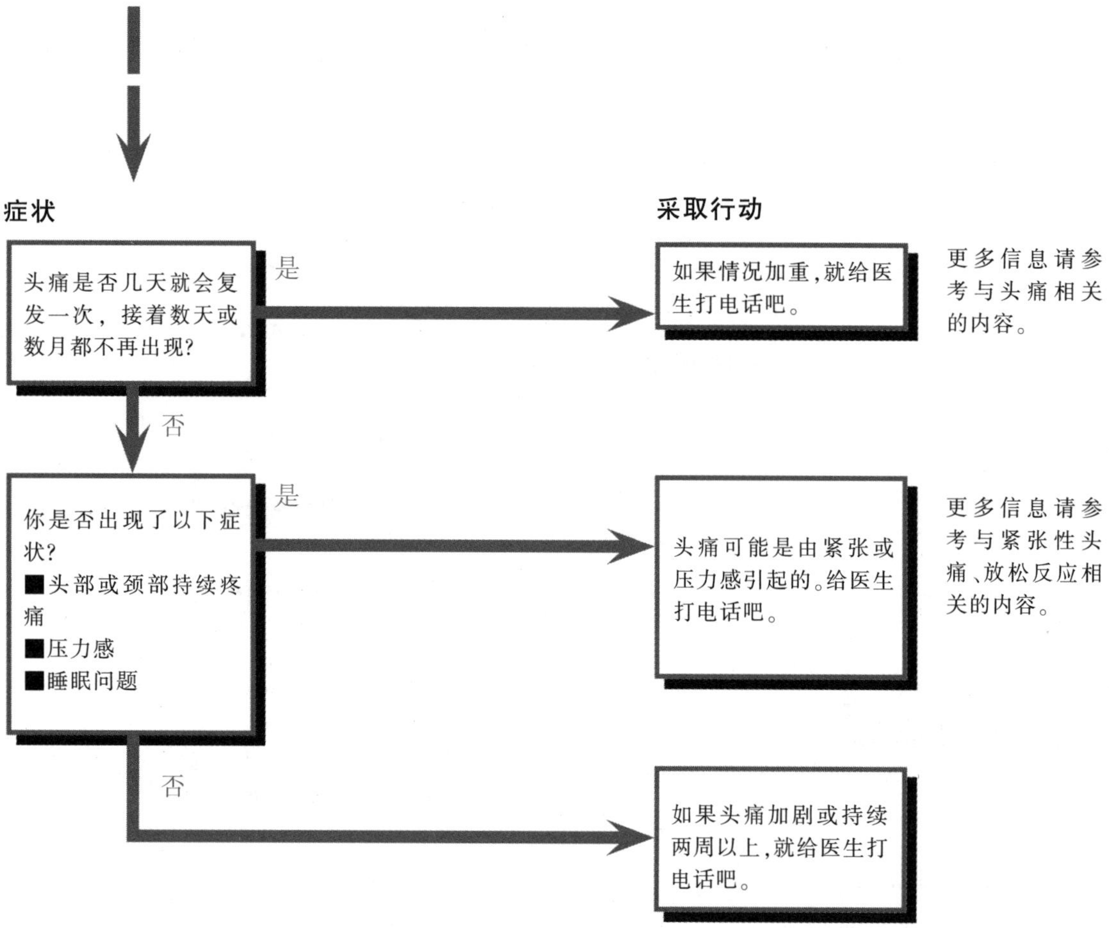

症状

头痛是否几天就会复发一次，接着数天或数月都不再出现?

是 → 如果情况加重，就给医生打电话吧。

更多信息请参考与头痛相关的内容。

否 ↓

你是否出现了以下症状?

■头部或颈部持续疼痛

■压力感

■睡眠问题

是 → 头痛可能是由紧张或压力感引起的。给医生打电话吧。

更多信息请参考与紧张性头痛、放松反应相关的内容。

否 → 如果头痛加剧或持续两周以上，就给医生打电话吧。

采取行动

听觉受损

听觉受损可能出现听觉完全缺失或者听觉障碍。

听觉受损是一种感染性症状，通常伴有耳痛、压力感等。

当听觉受损伴有头晕目眩、失去平衡、呕吐或者干呕时，这就是神经受损的迹象，应该引起医生的高度重视。

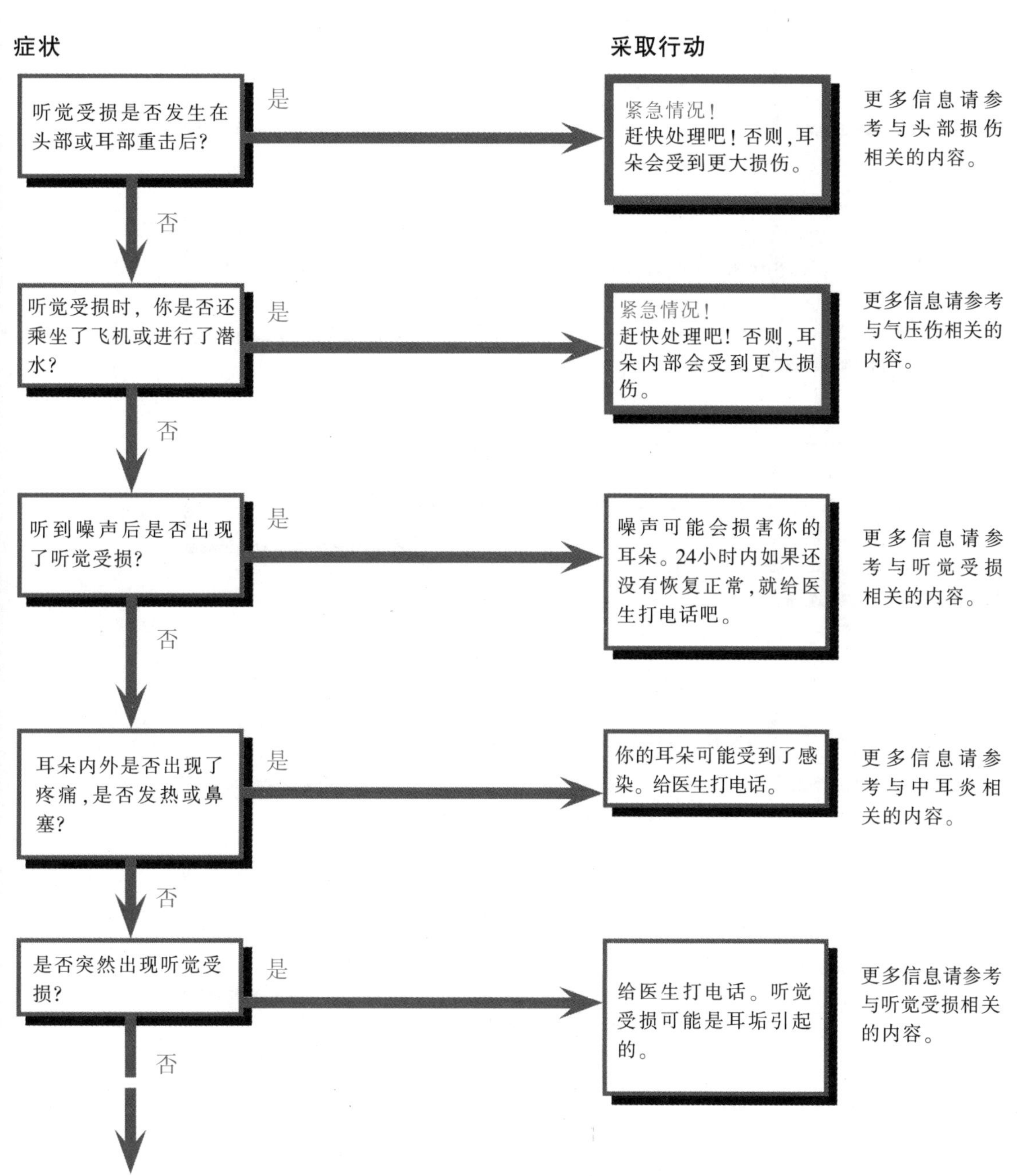

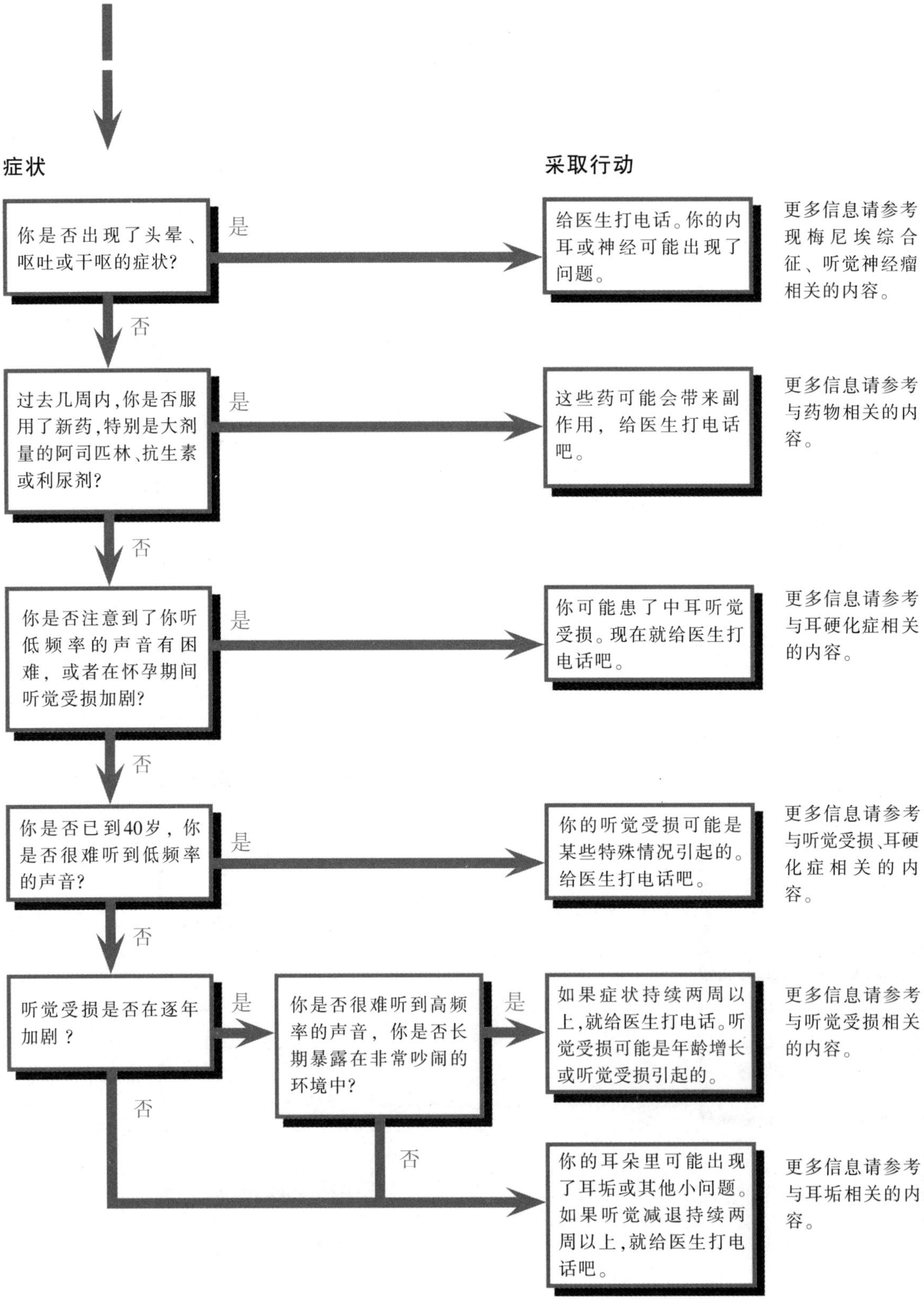

症状 | 采取行动

你是否出现了头晕、呕吐或干呕的症状？

是 → 给医生打电话。你的内耳或神经可能出现了问题。

更多信息请参考现梅尼埃综合征、听觉神经瘤相关的内容。

否 ↓

过去几周内，你是否服用了新药，特别是大剂量的阿司匹林、抗生素或利尿剂？

是 → 这些药可能会带来副作用，给医生打电话吧。

更多信息请参考与药物相关的内容。

否 ↓

你是否注意到了你听低频率的声音有困难，或者在怀孕期间听觉受损加剧？

是 → 你可能患了中耳听觉受损。现在就给医生打电话吧。

更多信息请参考与耳硬化症相关的内容。

否 ↓

你是否已到40岁，你是否很难听到低频率的声音？

是 → 你的听觉受损可能是某些特殊情况引起的。给医生打电话吧。

更多信息请参考与听觉受损、耳硬化症相关的内容。

否 ↓

听觉受损是否在逐年加剧？

是 → 你是否很难听到高频率的声音，你是否长期暴露在非常吵闹的环境中？

是 → 如果症状持续两周以上，就给医生打电话。听觉受损可能是年龄增长或听觉受损引起的。

更多信息请参考与听觉受损相关的内容。

否 → 你的耳朵里可能出现了耳垢或其他小问题。如果听觉减退持续两周以上，就给医生打电话吧。

更多信息请参考与耳垢相关的内容。

耳　鸣

耳鸣是指周围环境中没有任何声音时，你却感觉听到了声音。这声音可能像笛声、蛇的嘶嘶声，也可能像脉搏跳动的声音。这种症状通常没有大碍。然而，当耳朵听到的声音伴有其他症状时，问题就严重了。

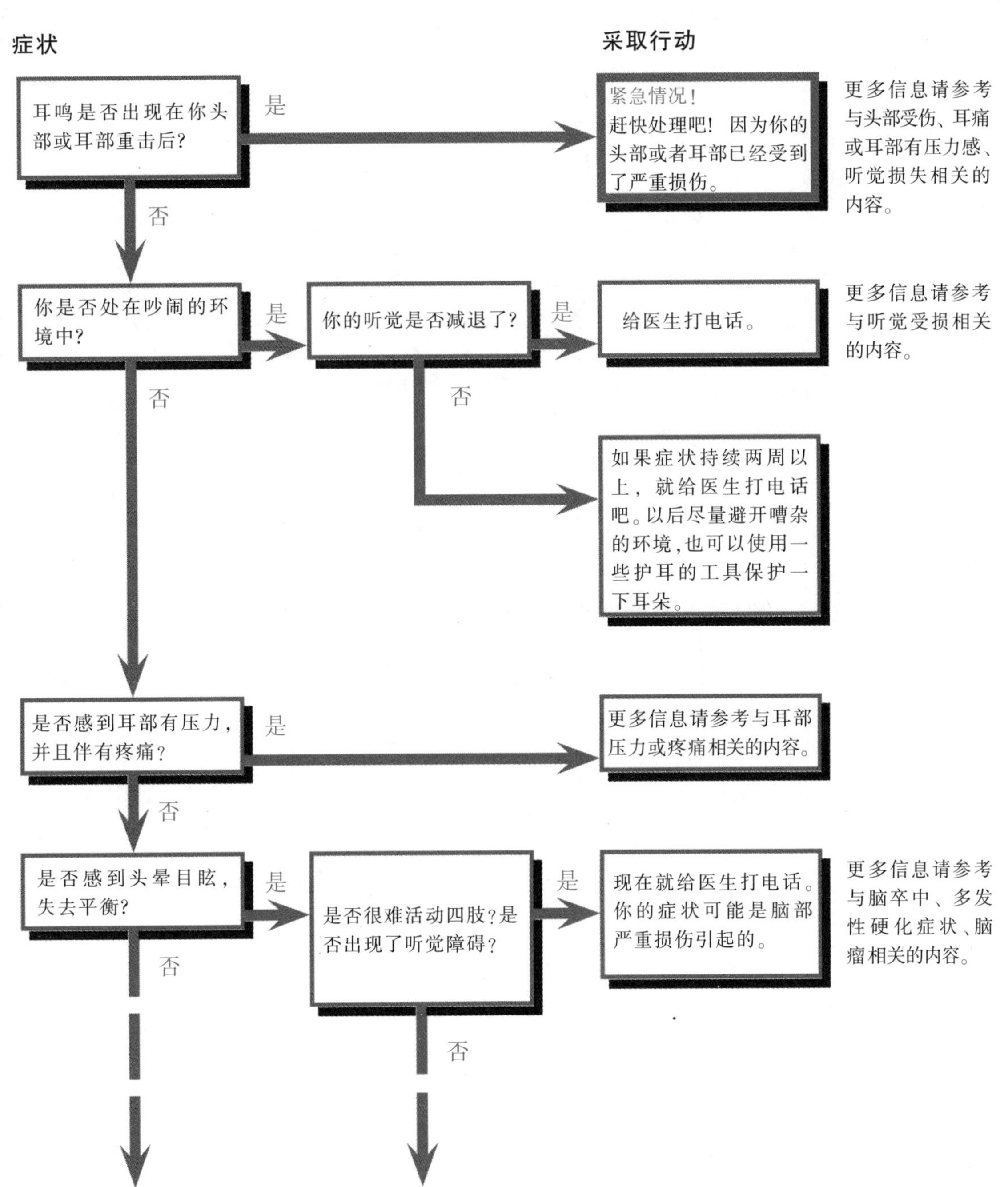

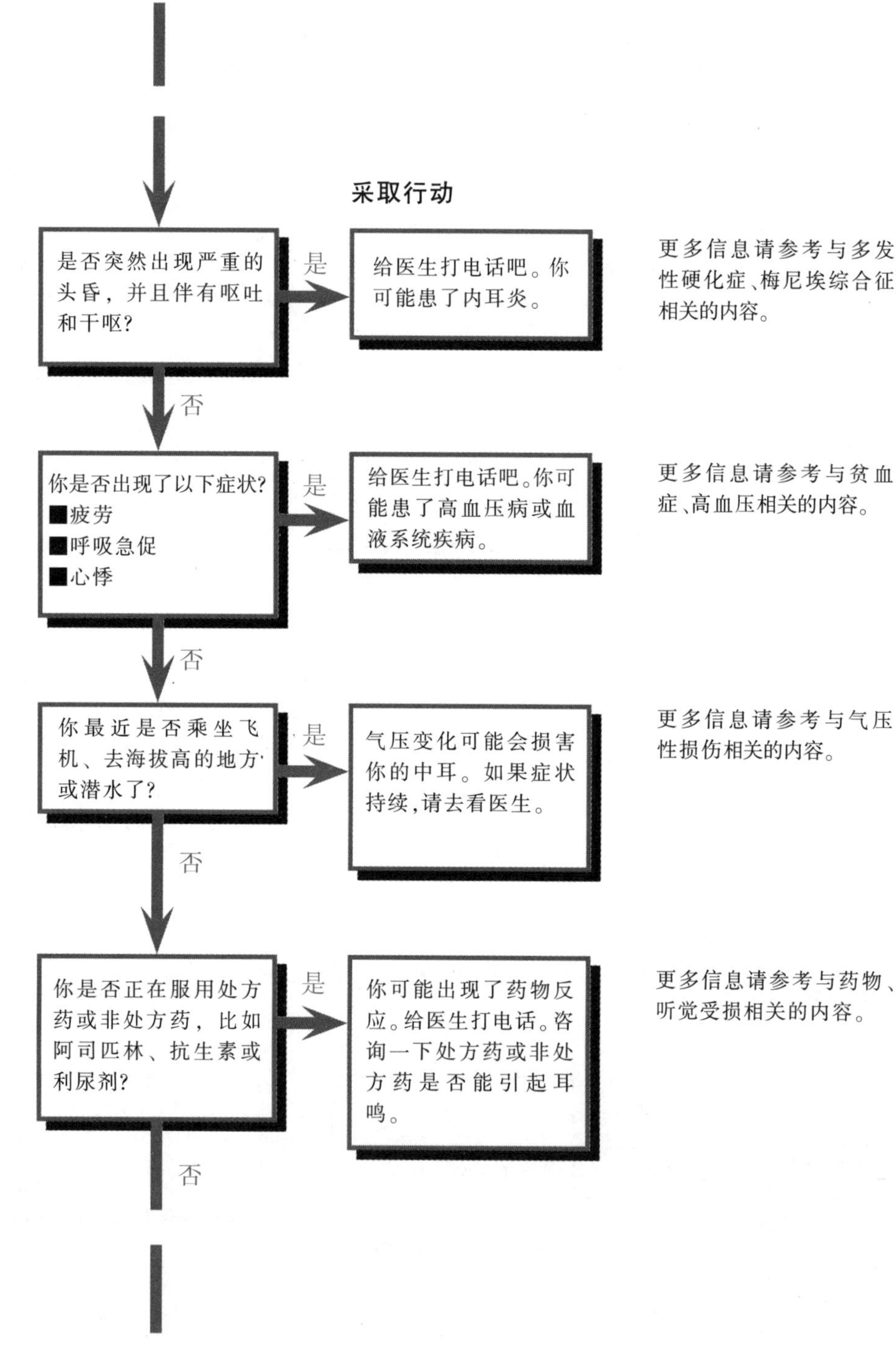
采取行动
是否突然出现严重的头昏，并且伴有呕吐和干呕?
是
给医生打电话吧。你可能患了内耳炎。
更多信息请参考与多发性硬化症、梅尼埃综合征相关的内容。
否
你是否出现了以下症状?
■疲劳
■呼吸急促
■心悸
是
给医生打电话吧。你可能患了高血压病或血液系统疾病。
更多信息请参考与贫血症、高血压相关的内容。
否
你最近是否乘坐飞机、去海拔高的地方或潜水了?
是
气压变化可能会损害你的中耳。如果症状持续,请去看医生。
更多信息请参考与气压性损伤相关的内容。
否
你是否正在服用处方药或非处方药，比如阿司匹林、抗生素或利尿剂?
是
你可能出现了药物反应。给医生打电话。咨询一下处方药或非处方药是否能引起耳鸣。
更多信息请参考与药物、听觉受损相关的内容。
否

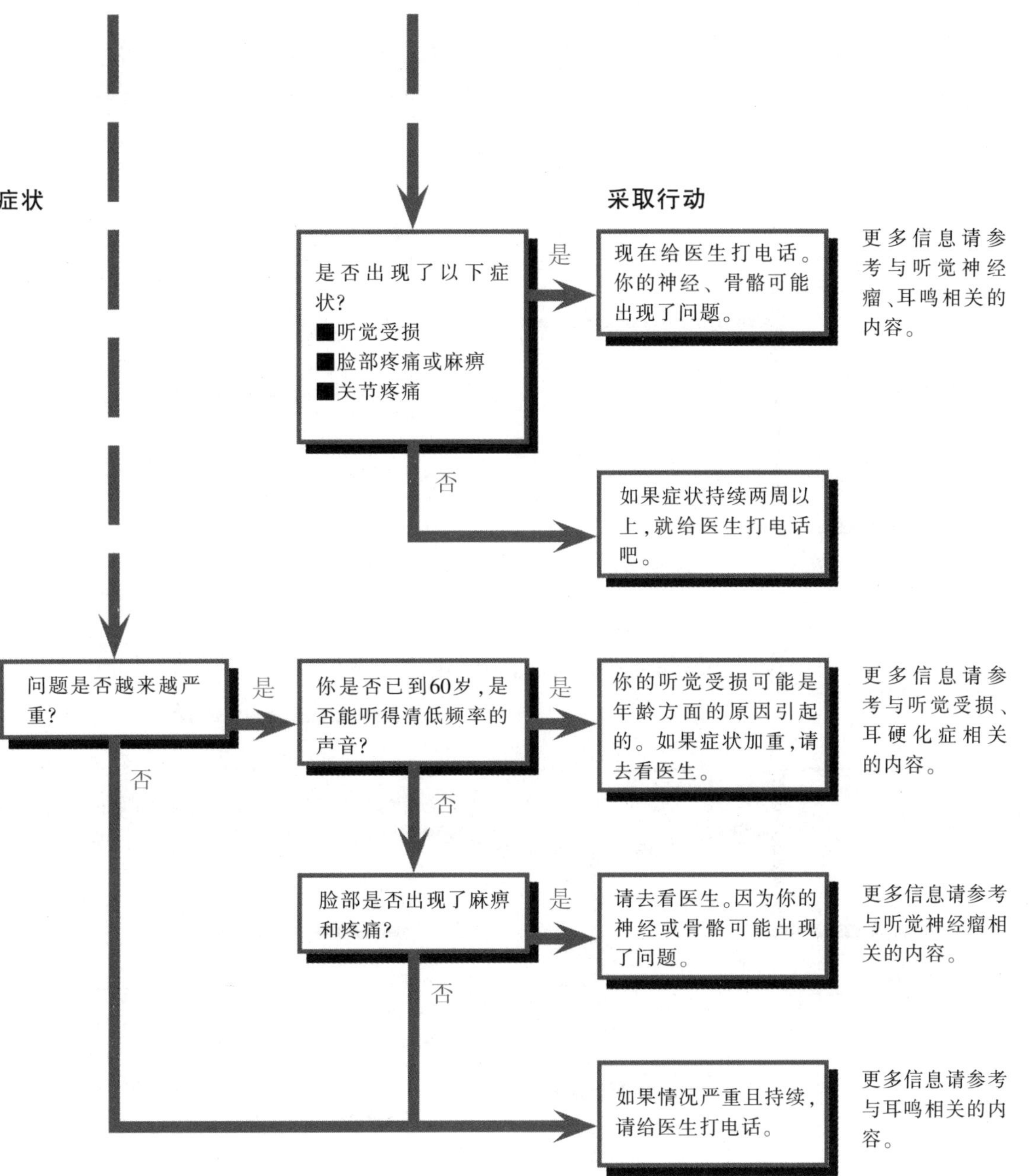

更多信息请参考与听觉神经瘤、耳鸣相关的内容。

更多信息请参考与听觉受损、耳硬化症相关的内容。

更多信息请参考与听觉神经瘤相关的内容。

更多信息请参考与耳鸣相关的内容。

耳痛或耳部压力

耳痛或耳部压力包括耳朵内部或周围任何一种形式的疼痛、过敏、跳动或者压力感。多数耳痛都伴有感冒或过敏，耳痛可能是耳垢或者是下颚出现问题引起的。

耳部感染在儿童中较为常见，有可能导致耳痛。更多信息请参考与儿童耳痛相关的内容。

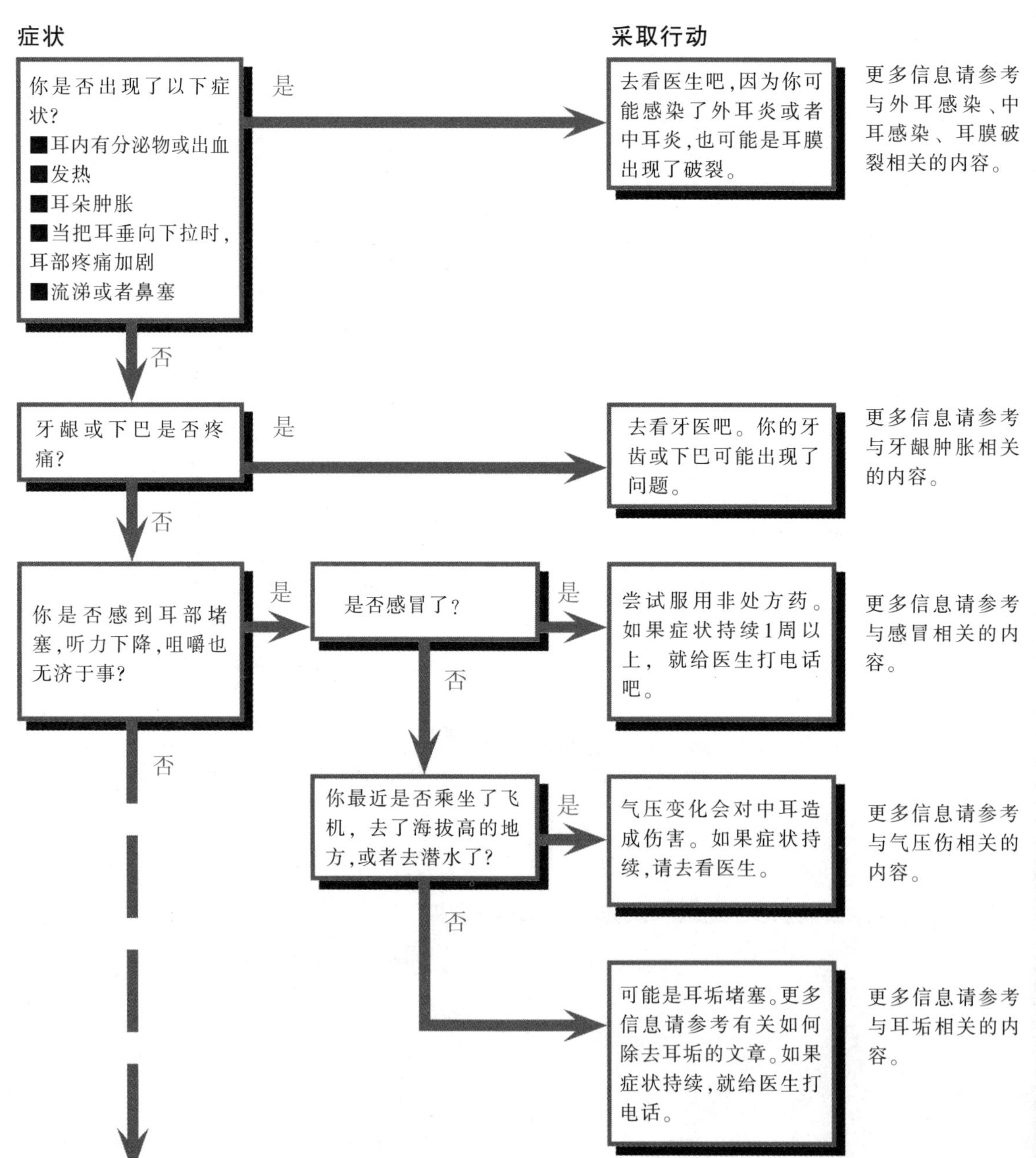

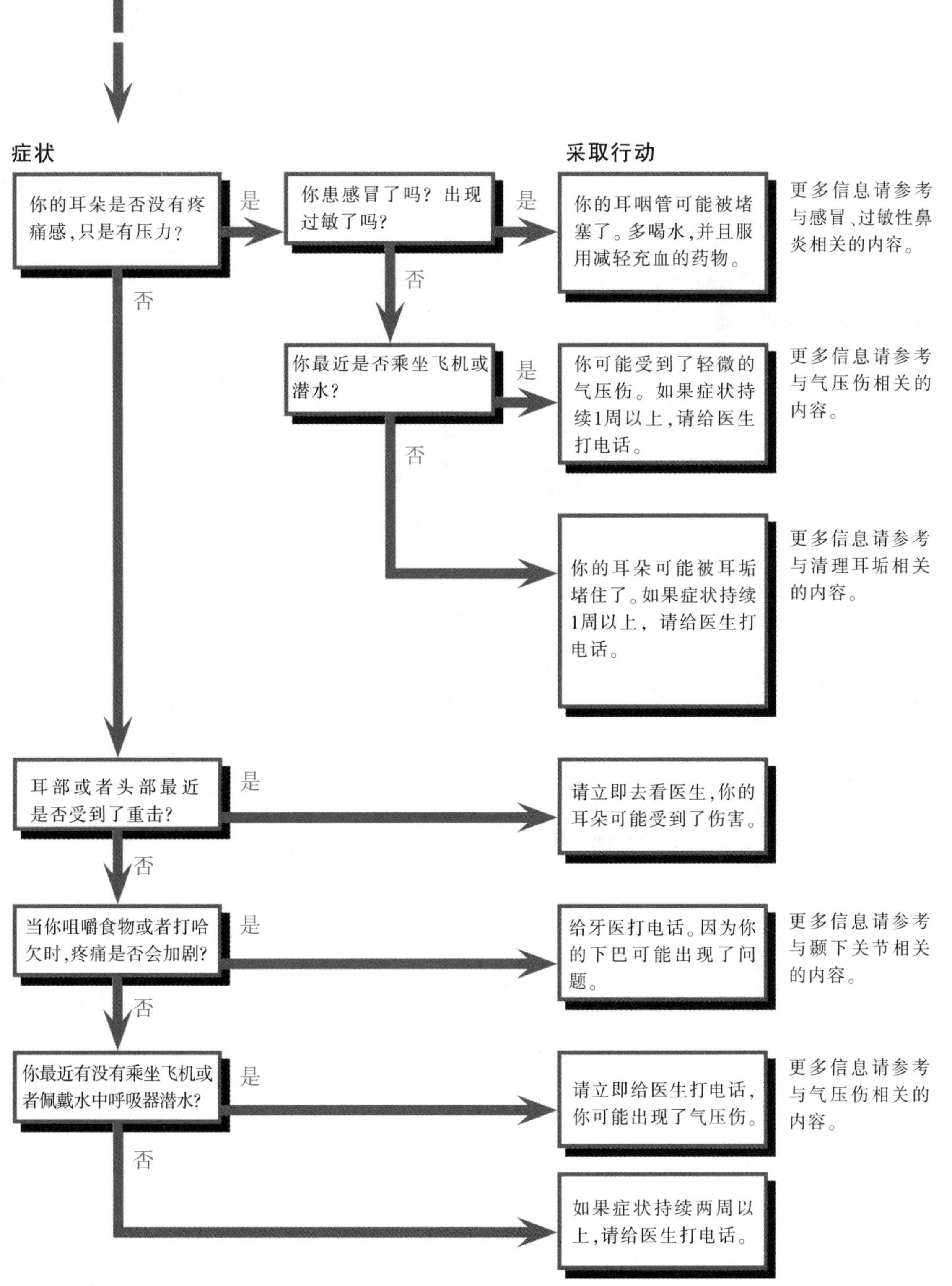
症状
采取行动
你的耳朵是否没有疼痛感，只是有压力？
是
你患感冒了吗？出现过敏了吗？
是
你的耳咽管可能被堵塞了。多喝水，并且服用减轻充血的药物。
更多信息请参考与感冒、过敏性鼻炎相关的内容。
否
你最近是否乘坐飞机或潜水？
是
你可能受到了轻微的气压伤。如果症状持续1周以上，请给医生打电话。
更多信息请参考与气压伤相关的内容。
否
你的耳朵可能被耳垢堵住了。如果症状持续1周以上，请给医生打电话。
更多信息请参考与清理耳垢相关的内容。
否
耳部或者头部最近是否受到了重击？
是
请立即去看医生，你的耳朵可能受到了伤害。
否
当你咀嚼食物或者打哈欠时，疼痛是否会加剧？
是
给牙医打电话。因为你的下巴可能出现了问题。
更多信息请参考与颞下关节相关的内容。
否
你最近有没有乘坐飞机或者佩戴水中呼吸器潜水？
是
请立即给医生打电话，你可能出现了气压伤。
更多信息请参考与气压伤相关的内容。
否
如果症状持续两周以上，请给医生打电话。

牙 痛

轻度或严重的一个或多个牙齿疼痛或者牙龈疼痛，可能是由龋齿、牙龈脓肿或牙龈疾病引起的。

牙痛时你需要特别注意一些常见的情形。当牙痛伴有脸部、颈部或者胸部疼痛或者呼吸困难时，牙痛可能就是更为复杂而且有潜在危险的疾病的表现之一了。

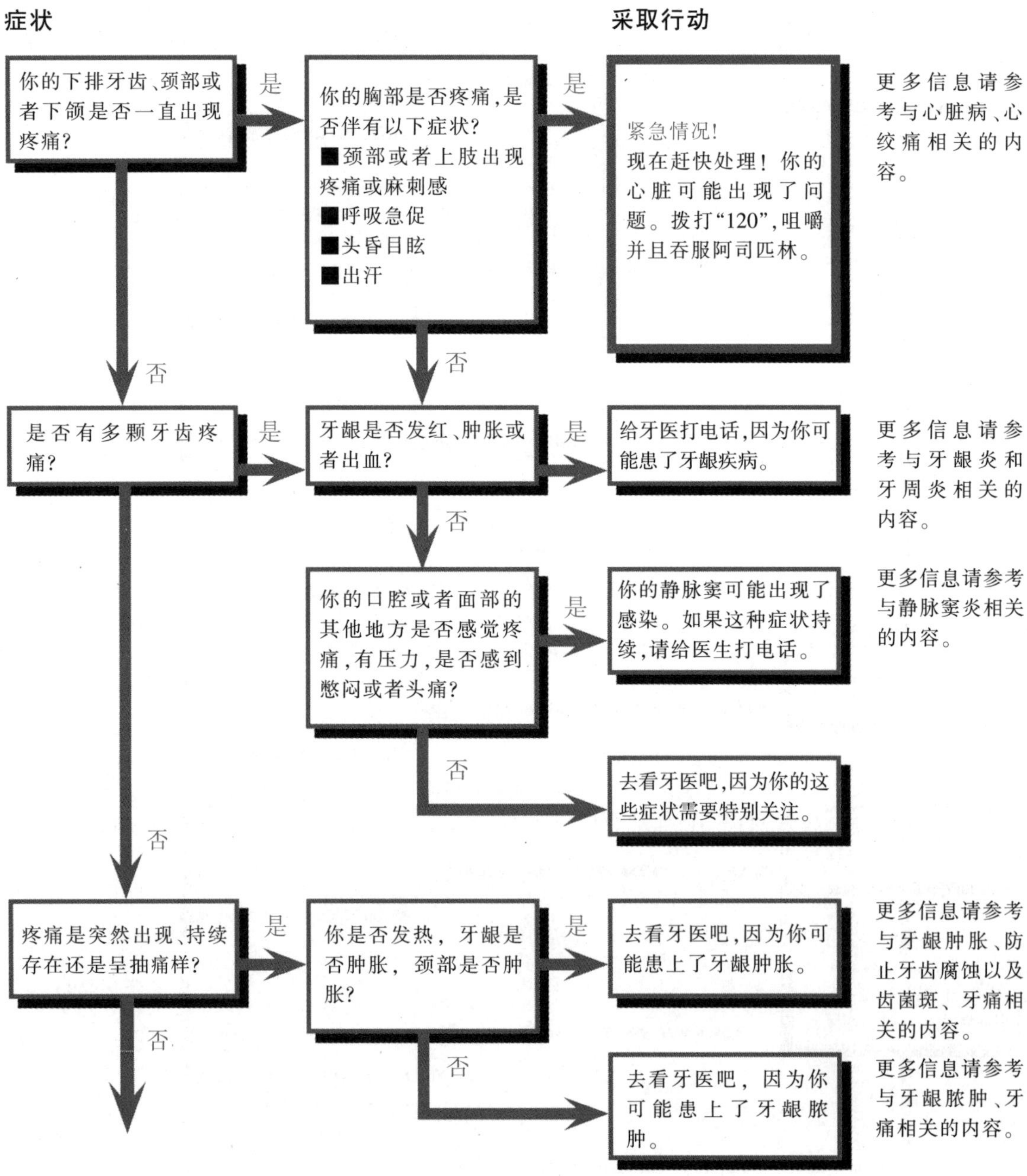

症状

采取行动

你的下排牙齿、颈部或者下颌是否一直出现疼痛？

是 → 你的胸部是否疼痛，是否伴有以下症状？
■颈部或者上肢出现疼痛或麻刺感
■呼吸急促
■头昏目眩
■出汗

是 → 紧急情况！
现在赶快处理！你的心脏可能出现了问题。拨打“120”，咀嚼并且吞服阿司匹林。

更多信息请参考与心脏病、心绞痛相关的内容。

否 → 牙龈是否发红、肿胀或者出血？

否 → 是否有多颗牙齿疼痛？

是 → 牙龈是否发红、肿胀或者出血？

是 → 给牙医打电话，因为你可能患了牙龈疾病。

更多信息请参考与牙龈炎和牙周炎相关的内容。

否 → 你的口腔或者面部的其他地方是否感觉疼痛，有压力，是否感到憋闷或者头痛？

是 → 你的静脉窦可能出现了感染。如果这种症状持续，请给医生打电话。

更多信息请参考与静脉窦炎相关的内容。

否 → 去看牙医吧，因为你的这些症状需要特别关注。

否 → 疼痛是突然出现、持续存在还是呈抽痛样？

是 → 你是否发热，牙龈是否肿胀，颈部是否肿胀？

是 → 去看牙医吧，因为你可能患上了牙龈肿胀。

更多信息请参考与牙龈肿胀、防止牙齿腐蚀以及齿菌斑、牙痛相关的内容。

否 → 去看牙医吧，因为你可能患上了牙龈脓肿。

更多信息请参考与牙龈脓肿、牙痛相关的内容。

否 →

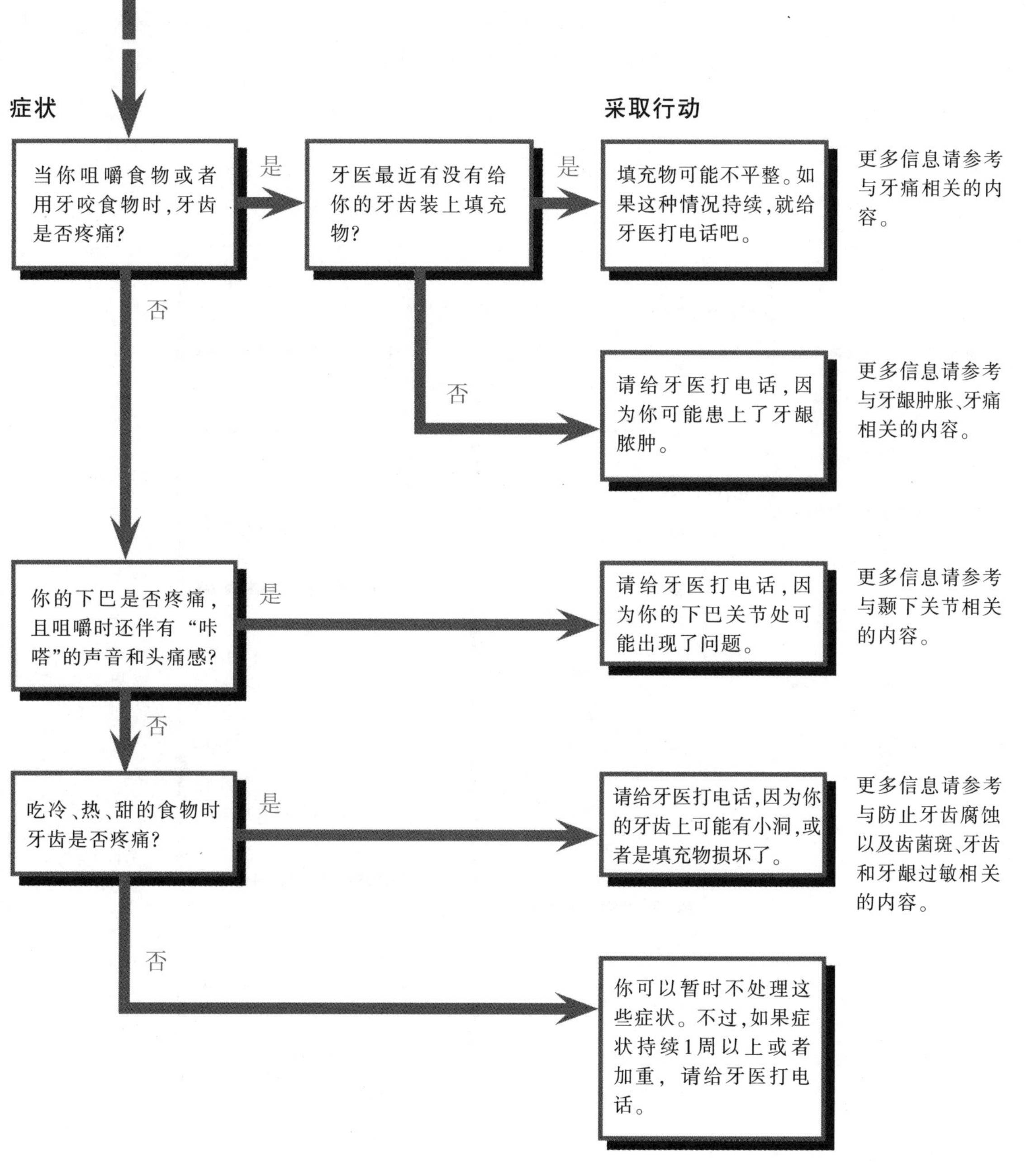

更多信息请参考与牙痛相关的内容。

更多信息请参考与牙龈肿胀、牙痛相关的内容。

更多信息请参考与颞下关节相关的内容。

更多信息请参考与防止牙齿腐蚀以及齿菌斑、牙齿和牙龈过敏相关的内容。

腺体肿胀

颈部、腋窝或者腹股沟的腺体肿胀通常是由感染引起的。如果腺体肿胀持续两周以上，就表明出现了严重的健康问题，这就需要医生给予足够重视了。

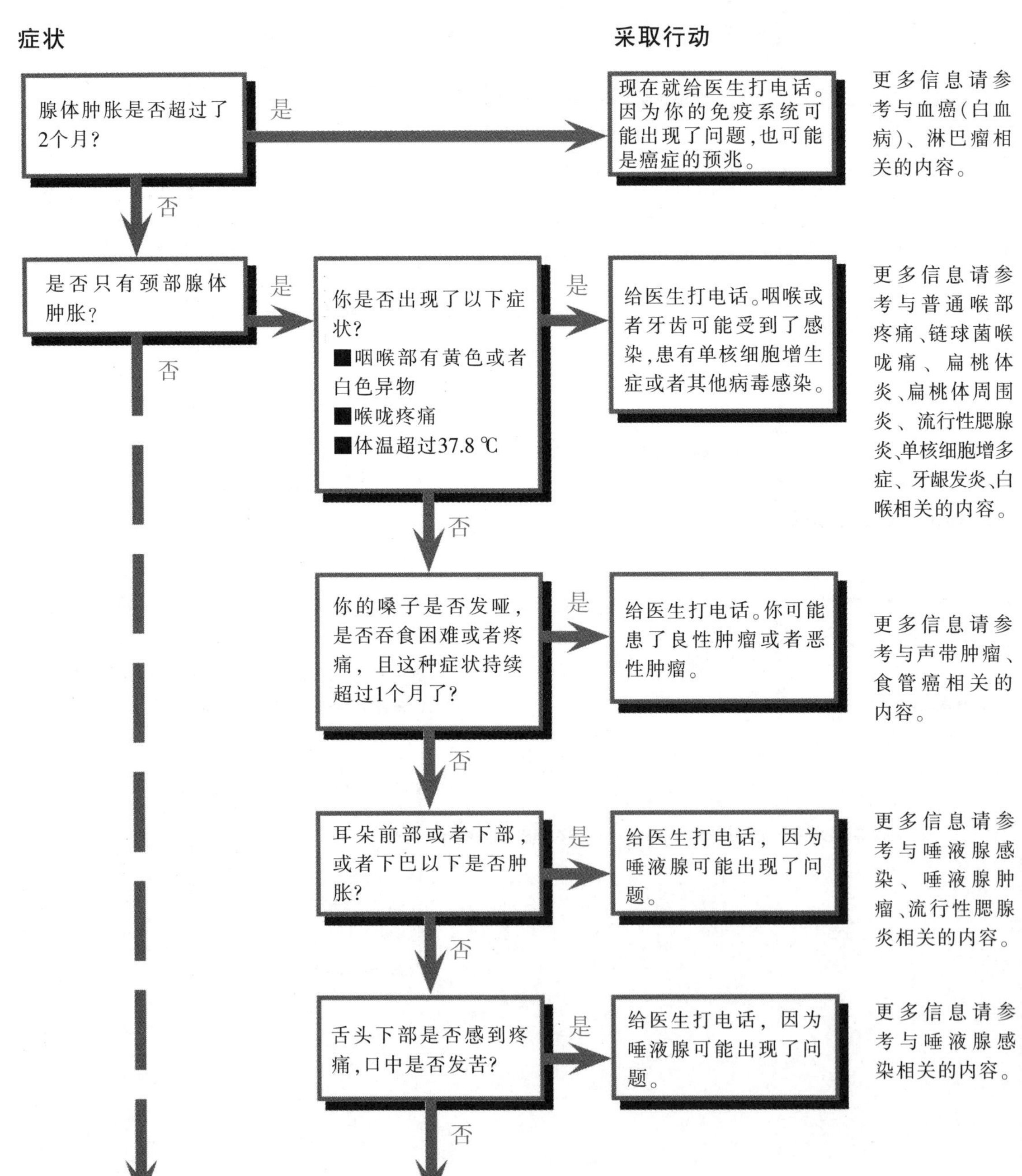

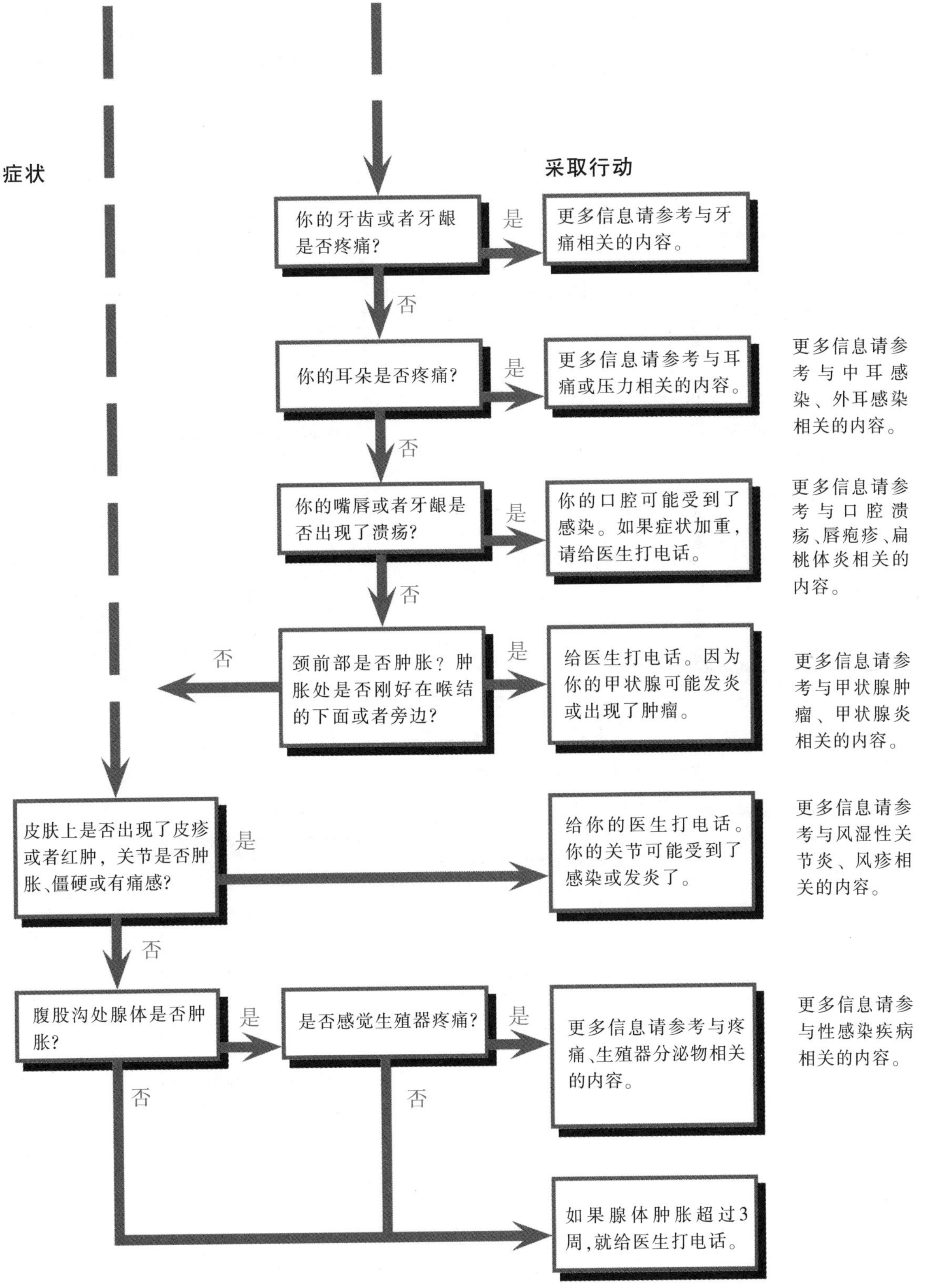

更多信息请参考与中耳感染、外耳感染相关的内容。

更多信息请参考与口腔溃疡、唇疱疹、扁桃体炎相关的内容。

更多信息请参考与甲状腺肿瘤、甲状腺炎相关的内容。

更多信息请参考与风湿性关节炎、风疹相关的内容。

更多信息请参与性感染疾病相关的内容。

咽喉痛

疼痛不适、灼痛或者咽喉不舒服都是病毒和细菌感染引起的症状,这些症状可能出现在各个年龄阶段。咽喉痛伴随很多儿童疾病。更多信息请参考与儿童咽喉痛有关的内容。

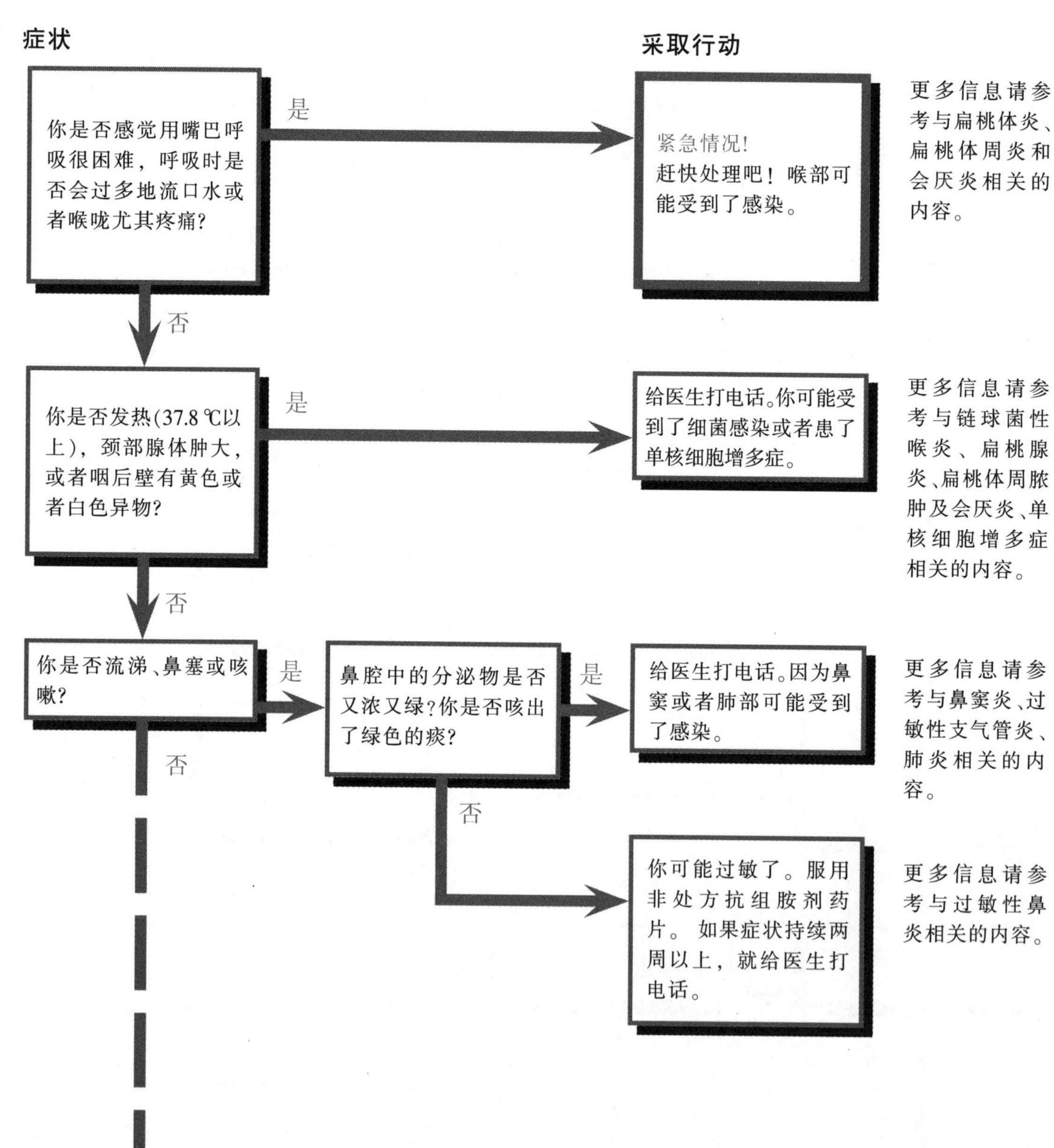

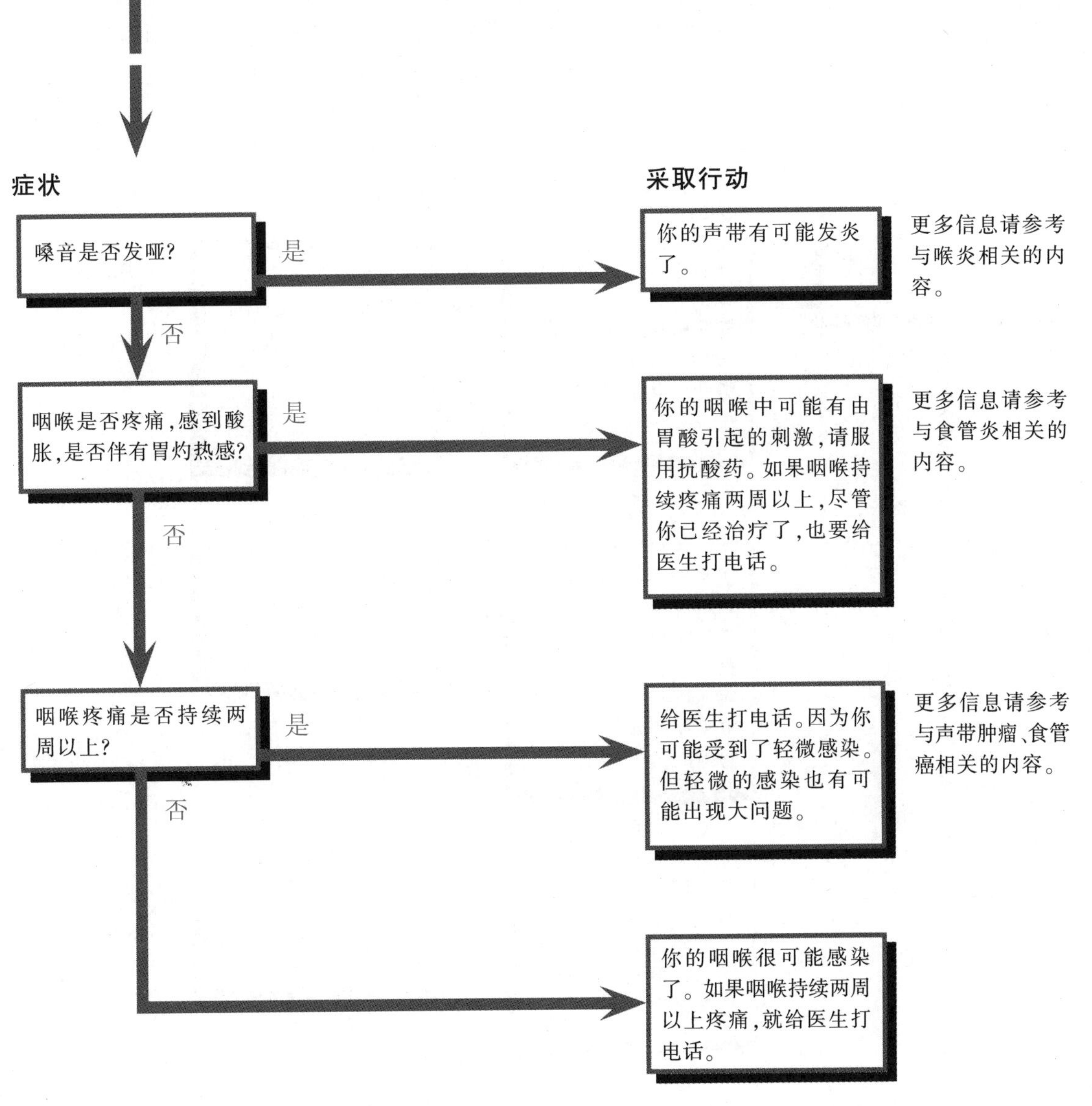
症状
采取行动
嗓音是否发哑?
是
你的声带有可能发炎了。
更多信息请参考与喉炎相关的内容。
否
咽喉是否疼痛,感到酸胀,是否伴有胃灼热感?
是
你的咽喉中可能有由胃酸引起的刺激,请服用抗酸药。如果咽喉持续疼痛两周以上,尽管你已经治疗了,也要给医生打电话。
更多信息请参考与食管炎相关的内容。
否
咽喉疼痛是否持续两周以上?
是
给医生打电话。因为你可能受到了轻微感染。但轻微的感染也有可能出现大问题。
更多信息请参考与声带肿瘤、食管癌相关的内容。
否
你的咽喉很可能感染了。如果咽喉持续两周以上疼痛,就给医生打电话。

眼部疼痛及其他眼疾

眼睛刺痛、发痒、红肿通常是由感冒或过敏引起的。症状持续两天以上，同时伴有头部剧痛，眼睛有分泌物，眼睛流泪过多，视力减退，脸部肿胀或者面部肌肉无力，都表明有严重的亚健康问题。所有这些都应该引起医生的重视。

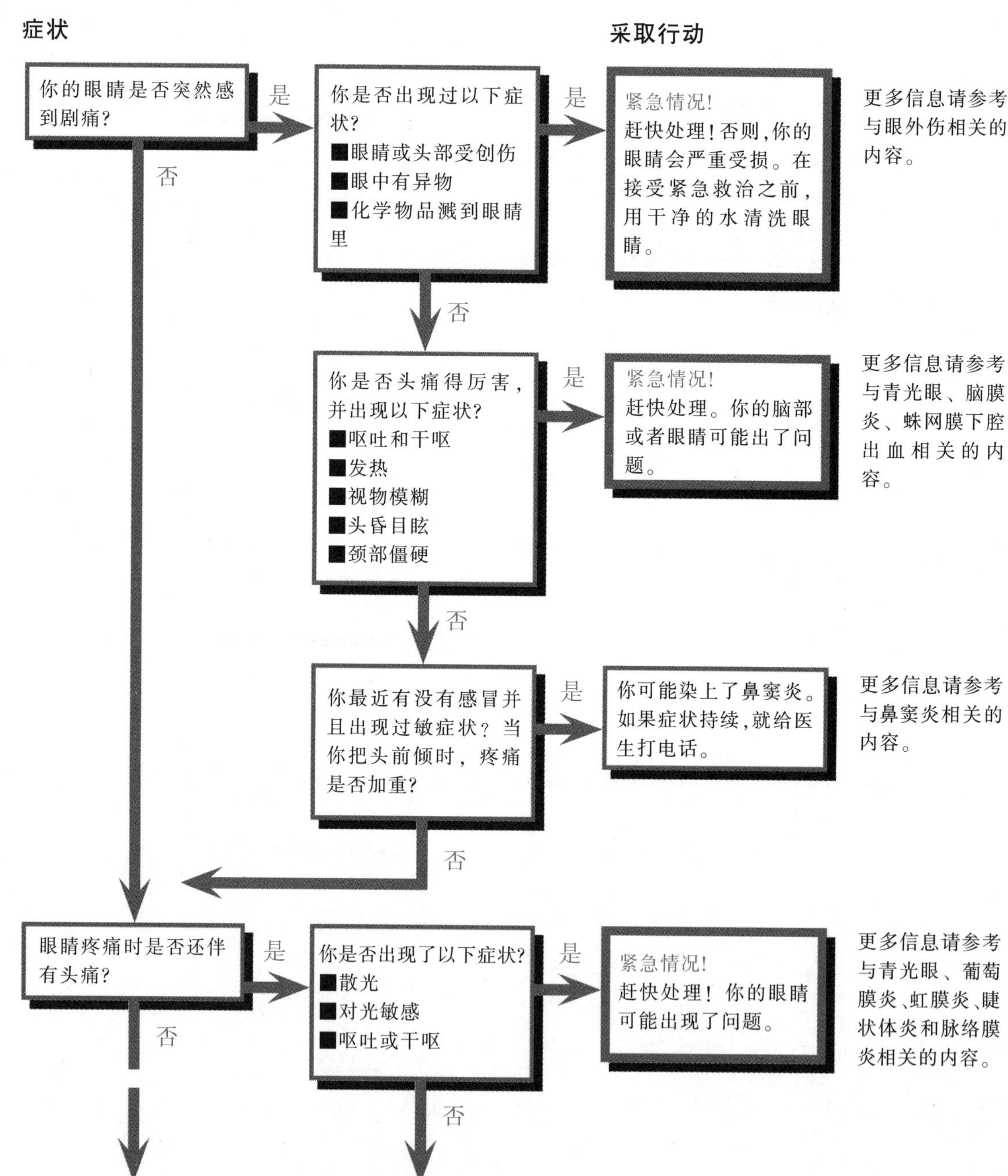

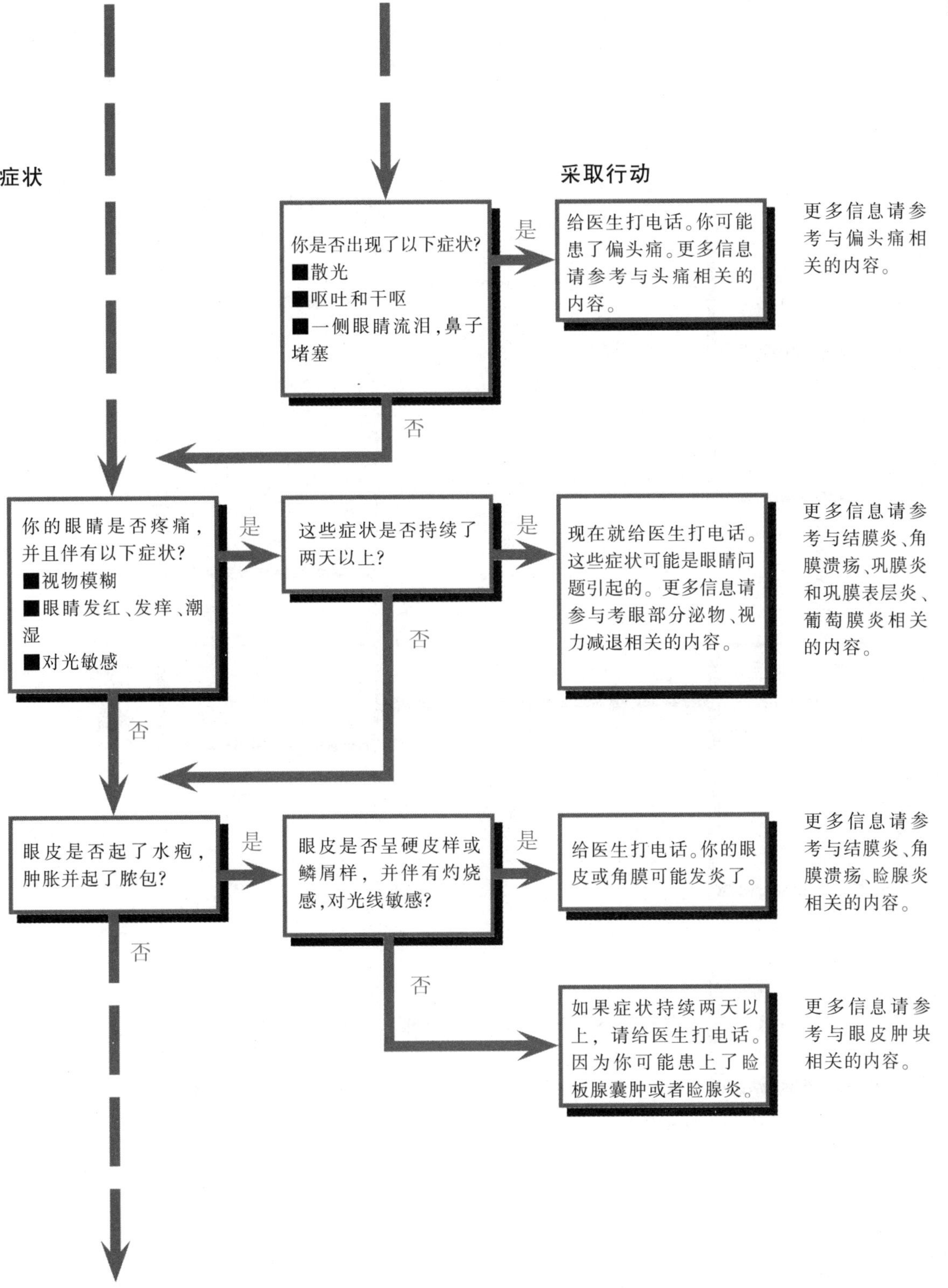

更多信息请参考与偏头痛相关的内容。

更多信息请参考与结膜炎、角膜溃疡、巩膜炎和巩膜表层炎、葡萄膜炎相关的内容。

更多信息请参考与结膜炎、角膜溃疡、睑腺炎相关的内容。

更多信息请参考与眼皮肿块相关的内容。

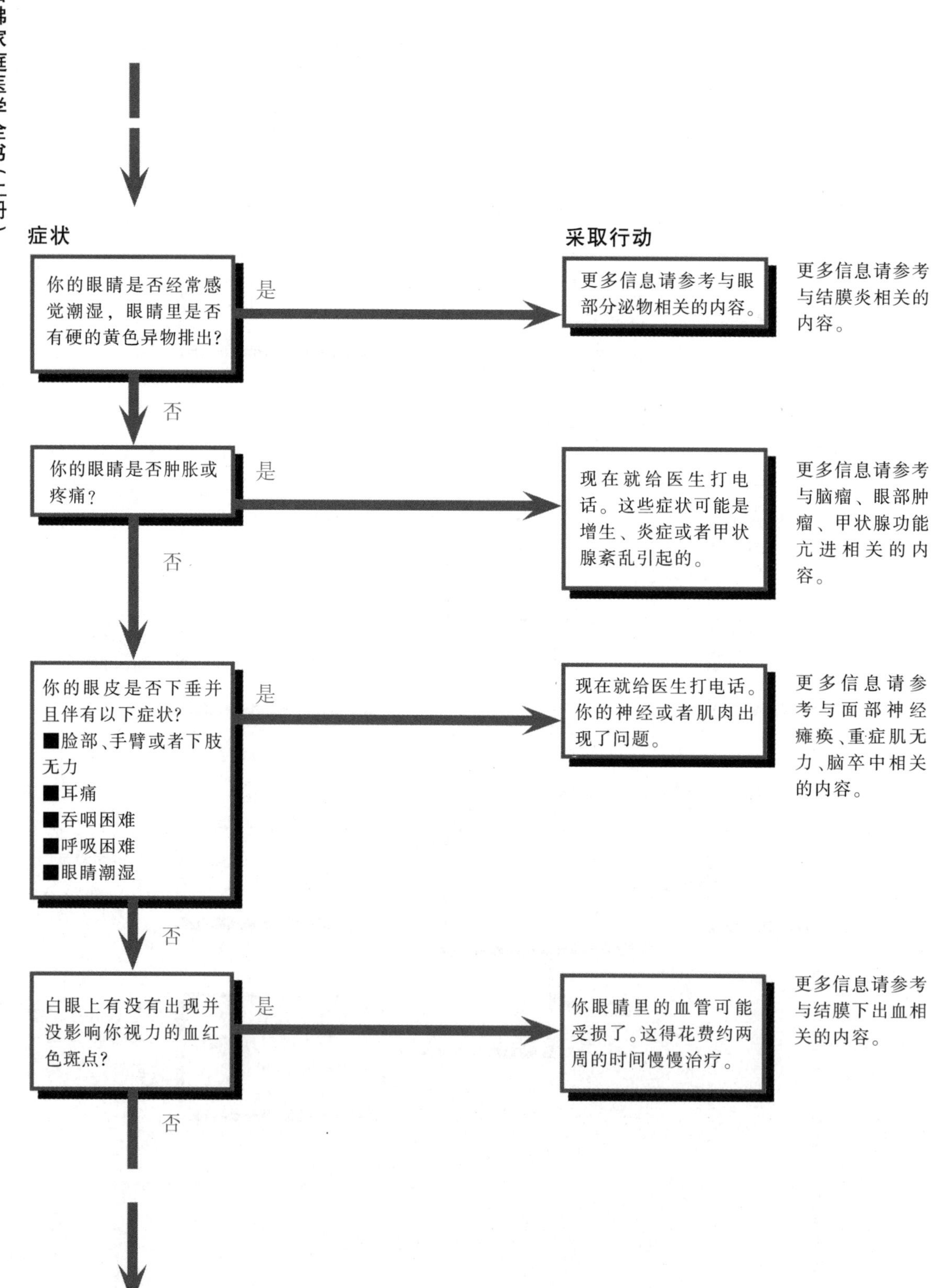
症状
采取行动
你的眼睛是否经常感觉潮湿，眼睛里是否有硬的黄色异物排出？
是
更多信息请参考与眼部分泌物相关的内容。
更多信息请参考与结膜炎相关的内容。
否
你的眼睛是否肿胀或疼痛？
是
现在就给医生打电话。这些症状可能是增生、炎症或者甲状腺紊乱引起的。
更多信息请参考与脑瘤、眼部肿瘤、甲状腺功能亢进相关的内容。
否
你的眼皮是否下垂并且伴有以下症状？
■脸部、手臂或者下肢无力
■耳痛
■吞咽困难
■呼吸困难
■眼睛潮湿
是
现在就给医生打电话。你的神经或者肌肉出现了问题。
更多信息请参考与面部神经瘫痪、重症肌无力、脑卒中相关的内容。
否
白眼上有没有出现并没影响你视力的血红色斑点？
是
你眼睛里的血管可能受损了。这得花费约两周的时间慢慢治疗。
更多信息请参考与结膜下出血相关的内容。
否

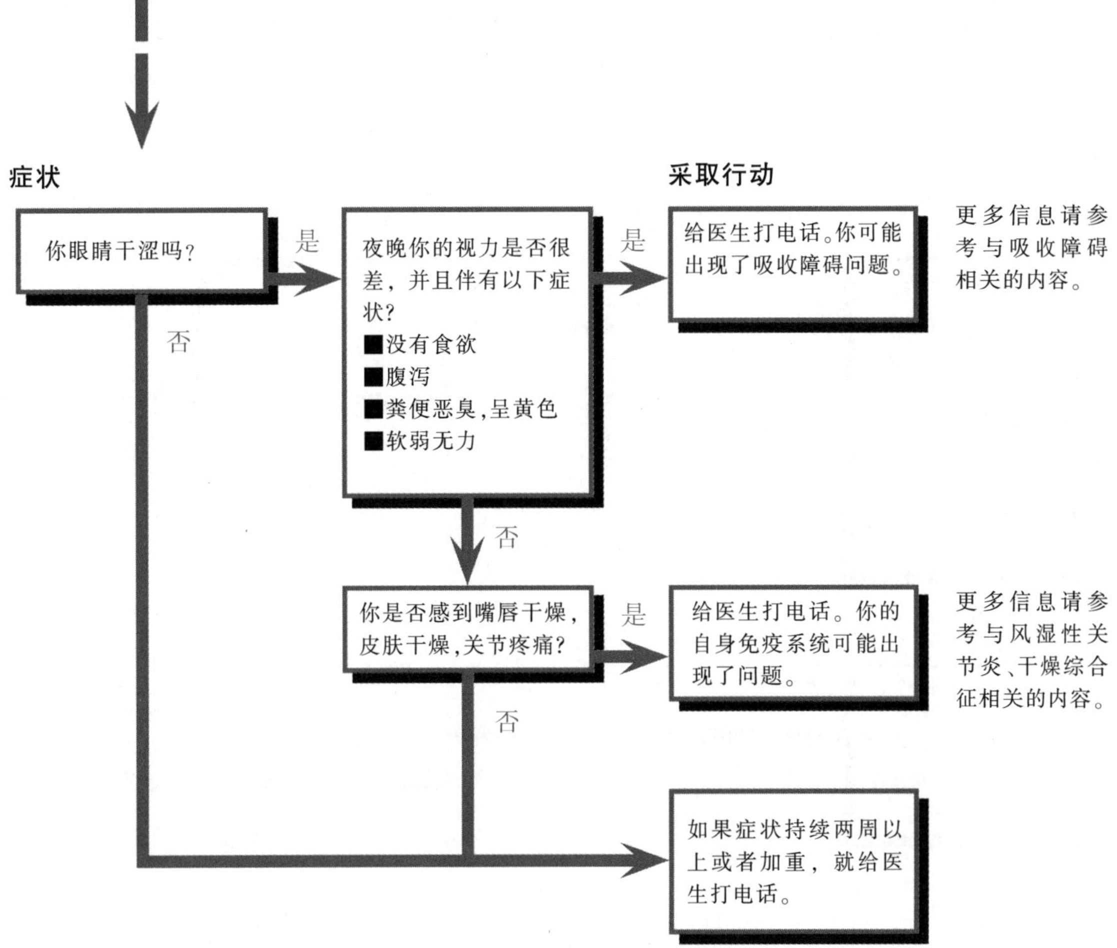

更多信息请参考与吸收障碍相关的内容。

更多信息请参考与风湿性关节炎、干燥综合征相关的内容。

视力减退

视力突然变化或者完全失明都应当引起医生的注意。

随着年龄的增长，视力减退并不少见；视力缓慢减退是由聚焦问题引起的，而聚集问题往往与人们戴的眼镜、隐形眼镜或者做过的手术(白内障)有关。

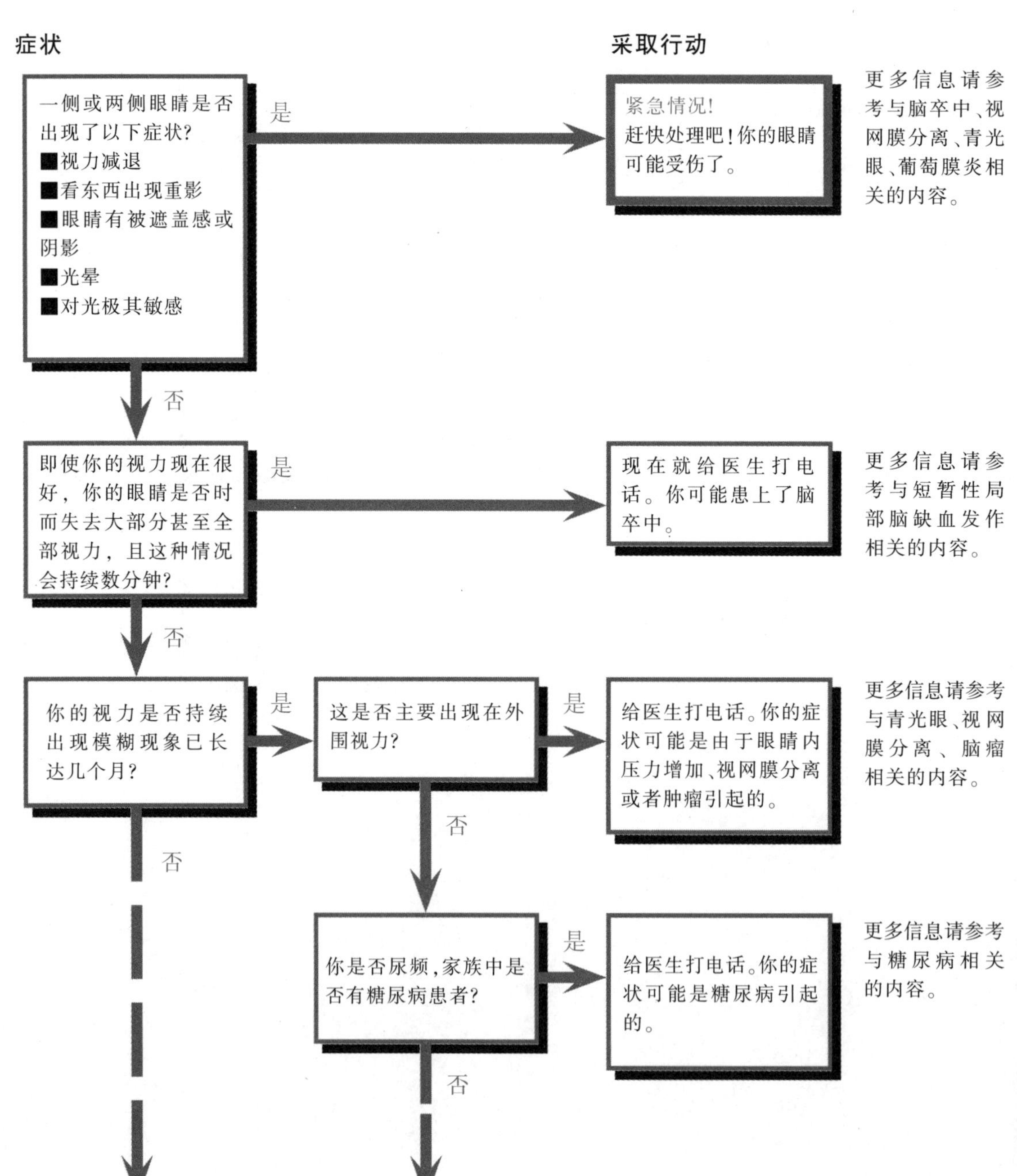

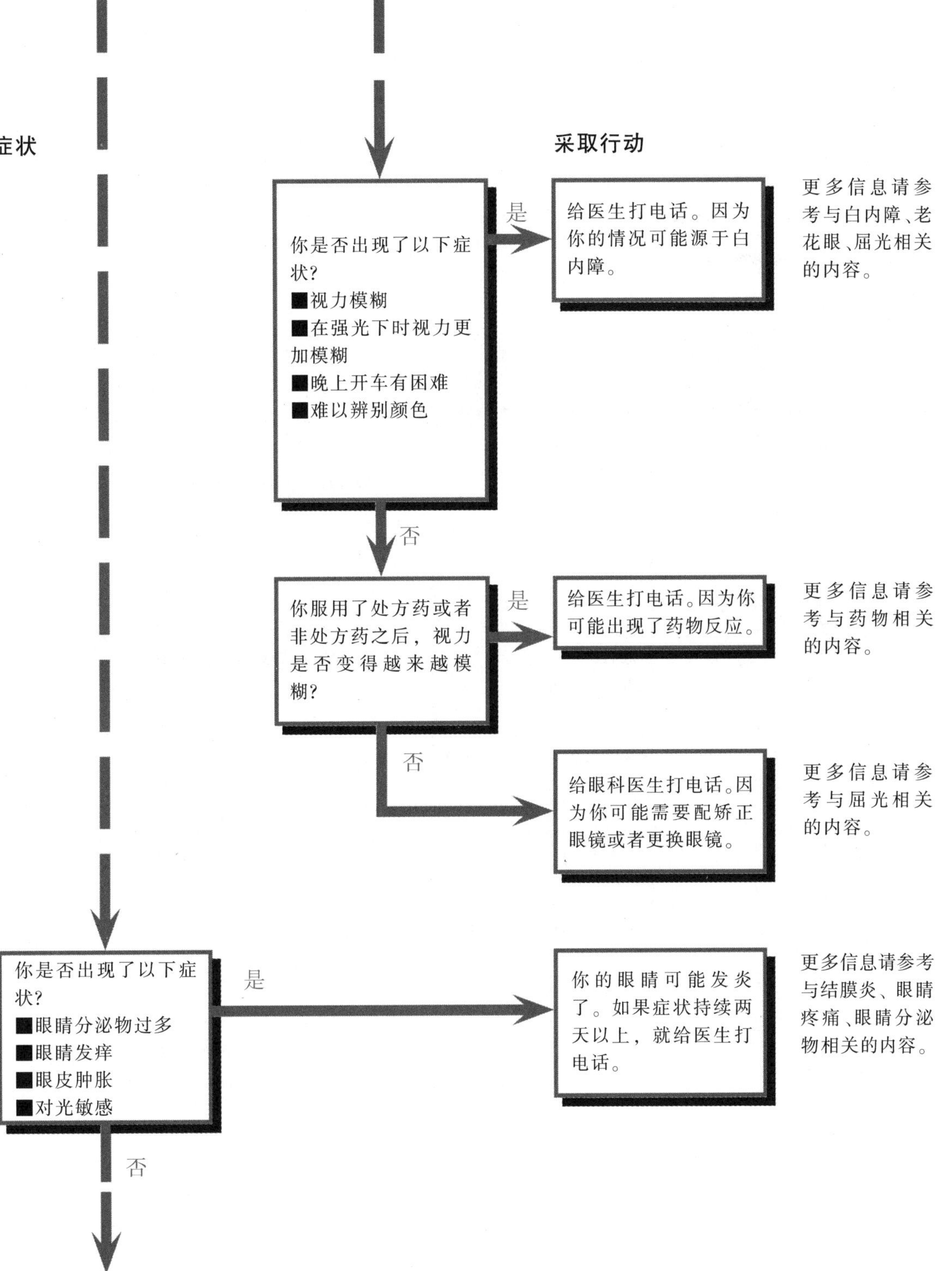
症状
采取行动
你是否出现了以下症状?
■视力模糊
■在强光下时视力更加模糊
■晚上开车有困难
■难以辨别颜色
是
给医生打电话。因为你的情况可能源于白内障。
更多信息请参考与白内障、老花眼、屈光相关的内容。
否
你服用了处方药或者非处方药之后，视力是否变得越来越模糊?
是
给医生打电话。因为你可能出现了药物反应。
更多信息请参考与药物相关的内容。
否
给眼科医生打电话。因为你可能需要配矫正眼镜或者更换眼镜。
更多信息请参考与屈光相关的内容。
你是否出现了以下症状?
■眼睛分泌物过多
■眼睛发痒
■眼皮肿胀
■对光敏感
是
你的眼睛可能发炎了。如果症状持续两天以上，就给医生打电话。
更多信息请参考与结膜炎、眼睛疼痛、眼睛分泌物相关的内容。
否

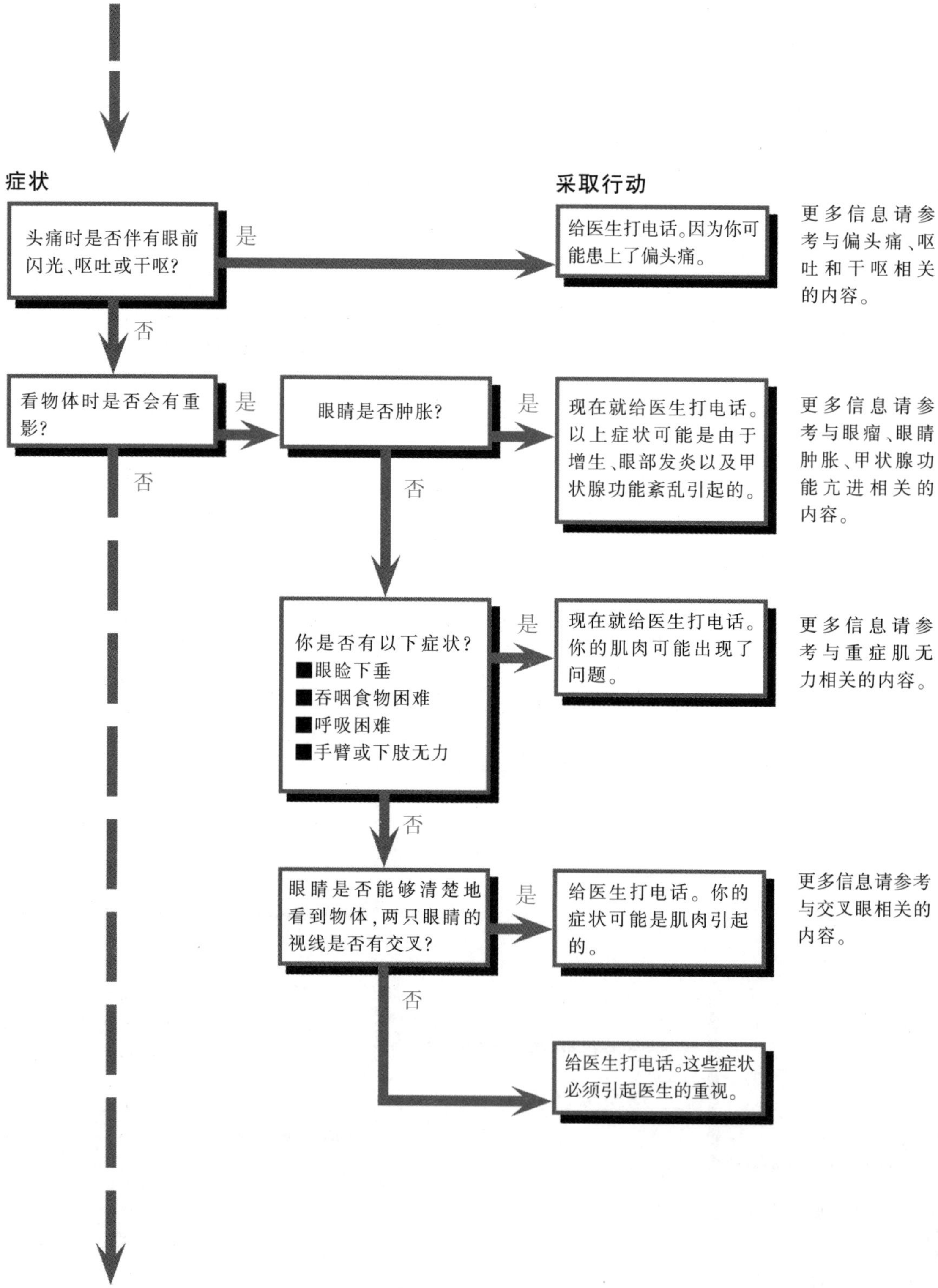

症状

采取行动

头痛时是否伴有眼前闪光、呕吐或干呕?

是 → 给医生打电话。因为你可能患上了偏头痛。

更多信息请参考与偏头痛、呕吐和干呕相关的内容。

否 ↓

看物体时是否会有重影?

是 → 眼睛是否肿胀?

是 → 现在就给医生打电话。以上症状可能是由于增生、眼部发炎以及甲状腺功能紊乱引起的。

更多信息请参考与眼瘤、眼睛肿胀、甲状腺功能亢进相关的内容。

否 ↓

你是否有以下症状?
■眼睑下垂
■吞咽食物困难
■呼吸困难
■手臂或下肢无力

是 → 现在就给医生打电话。你的肌肉可能出现了问题。

更多信息请参考与重症肌无力相关的内容。

否 ↓

眼睛是否能够清楚地看到物体,两只眼睛的视线是否有交叉?

是 → 给医生打电话。你的症状可能是肌肉引起的。

更多信息请参考与交叉眼相关的内容。

否 → 给医生打电话。这些症状必须引起医生的重视。

否 ↓

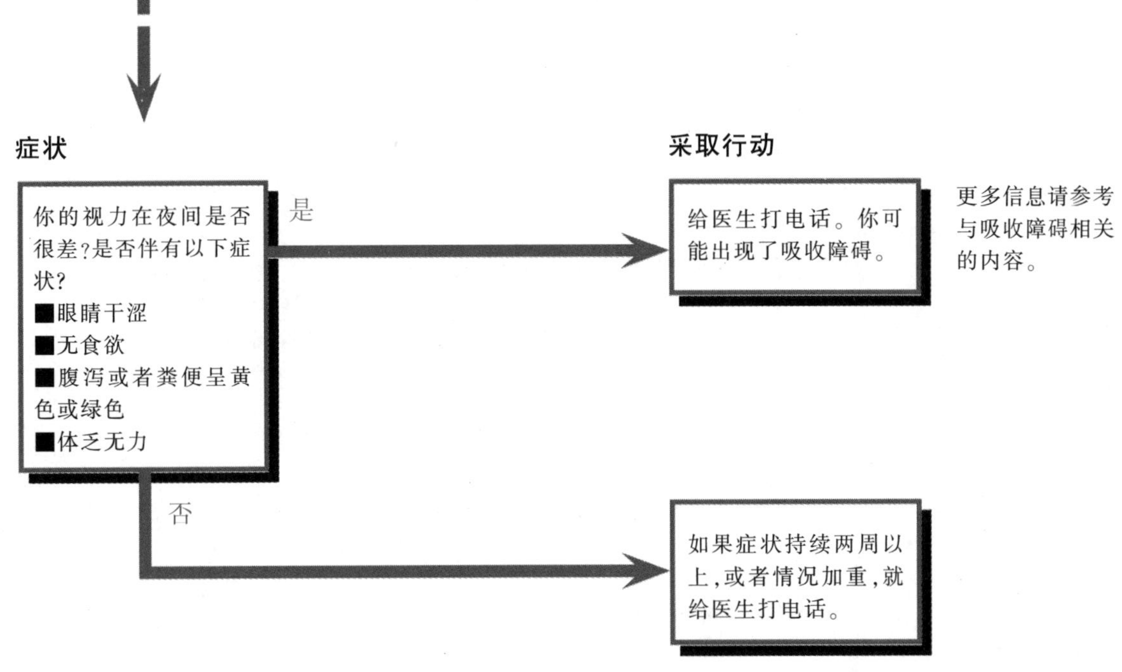

更多信息请参考与吸收障碍相关的内容。

眼睛分泌物

眼睛分泌物可能是眼泪（流泪过多），也可能是浓浓的黄色分泌物。

眼睛潮湿通常是由感冒或过敏引起的，若伴随有眼睛疼痛，视力缺失，面部肿胀或者面部肌肉无力，则表明病情严重，需要医生给予关注。

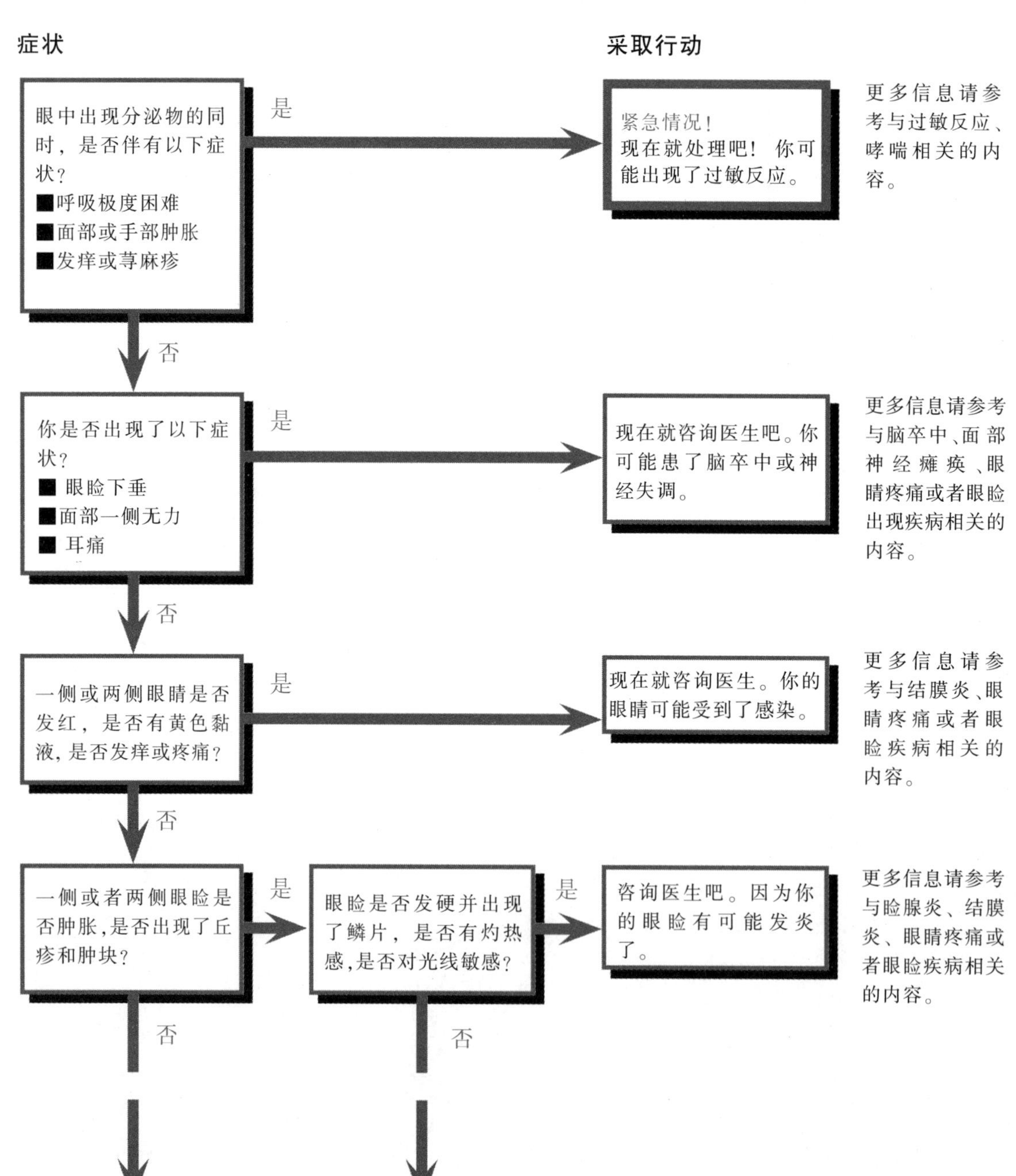

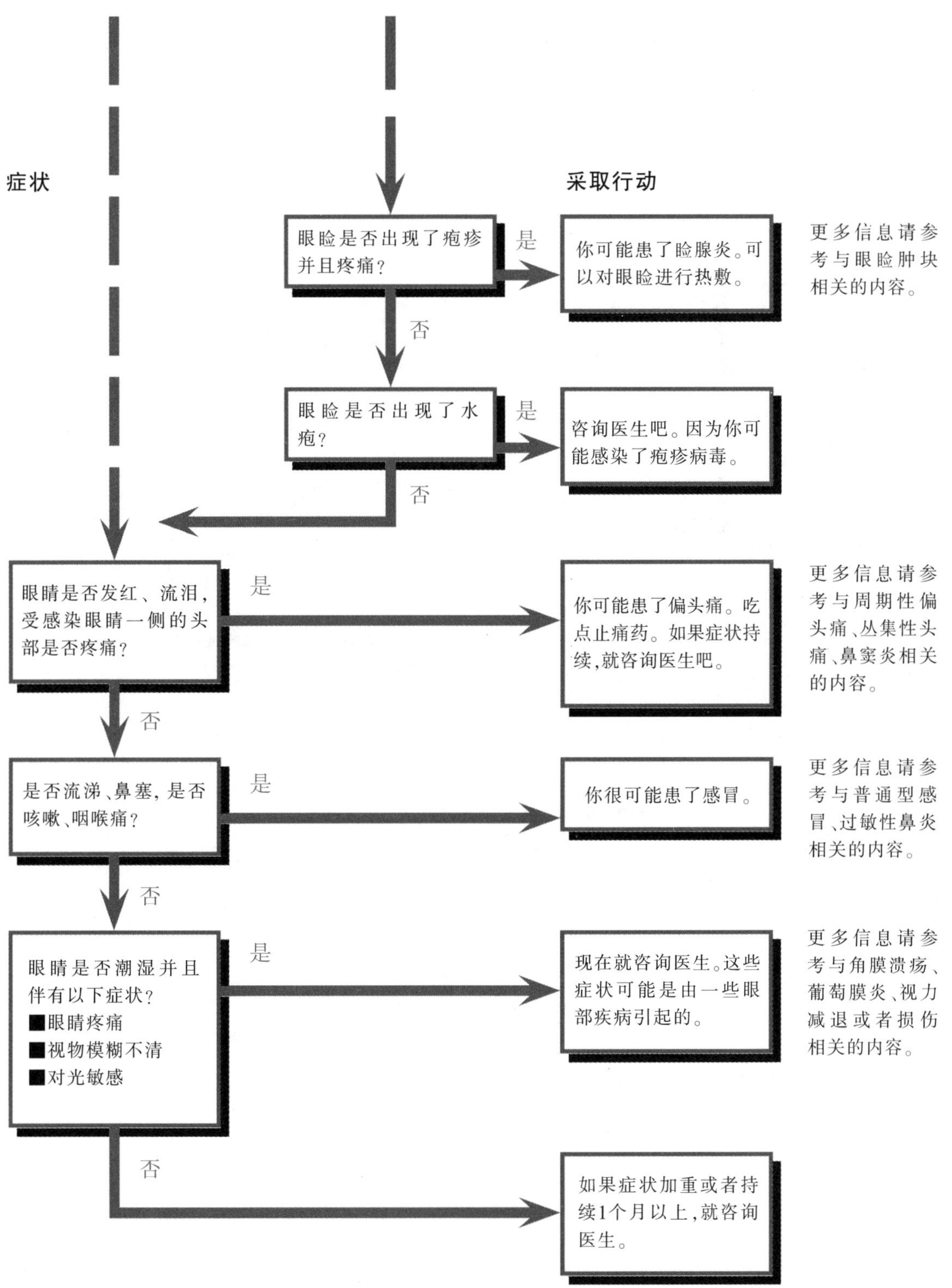
症状
采取行动
眼睑是否出现了疱疹并且疼痛？
是
你可能患了睑腺炎。可以对眼睑进行热敷。
更多信息请参考与眼睑肿块相关的内容。
否
眼睑是否出现了水疱？
是
咨询医生吧。因为你可能感染了疱疹病毒。
否
眼睛是否发红、流泪，受感染眼睛一侧的头部是否疼痛？
是
你可能患了偏头痛。吃点止痛药。如果症状持续，就咨询医生吧。
更多信息请参考与周期性偏头痛、丛集性头痛、鼻窦炎相关的内容。
否
是否流涕、鼻塞，是否咳嗽、咽喉痛？
是
你很可能患了感冒。
更多信息请参考与普通型感冒、过敏性鼻炎相关的内容。
否
眼睛是否潮湿并且伴有以下症状？
■眼睛疼痛
■视物模糊不清
■对光敏感
是
现在就咨询医生。这些症状可能是由一些眼部疾病引起的。
更多信息请参考与角膜溃疡、葡萄膜炎、视力减退或者损伤相关的内容。
否
如果症状加重或者持续1个月以上，就咨询医生。

脱　发

脱发可能是突发性的，也可能是逐渐脱发或毛发变稀疏；若力度不大，并且不伴有其他症状，这就是很正常的现象。然而，如果脱发伴随有身体疾病，就需要引起医生的关注了。

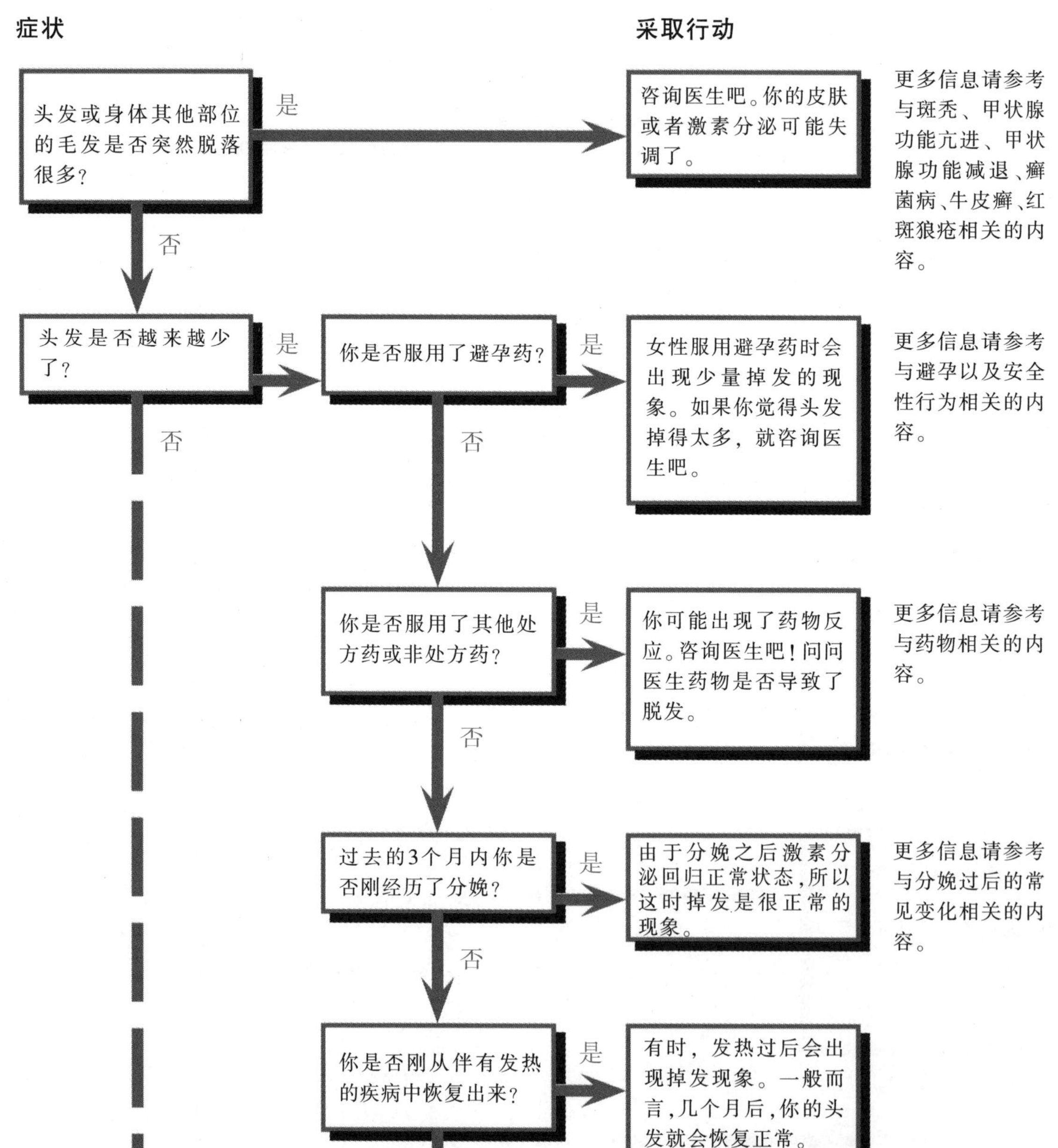

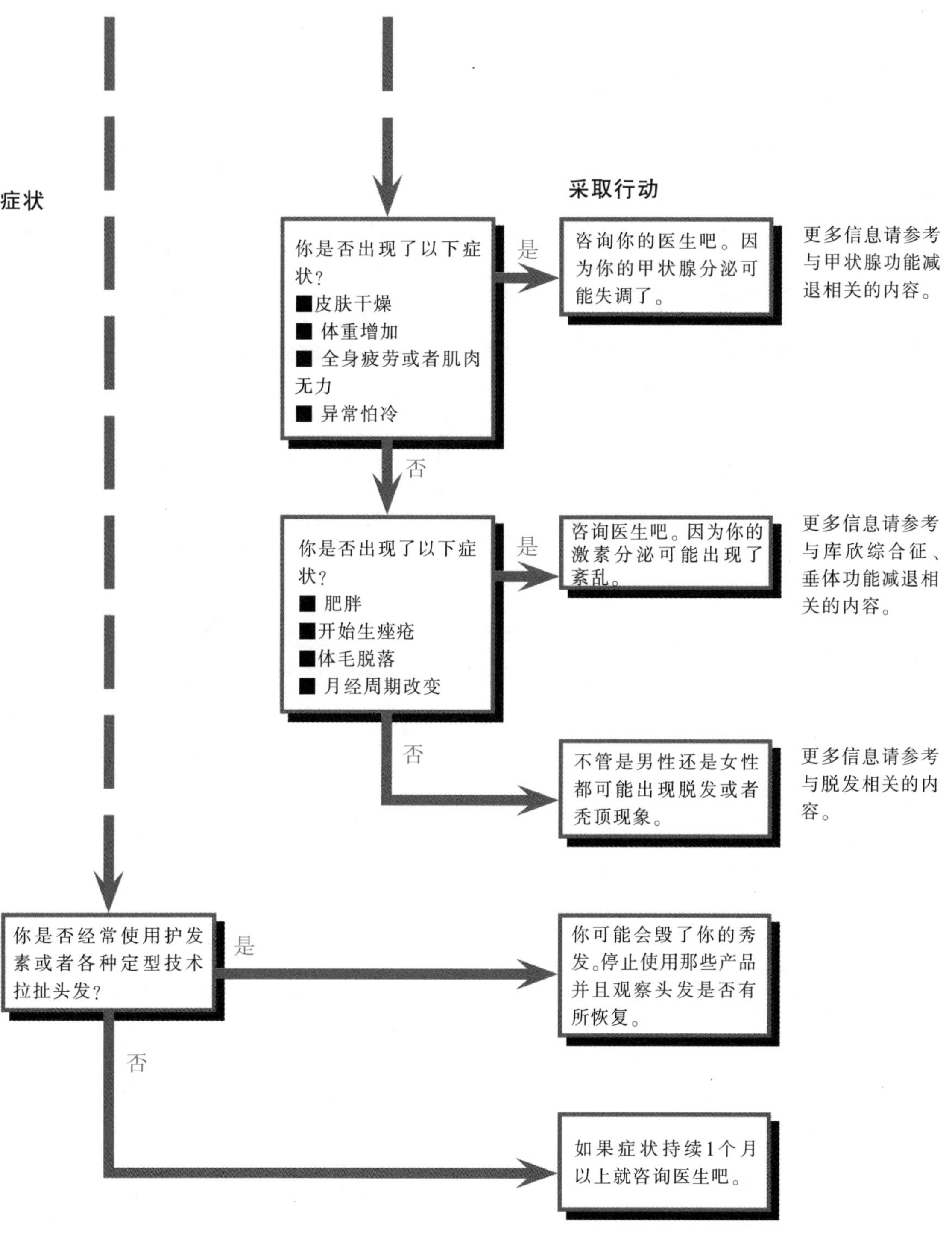
症状
采取行动
你是否出现了以下症状？
■皮肤干燥
■ 体重增加
■ 全身疲劳或者肌肉无力
■ 异常怕冷
是
咨询你的医生吧。因为你的甲状腺分泌可能失调了。
更多信息请参考与甲状腺功能减退相关的内容。
否
你是否出现了以下症状？
■ 肥胖
■开始生痤疮
■体毛脱落
■ 月经周期改变
是
咨询医生吧。因为你的激素分泌可能出现了紊乱。
更多信息请参考与库欣综合征、垂体功能减退相关的内容。
否
不管是男性还是女性都可能出现脱发或者秃顶现象。
更多信息请参考与脱发相关的内容。
你是否经常使用护发素或者各种定型技术拉扯头发？
是
你可能会毁了你的秀发。停止使用那些产品并且观察头发是否有所恢复。
否
如果症状持续1个月以上就咨询医生吧。

背部疼痛

背部疼痛、僵硬或无力通常是由于肌肉、骨骼或者神经受到了轻微损伤引起的。

背部持续疼痛、僵硬、刺痛或者肌肉无力，特别是当这些症状伴随有身体其他部位的疼痛时，可能预示着你的身体其他系统出现了问题。这些症状需要引起医生的关注。

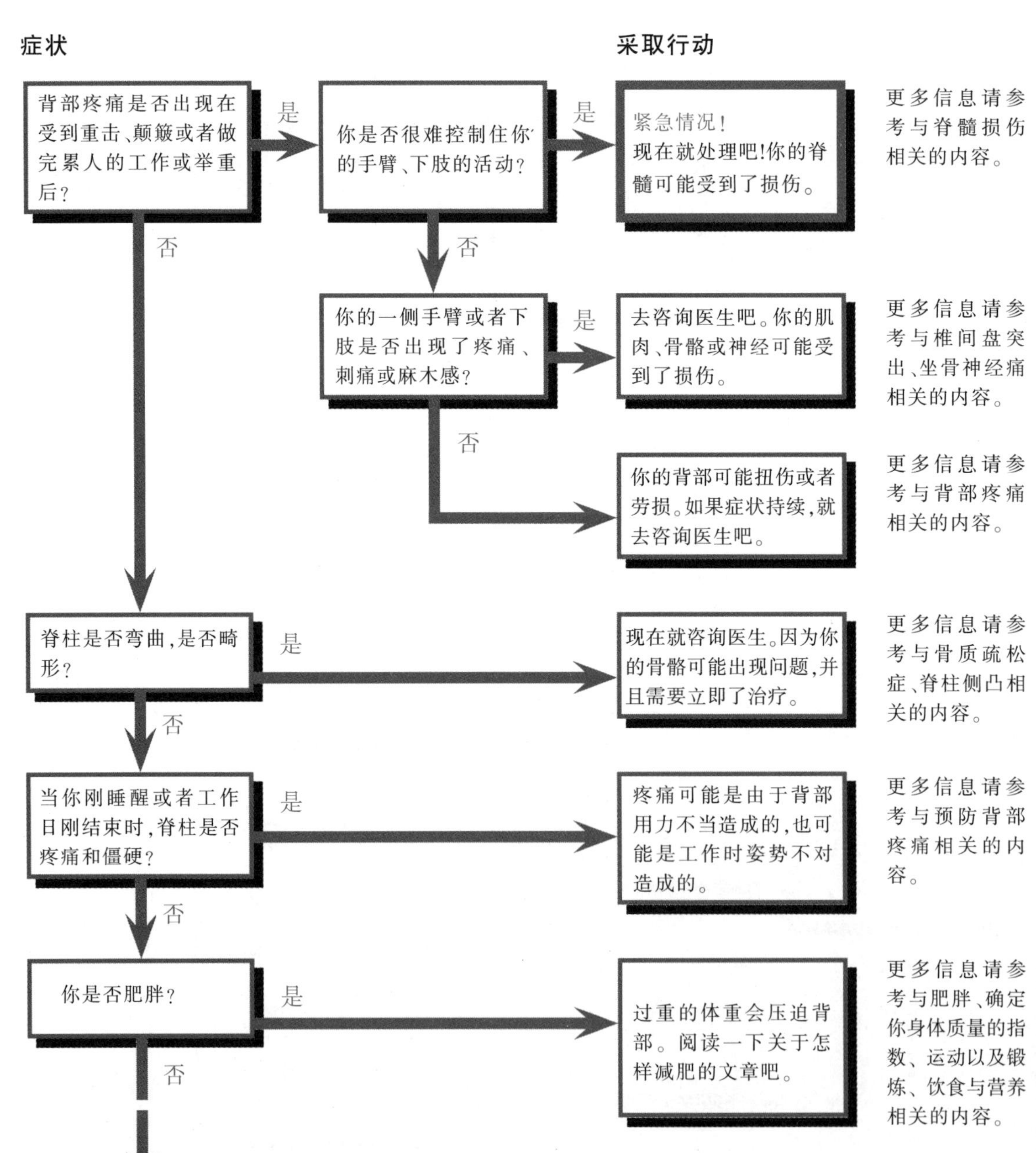

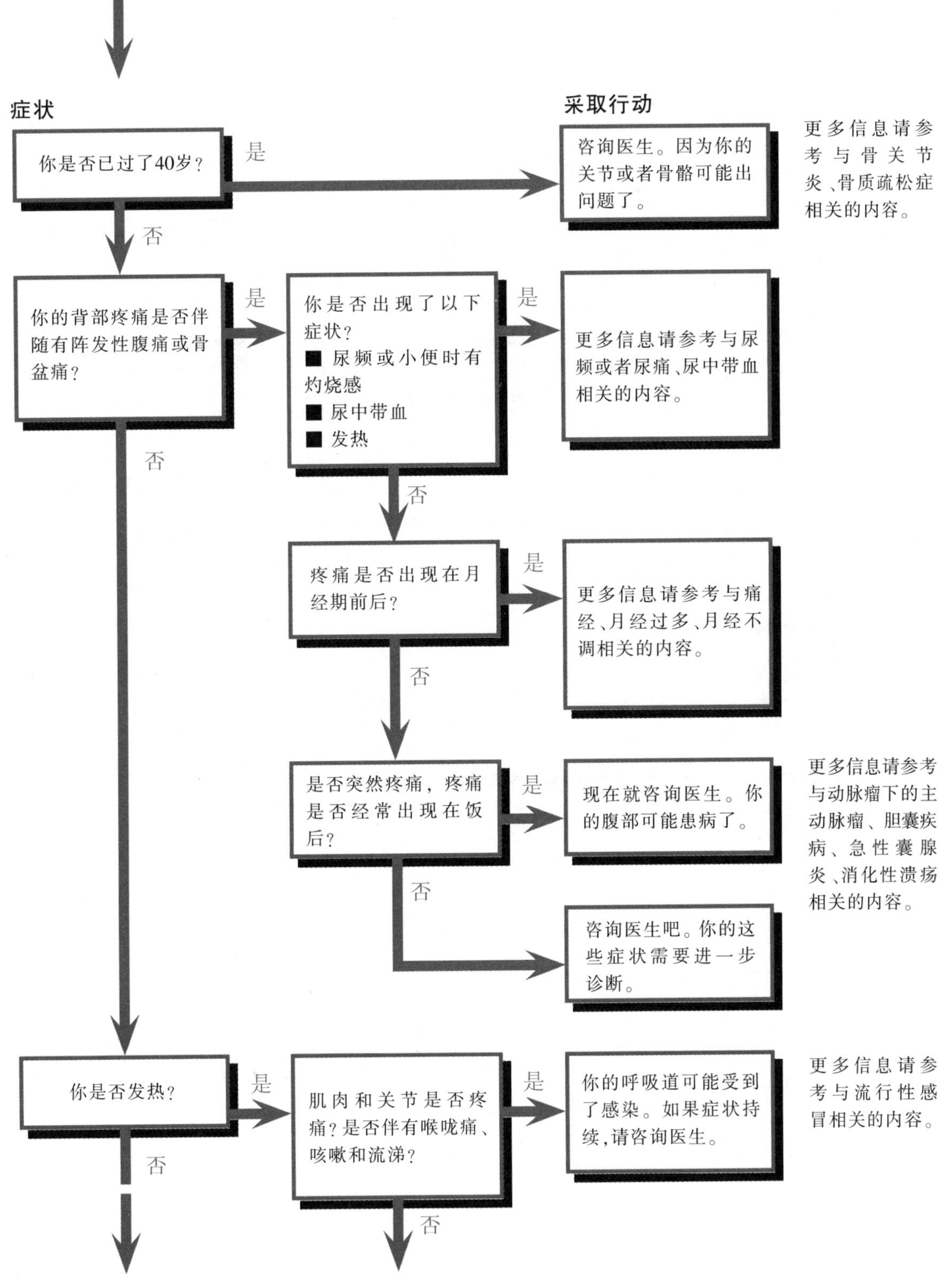
症状
采取行动
你是否已过了40岁？
是
咨询医生。因为你的关节或者骨骼可能出问题了。
更多信息请参考与骨关节炎、骨质疏松症相关的内容。
否
你的背部疼痛是否伴随有阵发性腹痛或骨盆痛？
是
你是否出现了以下症状？
■ 尿频或小便时有灼烧感
■ 尿中带血
■ 发热
是
更多信息请参考与尿频或者尿痛、尿中带血相关的内容。
否
否
疼痛是否出现在月经期前后？
是
更多信息请参考与痛经、月经过多、月经不调相关的内容。
否
是否突然疼痛，疼痛是否经常出现在饭后？
是
现在就咨询医生。你的腹部可能患病了。
更多信息请参考与动脉瘤下的主动脉瘤、胆囊疾病、急性囊腺炎、消化性溃疡相关的内容。
否
咨询医生吧。你的这些症状需要进一步诊断。
你是否发热？
是
肌肉和关节是否疼痛？是否伴有喉咙痛、咳嗽和流涕？
是
你的呼吸道可能受到了感染。如果症状持续，请咨询医生。
更多信息请参考与流行性感冒相关的内容。
否
否

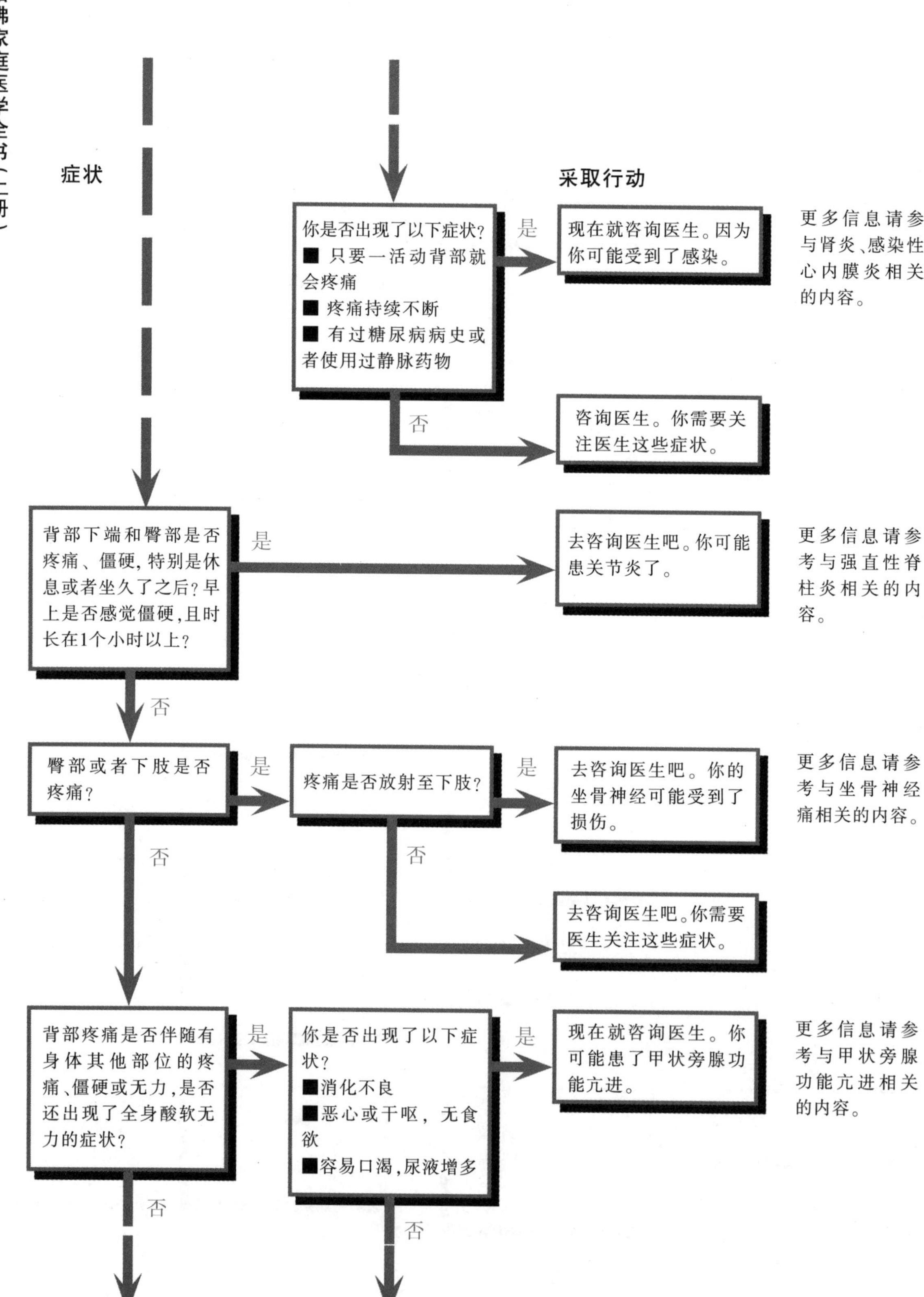
症状
采取行动
你是否出现了以下症状?
■ 只要一活动背部就会疼痛
■ 疼痛持续不断
■ 有过糖尿病病史或者使用过静脉药物
是
现在就咨询医生。因为你可能受到了感染。
更多信息请参与肾炎、感染性心内膜炎相关的内容。
否
咨询医生。你需要关注医生这些症状。
背部下端和臀部是否疼痛、僵硬,特别是休息或者坐久了之后?早上是否感觉僵硬,且时长在1个小时以上?
是
去咨询医生吧。你可能患关节炎了。
更多信息请参考与强直性脊柱炎相关的内容。
否
臀部或者下肢是否疼痛?
是
疼痛是否放射至下肢?
是
去咨询医生吧。你的坐骨神经可能受到了损伤。
更多信息请参考与坐骨神经痛相关的内容。
否
去咨询医生吧。你需要医生关注这些症状。
否
背部疼痛是否伴随有身体其他部位的疼痛、僵硬或无力,是否还出现了全身酸软无力的症状?
是
你是否出现了以下症状?
■消化不良
■恶心或干呕,无食欲
■容易口渴,尿液增多
是
现在就咨询医生。你可能患了甲状旁腺功能亢进。
更多信息请参考与甲状旁腺功能亢进相关的内容。
否
否

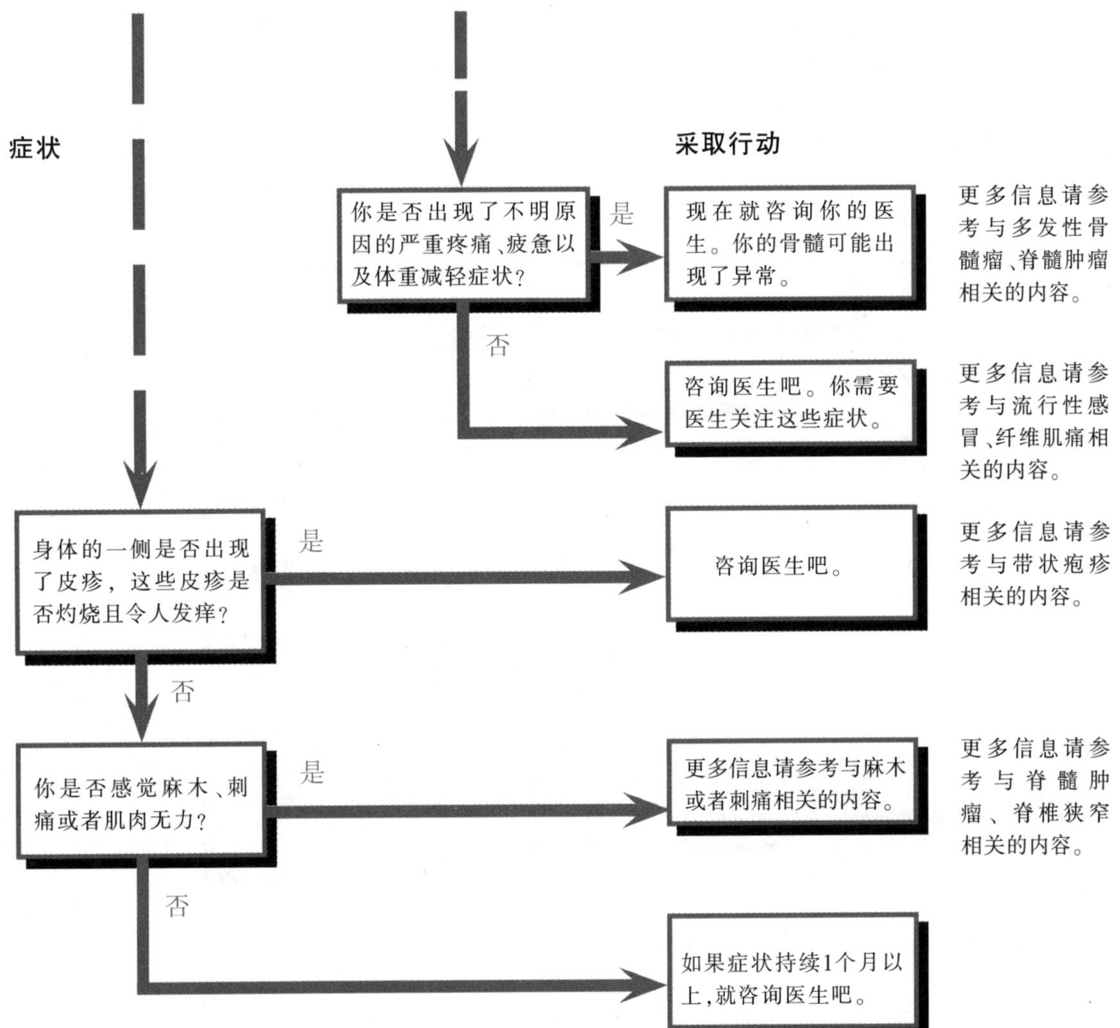
症状
采取行动
你是否出现了不明原因的严重疼痛、疲惫以及体重减轻症状?
是
现在就咨询你的医生。你的骨髓可能出现了异常。
更多信息请参考与多发性骨髓瘤、脊髓肿瘤相关的内容。
否
咨询医生吧。你需要医生关注这些症状。
更多信息请参考与流行性感冒、纤维肌痛相关的内容。
身体的一侧是否出现了皮疹，这些皮疹是否灼烧且令人发痒?
是
咨询医生吧。
更多信息请参考与带状疱疹相关的内容。
否
你是否感觉麻木、刺痛或者肌肉无力?
是
更多信息请参考与麻木或者刺痛相关的内容。
更多信息请参考与脊髓肿瘤、脊椎狭窄相关的内容。
否
如果症状持续1个月以上,就咨询医生吧。

臀部疼痛

臀部疼痛、肿胀、挫伤或者无力通常是骨骼、肌腱或者韧带受损引起的。

当疼痛伴有发热、麻木、刺痛时，可能是由于骨骼、关节或者神经疾病引起的。如果是这样，就咨询医生吧。

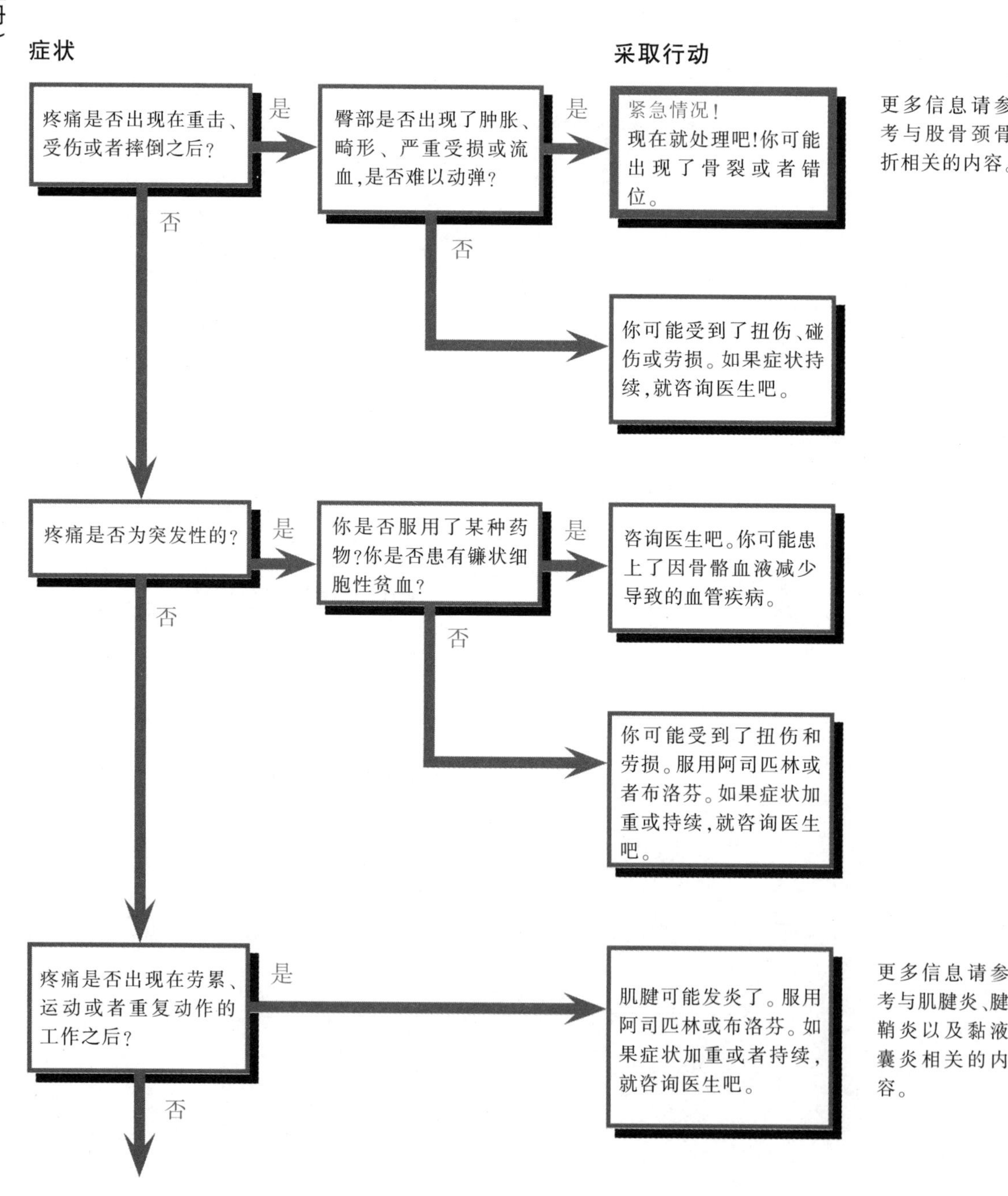

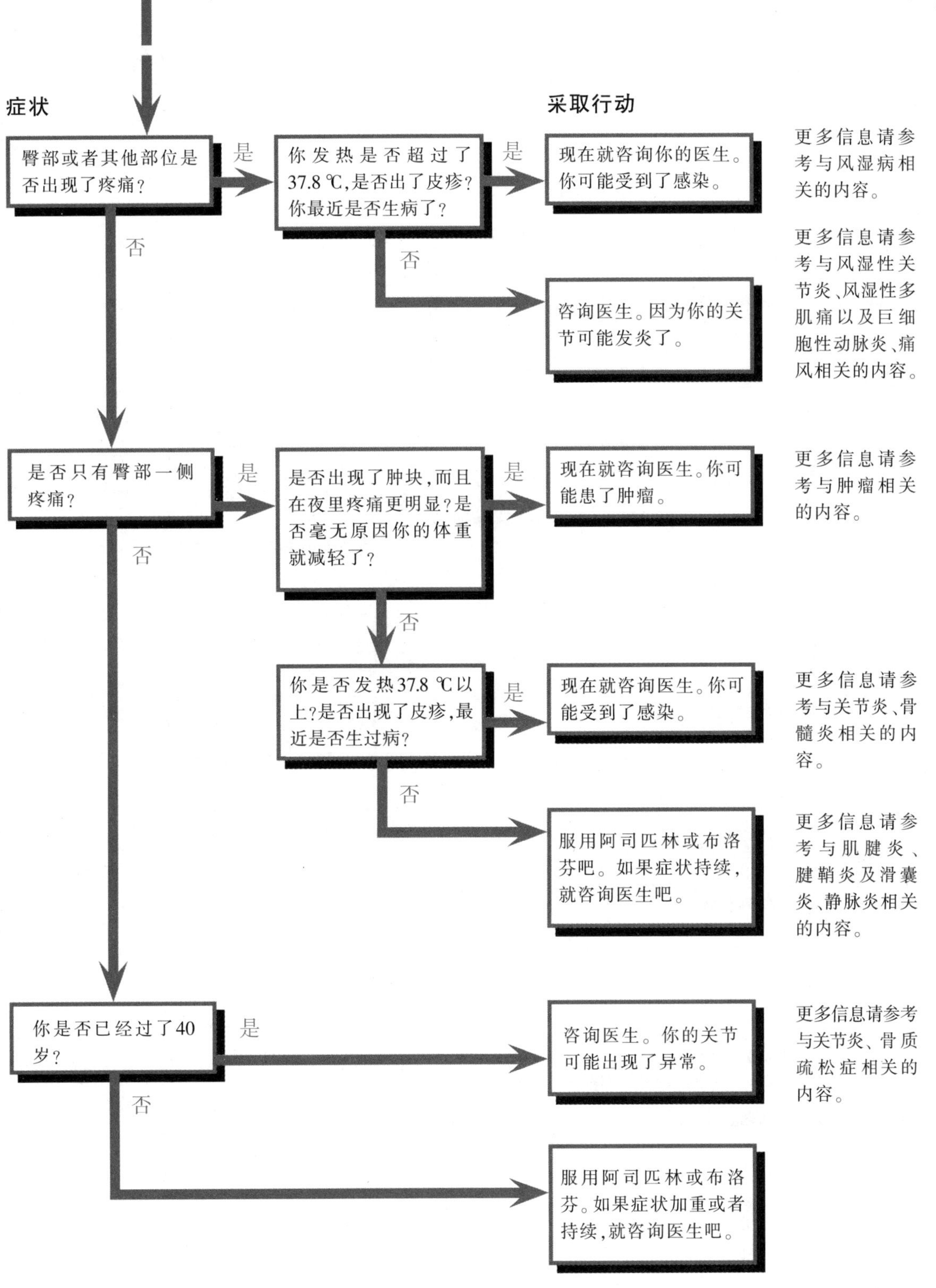
症状
采取行动
臀部或者其他部位是否出现了疼痛？
是
你发热是否超过了37.8℃，是否出了皮疹？你最近是否生病了？
是
现在就咨询你的医生。你可能受到了感染。
更多信息请参考与风湿病相关的内容。
否
否
咨询医生。因为你的关节可能发炎了。
更多信息请参考与风湿性关节炎、风湿性多肌痛以及巨细胞性动脉炎、痛风相关的内容。
是否只有臀部一侧疼痛？
是
是否出现了肿块，而且在夜里疼痛更明显？是否毫无原因你的体重就减轻了？
是
现在就咨询医生。你可能患了肿瘤。
更多信息请参考与肿瘤相关的内容。
否
否
你是否发热37.8℃以上？是否出现了皮疹，最近是否生过病？
是
现在就咨询医生。你可能受到了感染。
更多信息请参考与关节炎、骨髓炎相关的内容。
否
服用阿司匹林或布洛芬吧。如果症状持续，就咨询医生吧。
更多信息请参考与肌腱炎、腱鞘炎及滑囊炎、静脉炎相关的内容。
你是否已经过了40岁？
是
咨询医生。你的关节可能出现了异常。
更多信息请参考与关节炎、骨质疏松症相关的内容。
否
服用阿司匹林或布洛芬。如果症状加重或者持续，就咨询医生吧。

膝盖疼痛

膝盖疼痛、肿胀、损伤或无力通常是骨骼、肌腱或韧带受损的表现。

当膝盖疼痛伴随有发热、麻木或刺痛,说明你的骨骼、关节或者神经系统可能出现了疾病。请咨询医生吧。

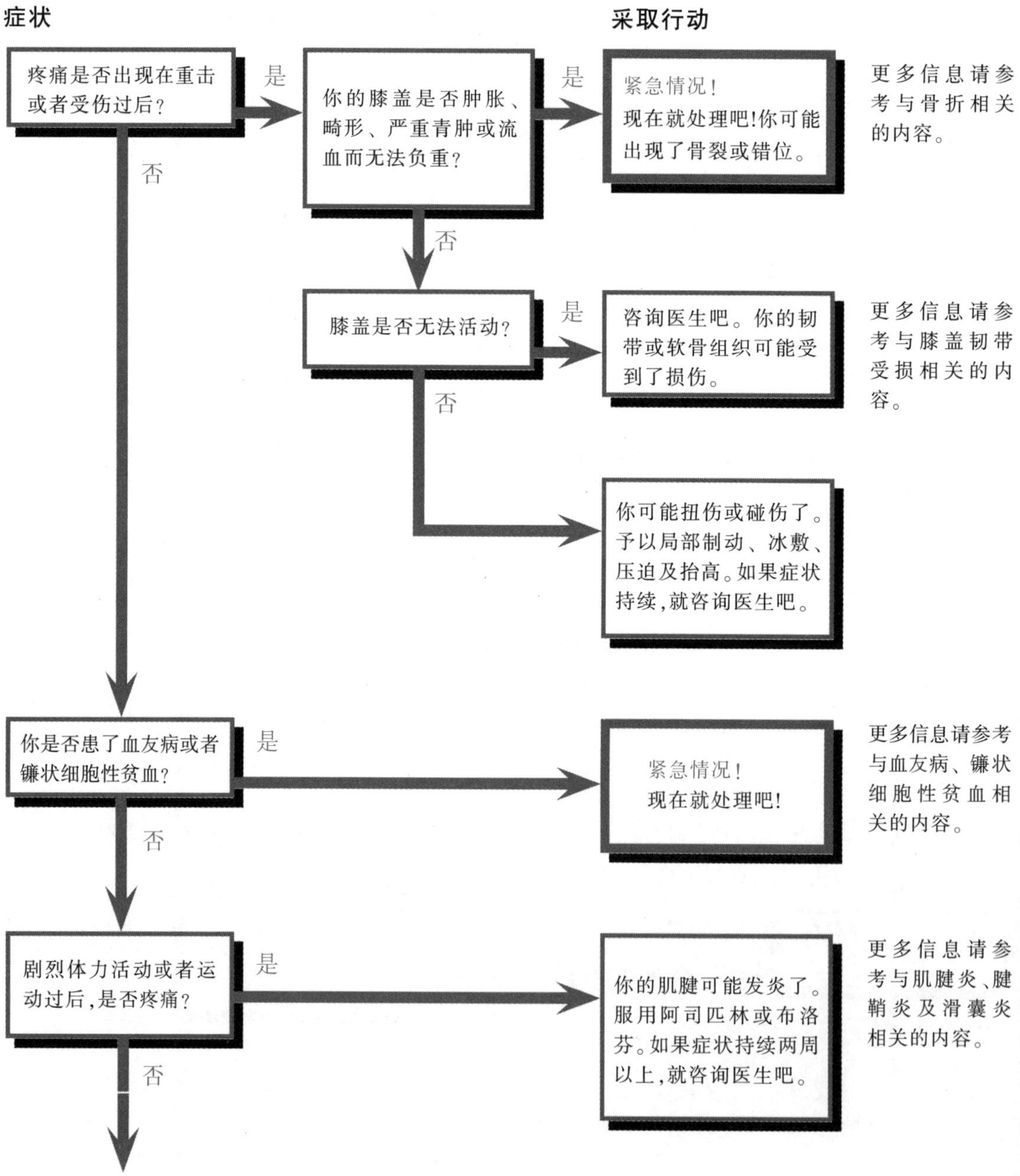

症状

采取行动

疼痛是否出现在重击或者受伤过后?

是 → 你的膝盖是否肿胀、畸形、严重青肿或流血而无法负重?

- 是 → 紧急情况!现在就处理吧!你可能出现了骨裂或错位。更多信息请参考与骨折相关的内容。
- 否 → 膝盖是否无法活动?
  - 是 → 咨询医生吧。你的韧带或软骨组织可能受到了损伤。更多信息请参考与膝盖韧带受损相关的内容。
  - 否 → 你可能扭伤或碰伤了。予以局部制动、冰敷、压迫及抬高。如果症状持续,就咨询医生吧。

否 → 你是否患了血友病或者镰状细胞性贫血?

- 是 → 紧急情况!现在就处理吧!更多信息请参考与血友病、镰状细胞性贫血相关的内容。

否 → 剧烈体力活动或者运动过后,是否疼痛?

- 是 → 你的肌腱可能发炎了。服用阿司匹林或布洛芬。如果症状持续两周以上,就咨询医生吧。更多信息请参考与肌腱炎、腱鞘炎及滑囊炎相关的内容。

否 ↓

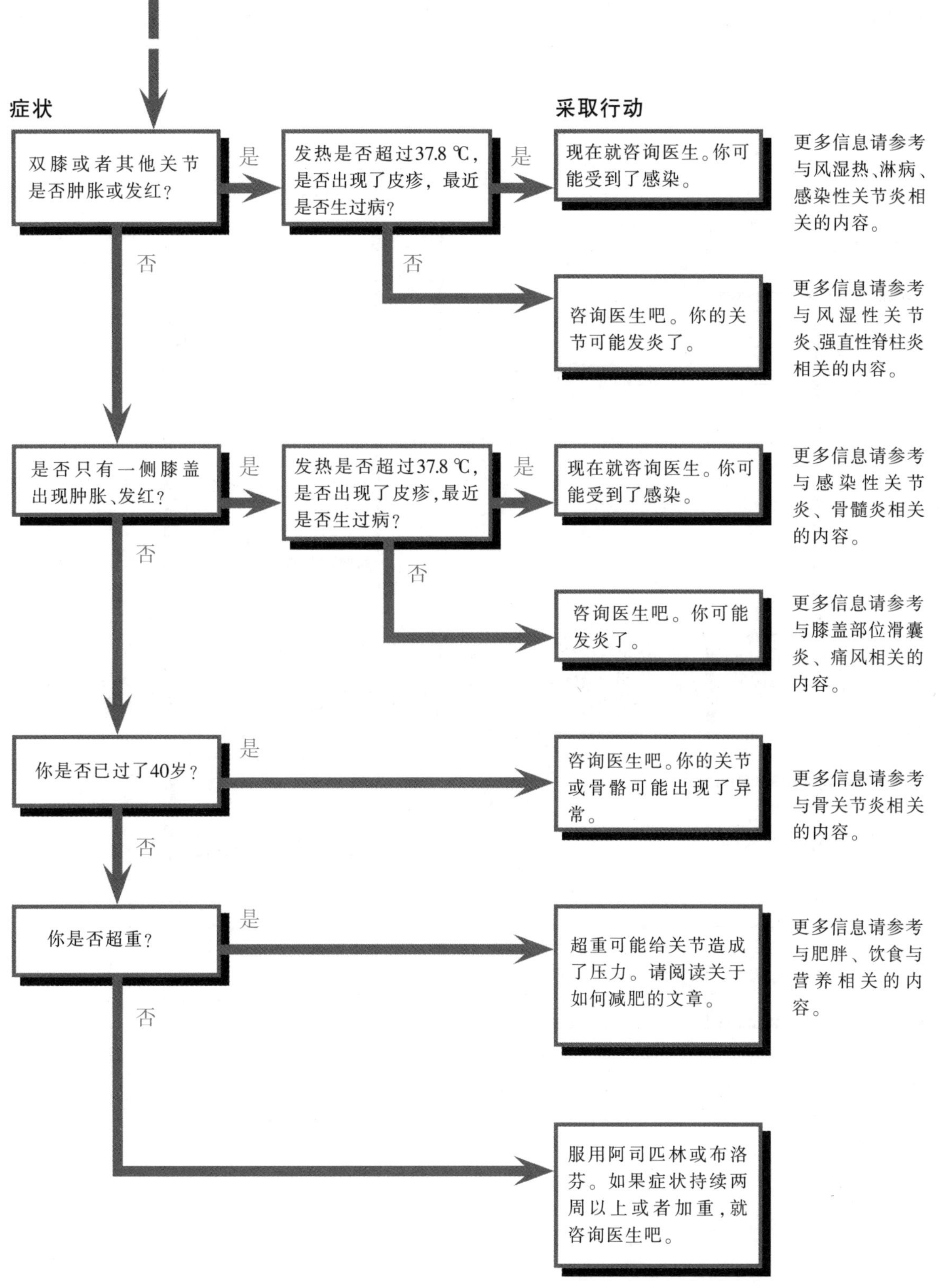
症状
采取行动
双膝或者其他关节是否肿胀或发红？
是
发热是否超过37.8 ℃，是否出现了皮疹，最近是否生过病？
是
现在就咨询医生。你可能受到了感染。
更多信息请参考与风湿热、淋病、感染性关节炎相关的内容。
否
否
咨询医生吧。你的关节可能发炎了。
更多信息请参考与风湿性关节炎、强直性脊柱炎相关的内容。
是否只有一侧膝盖出现肿胀、发红？
是
发热是否超过37.8 ℃，是否出现了皮疹，最近是否生过病？
是
现在就咨询医生。你可能受到了感染。
更多信息请参考与感染性关节炎、骨髓炎相关的内容。
否
否
咨询医生吧。你可能发炎了。
更多信息请参考与膝盖部位滑囊炎、痛风相关的内容。
你是否已过了40岁？
是
咨询医生吧。你的关节或骨骼可能出现了异常。
更多信息请参考与骨关节炎相关的内容。
否
你是否超重？
是
超重可能给关节造成了压力。请阅读关于如何减肥的文章。
更多信息请参考与肥胖、饮食与营养相关的内容。
否
服用阿司匹林或布洛芬。如果症状持续两周以上或者加重，就咨询医生吧。

手腕或手臂疼痛

手腕或手臂疼痛、肿胀、受损或无力通常是由骨骼、肌腱、或者韧带受损引起的。当这些症状伴有发热、麻木或者刺痛时，说明你的骨骼、关节或者神经系统出现了疾病。

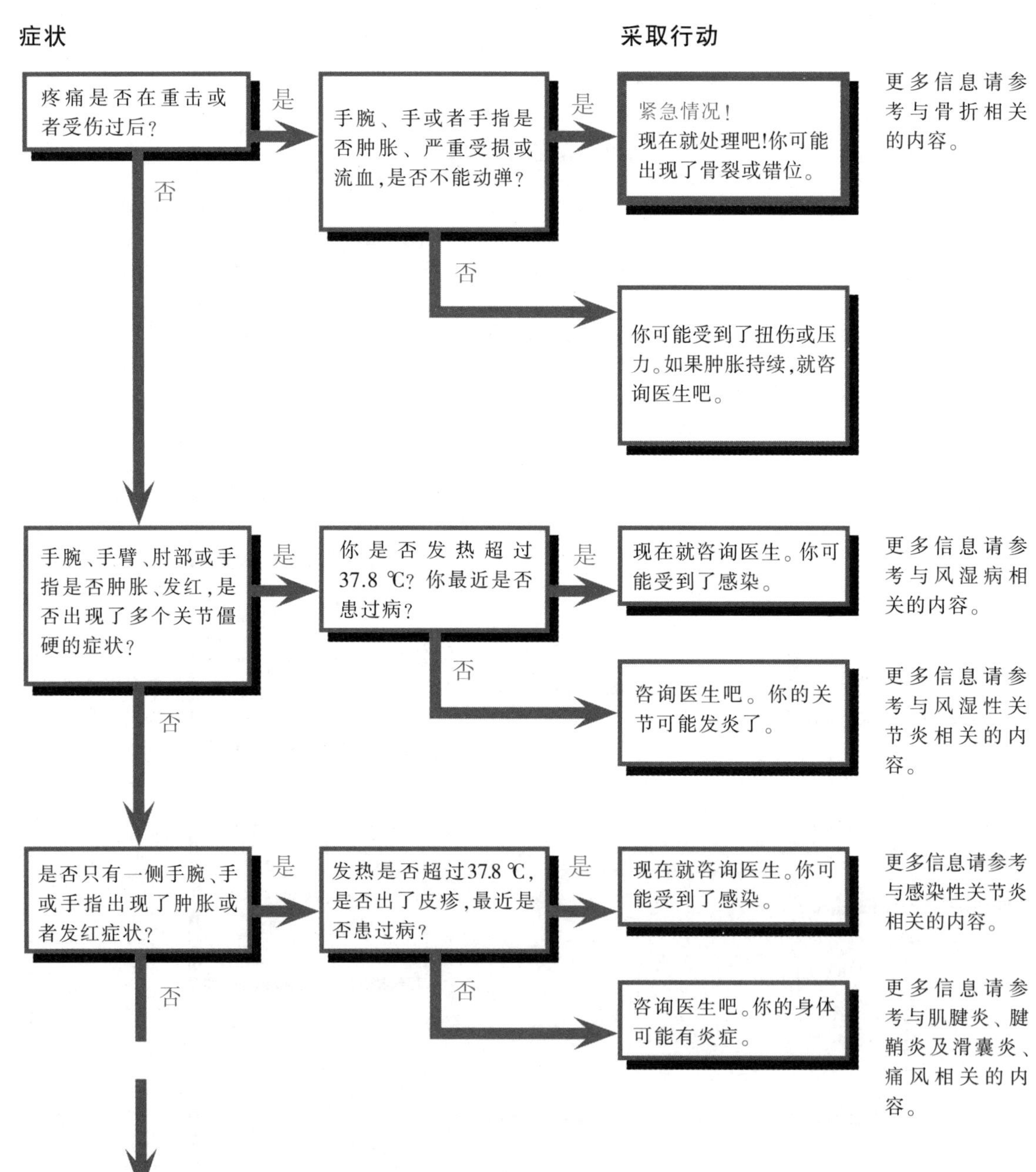

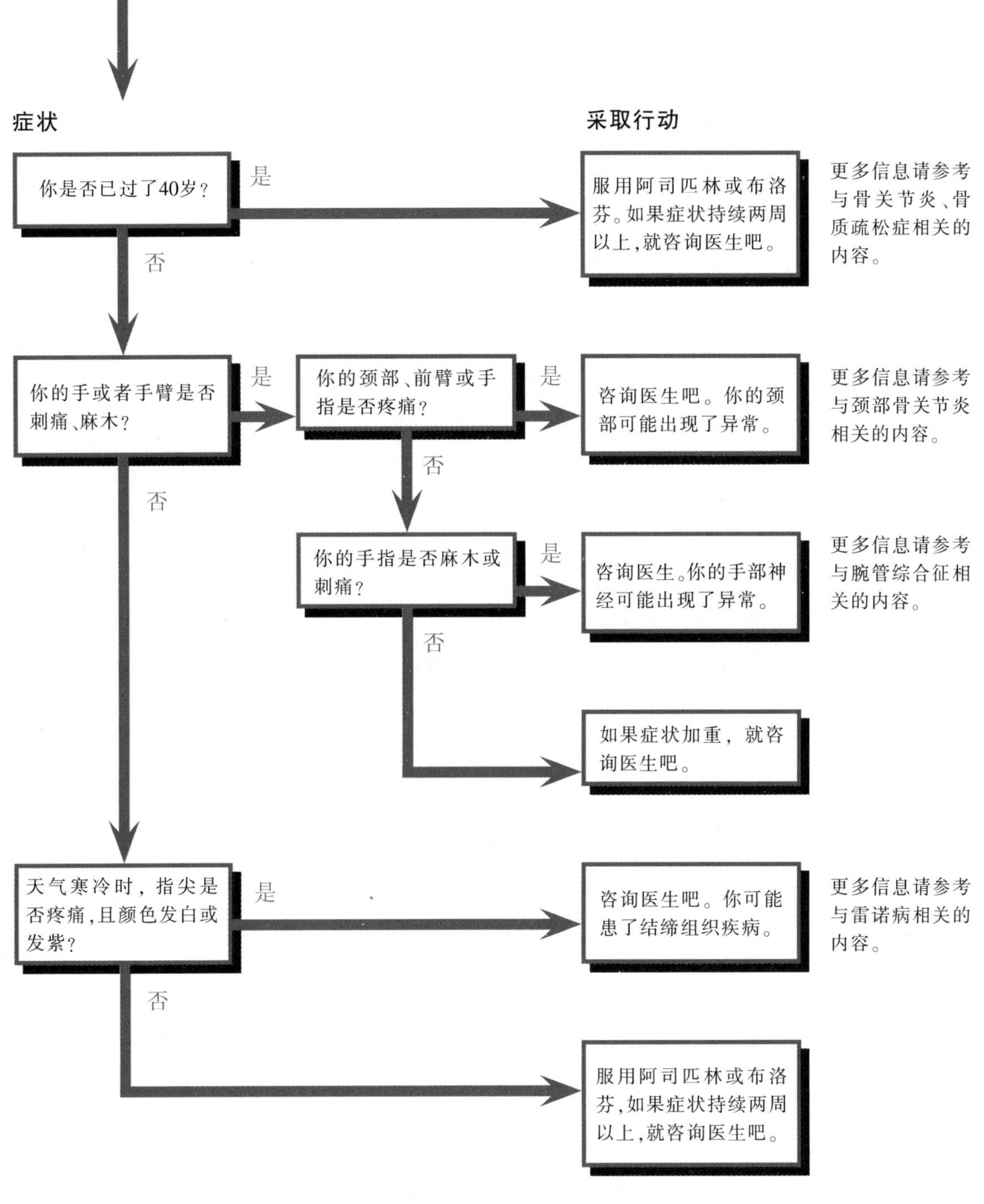
症状
采取行动
你是否已过了40岁？
是
服用阿司匹林或布洛芬。如果症状持续两周以上，就咨询医生吧。
更多信息请参考与骨关节炎、骨质疏松症相关的内容。
否
你的手或者手臂是否刺痛、麻木？
是
你的颈部、前臂或手指是否疼痛？
是
咨询医生吧。你的颈部可能出现了异常。
更多信息请参考与颈部骨关节炎相关的内容。
否
否
你的手指是否麻木或刺痛？
是
咨询医生。你的手部神经可能出现了异常。
更多信息请参考与腕管综合征相关的内容。
否
如果症状加重，就咨询医生吧。
天气寒冷时，指尖是否疼痛，且颜色发白或发紫？
是
咨询医生吧。你可能患了结缔组织疾病。
更多信息请参考与雷诺病相关的内容。
否
服用阿司匹林或布洛芬，如果症状持续两周以上，就咨询医生吧。

脚踝或脚部疼痛

脚踝或脚部疼痛、肿胀、受损、无力通常是由于骨骼、肌腱或韧带受损引起的。当这些症状伴有发热、麻木或刺痛时，说明骨骼、关节或神经系统出现了问题。

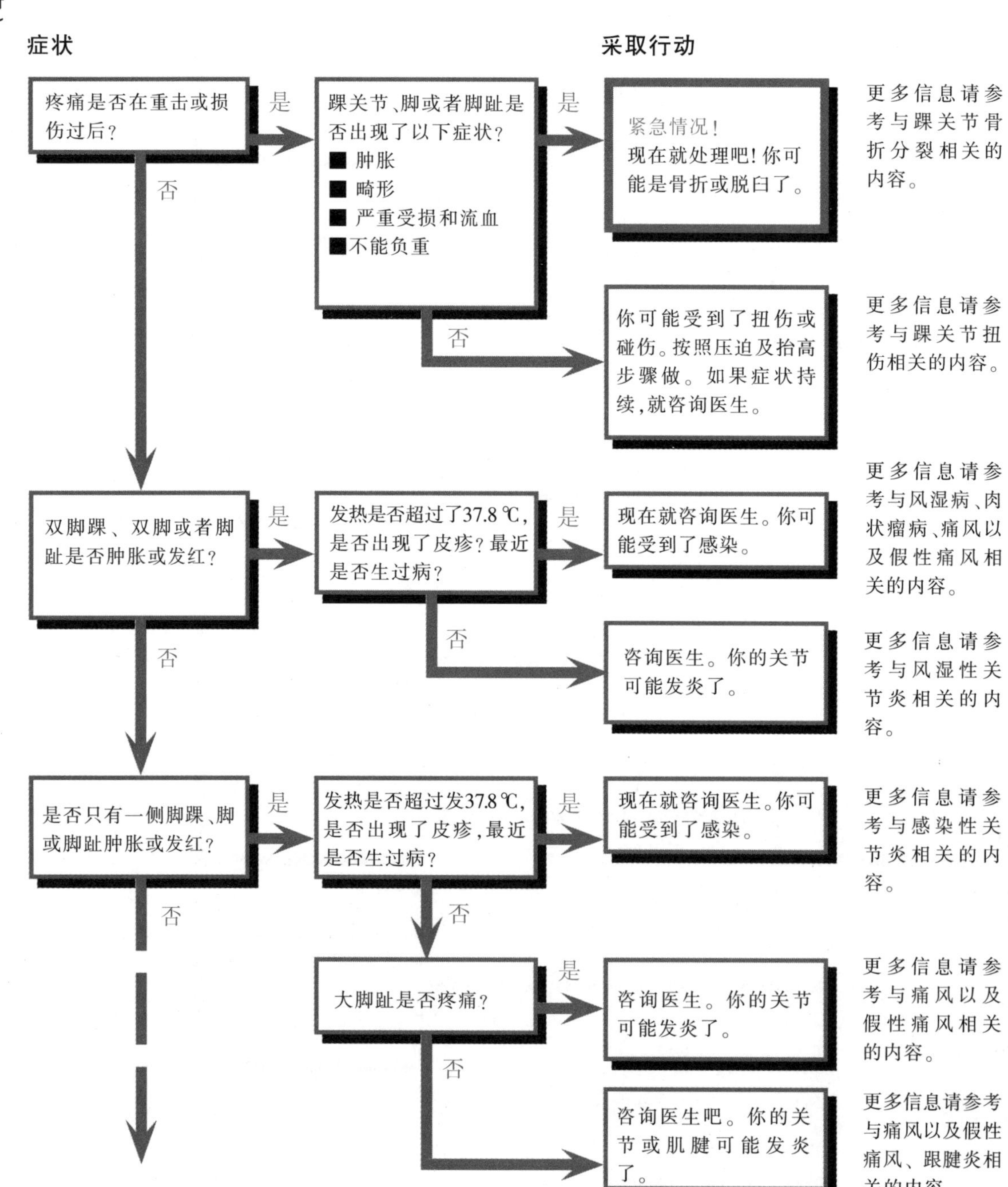

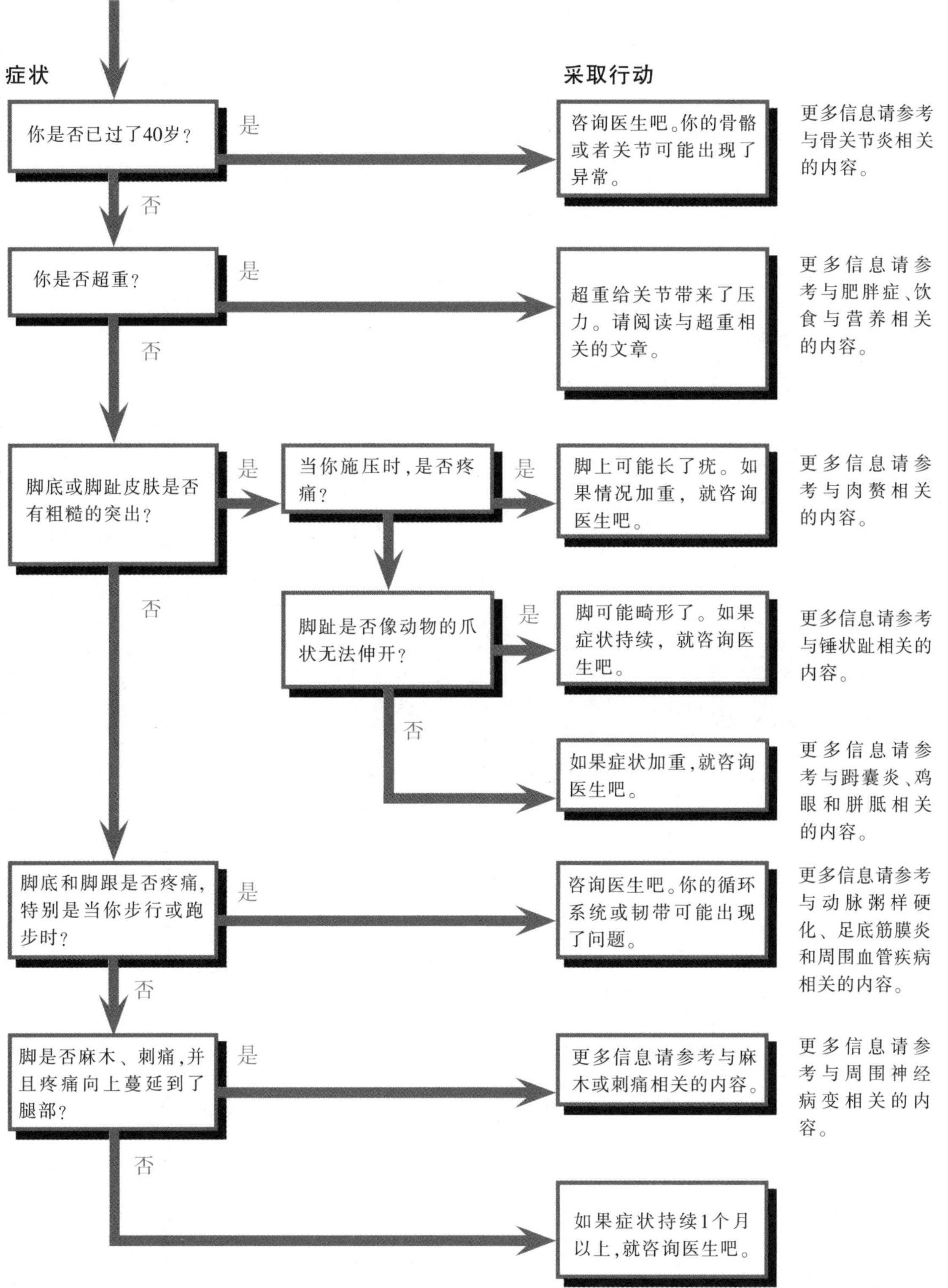
症状
采取行动
你是否已过了40岁？
是
咨询医生吧。你的骨骼或者关节可能出现了异常。
更多信息请参考与骨关节炎相关的内容。
否
你是否超重？
是
超重给关节带来了压力。请阅读与超重相关的文章。
更多信息请参考与肥胖症、饮食与营养相关的内容。
否
脚底或脚趾皮肤是否有粗糙的突出？
是
当你施压时，是否疼痛？
是
脚上可能长了疣。如果情况加重，就咨询医生吧。
更多信息请参考与肉赘相关的内容。
脚趾是否像动物的爪状无法伸开？
是
脚可能畸形了。如果症状持续，就咨询医生吧。
更多信息请参考与锤状趾相关的内容。
否
如果症状加重，就咨询医生吧。
更多信息请参考与蹞囊炎、鸡眼和胼胝相关的内容。
否
脚底和脚跟是否疼痛，特别是当你步行或跑步时？
是
咨询医生吧。你的循环系统或韧带可能出现了问题。
更多信息请参考与动脉粥样硬化、足底筋膜炎和周围血管疾病相关的内容。
否
脚是否麻木、刺痛，并且疼痛向上蔓延到了腿部？
是
更多信息请参考与麻木或刺痛相关的内容。
更多信息请参考与周围神经病变相关的内容。
否
如果症状持续1个月以上，就咨询医生吧。

肩膀痛

肩膀疼痛、肿胀、受损或者无力通常是骨骼、肌腱或者韧带受损引起的。

当这些症状伴有发热、麻木或者刺痛时就需要咨询医生了。

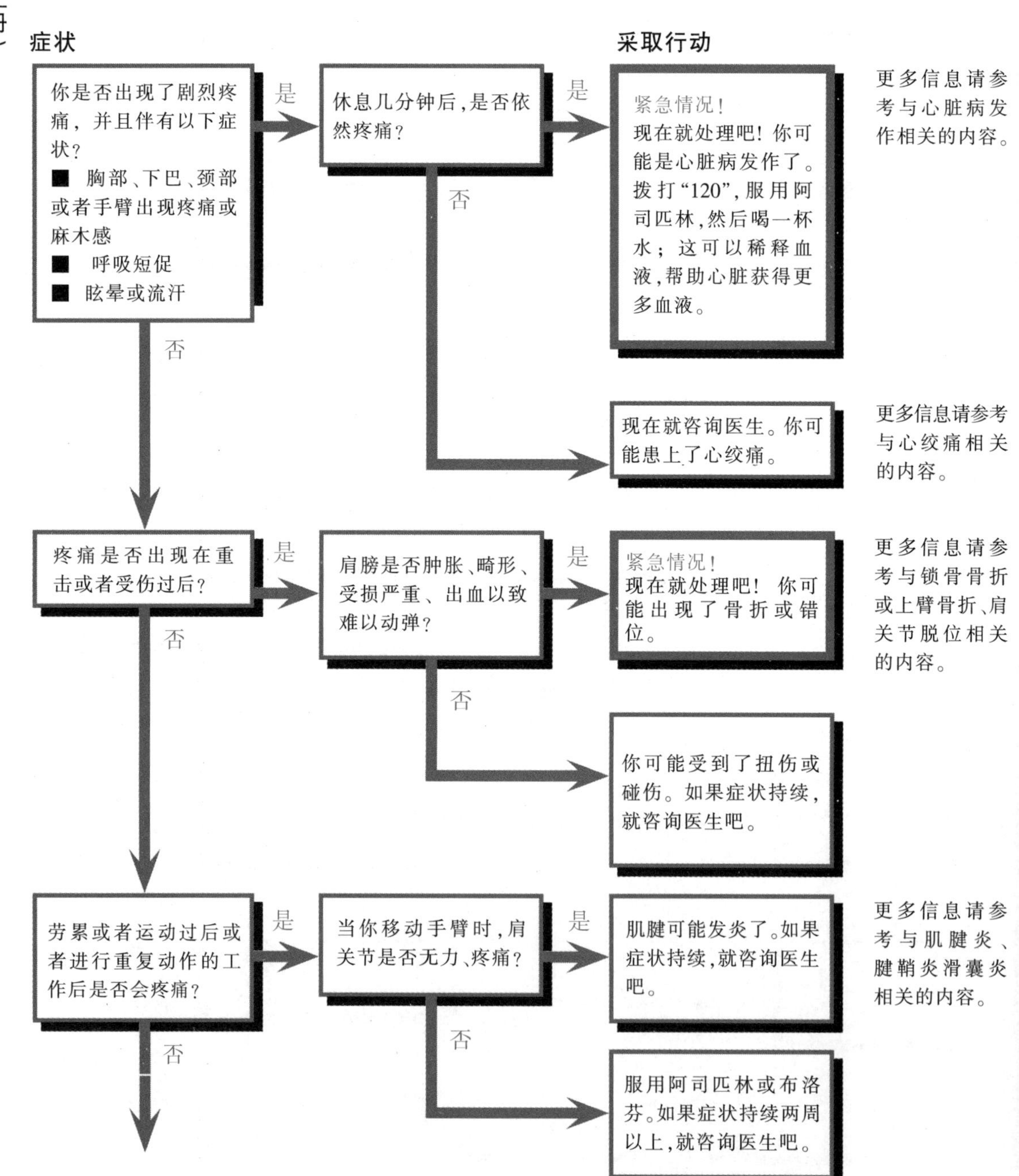

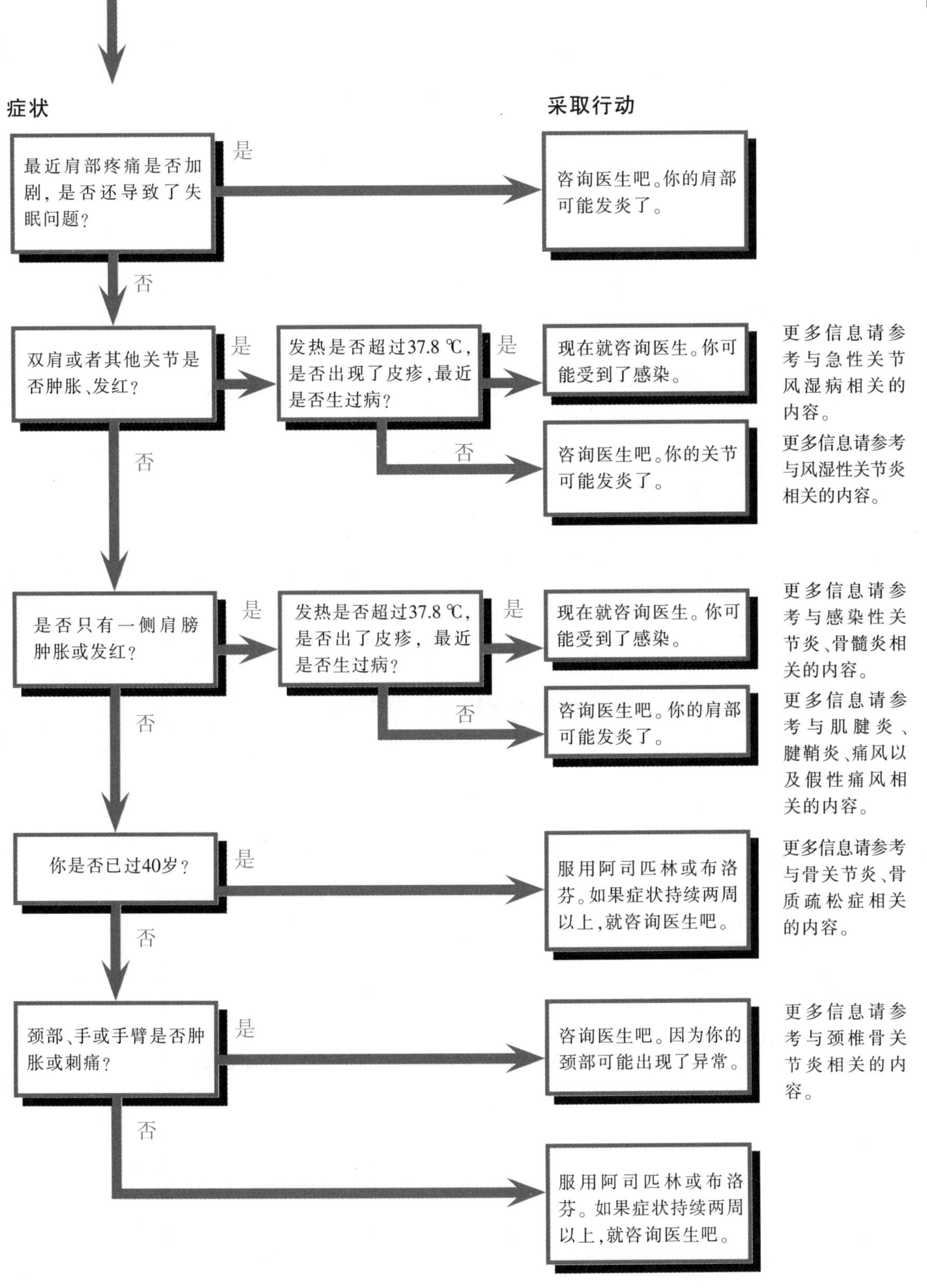

更多信息请参考与急性关节风湿病相关的内容。

更多信息请参考与风湿性关节炎相关的内容。

更多信息请参考与感染性关节炎、骨髓炎相关的内容。

更多信息请参考与肌腱炎、腱鞘炎、痛风以及假性痛风相关的内容。

更多信息请参考与骨关节炎、骨质疏松症相关的内容。

更多信息请参考与颈椎骨关节炎相关的内容。

颈部疼痛

颈部疼痛是指颈部出现了疼痛、僵硬、肿胀、肿块或肌痉挛。颈部疼痛及僵硬可能是由于肌肉劳损引起的。然而，当颈部疼痛伴有其他症状时，你就需要去做检查了。

如果有腺体肿大，请参见本套书相关章节。

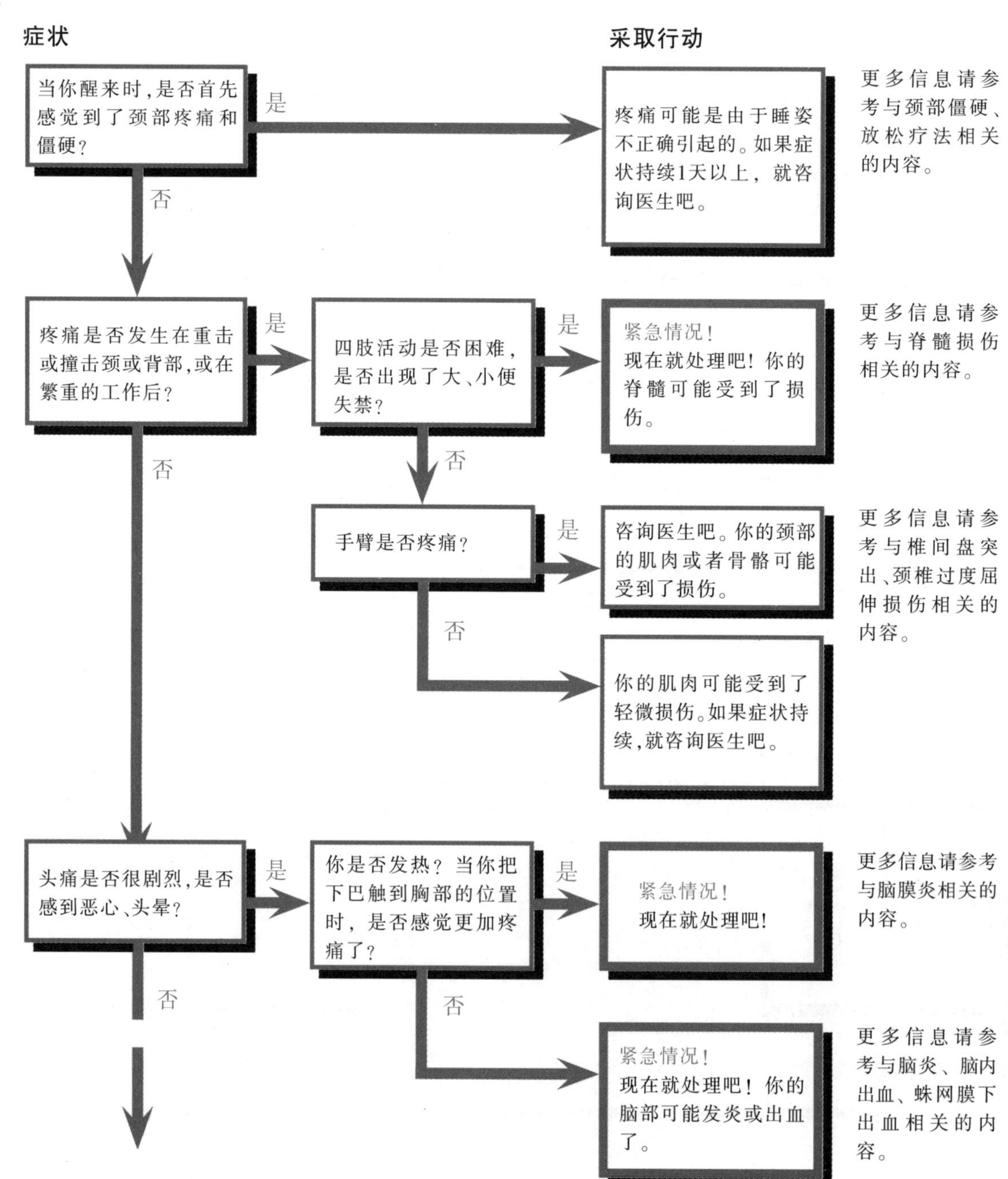

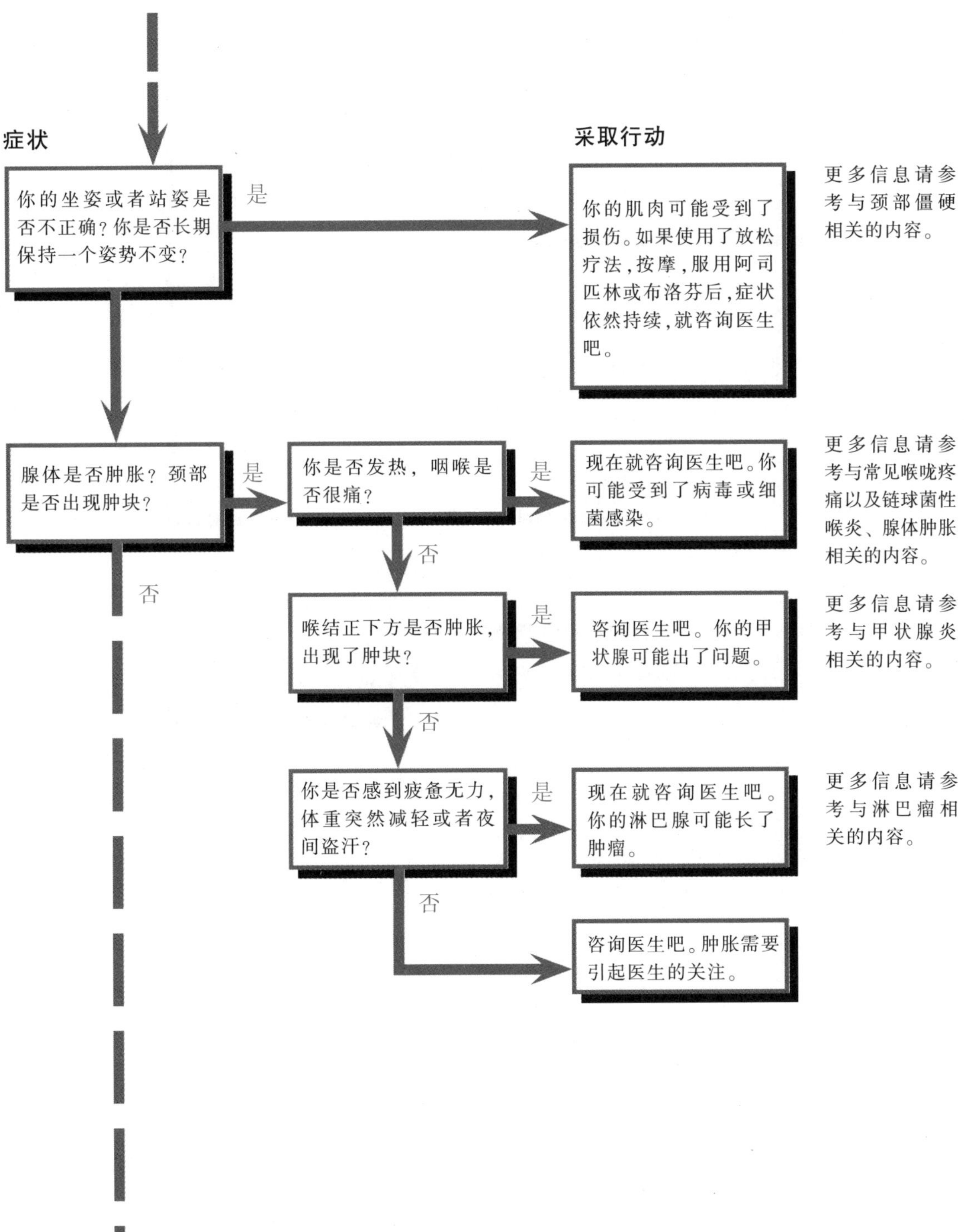

更多信息请参考与颈部僵硬相关的内容。

更多信息请参考与常见喉咙疼痛以及链球菌性喉炎、腺体肿胀相关的内容。

更多信息请参考与甲状腺炎相关的内容。

更多信息请参考与淋巴瘤相关的内容。

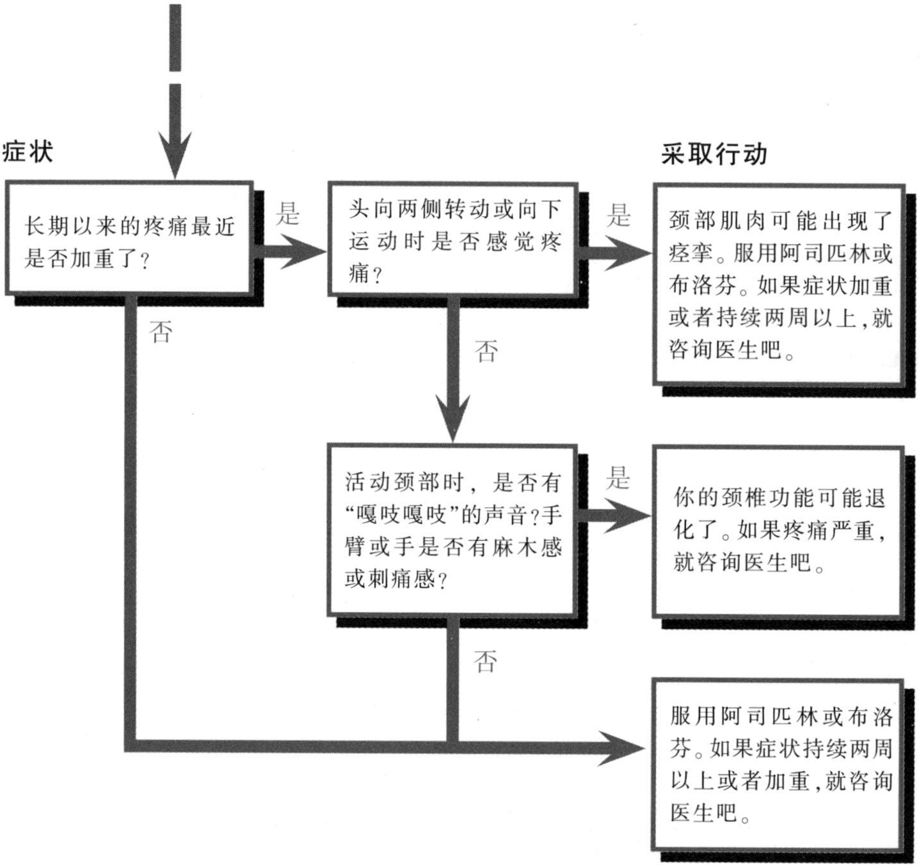

症状

采取行动

长期以来的疼痛最近是否加重了?

是 → 头向两侧转动或向下运动时是否感觉疼痛?

是 → 颈部肌肉可能出现了痉挛。服用阿司匹林或布洛芬。如果症状加重或者持续两周以上,就咨询医生吧。

更多信息请参考与颈部僵硬相关的内容。

否 → 活动颈部时,是否有“嘎吱嘎吱”的声音?手臂或手是否有麻木感或刺痛感?

是 → 你的颈椎功能可能退化了。如果疼痛严重,就咨询医生吧。

更多信息请参考与颈椎骨关节炎相关的内容。

否 → 服用阿司匹林或布洛芬。如果症状持续两周以上或者加重,就咨询医生吧。

麻木或刺痛

麻木或者刺痛是很多疾病的征兆。然而,当这些症状伴有其他症状时,就要引起医生的重视了。

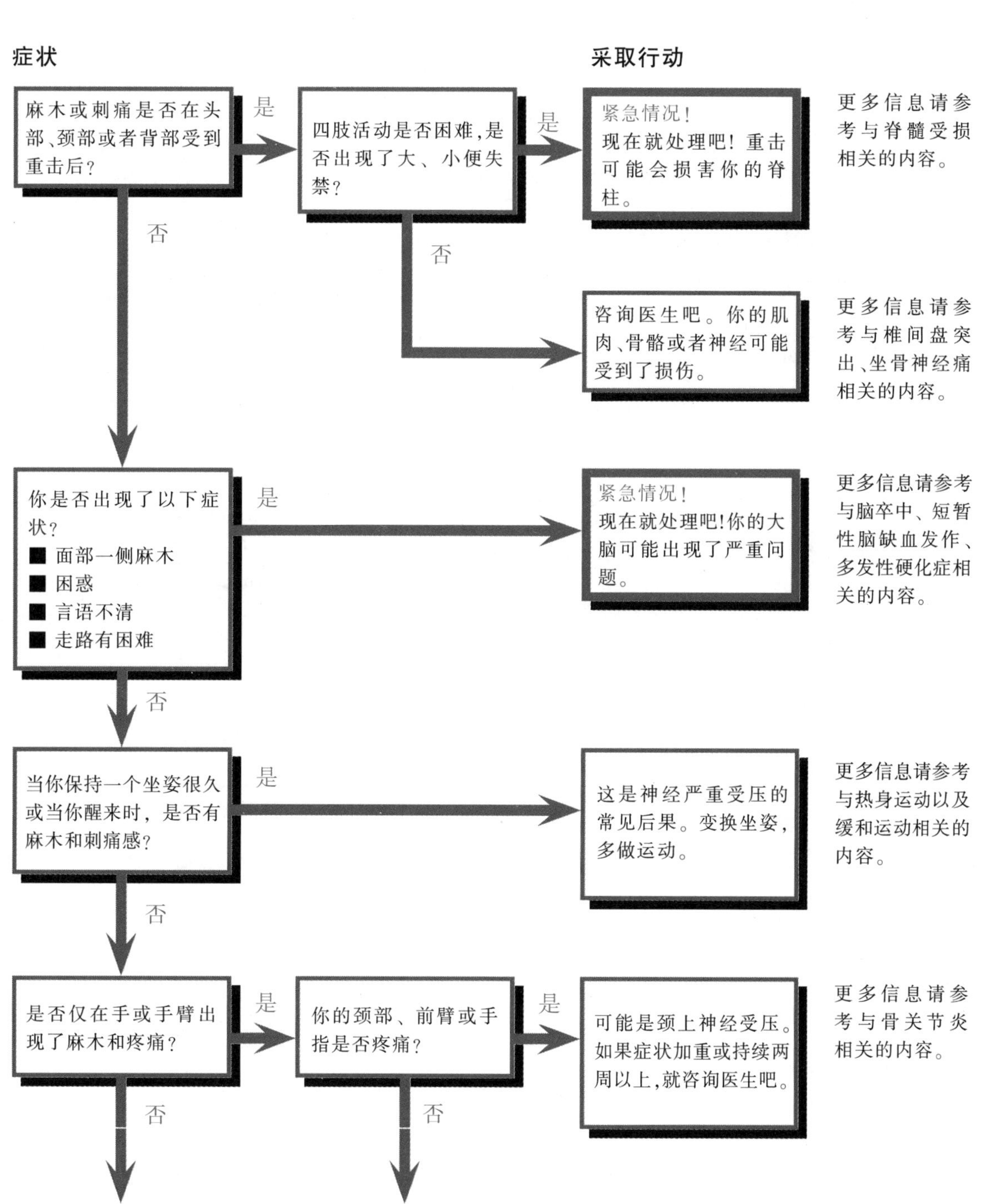

症状 | 采取行动

麻木和刺痛是否由重复动作的工作引起的?
是 → 手部的神经可能受到了挤压。如果症状持续两周以上,就咨询医生吧。
更多信息请参考与腕管综合征相关的内容。
否 → 脚部是否麻木或刺痛?

脚部是否麻木或刺痛?
是 → 尿量是否增多,是否尿频?
是 → 咨询医生吧。你可能患上了糖尿病或小神经受到了损害。
更多信息请参考与糖尿病、周围性神经疾患相关的内容。
否 → 当你站立或走路时,是否有持续麻木感或疼痛感。当你坐下时,是否缓解了?
是 → 咨询医生吧。你的脊椎神经可能出了问题。
更多信息请参考与脊椎狭窄相关的内容。
否 → 如果症状持续两周以上,就咨询医生吧。
否 → 身体的某一部位是否有刺痛感,并且出现了小的水疱状皮疹?

身体的某一部位是否有刺痛感,并且出现了小的水疱状皮疹?
是 → 咨询医生吧。你的神经可能出现了问题。
更多信息请参考与带状疱疹相关的内容。
否 → 刺痛感是否持续了数年或数月?

刺痛感是否持续了数年或数月?
是 → 近亲是否出现了类似的情况?
是 → 咨询医生吧。你的神经病变可能是遗传的。
更多信息请参考与周围神经病变相关的内容。
否 → 如果症状持续4周以上,就咨询医生吧。
否 → 如果症状持续4周以上,就咨询医生吧。

指甲病变

手指甲或脚趾甲病变通常是由于其周围的皮肤发炎或感染引起的。手指甲或脚趾甲持续疼痛或发炎需要引起医生的关注。

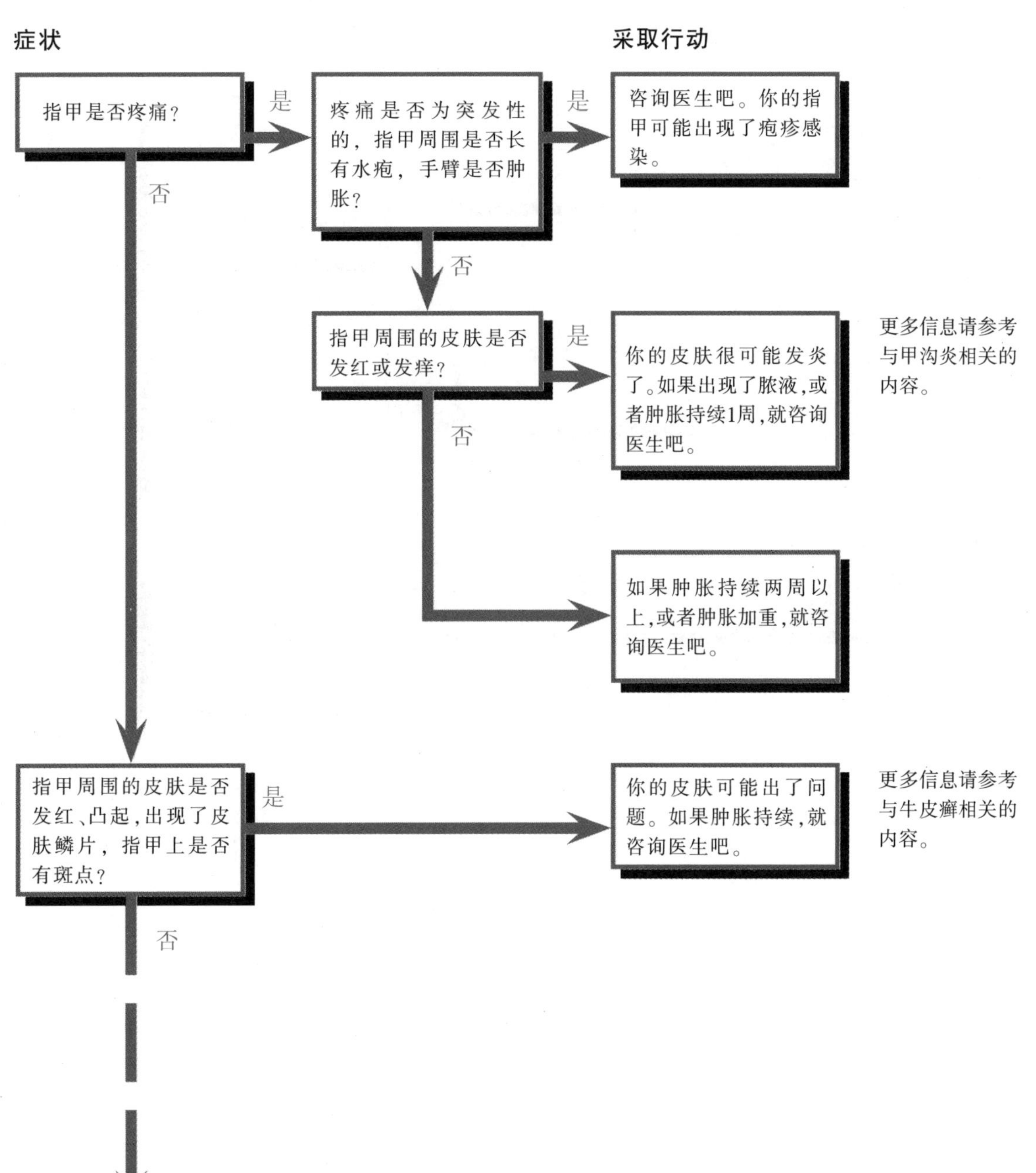

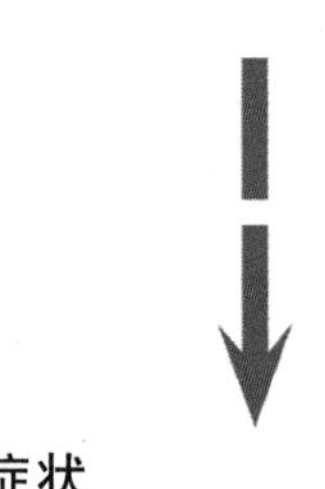

症状

采取行动

脚趾甲是否疼痛？

是 → 大脚趾的趾甲是否疼痛？

是 → 适当修剪趾甲或穿合适的鞋子都会起到一定作用。如果症状持续，就咨询医生吧。

更多信息请参考与指甲、脚趾甲向内生长相关的内容。

否 → 脚趾甲是否又厚又黄？

是 → 如果症状持续或你不喜欢现在的趾甲，就咨询医生吧。

更多信息请参考与指甲真菌感染相关的内容。

否 → 如果症状持续两周以上或者加重，就咨询医生吧。

咳 嗽

咳嗽是很多疾病的表现，最普通的为呼吸道感染。咳血，咳嗽时伴有呼吸短促或长期咳嗽伴发热这些情况需要引起医生的关注。

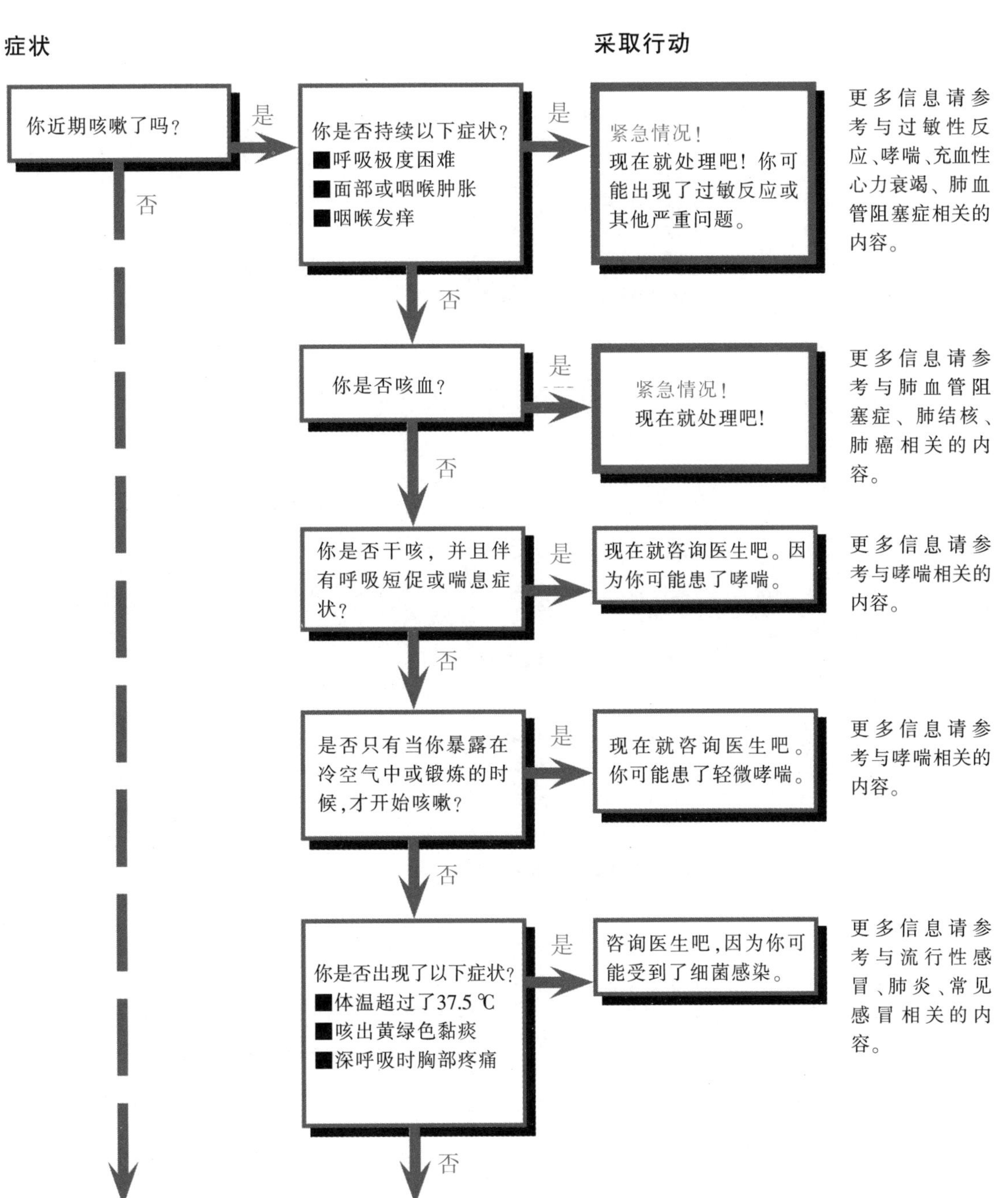

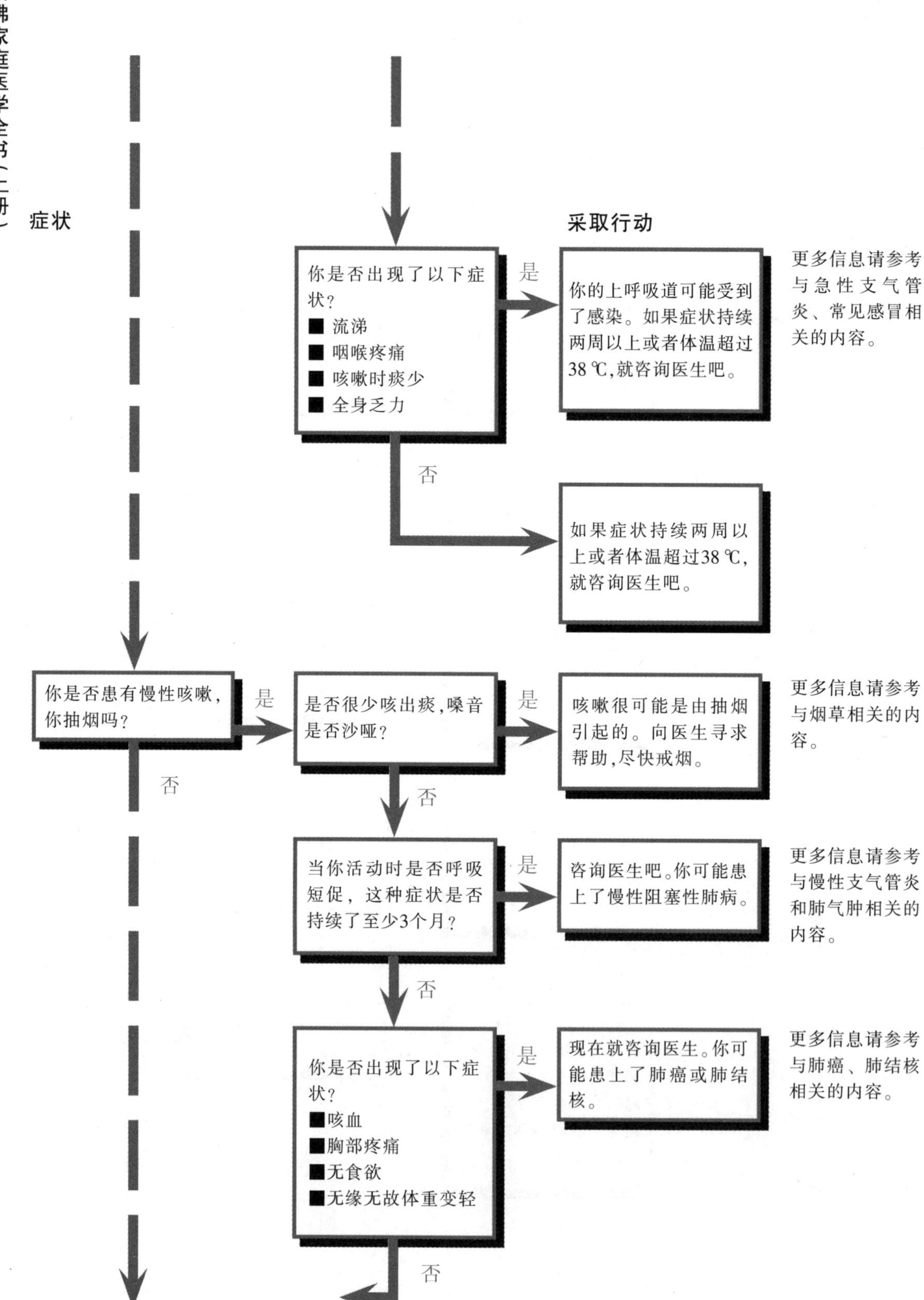
症状
采取行动
你是否出现了以下症状？
■ 流涕
■ 咽喉疼痛
■ 咳嗽时痰少
■ 全身乏力
是
你的上呼吸道可能受到了感染。如果症状持续两周以上或者体温超过38 ℃，就咨询医生吧。
更多信息请参考与急性支气管炎、常见感冒相关的内容。
否
如果症状持续两周以上或者体温超过38 ℃，就咨询医生吧。
你是否患有慢性咳嗽，你抽烟吗？
是
是否很少咳出痰，嗓音是否沙哑？
是
咳嗽很可能是由抽烟引起的。向医生寻求帮助，尽快戒烟。
更多信息请参考与烟草相关的内容。
否
否
当你活动时是否呼吸短促，这种症状是否持续了至少3个月？
是
咨询医生吧。你可能患上了慢性阻塞性肺病。
更多信息请参考与慢性支气管炎和肺气肿相关的内容。
否
你是否出现了以下症状？
■咳血
■胸部疼痛
■无食欲
■无缘无故体重变轻
是
现在就咨询医生。你可能患上了肺癌或肺结核。
更多信息请参考与肺癌、肺结核相关的内容。
否

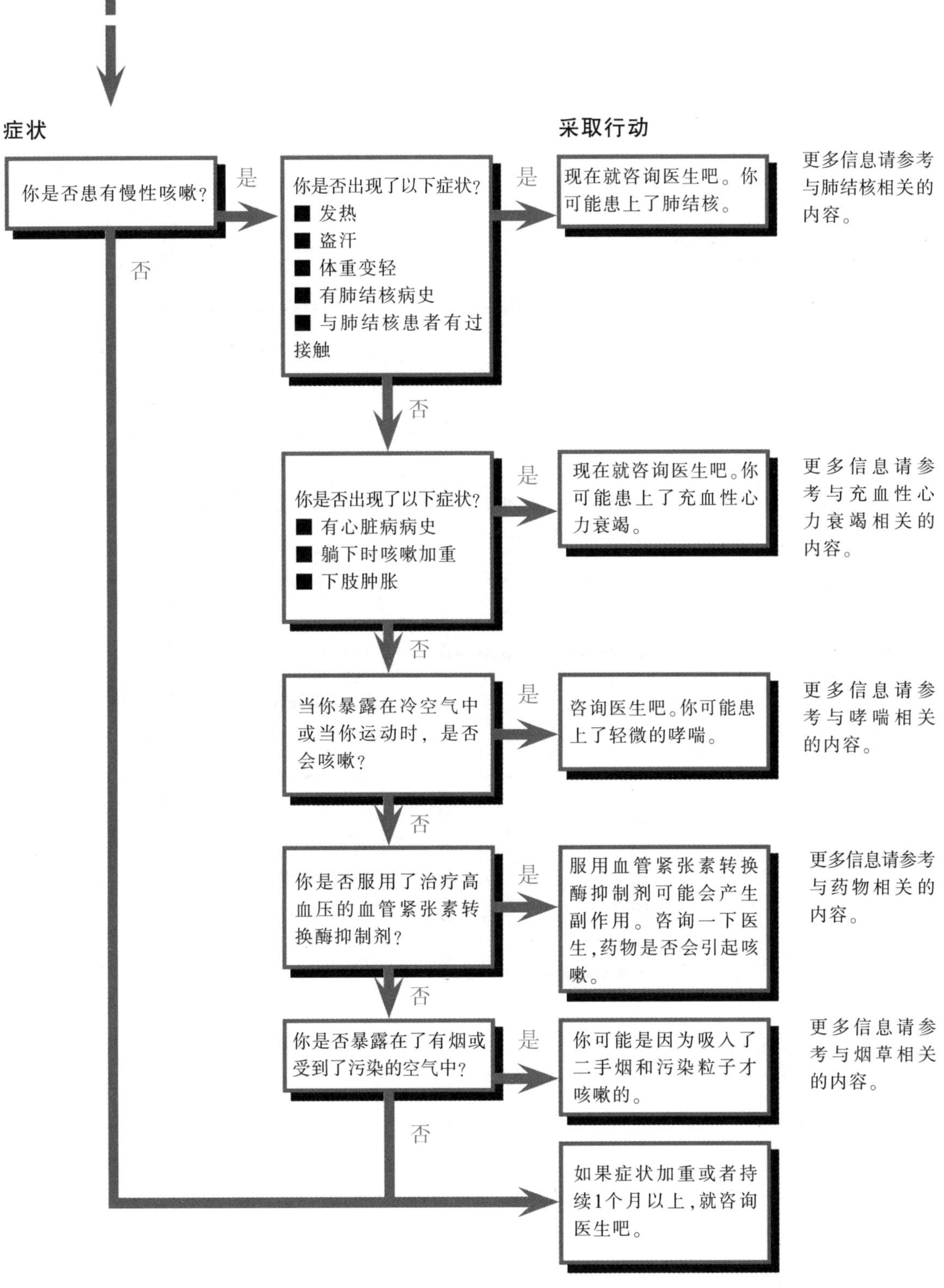
症状
采取行动
你是否患有慢性咳嗽?
是
否
你是否出现了以下症状?
■ 发热
■ 盗汗
■ 体重变轻
■ 有肺结核病史
■ 与肺结核患者有过接触
是
现在就咨询医生吧。你可能患上了肺结核。
更多信息请参考与肺结核相关的内容。
否
你是否出现了以下症状?
■ 有心脏病病史
■ 躺下时咳嗽加重
■ 下肢肿胀
是
现在就咨询医生吧。你可能患上了充血性心力衰竭。
更多信息请参考与充血性心力衰竭相关的内容。
否
当你暴露在冷空气中或当你运动时，是否会咳嗽?
是
咨询医生吧。你可能患上了轻微的哮喘。
更多信息请参考与哮喘相关的内容。
否
你是否服用了治疗高血压的血管紧张素转换酶抑制剂?
是
服用血管紧张素转换酶抑制剂可能会产生副作用。咨询一下医生，药物是否会引起咳嗽。
更多信息请参考与药物相关的内容。
否
你是否暴露在了有烟或受到了污染的空气中?
是
你可能是因为吸入了二手烟和污染粒子才咳嗽的。
更多信息请参考与烟草相关的内容。
否
如果症状加重或者持续1个月以上，就咨询医生吧。

呼吸短促

呼吸缓慢困难、急促或肺部无法吸入和呼出气体，是呼吸短促的症状。大多数情况下，这些症状需要引起医生的关注。当这些症状伴有胸部疼痛或脸部、腹部肿胀时，需要立即接受治疗。

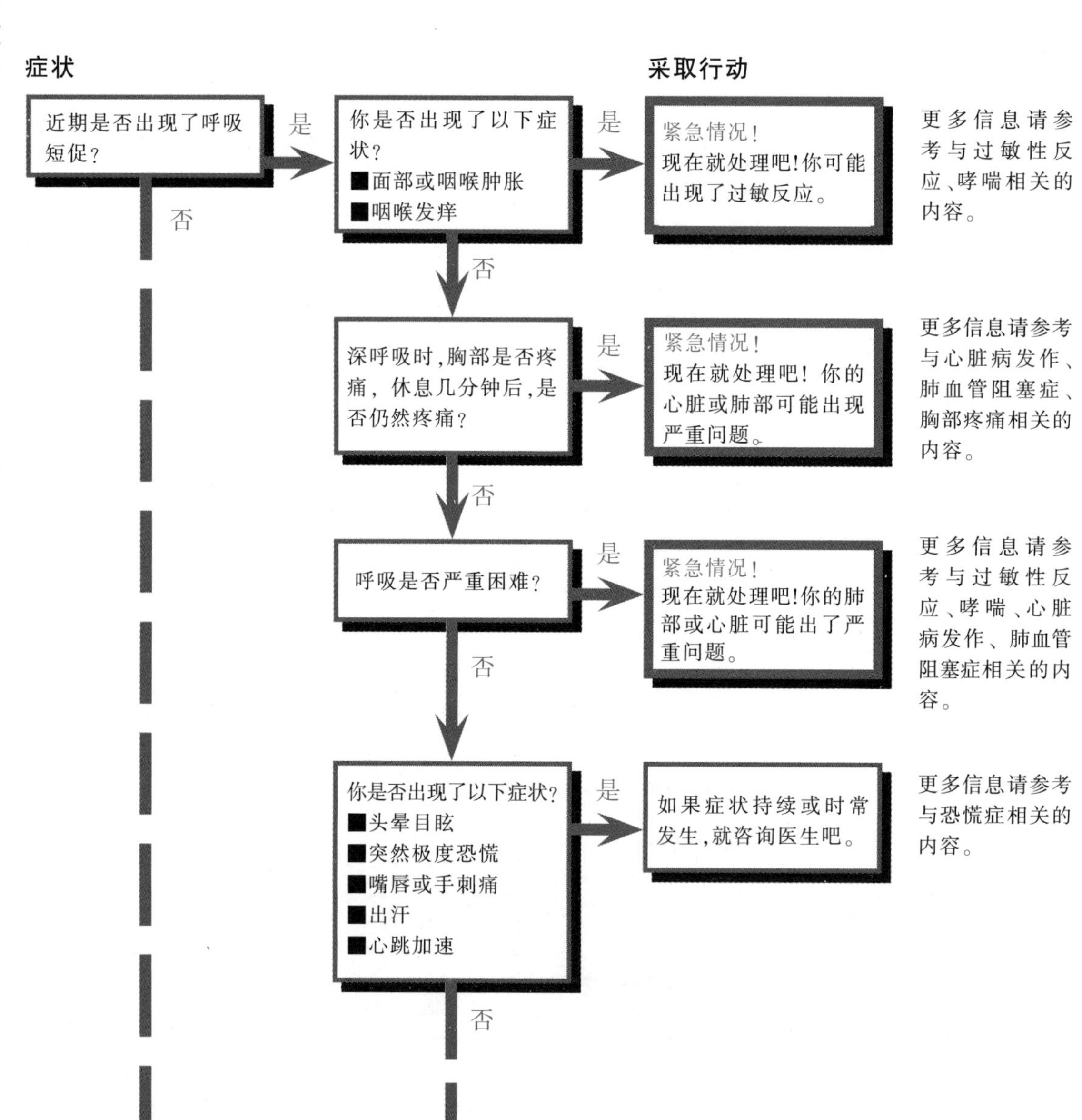

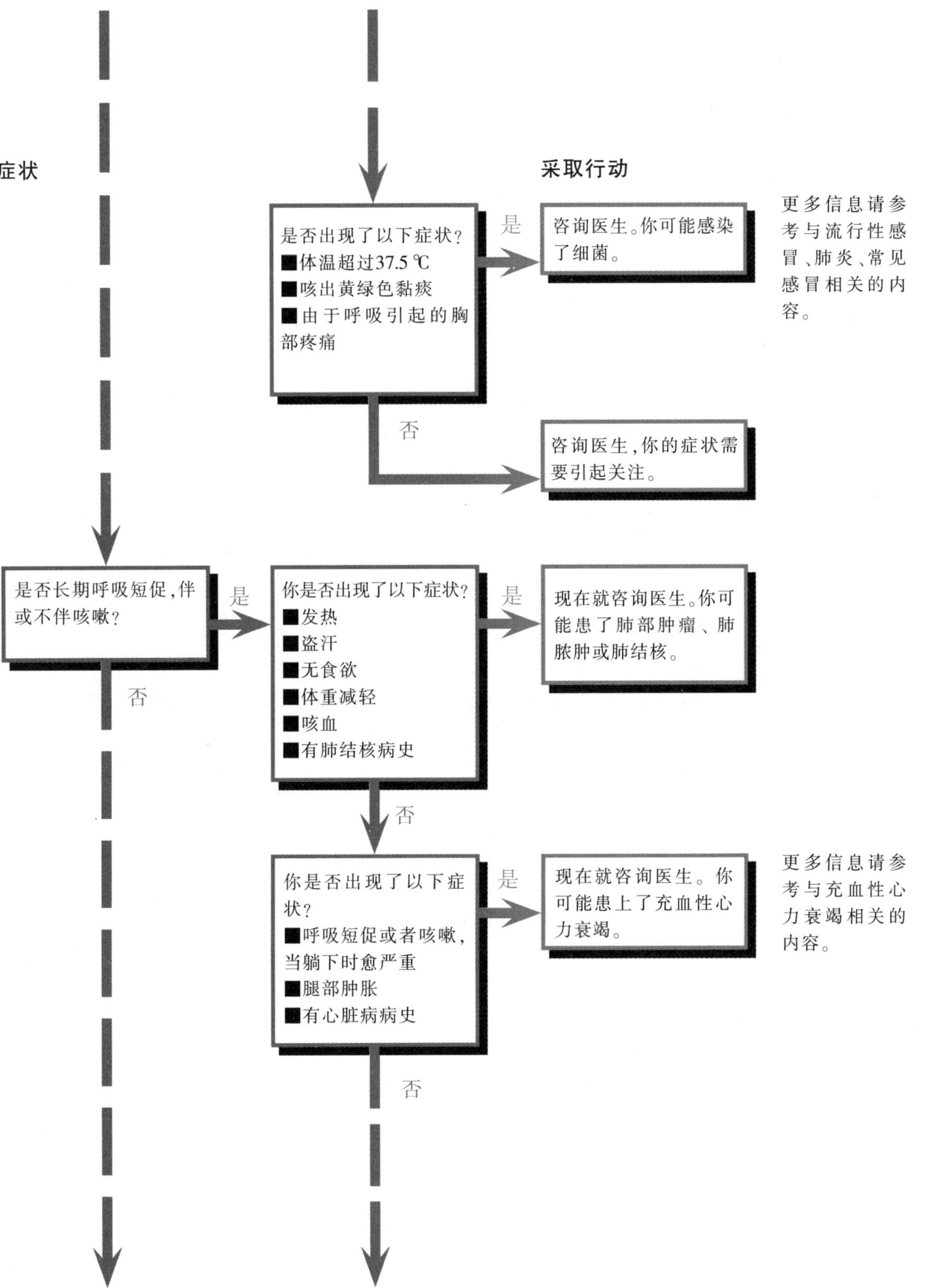

更多信息请参考与流行性感冒、肺炎、常见感冒相关的内容。

更多信息请参考与充血性心力衰竭相关的内容。

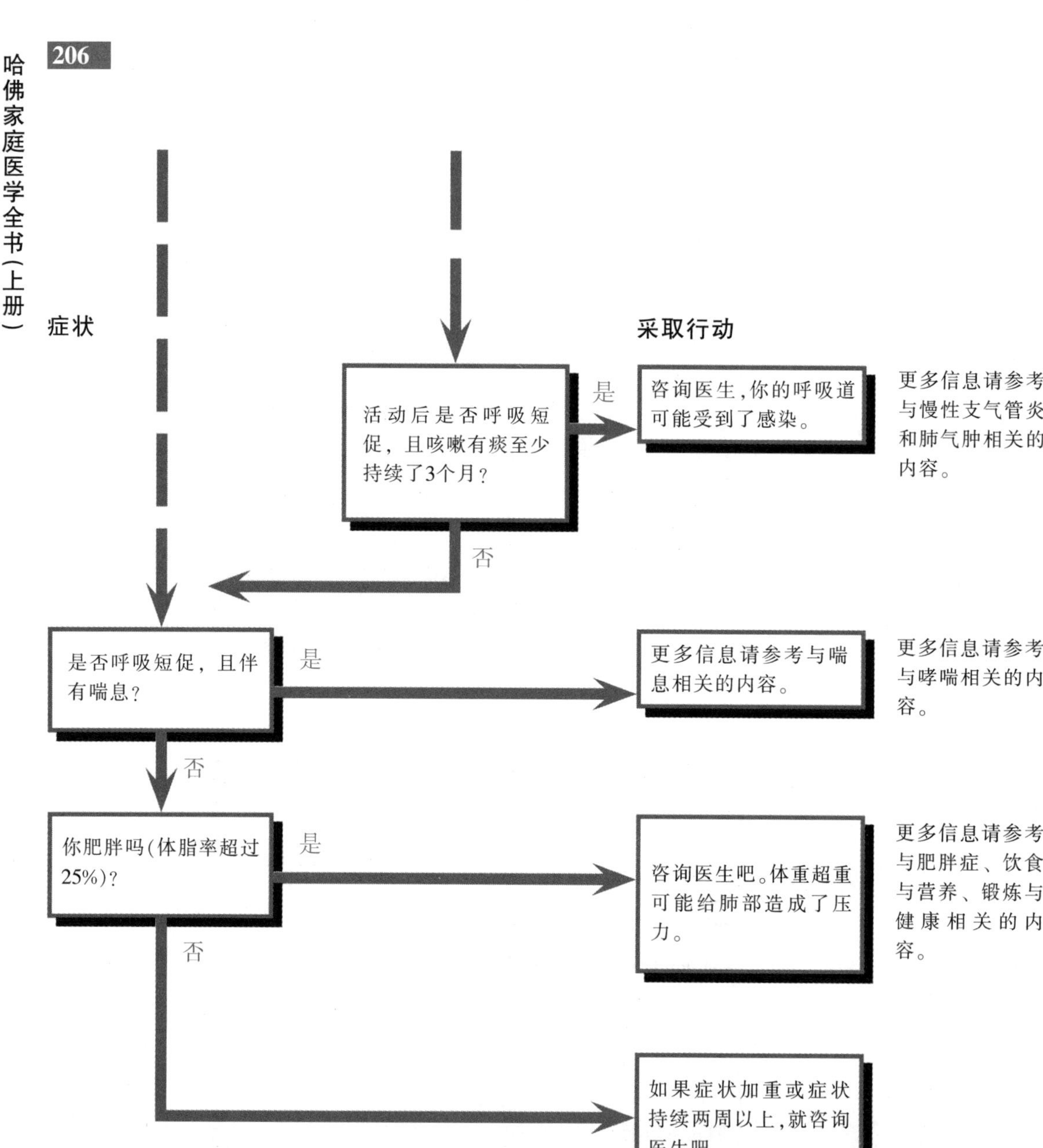
症状
采取行动
活动后是否呼吸短促，且咳嗽有痰至少持续了3个月？
是
咨询医生，你的呼吸道可能受到了感染。
更多信息请参考与慢性支气管炎和肺气肿相关的内容。
否
是否呼吸短促，且伴有喘息？
是
更多信息请参考与喘息相关的内容。
更多信息请参考与哮喘相关的内容。
否
你肥胖吗（体脂率超过25%）？
是
咨询医生吧。体重超重可能给肺部造成了压力。
更多信息请参考与肥胖症、饮食与营养、锻炼与健康相关的内容。
否
如果症状加重或症状持续两周以上，就咨询医生吧。

喘　息

喘息通常是指呼吸时带有杂音或呼吸困难。喘息可能是呼吸不适，也可能是会危及生命安全的气流阻塞。呼吸短促需要引起医生的关注。毛细支气管炎以及格鲁布性喉炎会使婴儿或儿童呼吸短促。急促而浅的呼吸常伴有毛细支气管炎。咳嗽时声音沙哑及犬吠样咳嗽表明患上了格鲁布性喉炎。如果以上这些症状持续，请咨询医生。

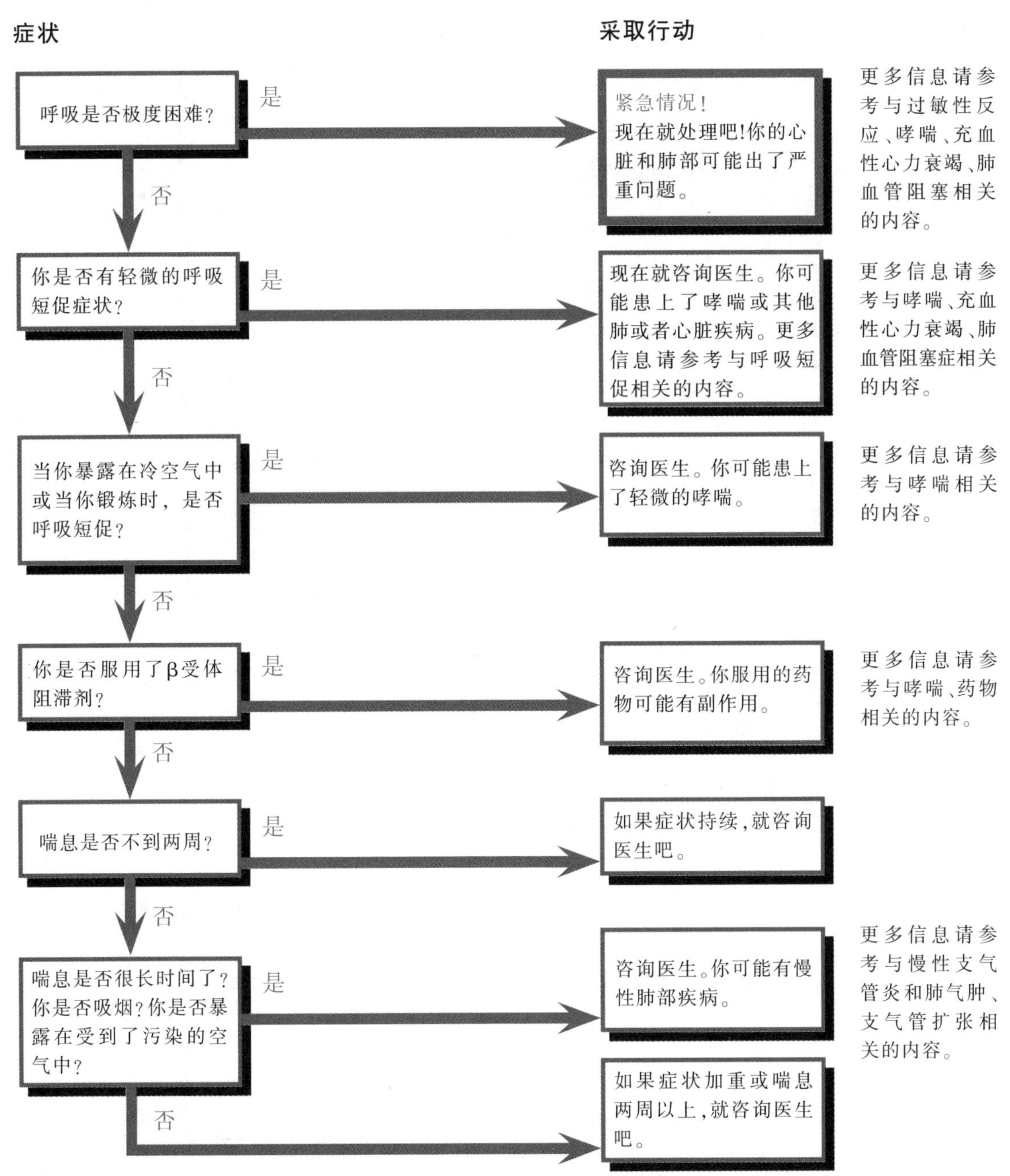

胸部疼痛

颈部以下及腹部以上的疼痛都称为胸部疼痛。胸部疼痛的原因有很多，有的情况不严重，而有些情况却是致命的。心脏和肺部问题是最主要的起因。大多数情况下，胸部疼痛都让人不舒服，有时人们并不称之为疼痛，而认为是饱胀感，这时患者有压力、压抑感或流泪等症状。由消化系统、肌肉、骨骼或神经引起的胸部疼痛也是很常见的，不过后果却没有这么严重。

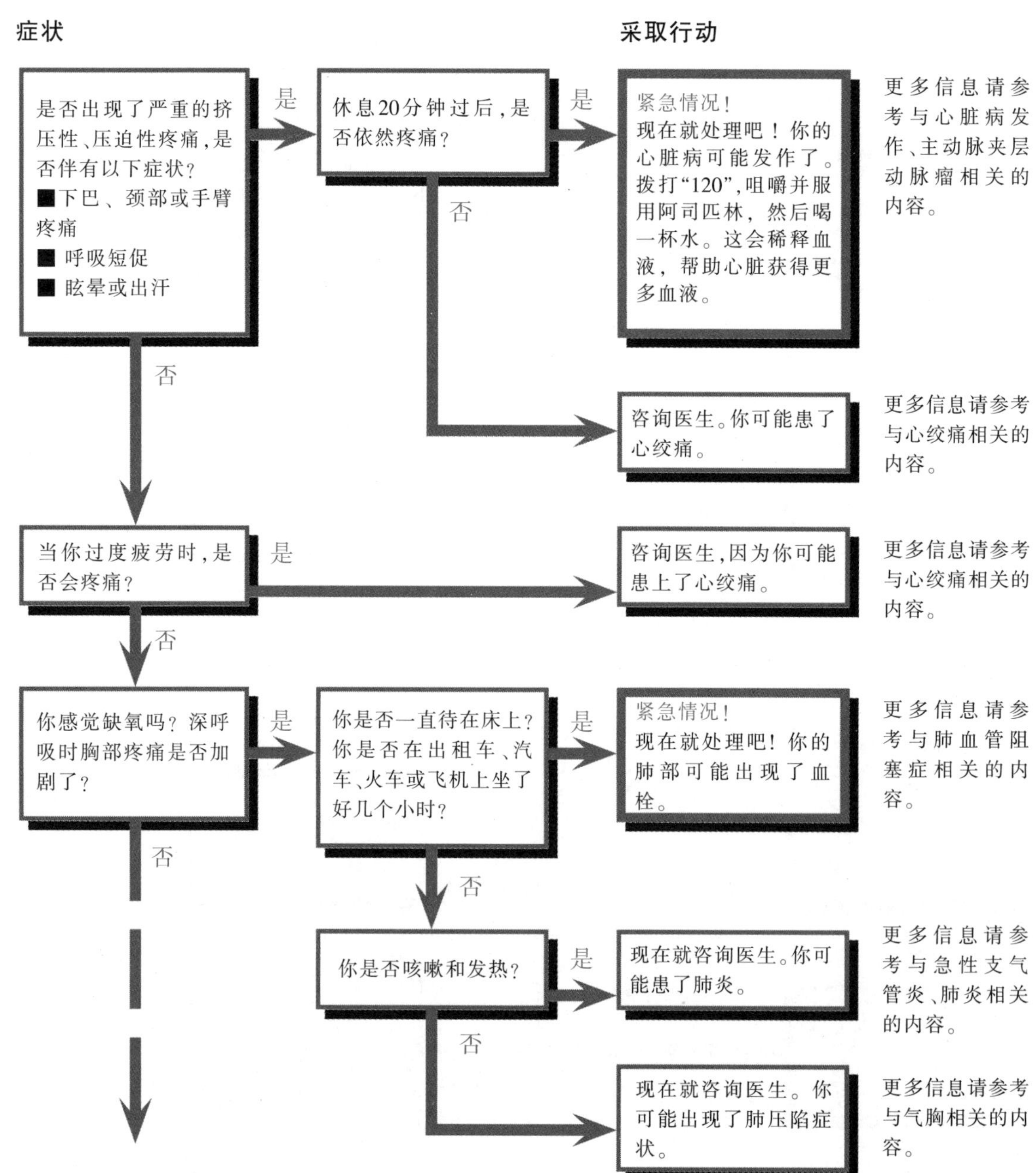

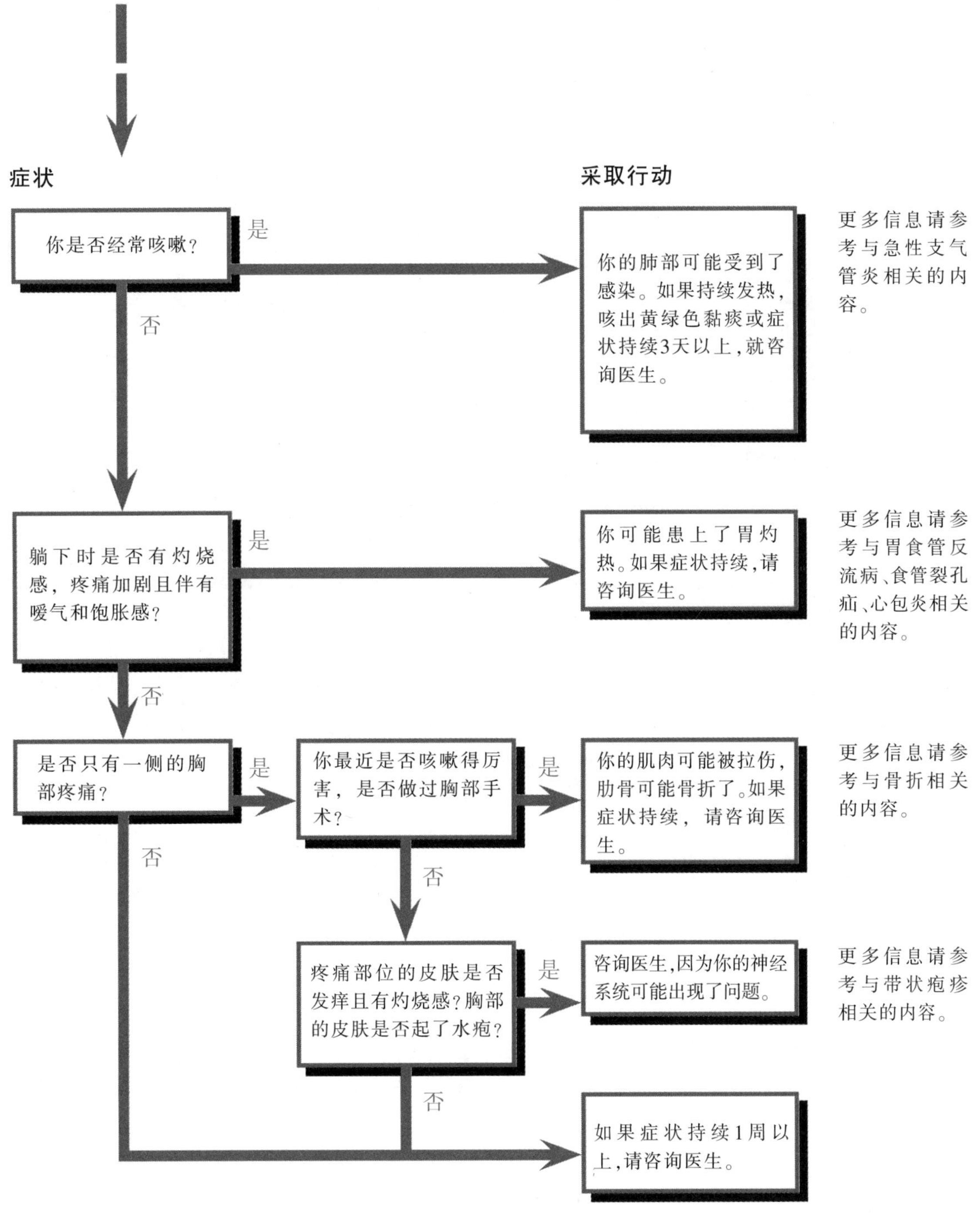

更多信息请参考与急性支气管炎相关的内容。

更多信息请参考与胃食管反流病、食管裂孔疝、心包炎相关的内容。

更多信息请参考与骨折相关的内容。

更多信息请参考与带状疱疹相关的内容。

复发性腹部疼痛

复发性腹部疼痛是指几个月或几年的时间里反复发作的腹部持续性疼痛(胸部以下,腹股沟以上)。复发性腹痛由很多种情况引起,有的症状轻,不严重,而有的则是致命的。

如果你患上了以前从来没有过的腹部疼痛或严重腹痛,请参考与严重或突发性腹部疼痛相关的内容。

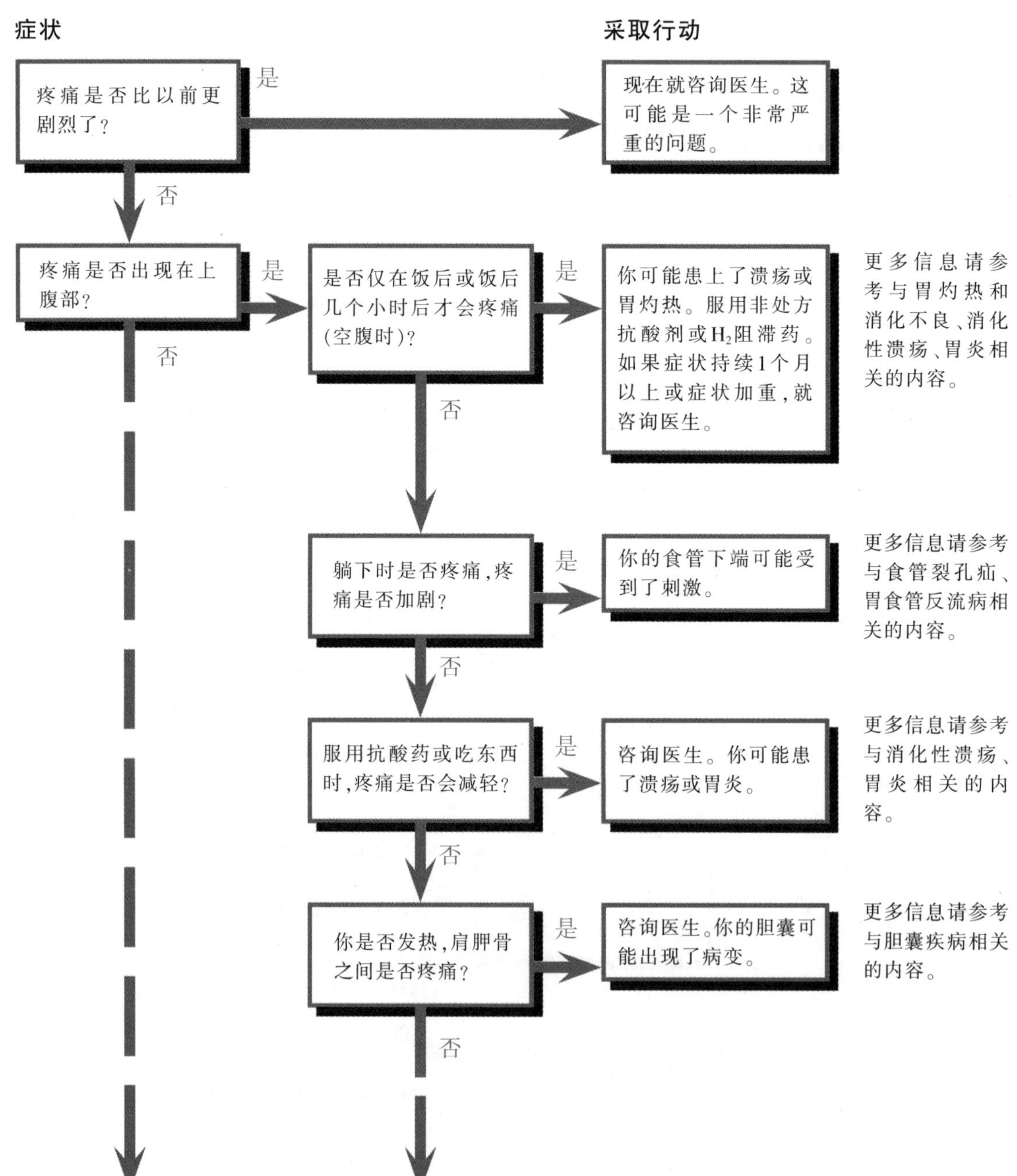

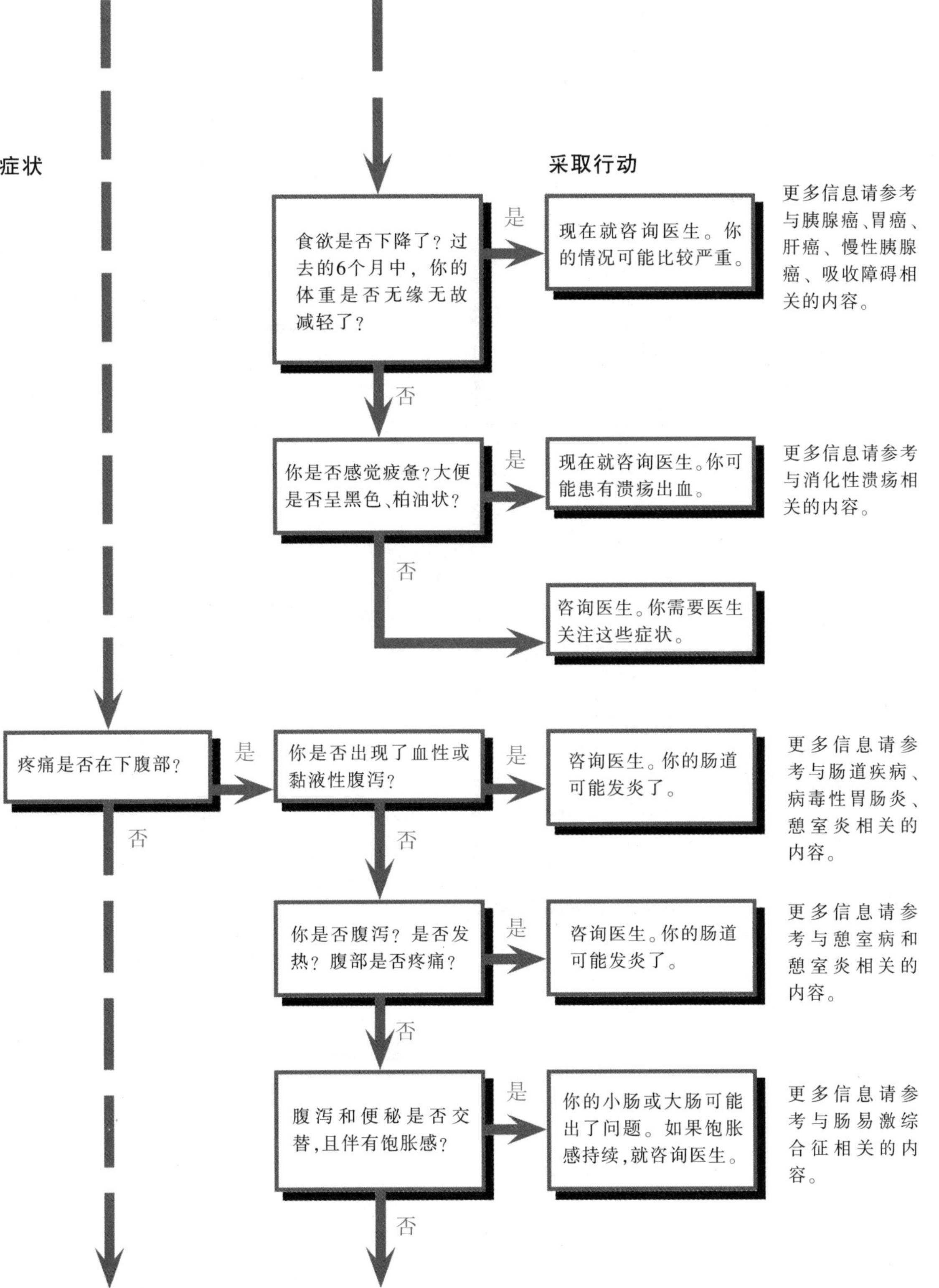
症状
采取行动
食欲是否下降了？过去的6个月中，你的体重是否无缘无故减轻了？
是
现在就咨询医生。你的情况可能比较严重。
更多信息请参考与胰腺癌、胃癌、肝癌、慢性胰腺癌、吸收障碍相关的内容。
否
你是否感觉疲惫？大便是否呈黑色、柏油状？
是
现在就咨询医生。你可能患有溃疡出血。
更多信息请参考与消化性溃疡相关的内容。
否
咨询医生。你需要医生关注这些症状。
疼痛是否在下腹部？
是
你是否出现了血性或黏液性腹泻？
是
咨询医生。你的肠道可能发炎了。
更多信息请参考与肠道疾病、病毒性胃肠炎、憩室炎相关的内容。
否
否
你是否腹泻？是否发热？腹部是否疼痛？
是
咨询医生。你的肠道可能发炎了。
更多信息请参考与憩室病和憩室炎相关的内容。
否
腹泻和便秘是否交替，且伴有饱胀感？
是
你的小肠或大肠可能出了问题。如果饱胀感持续，就咨询医生。
更多信息请参考与肠易激综合征相关的内容。
否

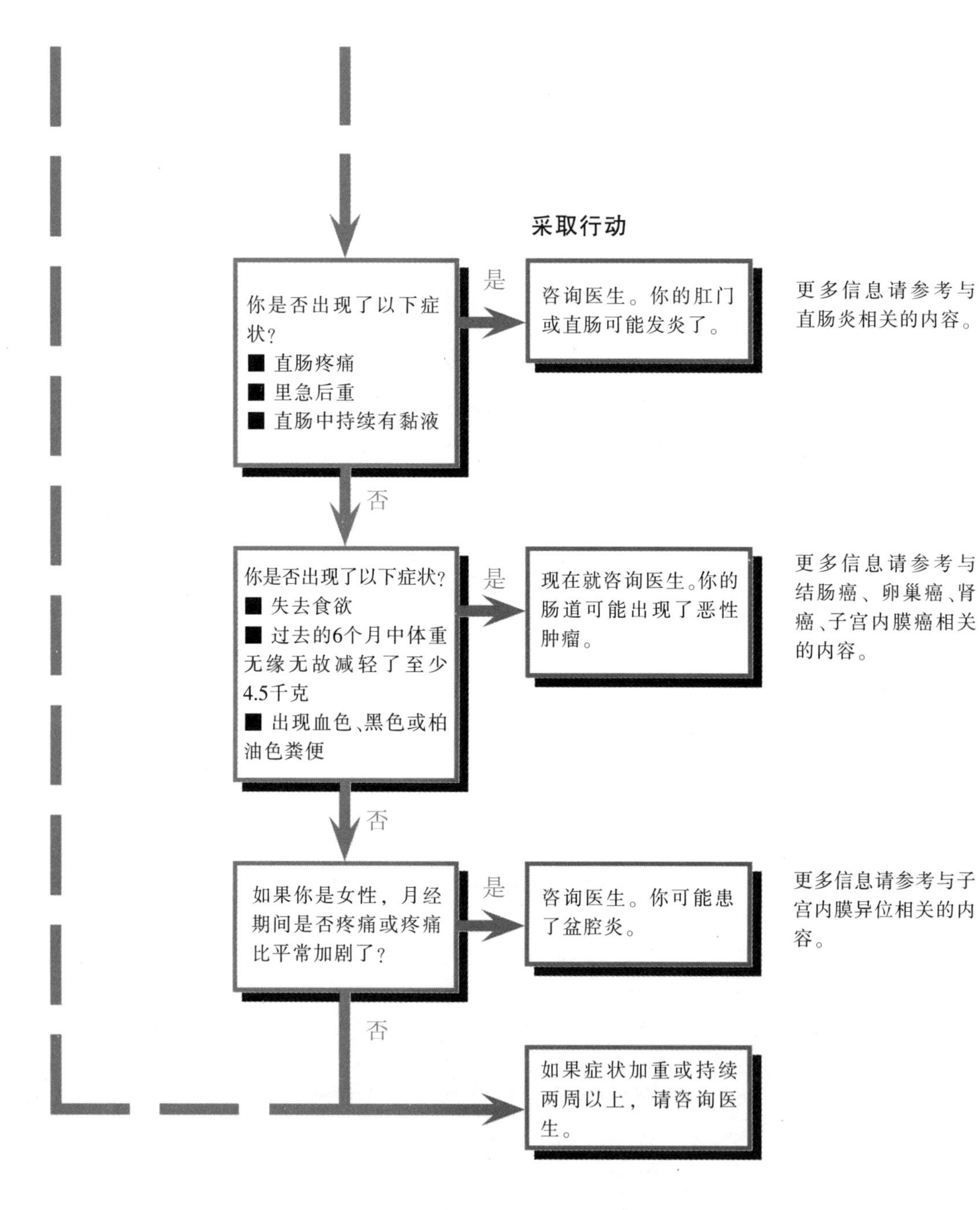
采取行动
你是否出现了以下症状？
■ 直肠疼痛
■ 里急后重
■ 直肠中持续有黏液
是
咨询医生。你的肛门或直肠可能发炎了。
更多信息请参考与直肠炎相关的内容。
否
你是否出现了以下症状？
■ 失去食欲
■ 过去的6个月中体重无缘无故减轻了至少4.5千克
■ 出现血色、黑色或柏油色粪便
是
现在就咨询医生。你的肠道可能出现了恶性肿瘤。
更多信息请参考与结肠癌、卵巢癌、肾癌、子宫内膜癌相关的内容。
否
如果你是女性，月经期间是否疼痛或疼痛比平常加剧了？
是
咨询医生。你可能患了盆腔炎。
更多信息请参考与子宫内膜异位相关的内容。
否
如果症状加重或持续两周以上，请咨询医生。

严重或突发性腹部疼痛

突发性腹部疼痛（胸部以下，腹股沟以上）通常不严重。然而，如果疼痛剧烈，则预示着致命的情况。

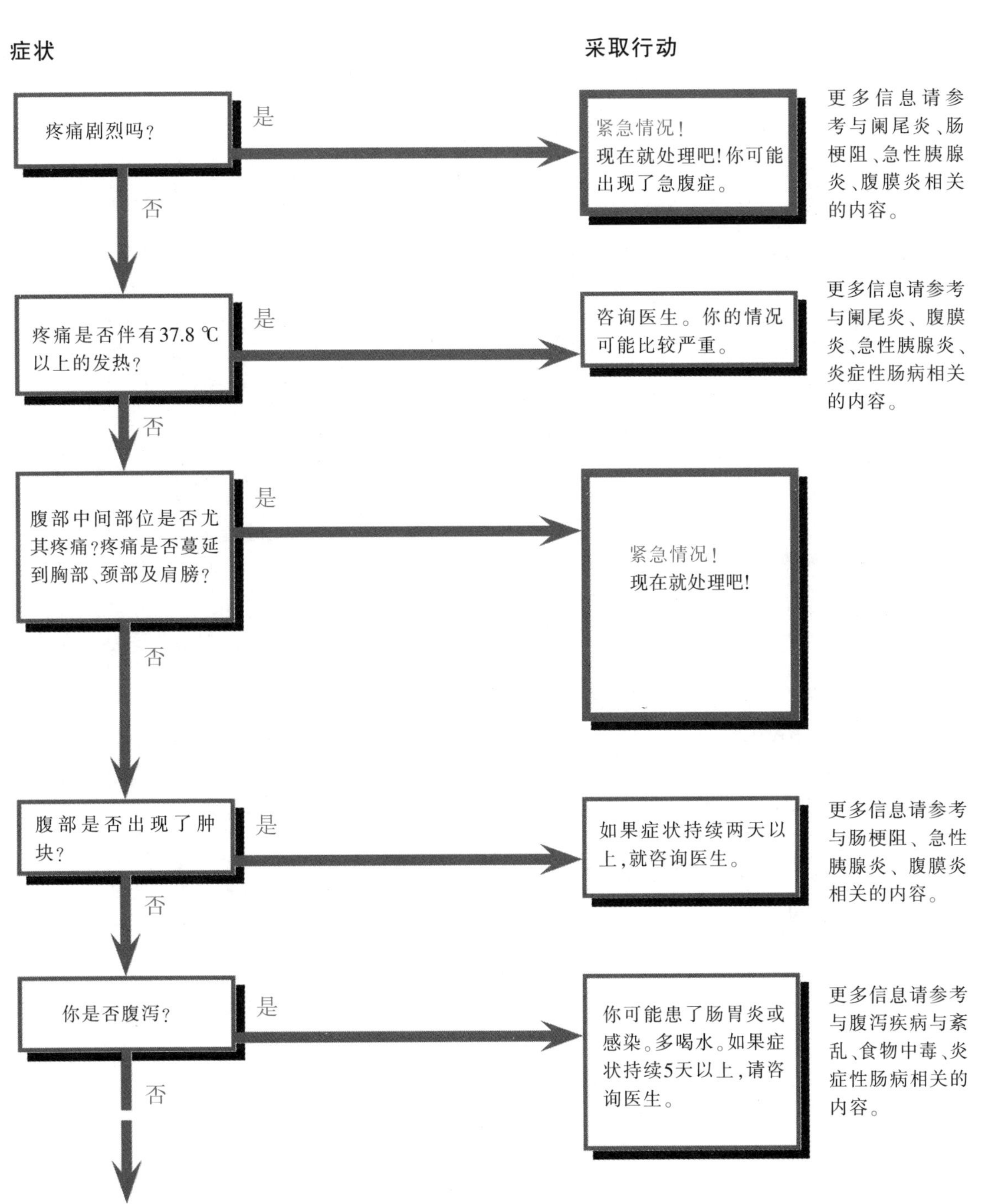

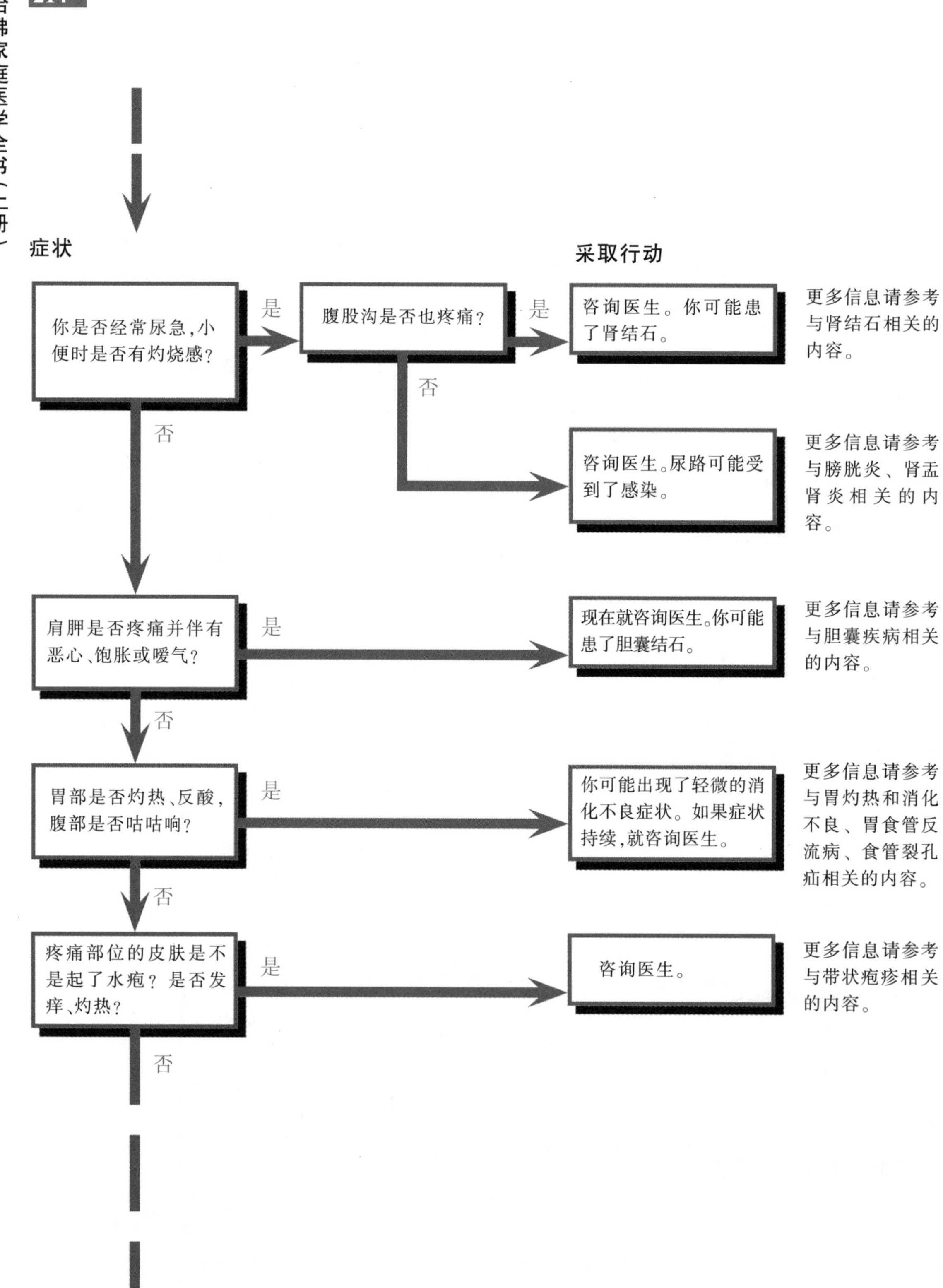
症状
采取行动
你是否经常尿急，小便时是否有灼烧感？
是
腹股沟是否也疼痛？
是
咨询医生。你可能患了肾结石。
更多信息请参考与肾结石相关的内容。
否
咨询医生。尿路可能受到了感染。
更多信息请参考与膀胱炎、肾盂肾炎相关的内容。
否
肩胛是否疼痛并伴有恶心、饱胀或嗳气？
是
现在就咨询医生。你可能患了胆囊结石。
更多信息请参考与胆囊疾病相关的内容。
否
胃部是否灼热、反酸，腹部是否咕咕响？
是
你可能出现了轻微的消化不良症状。如果症状持续，就咨询医生。
更多信息请参考与胃灼热和消化不良、胃食管反流病、食管裂孔疝相关的内容。
否
疼痛部位的皮肤是不是起了水疱？是否发痒、灼热？
是
咨询医生。
更多信息请参考与带状疱疹相关的内容。
否

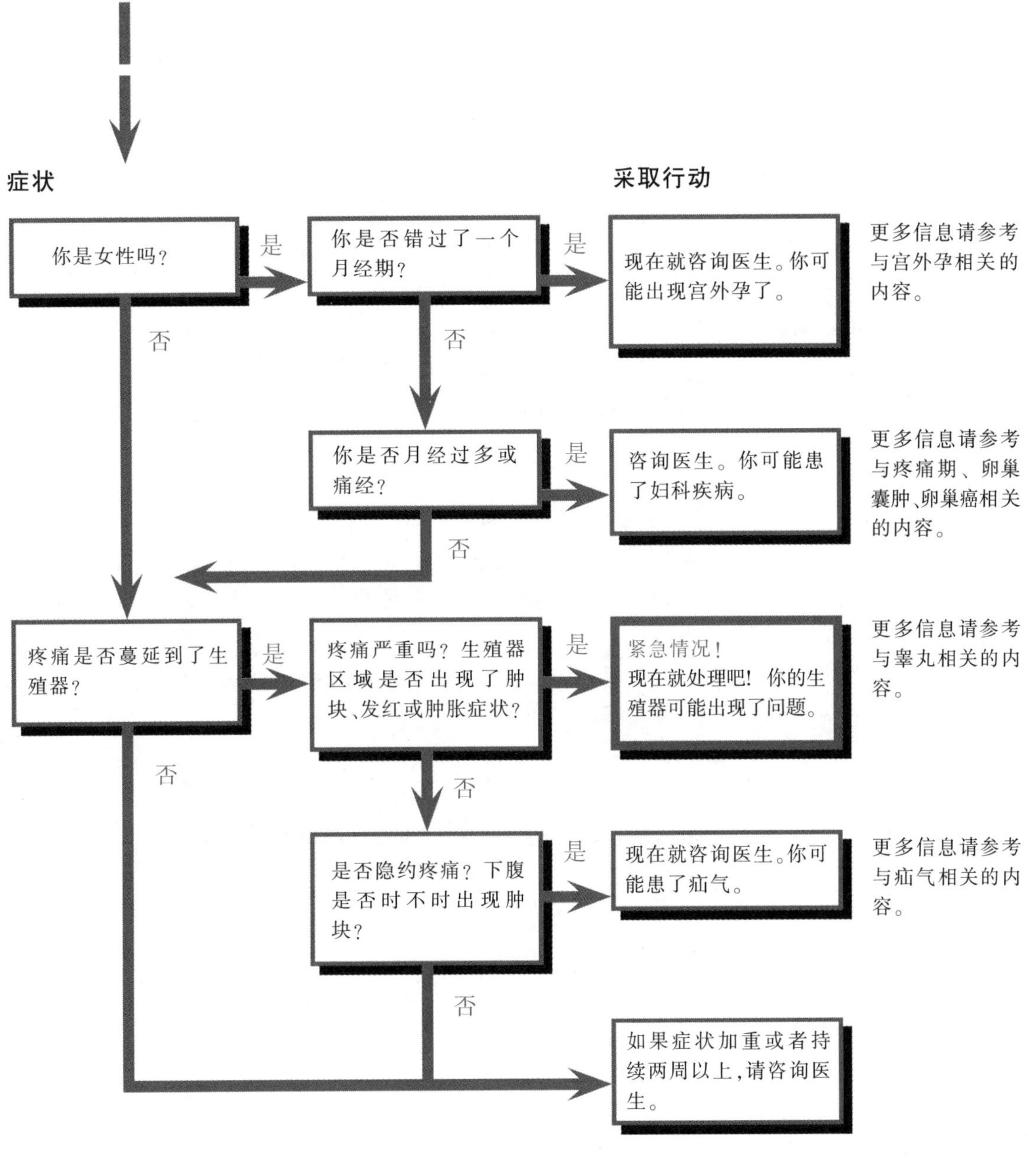
症状
采取行动
你是女性吗？
是
你是否错过了一个月经期？
是
现在就咨询医生。你可能出现宫外孕了。
更多信息请参考与宫外孕相关的内容。
否
否
你是否月经过多或痛经？
是
咨询医生。你可能患了妇科疾病。
更多信息请参考与疼痛期、卵巢囊肿、卵巢癌相关的内容。
否
疼痛是否蔓延到了生殖器？
是
疼痛严重吗？生殖器区域是否出现了肿块、发红或肿胀症状？
是
紧急情况！
现在就处理吧！你的生殖器可能出现了问题。
更多信息请参考与睾丸相关的内容。
否
否
是否隐约疼痛？下腹是否时不时出现肿块？
是
现在就咨询医生。你可能患了疝气。
更多信息请参考与疝气相关的内容。
否
如果症状加重或者持续两周以上，请咨询医生。

便　秘

便秘可能是由于饮食中纤维素含量低、摄入的水分不够、缺乏锻炼、肠道问题、肛门或直肠发炎、激素含量变化及药物引起的。

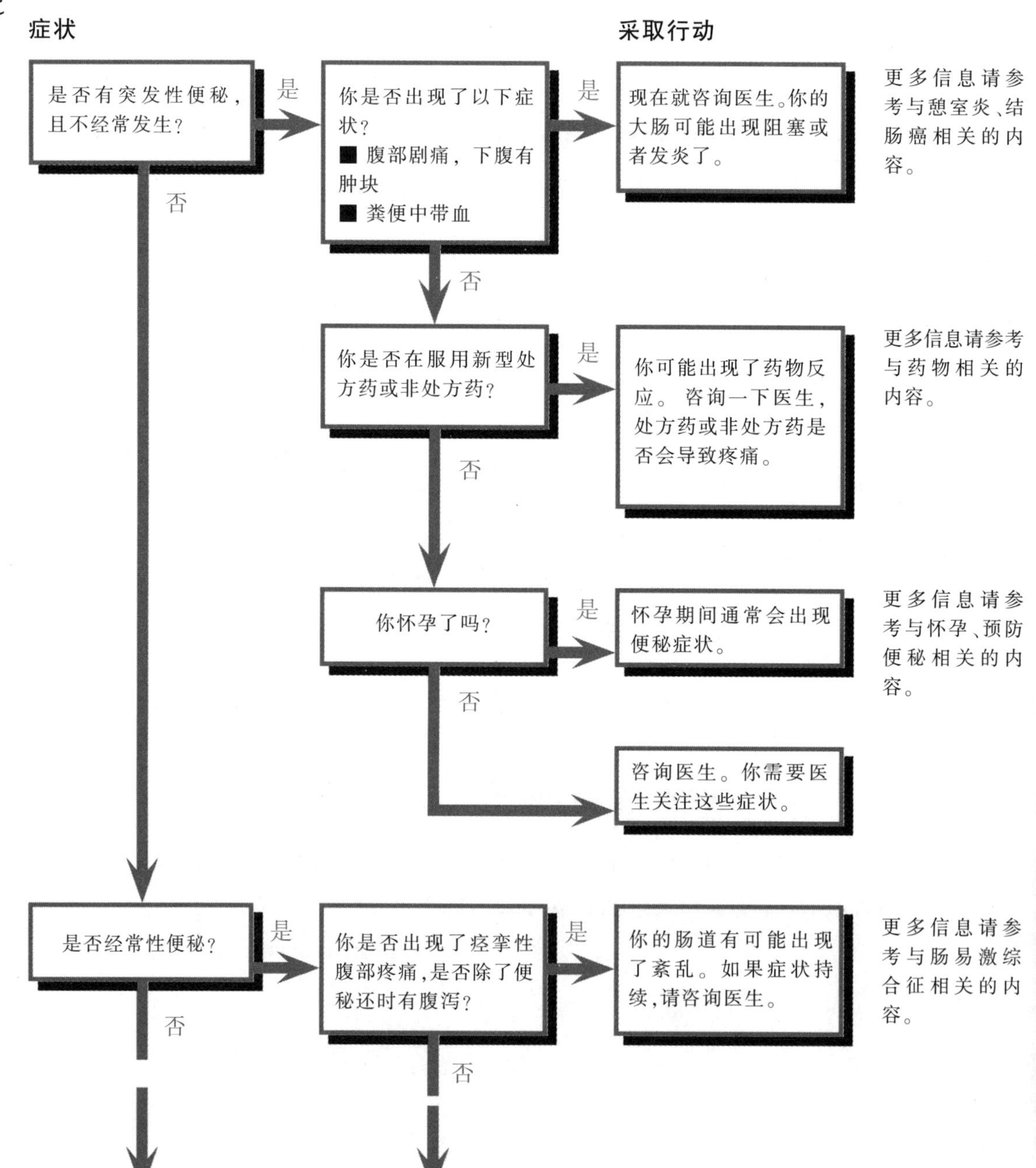

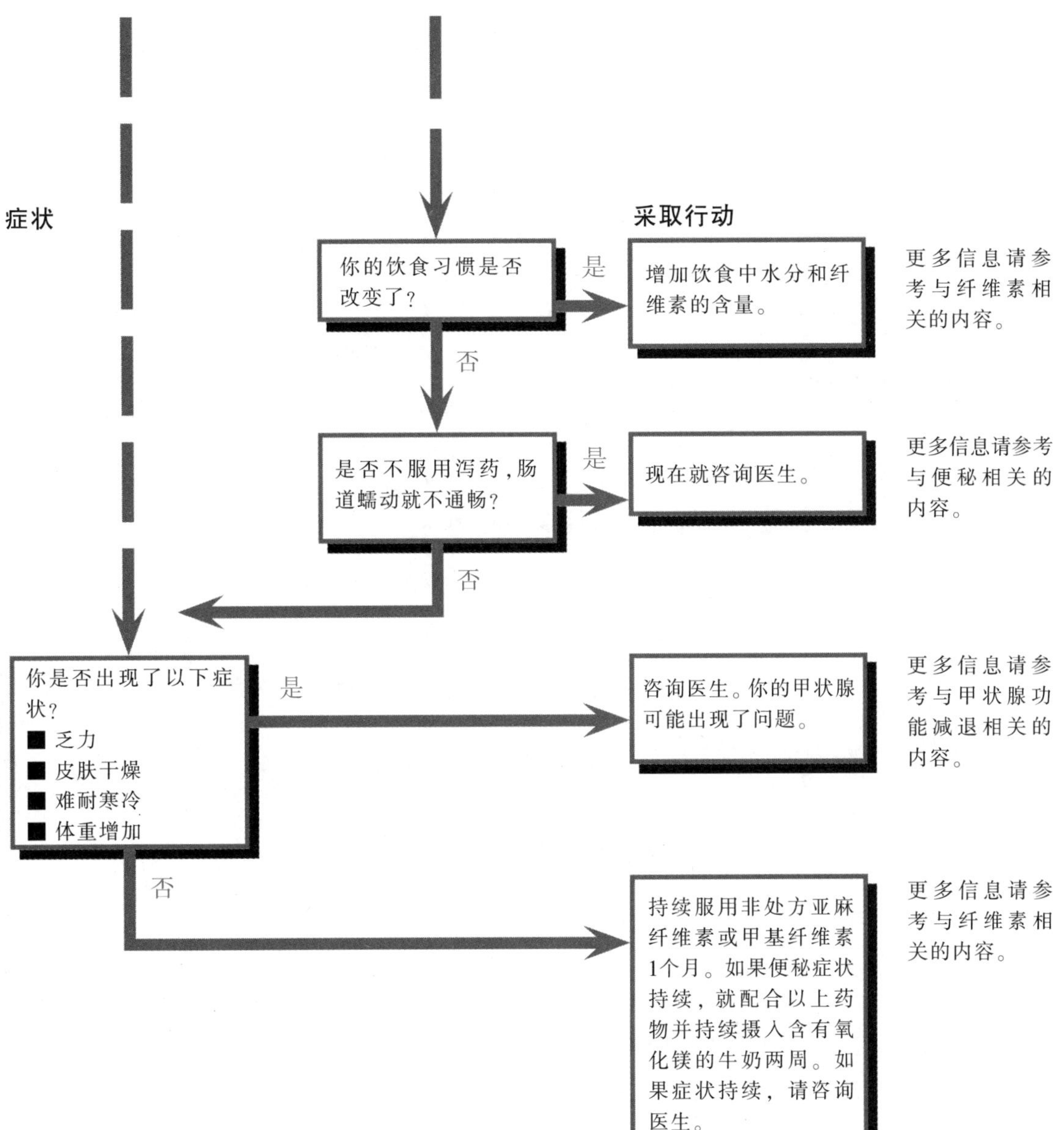

更多信息请参考与纤维素相关的内容。

更多信息请参考与便秘相关的内容。

更多信息请参考与甲状腺功能减退相关的内容。

更多信息请参考与纤维素相关的内容。

嗳气、腹部鸣响或嗝气

嗳气、腹部鸣响或嗝气通常是由摄入的食物及饮食习惯引起的。然而,如果这些症状伴有胸部疼痛或排便习惯发生变化,那就表明需要引起医生的关注了。

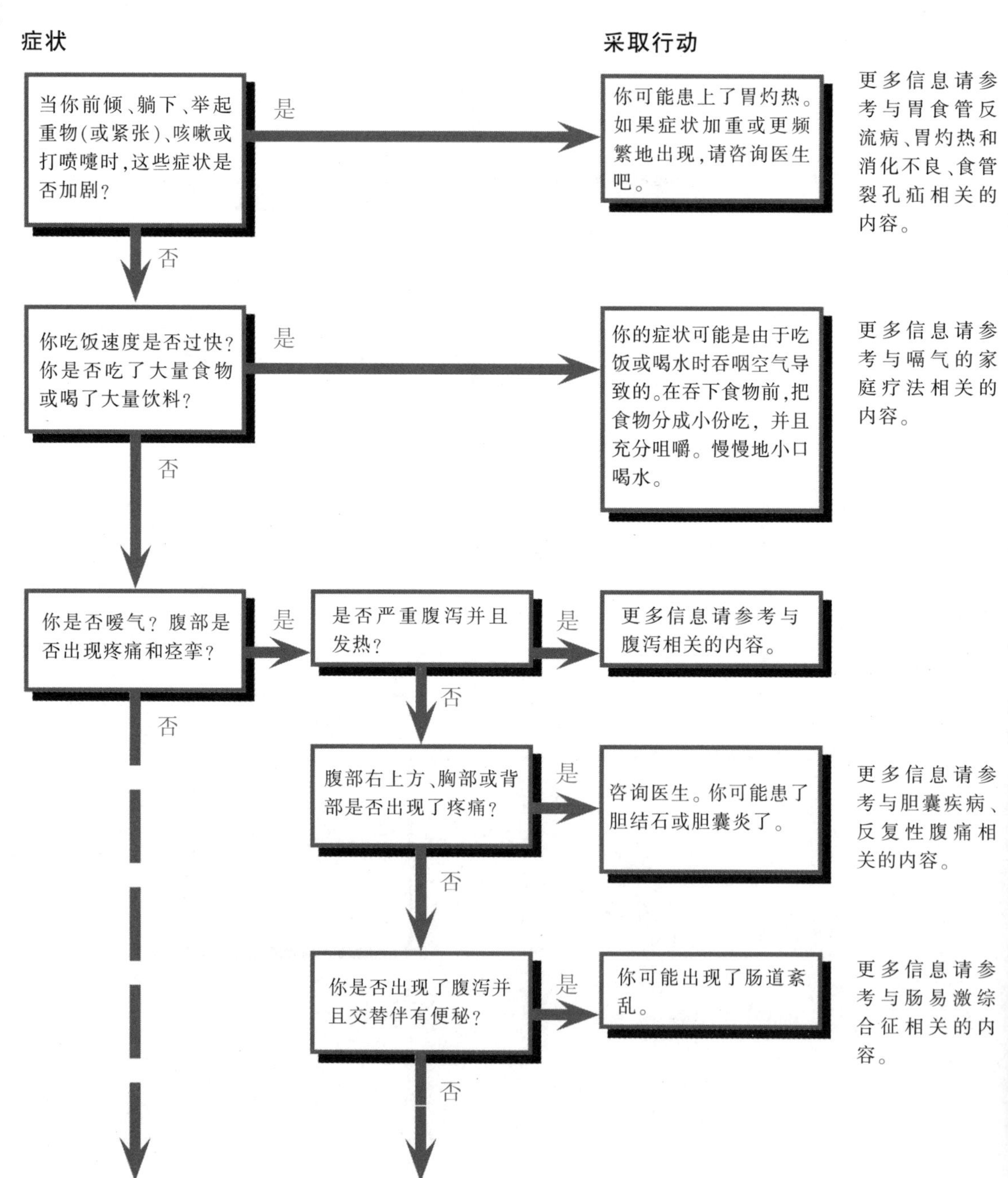

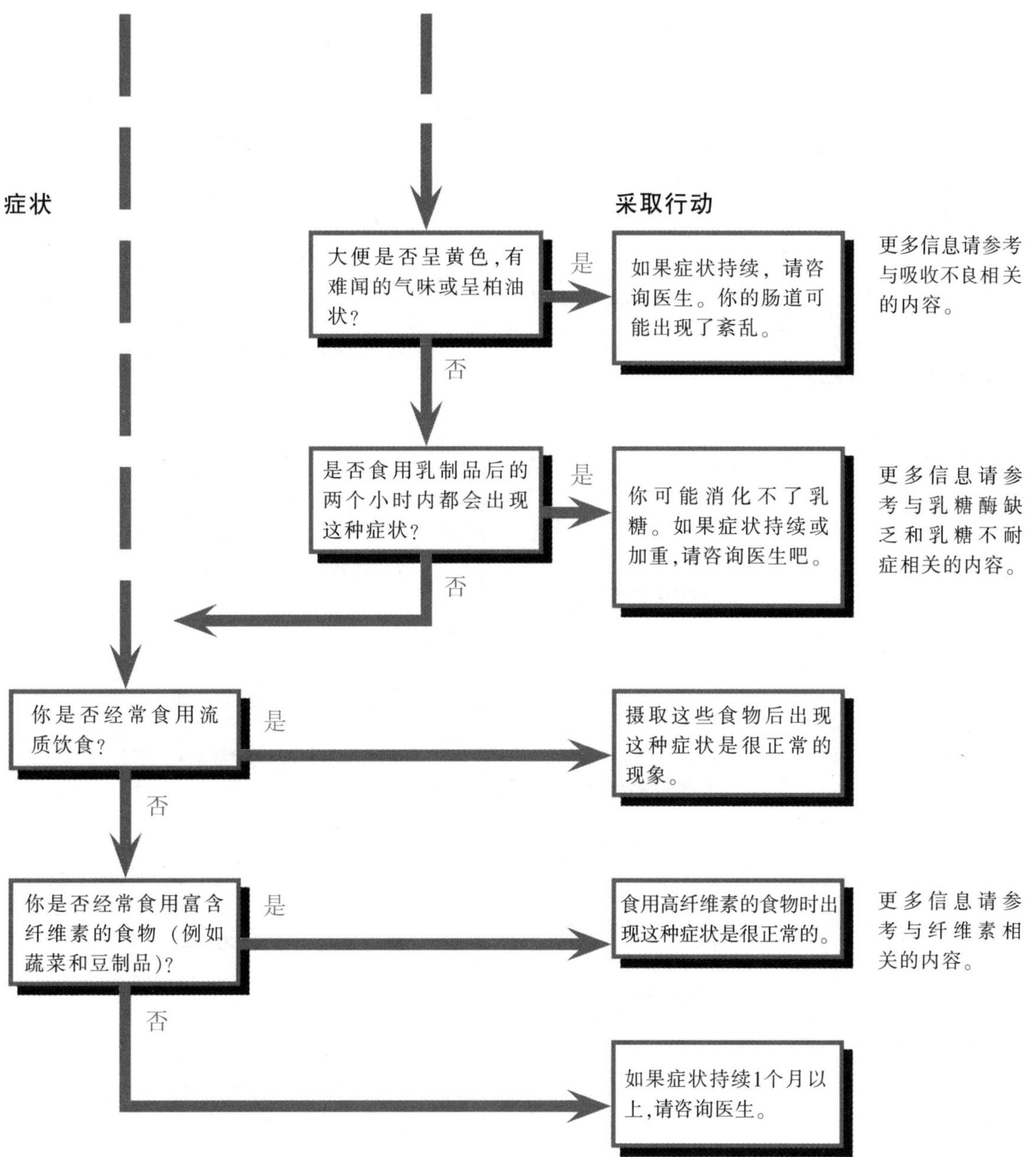

更多信息请参考与吸收不良相关的内容。

更多信息请参考与乳糖酶缺乏和乳糖不耐症相关的内容。

更多信息请参考与纤维素相关的内容。

腹　泻

稀水样大便是许多肠道疾病的症状，也可能是由摄入的食物引起的。当腹泻持续且很频繁或者伴有腹痛、发热时就需要医生关注了。

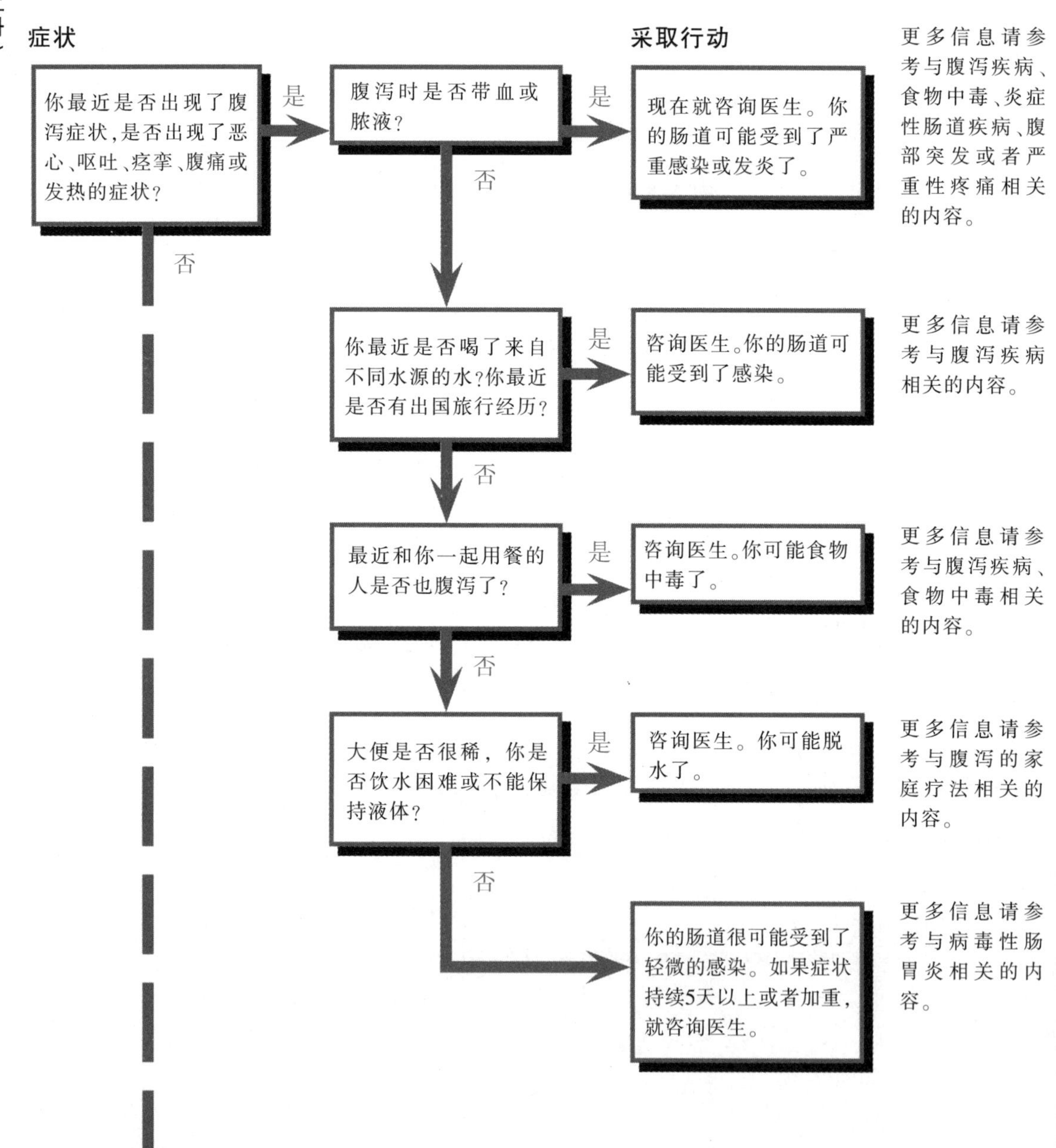

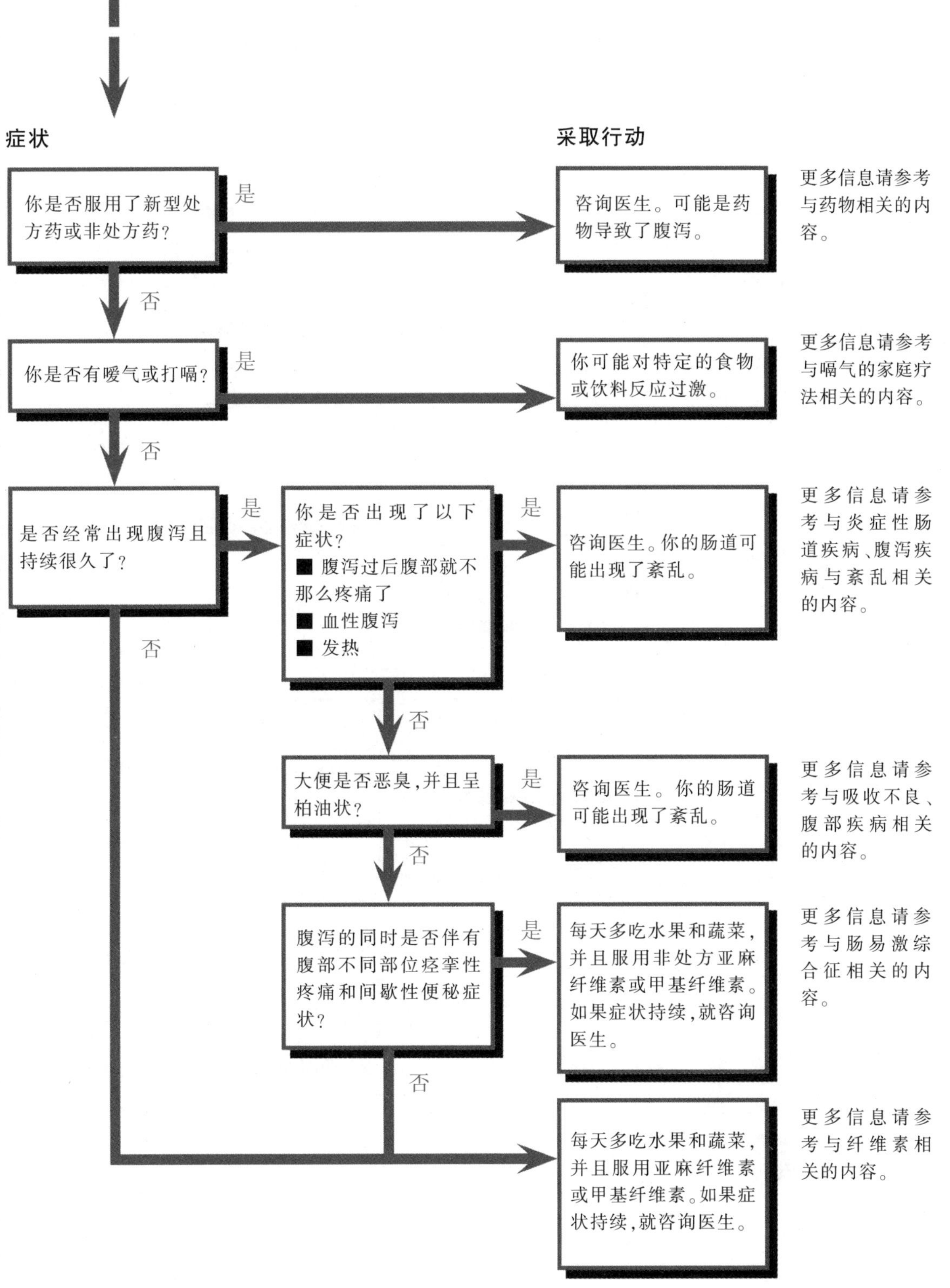

更多信息请参考与药物相关的内容。

更多信息请参考与嗝气的家庭疗法相关的内容。

更多信息请参考与炎症性肠道疾病、腹泻疾病与紊乱相关的内容。

更多信息请参考与吸收不良、腹部疾病相关的内容。

更多信息请参考与肠易激综合征相关的内容。

更多信息请参考与纤维素相关的内容。

恶心或呕吐

恶心或呕吐是许多疾病的伴随症状。若恶心或呕吐是由于受伤引起的或者伴有严重腹部疼痛或头痛，这就表明你可能患了严重疾病，需要引起医生的关注。

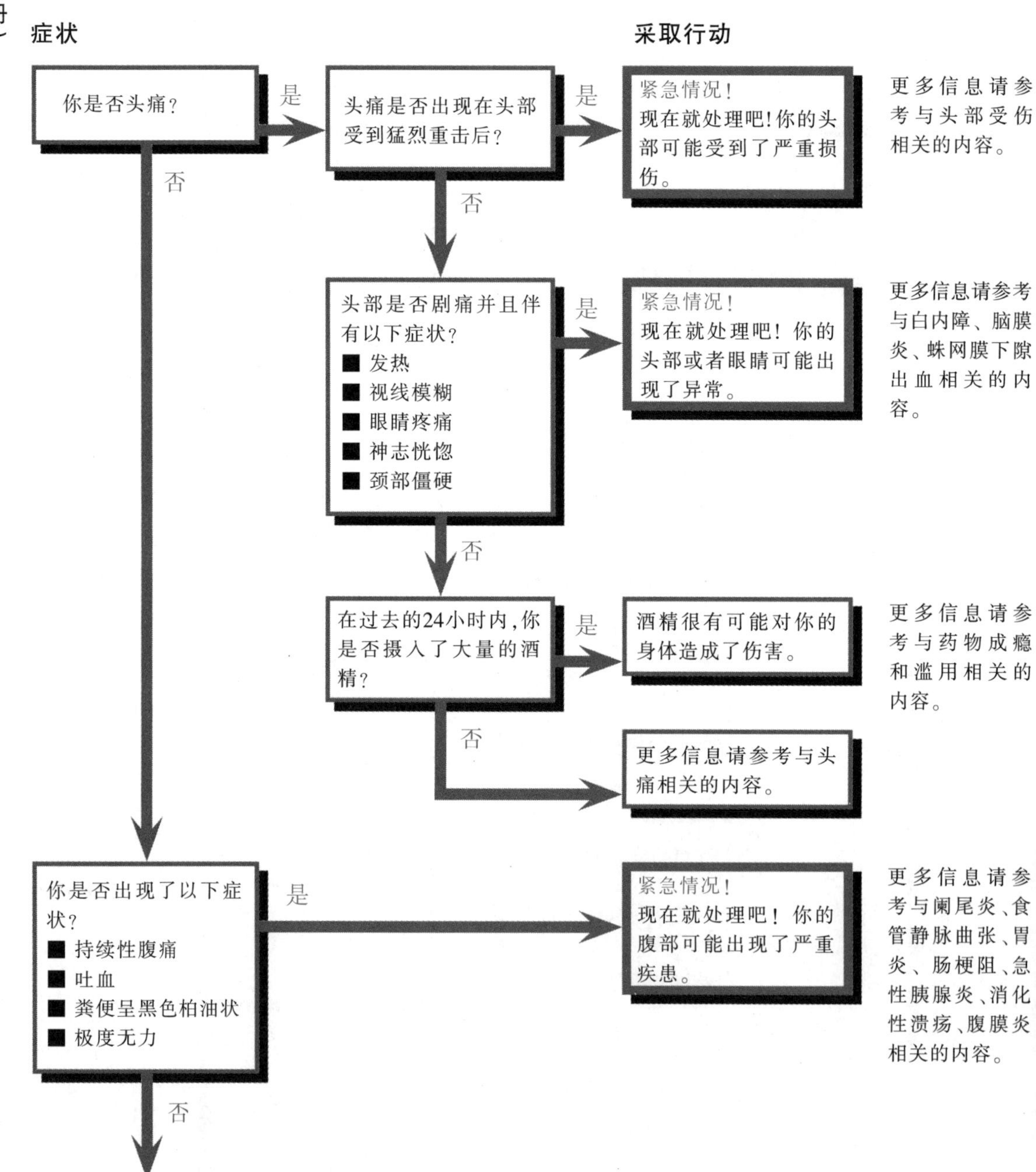

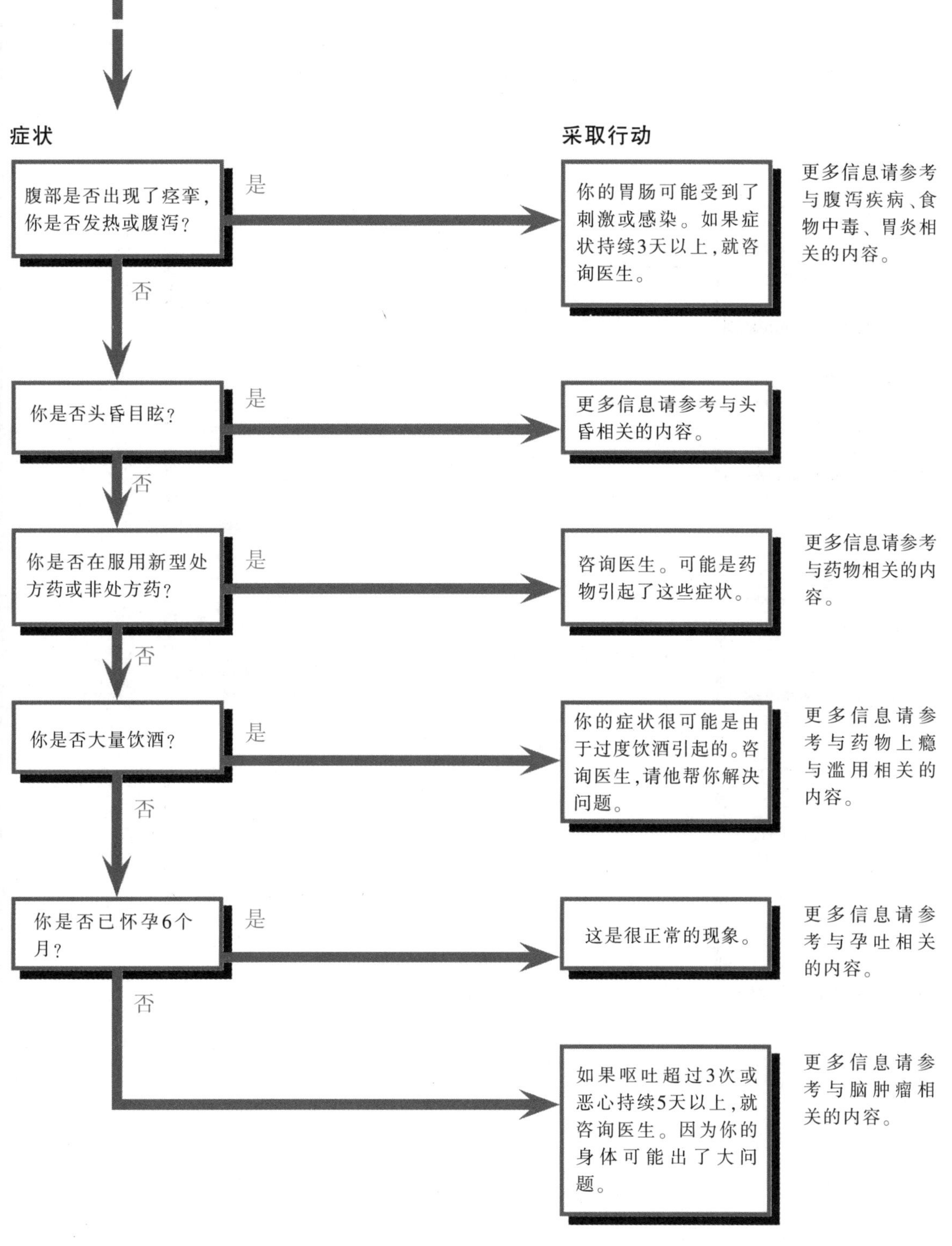

更多信息请参考与腹泻疾病、食物中毒、胃炎相关的内容。

更多信息请参考与药物相关的内容。

更多信息请参考与药物上瘾与滥用相关的内容。

更多信息请参考与孕吐相关的内容。

更多信息请参考与脑肿瘤相关的内容。

直肠出血

直肠出血包括肛门流血或粪便带血，在大便后会发现。直肠出血若伴有大便习惯发生变化，则需要医生关注。

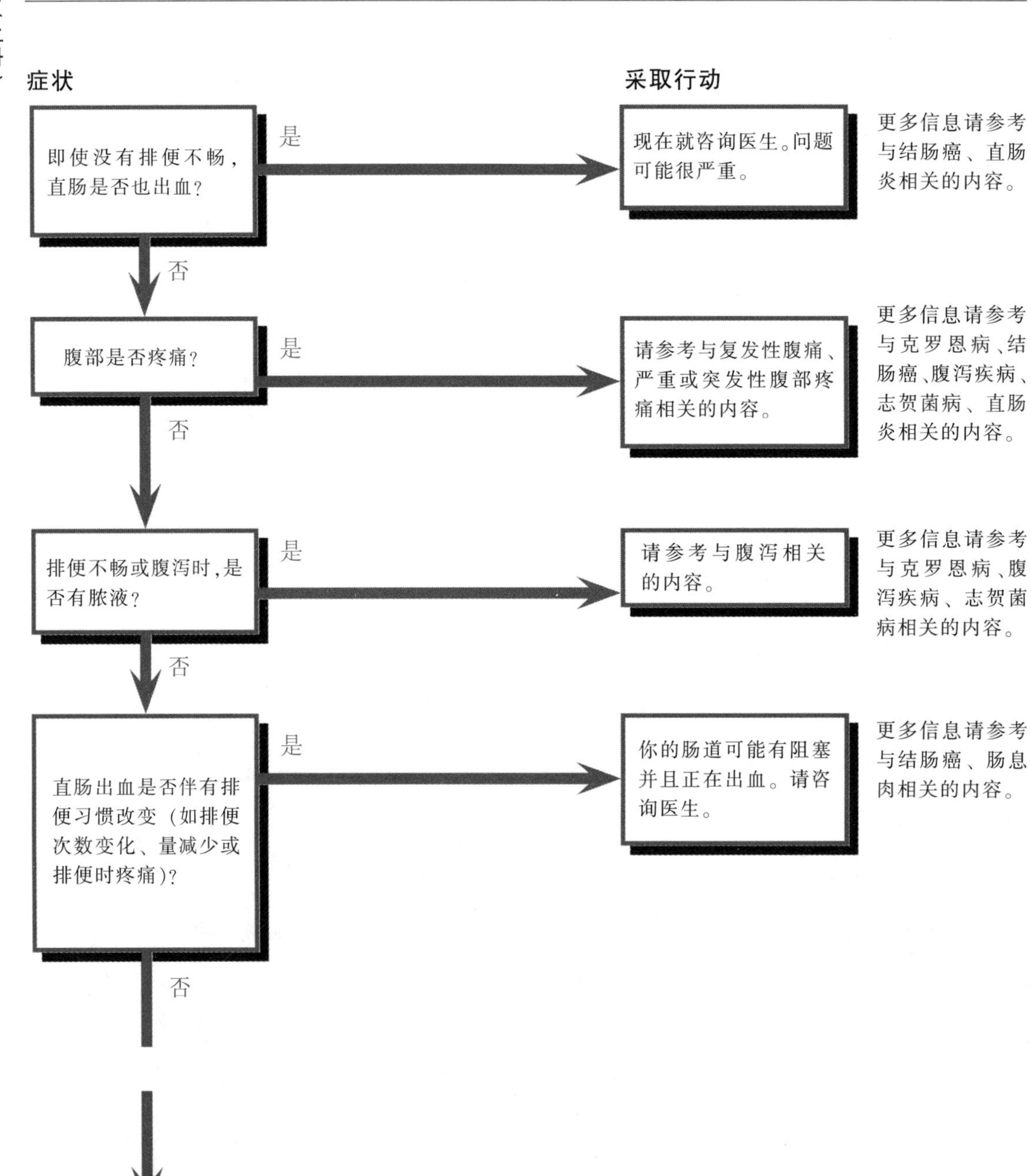

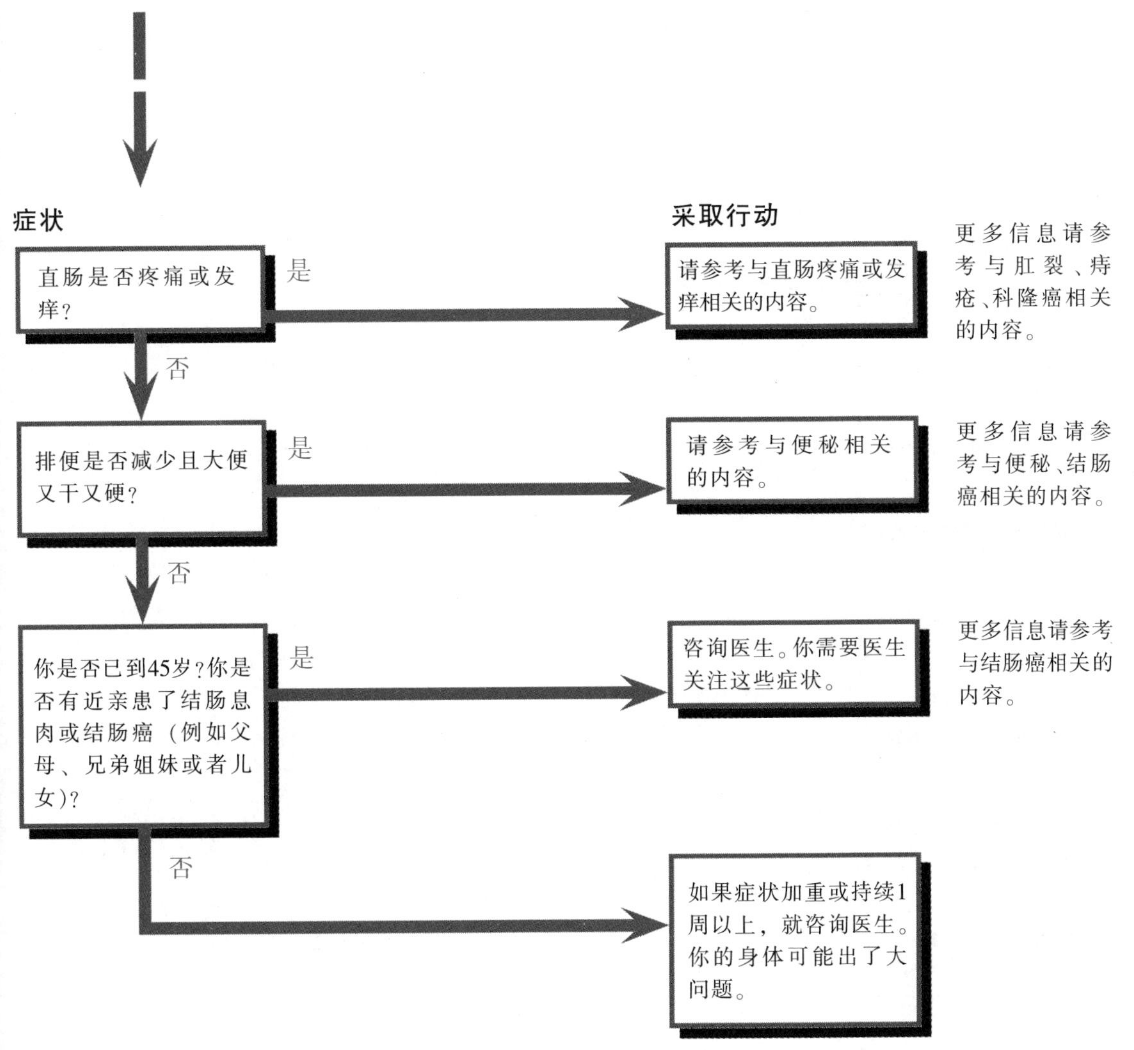

更多信息请参考与肛裂、痔疮、科隆癌相关的内容。

更多信息请参考与便秘、结肠癌相关的内容。

更多信息请参考与结肠癌相关的内容。

直肠疼痛或发痒

排便困难时，偶尔伴有直肠疼痛或发痒就不严重。然而，长期直肠疼痛，特别是伴有出血或大便习惯变化，就需要医生关注了。

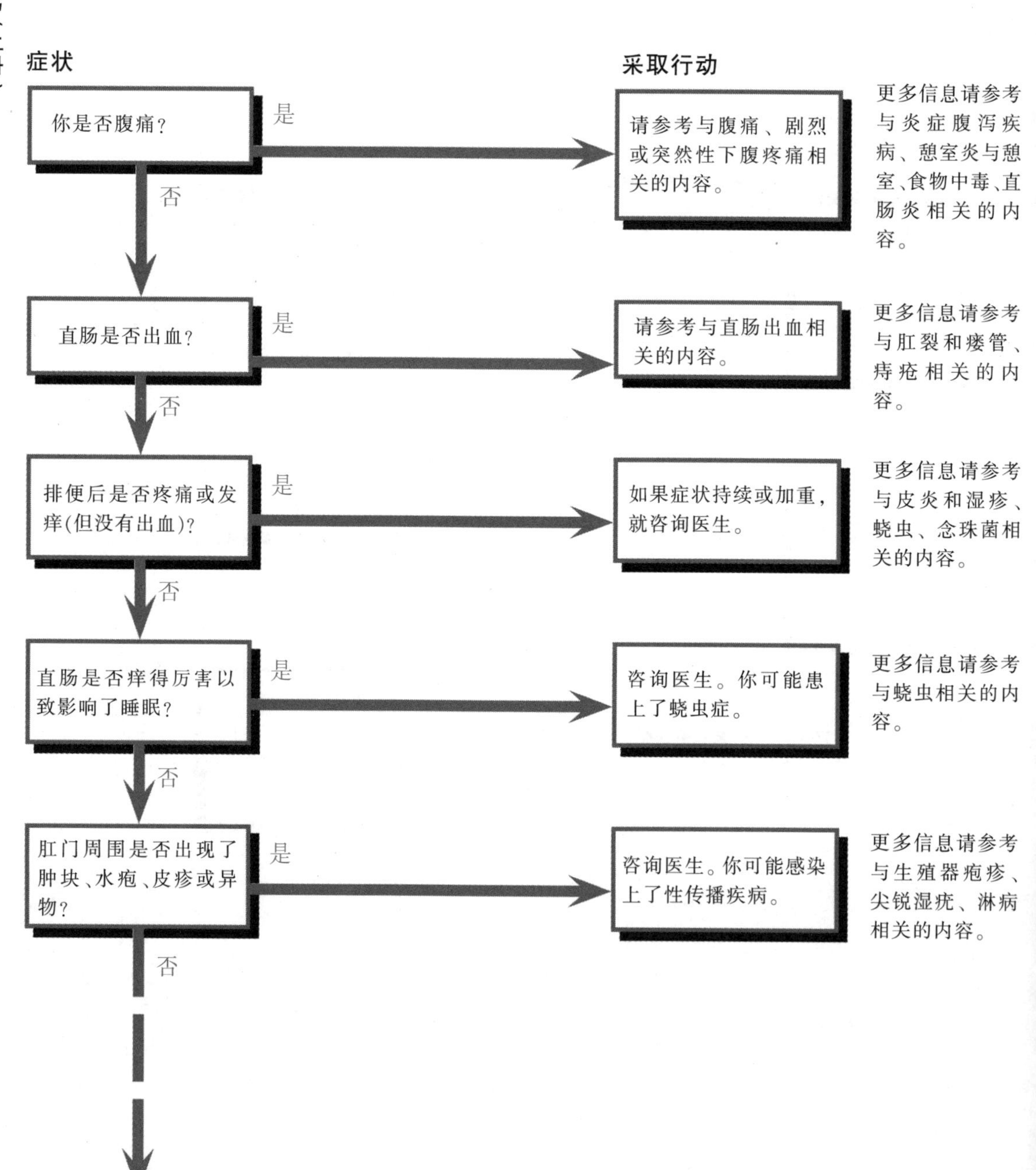

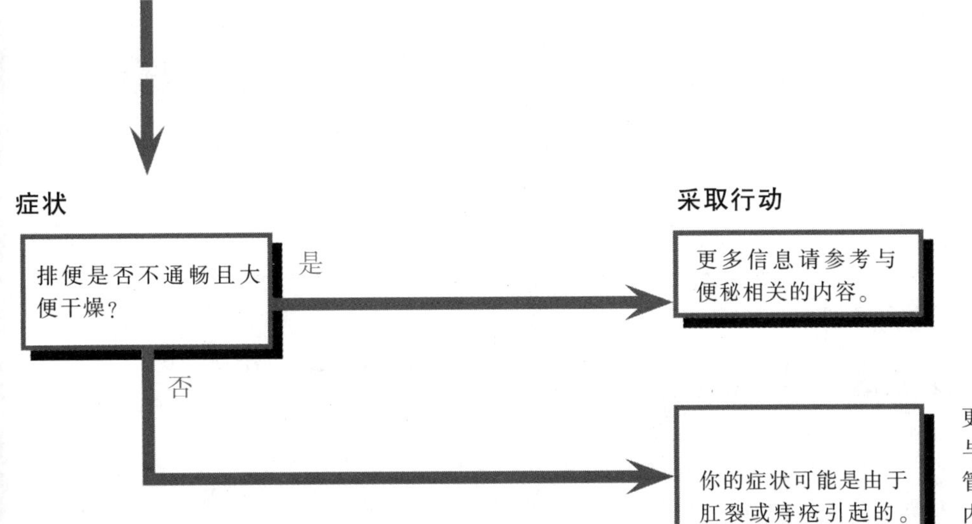

更多信息请参考与肛裂和瘘管、痔疮相关的内容。

无缘由体重增加

对于很多人来说，增肥很简单——摄入的能量比运动所消耗的能量多即可。

然而，当体重增加并且伴有身体肿胀或呼吸困难时就表明医生应该关注这些症状了。

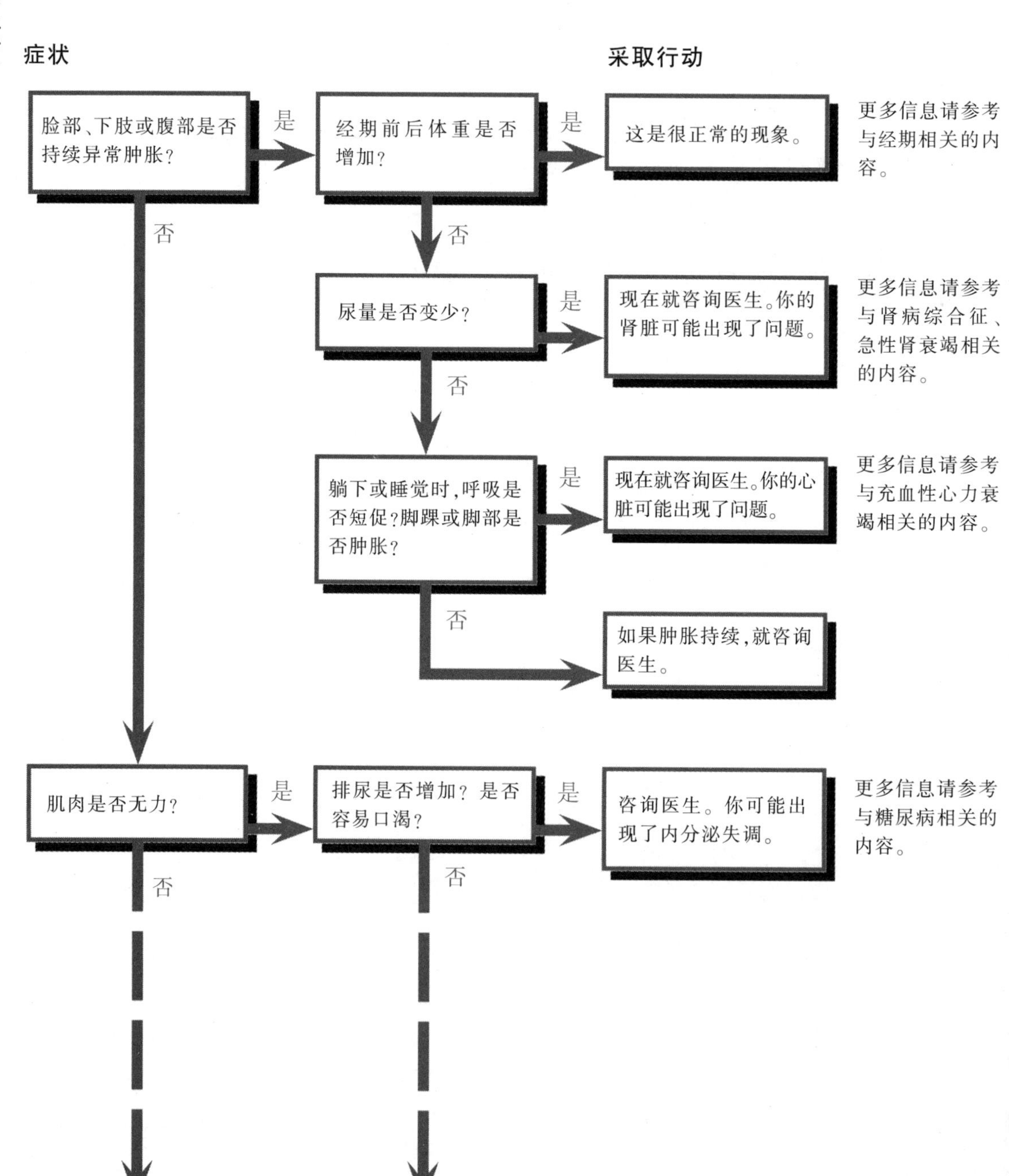

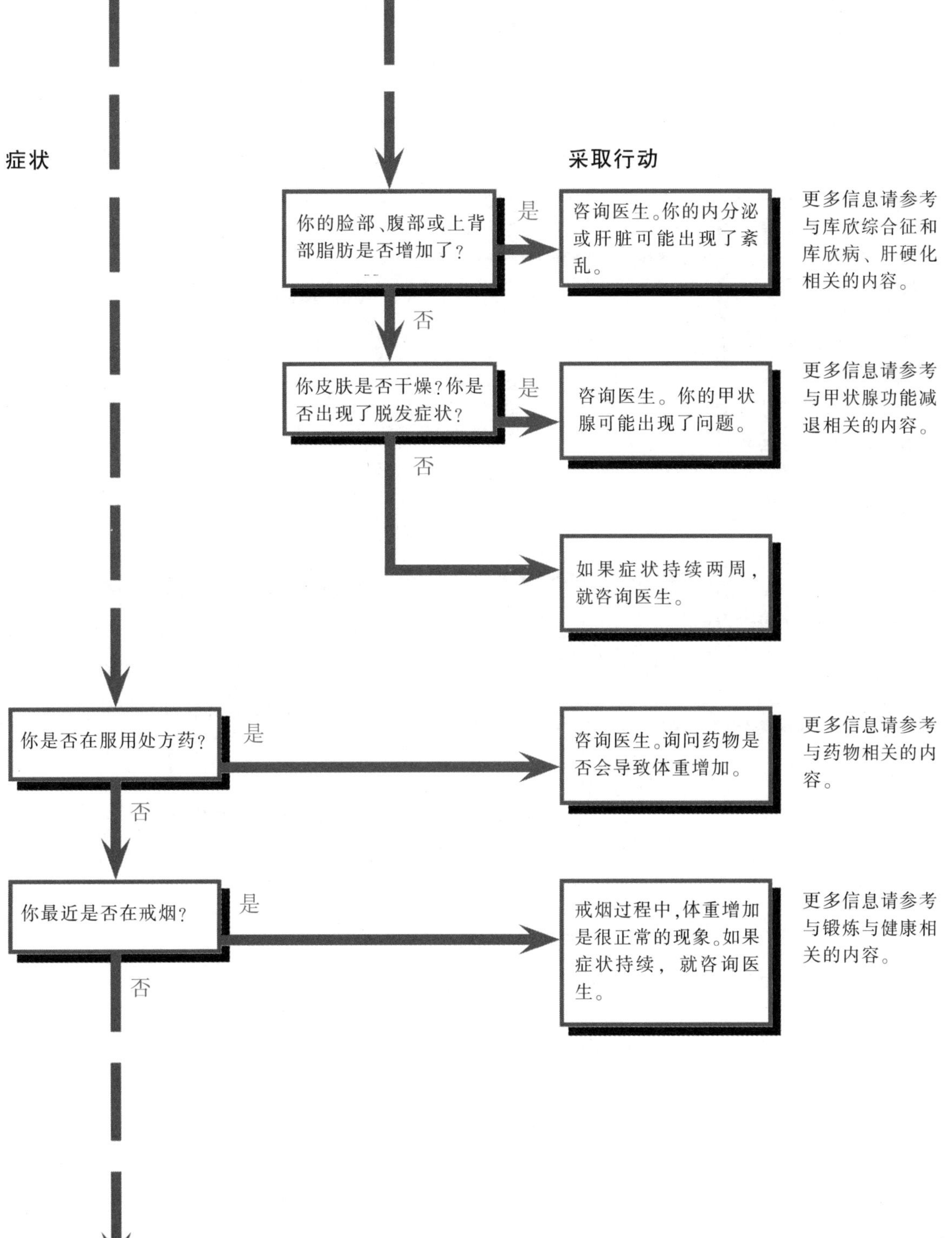

更多信息请参考与库欣综合征和库欣病、肝硬化相关的内容。

更多信息请参考与甲状腺功能减退相关的内容。

更多信息请参考与药物相关的内容。

更多信息请参考与锻炼与健康相关的内容。

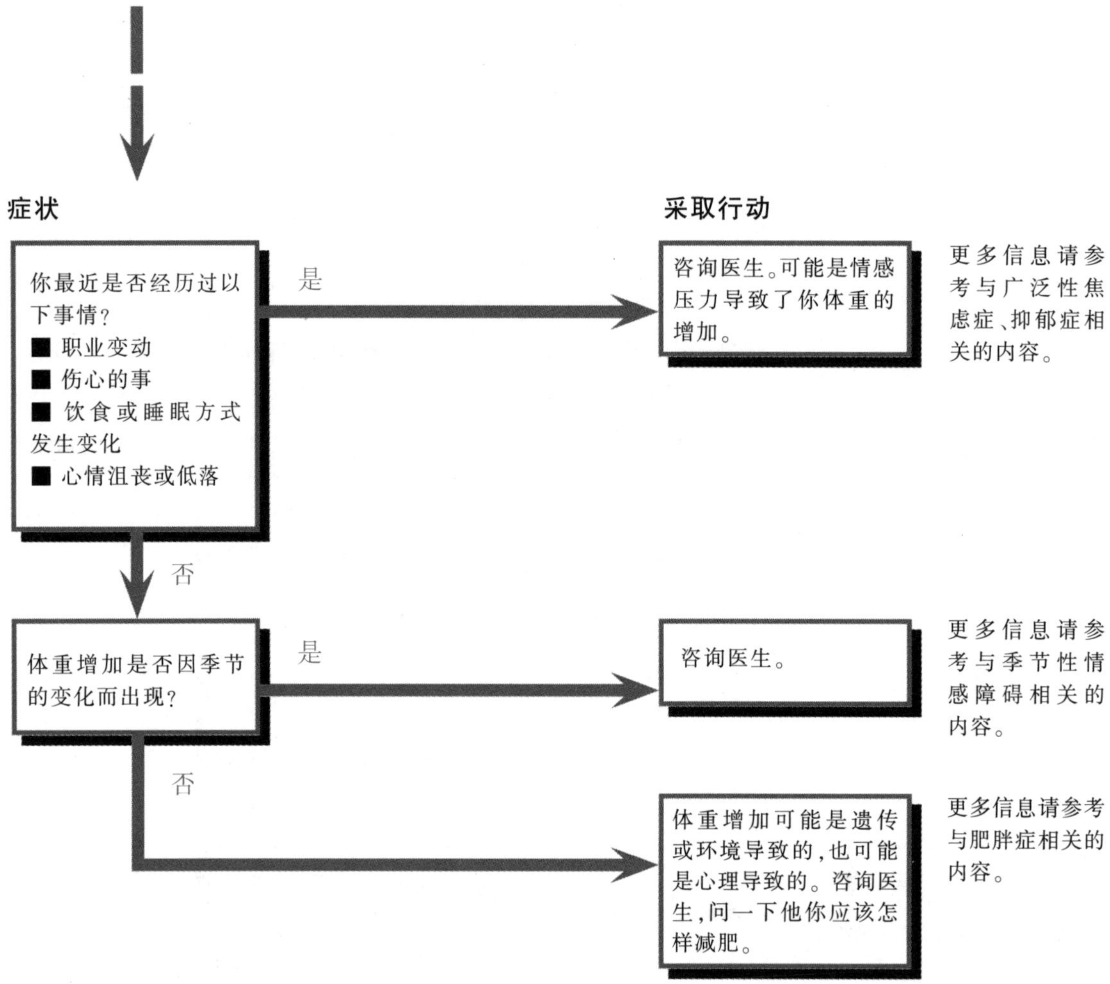

症状

你最近是否经历过以下事情?
■ 职业变动
■ 伤心的事
■ 饮食或睡眠方式发生变化
■ 心情沮丧或低落

是 → 采取行动

咨询医生。可能是情感压力导致了你体重的增加。

更多信息请参考与广泛性焦虑症、抑郁症相关的内容。

否 ↓

体重增加是否因季节的变化而出现?

是 → 咨询医生。

更多信息请参考与季节性情感障碍相关的内容。

否 → 体重增加可能是遗传或环境导致的,也可能是心理导致的。咨询医生,问一下他你应该怎样减肥。

更多信息请参考与肥胖症相关的内容。

无缘由体重减轻

当运动所消耗的能量大于从食物中摄入的能量时，体重减轻就是很正常的现象。

当体重减少了 5%或超过4.5千克时，而你又没有刻意在减肥，那就要咨询医生了。如果你无缘由地出现了体重减轻症状，并且伴有持续疼痛、呼吸困难或出血症状，这就表明应该引起医生的关注了。

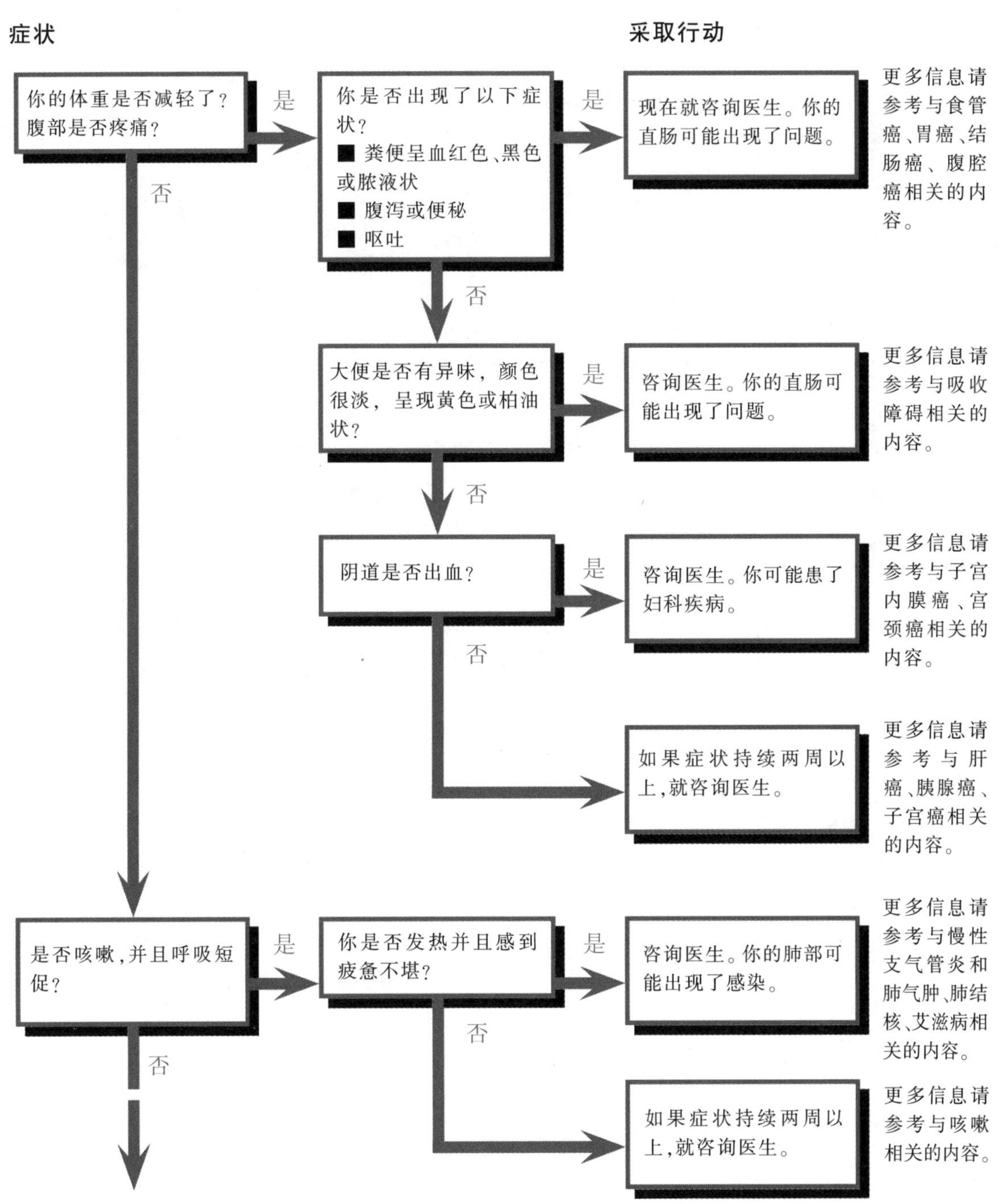

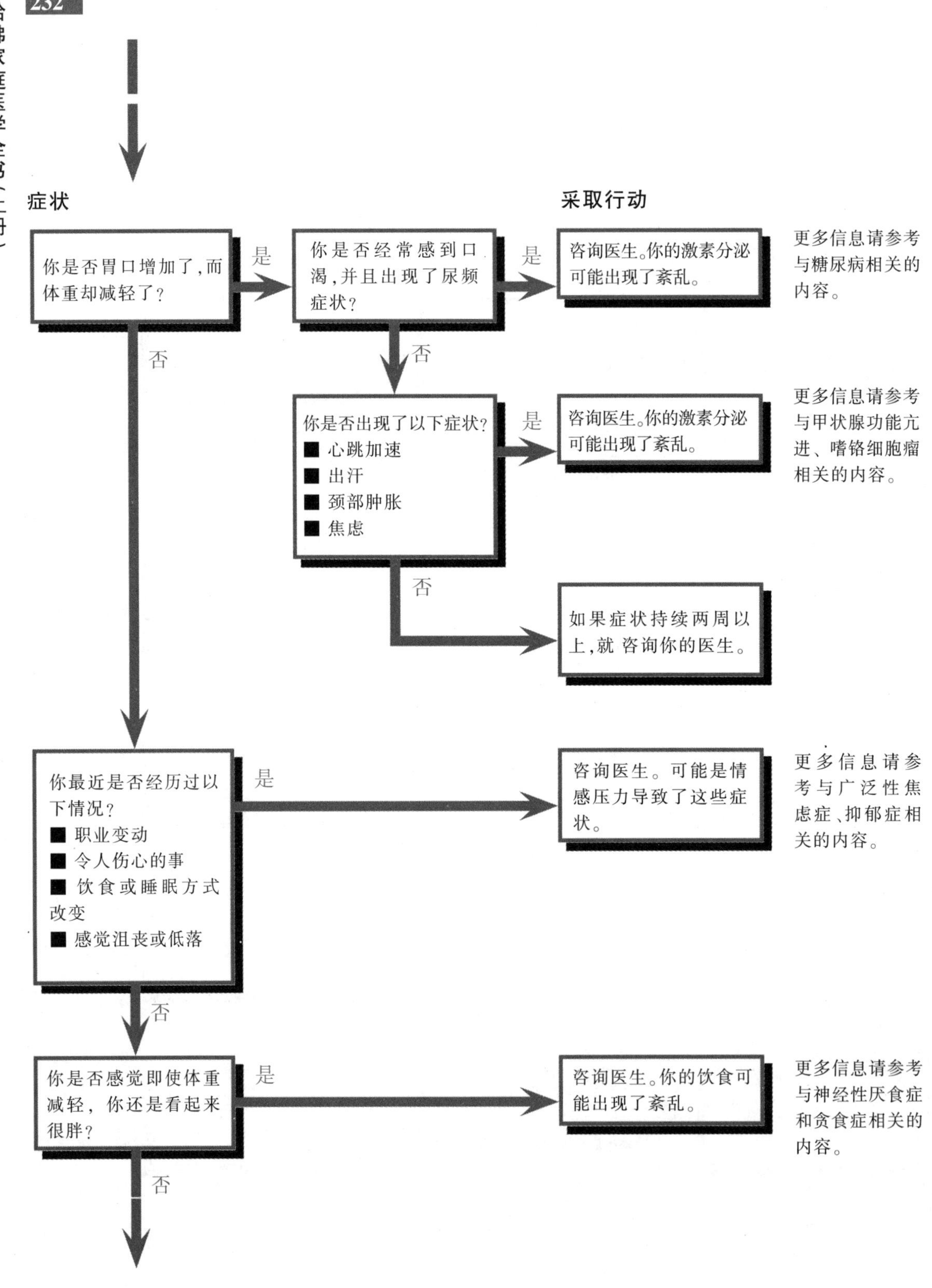
症状
采取行动
你是否胃口增加了，而体重却减轻了？
是
你是否经常感到口渴，并且出现了尿频症状？
是
咨询医生。你的激素分泌可能出现了紊乱。
更多信息请参考与糖尿病相关的内容。
否
你是否出现了以下症状？
■ 心跳加速
■ 出汗
■ 颈部肿胀
■ 焦虑
是
咨询医生。你的激素分泌可能出现了紊乱。
更多信息请参考与甲状腺功能亢进、嗜铬细胞瘤相关的内容。
否
如果症状持续两周以上，就咨询你的医生。
否
你最近是否经历过以下情况？
■ 职业变动
■ 令人伤心的事
■ 饮食或睡眠方式改变
■ 感觉沮丧或低落
是
咨询医生。可能是情感压力导致了这些症状。
更多信息请参考与广泛性焦虑症、抑郁症相关的内容。
否
你是否感觉即使体重减轻，你还是看起来很胖？
是
咨询医生。你的饮食可能出现了紊乱。
更多信息请参考与神经性厌食症和贪食症相关的内容。
否

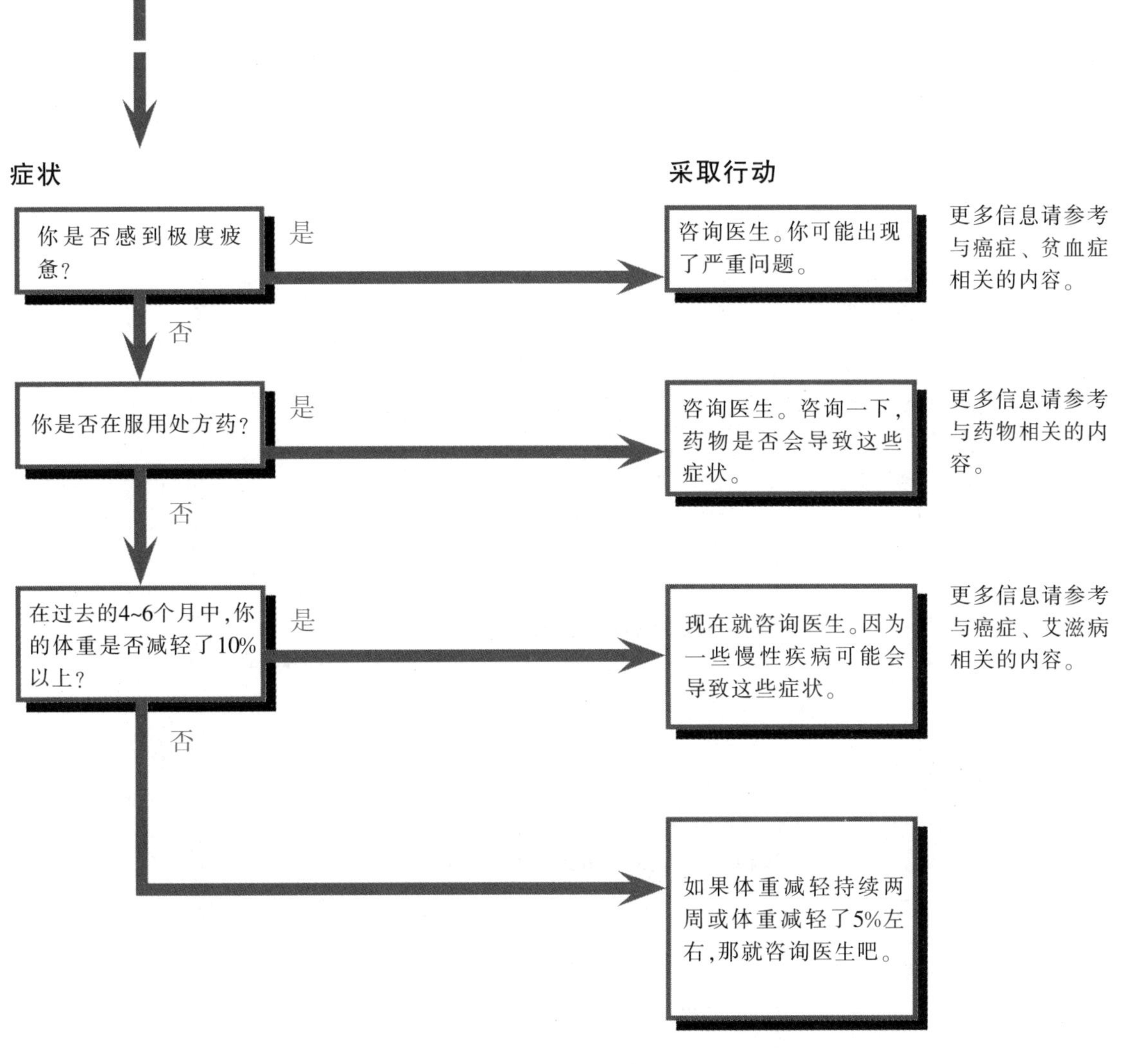

更多信息请参考与癌症、贫血症相关的内容。

更多信息请参考与药物相关的内容。

更多信息请参考与癌症、艾滋病相关的内容。

痛　经

大多女性在月经期都会出现疼痛，特别是下腹疼痛。除了下腹部会出现疼痛，臀部、下背部或大腿也可能出现疼痛。痛经很常见，所以人们一般不太重视。

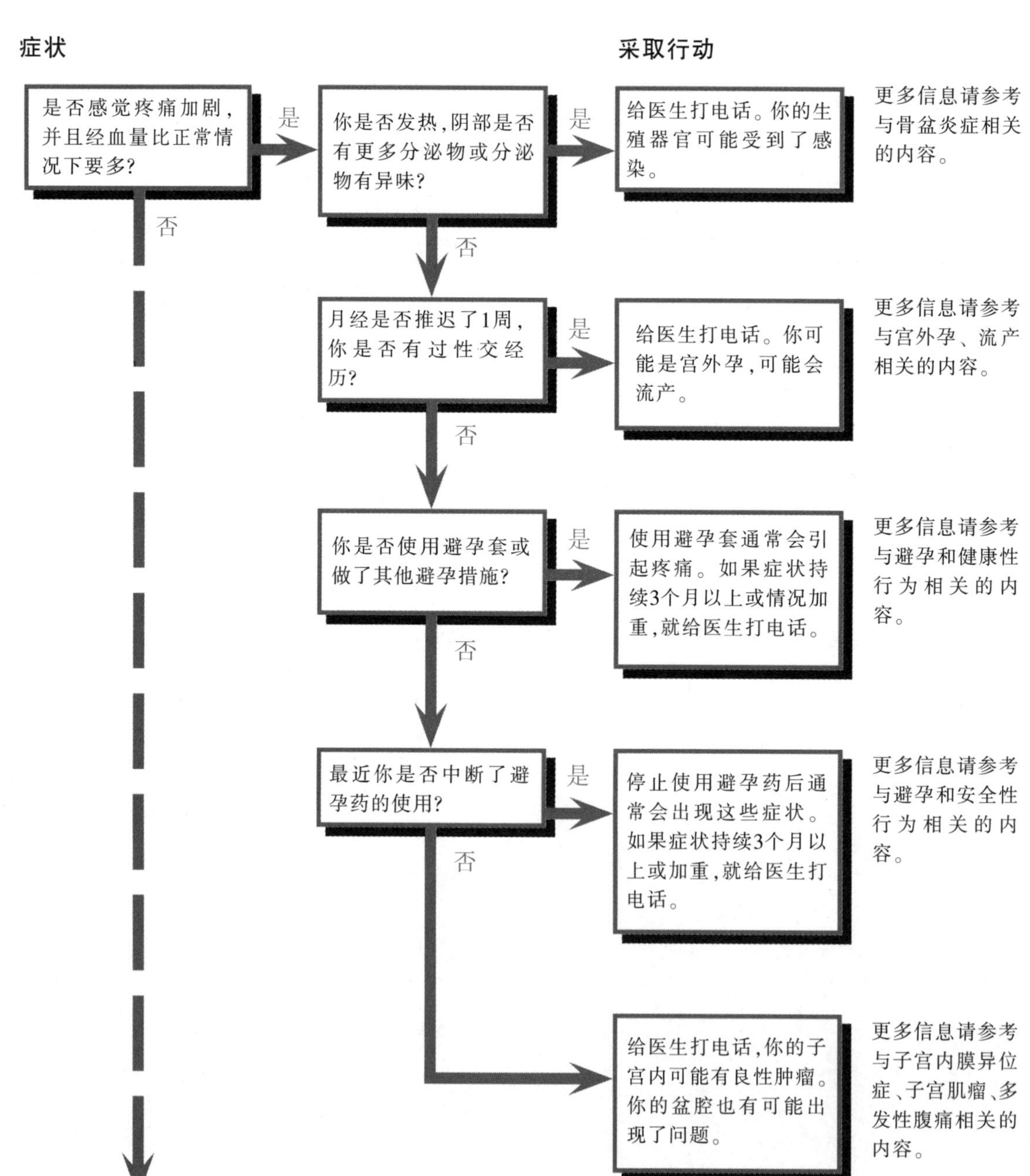

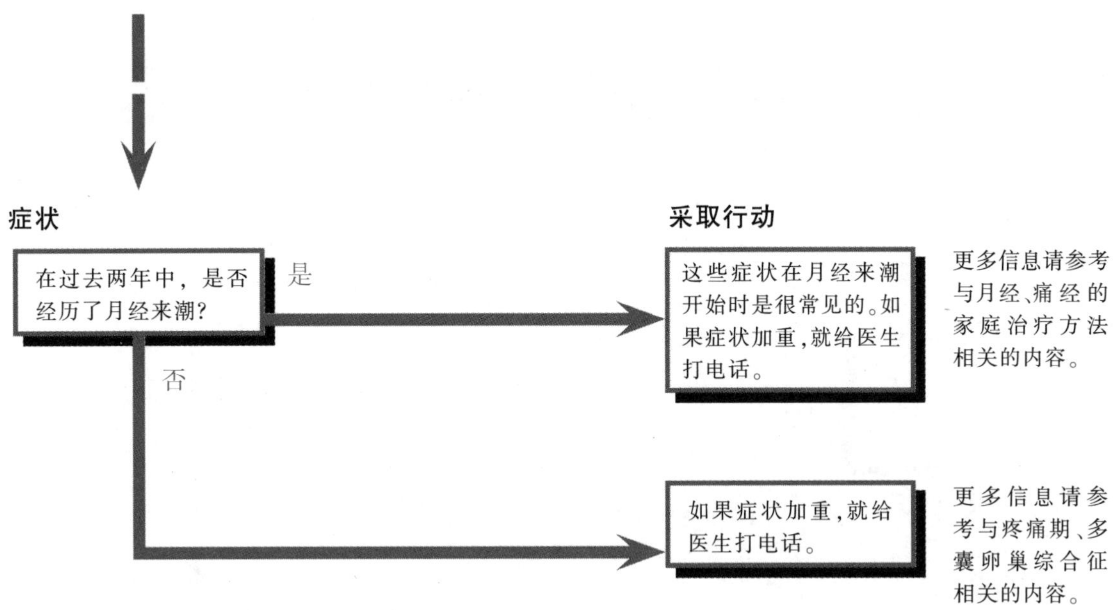

更多信息请参考与月经、痛经的家庭治疗方法相关的内容。

更多信息请参考与疼痛期、多囊卵巢综合征相关的内容。

经量过多

经量过多是指经期血量过多或经期时间过长。一般是指连续6小时内，每1小时就要更换卫生巾或卫生棉一次以上，经期持续7天以上，或有其他征象表明经量过多或者经期过长。

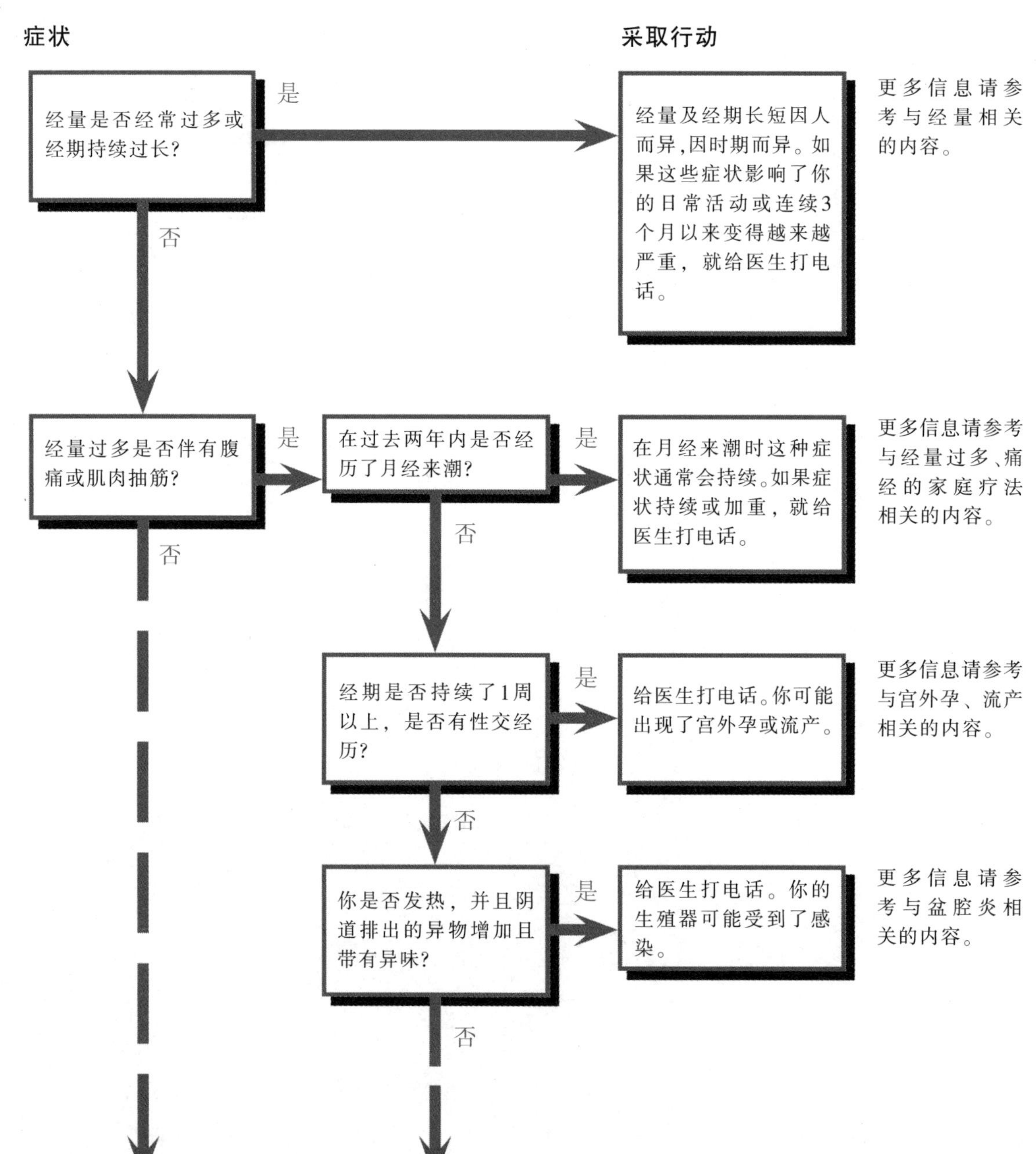

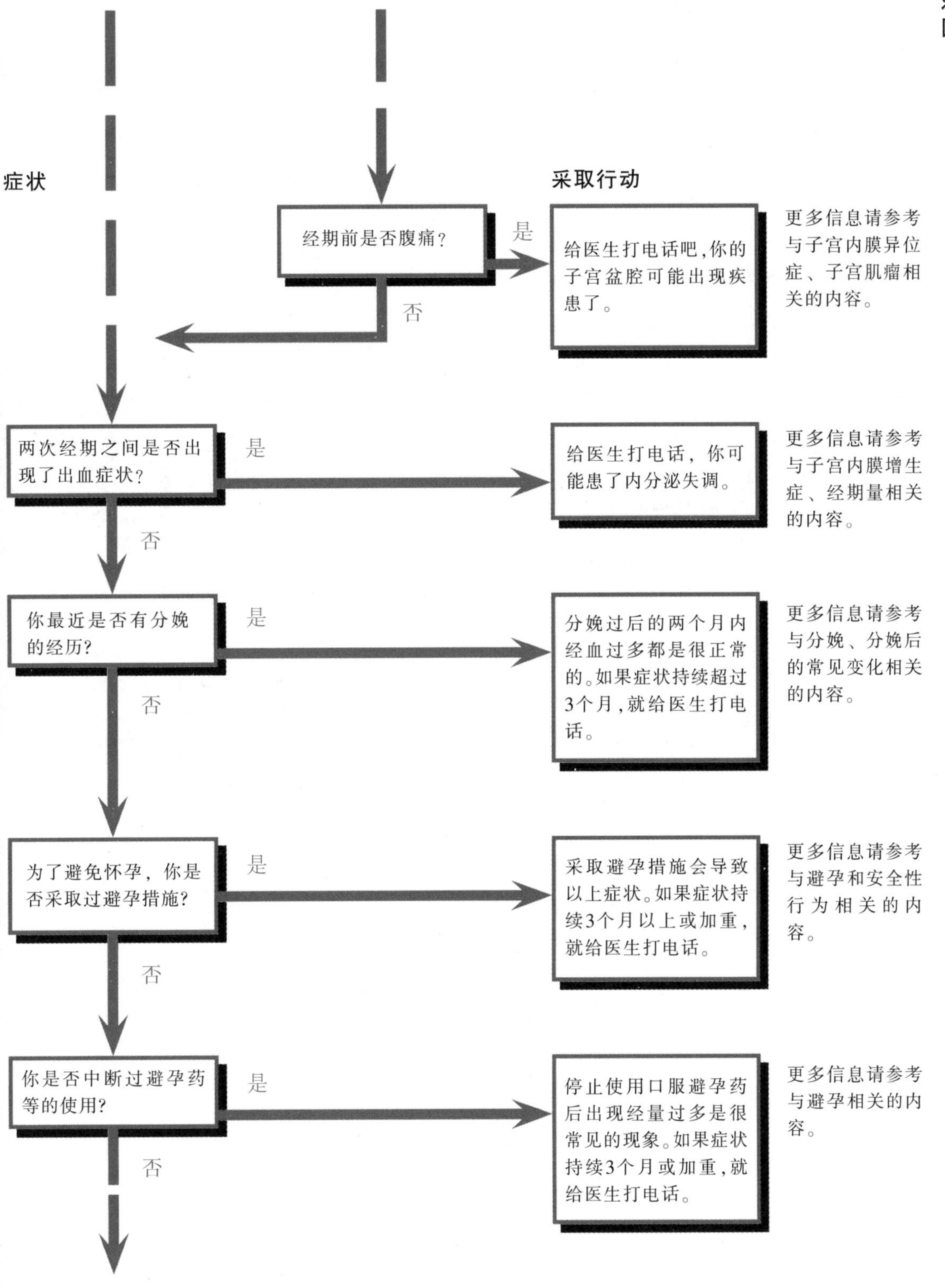

更多信息请参考与子宫内膜异位症、子宫肌瘤相关的内容。

更多信息请参考与子宫内膜增生症、经期量相关的内容。

更多信息请参考与分娩、分娩后的常见变化相关的内容。

更多信息请参考与避孕和安全性行为相关的内容。

更多信息请参考与避孕相关的内容。

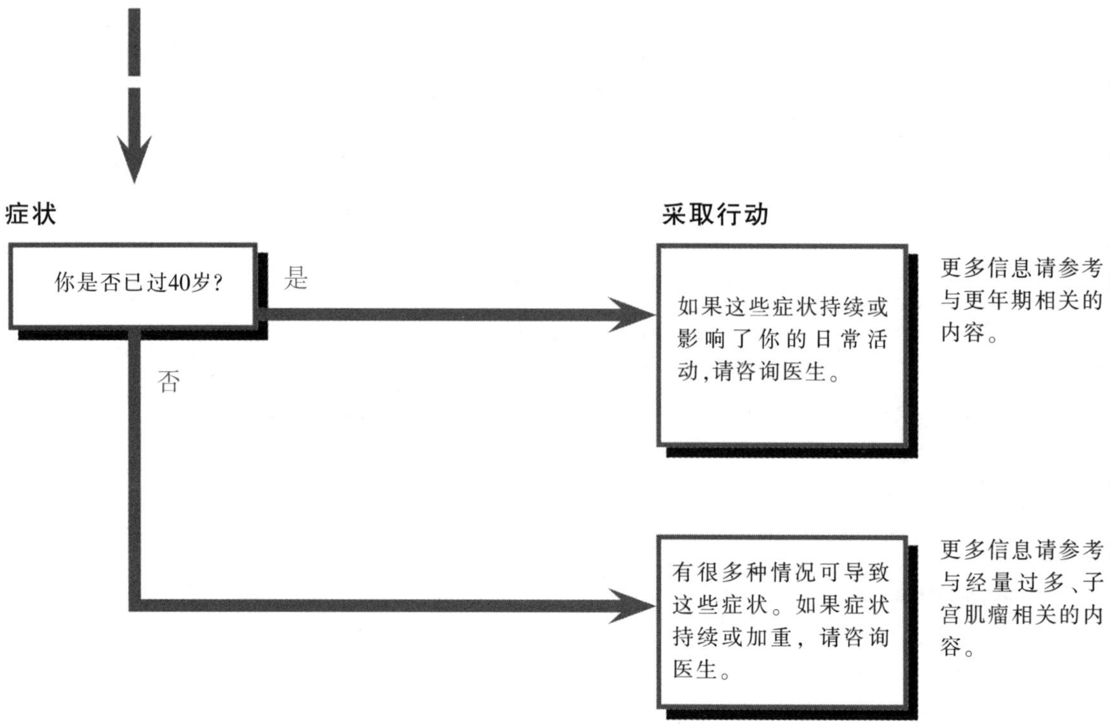

症状

你是否已过40岁?

是

否

采取行动

如果这些症状持续或影响了你的日常活动,请咨询医生。

更多信息请参考与更年期相关的内容。

有很多种情况可导致这些症状。如果症状持续或加重,请咨询医生。

更多信息请参考与经量过多、子宫肌瘤相关的内容。

月经不调

大多数女性都可能经历经期缺失、短缩或不规律。导致这种情况的原因有很多，包括：怀孕、压力、体重减轻、生活方式改变、性激素分泌失调、感染、肿瘤、更年期的到来等。

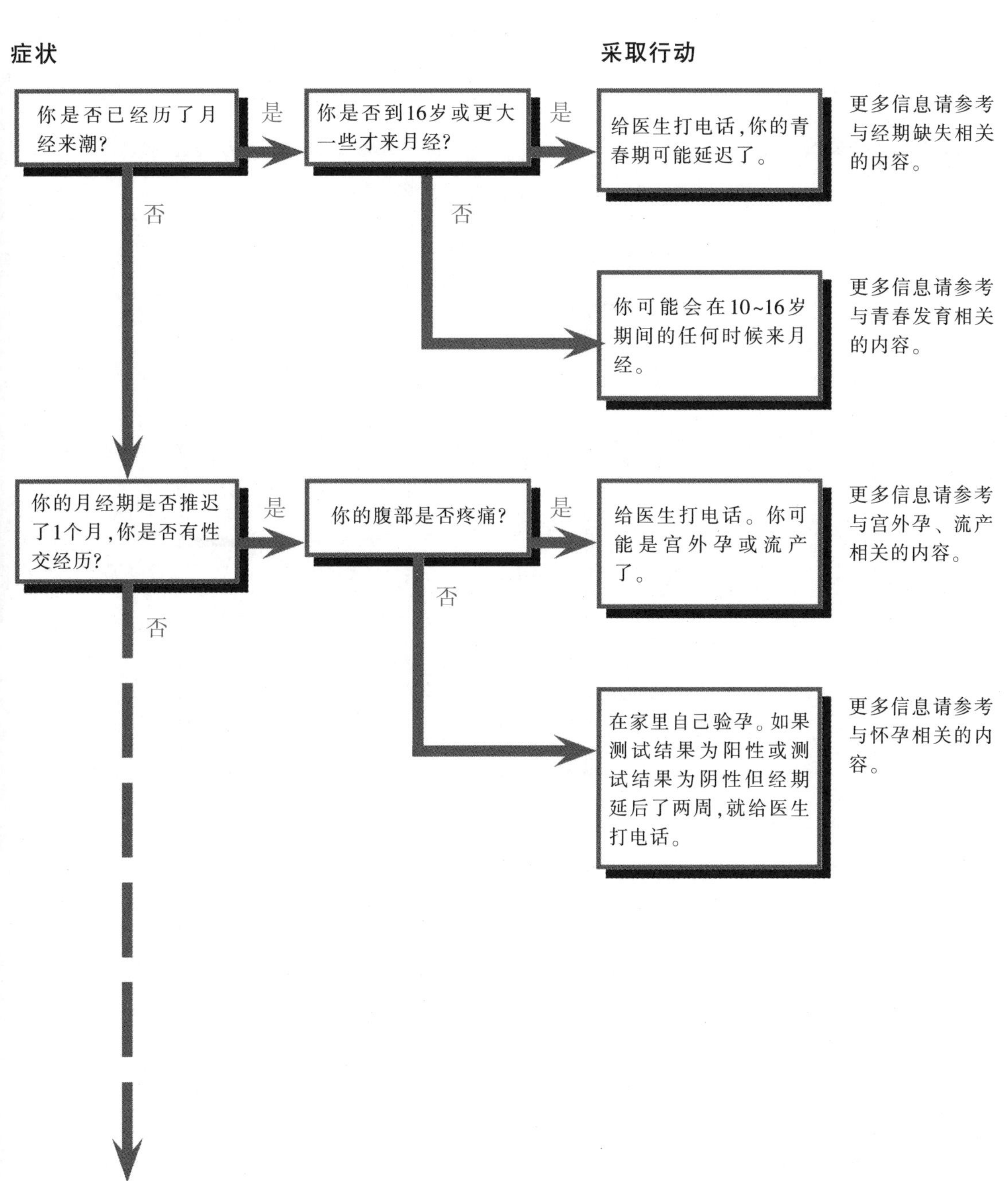

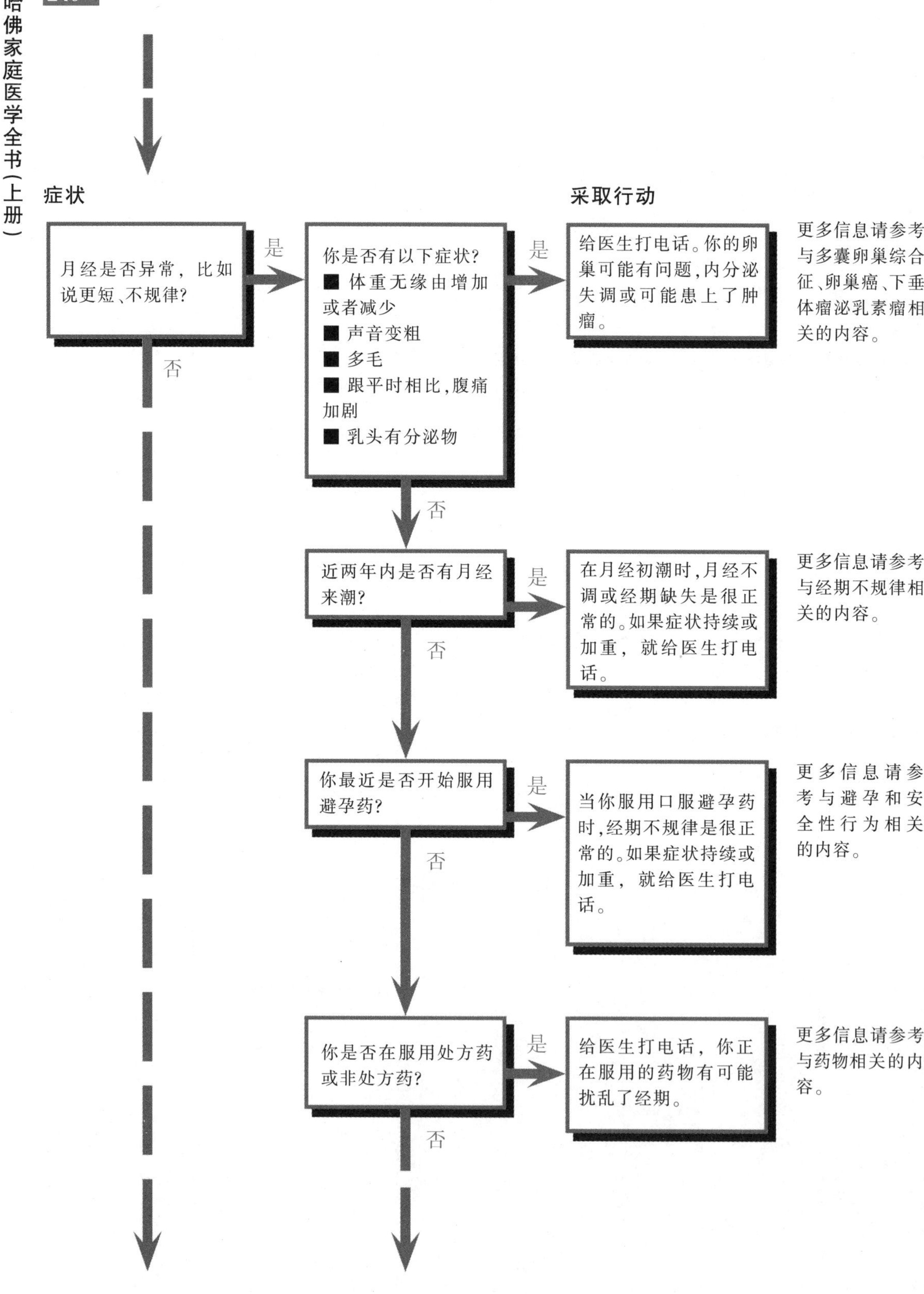
症状
采取行动
月经是否异常,比如说更短、不规律?
是
否
你是否有以下症状?
■ 体重无缘由增加或者减少
■ 声音变粗
■ 多毛
■ 跟平时相比,腹痛加剧
■ 乳头有分泌物
是
给医生打电话。你的卵巢可能有问题,内分泌失调或可能患上了肿瘤。
更多信息请参考与多囊卵巢综合征、卵巢癌、下垂体瘤泌乳素瘤相关的内容。
否
近两年内是否有月经来潮?
是
在月经初潮时,月经不调或经期缺失是很正常的。如果症状持续或加重,就给医生打电话。
更多信息请参考与经期不规律相关的内容。
否
你最近是否开始服用避孕药?
是
当你服用口服避孕药时,经期不规律是很正常的。如果症状持续或加重,就给医生打电话。
更多信息请参考与避孕和安全性行为相关的内容。
否
你是否在服用处方药或非处方药?
是
给医生打电话,你正在服用的药物有可能扰乱了经期。
更多信息请参考与药物相关的内容。
否

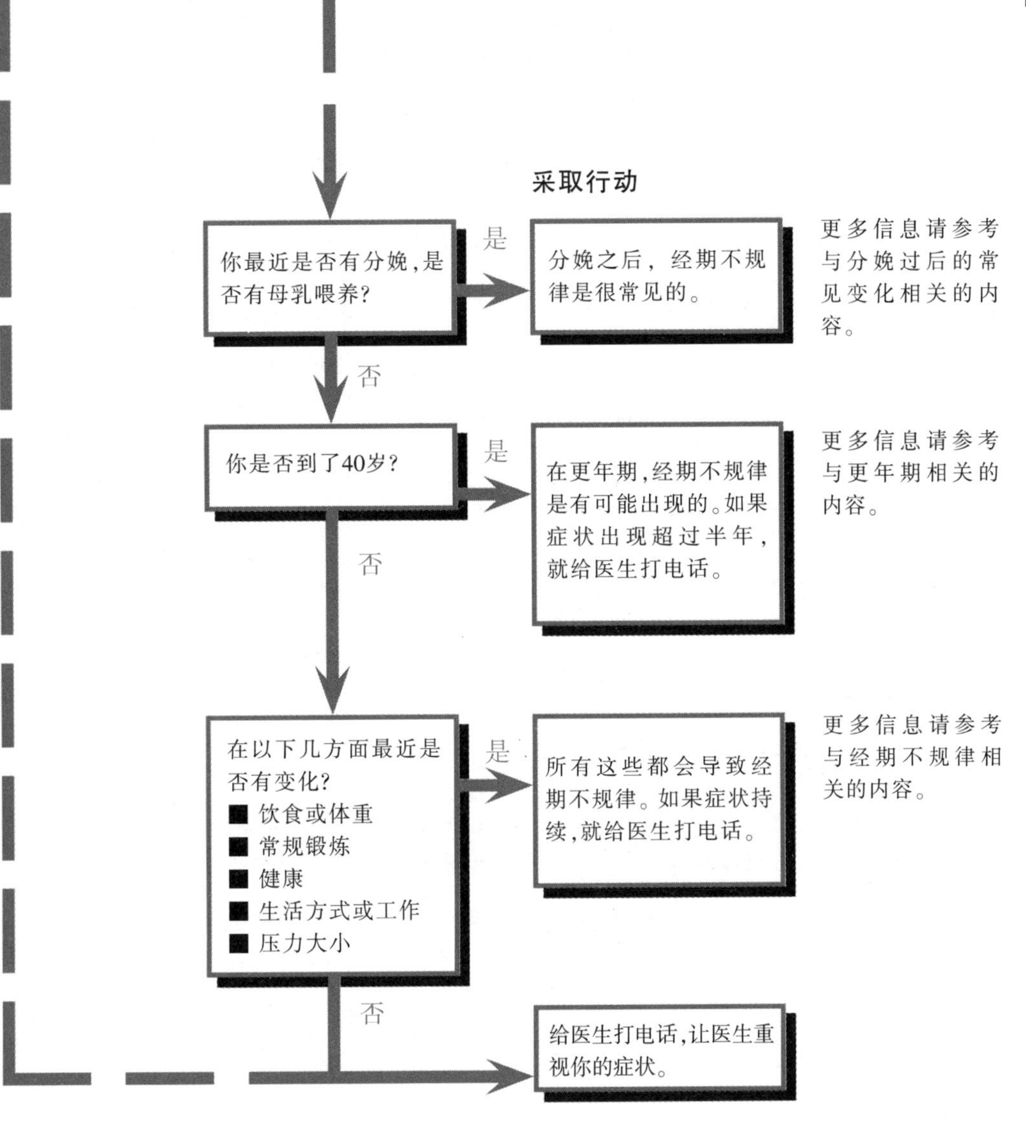

更多信息请参考与分娩过后的常见变化相关的内容。

更多信息请参考与更年期相关的内容。

更多信息请参考与经期不规律相关的内容。

经期之间出血

两个经期之间阴道出血或有血渍都是不正常的。经期或怀孕期间出血的原因可能是体内化学物质的波动，也可能是对生命造成威胁的其他情况。

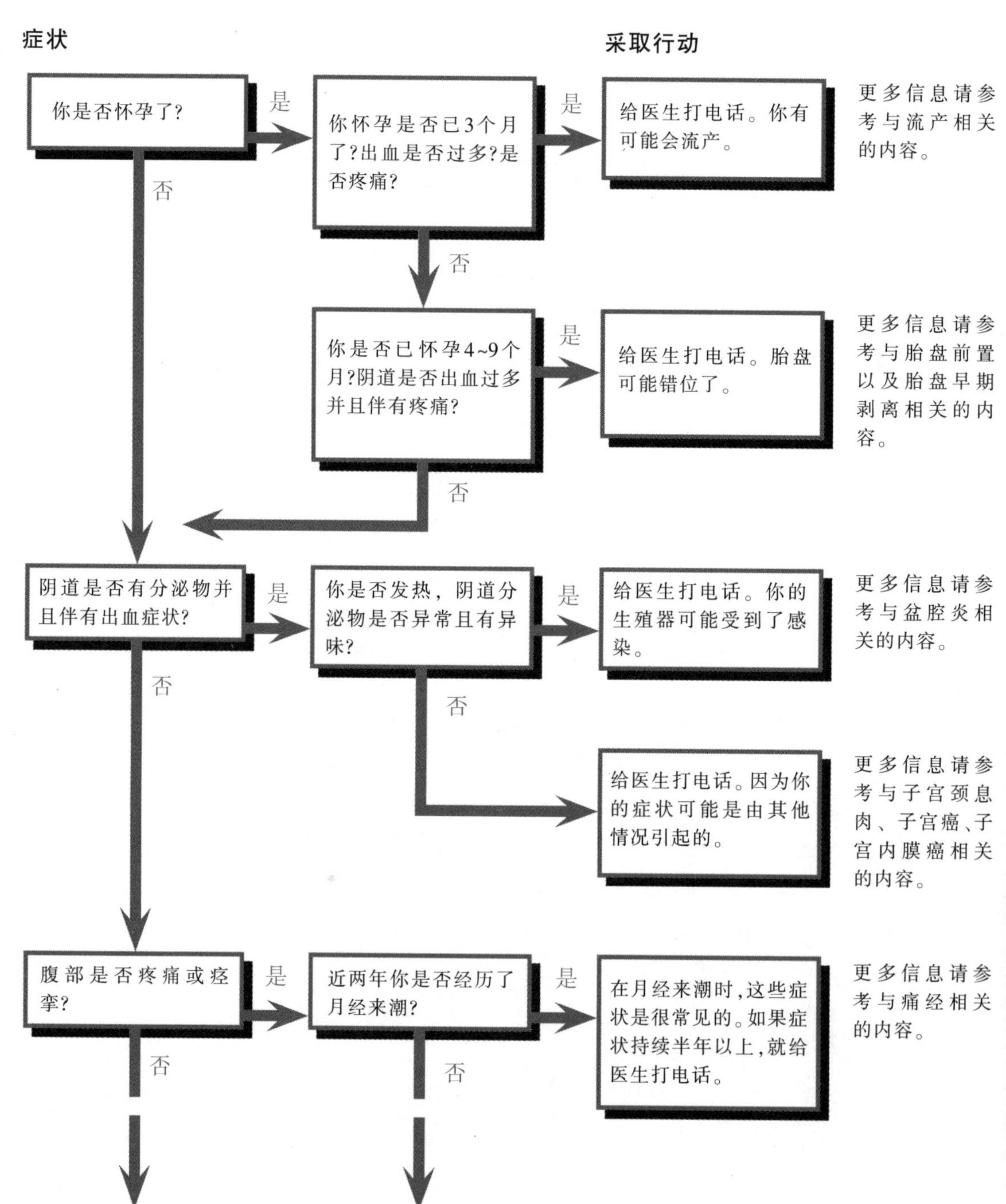

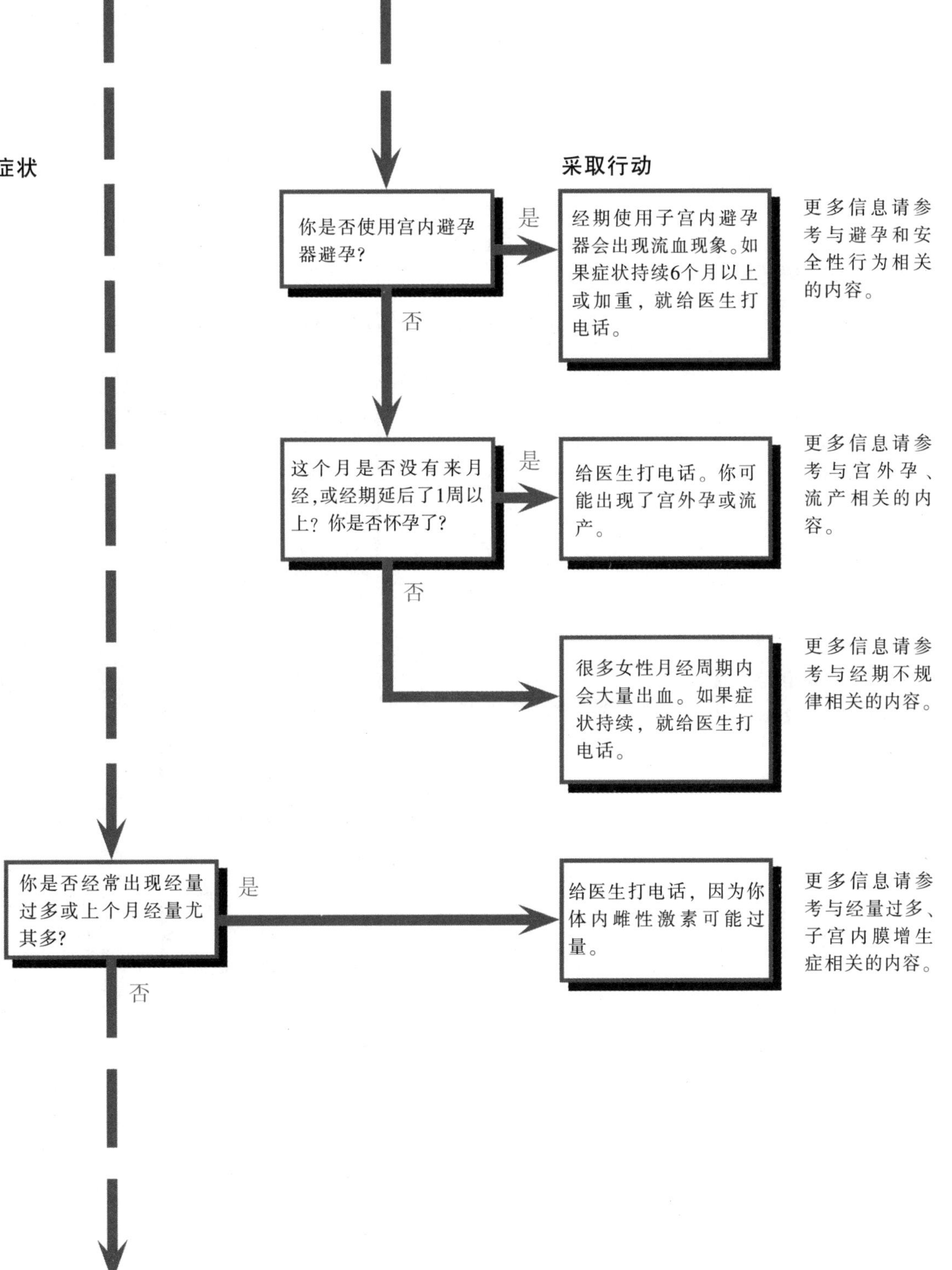
症状
采取行动
你是否使用宫内避孕器避孕?
是
经期使用子宫内避孕器会出现流血现象。如果症状持续6个月以上或加重，就给医生打电话。
更多信息请参考与避孕和安全性行为相关的内容。
否
这个月是否没有来月经,或经期延后了1周以上? 你是否怀孕了?
是
给医生打电话。你可能出现了宫外孕或流产。
更多信息请参考与宫外孕、流产相关的内容。
否
很多女性月经周期内会大量出血。如果症状持续，就给医生打电话。
更多信息请参考与经期不规律相关的内容。
你是否经常出现经量过多或上个月经量尤其多?
是
给医生打电话，因为你体内雌性激素可能过量。
更多信息请参考与经量过多、子宫内膜增生症相关的内容。
否

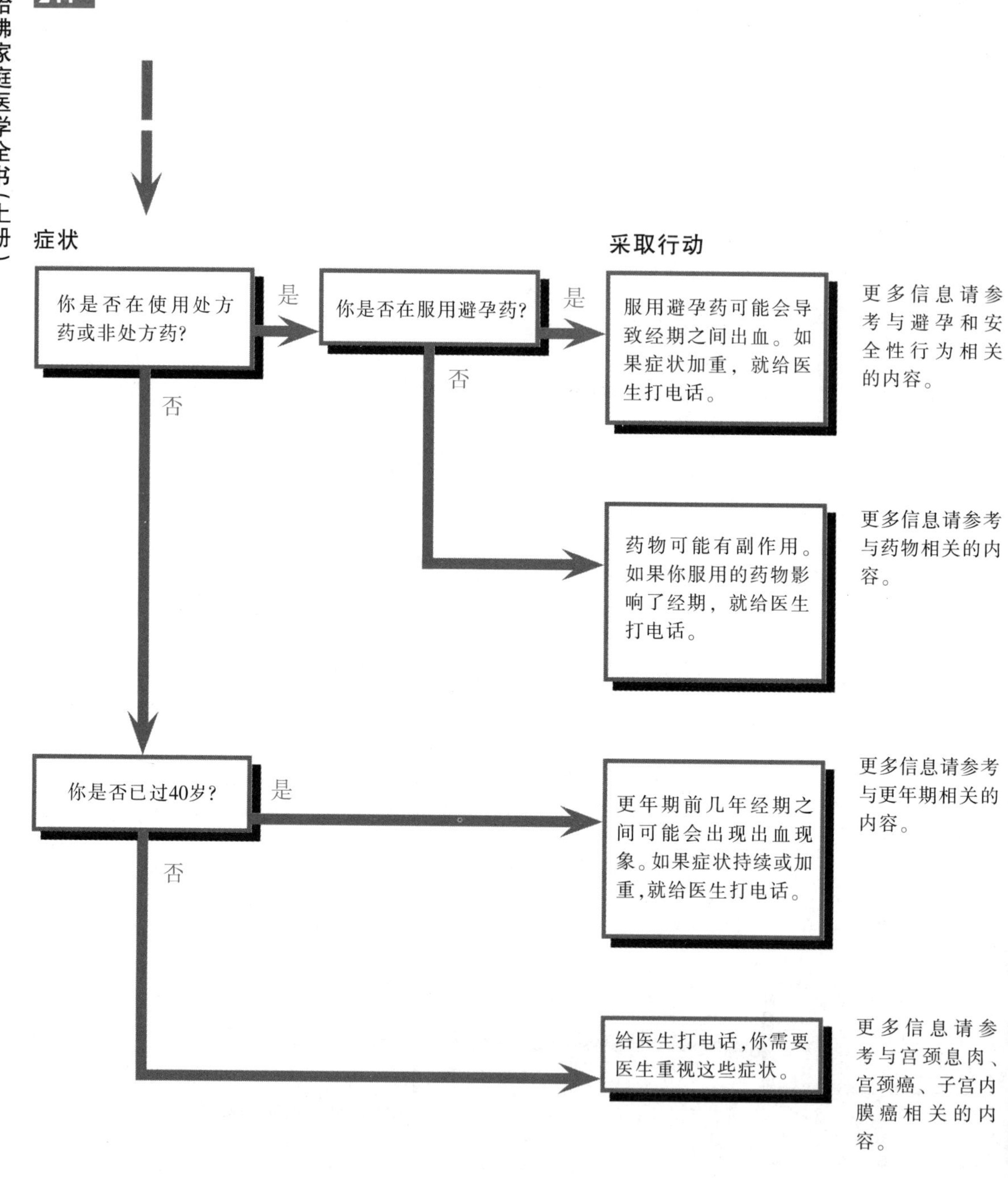
症状
采取行动
你是否在使用处方药或非处方药?
是
你是否在服用避孕药?
是
服用避孕药可能会导致经期之间出血。如果症状加重，就给医生打电话。
更多信息请参考与避孕和安全性行为相关的内容。
否
药物可能有副作用。如果你服用的药物影响了经期，就给医生打电话。
更多信息请参考与药物相关的内容。
否
你是否已过40岁?
是
更年期前几年经期之间可能会出现出血现象。如果症状持续或加重,就给医生打电话。
更多信息请参考与更年期相关的内容。
否
给医生打电话,你需要医生重视这些症状。
更多信息请参考与宫颈息肉、宫颈癌、子宫内膜癌相关的内容。

更年期后出血

更年期后阴道出血可能很轻，也可能很严重。这种症状通常是更年期体内激素变化的正常表现。

然而，严重的身体功能紊乱也可能引起更年期出血。

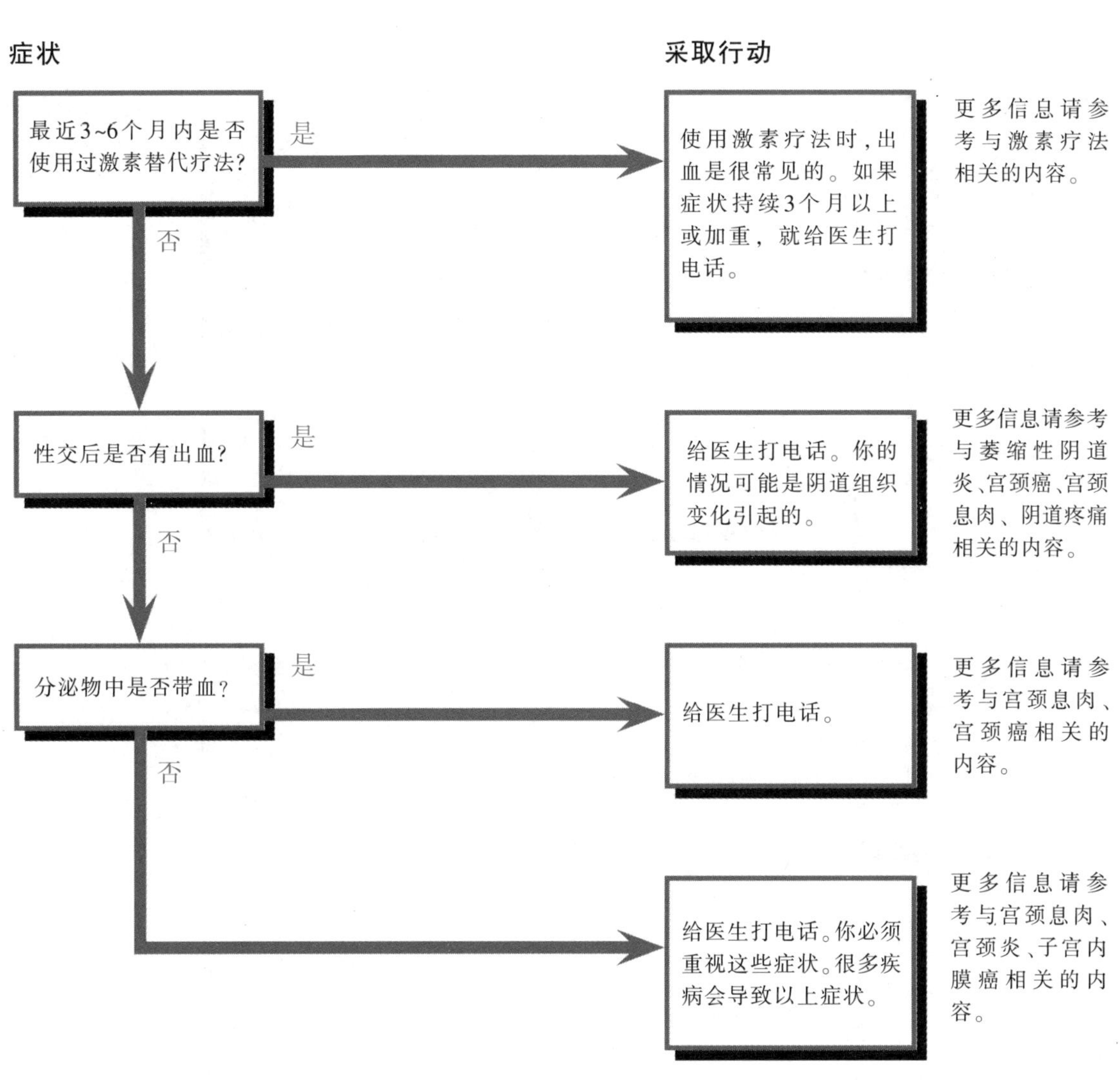

乳房肿瘤

仅仅用手触摸是分辨不出恶性肿瘤(癌)和良性肿瘤(不是癌)的。乳房大多都是有一些凹凸不平的。

不过,如果尽早注意,乳房肿瘤也是有迹可循的。乳房若出现了异常需要引起医生的关注。

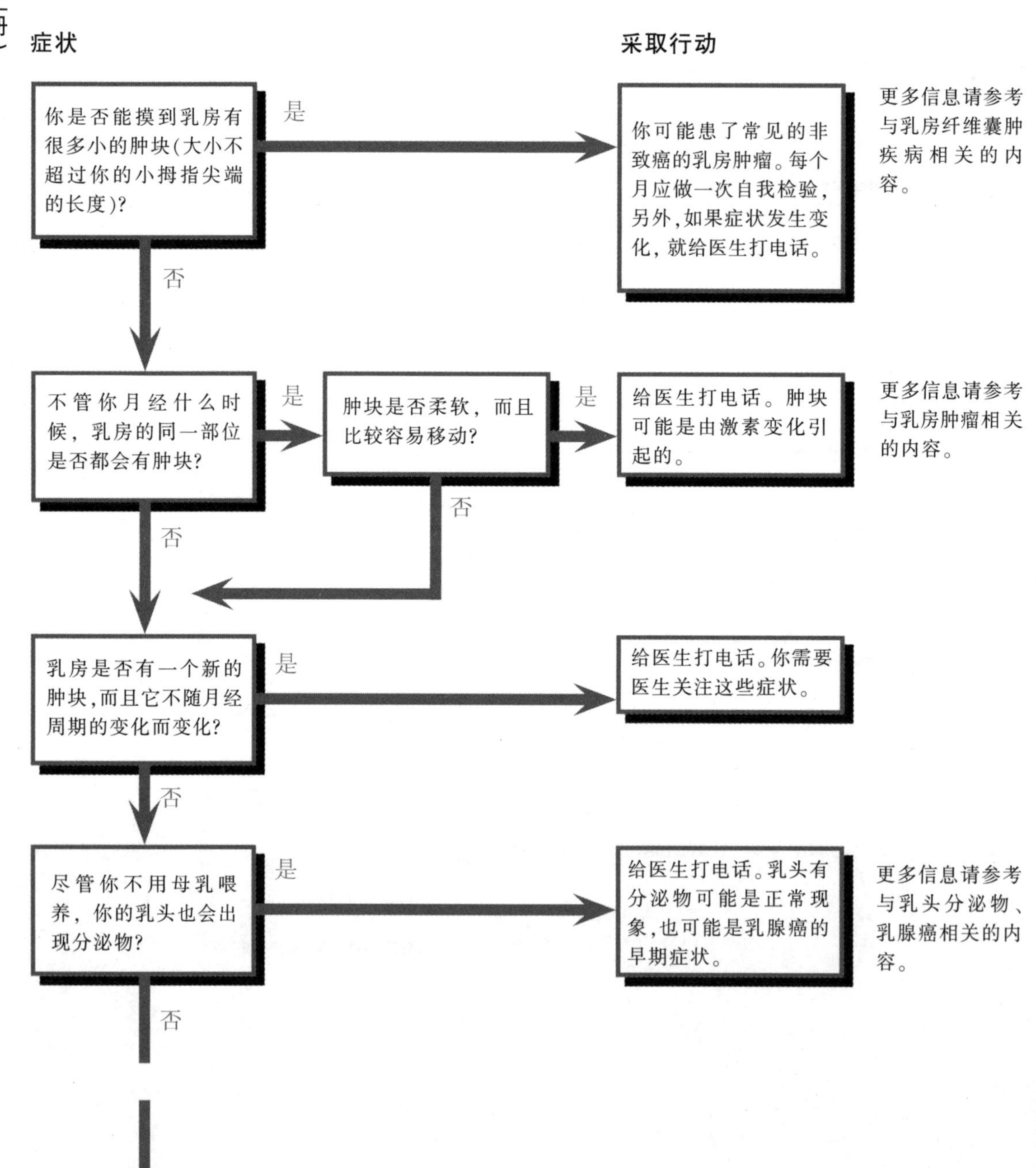

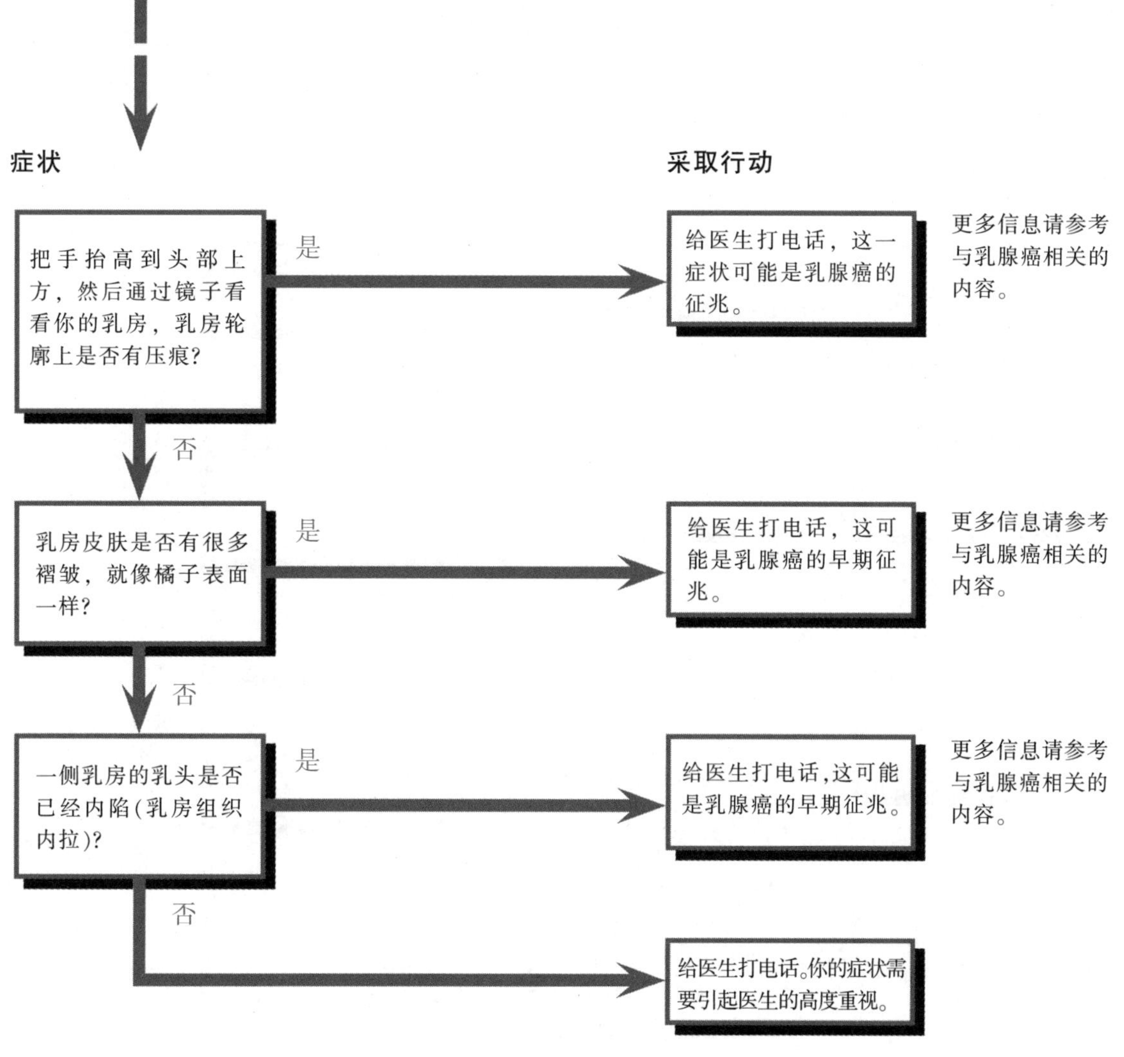
症状
采取行动
把手抬高到头部上方，然后通过镜子看看你的乳房，乳房轮廓上是否有压痕？
是
给医生打电话，这一症状可能是乳腺癌的征兆。
更多信息请参考与乳腺癌相关的内容。
否
乳房皮肤是否有很多褶皱，就像橘子表面一样？
是
给医生打电话，这可能是乳腺癌的早期征兆。
更多信息请参考与乳腺癌相关的内容。
否
一侧乳房的乳头是否已经内陷(乳房组织内拉)？
是
给医生打电话,这可能是乳腺癌的早期征兆。
更多信息请参考与乳腺癌相关的内容。
否
给医生打电话。你的症状需要引起医生的高度重视。

乳房疼痛

一侧或两侧乳房疼痛,或胀痛有可能出现在月经前期或经期期间,但是也有可能出现在怀孕期间、哺乳期以及更年期。

如果你出现了乳房疼痛并且乳房有肿块或乳头有分泌物的症状,请咨询医生。

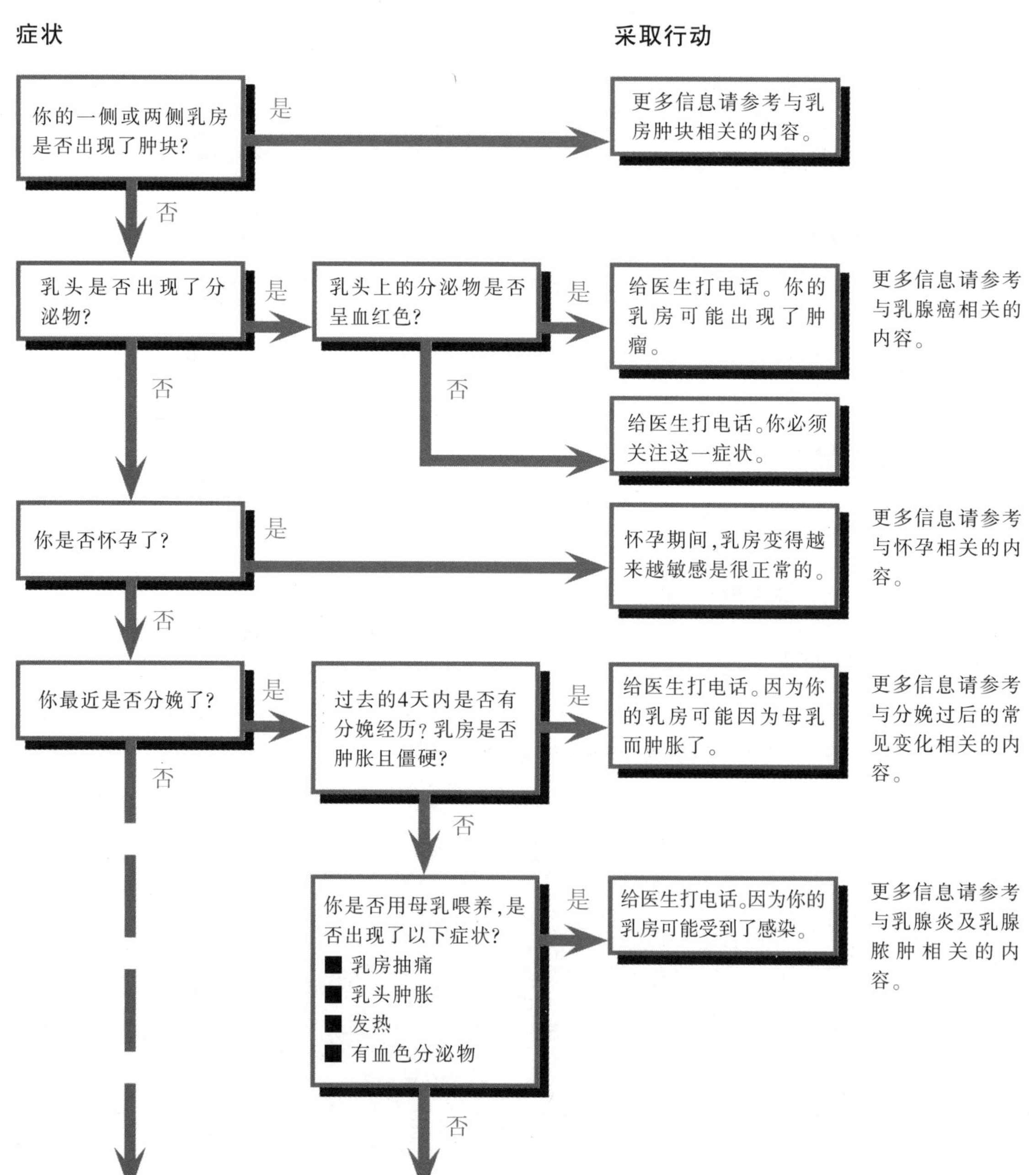

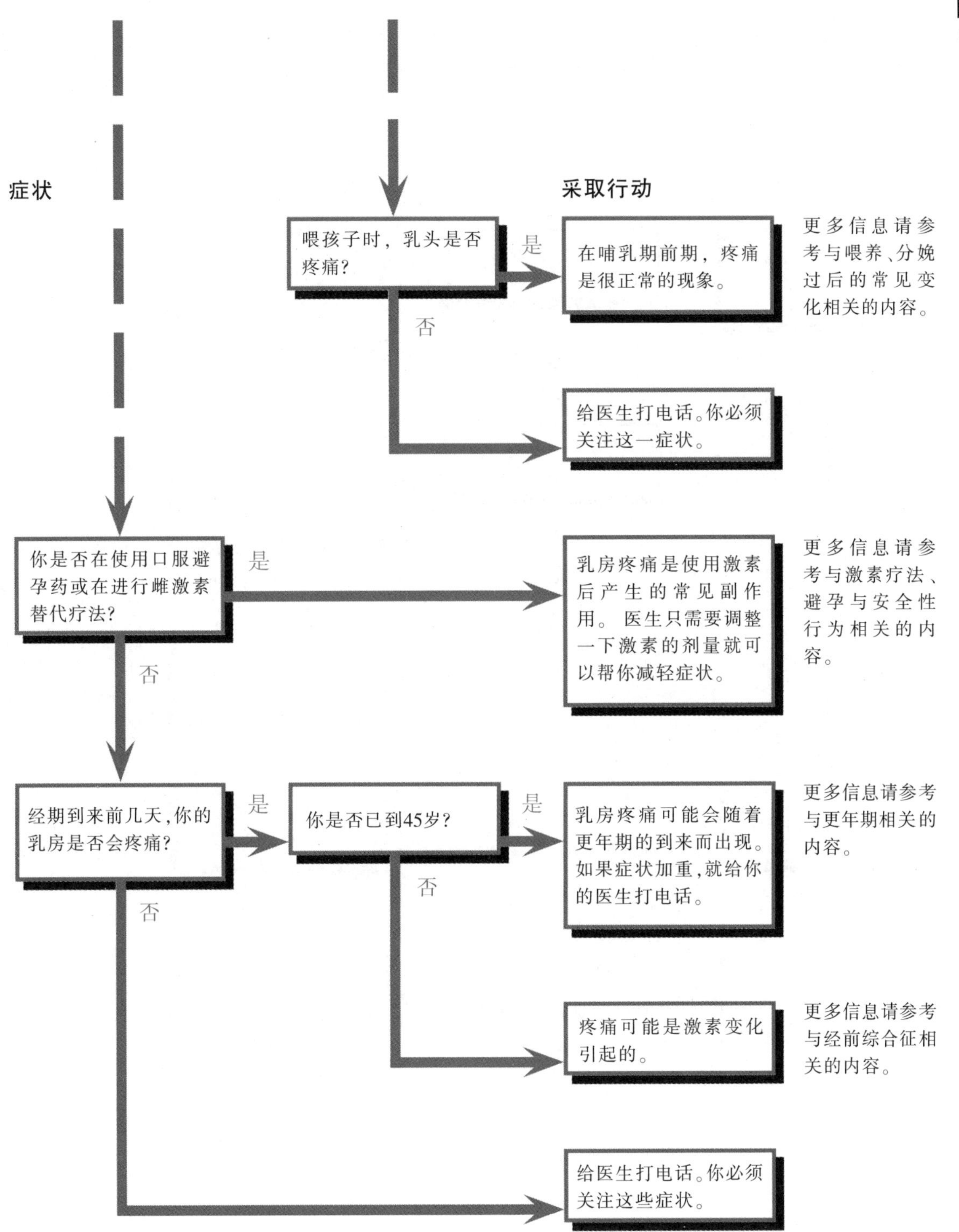
症状
采取行动
喂孩子时，乳头是否疼痛？
是
在哺乳期前期，疼痛是很正常的现象。
更多信息请参考与喂养、分娩过后的常见变化相关的内容。
否
给医生打电话。你必须关注这一症状。
你是否在使用口服避孕药或在进行雌激素替代疗法？
是
乳房疼痛是使用激素后产生的常见副作用。医生只需要调整一下激素的剂量就可以帮你减轻症状。
更多信息请参考与激素疗法、避孕与安全性行为相关的内容。
否
经期到来前几天，你的乳房是否会疼痛？
是
你是否已到45岁？
是
乳房疼痛可能会随着更年期的到来而出现。如果症状加重，就给你的医生打电话。
更多信息请参考与更年期相关的内容。
否
疼痛可能是激素变化引起的。
更多信息请参考与经前综合征相关的内容。
否
给医生打电话。你必须关注这些症状。

尿中带血(女性)

血尿的颜色可能是混浊的淡红色,也可能是深红色。一些食物着色剂(天然的和人工色素)及药物皆有可能使尿液的颜色发生变化。

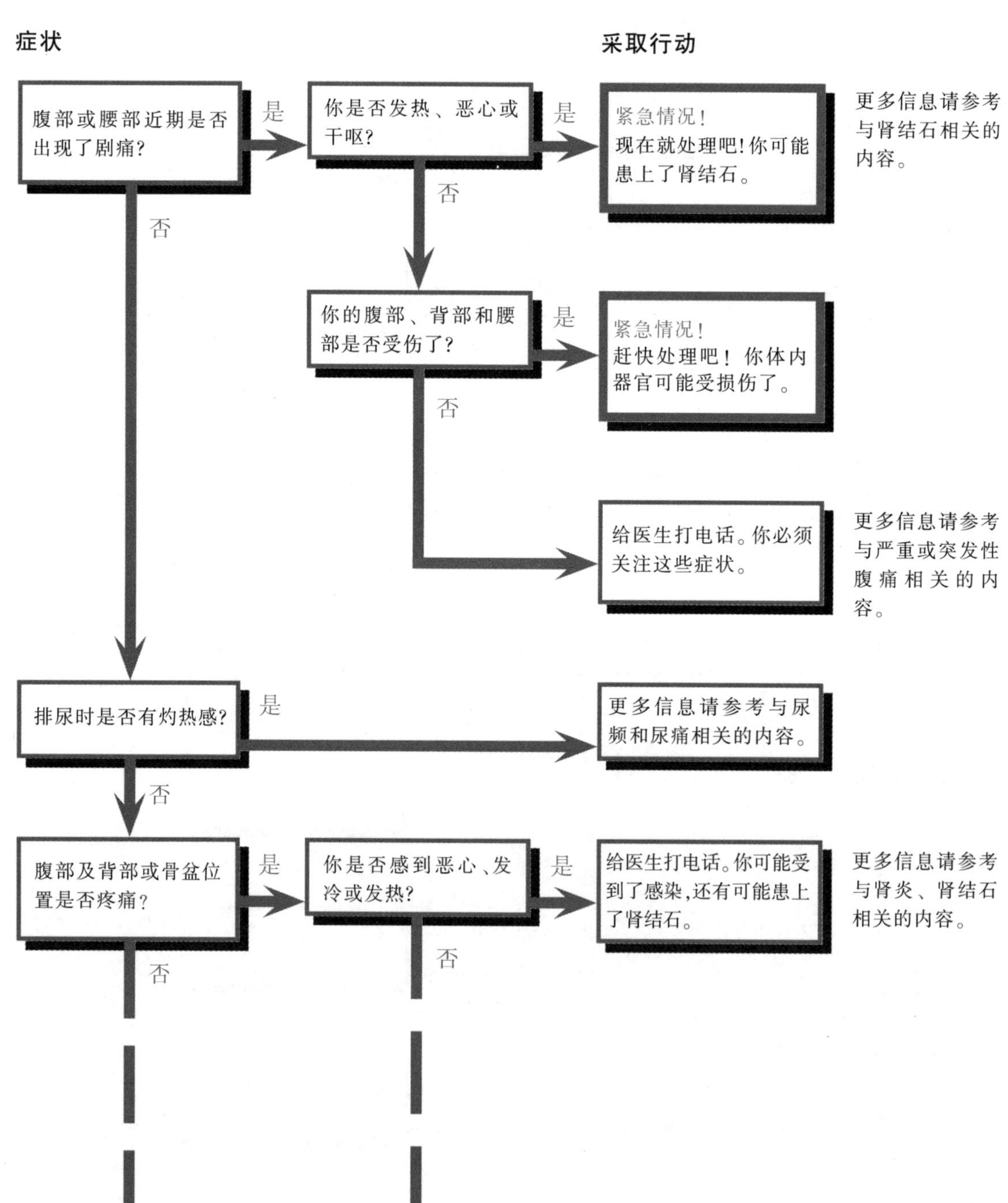

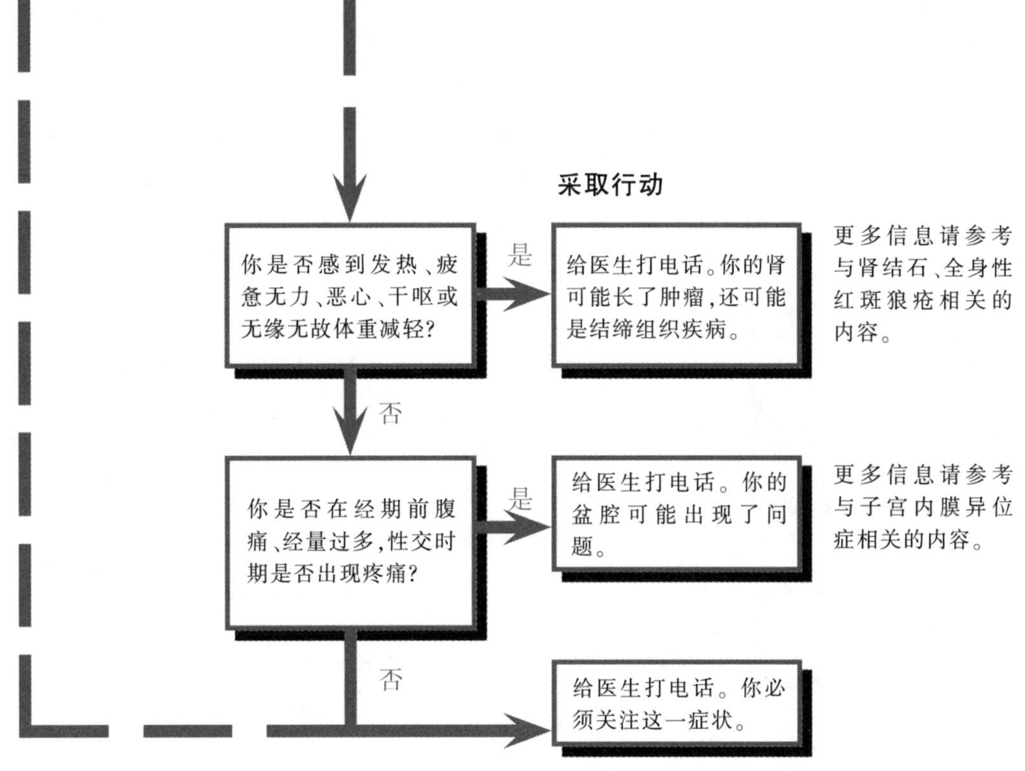
采取行动
你是否感到发热、疲惫无力、恶心、干呕或无缘无故体重减轻?
是
给医生打电话。你的肾可能长了肿瘤,还可能是结缔组织疾病。
更多信息请参考与肾结石、全身性红斑狼疮相关的内容。
否
你是否在经期前腹痛、经量过多,性交时期是否出现疼痛?
是
给医生打电话。你的盆腔可能出现了问题。
更多信息请参考与子宫内膜异位症相关的内容。
否
给医生打电话。你必须关注这一症状。

尿失禁(女性)

小便失控被称作尿失禁。尿失禁可能是年龄、药物的使用或严重的疾病所致。

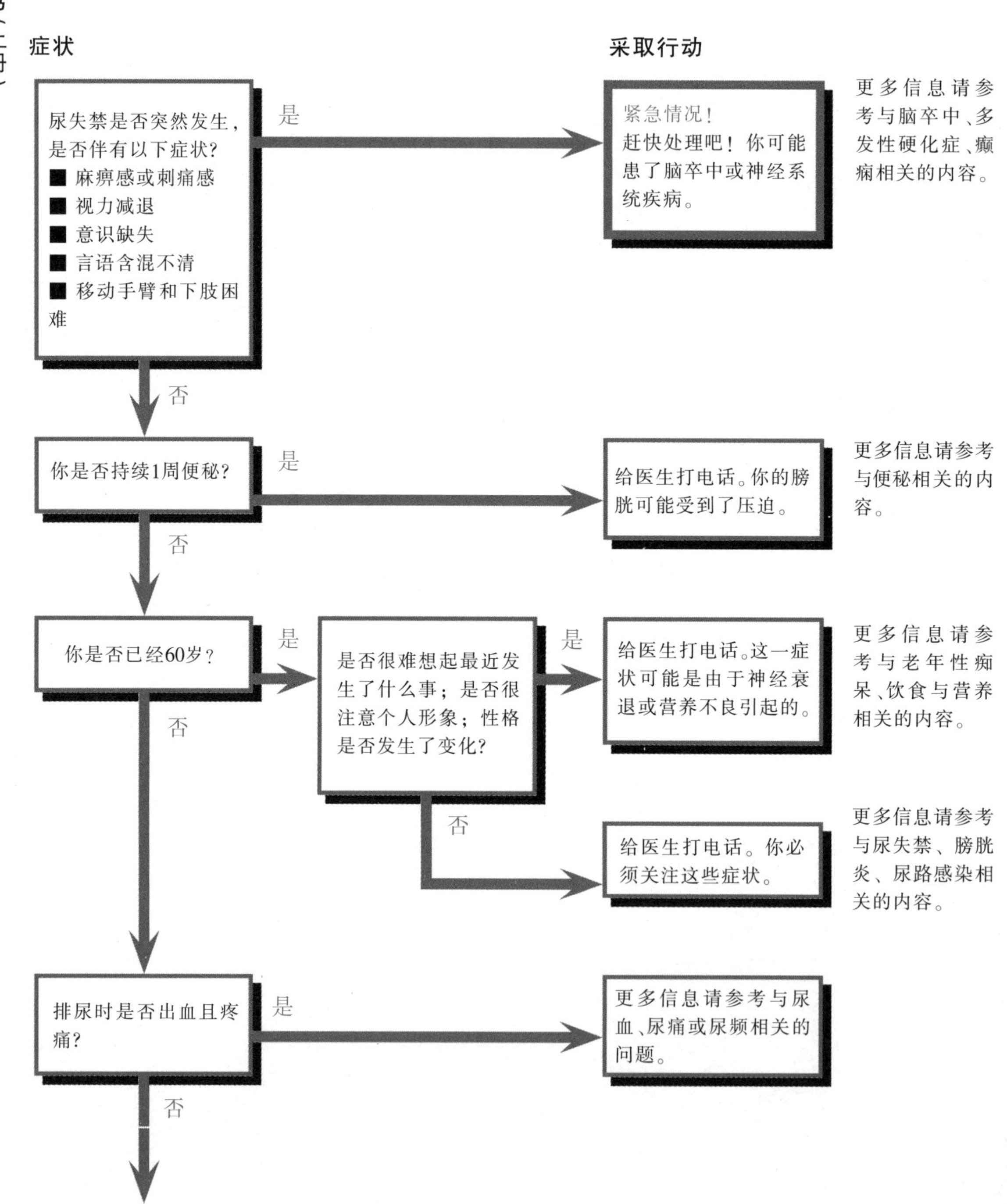

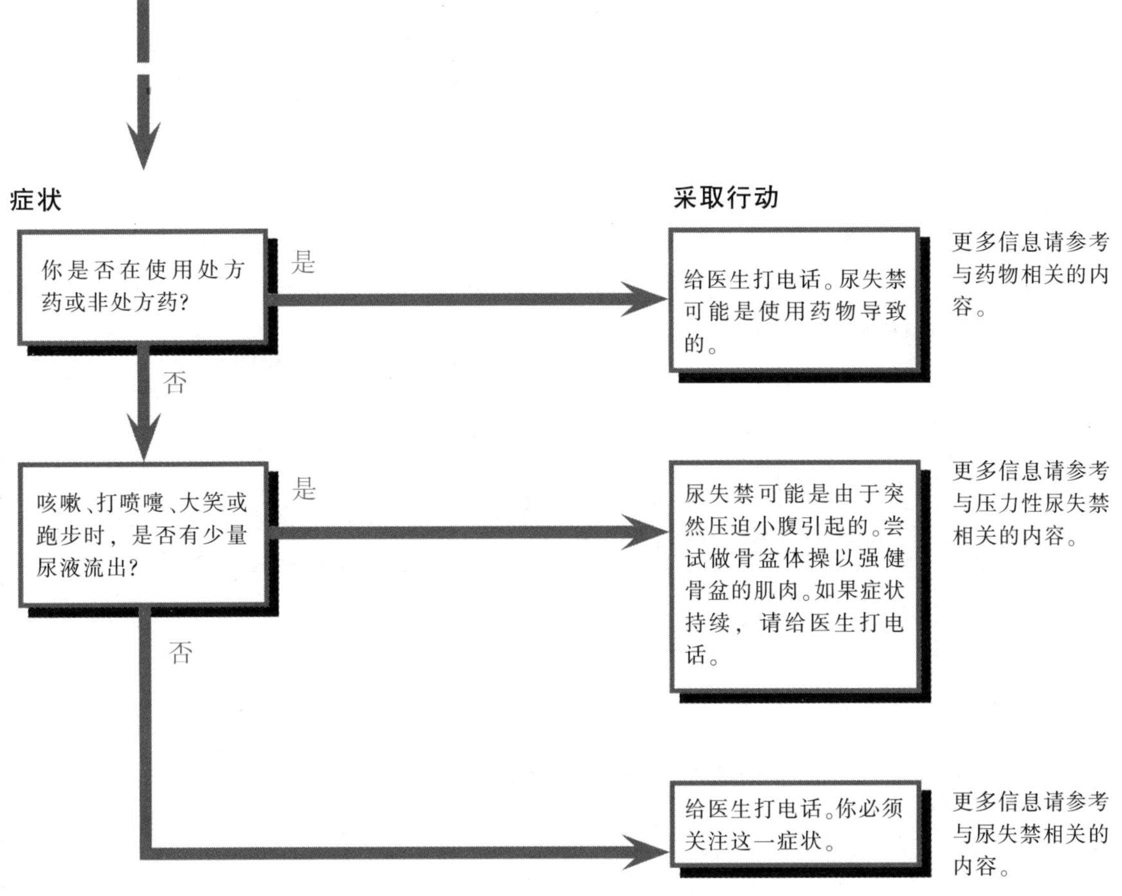

更多信息请参考与药物相关的内容。

更多信息请参考与压力性尿失禁相关的内容。

更多信息请参考与尿失禁相关的内容。

尿痛或尿频(女性)

排尿时或排尿后疼痛，排尿困难或尿频及尿量的变化可能是由感染、体内激素的变化、新陈代谢紊乱或仅仅是摄入过量的水引起的。

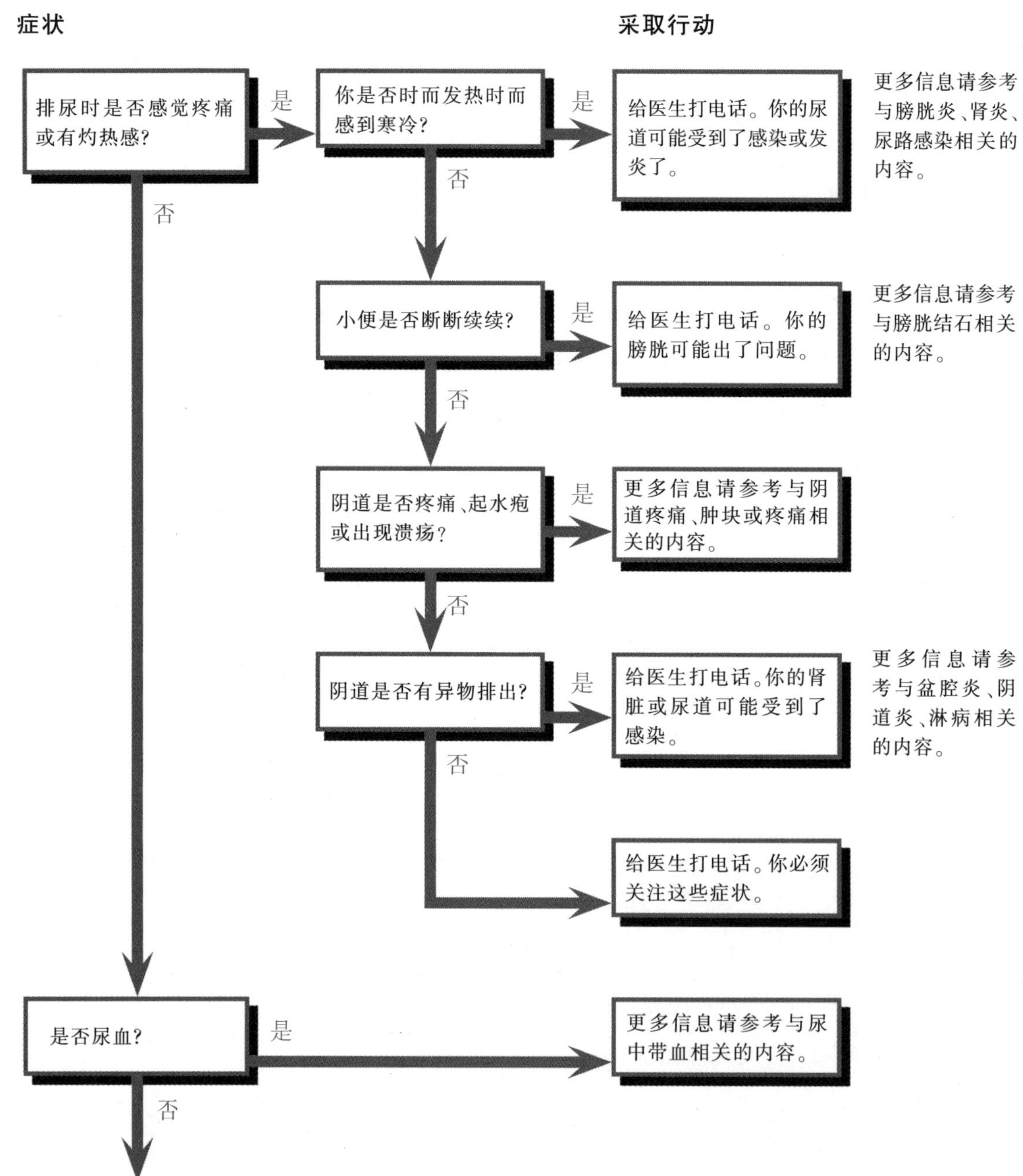

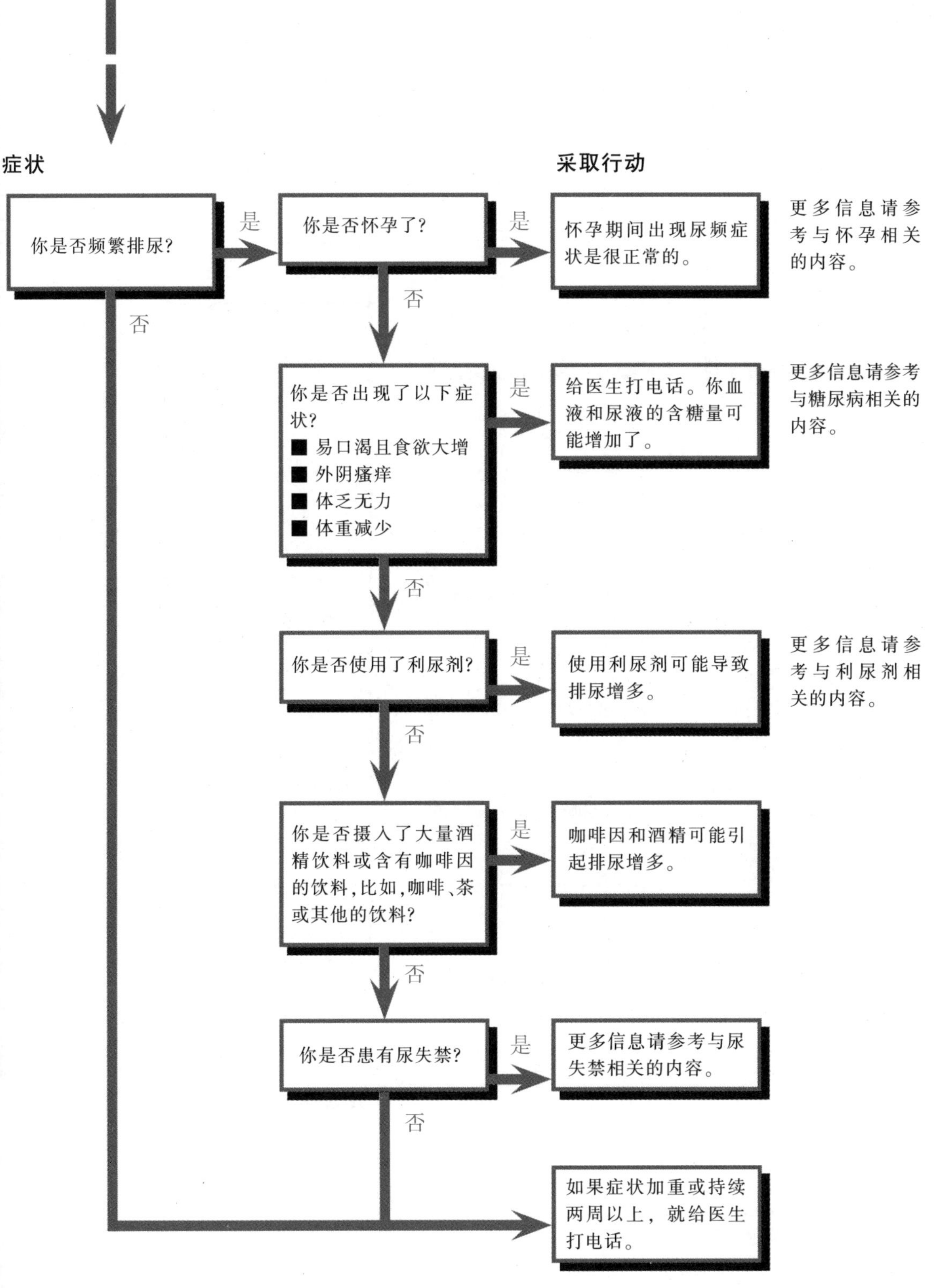
症状
采取行动
你是否频繁排尿?
是
你是否怀孕了?
是
怀孕期间出现尿频症状是很正常的。
更多信息请参考与怀孕相关的内容。
否
否
你是否出现了以下症状?
■ 易口渴且食欲大增
■ 外阴瘙痒
■ 体乏无力
■ 体重减少
是
给医生打电话。你血液和尿液的含糖量可能增加了。
更多信息请参考与糖尿病相关的内容。
否
你是否使用了利尿剂?
是
使用利尿剂可能导致排尿增多。
更多信息请参考与利尿剂相关的内容。
否
你是否摄入了大量酒精饮料或含有咖啡因的饮料,比如,咖啡、茶或其他的饮料?
是
咖啡因和酒精可能引起排尿增多。
否
你是否患有尿失禁?
是
更多信息请参考与尿失禁相关的内容。
否
如果症状加重或持续两周以上，就给医生打电话。

外阴溃疡、肿块或疼痛

外阴溃疡或出现肿块可能是性传染疾病引起的。现在就去看医生，让医生诊断具体是哪种疾病。如果有必要的话，你和配偶都应该前去治疗。

阴道疼痛并且伴有分泌物、流血或排尿疼痛或者性交引起的疼痛可能表明阴道或生殖系统的其他部位出现了紊乱，也可能是盆腔受到了感染。

这些症状都必须引起医生的关注。

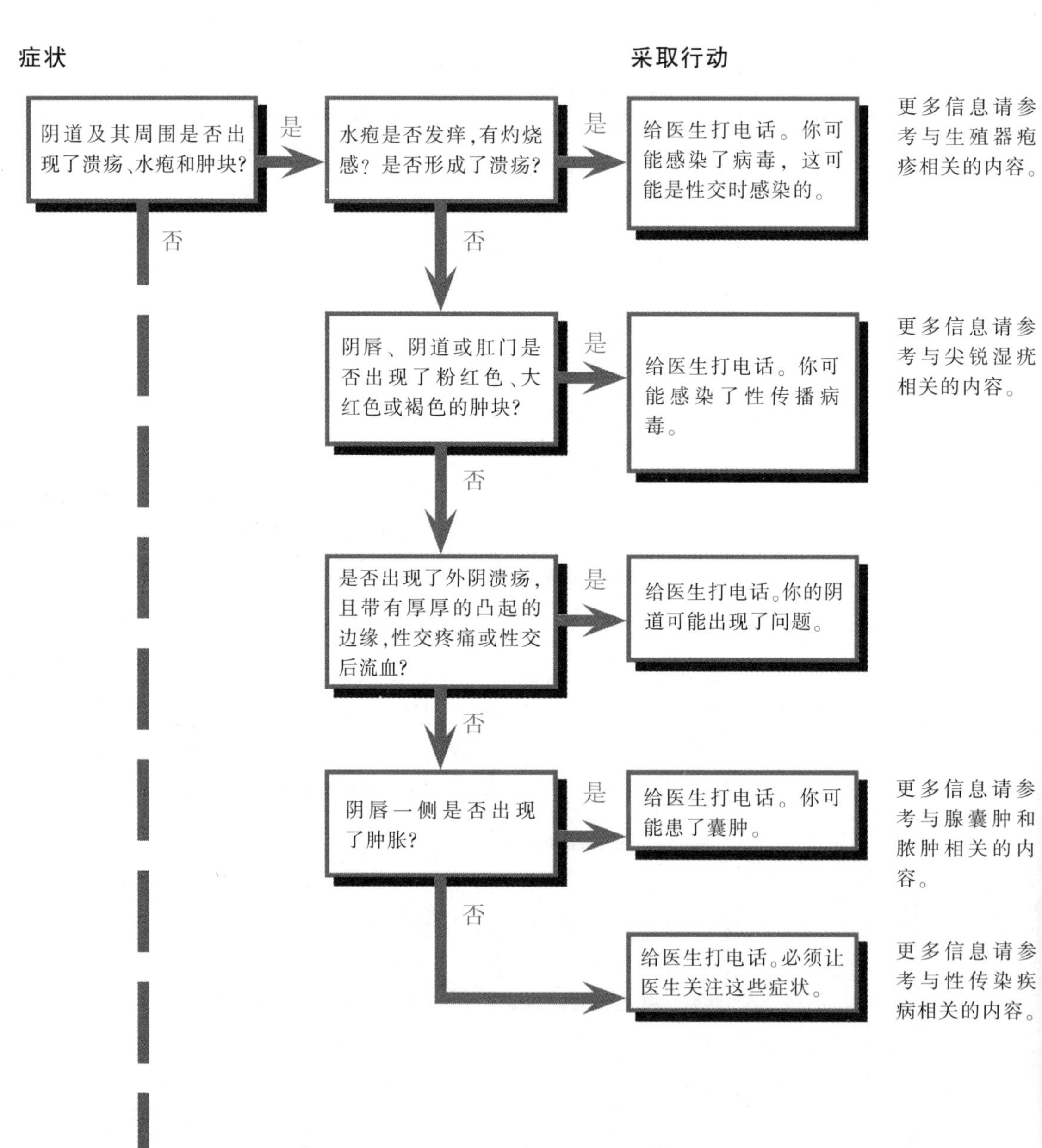

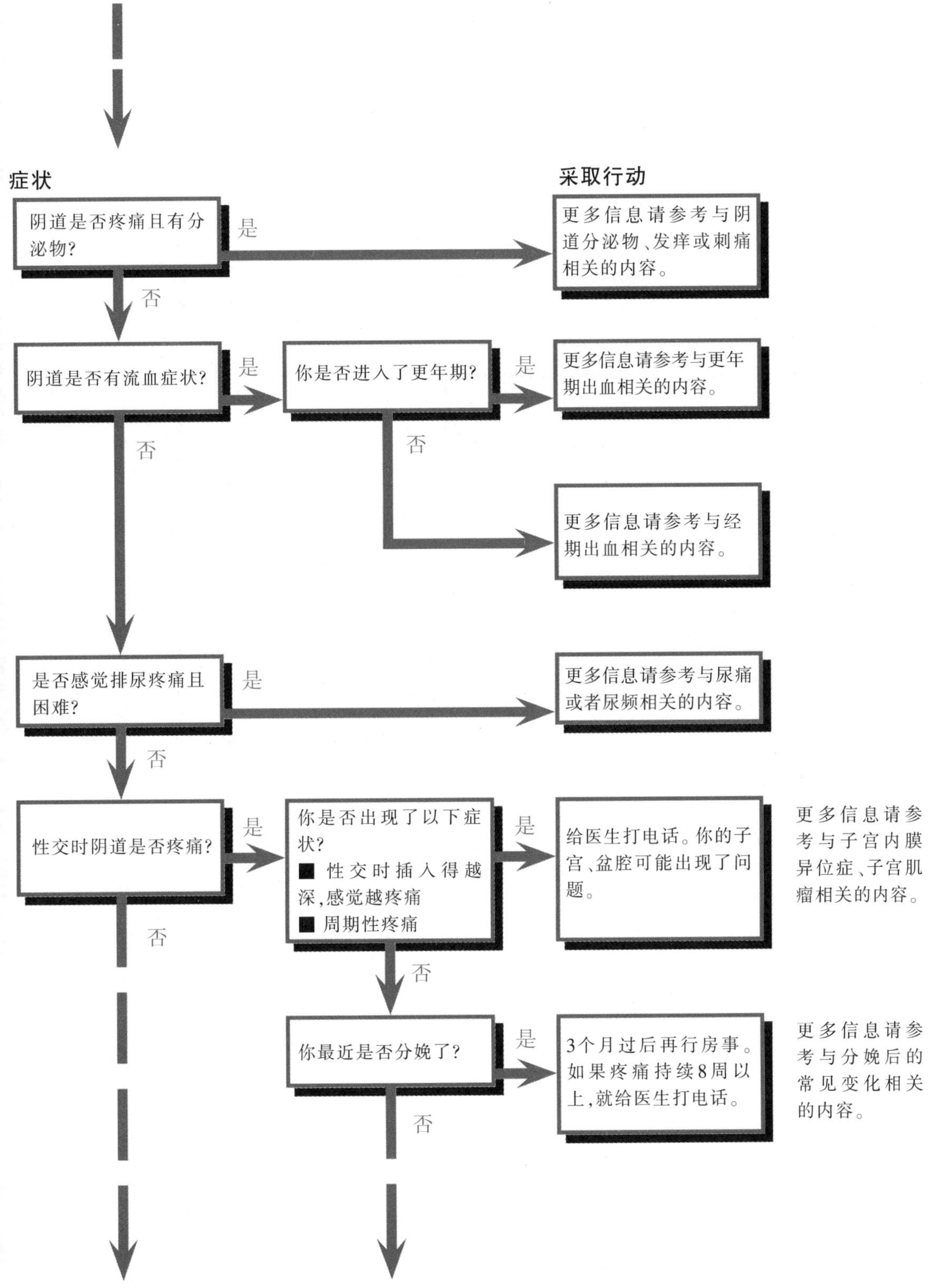
症状
采取行动
阴道是否疼痛且有分泌物?
是
更多信息请参考与阴道分泌物、发痒或刺痛相关的内容。
否
阴道是否有流血症状?
是
你是否进入了更年期?
是
更多信息请参考与更年期出血相关的内容。
否
更多信息请参考与经期出血相关的内容。
否
是否感觉排尿疼痛且困难?
是
更多信息请参考与尿痛或者尿频相关的内容。
否
性交时阴道是否疼痛?
是
你是否出现了以下症状?
■ 性交时插入得越深,感觉越疼痛
■ 周期性疼痛
是
给医生打电话。你的子宫、盆腔可能出现了问题。
更多信息请参考与子宫内膜异位症、子宫肌瘤相关的内容。
否
否
你最近是否分娩了?
是
3个月过后再行房事。如果疼痛持续8周以上,就给医生打电话。
更多信息请参考与分娩后的常见变化相关的内容。
否

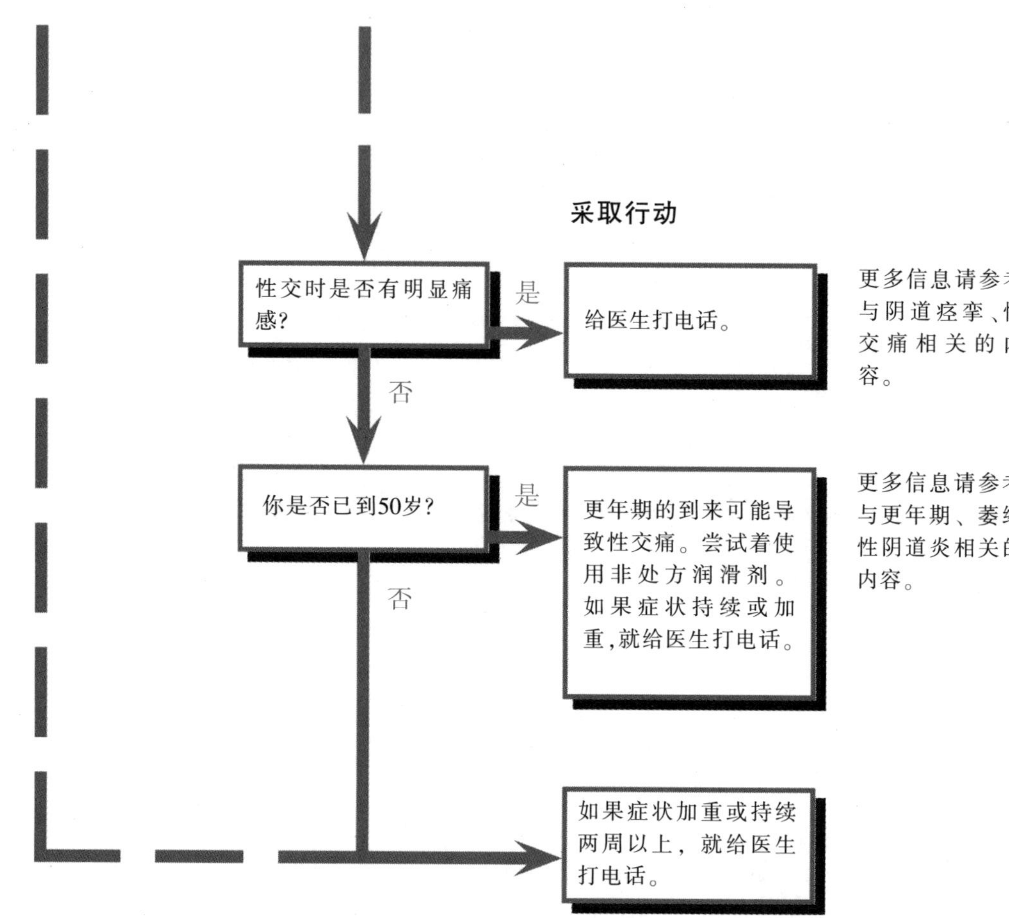

更多信息请参考与阴道痉挛、性交痛相关的内容。

更多信息请参考与更年期、萎缩性阴道炎相关的内容。

阴道分泌物、阴道发痒或刺痛

经期时，阴道分泌物的量及黏稠度会发生变化。

如果分泌物在量、颜色或气味上明显变化，你最好去就诊。

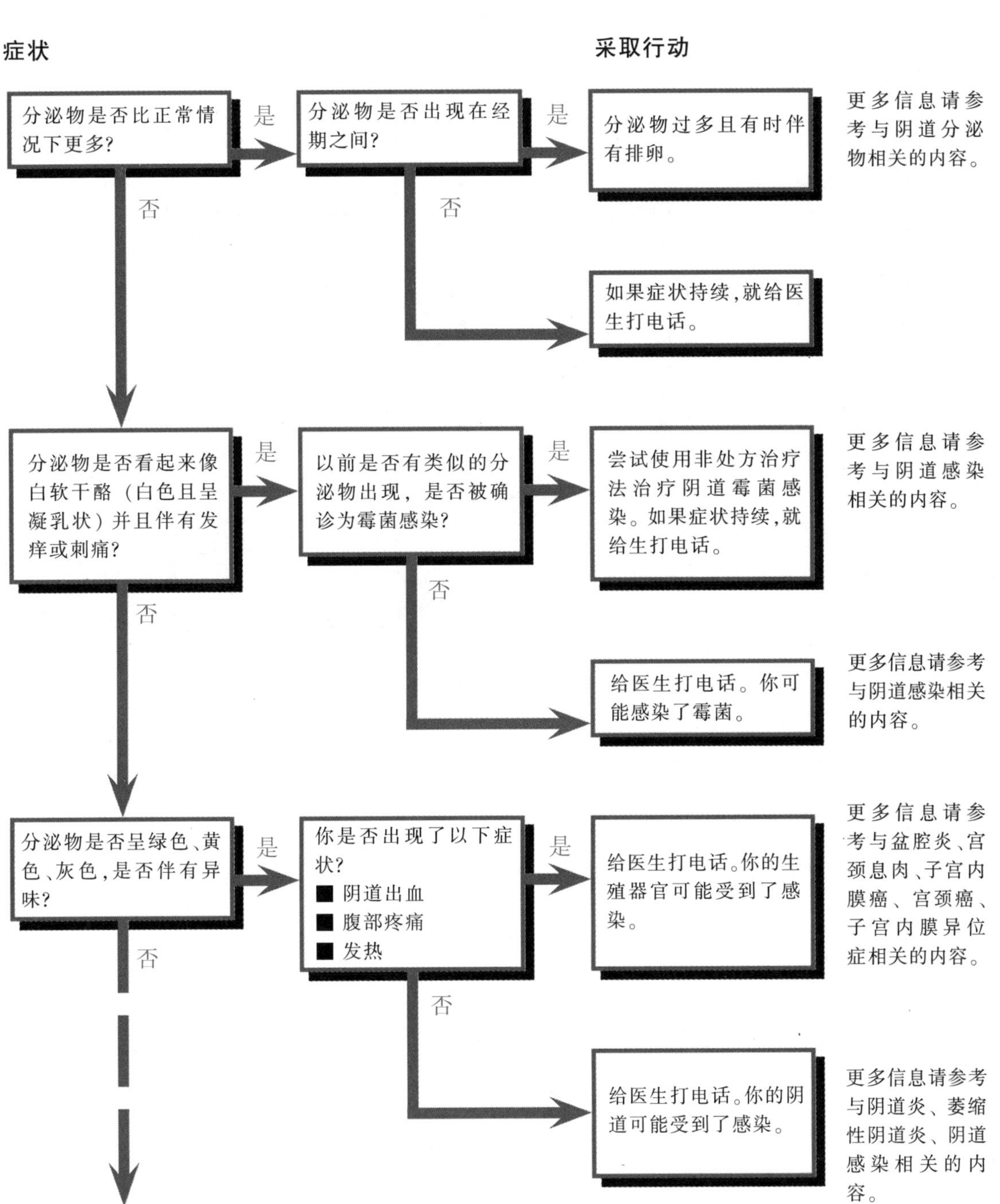

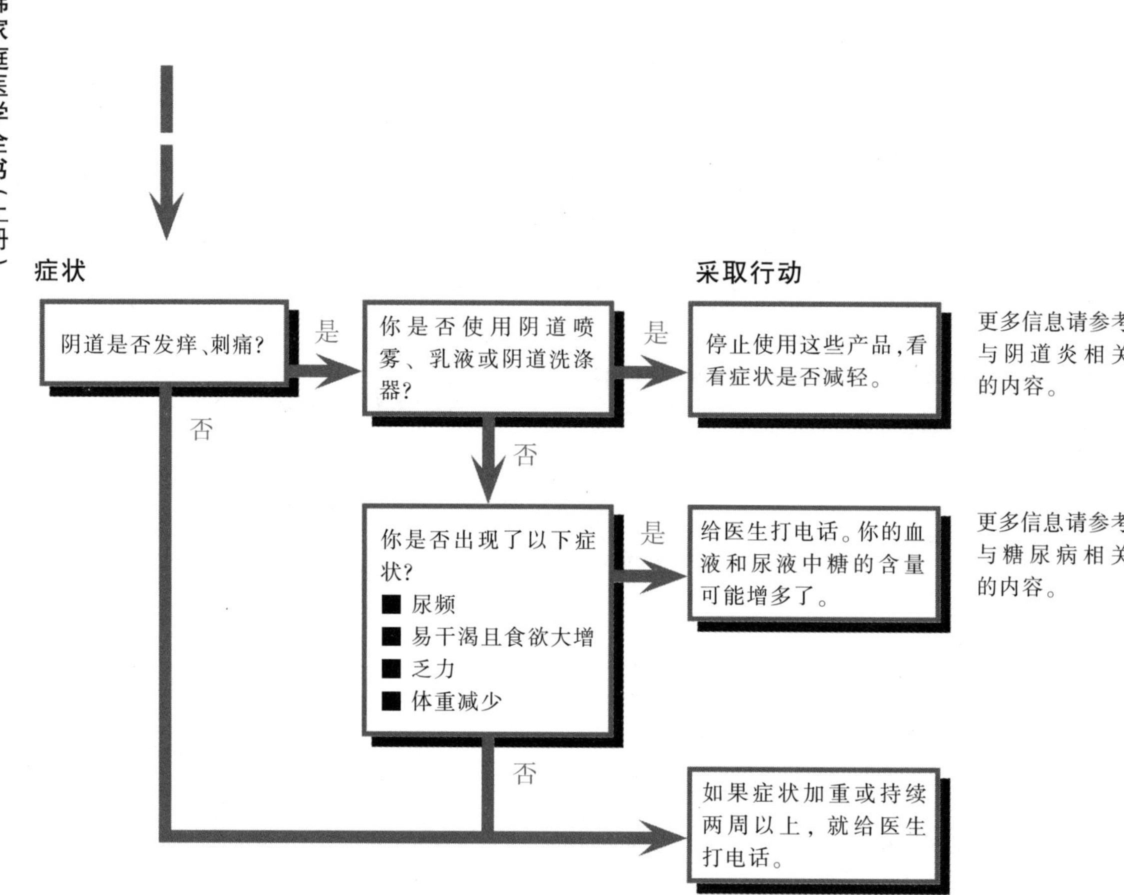
症状
采取行动
阴道是否发痒、刺痛？
是
否
你是否使用阴道喷雾、乳液或阴道洗涤器？
是
停止使用这些产品，看看症状是否减轻。
更多信息请参考与阴道炎相关的内容。
否
你是否出现了以下症状？
■ 尿频
■ 易干渴且食欲大增
■ 乏力
■ 体重减少
是
给医生打电话。你的血液和尿液中糖的含量可能增多了。
更多信息请参考与糖尿病相关的内容。
否
如果症状加重或持续两周以上，就给医生打电话。

婴儿啼哭

婴儿啼哭的方式、声音或时间长短可能因时间而异。

婴儿啼哭有多种原因，包括饥饿、尿床、嗳气及婴儿的其他需要。

由于生病或受伤造成的婴儿啼哭或啼哭一直不停，需要引起医生的注意。

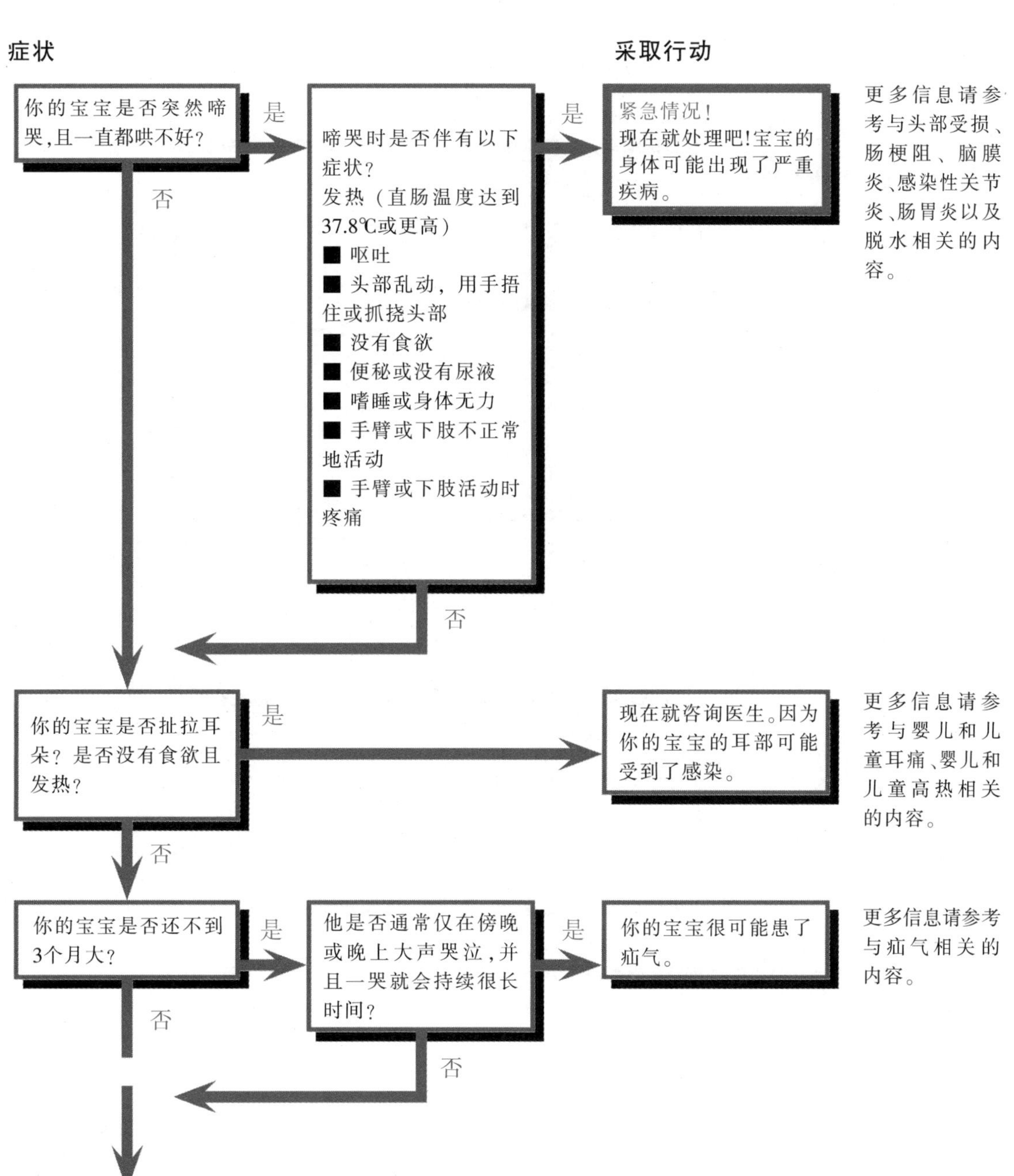

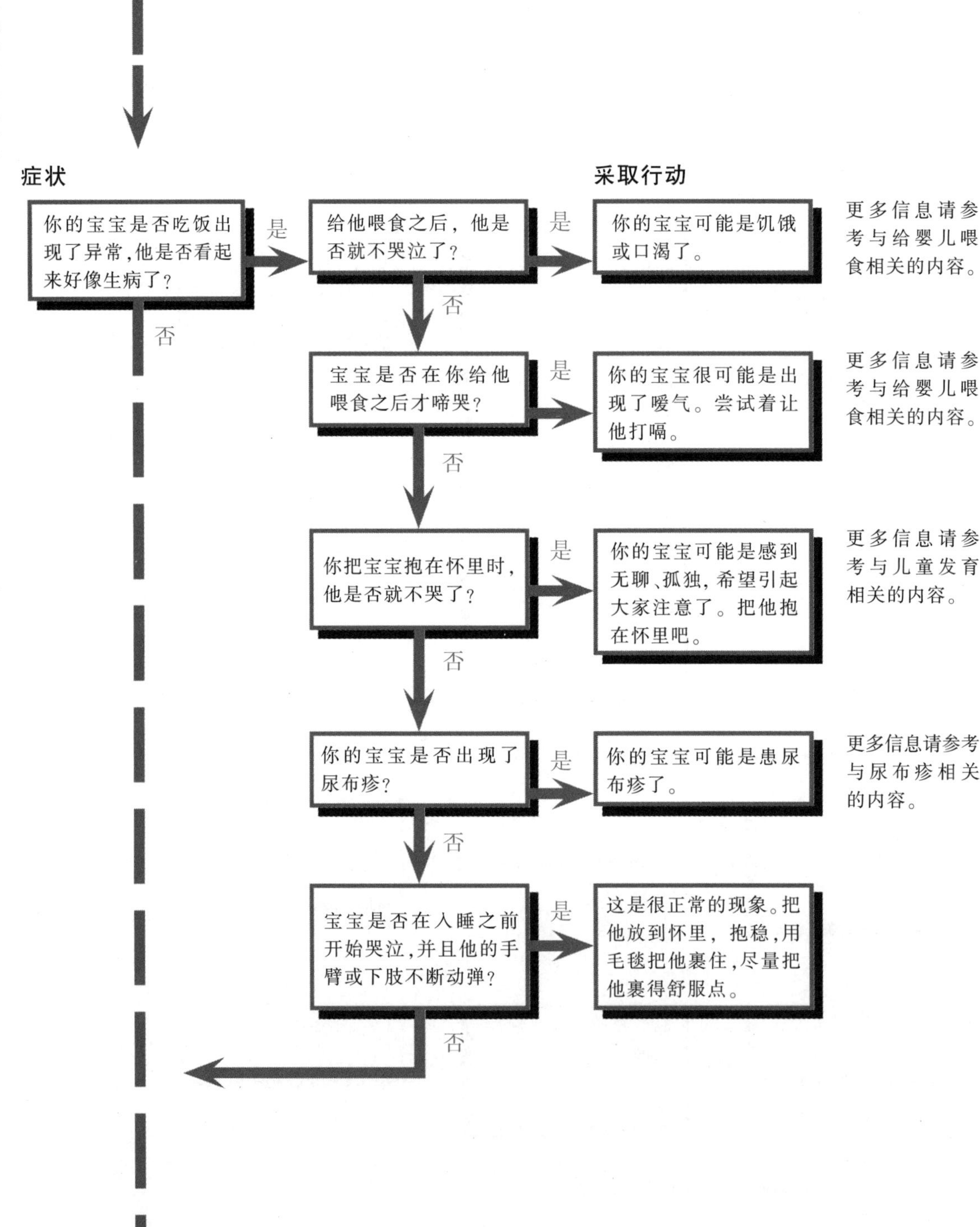
症状
采取行动
你的宝宝是否吃饭出现了异常，他是否看起来好像生病了？
是
给他喂食之后，他是否就不哭泣了？
是
你的宝宝可能是饥饿或口渴了。
更多信息请参考与给婴儿喂食相关的内容。
否
宝宝是否在你给他喂食之后才啼哭？
是
你的宝宝很可能是出现了嗳气。尝试着让他打嗝。
更多信息请参考与给婴儿喂食相关的内容。
否
你把宝宝抱在怀里时，他是否就不哭了？
是
你的宝宝可能是感到无聊、孤独，希望引起大家注意了。把他抱在怀里吧。
更多信息请参考与儿童发育相关的内容。
否
你的宝宝是否出现了尿布疹？
是
你的宝宝可能是患尿布疹了。
更多信息请参考与尿布疹相关的内容。
否
宝宝是否在入睡之前开始哭泣，并且他的手臂或下肢不断动弹？
是
这是很正常的现象。把他放到怀里，抱稳，用毛毯把他裹住，尽量把他裹得舒服点。
否
否

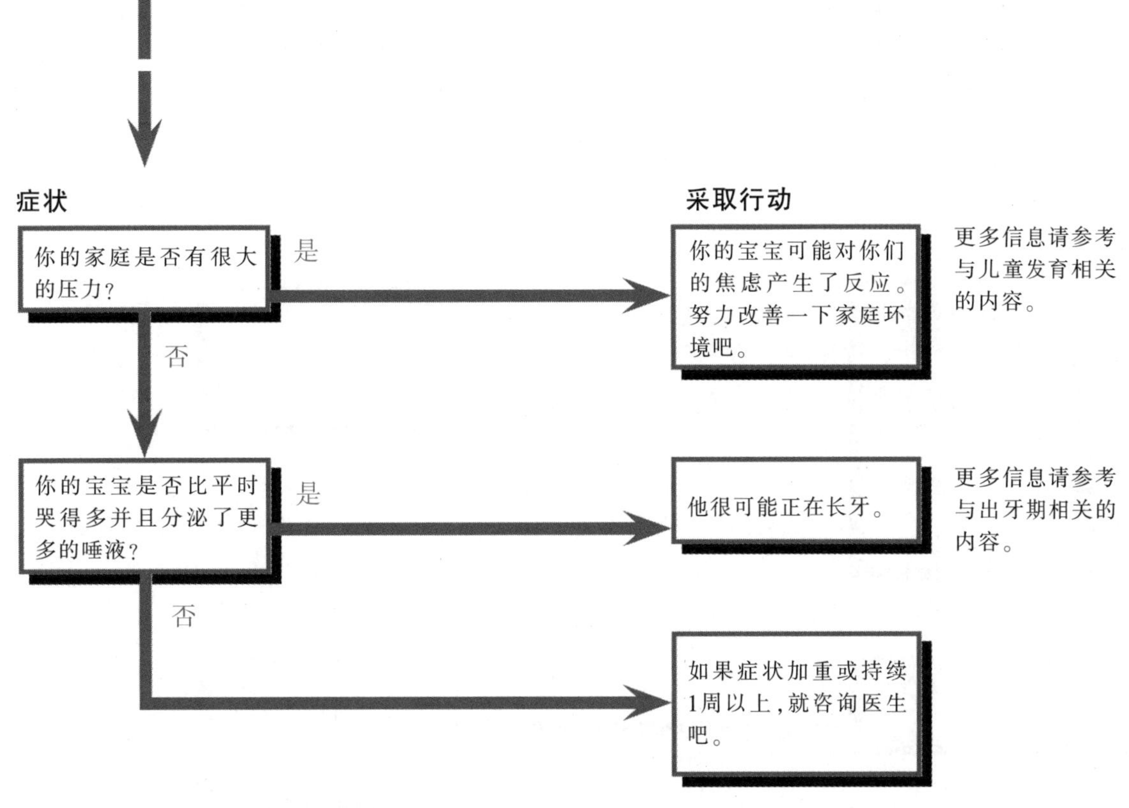

更多信息请参考与儿童发育相关的内容。

更多信息请参考与出牙期相关的内容。

婴儿发热

宝宝的体温会在一天不同的时候或随着活动多少而波动。发热是指直肠温度达到38 ℃或更高。

通常情况下,高热是指1岁以下的婴儿体温达到了40 ℃或更高。然而,如果你的宝宝还不到3个月大,出现了发热症状,就应咨询医生了。

如果你的宝宝是3~12个月大,且体温超过了38.5 ℃,也应咨询医生。

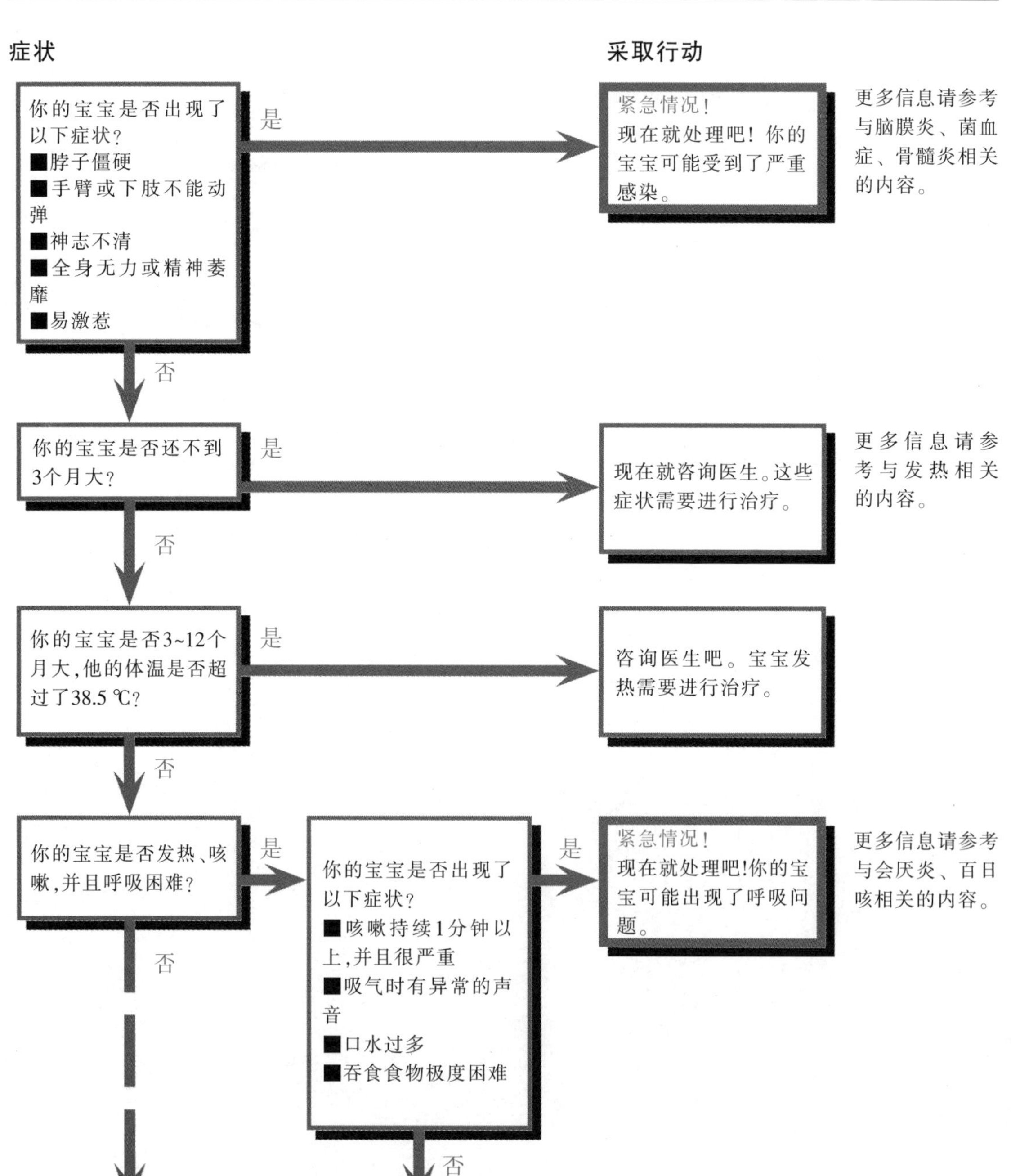

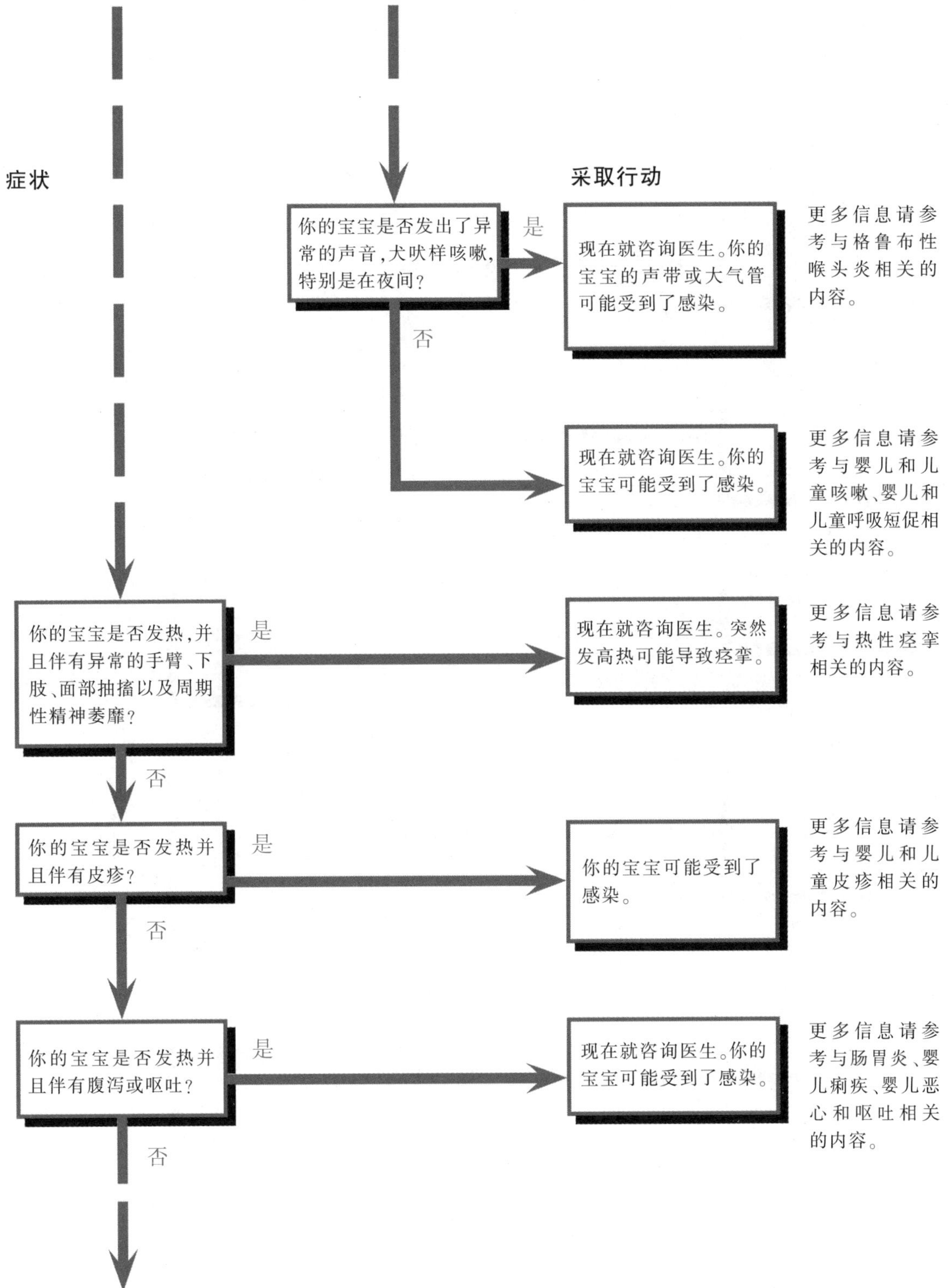

更多信息请参考与格鲁布性喉头炎相关的内容。

更多信息请参考与婴儿和儿童咳嗽、婴儿和儿童呼吸短促相关的内容。

更多信息请参考与热性痉挛相关的内容。

更多信息请参考与婴儿和儿童皮疹相关的内容。

更多信息请参考与肠胃炎、婴儿痢疾、婴儿恶心和呕吐相关的内容。

症状		采取行动	
你的宝宝是否发热，并且伴有流鼻涕或感冒症状？	是	你的宝宝可能受到了感染。	更多信息请参考与感冒、下呼吸道合胞病毒支气管炎相关的内容。
否：你的宝宝是否发热，是否扯拉耳朵且哭泣？	是	现在就咨询医生。你的宝宝耳朵可能受到了感染。	更多信息请参考与婴儿和儿童耳痛相关的内容。
否：你的宝宝最近是否接种了疫苗？	是	接种疫苗之后通常会发热。如果症状持续，就去看医生吧。	更多信息请参考与儿童免疫相关的内容。
否：你是否把宝宝裹得太严实了，是否给他穿得过多了，家里是否很热？	是	宝宝的体温可能会因为穿得过多或温度高而受到影响。帮他脱掉一些衣服或给他喝些水。	更多信息请参考与肠胃炎和脱水相关的内容。
否		如果你的宝宝持续2~3天发热或一直高热不退，就咨询医生吧。	

婴儿腹泻

腹泻表现为排便频繁、大便较稀。胃肠感染或饮食变化都可能会导致婴儿腹泻。

当腹泻伴有持续腹痛或持续呕吐时，就需要医生多关注了。

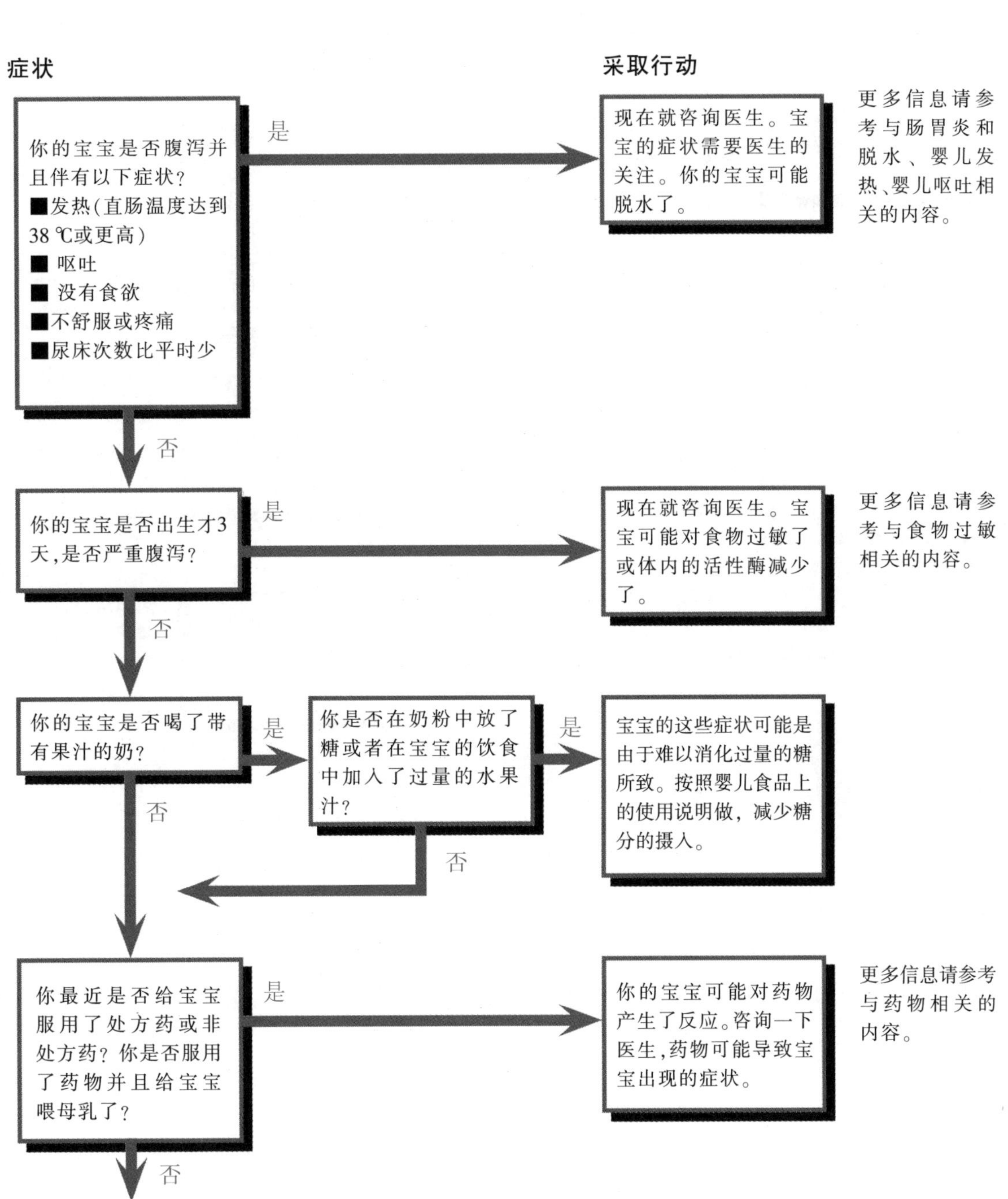

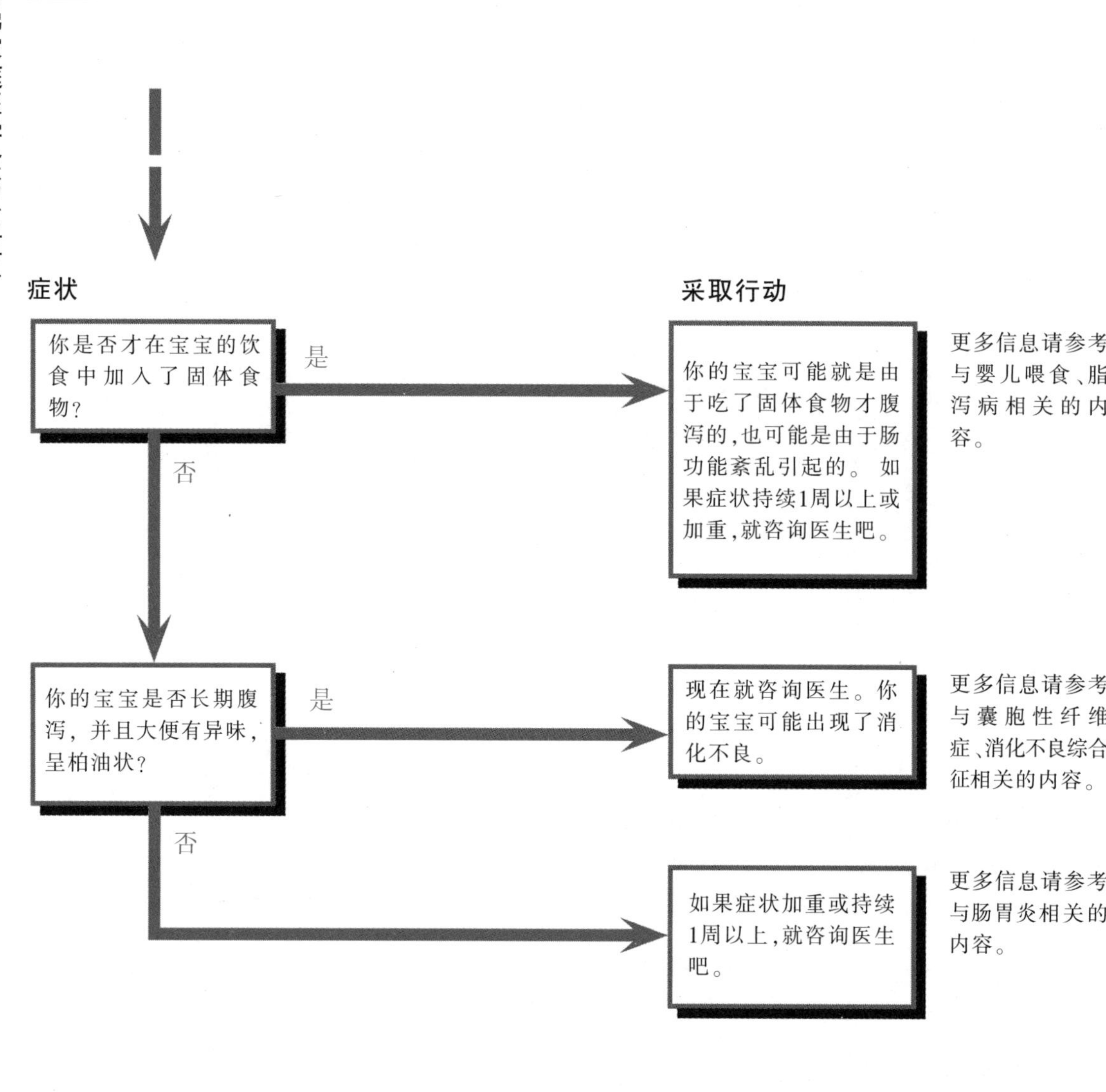
症状
采取行动
你是否才在宝宝的饮食中加入了固体食物?
是
你的宝宝可能就是由于吃了固体食物才腹泻的,也可能是由于肠功能紊乱引起的。如果症状持续1周以上或加重,就咨询医生吧。
更多信息请参考与婴儿喂食、脂泻病相关的内容。
否
你的宝宝是否长期腹泻,并且大便有异味,呈柏油状?
是
现在就咨询医生。你的宝宝可能出现了消化不良。
更多信息请参考与囊胞性纤维症、消化不良综合征相关的内容。
否
如果症状加重或持续1周以上,就咨询医生吧。
更多信息请参考与肠胃炎相关的内容。

婴儿呕吐

通过口腔清空胃内容物对婴儿来说是很正常的。

然而，如果呕吐过于频繁或过于剧烈，跟平时完全不一样，或者呕吐同时伴有发热、吃奶减少、便秘或腹泻，你就要让医生多加注意了。

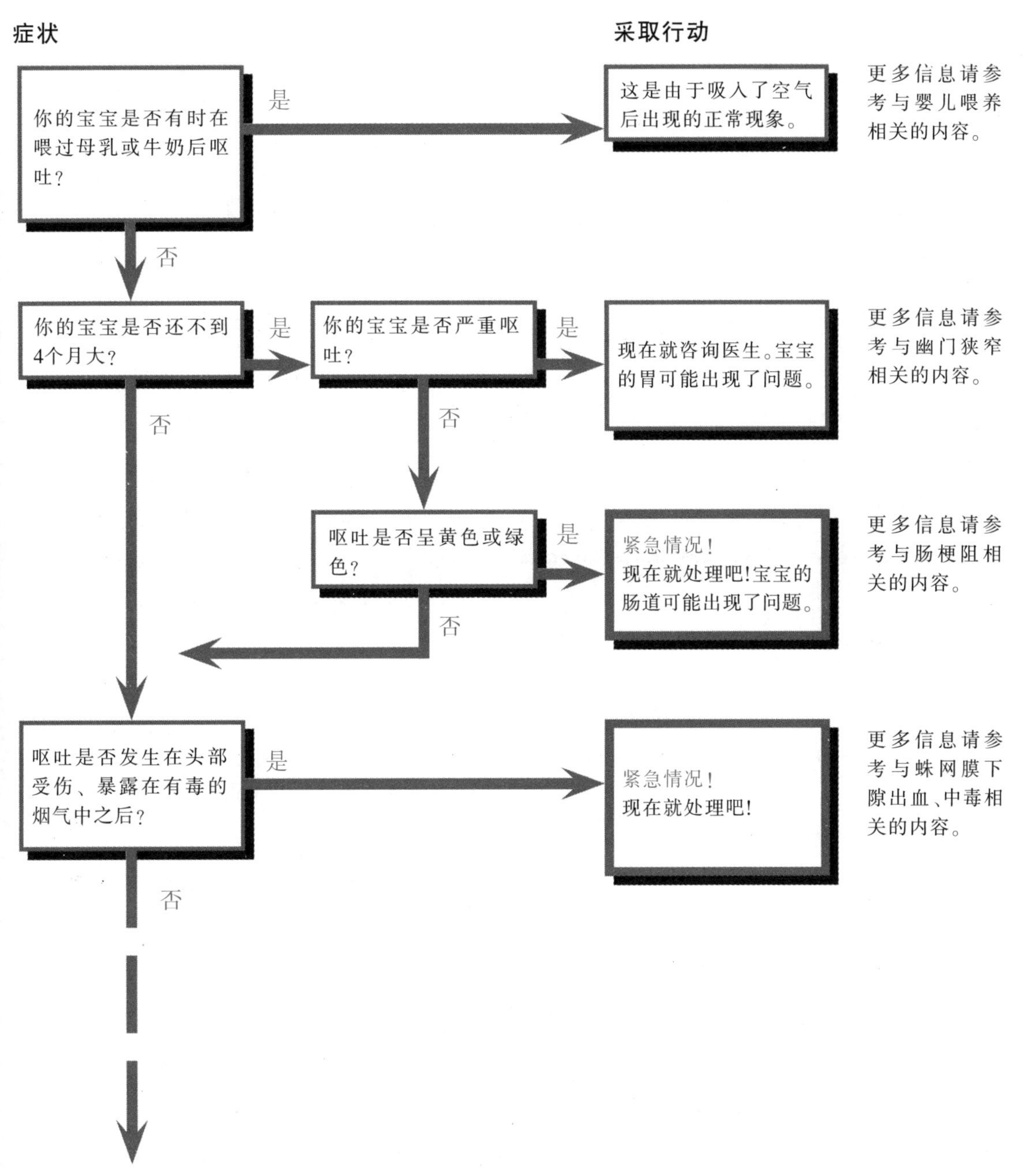

症状

采取行动

你的宝宝是否呕吐并且伴有以下症状?
■发热(体温达到38℃或更高)
■头部活动异常,手抱着或抓挠头部
■没有食欲
■便秘或者没有尿液
■嗜睡

是 → 紧急情况!现在就处理吧!

更多信息请参考与肠胃炎和脱水、头部受损、肠梗阻、脑膜炎相关的内容。

否 ↓

你最近是否给宝宝服用了新型处方药或非处方药?你是否服用了药物且给宝宝喂了母乳?

是 → 现在就咨询医生。你的宝宝可能对药物产生了反应。

更多信息请参考与药物相关的内容。

否 ↓

你的宝宝是否呕吐并且伴有腹泻?

是 → 给宝宝喝水,防止他脱水。咨询医生。宝宝的症状需要引起关注。

更多信息请参考与肠胃炎和脱水、婴儿腹泻相关的内容。

否 ↓

你是否将宝宝上下颠着玩,是否带他去旅行了?

是 → 宝宝的这种情形可能是由于晕动引起的。让宝宝保持安静,给他喝水,观察一下呕吐症状有没有减轻。

否 ↓

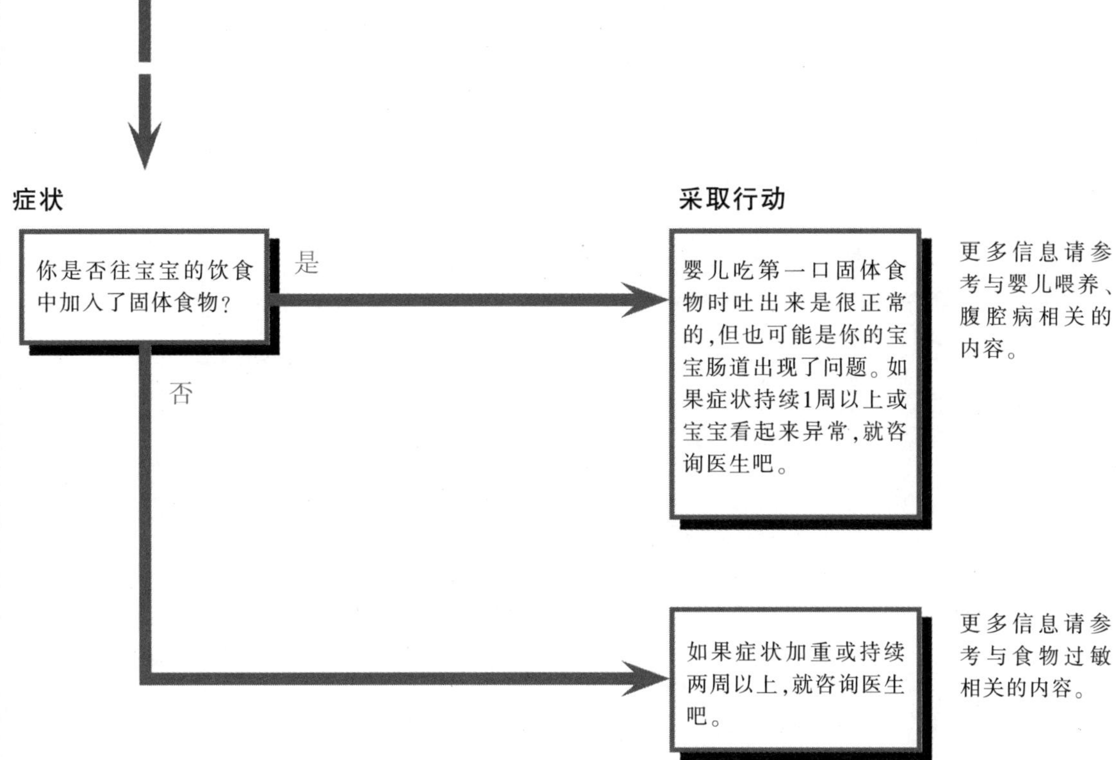
症状
你是否往宝宝的饮食中加入了固体食物？
是
否
采取行动
婴儿吃第一口固体食物时吐出来是很正常的，但也可能是你的宝宝肠道出现了问题。如果症状持续1周以上或宝宝看起来异常，就咨询医生吧。
更多信息请参考与婴儿喂养、腹腔病相关的内容。
如果症状加重或持续两周以上，就咨询医生吧。
更多信息请参考与食物过敏相关的内容。

婴儿和儿童皮疹

出现皮疹是很正常的现象。皮肤出现水疱、肿块或鳞状斑块都表明皮肤出现了问题，例如尿布疹。而当这些症状伴有发热时，就需要医生多加关注了。

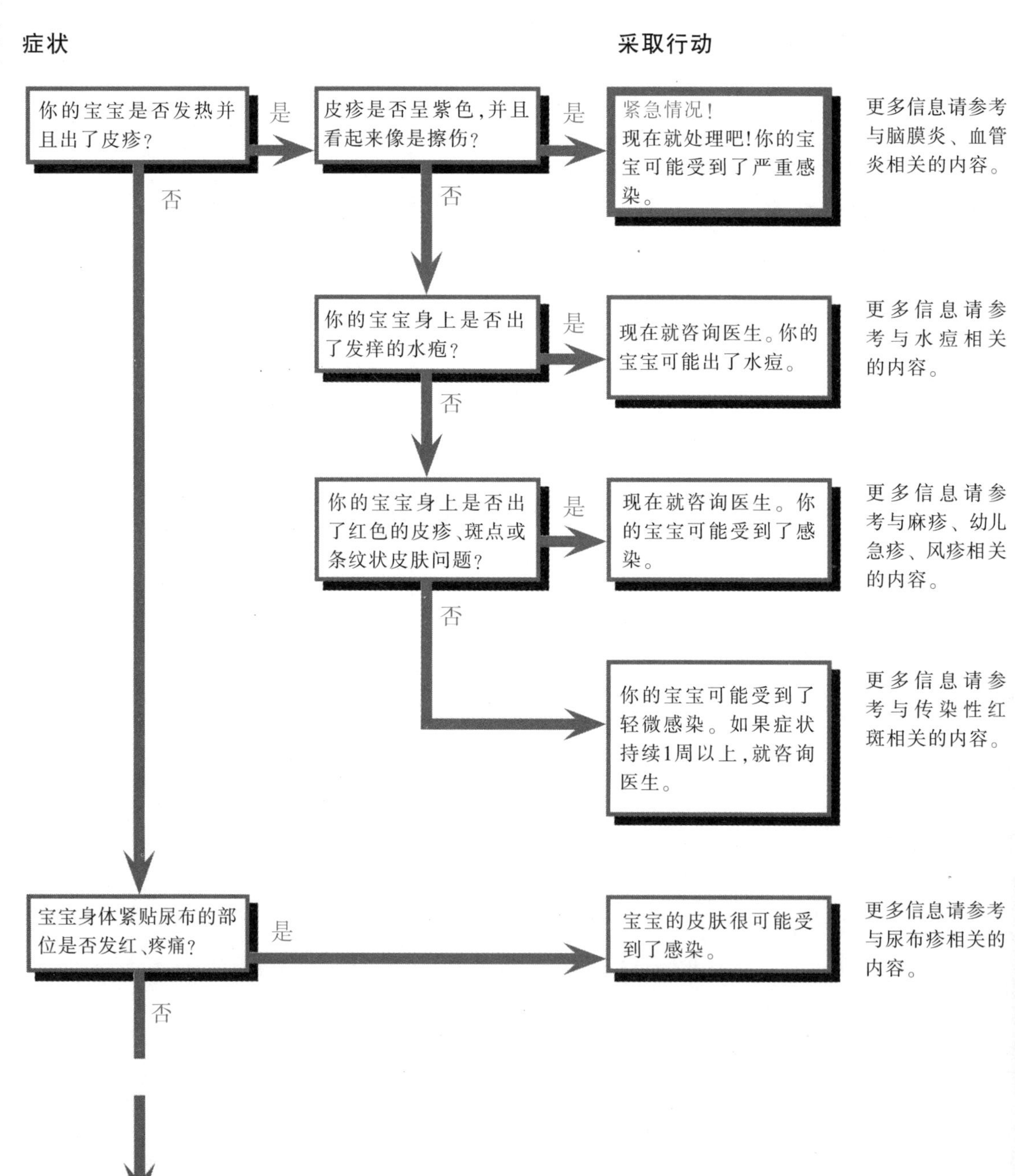

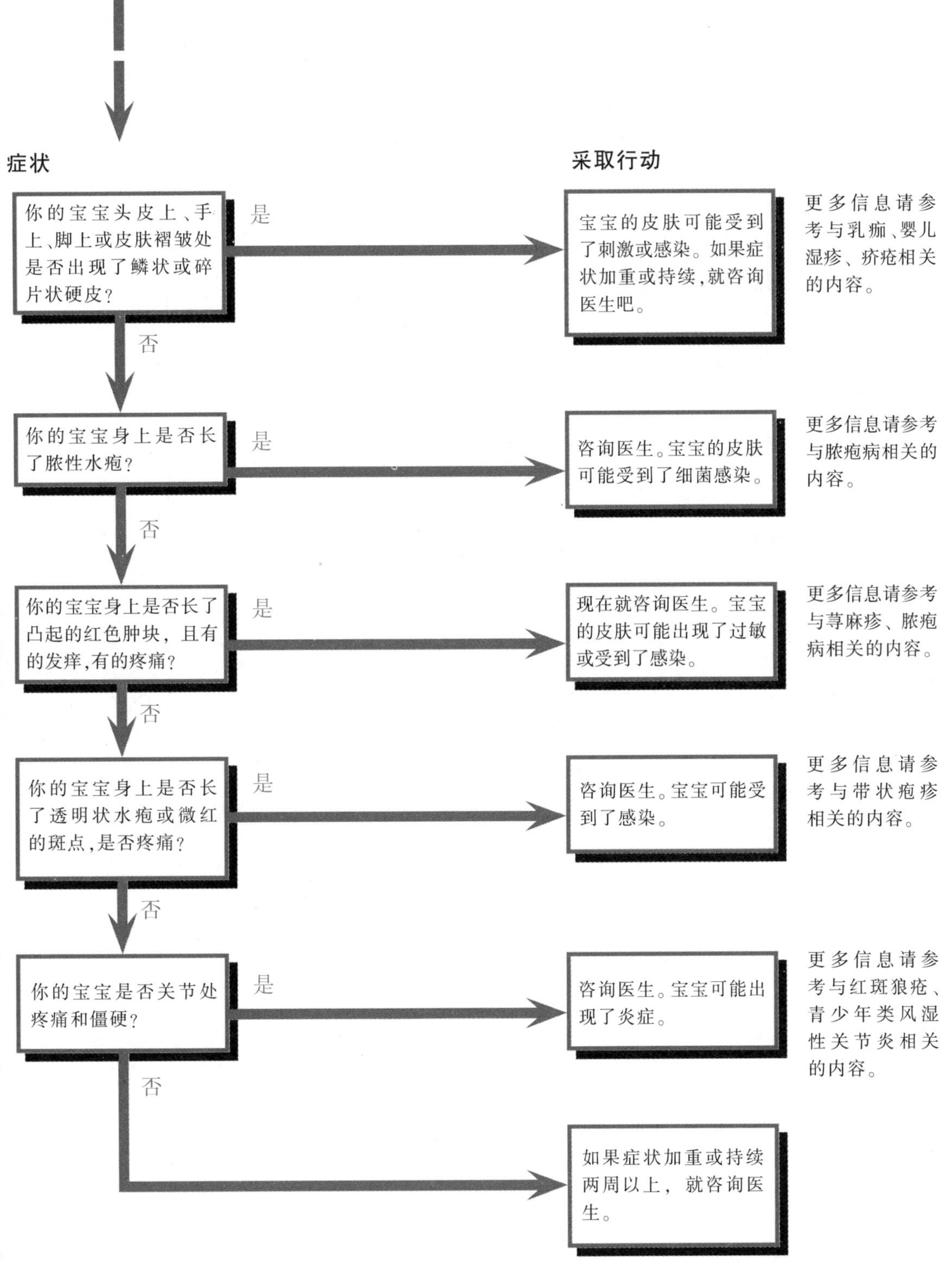
症状
采取行动
你的宝宝头皮上、手上、脚上或皮肤褶皱处是否出现了鳞状或碎片状硬皮？
是
宝宝的皮肤可能受到了刺激或感染。如果症状加重或持续，就咨询医生吧。
更多信息请参考与乳痂、婴儿湿疹、疥疮相关的内容。
否
你的宝宝身上是否长了脓性水疱？
是
咨询医生。宝宝的皮肤可能受到了细菌感染。
更多信息请参考与脓疱病相关的内容。
否
你的宝宝身上是否长了凸起的红色肿块，且有的发痒，有的疼痛？
是
现在就咨询医生。宝宝的皮肤可能出现了过敏或受到了感染。
更多信息请参考与荨麻疹、脓疱病相关的内容。
否
你的宝宝身上是否长了透明状水疱或微红的斑点，是否疼痛？
是
咨询医生。宝宝可能受到了感染。
更多信息请参考与带状疱疹相关的内容。
否
你的宝宝是否关节处疼痛和僵硬？
是
咨询医生。宝宝可能出现了炎症。
更多信息请参考与红斑狼疮、青少年类风湿性关节炎相关的内容。
否
如果症状加重或持续两周以上，就咨询医生。

婴儿和儿童便秘

便秘表现为排便次数减少、排便疼痛、大便干燥、发硬或排便不畅。

儿童便秘主要是由于饮食中纤维素含量过少，水的摄入不足，缺乏运动以及焦虑导致的。当便秘出现在婴儿身上或者出现在其他年龄段的孩子身上，并且伴有腹痛时就需要医生多加关注了。

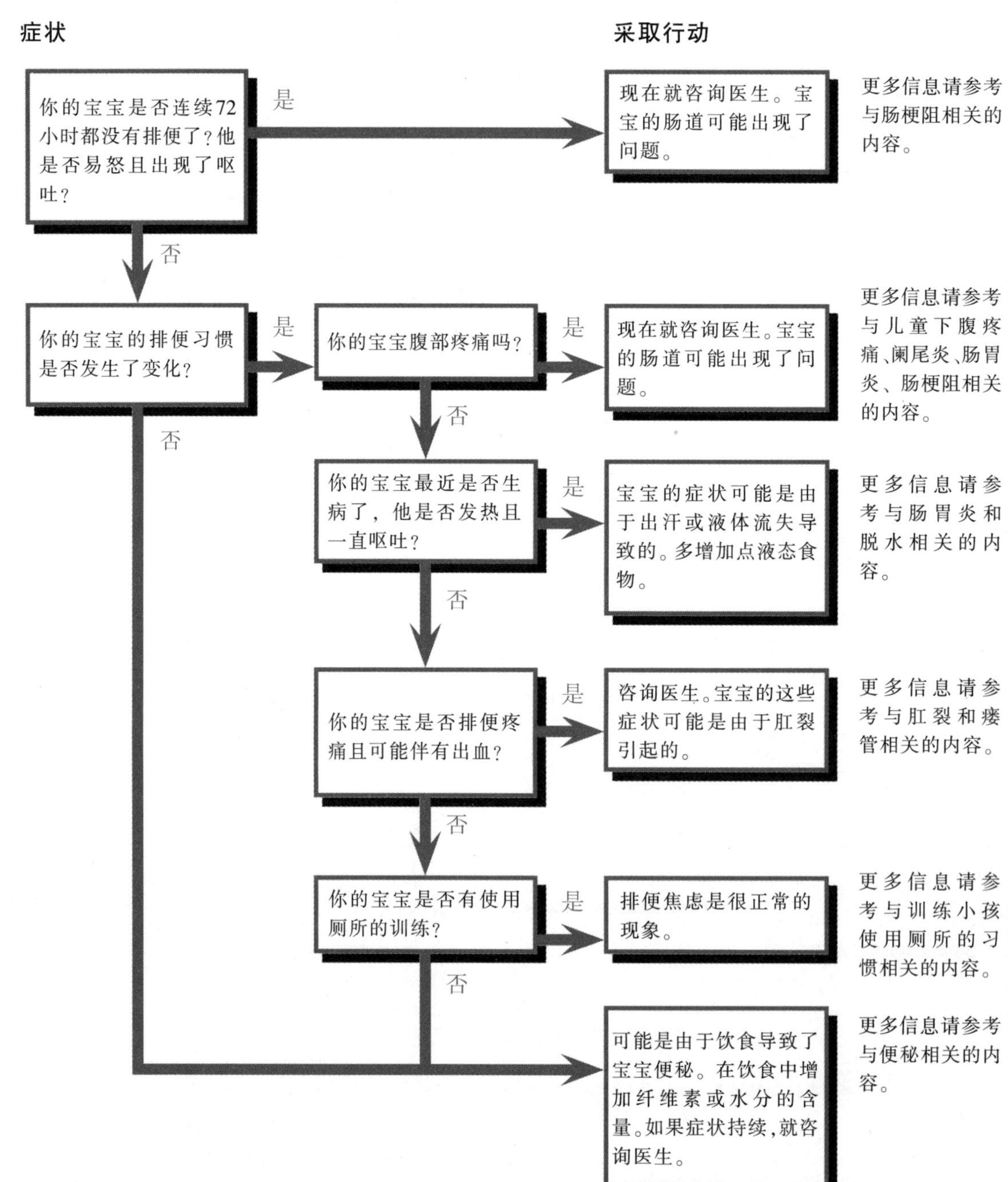

婴儿和儿童咳嗽

干咳或咳嗽带痰，长期或短期的咳嗽都要给予关注。

咳嗽通常是由于呼吸道感染引起的。当儿童咳嗽伴有呼吸短促或直肠温度达到38℃或更高时，就需要医生多加关注了。

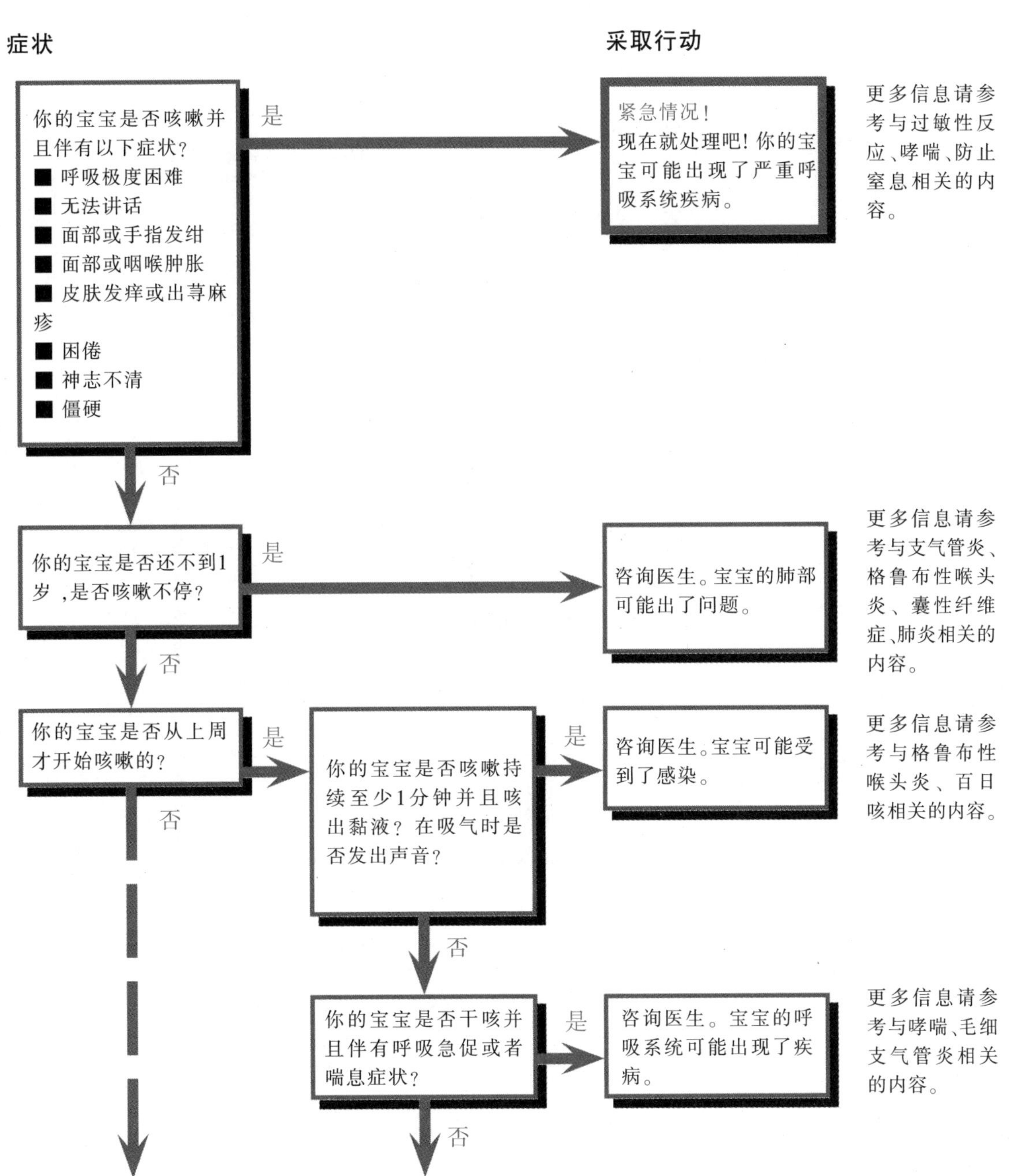

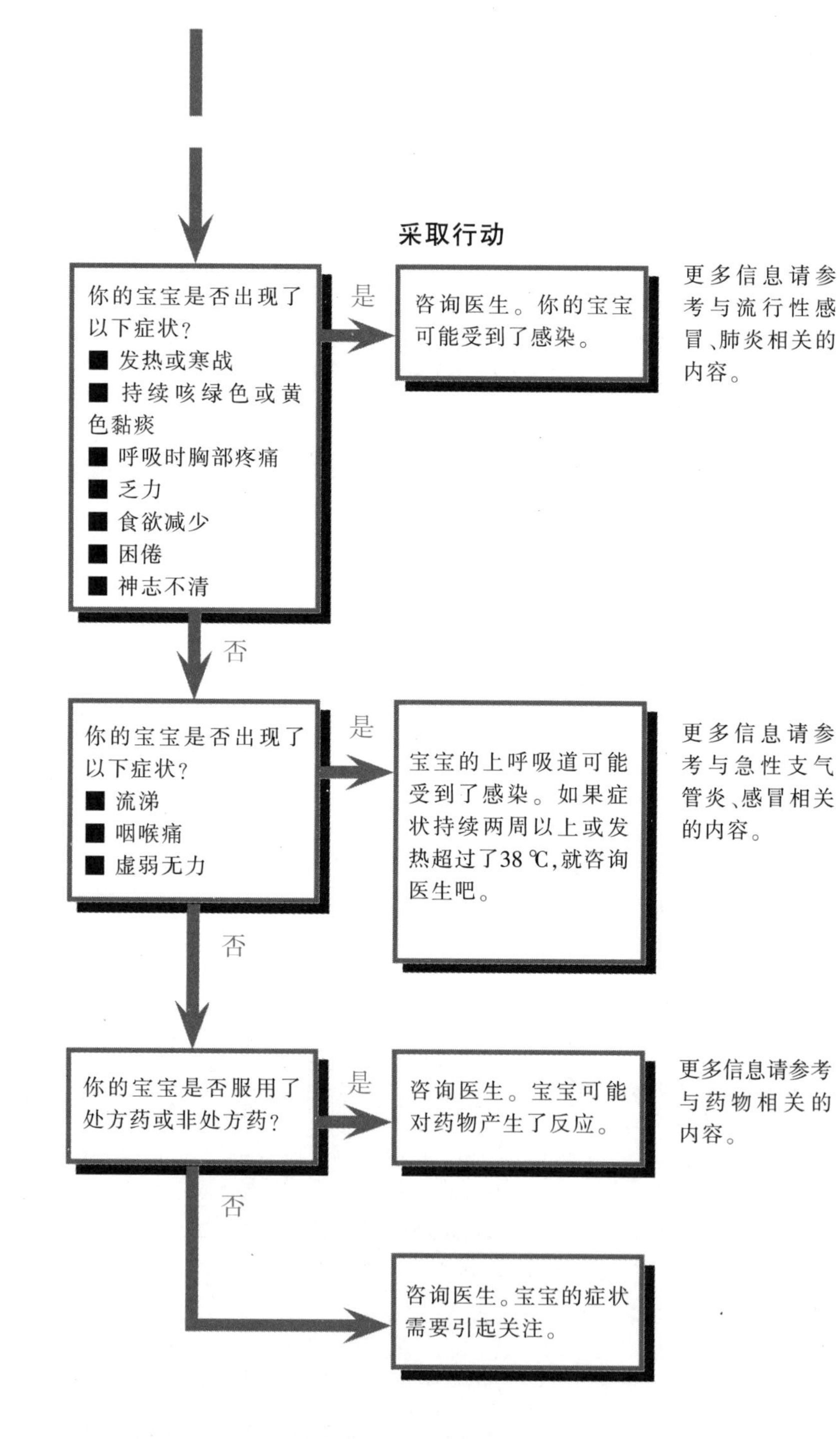
采取行动
你的宝宝是否出现了以下症状？
■ 发热或寒战
■ 持续咳绿色或黄色黏痰
■ 呼吸时胸部疼痛
■ 乏力
■ 食欲减少
■ 困倦
■ 神志不清
是
咨询医生。你的宝宝可能受到了感染。
更多信息请参考与流行性感冒、肺炎相关的内容。
否
你的宝宝是否出现了以下症状？
■ 流涕
■ 咽喉痛
■ 虚弱无力
是
宝宝的上呼吸道可能受到了感染。如果症状持续两周以上或发热超过了38 ℃，就咨询医生吧。
更多信息请参考与急性支气管炎、感冒相关的内容。
否
你的宝宝是否服用了处方药或非处方药？
是
咨询医生。宝宝可能对药物产生了反应。
更多信息请参考与药物相关的内容。
否
咨询医生。宝宝的症状需要引起关注。

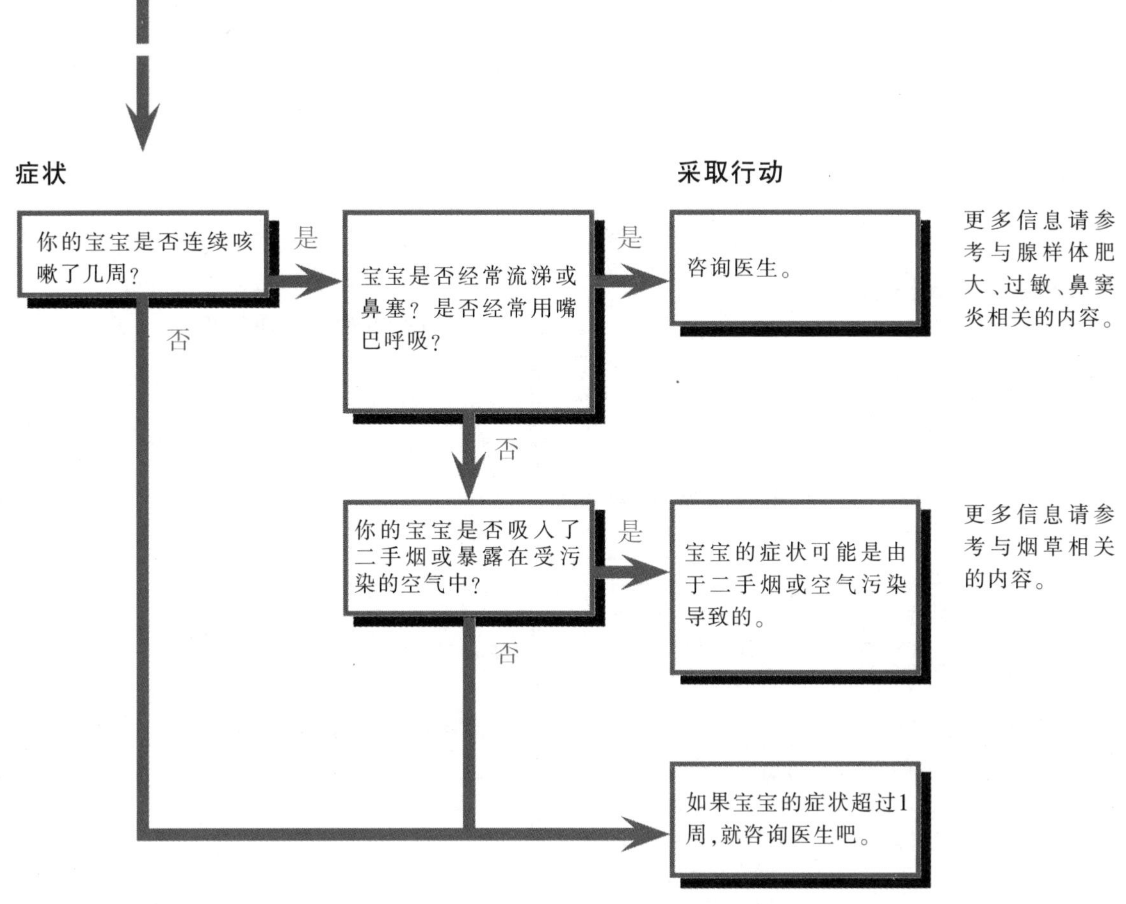
症状
采取行动
你的宝宝是否连续咳嗽了几周？
是
否
宝宝是否经常流涕或鼻塞？是否经常用嘴巴呼吸？
是
否
咨询医生。
更多信息请参考与腺样体肥大、过敏、鼻窦炎相关的内容。
你的宝宝是否吸入了二手烟或暴露在受污染的空气中？
是
否
宝宝的症状可能是由于二手烟或空气污染导致的。
更多信息请参考与烟草相关的内容。
如果宝宝的症状超过1周，就咨询医生吧。

婴儿和儿童耳痛

耳痛、耳鸣或耳朵堵塞可能出现在3个月到3岁的儿童身上。耳痛通常表明耳朵受到了感染，有时也可能由于耳朵受到了损伤。听力受损可能是由于耳垢堵塞耳朵或耳膜出现液体导致的。

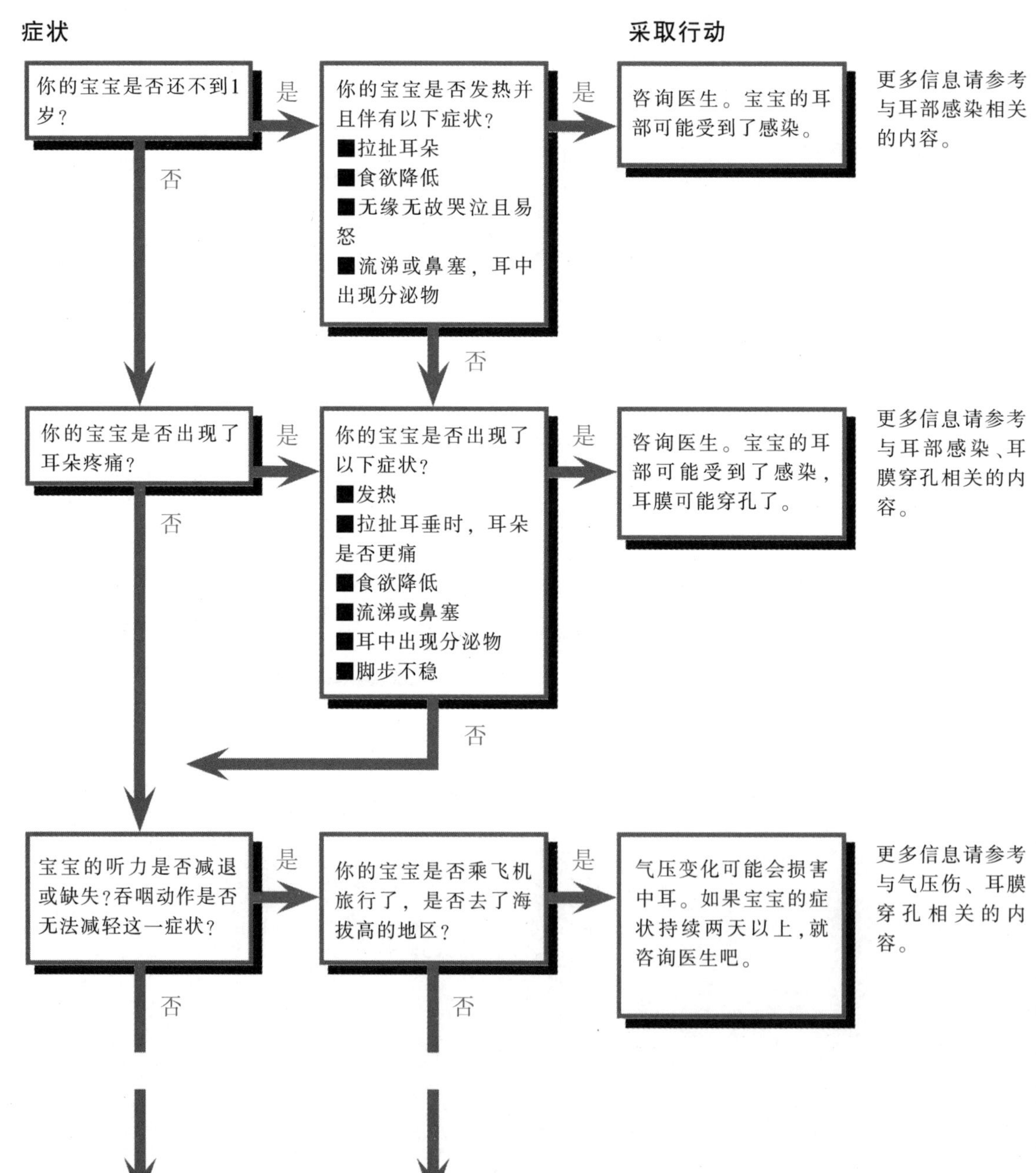

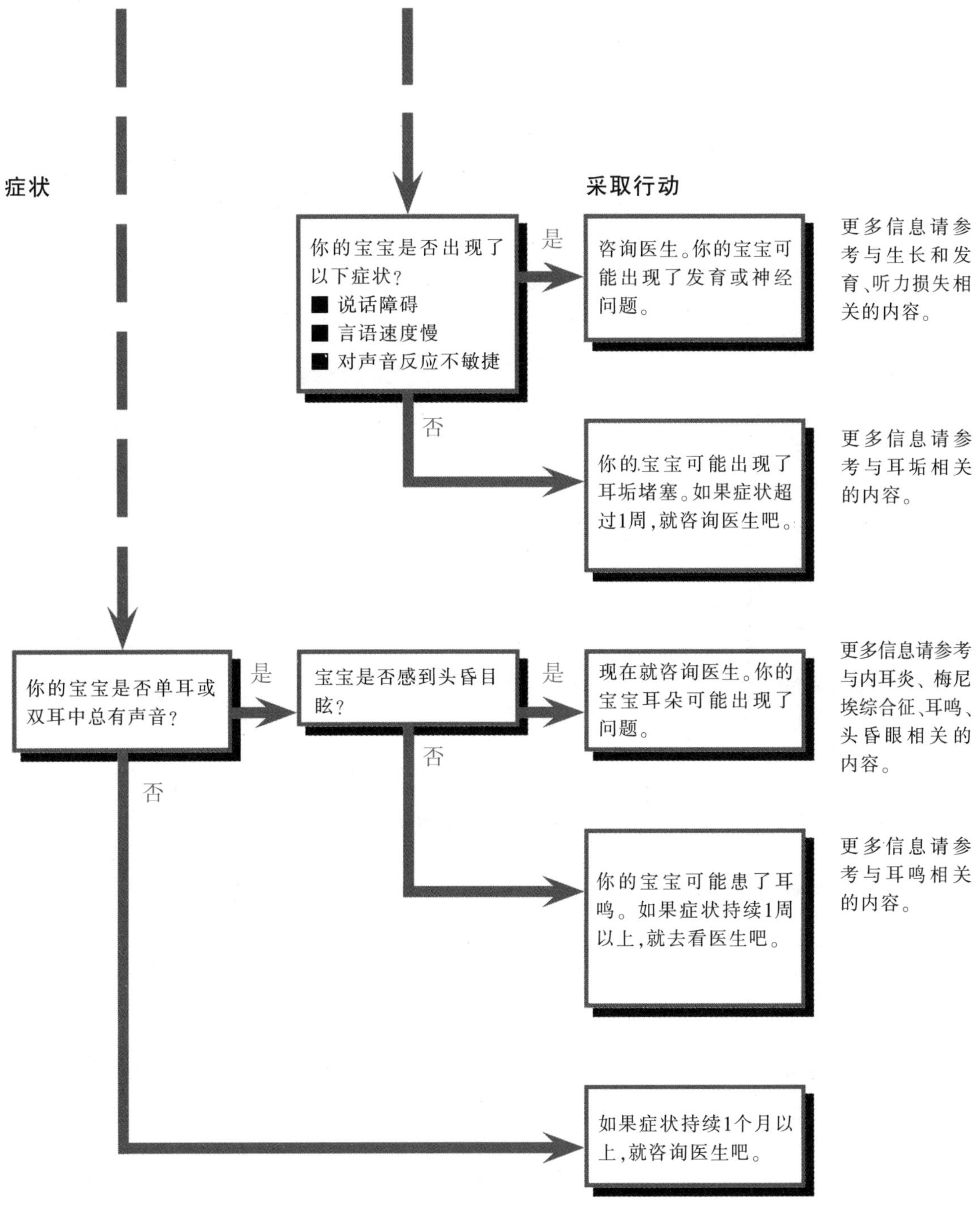

更多信息请参考与生长和发育、听力损失相关的内容。

更多信息请参考与耳垢相关的内容。

更多信息请参考与内耳炎、梅尼埃综合征、耳鸣、头昏眼相关的内容。

更多信息请参考与耳鸣相关的内容。

婴儿和儿童呼吸短促

呼吸短促通常表现为呼吸困难或呼吸急促，或者肺部不能很好地吸入或呼出气体。

这些症状通常需要你的医生多加关注。呼吸极度困难时，就需要接受紧急治疗了。

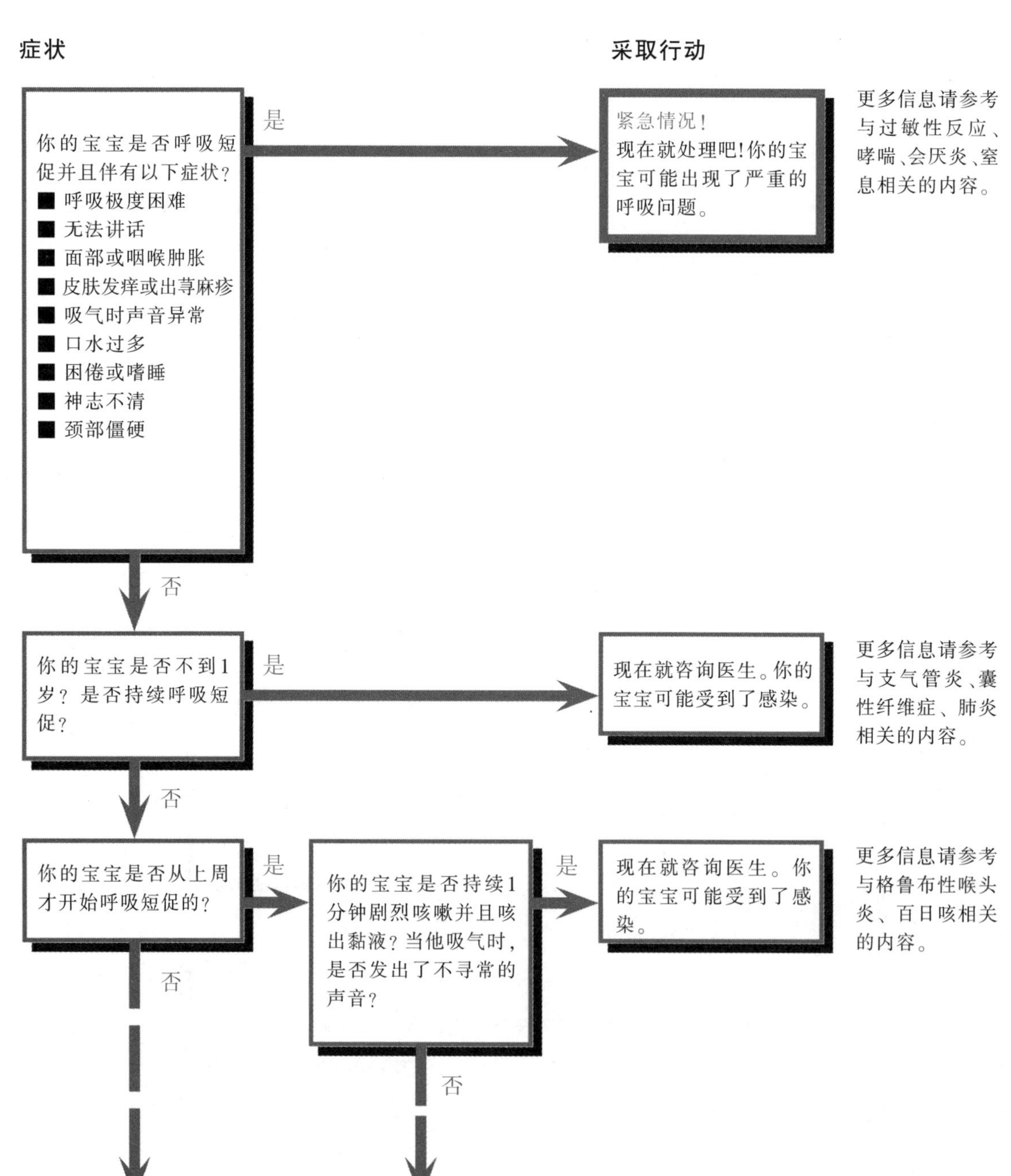

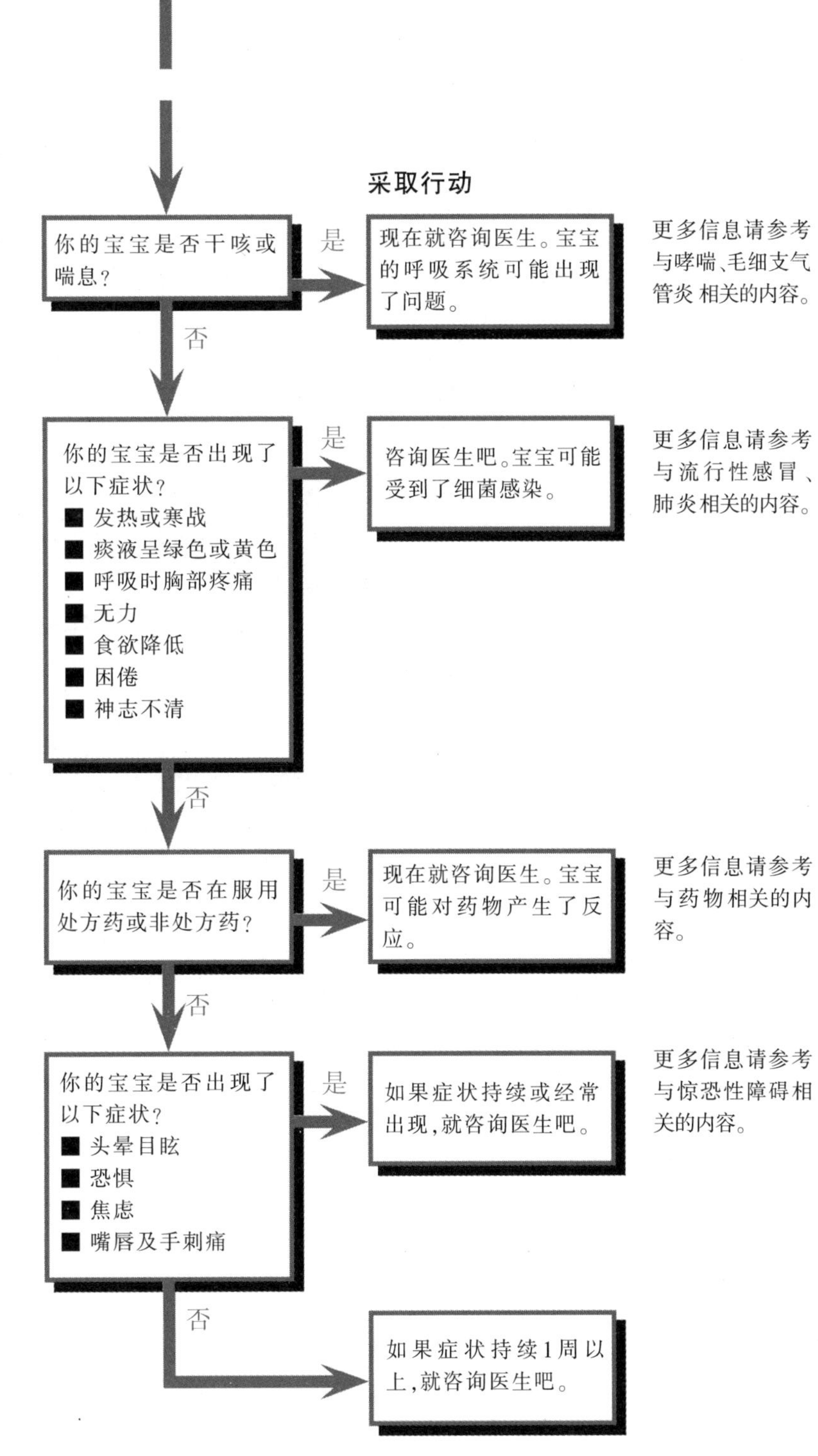
采取行动
你的宝宝是否干咳或喘息？
是
现在就咨询医生。宝宝的呼吸系统可能出现了问题。
更多信息请参考与哮喘、毛细支气管炎相关的内容。
否
你的宝宝是否出现了以下症状？
■ 发热或寒战
■ 痰液呈绿色或黄色
■ 呼吸时胸部疼痛
■ 无力
■ 食欲降低
■ 困倦
■ 神志不清
是
咨询医生吧。宝宝可能受到了细菌感染。
更多信息请参考与流行性感冒、肺炎相关的内容。
否
你的宝宝是否在服用处方药或非处方药？
是
现在就咨询医生。宝宝可能对药物产生了反应。
更多信息请参考与药物相关的内容。
否
你的宝宝是否出现了以下症状？
■ 头晕目眩
■ 恐惧
■ 焦虑
■ 嘴唇及手刺痛
是
如果症状持续或经常出现，就咨询医生吧。
更多信息请参考与惊恐性障碍相关的内容。
否
如果症状持续1周以上，就咨询医生吧。

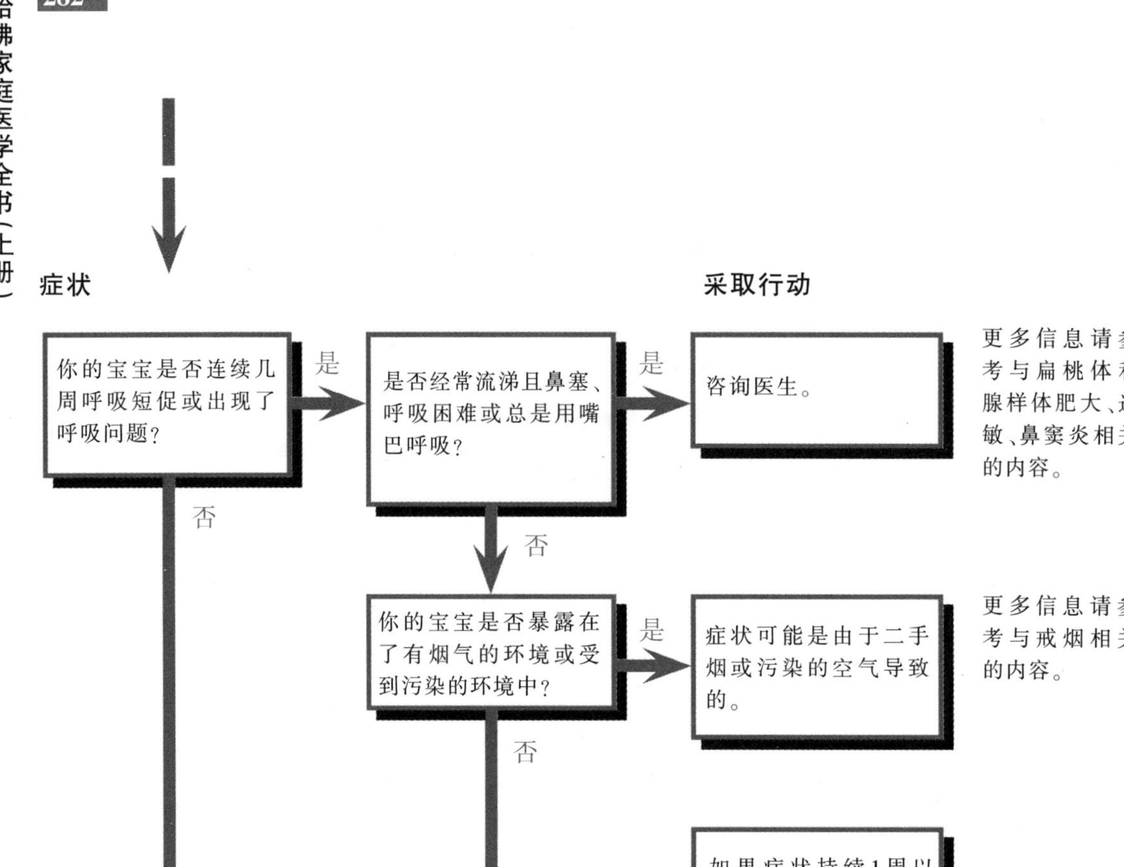
症状
采取行动
你的宝宝是否连续几周呼吸短促或出现了呼吸问题?
是
是否经常流涕且鼻塞、呼吸困难或总是用嘴巴呼吸?
是
咨询医生。
更多信息请参考与扁桃体和腺样体肥大、过敏、鼻窦炎相关的内容。
否
否
你的宝宝是否暴露在了有烟气的环境或受到污染的环境中?
是
症状可能是由于二手烟或污染的空气导致的。
更多信息请参考与戒烟相关的内容。
否
如果症状持续1周以上,就咨询医生吧。

儿童腹痛

腹痛是指胸骨肋缘至腹股沟部位出现的疼痛。儿童经常出现腹痛。当这种症状持续3小时以上并且伴有周期性呕吐或便秘，或出现在婴儿身上，就需要医生多加关注了。

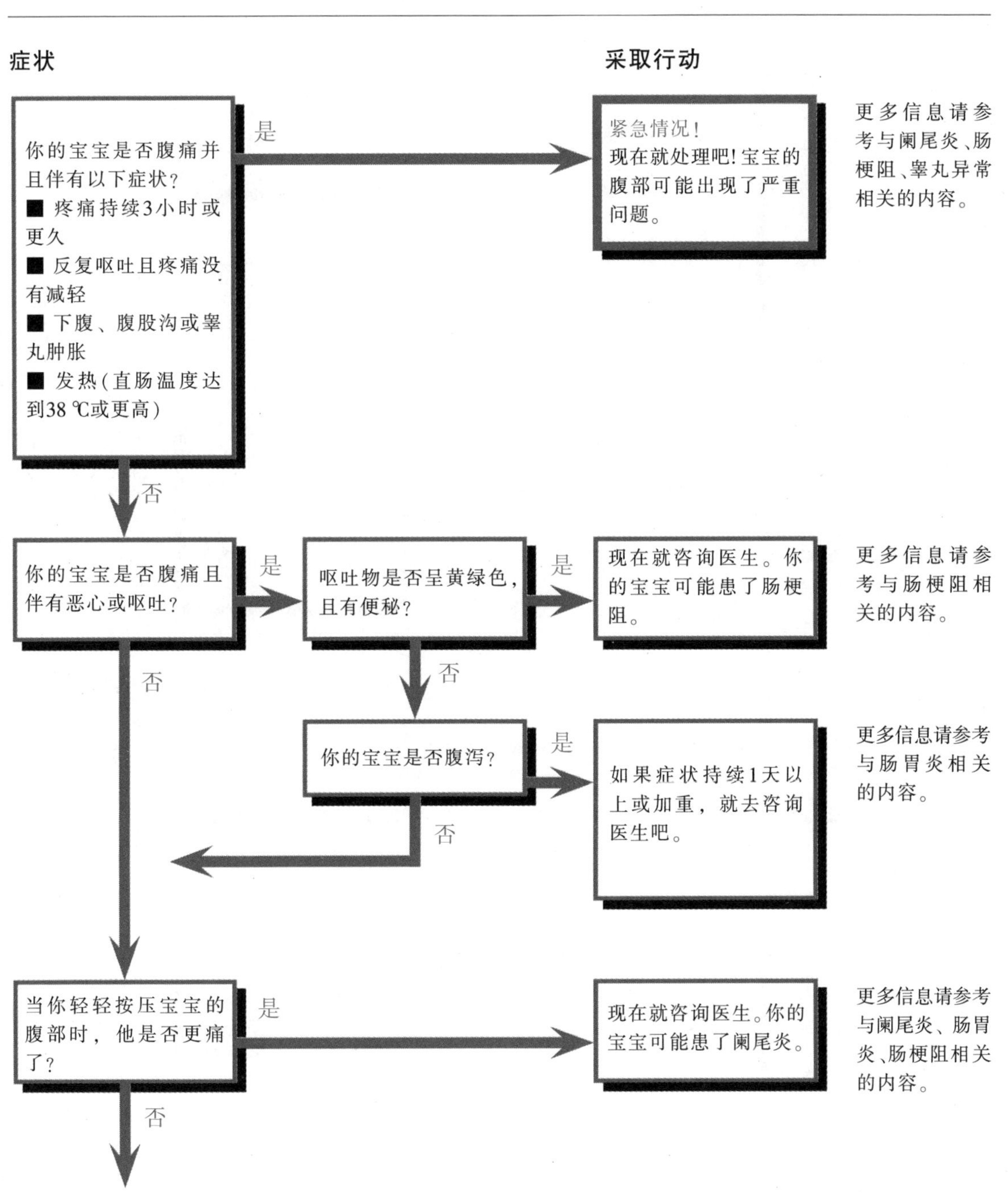

症状

采取行动

你的宝宝腰部以下是否疼痛，并且伴有以下症状？
■ 尿痛或尿频
■ 发热（直肠温度达到38 ℃或更高）
■ 无缘无故尿床

是 → 咨询医生吧。宝宝的尿道可能受到了感染。

更多信息请参考与泌尿道感染相关的内容。

否 ↓

你的宝宝是否腹痛、咽喉痛，并且出现了流涕和咳嗽？

是 → 腹痛有时会伴有类似于感冒的症状。如果持续疼痛1天以上或症状加重，就咨询医生。

更多信息请参考与过敏、鼻窦炎、感冒相关的内容。

否 ↓

你的宝宝是否腹痛、关节疼痛，伴或不伴皮疹？

是 → 现在就咨询医生。宝宝的小血管可能发炎了。

更多信息请参考与脉管炎相关的内容。

否 ↓

你的宝宝是否阵发性腹痛？是否经常失眠、烦躁、胃口不好、头痛？

是 → 咨询医生。宝宝的腹痛症状或其他症状可能是由于铅中毒或偏头痛引起的。

更多信息请参考与腹痛、偏头痛相关的内容。

否 ↓

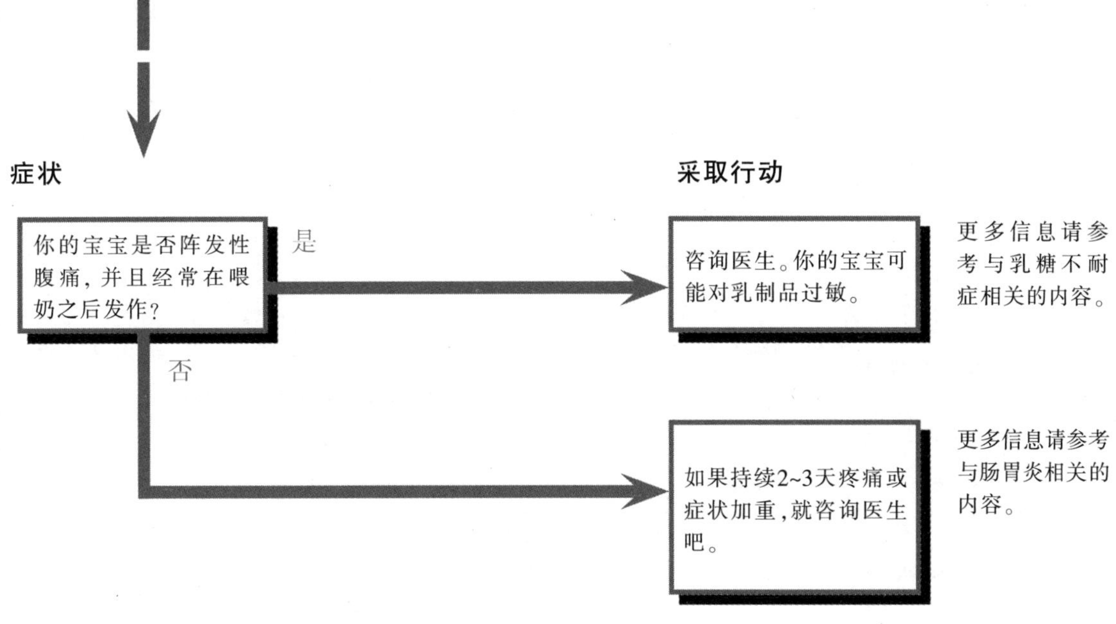
症状
采取行动
你的宝宝是否阵发性腹痛，并且经常在喂奶之后发作？
是
咨询医生。你的宝宝可能对乳制品过敏。
更多信息请参考与乳糖不耐症相关的内容。
否
如果持续2~3天疼痛或症状加重，就咨询医生吧。
更多信息请参考与肠胃炎相关的内容。

尿床和训练儿童使用厕所的习惯

排便及排尿的相关问题可能在任何年龄段的孩子身上都会出现。训练孩子使用厕所习惯的时间各有不同，通常情况下是2~5岁。 训练孩子使用厕所期间或之后出现意外是很正常的现象。

然而，在训练孩子使用厕所习惯之后若还是经常出现排尿或排便问题就表明孩子可能有生理或心理上的问题，这就需要医生多加关注了。

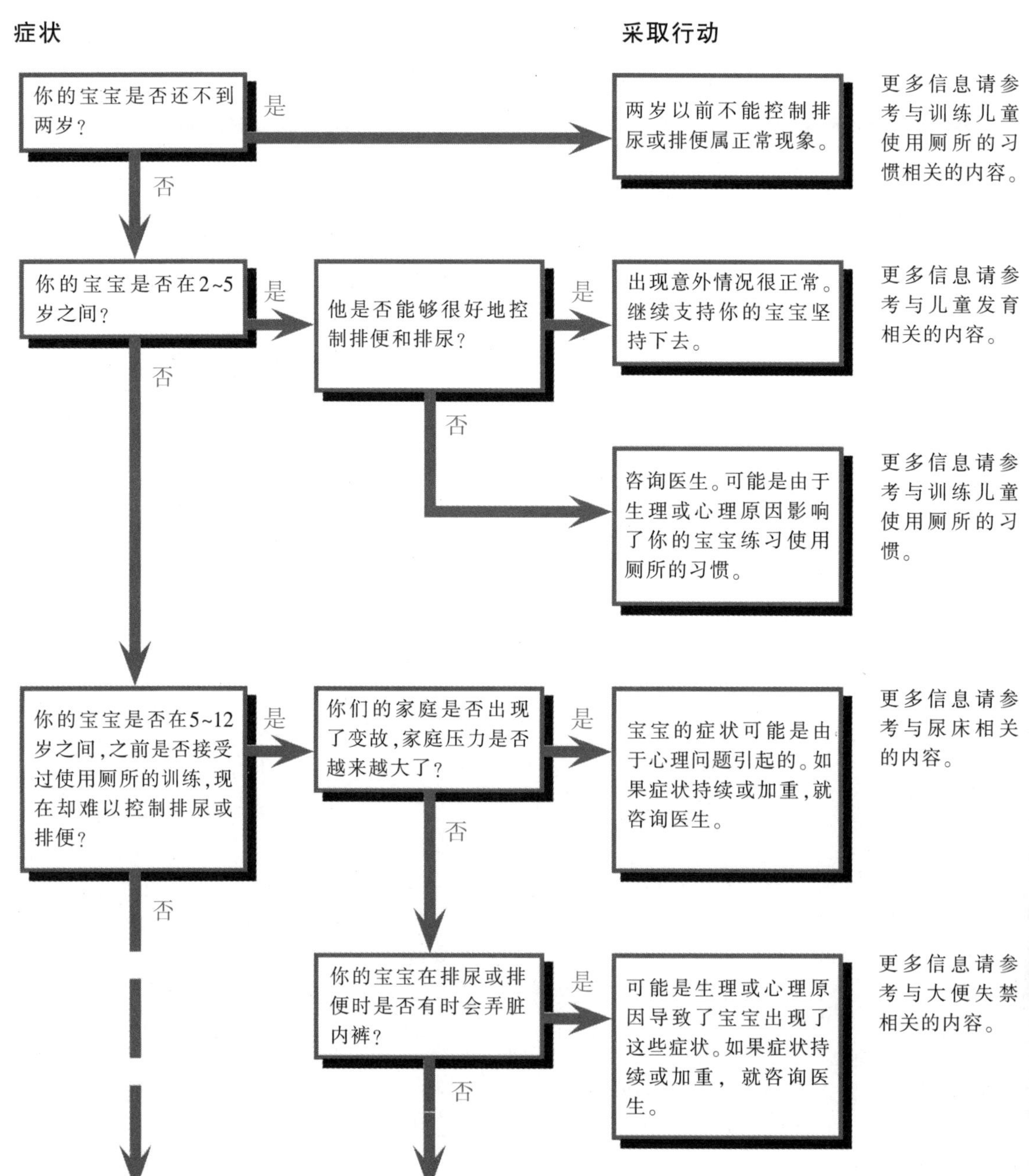

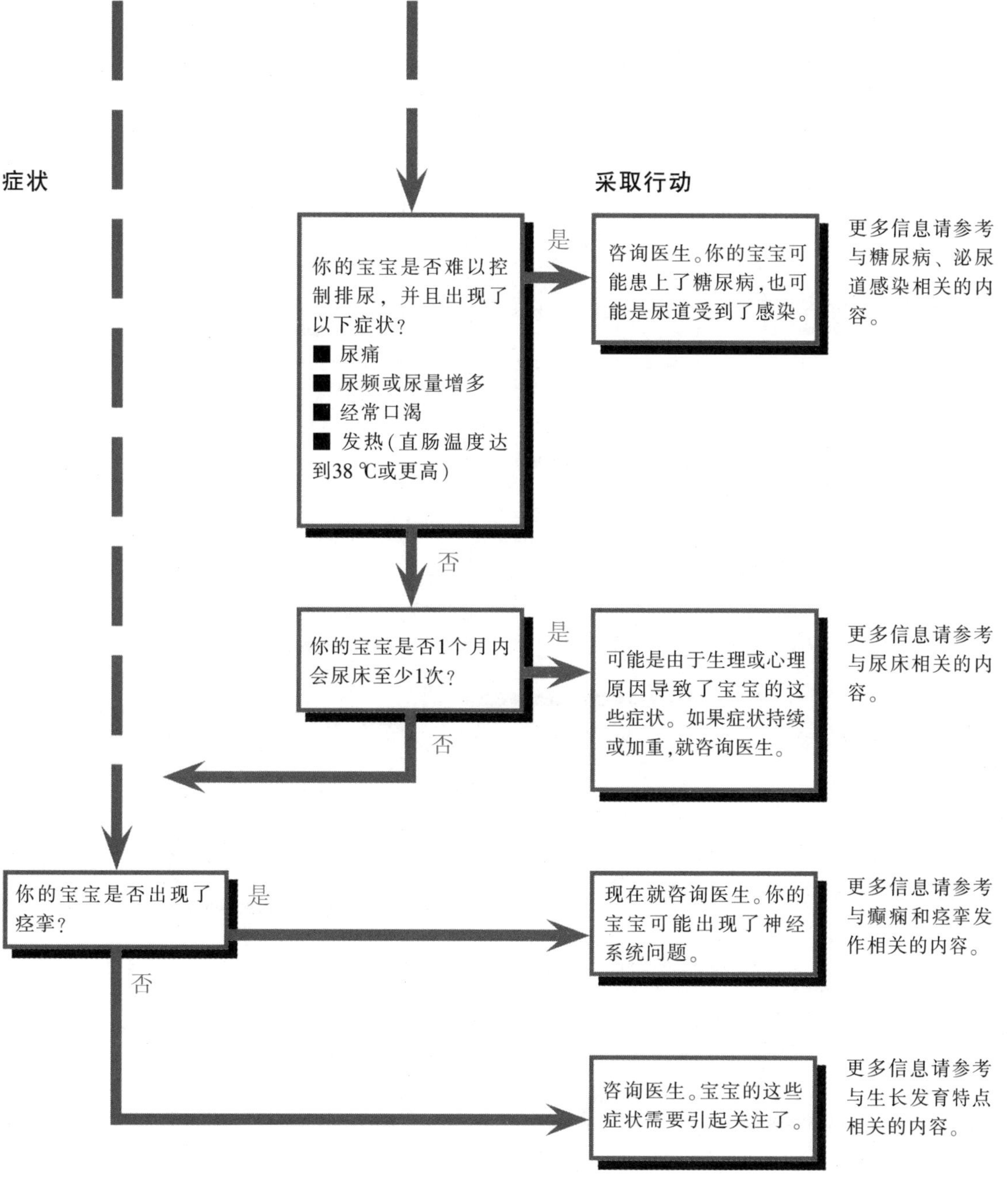

更多信息请参考与糖尿病、泌尿道感染相关的内容。

更多信息请参考与尿床相关的内容。

更多信息请参考与癫痫和痉挛发作相关的内容。

更多信息请参考与生长发育特点相关的内容。

儿童腹泻

腹泻是指排便次数增多、大便较稀。胃肠道感染或焦虑通常会导致腹泻。

当腹泻伴有腹部持续疼痛或呕吐时，就需要医生关注了。

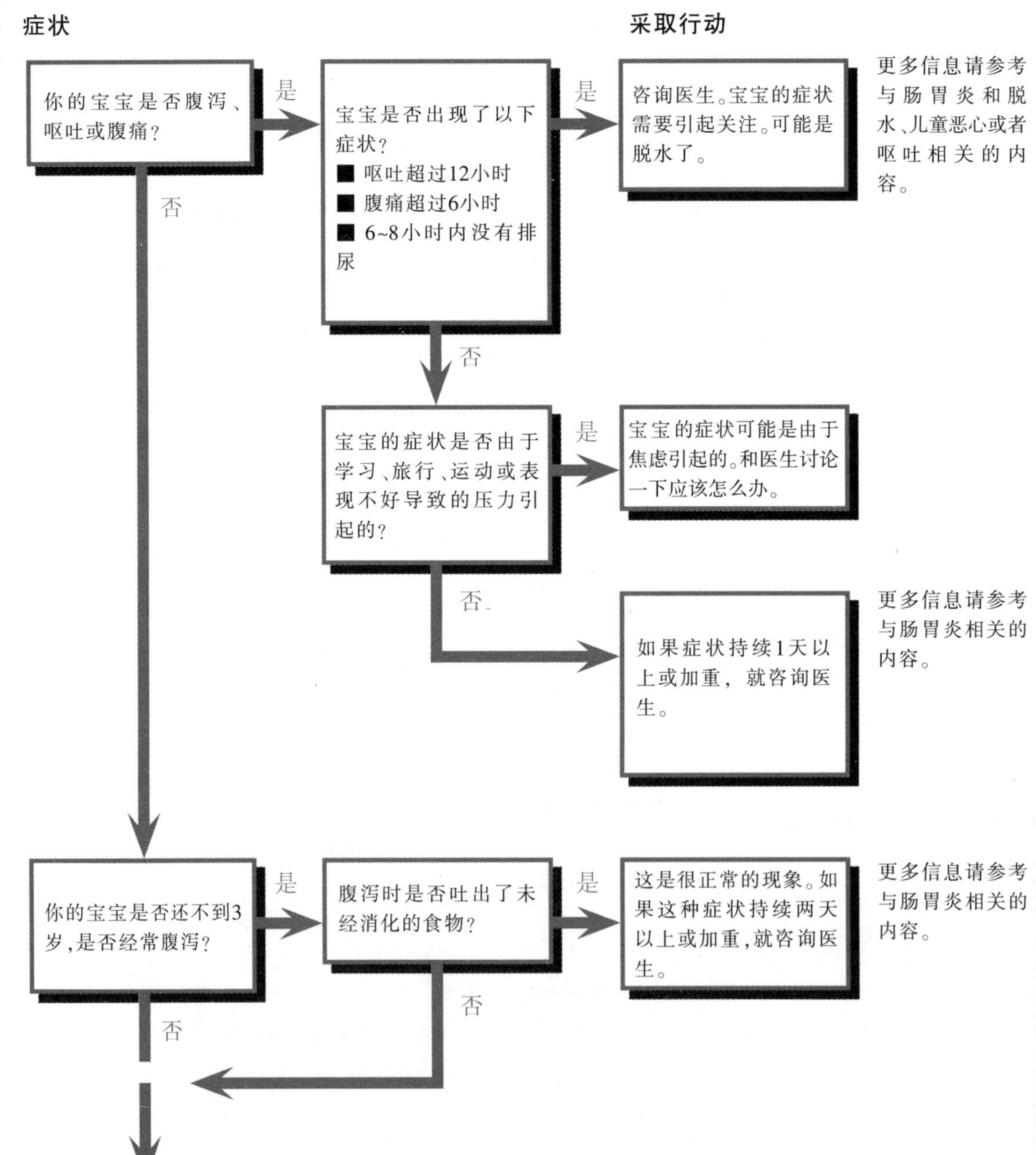

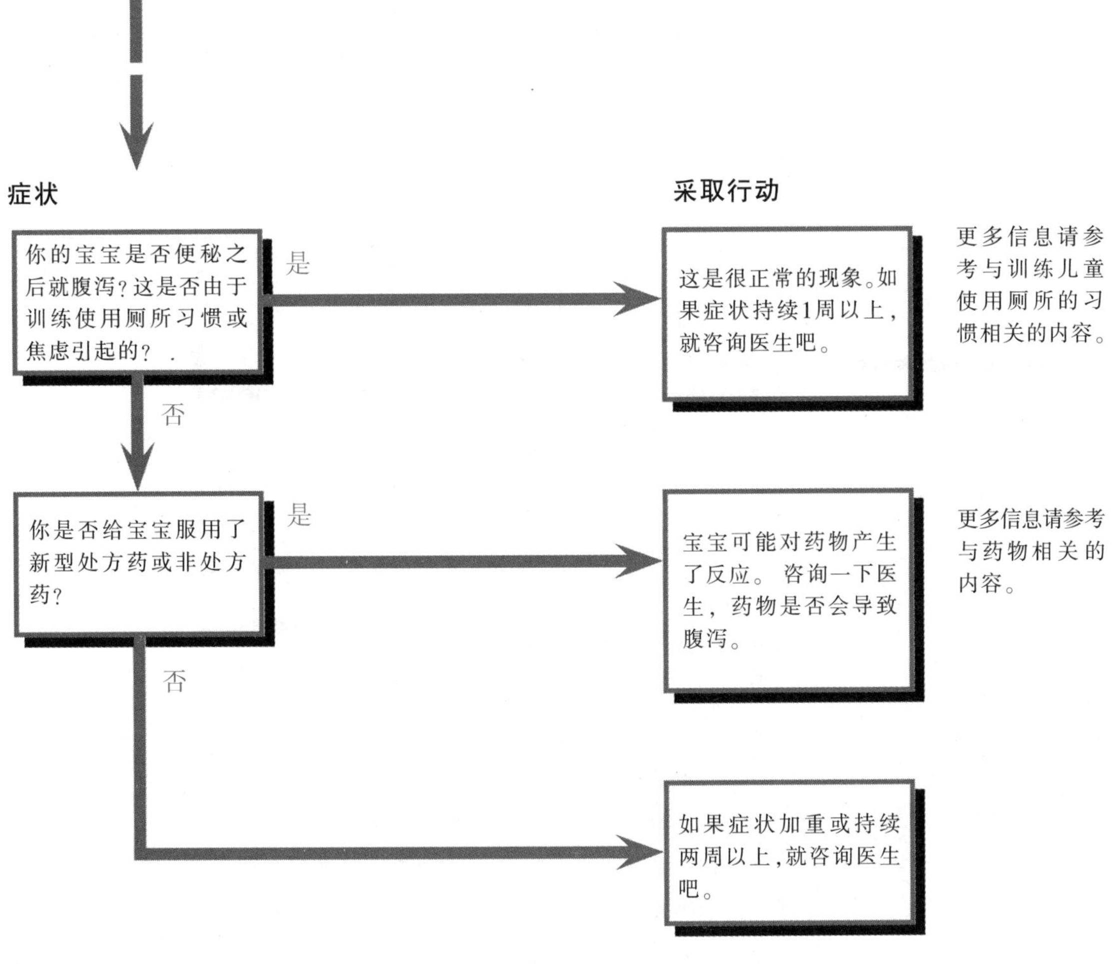
症状
采取行动
你的宝宝是否便秘之后就腹泻？这是否由于训练使用厕所习惯或焦虑引起的？
是
这是很正常的现象。如果症状持续1周以上，就咨询医生吧。
更多信息请参考与训练儿童使用厕所的习惯相关的内容。
否
你是否给宝宝服用了新型处方药或非处方药？
是
宝宝可能对药物产生了反应。咨询一下医生，药物是否会导致腹泻。
更多信息请参考与药物相关的内容。
否
如果症状加重或持续两周以上，就咨询医生吧。

儿童恶心或呕吐

儿童经常出现恶心或呕吐症状，这可能发生在很多疾病或受伤之后。

如果这些症状伴有腹部剧烈疼痛或头痛，就需要医生多加关注了。

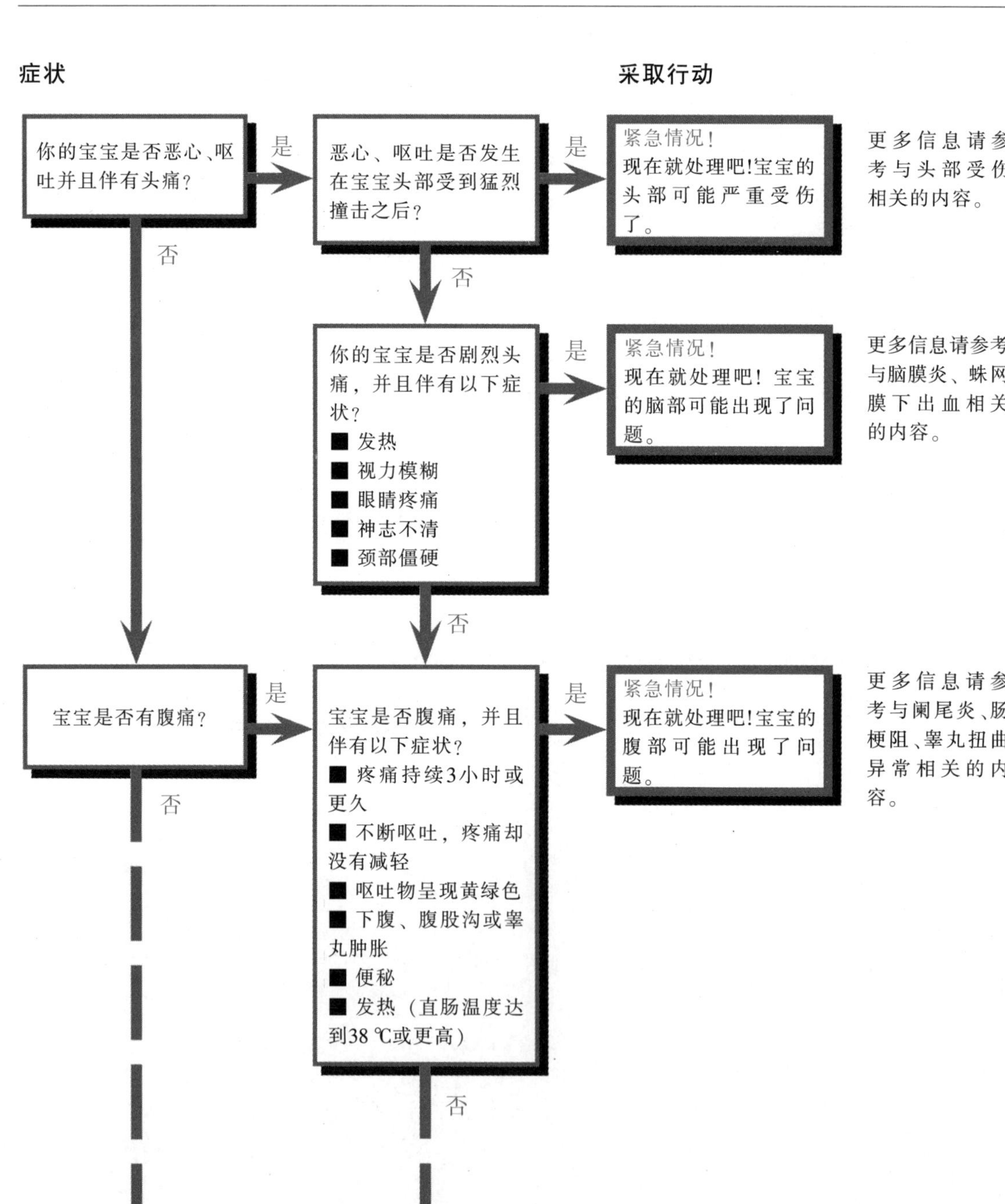

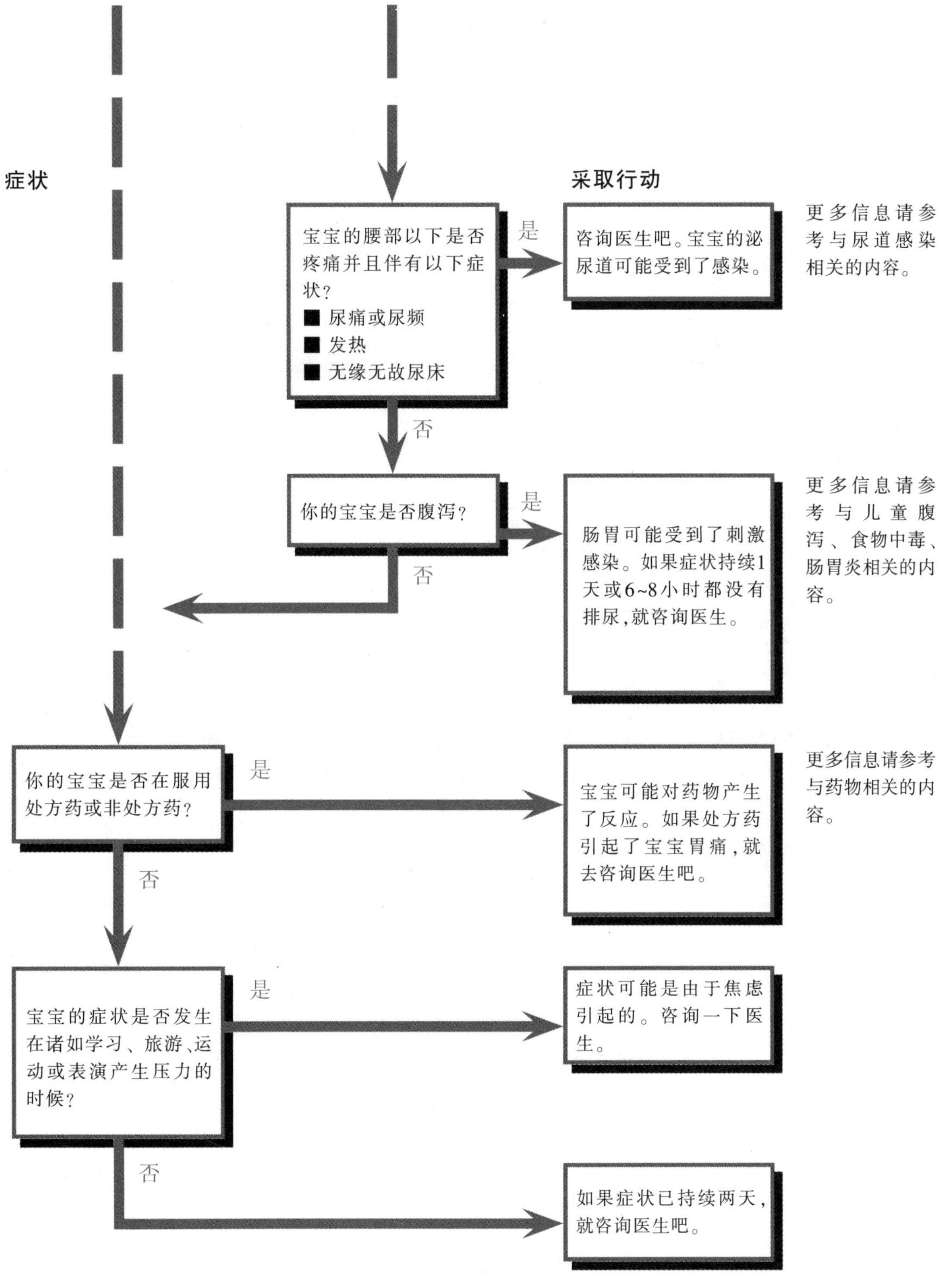

更多信息请参考与尿道感染相关的内容。

更多信息请参考与儿童腹泻、食物中毒、肠胃炎相关的内容。

更多信息请参考与药物相关的内容。

儿童发热

发热通常是由于感染导致的，是很多儿童疾病的症状。直肠温度达到38 ℃或以上时，医生就要多加关注了。如果发热伴有头痛剧烈、腹痛、呼吸困难、痉挛、反复性呕吐或颈部僵硬，也需要引起医生的关注。

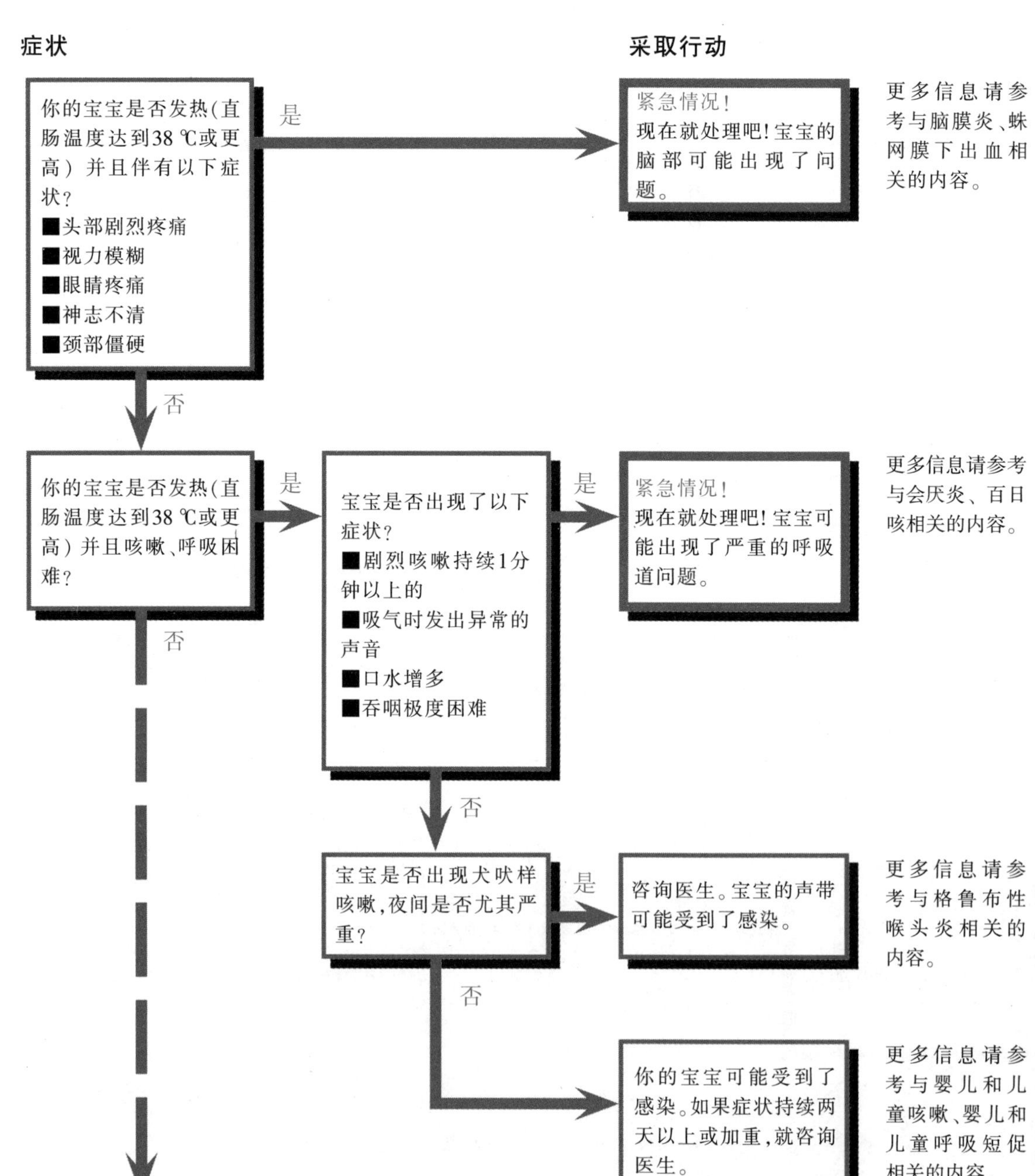

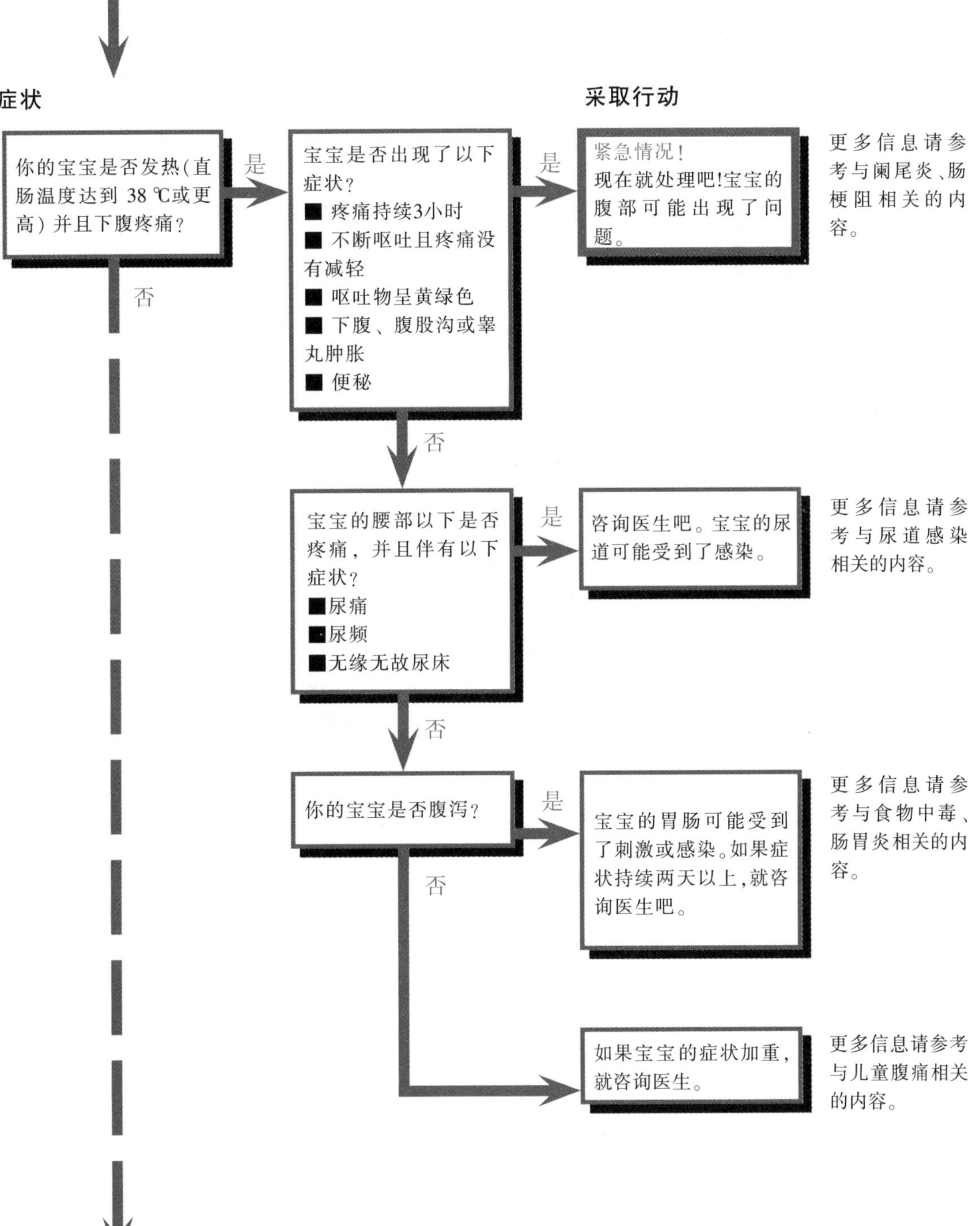
症状
采取行动
你的宝宝是否发热(直肠温度达到 38 ℃或更高)并且下腹疼痛?
是
否
宝宝是否出现了以下症状?
■ 疼痛持续3小时
■ 不断呕吐且疼痛没有减轻
■ 呕吐物呈黄绿色
■ 下腹、腹股沟或睾丸肿胀
■ 便秘
是
紧急情况!
现在就处理吧!宝宝的腹部可能出现了问题。
更多信息请参考与阑尾炎、肠梗阻相关的内容。
否
宝宝的腰部以下是否疼痛,并且伴有以下症状?
■尿痛
■尿频
■无缘无故尿床
是
咨询医生吧。宝宝的尿道可能受到了感染。
更多信息请参考与尿道感染相关的内容。
否
你的宝宝是否腹泻?
是
宝宝的胃肠可能受到了刺激或感染。如果症状持续两天以上,就咨询医生吧。
更多信息请参考与食物中毒、肠胃炎相关的内容。
否
如果宝宝的症状加重,就咨询医生。
更多信息请参考与儿童腹痛相关的内容。

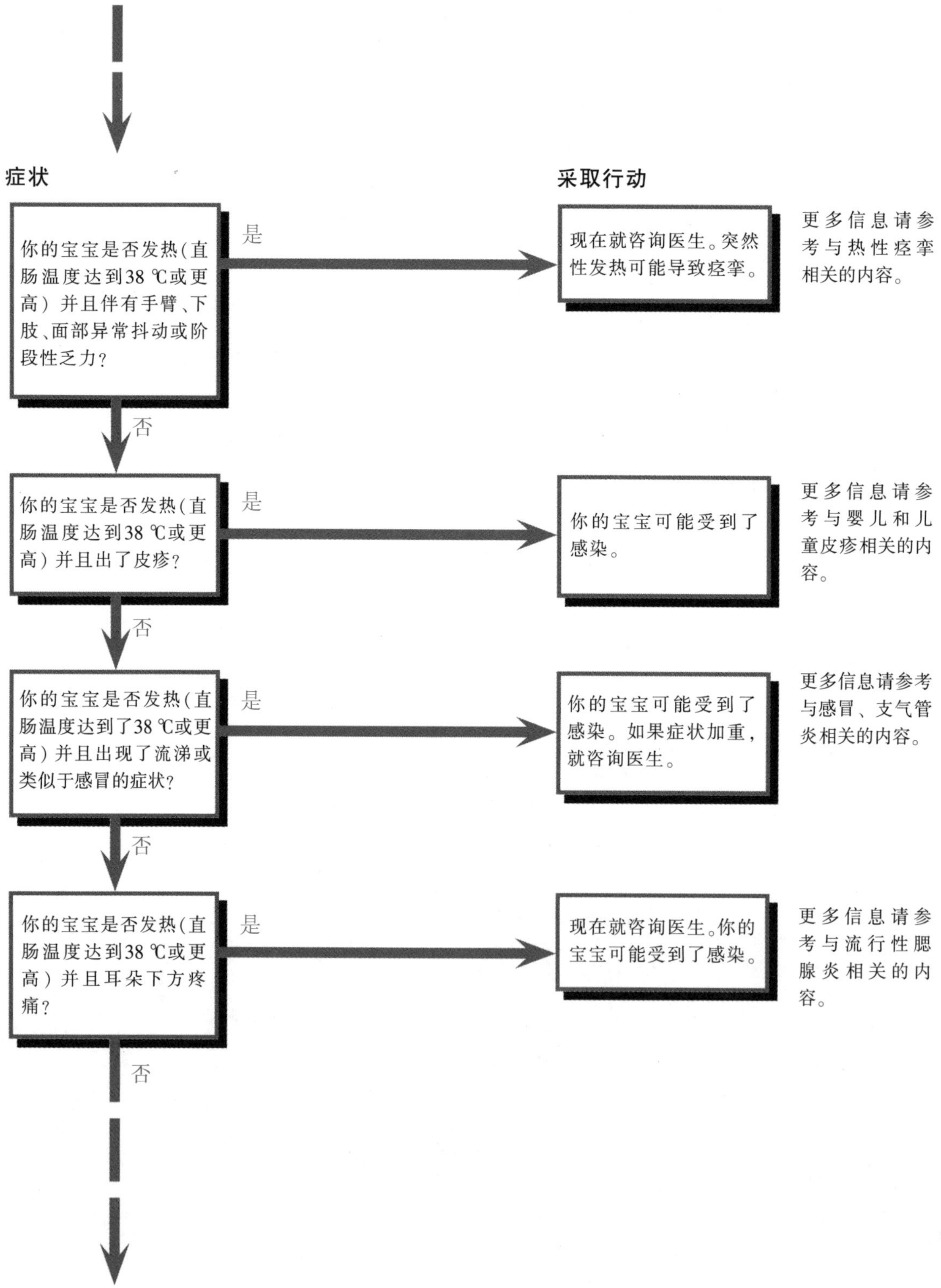

症状		采取行动	
你的宝宝是否发热（直肠温度达到38 ℃或更高）并且伴有手臂、下肢、面部异常抖动或阶段性乏力？	是 →	现在就咨询医生。突然性发热可能导致痉挛。	更多信息请参考与热性痉挛相关的内容。
↓ 否			
你的宝宝是否发热（直肠温度达到38 ℃或更高）并且出了皮疹？	是 →	你的宝宝可能受到了感染。	更多信息请参考与婴儿和儿童皮疹相关的内容。
↓ 否			
你的宝宝是否发热（直肠温度达到了38 ℃或更高）并且出现了流涕或类似于感冒的症状？	是 →	你的宝宝可能受到了感染。如果症状加重，就咨询医生。	更多信息请参考与感冒、支气管炎相关的内容。
↓ 否			
你的宝宝是否发热（直肠温度达到38 ℃或更高）并且耳朵下方疼痛？	是 →	现在就咨询医生。你的宝宝可能受到了感染。	更多信息请参考与流行性腮腺炎相关的内容。
↓ 否			

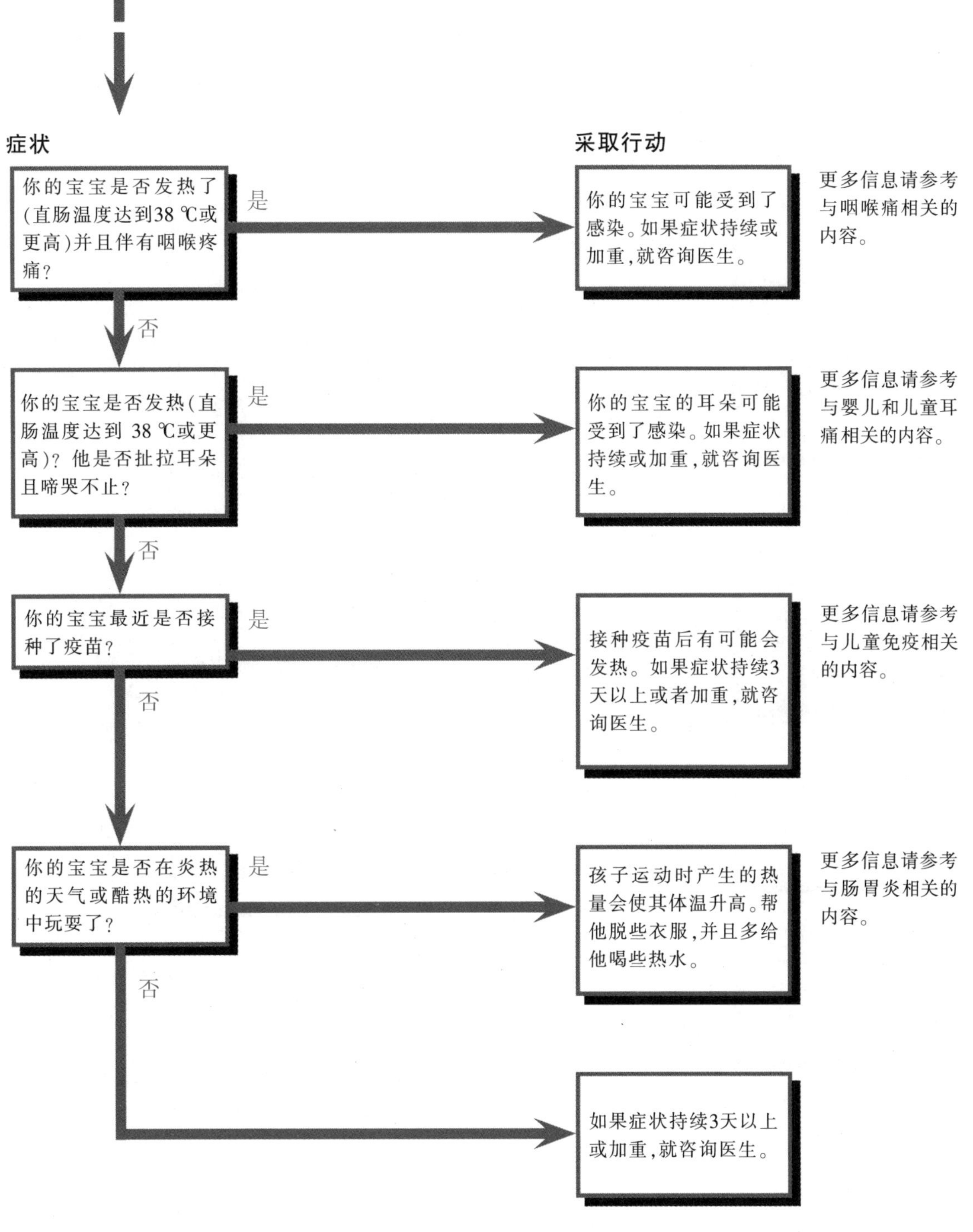
症状
采取行动
你的宝宝是否发热了(直肠温度达到38 ℃或更高)并且伴有咽喉疼痛？
是
你的宝宝可能受到了感染。如果症状持续或加重，就咨询医生。
更多信息请参考与咽喉痛相关的内容。
否
你的宝宝是否发热(直肠温度达到 38 ℃或更高)？他是否扯拉耳朵且啼哭不止？
是
你的宝宝的耳朵可能受到了感染。如果症状持续或加重，就咨询医生。
更多信息请参考与婴儿和儿童耳痛相关的内容。
否
你的宝宝最近是否接种了疫苗？
是
接种疫苗后有可能会发热。如果症状持续3天以上或者加重，就咨询医生。
更多信息请参考与儿童免疫相关的内容。
否
你的宝宝是否在炎热的天气或酷热的环境中玩耍了？
是
孩子运动时产生的热量会使其体温升高。帮他脱些衣服，并且多给他喝些热水。
更多信息请参考与肠胃炎相关的内容。
否
如果症状持续3天以上或加重，就咨询医生。

儿童易怒或经常生病

儿童无缘由易怒、啼哭或行为变化有时是患病的表现。你的宝宝可能无法表达这些症状,这时就需要你的帮助了。

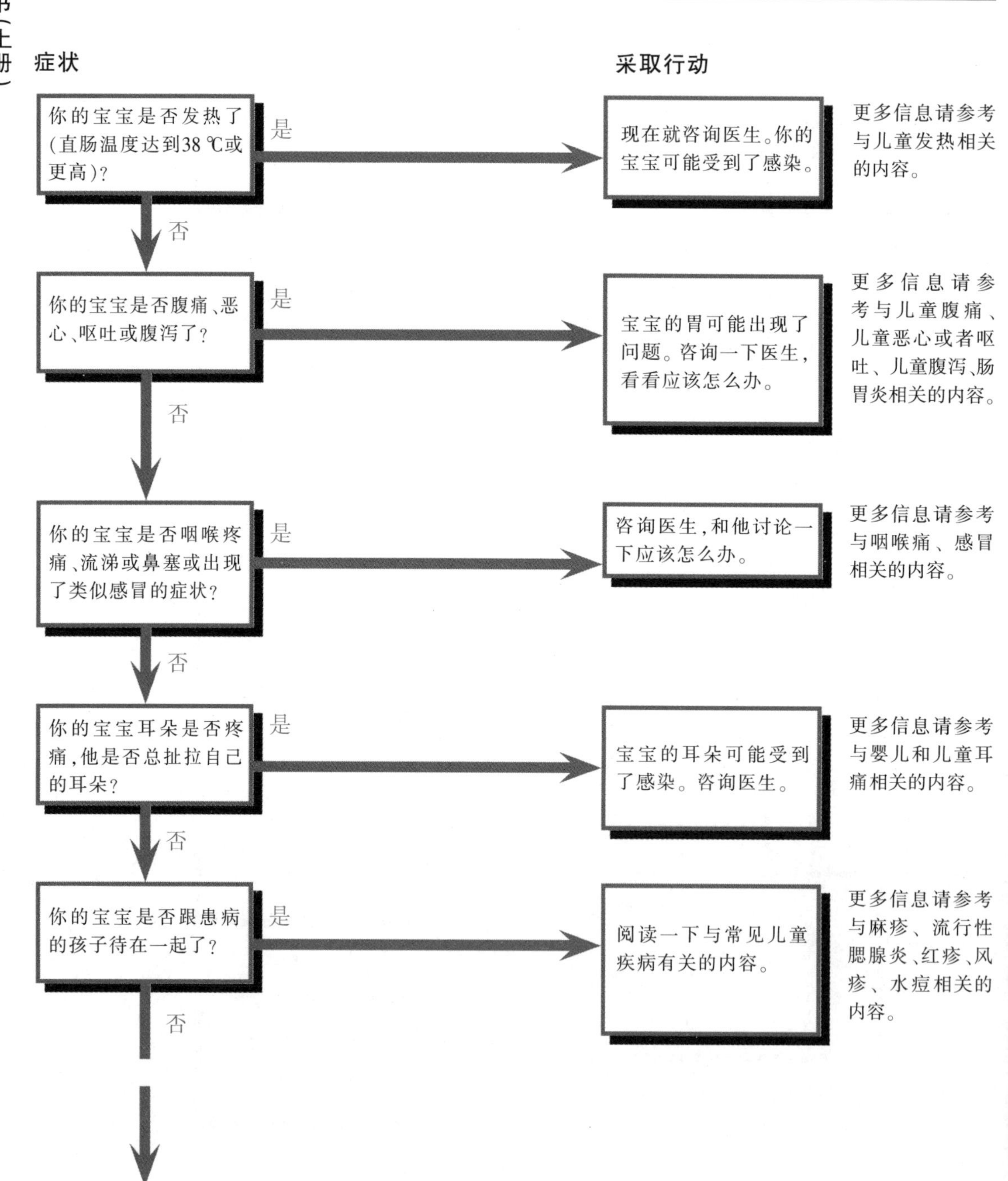

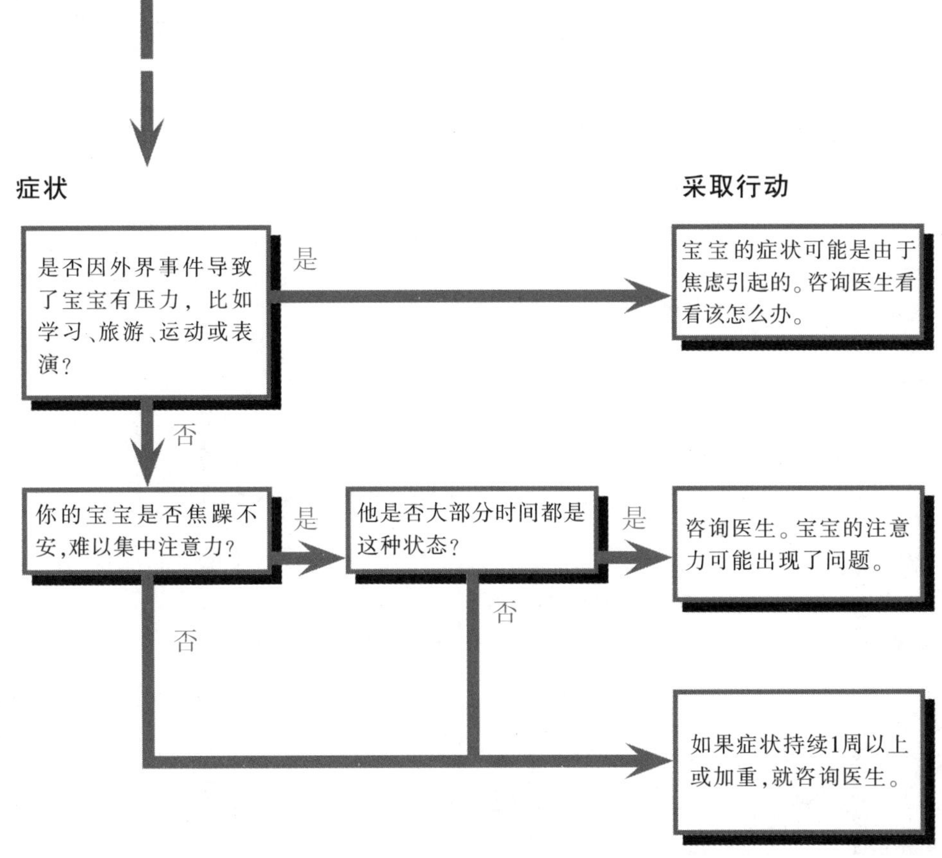
症状
采取行动
是否因外界事件导致了宝宝有压力，比如学习、旅游、运动或表演？
是
宝宝的症状可能是由于焦虑引起的。咨询医生看看该怎么办。
否
你的宝宝是否焦躁不安，难以集中注意力？
是
他是否大部分时间都是这种状态？
是
咨询医生。宝宝的注意力可能出现了问题。
否
否
如果症状持续1周以上或加重，就咨询医生。

男性生殖器疼痛、溃疡或有分泌物

生殖器溃疡、有肿块或有分泌物，通常是由性传染疾病引起的。现在就去看医生吧，以便能够及时诊断出病因，并且对你和你的性伴侣一起进行治疗。

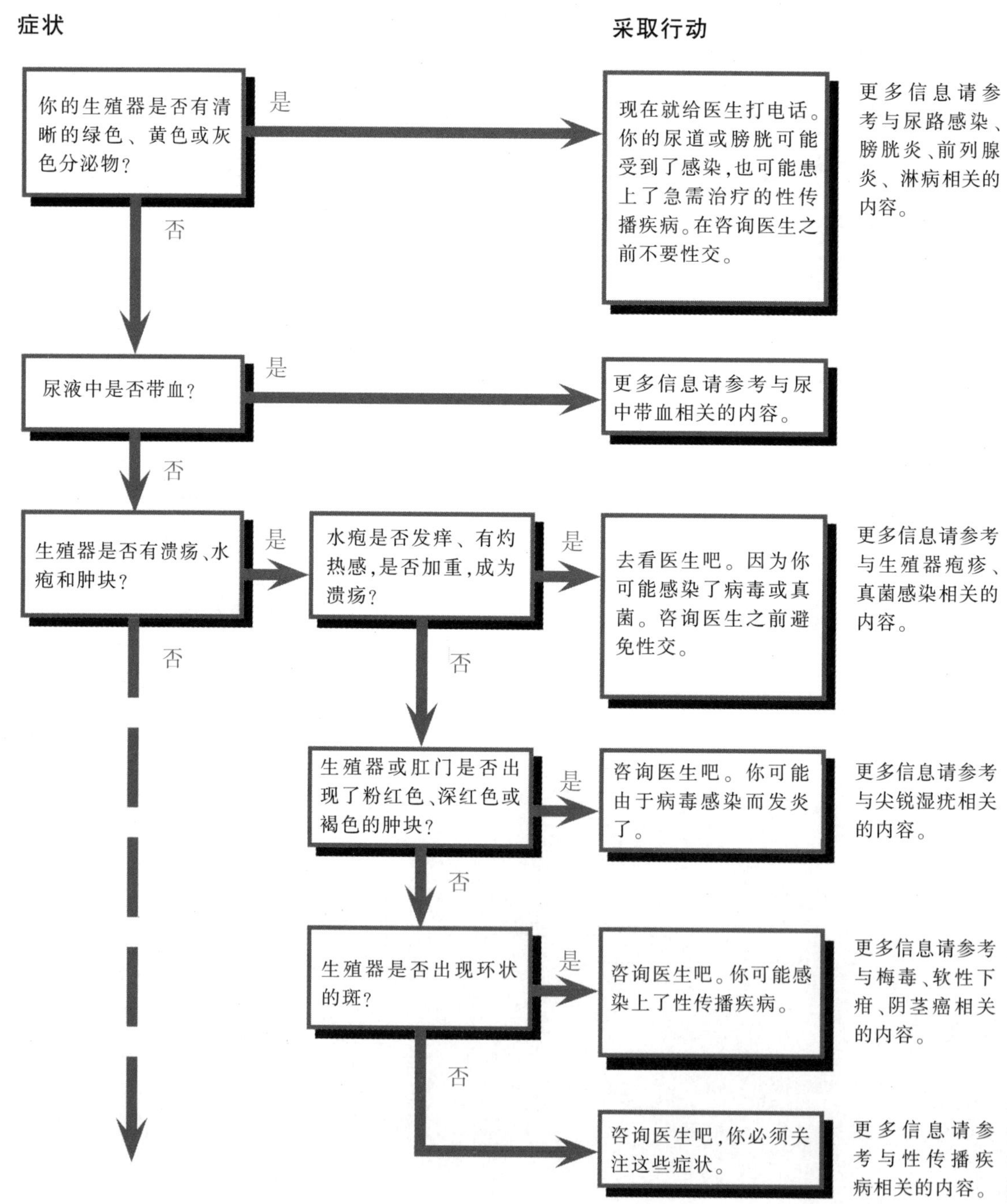

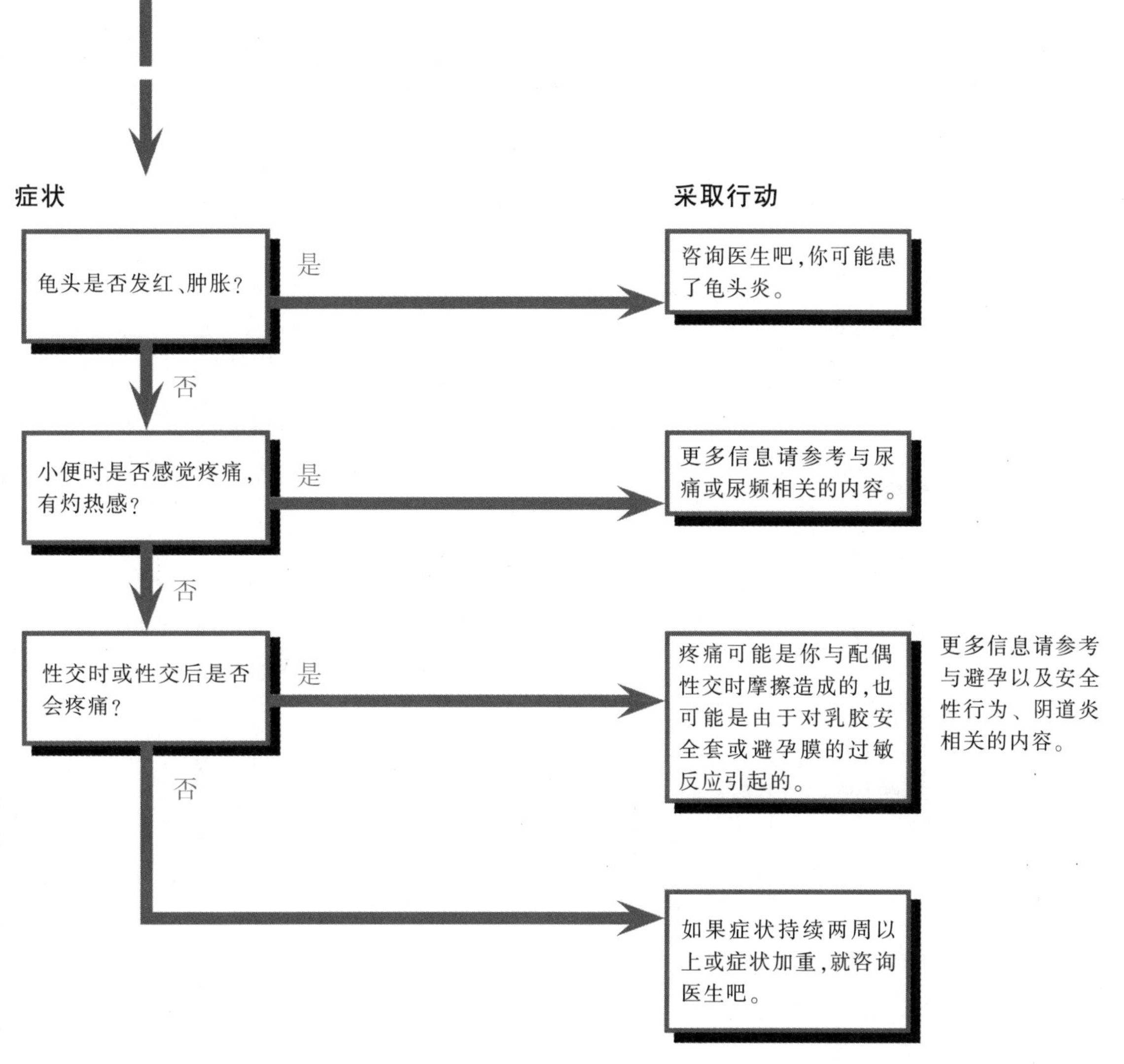
症状
采取行动
龟头是否发红、肿胀？
是
咨询医生吧，你可能患了龟头炎。
否
小便时是否感觉疼痛，有灼热感？
是
更多信息请参考与尿痛或尿频相关的内容。
否
性交时或性交后是否会疼痛？
是
疼痛可能是你与配偶性交时摩擦造成的，也可能是由于对乳胶安全套或避孕膜的过敏反应引起的。
更多信息请参考与避孕以及安全性行为、阴道炎相关的内容。
否
如果症状持续两周以上或症状加重，就咨询医生吧。

尿失禁(男性)

无法控制排尿被称作尿失禁。尿失禁可能是由于年龄增大、严重疾病或一些药物引起的。

和医生好好谈谈，以便排除严重疾病的可能。

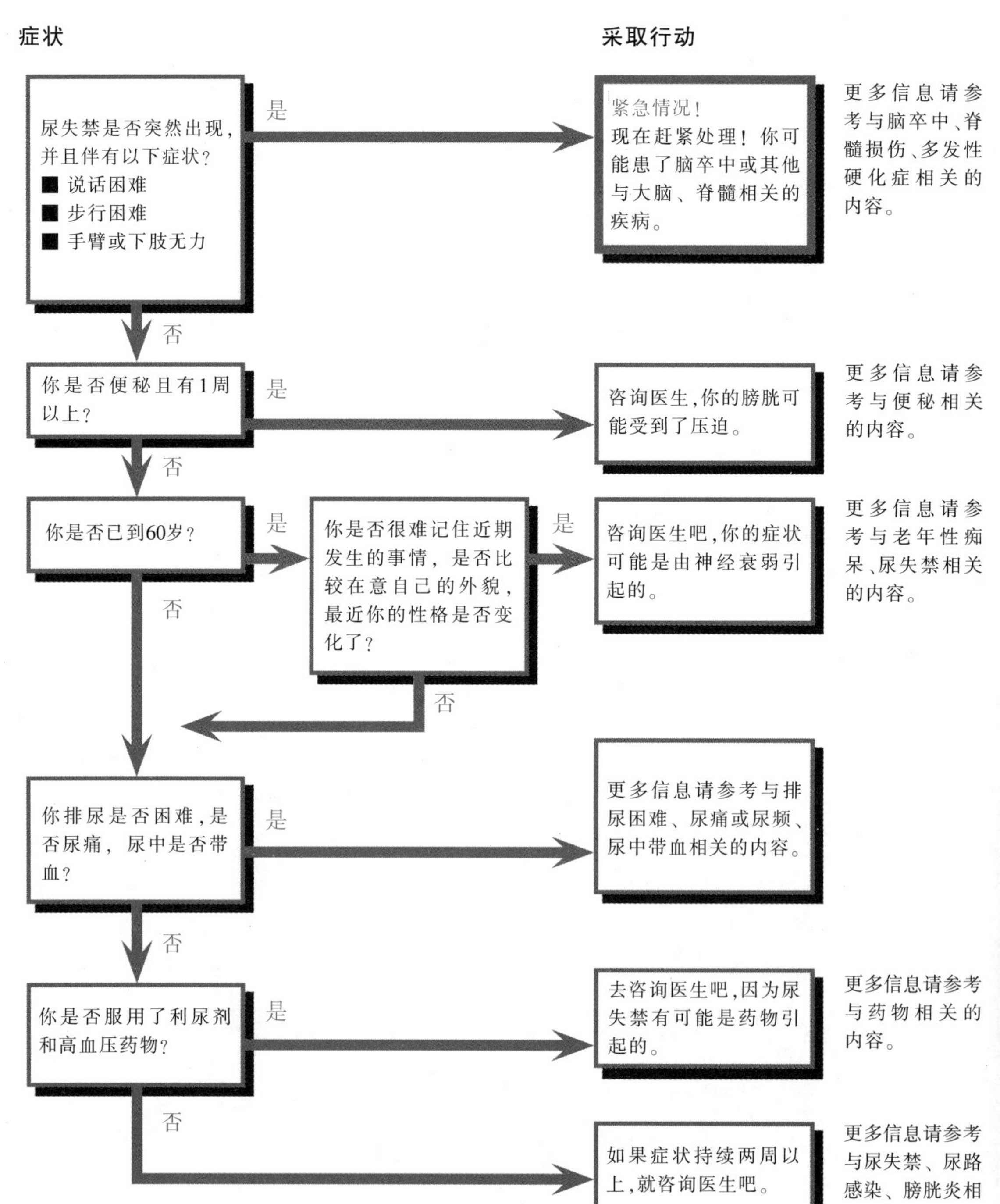

尿痛或尿频(男性)

排尿之前、排尿时或排尿之后的尿痛可能是由感染引起的。尿频可能是由感染引起的,也可能是由糖尿病、利尿剂或仅仅是由于喝了太多水引起的。

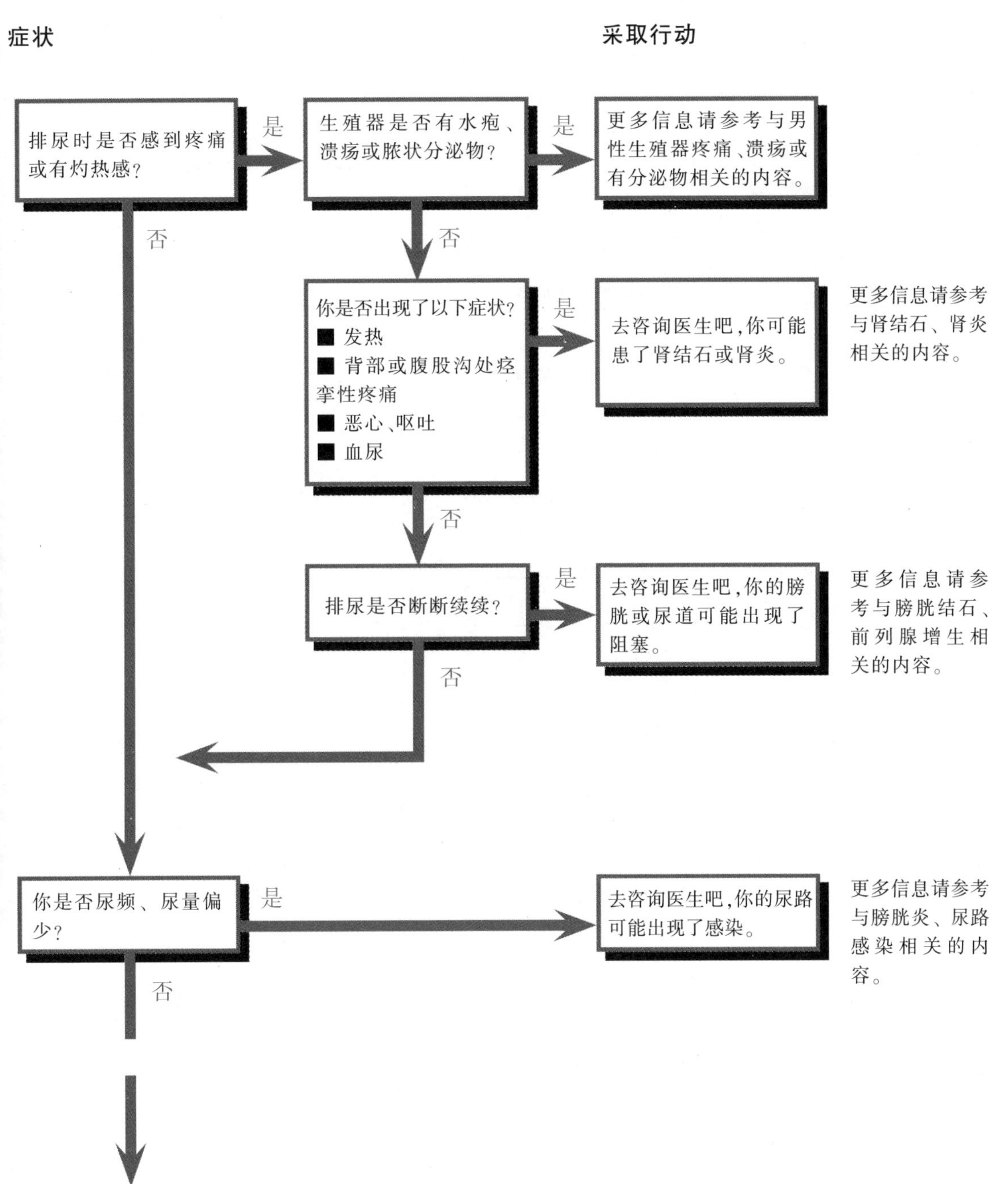

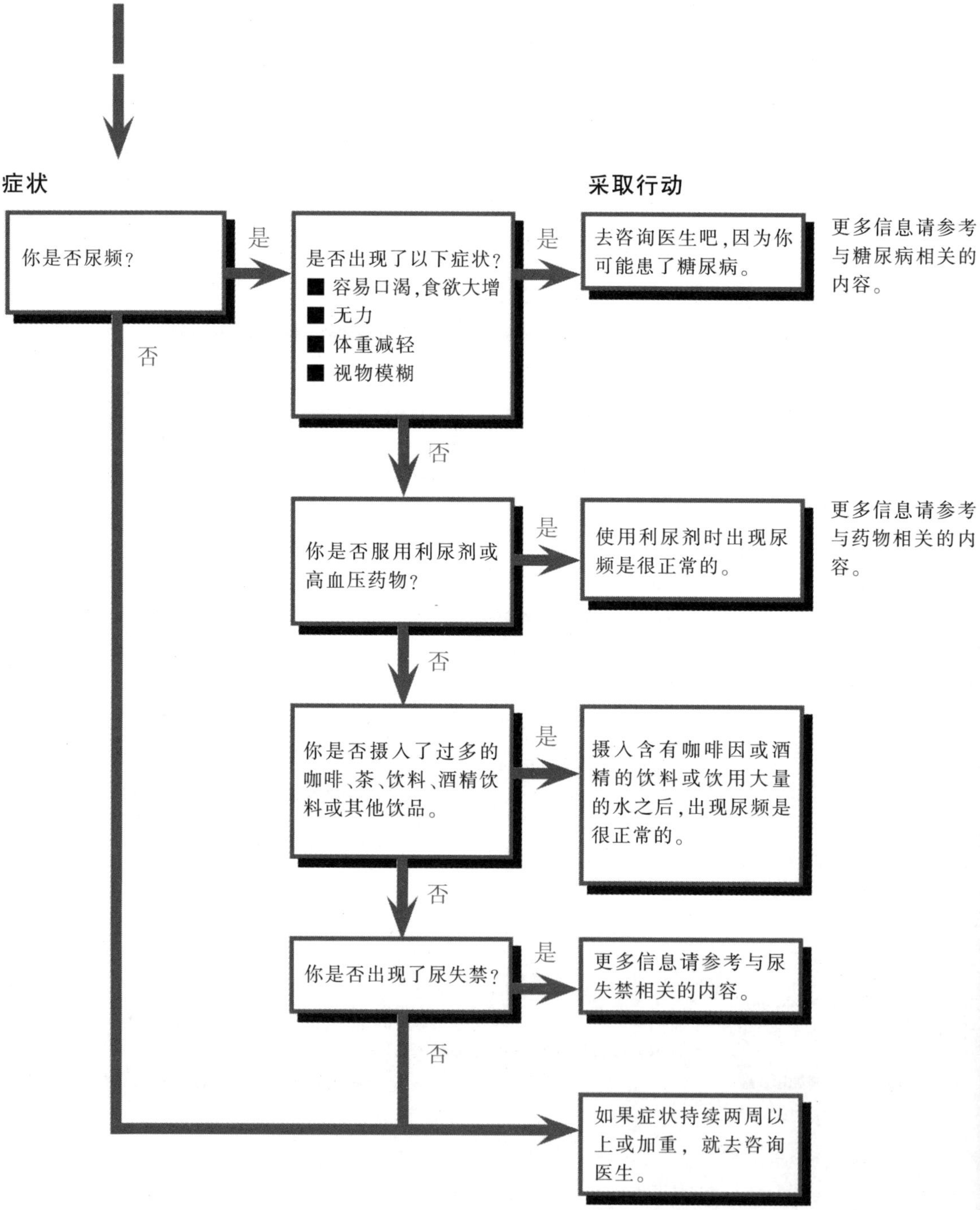

症状 | 采取行动

你是否尿频?

是 → 是否出现了以下症状?
- 容易口渴,食欲大增
- 无力
- 体重减轻
- 视物模糊

是 → 去咨询医生吧,因为你可能患了糖尿病。

更多信息请参考与糖尿病相关的内容。

否 → 你是否服用利尿剂或高血压药物?

是 → 使用利尿剂时出现尿频是很正常的。

更多信息请参考与药物相关的内容。

否 → 你是否摄入了过多的咖啡、茶、饮料、酒精饮料或其他饮品。

是 → 摄入含有咖啡因或酒精的饮料或饮用大量的水之后,出现尿频是很正常的。

否 → 你是否出现了尿失禁?

是 → 更多信息请参考与尿失禁相关的内容。

否 → 如果症状持续两周以上或加重,就去咨询医生。

排尿困难

尿量很少、排尿不流畅或排尿困难都可能预示着肾或前列腺出现了问题，这些症状需要引起医生的关注。

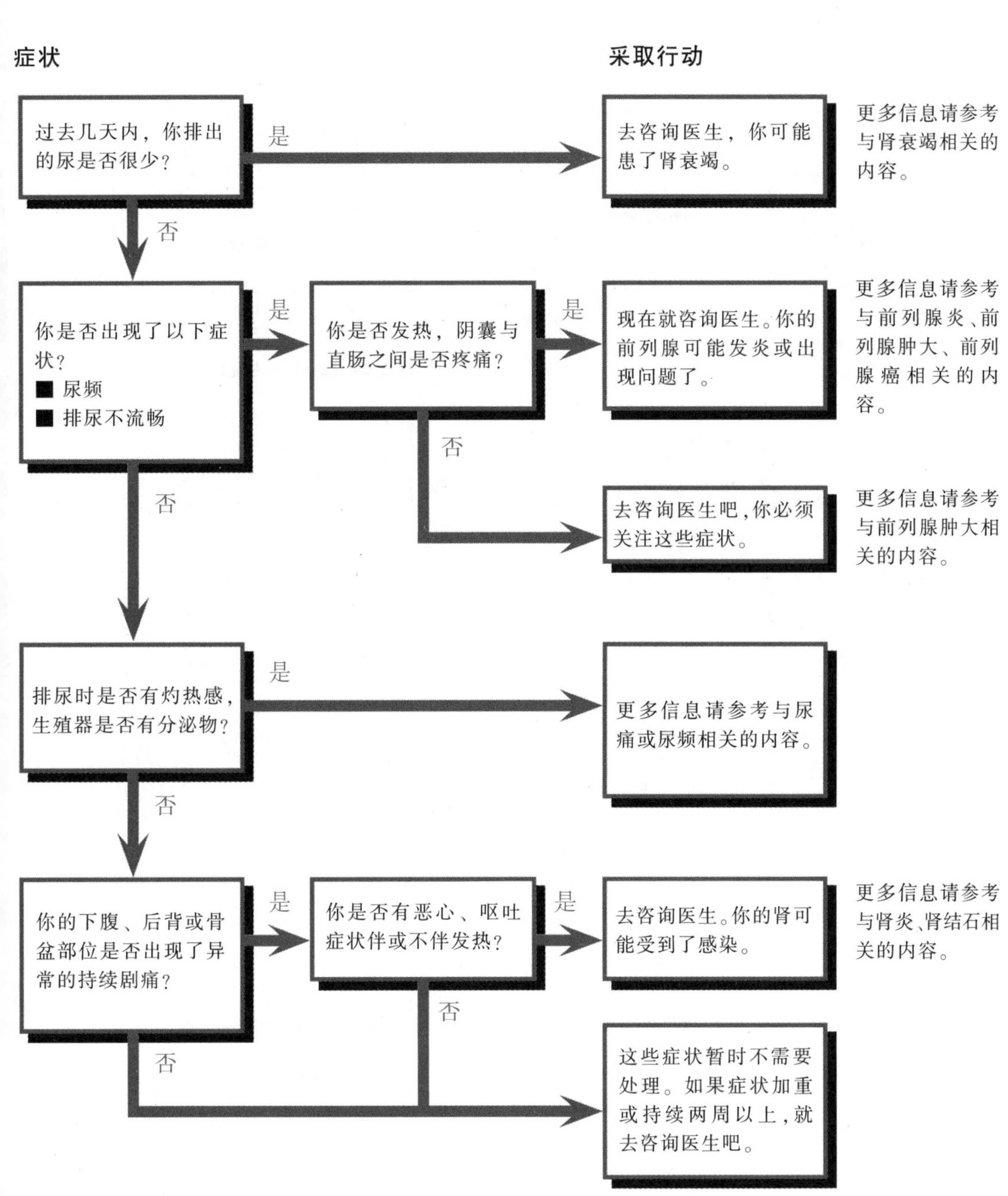

尿中带血（男性）

尿中带血可能是由于感染、炎症或尿路肿瘤引起的。然而，食物中的着色剂、一些食物以及药物也可能改变尿液的颜色。你的医生通过测试尿液可以诊断出具体原因。

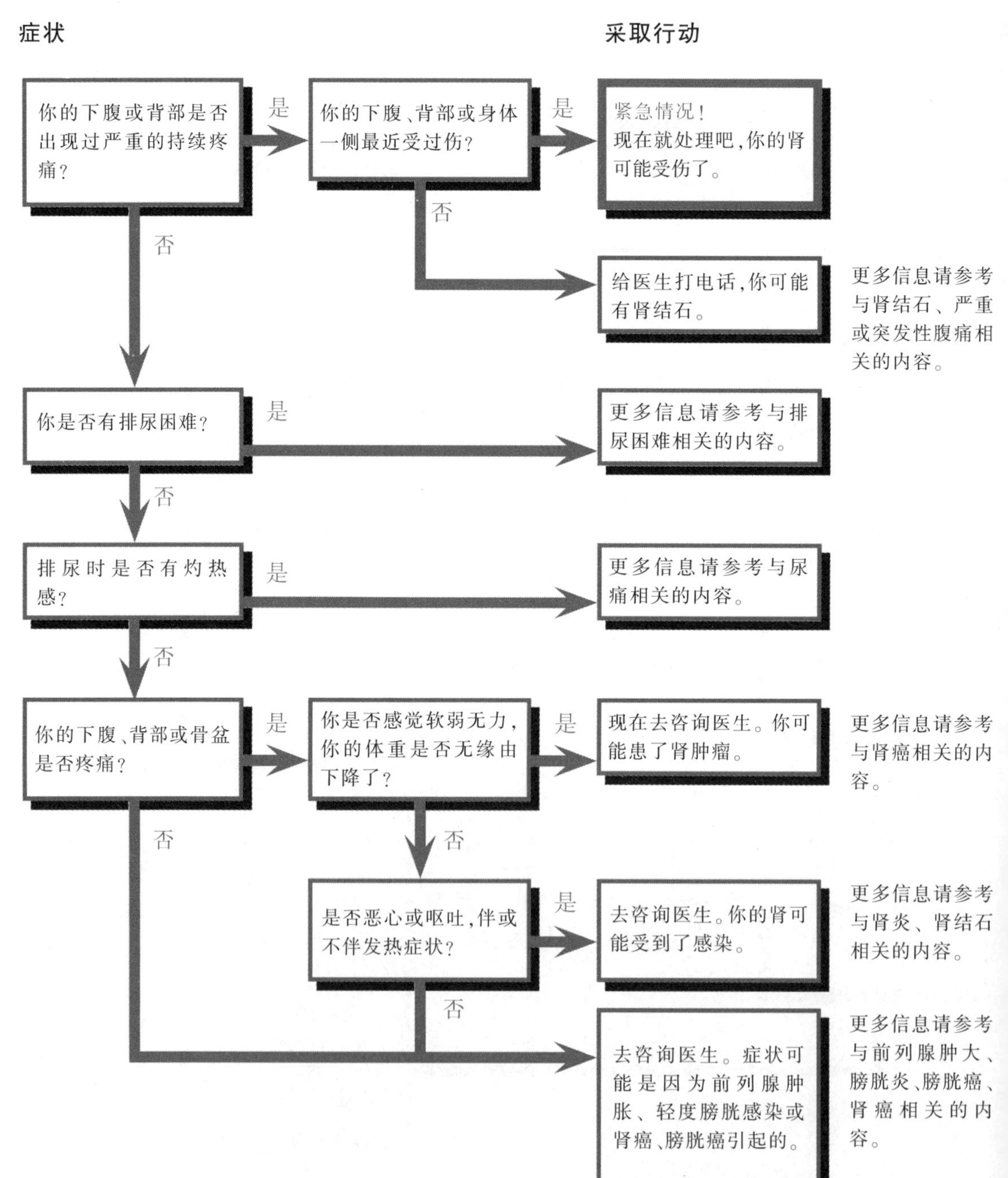

药　品

基本药品

药物可以改变疾病的发展进程，改善器官的功能，缓解症状或者疼痛。医生可能会向你推荐阿司匹林之类的药物来帮助控制症状，如肌肉拉伤之后产生的疼痛和肿胀。如果你出现细菌感染，如尿路感染，医生会开抗生素（它可以有效摧毁入侵的有机体）给你进行治疗。此外，还有很多人长期服用药物，将它作为控制慢性病（如高血压）的一种方法。药物以一种复杂的方式影响你的身体，其中多数药物通过改变你的器官、组织或细胞的运作方式来对你的身体造成影响。

药物制作的来源很广，包括植物、动物以及微生物。许多现代药物都是自然物质的人造合成替代品。例如，青霉素就是出现在面包真菌上的物质的人造合成替代品。

有时候，药物并不是自然物质的替代品，而是一种全新的化学物质。例如，科学家结合一些化学物质来制作西咪替丁——一种非处方药，它可以通过减少胃酸的分泌而缓解胃灼热。基因工程使得科学家能够制作出某些药物，如胰岛素，这种物质曾经源自动物组织，所需求的数量十分庞大。

无论通过何种方式制作药物，这些药物对人体的影响却远非那么简单。各种药物在人体内停留的时间，进入体内不同器官的难易程度以及身体吸收和排泄药物的方式等方面都有差异。

药物摄入的方式多种多样：可以口服的液体制剂和片剂、舌下含服的片剂、吸入剂、洗剂、滴眼剂、栓剂以及注射剂。

有些药物会随着时间慢慢地释放，如尼古丁贴片，这种药给试图戒烟的人慢慢释放尼古丁；或者雌激素贴片，它向需要接受雌激素替代疗法的女性慢慢地提供雌激素。内科医生会根据你的身体状况来决定给药方式。

多数药物最终都被血管吸收并输送到肝脏——人体的化学处理厂。在那里，很多药物都被酶所分解。然后这些药物行至需要发挥作用的地点，在那里发挥自己的主要作用。

这些药物最终通过尿液或者通过肝脏分解排出你的身体。不过，许多因素会对药物作用构成影响，其中包括你摄入的食物、你是否听从医生的意见服用药物、你的年龄、性别以及新陈代谢情况。

为什么人们对药物产生的反应会不同

对于同一种药物，年龄、性别、体重、健康状况不同的人会产生不同的反应。这些情况会改变身体代谢和处理药物的方式。

对于儿童来说，所开具的药物要考虑到儿童的年龄和体重。但是儿童并不仅仅是成人的缩小版。他们的肝肾功能与成人相比，处理药物的方式会有所不同。此外，由于伦理以及实际原因，许多新药不会在儿童身上进行试验，所以这些药对儿童的影响程度就很难被预测。

绝对不要给儿童使用开给成人的处方药，即使使用的剂量较小也不被允许。此外，只有当非处方药的标签上包含适合儿童年龄的剂量时，才可以给他们使用非处方药。

老年人对药物产生的反应也不相同，因为他们的肾脏排泄药物以及肝脏代谢药物的效能都已降低。此外，靶器官，如大脑或心脏，对于某些药物会变得更加敏感。这些因素都会导致老年人服用药物时出现放大效应和/或受到药物的长期影响。

同样，女性和男性对药物产生的反应也不同。女性一般脂肪较厚，而男性的肌肉组织更多；女性一般比男性个子小些。脂肪中所含的水分比肌肉中的水分少，而且药物循环的流体总量对身材矮小的人需求也较少。这些可以改变某些药物在女性身体内的浓度，导致药物反应过大或过小，或者出现不良反应。

疾病也可以影响药物作用。如果你患有肝脏或肾脏疾病，身体代谢或消除药物的方式就会改变。患有胃病的人可能会出现药物吸收受损的情况。

最后，人们代谢药物的方式也不尽相同。这可能是由种族或基因差异，或其他未知原因造成的。例如，许多亚裔由于拥有较少的肝药酶(代谢酒精时所需要的物质)，因此很容易喝醉。所以，应当监测自己对任何所服用药物(甚至是非处方药)的反应，并及时向医生反映任何副作用或异常反应。

解码你的药方

在医生开的药方上，第一个词就是药名。然后是剂型以及你需要服用的剂量。接下来是药物使用方法，他们通常是以拉丁文缩写形式书写的。

Ac	饭前服用
Bid	一日两次
Hs	在睡前
Po	口服
Prn	根据需要
Qid	一日四次
Tid	一日三次

药物与食品之间的相互作用

食品会与药物发生相互作用，造成药效变慢、变快，甚至抑制药物生效。你所吃的食物以及服用的药物都经由你的上消化道加工并吸收进体内。

有些药物和食物，如果一同摄入，会造成不良结果，甚至是致命的结果。例如，一组名为单胺氧化酶抑制剂(MAOIs)的抗抑郁药，如果和含有酪胺物质的食物一起食用，会造成血压升高，出现潜在致命危险。

成熟干酪、浓缩酵母提取物、意大利蒜味腊肠和香肠之类的熟成肉、蚕豆以及酒精饮料中都含有酪胺。在服用单胺氧化酶抑制剂之前，应该咨询一下医生避免和哪些食品及药物同食。

有时，在和某些食物一起同食的时候，药物的效力会受到影响。如果和乳制品或铁补充剂同食的话，四环素(一种抗生素)的药效就会降低或者完全无效。如果吃上两份肝以及带叶蔬菜,就会影响血液稀释剂的有效性，因为这些食物中都含有维生素K,会促进血液凝结。

长期服用酒精可以导致肝脏出现变化，会加速代谢某些药物，如血液稀释剂或者治疗糖尿病的药物。药效降低的原因在于药物在人体内停留的时间不足。酗酒也同样会损害肝脏，造成肝脏处理某些药物的能力降低，导致药物在人体内停留的时间过长。

药物相互作用以及柑橘产品

在20世纪90年代，科学家们发现葡萄柚及葡萄柚汁会增加血液中某些药物的含量。这可能是由于葡萄柚抑制小肠中酶的数量,造成许多药物无法被分解。由于这是一项相对较新的研究，医生们还不确定受到葡萄柚及葡萄柚汁影响的所有药物类别。但是,有一点可以确定,那就是许多钙通道阻滞剂以及三唑仑(一种安眠药)会与其发生相互作用。

柑橘类水果及其制作成的果汁(如橘子汁和葡萄柚汁)包含抗维生素C缺乏症,它会加速铁补充剂中铁的吸收。含酸性物质太高的蔬菜汁和水果汁会导致某些药物在胃部（在这个部位药物更易被吸收)而不是肠道溶解。不管怎样,有一条通用原则,那就是在服药1小时内避免食用柑橘类水果或者饮用柑橘类果汁。

预防用药问题

想要预防服用任何药物而带来的问题，最好的方法就是严格遵循医生或药剂师的指导，并在遇到疑问或者注意到任何副作用的时候向他们致电。在服用任何药物之前,你需要仔细阅读药物说明书，此外还要做到以下几点。

■ 留意一下是否需要空腹服用药物(饭前1小时服药还是饭后两三个小时服药),还是饭后立刻服药。

■ 服用药丸或胶囊时需要饮入一满杯水。这样可以减少对食管的刺激以及帮助药物在身体内的吸收。

■ 服用完开给你的所有药物,哪怕你感觉身体状况改善不少。除非医生特别告诉你可以停药。

■ 不要用热饮服药,热量会破坏某些药物的有效性。

■ 服用建议的剂量。服药过多会造成不良反应,服药量不足会导致药物无效。

■ 除非医生给你开出处方药,否则绝对不要服用处方药。

■ 如果每日都要服用药物,那么保持每日服药时间上的统一性。

■ 如果有说明表示不要用酒服药,那么请不要这样做。酒精对处方药以及非处方药都有可能产生严重的相互作用，并且使你处于极其昏昏沉沉的状态。

药品的储藏与处理

与习惯性做法不同,温暖、潮湿的浴室药柜并不是存放药品的最佳场所。药品最好放在橱柜或卧室衣橱的高处,避免潮湿环境和极度高温,并且放在孩子接触不到的地方。

不要把药放在床边;在昏沉的状态下,你可能会在服药后再次误服药物。

每年定期检查一下药物,扔掉过期药,或者开瓶一年后未服用完的药物;有些药在失去效力后可能会变成有害物质。将过期的药倒入卫生间,用水冲走。

最好将药放在原本的瓶子里。不要把药丸随意装入瓶子里放在钱包或手提包中;孩子可能会把它当作糖果而误食。在保存药品的时候,将瓶盖拧紧,防止造成儿童意外中毒。

有的药瓶带有防儿童开启的安全盖,这种设计防止很多中毒事件的发生,但是如果使用者无法打开药瓶,反而会事与愿违。有时候,使用者干脆将瓶盖全部打开,如果家中留有儿童,则增加了孩子中毒的概率。如果你发现药瓶很难打开,向药剂师索要防止儿童开启的安全盖,但是要继续把药品放在孩子无法接触到的地方。

在处理陈旧的药品时,请遵循下列方针。

■ 扔掉所有破裂、破碎或黏在一起的药片或胶囊。

■ 处理掉褪色、变硬、断裂或容器上有裂痕的药膏、乳膏或洗液。

■ 扔掉所有过期的药品或变色、变味、浓稠度改变的药品。

■ 如果液体药品,如止咳糖浆,放置一年以上未曾使用,那么不要再接着服用,它们特别容易变质。

■ 不要大量购买非处方药。购买6个月或1年内可以服用完的药量最为安全。

■ 不要使用已经打开但超过6个月未曾使用的处方或非处方滴眼液。药水瓶中可能会滋生细菌,导致你的眼睛受到感染。

安　全

非处方药的不良反应

许多药效强烈的药一度只能作为处方药而被获取,但是现在无需处方,人们就可以在各大药店购买到这些药。这种类型的药被称为非处方药。

要牢记,非处方药可能会有严重的不良反应。有些会造成过敏反应,有的会和处方药或其他非处方药产生相互作用,还有的会掩盖原本需要医生治疗的严重症状。

要想降低药物相互作用的危险,就一定要确保向医生报告你正在服用的所有药物,包括处方药以及非处方药。

每一种药物,包括非处方药,都存在造成不良反应的潜在威胁。通常来说,这些反应比较轻微,如出现头痛、呕吐或睡意。但是,一旦出现任何意外或严重反应(如发疹、流血、无力、持续性呕吐、视力或听力受损)时,请立即联系医生。确保你在服用任何非处方药之前都阅读过使用说明。如果有任何疑问,可以联系医生。

经常监测自己或家人服用非处方药后出现的反应。多数非处方药都会附有标准警示标签，告诉大家在短期内限制使用，但是大多数人却忽视这则警示信息。比如，失眠症患者会养成习惯，每晚在睡前服用非处方安眠药；但是长期服药会对人体构成很大的威胁。

要特别留意那些含有混合成分的非处方药。混合的成分越多，出现副作用或者药物相互作用的概率越大。

有些非处方感冒药含有4~5种不同的成分。如果出现了反应，你可能都不知道是哪种成分引起了反应。总体而言，解决这种问题的最好方法就是使用单一有效成分，或者说，如果有必要的话，只服用几种含有单一成分的药品。

同时服用两种及以上药物会造成药物间出现反应或者影响其中某种药物在人体内的功效;这种原则既适用于处方药也适用于非处方药。比如,抗酸剂会造成处方血液稀释剂在人体内的吸收缓慢,而阿司匹林会极大地增加这种药剂的血液稀释效用。用来治疗感冒或过敏的抗组胺药可以增加麻醉药、镇静剂以及某些止痛药的镇定作用。

对乙酰氨基酚不能和酒精一起混合服用，尤其是当一天喝酒次数超过两次的时候。如果除了这种药,你还正在服用另一种中枢神经系统抑郁剂，如会引起昏睡的感冒药,那么你千万不能沾酒。酒精本身就是一种中枢神经系统抑郁剂。如果你饮酒,同时又服用抑制中枢神经的药物,你的身体功能、判断能力以及警觉性都会受到影响。

处方药的不良反应

许多处方药不仅可以给你带来想象中的益处，还会给身体其他部位带来意想不到的不良反应。这种情况的发生是由于药物对整个身体，而不仅仅是接受治疗的那个部位产生了影响。比如,有些治疗过敏的抗组胺药会让你昏昏欲睡，而有些抗抑郁药会导致口干舌燥。

有些不良反应，如肠胃不适、呕吐、眩晕以及嗜睡,在你的身体适应了药物之后就渐渐消失了；但是有些不良反应却依然持续下去,并不是所有的不良反应都会在服用一种新药之后的前几天内显现出来。有些在服药后的几个月或者几年内才会显现，而有些甚至在你停药之后才会出现。

医生和药剂师对多数药物的副作用都有所了解。在医生开出新的药方之前,他(或她)会询问你是否正在服用其他处方药,以防开出的药物和你服用的药物之间相互影响。如果医生没有询问这些信息,你需要主动向他(或她)报告你目前正在服用的所有药物。

在你服用某种特殊药物的时候，医生以及药剂师会告诉你该药的最常见副作用。但是,要记住,每个人对同样的药物会产生不同的反应，而药物的副作用表现类型多种多样，所以无法将所有可能出现的不良反应一一列举出来。

药剂师通常会对每种处方药提供一份印刷材料,你需要仔细阅读这些材料,这点非常重要。如果没有提供材料，向药剂师咨询潜在副作用,然后对此作出记录。

还有一点同样重要,那就是要了解不良反应和药物治疗的病症不会有任何相同之处。比如,服用降压药后你可能会感到抑郁，或者在服用抗生素治疗尿路感染后，可能会发疹。在服药后不久突然出现的新的医学问题很可能就是药物所带来的不良反应。这在老年人身上表现尤为明显。而混沌、疲倦、失稳或头晕目眩之类的症状一般可能会被错误地归咎于年龄问题。将任何新出现的症状考虑为可能出现的药物不良反应，并将这些症状报告给内科医生。

如果药物的不良反应引起你的身体不适或者干扰了你的日常活动，不要停止服药，而是将这种情况向医生反映。但是通常人们会选择等待，直到下一次不良反应

药物-草药(草本植物)的潜在相互作用

草药有干扰处方药和非处方药的潜能。下列表格向大家展示了一些可能出现的相互作用。饮用过多的花草茶(每天超过5杯)会和使用草药补充剂产生同样的危险。在服用一种新药或者草药补充剂之前,和内科医生探讨一下药物和草药之间出现的消极相互作用。

草药	相互作用的药物	药物-草药相互作用	该如何处理
甘菊	抗凝剂、铁	甘菊可能会干扰抗凝剂,并抑制铁的吸收。	如果你正在服用抗凝剂,医生可能会密切监控你的凝血素。如果你在补铁,不要摄入甘菊。
紫锥菊	会损伤肝脏的药物(如合成类固醇、胺碘酮、甲氨蝶呤和酮康唑)以及免疫抑制剂(如皮质激素和环孢素)	如果你连服紫锥菊8周以上,它会对肝脏造成损伤。它还会刺激免疫系统,使免疫抑制剂失效。	不要将紫锥菊和其他会对肝脏造成损害的药物同时服用。如果你正在服用皮质激素或环孢素,那么在服用药草产品前先咨询下医生。
小白菊	非甾体抗炎药、抗凝剂、铁	非甾体抗炎药会使小白菊在治疗偏头痛方面的药效无效。小白菊也会稀释你的血液;如果和抗凝剂一起服用,会造成出血现象。野甘菊还会降低铁的吸收。	如果你正在服用这些药物中的任何一种,那么不要同时使用小白菊。

如期而至,然后经历这些不必要的痛苦。而事实上可能只需要改变服用的剂量或者换一种新药,情况就会有所好转。

但是,在开始尝试一种新药之后,如果出现呼吸问题或者开始出现荨麻疹,那么你需要立刻停止服用该药,然后联系医生。这可能是一种过敏反应。

在没有咨询医生的情况下,不要服用多于处方上标示的剂量。这不仅不会加快症状的缓解,反而可能增加出

药物-草药(草本植物)的潜在相互作用

续 表

草药	相互作用的药物	药物-药草相互作用	该如何处理
蒜和姜补充剂	抗凝剂	如果在服用抗凝剂的同时食用蒜和姜,会加速血液的稀释;可能会出现严重的流血情况。	如果你在服用抗凝剂,那么不要服用蒜或姜补充剂。
银杏	抗凝剂、阿司匹林、肝素、非甾体抗炎药、抗惊厥药	与抗凝剂、阿司匹林、肝素或非甾体抗炎药一同服用的话,银杏会稀释血液,增加出血的危险。如果和抗惊厥药一同服用,会增加癫痫发作的危险。	如果在服用上述任何一种药物,那么不要服用银杏。如果你有癫痫病,那么也不建议服用银杏。
人参	抗凝剂、阿司匹林、肝素、非甾体抗炎药、皮质激素、雌激素、地高辛、单胺氧化酶抑制剂、降血糖药	人参会干扰血液凝结,尤其是与抗凝剂、阿司匹林、肝素或非甾体抗炎药一起使用。它会增加皮质激素和雌激素的药效。它还会错误地提高地高辛的含量。如果与单胺氧化酶抑制剂同时使用,人参会造成头痛、颤抖和狂躁症状,还会影响血糖浓度。	如果你在服用上述任何一种药物,那么不要服用人参。如果你患有糖尿病或有躁郁症史或精神病史,那么不建议服用人参。
金丝桃	铁、单胺氧化酶抑制剂(MAIO)、选择性5-羟色胺再摄取抑制剂(SSRI)	金丝桃会降低肠道内铁的吸收,还可能和MAIO与SSRI相互作用。	如果你正在服用任何上述药物,不要食用金丝桃。
缬草	巴比妥类药物	如果缬草与巴比妥类药物一同服用,可能会出现过度镇静状况。	如果你在服用巴比妥类药物,那么不要服用缬草。

现严重不良反应的可能性。

药物相互作用

如果你服用两种或以上的药物,可能会出现药物相互作用引起的并发症。不论你服用处方药还是非处方药都可能会出现这些情况。药物间的相互作用可能会有数千种类型。很多的种类并不严重,但是有些并发症具有很高的危险性,甚至具有致命性。多数药物作用是通过增加一种药物的血药浓度或降低人体处理另一种药物的速度而出现的。

想要确定你正在服用的药物之间是否会出现严重的相互作用，请参阅“药物相互作用表”。

药物过敏

有些药物的不良反应是由过敏反应引起的。服药后人体会对药物产生抗体；抗体束缚住药物，将它从身体内驱逐，这时就出现了过敏反应。

在这个过程中，抗体和药物的结合体顺着血管游走，会伤害身体组织或者干扰正常的身体功能运作。

尽管过敏反应一般只表现为皮肤出疹，但是它们还同样可能攻击肾脏、肝脏、关节和血液中的细胞。虽然过敏反应相对少见，但是它们可以非常严重。

如果你认为自己出现了过敏反应，应联系医生。最严重的过敏反应就是过敏性休克。这是一种引起生命危险的反应，这时血压急速降低、呼吸道变窄，导致无法呼吸，需要进行急救治疗。

药物治疗与日照

有些药物可能造成你的皮肤对阳光更加敏感，这种状况被称为光敏感性。在服用这些药物的时候，你必须谨慎保护皮肤，避免接触阳光。你可以戴上墨镜，穿上防护性衣服。如果没有保护措施，你的皮肤会严重灼伤。会引起光敏感反应的药物有抗生素（如四环素、磺胺类抗生素）、某些避孕药、止吐药物以及非甾体抗炎药(NSAIDs)。

替代疗法

许多健康食品商店和药店会在柜台直接出售草药或顺势疗法药物。尽管这些物质通常会被统称为“自然疗法”，草药疗法和顺势疗法却有着很大的差异。

草药来源于植物，可能含有活性成分。而顺势疗法是高度稀释疗法，通常不含有任何活性成分。这些产品广受欢迎，并在某些情况下可能具有价值，但是它们并没有经过食品及药物管理局的认证。

这两种类型的疗法都受到美国联邦政府的调控，但是它们只被看作膳食补充剂（非药物），所以在健康申明的标注上限制较少，无需在其标签或说明书上进行详细标注。由于在精准度和公正性上缺少合理的标准，你不能轻信广告宣传，要对其多加注意，尤其是那些宣称可以增强精力、延缓衰老、提高注意力、预防癌症或治疗疾病的草药或者营养补充剂。

如何从可靠来源中搜取产品的使用信息非常重要。同时，告诉医生你正在服用这类产品也十分重要，因为它们可能会对医生给你开的药造成影响。

多数替代药物没有危害性。但是，如果它们被用来替代传统疗法治疗严重的疾病，那么会造成你失去原本通过采用科学有效的疗法及药物可以更好地和疾病作战的宝贵时间。同样，将许多营养补充品当作全能药来提高生命力也不会产生良好的效果。有效草药如果服用剂量过高，甚至会变成毒药，对生命构成威胁。如果你对此有疑问，应和医生探讨一下，同时谨慎对待在服药期间使用的替代疗法。

药物成瘾

许多人都将药物滥用和可卡因、海洛因之类的非法药物联系在一起，但是实际上依赖于安眠药、镇静剂之类的处方药的情况却更为常见。药物依赖（可以是心理依赖以及/或者生理依赖）是一种无法抑制的欲望，想要体验药物带来的欣悦感或者防止愉悦感的消失。

身体会对药物渐渐产生依赖，这样药物的剂量要不断增加，才能达到和之前同样的欣悦感。这种效应被称为药物耐受性，是最容易滥用药物所具有的特色。这些药物包括酒精、尼古丁、咖啡因以及一些处方药和非处方药。

当一个人在生理上依赖于一种处方药时，他的身体

药物与怀孕

如果你处于妊娠期、哺乳期或者计划怀孕,向医生咨询所服药物的安全性——无论是非处方药还是处方药的安全性。此外,在怀孕期间饮酒、吸烟或者服用任何禁药都有危险性。事实上,孕妇所服用的任何药物都会通过胎盘以不同的程度传送到胎儿体内。母乳也会将药物传递给婴儿。总而言之,你在妊娠期或哺乳期,不应该服用任何药物,除非你和内科医生已经探讨过服药的危害和益处。不过,最显著的例外情况就是服用维生素,因为它可以有效地预防先天性缺陷。

会极度适应于这种药物,以至于停止服用这种药物会导致戒断症状的出现。想要戒掉一种药物,需要在医生的指导监督下,慢慢地减少服用的剂量,这样才能预防严重的脱瘾症状出现。

对于少数人来说(尤其是那些已经对其他物质产生依赖),在使用麻醉剂或镇静剂治疗疾病时更容易产生依赖性。针对这种类型的人,一方面需要对其进行支持性辅导;另一方面还要密切监控其处方药的使用剂量,这样才能防止他们产生依赖。

对于容易让人产生依赖的处方药,医生在开药时通常比较小心谨慎。这些药物包括治疗焦虑或失眠的安非他命、巴比妥盐酸或抗焦虑药物、麻醉止痛药以及神经系统刺激剂和镇静剂。

想要避免药物依赖,你需要按照说明服药,注意依赖的迹象,并且只将药物作为短期治疗之用。和医生探讨一下治疗潜在问题的其他方法。如果你认为自己开始对某种处方药产生依赖,你可以寻求心理指导。

管理好自己的药品

对自己使用的药物有着清晰而正确的认识会产生很大的差别——会引起安全、有益于健康的反应,而不是严重的不良反应。在短暂的医生检查时间内以及在自助药店里,你都需要为自己谋取利益。

告诉医生你正在服用的所有药物,包括通常不被看作药物的品种,如维生素、抗酸剂、滴眼液或者阿司匹林。

有些人发现将所有正在服用的药物带到医生办公室或者将药名列在一张单子上是一件非常容易的事情。同样,告诉医生你是否会对某些药物产生过敏反应。

此外,告诉医生你是否:

- 正在接受其他医生或者实习医生的治疗;
- 正在妊娠期或哺乳期;
- 患有糖尿病、肾脏疾病或者肝脏疾病;
- 正在节食或者服用维生素和矿物质补充剂;
- 饮酒;
- 正在服用中草药。

用药错误

可以使用的药物多达8000种,所以人们在书写或填写处方时偶尔会犯些错误。但是,一般来说,现已制定的药品订单和处方安全检查让药物的选定和派送更加安全和便捷。

科技在改进药物开具与调剂方面扮演着越来越重要的角色。其中一项创新就在于医生手写药方变为如今的电子处方,这样就消除了可读性问题,以及药剂师转录药方的需求。电子处方在未来会被越来越多的人接受,在10年之内很可能会出现统

开始一种新的药方:你和医生探讨的问题

在服用一种新药不久之后症状开始显现,或者在印刷材料中描述的症状很可能是副作用的表现。如果你担心这些问题,请联系医生。他(或她)可能会更改药方或者推荐一种方法来减少症状,例如在进食后立刻服药。

在医生给你开出一种新的药物时,和他(或她)就下列问题进行些探讨。

■ 药物的名称是什么?(写下名称,这样你在药房取药时可以核查药名的准确性。)

■ 这种药物的预期效果是什么?它可以抑制疼痛、退热、降低血压还是治疗感染?

■ 这种药物的副作用是什么?出现哪些症状时,我需要联系你?

■ 我该怎样服药?一日3次的意思是说早晨、中午和晚上各服1次吗?是在饭前、饭中还是饭后进行服药呢?

■ 我应该在夜间起床服药吗?

■ 如果漏服了我该怎么办?

■ 我该服药多长时间?

■ 我该定时服药还是在出现症状时服药?

■ 在服用这种药物时,有没有应该避免服用的药物?

■ 有没有需要禁食或禁饮的东西?

■ 在服药的时候可以喝酒吗?

■ 如果不来你这里进行检查,这份药方还可以继续使用吗?

■ 我可以使用这种药物的替代药吗?

一的网络体系。

在离开医生办公室之前,弄明白为什么选择这样的治疗方案,并了解药物的名称及剂量,可以帮助你确定药房填写医生指定药物信息的正确性。阅读药剂师给你的关于药物的印刷材料,并确保它传递的信息与医生告诉你的信息保持一致。

在服用一种新药之前,对其进行检查,这样你可以了解药物的外形,并且辨认出奇怪的药丸;如果药物看起来比较奇怪,不要服用;联系医生或药剂师。药剂师偶尔会调配失误,这就是药丸可能看起来比较奇怪的原因。

你最好在同一个药房内填写所有家人的处方药信息。药剂师记录下每一种你服用药物的信息后,可以向你提供更为有效的建议,并且对可能出现的药物相互作用(甚至是不同医生开出的药品)提出警示。

遵循医生的指导

遵循医生的指导被称为依从性。有研究表明,有一半的医嘱没有被执行。

不遵从性(不按照医生医嘱要求服药或者不遵照医学说明)是一种伴有许多原因的严重问题。

医生开给患者的药物种类越多,用法(如一日2次服用一种药物,一日3次服用另一种药物)越复杂,患者就越不可能遵从指导服药。

医生并不总是能够简化药方,但是如果你的服药计划不切实际,需要你一日服用数次不同的药物或者在奇特的时间内空腹用药的话,医生会尽量试着简化药方。

有的人没有遵照医嘱,因为医生没有充分的解释服用这些药物的必要性。这种情况经常出现在某些疾病中,如高血压或高胆固醇。这些疾病在很多年内不会产生症状，直到它们造成一种更严重的情况，如心脏病。有些老人没有服药，因为他们比较健忘或者糊涂。

如果你无法读懂药品的标签或者无法明白医生的指导，向医生、护士或药剂师寻求帮助。如果你担心服药种类太多或者担心药物的不良反应，可以和医生一起探讨一下。将所有服用的药物放在原有的瓶子里带到医生办公室。医生通常会对疗程做出适当调整以便让你更容易接受，或者取消明显不必要服用的药物。

有时候，人们选择不去服用处方药是因为它会造成无法忍受的不良反应或者因为他们觉得药价太高。诚实地和医生谈谈你的顾虑，看看是否能够就更好、更可行地解决方案和医生达成一致。

常见药物类别

你所服用的多数药物和某些其他药物都属于同一类，它们可以产生相似的效用。你不仅需要知道自己服用的药物的名称,还需要了解它所属的类别。下面所列的是最常见的药物种类以及它们产生的效果。

药品名称或类别	效用
胺碘酮	减缓心率。用来治疗有潜在危险的心律失常
雄激素	男性激素。用来治疗各种疾病，包括子宫内膜异位症
血管紧张素转换酶抑制剂	降低血压。通常用来治疗高血压以及充血性心力衰竭。延缓糖尿病中肾病病情的发展速度
血管紧张素Ⅱ受体阻滞剂	降低血压。通常用来治疗高血压以及充血性心力衰竭。延缓糖尿病中肾病病情的发展速度
含有钙、铝、镁的抑酸剂	中和胃酸,同时可保护胃黏膜，用来降低胃痛以及因胃酸而加重的其他症状
选择性α_1受体阻滞剂	降低血压。缓解由良性前列腺增生引起的尿路梗阻。用来治疗高血压以及前列腺增大
抗凝剂	防止血栓形成。降低手术后以及装有人工瓣膜、心律失常和患有凝血障碍的患者出现血栓形成的可能性
抗惊厥药	防止癫痫患者的癫痫发作
抗真菌药	杀死酵母菌和真菌。一般用来治疗皮肤感染以及指甲感染
抗组胺药	通过抑制过敏反应来缓解一般的过敏症状（例如眼睛发红发痒、流鼻涕、打喷嚏)
抗精神病药物	用来治疗由疾病（精神分裂症）引起的幻觉以及其精神异常
抗病毒药	抑制病毒增长。用来治疗病毒感染
含有盐酸基丙醇胺或芬特明的食欲抑制剂	作用于大脑用来抑制食欲
巴比妥类药物	用来预防癫痫发作，用作镇静剂,以及帮助睡眠。可能会产生依赖
苯二氮䓬类药物	镇静剂。减少焦虑感,改善睡眠
β受体激动剂	松弛因哮喘或肺气肿之类的疾病而收紧的呼吸道。通过定量雾化吸入器这种手持设备吸入β受体激动剂
β受体阻滞剂	抑制心肌收缩,减慢心率,降低血压。用来治疗高血压。可以延长心脏病患者的生命

常见药物类别

药品名称或类别	效用
二磷酸盐	增加骨密度。用于治疗骨质疏松症
安非他酮	抗抑郁药。同样用来帮助人们戒烟
丁螺环酮	缓解焦虑情绪
钙通道阻滞剂	降低血压（有时还可以减慢心率）。一般用于治疗高血压以及心绞痛
钙补充剂	增加体内钙的含量。可以帮助增加骨密度
头孢菌素类	抗生素。用于治疗常见的皮肤，耳部、窦、喉咙以及肺部的细菌感染
他汀类	降低胆固醇水平。高胆固醇血症的人服用，以预防心脏病
西沙比利	增加胃肠动力
可乐定	降低血压
避孕药(口服)	包含防止怀孕的激素
皮质激素	抑制炎症及免疫系统。用来治疗各种疾病
环孢素	抑制免疫系统。一般用于器官移植之后，用来预防移植排斥反应
双环维林	减少肠道痉挛。用来治疗肠道易激综合征
地高辛	降低心率。用来治疗心律失常。增强充血性心衰的心肌收缩力

药品名称或类别	效用
多佐胺	用来治疗青光眼
肾上腺素	用来治疗引起生命危险的过敏反应。例如蜜蜂叮咬后产生的反应
麦角生物碱	缓解偏头痛发作时的痛感
雌激素	在绝经期后使用的激素，可以增强骨质，减少潮热
吉非罗齐	降低胆固醇和甘油三酯水平
H_2受体阻滞剂	抑制胃酸的产生。用来治疗胃溃疡、胃炎以及胃酸反流
胰岛素	给糖尿病患者注射，将血糖降至正常水平
碘对比剂	不是一种药物，而是一种用于X线研究与某些物质对比的物质
铁补充剂	增加体内铁的含量。用于治疗缺铁性贫血
袢利尿剂	“水”药丸。增加尿液排除。用来治疗充血性心力衰竭以及水潴留
大环内酯类	抗生素。抑制细菌繁殖。经常用来治疗许多常见的细菌感染
哌替啶	麻醉止痛药
二甲双胍	降低糖尿病患者体内血糖
甲氨蝶呤	抑制免疫系统。用来治疗免疫系统引起的疾病，例如类风湿关节炎，或者治疗某些种类的癌症

续　表

常见药物类别

药品名称或类别	效用
哌甲酯	稳定情绪,增强注意力缺乏症患者的注意力持续时间。可用于治疗抑郁症及儿童多动症
甲硝唑	抗生素。用于治疗各种常见厌氧菌感染
单胺氧化酶抑制剂	抗抑郁药。用于治疗抑郁症
肌肉松弛剂	缓解由过度使用或轻伤引起的肌肉痉挛
麻醉性镇痛药	用于治疗疼痛。可能会产生依赖
硝酸酯类	缓解心绞痛及心脏病引起的疼痛
呋喃妥因	抗生素。用于治疗尿路感染
非甾体抗炎药	不会产生依赖的镇痛剂，一般用于治疗肌肉疼痛、关节炎以及头痛
阿片类药物/麻醉剂	麻醉止痛药
青霉素	抗生素。用于治疗许多皮肤、耳部、窦、咽喉以及肺部常见的细菌感染
己酮可可碱	缓解由于腿部动脉阻塞而引起的小腿痉挛的疼痛
保钾利尿剂	“水”药丸。增加尿液排出。用来治疗体液潴留和高血压,但不会引起钾丢失
钾补充剂	供那些体内钾含量较低的人使用（尤其是那些服用排钾利尿剂的人）

药品名称或类别	效用
孕激素	孕激素类药物通常用于雌激素激素疗法中保护子宫内膜免受雌激素作用引起的增生
普罗帕酮	用于治疗心律失常
蛋白酶抑制剂	杀死引起艾滋病的病毒(HIV)，尤其是与其他抗病毒药物一起使用的时候
质子泵抑制剂	抑制胃酸的产生。用于治疗溃疡、胃炎以及胃酸反流
奎尼丁	用于治疗心律失常
喹诺酮类抗生素	抗生素。抑制细菌繁殖。用于治疗各种类型的细菌感染
利福霉素	抗生素。用来治疗细菌感染
水杨酸盐类	包括阿司匹林以及相关的止痛药和抗炎药。用来缓解轻微疼痛，预防或治疗许多疾病，包括关节炎、炎症性肠病、心脏病以及脑卒中
选择性5-羟色胺再摄取抑制剂	抗抑郁药。增加大脑内血清素含量。一般用来治疗抑郁症
磺胺类抗生素	抑制细菌繁殖。用于治疗各种细菌感染
磺酰脲类药物	降低血糖。糖尿病患者使用它来将血糖降低至正常水平
舒马曲坦	缓解偏头痛带来的痛感
甲状腺激素	用来治疗甲状腺激素水平低的症状

续 表

常见药物类别

药品名称或类别	效用	药品名称或类别	效用
他莫昔芬三苯氧胺	用来治疗乳腺癌，并减少复发概率	**甲状腺素**	用于治疗甲减
四环素	抗生素。抑制细菌繁殖。用于治疗常见细菌感染	**曲马多**	镇痛剂。效果好,且不会产生依赖性
茶碱	改善肺病(例如气肿或哮喘)患者的呼吸状况	**三环类抗抑郁药**	增加大脑内某种情绪控制激素的含量。用来治疗抑郁症以及慢性疼痛
噻嗪类利尿剂	“水”药丸。增加尿液排除。用来治疗水潴留以及高血压	**维生素E**	维生素补充剂，可能会帮助降低几种慢性疾病的威胁
甲状腺功能抑制剂	用来治疗甲亢（甲状腺功能亢进）	**锌**	矿物质营养补充剂，可以增加体内锌的含量
		唑吡坦	镇静剂。可以改善睡眠

药物索引

在使用下列检索时：

1. 在药瓶或容器上找到药名(你可以使用通用名称也可以使用商品名称)

2. 在左手栏的位置上按照α-β顺序列出了药名。你可以在此寻找你需要的药名。

3. 在右手栏的位置上列出了药物所属的类别。

4. 写下每种药物及其类别。

5. 利用这些信息来寻找更多药物种类或者查询潜在的药物相互作用。

药品名称	类别	药品名称	类别
喹那普利	血管紧张素转换酶(ACE) 抑制剂	**阿米替林**	三环类抗抑郁药
艾奎特母	含有盐酸基丙醇胺或芬特明食欲抑制剂	**氨氯地平**	钙通道阻滞剂
拜新同	钙通道阻滞剂	**阿莫西林**	青霉素
阿普唑仑	苯二氮䓬类	**阿莫西林-克拉维酸**	青霉素复方制剂
雷米普利	血管紧张素转换酶 (ACE) 抑制剂	*阿莫西林*	青霉素类
安必恩	唑吡坦	*安福杰尔*	含有钙、铝、镁的抗酸剂
胺碘酮	胺碘酮	***阿司匹林***	水杨酸类

关键:通用名称:**黑体字**　品牌名称:标准字体　非处方药:*斜体字*

续 表

药品名称	类别
阿司咪唑	抗组胺剂
阿替洛尔	β受体阻滞剂
安灭菌	青霉素
贝那普利	血管紧张素转换酶(ACE)抑制剂
甲红霉素	大环内酯类
安非他酮	安非他酮
布斯哌隆	抗抑郁药
丁螺环酮	抗焦虑药
加非葛	麦角生物碱
碱卡兰	钙通道阻滞剂
钙尔奇	钙补充剂
卡托普利	血管紧张素转换酶(ACE)抑制剂
卡马西平	抗癫痫及神经性疼痛
地尔硫䓬	钙通道阻滞剂
多沙唑嗪	抗肾上腺素药
西咪替丁	H_2受体阻滞剂
适普灵	喹诺酮类
环丙沙星	喹诺酮类
西沙比利	胃动力
美信钙	钙补充剂
克拉霉素	大环内酯类
氯硝西泮	苯二氮䓬类
可乐定	降压药
可迈丁	抗凝血药
环孢素	免疫抑制剂
达那唑	雄性激素
奥沙普秦	非甾体抗炎药(NSAID)
地拉韦啶	蛋白酶抑制剂
泼尼松	糖皮质激素
杜冷丁	哌替啶
丙戊酸钠	抗癫痫药
去氧孕烯炔雌醇	避孕药（口服）
盐酸苯丙醇胺制剂	含有盐酸基丙醇胺或苯丁胺的食欲抑制剂
地西泮	苯二氮䓬类
双氯芬酸	非甾体抗炎药(NSAID)
氟康唑	抗真菌药
地高辛	强心苷类
地尔硫䓬	钙通道阻滞剂
苯妥英钠(狄兰汀)	抗惊厥药
强力霉素	四环素
依那普利	血管紧张素转换酶(ACE)抑制剂
肾上腺素	肾上腺素
麦角胺	麦角碱
红霉素	大环内酯类
雌二醇	雌激素
依托度酸	非甾体抗炎药(NSAID)
葡萄糖酸亚铁	铁补充剂
硫酸亚铁	铁补充剂
氧氟沙星	喹诺酮类抗生素
氟康唑	抗真菌剂
氟西汀	选择性5-羟色胺再摄取抑制剂(SSRI)
氟伐他汀	降胆固醇药(他汀剂)
福辛普利	血管紧张素转换酶(ACE)抑制剂
呋塞米	袢利尿剂
吉非罗齐	降血脂药
格列吡嗪	磺酰脲类

关键:通用名称:**黑体字**　品牌名称:标准字体　非处方药:*斜体字*

药物索引

药品名称	类别
格列本脲	磺酰脲类降糖药
息斯敏	抗组胺药
优泌林	胰岛素类
氢氯噻嗪	噻嗪类利尿剂
布洛芬	非甾体抗炎药(NSAID)
舒马普坦	抗偏头痛药
茚地那韦	蛋白酶抑制剂
胰岛素	胰岛素类
碘造影剂	碘造影剂
氯化钾	钾补充剂
K-Dur	钾补充剂
酮洛芬	非甾体抗炎药(NSAID)
氯硝西泮	苯二氮䓬类
氯化钾缓释片剂	钾补充剂
地高辛	洋地黄糖苷类(强心药)
速尿	袢利尿剂
来适可	血脂调节药
左氧氟沙星制剂	喹诺酮类
左氧氟沙星	喹诺酮类
左旋甲状腺素	甲状腺激素
左甲状腺素钠制剂	甲状腺激素
赖诺普利	血管紧张素转换酶(ACE)抑制剂
依托度酸	非甾体抗炎药(NSAID)
美托洛尔	β受体阻滞剂
劳拉西泮	镇静催眠抗焦虑药
洛汀新	血管紧张素转换酶(ACE)抑制剂
洛伐他汀	血脂调节药
吲达帕胺	噻嗪类利尿剂
抗酸剂	含钙、铝、镁的抗酸剂
哌替啶	麻醉性镇痛药
二甲双胍	双胍类降糖药
甲巯基咪唑	甲状腺抑制剂
甲氨蝶呤	抗肿瘤药
甲泼尼龙	糖皮质激素
美托洛尔	β受体阻滞剂
甲硝唑	硝基咪唑类抗菌药
洛伐他汀	血脂调节药
优降糖(格列本脲)	磺酰脲类降糖药
福辛普利	血管紧张素转换酶(ACE)抑制剂
胃能达	含钙、铝或镁的抗酸剂
萘丁美酮	非甾体抗炎药(NSAID)
萘普生	非甾体抗炎药(NSAID)
苯乙肼	单胺氧化酶抑制剂(MAOI)
萘法唑酮	萘法唑酮
奈非那韦	蛋白酶抑制剂
硝苯吡啶	钙通道阻滞剂
力蜚能	铁补充剂
活络喜	钙通道阻滞剂
氧氟沙星	喹诺酮类
Ortho-Cept	避孕药(口服)
邻一环多胺	避孕药(口服)
Ortho-Novum	避孕药(口服)
邻三环多胺	避孕药(口服)
欧露维	非甾体抗炎药(NSAID)
Os-Cal	钙补充剂
奥沙普秦	非甾体抗炎药(NSAID)
帕内特(苯环丙胺)	单胺氧化酶抑制剂(MAOI)
帕罗西汀	选择性5-羟色胺再摄取抑制剂(SSRI)
青霉素	青霉素类抗生素
苯乙肼	单胺氧化酶抑制剂(MAOI)
苯巴比妥	巴比妥酸盐类镇静催眠、抗焦虑药
苯妥英钠	抗癫痫药
氯化钾	钾补充剂
普伐他汀	血脂调节药

关键:通用名称:**黑体字**　品牌名称:标准字体　非处方药:*斜体字*

续 表

药物索引

药品名称	类别
泼尼松	糖皮质激素
倍美力	雌激素
培美安	雌激素
赖诺普利片剂	血管紧张素转换酶(ACE)抑制剂
心痛定	钙通道阻滞剂
普罗帕酮	普罗帕酮
西沙比利	促胃动力药
丙硫氧嘧啶	抗甲状腺药
蛋白酶抑制剂	蛋白酶抑制剂
氟西汀	选择性5-羟色胺再摄取抑制剂(SSRI)
喹那普利	血管紧张素转换酶(ACE)抑制剂
奎尼丁	抗心律失常药
雷米普利	血管紧张素转换酶(ACE)抑制剂
瑞力芬	非甾体抗炎药(NSAID)
利福霉素	抗结核病药
利托那韦	蛋白酶抑制剂
沙奎那韦	蛋白酶抑制剂
舍曲林	选择性5-羟色胺再摄取抑制剂(SSRI)
辛伐他汀	血脂调节药
螺内酯	保钾利尿药
舒马曲坦	抗偏头痛药
甲状腺素	甲状腺激素
泰胃美	H_2受体阻滞剂
卡马西平	抗惊厥药及抗癫痫药
替马西泮	苯二氮草类镇静催眠药
天诺敏(阿替洛尔)	β受体阻滞剂
睾酮	雄激素

药品名称	类别
四环素	四环素类抗生素
茶碱缓释片	茶碱类平喘药
茶碱	茶碱类平喘药
甲状腺素	甲状腺激素
青眼露(噻吗洛尔)	β受体阻滞剂
美托洛尔	β受体阻滞剂
反苯环丙胺	单胺氧化酶抑制剂
Tri-Levlen	避孕药(口服)
甲氧苄氨嘧啶-磺胺甲噁唑	磺胺类抗生素
左旋甲炔诺酮	避孕药(口服)
碳酸钙片剂	含钙的防酸剂
丙戊酸	抗惊厥药及抗癫痫药
依那普利	血管紧张素转换酶(ACE)抑制剂
青霉素V钾	青霉素类抗生素
盐酸维拉帕米	钙通道阻滞剂
维生素E	维生素E
华法林	抗凝剂
安非他酮	氨基酮类抗抑郁药
酒石酸麦角胺和咖啡因合剂	麦角生物碱类抗偏头痛药
阿普唑仑	苯二氮草类镇静催眠药
捷赐瑞(赖诺普利)	血管紧张素转换酶(ACE)抑制剂
锌	锌
舒降之(辛伐他汀)	血脂调节药
左洛复(舍曲林)	选择性5-羟色胺再摄取抑制剂(SSRI)
唑吡坦	咪唑吡啶类催眠药
安非他酮缓释片	氨基酮类抗抑郁药

关键:通用名称:**黑体字**　品牌名称:标准字体　非处方药:*斜体字*

药物相互作用表

该表中没有足够的空间去列举医生所开处方中成千上万种药物之间可能存在的相互作用。表中只包括了最常用的药物以及最严重的潜在的药物相互作用。

有些药物不能放在一起。如果你的医生密切地监察他们的效果，其他的一些药物是可以联合使用的。

如果你服用了两种可以产生相互作用的药物时也不要紧张。你的医生会给你一个为何服用这两种药物的最好的理由。如果你担心的话,请让内科医师来解释。只要对药物的效果进行监控,很多药物是可以联合使用的。

没有事先和医生商量，千万不能停止服用一种药物。突然地停服一种药物可能会导致危险。

使用这个表格

1. 在前文药物索引中查看你的药物,以决定它们是属于什么类型的药物;

2. 在这个表格的左栏,找到你的药物所属的药品类别;

3. 在第二栏中,寻找可以和第一类药物产生相互作用的药物种类。部分药品可能与第一类药品产生相互作用，你现在正在服用的药物属于此范畴么?

4. 如果此表格示你正在服用的两种药物有潜在且严重的相互作用，请在第三栏中找到其相互作用的结果;

5. 第四栏描述了医生应该做什么以及你应该做什么，这样可以确保你安全地使用这些药物。

此类药物	可能会和此类药物发生相互作用的药物	导致的结果	需要采取的措施
ACE 抑制剂	**非甾体抗炎药**	ACE 抑制剂不能有效地降低血压	医生应该经常测量你的血压
ACE 抑制剂	**水杨酸盐**	ACE 抑制剂不能有效地降低血压	医生应该经常测量你的血压
含有钙、铝、镁的抑酸剂	**喹诺酮类抗生素**	可能会减少从肠道吸收喹诺酮类抗生素,降低抗生素的效果	至少在服用喹诺酮类抗生素 6 小时前和 2 小时后避免服用抑酸剂
含有钙、铝、镁的抑酸剂	**四环素**	可能会减少从肠道吸收四环素,降低抗生素的效果	在服用四环素的 4 小时内，请避免服用抑酸剂
抗凝剂	**胺碘酮**	可能会增加抗凝剂的作用并引起出血	医生应该经常检测凝血酶原时间(血液凝固时间)并调整抗凝剂的剂量

* ACE指血管紧张素转换酶

续 表

药物相互作用表

药物类别	可能会和此类药物发生相互作用的药物	导致的结果	需要采取的措施
抗凝剂	雄激素	可能会增加抗凝剂的作用并引起出血	医生应该经常检查凝血酶原时间(血液凝固时间)并调整抗凝剂的剂量
抗凝剂	抗惊厥药	可能会改变两种药物的效用，导致出血、凝血或者高药物毒性浓度	医生应该经常检查血液中的抗惊厥药浓度和凝血时间，必要的情况下要调整剂量
抗凝剂	抗真菌药	可能会增加抗凝剂的作用并引起出血	医生应该经常检测凝血酶原时间(血液凝固时间)并调整抗凝剂的剂量
抗凝剂	巴比妥酸盐	可能会降低抗凝剂的作用并引起血栓	医生应该经常检测凝血酶原时间(血液凝固时间)并调整抗凝剂的剂量
抗凝剂	西咪替丁(H_2受体阻滞剂)	可能会增加抗凝剂的作用并引起出血	医生应该避免开此类药物的组合处方，或者应该监测血液凝固时间。必要的情况下调整抗凝剂的剂量
抗凝剂	大环内酯类	可能会增加抗凝剂的作用并引起出血	医生应该经常检测凝血酶原时间(血液凝固时间)并调整抗凝剂的剂量
抗凝剂	甲硝唑	可能会增加抗凝剂的作用并引起出血	医生应该经常检测凝血酶原时间(血液凝固时间)并调整抗凝剂的剂量
抗凝剂	非甾体抗炎药	即使抗凝剂用量适度也可能会增加出血的危险	医生应该避免开此类药物的组合处方，或者应该调整血液凝固时间并调整抗凝剂的剂量。如你容易出现淤青或者流血，看见尿中带血或直肠出血，再或者看到其他出血的症状，应立即告知你的医生。
抗凝剂	青霉素	可能会增加或降低抗凝作用，导致流血或者血栓	医生应该经常检测凝血酶原时间(血液凝固时间)并调整抗凝剂的剂量

续 表

药物相互作用表

药物类别	可能会和此类药物发生相互作用的药物	导致的结果	需要采取的措施
抗凝剂	**奎尼丁**	可能会增加抗凝剂的作用并引起出血	医生应该经常检测凝血酶原时间(血液凝固时间)并调整抗凝剂的剂量
抗凝剂	**水杨酸盐**	即使抗凝剂用量适度也可能会增加出血的危险	医生应该避免开此类药物的组合处方,或者应该调整血液凝固时间并调整抗凝剂的剂量。如果你容易出现淤青或者流血,看见尿中带血或直肠出血,再或者看到其他出血的症状,应立即告知医生。
抗凝剂	**磺胺类抗生素**	可能会增加抗凝剂的作用并引起出血	医生应该经常检测凝血酶原时间(血液凝固时间)并调整抗凝剂的剂量
抗凝剂	**甲状腺功能抑制剂**	可能会增加或降低抗凝作用,导致出血或者血栓	医生应该经常检测凝血酶原时间(血液凝固时间)并调整抗凝剂的剂量
抗凝剂	**甲状腺激素**	可能会增加抗凝剂的作用并引起出血	医生应该经常检测凝血酶原时间(血液凝固时间)并调整抗凝剂的剂量
抗凝剂	**维生素 E**	可能会增加抗凝剂的作用并引起出血	医生应该经常检测凝血酶原时间(血液凝固时间)并调整抗凝剂的剂量
抗惊厥药	**抗凝剂**	可能会改变两种药物的效用,导致出血、凝血或者高药物毒性	医生应该经常检查血液中的抗惊厥药浓度和凝血时间,必要的情况下要调整剂量
抗惊厥药	**抗真菌药**	可能增加血液中的抗惊厥药浓度导致副作用,如震颤、头晕以及恶心	医生应该经常检查血液中的抗惊厥药浓度并调整剂量
抗惊厥药	**安非他酮**	可能降低安非他酮的浓度并减少其效力	一般来说,对于癫痫病患者不应使用安非他酮。如果抗惊厥药降低安非他酮的效力,医生必须调整这两类药物的剂量

续 表

药物相互作用表

药物类别	可能会和此类药物发生相互作用的药物	导致的结果	需要采取的措施
抗惊厥药	**钙通道阻滞剂**	可能改变这两类药物的浓度,血药浓度过低会降低疗效,过高则会导致副作用,如震颤、头晕、恶心、头昏和腿部肿胀	医生应该经常检查血液中的抗惊厥药浓度、调整剂量并监测血压和心率等
抗惊厥药	**西咪替丁(H_2受体阻滞剂)**	可能增加血液中的抗惊厥药浓度导致副作用,如震颤、头晕以及恶心	医生应该经常检查血液中的抗惊厥药浓度并调整剂量
抗惊厥药	**避孕药(口服)**	可能降低避孕效果	你应该换种方式避孕
抗惊厥药	**皮质激素**	可能会降低两种药物的效力	医生也许需要增加皮质激素的剂量,监测抗惊厥药的浓度并调整剂量
抗惊厥药	**环孢素**	可能会降低环孢素浓度,导致器官移植排异反应	医生应该经常监测血液中的环孢素浓度
抗惊厥药	**雌激素**	如果浓度过高或效力过低,可能增加或减少各药物浓度,导致副作用。潮热症状可能表明低雌激素水平	医生应该经常检查血液中的抗惊厥药浓度并调整剂量
抗惊厥药	**大环内酯类抗生素**	可能增加血液中的抗惊厥药浓度,导致副作用,如震颤、头晕以及恶心	医生应该经常检查血液中的抗惊厥药浓度并调整剂量
抗惊厥药	**水杨酸盐**	可能增加血液中的抗惊厥药浓度,导致副作用,如震颤、头晕以及恶心	医生应该经常检查血液中的抗惊厥药浓度并调整剂量
抗惊厥药	**选择性5-羟色胺再摄取抑制剂**	可能增加血液中的抗惊厥药浓度,导致副作用,如震颤、头晕以及恶心	医生应该经常检查血液中的抗惊厥药浓度并调整剂量

续 表

药物相互作用表

药物类别	可能会和此类药物发生相互作用的药物	导致的结果	需要采取的措施
抗惊厥药	**磺胺类抗生素**	可能增加抗惊厥药效力	医生应该经常检查血液中的抗惊厥药浓度并调整剂量
抗惊厥药	**四环素**	降低抗生素有效性	医生也许需要增加四环素的剂量
抗惊厥药	**茶碱**	增加或减少其中任一种药物的效力，会导致副作用，如震颤、头晕、恶心以及心悸等症状	医生应该监测两种药物的浓度并调整它们的剂量
抗惊厥药	**三环类抗抑郁药（杂环类抗抑郁药）**	可能增加血液中的抗惊厥药浓度，导致副作用，如震颤、头晕以及恶心	医生应该经常检查血液中的抗惊厥药浓度并调整剂量
抗真菌药	**抗凝剂**	可能会增加抗凝剂的血液稀释作用，并且有可能导致出血	医生应该经常监测凝血酶原时间（血液凝固时间）并调整抗凝剂的剂量
抗真菌药	**抗惊厥药**	可能增加血液中的抗惊厥药浓度，导致副作用，如震颤、头晕以及恶心	医生应该经常检查血液中的抗惊厥药浓度，并调整剂量
抗真菌药	**抗组胺药**	可能会提高抗组胺药浓度，浓度的提高会对心脏有毒副作用而导致死亡	医生应该避免开此类药物的组合处方
抗真菌药	**苯二氮䓬类**	可能会提高或延长苯二氮䓬类的效力，导致过度镇静以及其他的副作用	医生应该避免开此类药物的组合处方或者开些低剂量的苯二氮䓬类药物
抗真菌药	**西沙必利**	可能会提高西沙必利浓度，浓度的提高会对心脏有毒副作用，从而导致死亡	医生应该避免开此类药物的组合处方
抗真菌药	**降胆固醇药（他汀类药物）**	可能会提高降胆固醇剂的浓度，导致肝检测异常以及其他的副作用，如肌肉酸痛或乏力	医生应该避免开此类药物的组合处方，可能需要减少降胆固醇药（他汀类药物）的剂量

续 表

药物相互作用表

药物类别	可能会和此类药物发生相互作用的药物	导致的结果	需要采取的措施
抗组胺药	**抗真菌药**	可能会提高抗组胺药浓度,浓度的提高会对心脏有毒副作用而导致死亡(罕见的情况下)	医生应该避免开此类药物的组合处方
抗组胺药	**大环内酯类抗生素**	可能会提高抗组胺药浓度,浓度的提高会对心脏有毒副作用而导致死亡(罕见的情况下)	医生应该避免开此类药物的组合处方
抗组胺药	**蛋白酶抑制剂**	可能会提高抗组胺药浓度,浓度的提高会对心脏有毒副作用而导致死亡(罕见的情况下)	医生应该避免开此类药物的组合处方
抗组胺药	**选择性5-羟色胺再摄取抑制剂**	可能会提高抗组胺药浓度,浓度的提高会对心脏有毒副作用而导致死亡(罕见的情况下)	医生应该避免开此类药物的组合处方
抑制食欲的苯丙醇胺,芬特明	**单胺氧化酶抑制剂**	可能会引起血压的急剧上升,从而导致脑出血和死亡	医生应该避免开此类药物的组合处方。在抑制食欲剂使用前几周必须停止使用单胺氧化酶抑制剂
抑制食欲的苯丙醇胺,芬特明	**选择性5-羟色胺再摄取抑制剂**	可能会引起焦虑、易怒和颤抖	医生应该避免开此类药物的组合处方。如果副作用继续发展,建议你停止服用食欲抑制剂
巴比妥酸盐	**抗凝剂**	可能会降低抗凝剂的作用,从而引起血栓	医生应该经常检测凝血酶原时间(血液凝固时间)并调整抗凝剂的剂量
苯二氮草类	**抗真菌药**	可能会提高或延长苯二氮草类药物的效力,导致过度镇静以及其他的副作用	医生应该避免开此类药物的组合处方,或者开些低剂量的苯二氮草类药物
苯二氮草类	**大环内酯类抗生素**	可能会提高或延长苯二氮草类药物的效力,导致过度镇静以及其他的副作用	如果出现副作用或者过度镇静,医生应该减少苯二氮草类药物的剂量

药物相互作用表

药物类别	可能会和此类药物发生相互作用的药物	导致的结果	需要采取的措施
苯二氮䓬类	**蛋白酶抑制剂**	可能会提高或延长苯二氮䓬类药物的效力，导致过度镇静以及其他的副作用	医生应该避免开此类药物的组合处方
β受体阻滞剂	**钙通道阻滞剂**	可能增强两种药物的效力	医生应测量心率和血压并在必要情况下减少药物的剂量
β受体阻滞剂	**西咪替丁(H_2受体阻滞剂)**	可能增强β受体阻滞剂的效力	如果出现心率缓慢或者低血压的情况，医生应该减少β受体阻滞剂的剂量
β受体阻滞剂	**可乐定**	可能会翻转两种药物降低血压的效果，导致血压升高带来的潜在生命危险	医生应该细心地测量血压
β受体阻滞剂	**肾上腺素**	可能会引起血压急剧上升	医生应该避免开此类药物的组合处方
β受体阻滞剂	**胰岛素**	如果发生低血糖，可能会延长和掩盖低血糖症状	这两种药物经常结合使用。糖尿病患者应该经常测量血糖，避免低血糖
β受体阻滞剂	**非甾体抗炎药**	可能会降低β受体阻滞剂的降血压效果	医生应该测量血压，必要的情况下调整β受体阻滞剂的剂量
β受体阻滞剂	**青霉素**	可能会降低β受体阻滞剂效果	医生应该监测血压，并可能需要增加β受体阻滞剂的剂量，或建议你采用更小剂量的青霉素多次使用
β受体阻滞剂	**茶碱**	可能会提高茶碱浓度或者降低两种药物的效果	医生应该经常测量茶碱浓度并监测心率和血压
安非他酮	**抗惊厥药**	可能会降低安非他酮的浓度，减少其效力	一般来说，对于癫痫病患者，不宜服用安非他酮。如果抗惊厥药降低安非他酮的效力，医生需要调整两种药物的剂量

续 表

药物相互作用表

药物类别	可能会和此类药物发生相互作用的药物	导致的结果	需要采取的措施
丁螺环酮	单胺氧化酶抑制剂	可能会引起高血压	医生应该避免开此类药物的组合处方，或者告知你在服用丁螺环酮的10天前就应该停止服用单胺氧化酶抑制剂
钙通道阻滞剂	抗惊厥药	可能会改变各个药物的浓度，如果浓度太低会降低效力，如果太高则会出现副作用，如摇摆、头晕、恶心、无力以及腿部颤抖	医生应该经常检查血液中的抗惊厥药浓度，调整剂量并监测血压和心率
钙通道阻滞剂	β受体阻滞剂	可能增强两种药物的效力	医生应监测心率和血压并在必要情况下减少药物的剂量
钙通道阻滞剂	补钙剂	可能会降低钙通道阻滞剂的效力	医生应该避免开此类药物的组合处方，并监测心率和血压
钙通道阻滞剂	西咪替丁（H_2受体阻滞剂）	可能会提高钙通道阻滞剂的浓度	医生应该监测心率和血压并在必要的情况下，调整钙通道阻滞剂的剂量
钙通道阻滞剂	西沙必利	可能会提高钙通道阻滞剂的浓度，从而导致出现副作用，如头晕、无力以及腿部颤抖	医生应该监测心率和血压，并在必要的情况下减少钙通道阻滞剂的剂量
钙通道阻滞剂	地高辛	可能会提高地高辛浓度，导致副作用，如恶心、呕吐、视力模糊或黄色视觉（如通过黄色的有色眼镜看）或者心率异常的快或慢	医生应该控制地高辛浓度，如果出现恶心等症状，打电话联系医生
钙通道阻滞剂	奎尼丁	可能会提高奎尼丁效力，导致低血压或者危险性不规律心跳	医生应该避免开此类药物的组合处方，并细心监测心率和血压
钙通道阻滞剂	茶碱	可能会提高茶碱的效力	医生应该监测茶碱浓度并调整剂量

药物相互作用表

药物类别	可能会和此类药物发生相互作用的药物	导致的结果	需要采取的措施
补钙剂	**钙通道阻滞剂**	可能会降低钙通道阻滞剂的效力	医生应该避免开此类药物的组合处方,并测量心率和血压
补钙剂	**四环素**	可能结合肠道中四环素,降低其在血液中的水平,这可能会降低其抗菌效能	你应该在服用四环素4小时内避免补钙
降低胆固醇药(他汀类药物)	**抗真菌药**	可能会提高或降低胆固醇药的浓度,导致肝功能异常以及其他的副作用,如肌肉酸痛或无力	医生应该避免开此类药物的组合处方,可能需要减少降低胆固醇药(他汀类药物)的剂量
降低胆固醇药(他汀类药物)	**环孢素**	可能会导致严重的肌肉损伤	医生应该避免开此类药物的组合处方。你应报告任何不明的肌肉疼痛和无力
降低胆固醇药(他汀类药物)	**吉非罗齐**	可能会导致严重的肌肉损伤	医生应该避免开此类药物的组合处方。你应报告任何不明的肌肉疼痛和无力
西咪替丁(H_2受体阻滞剂)	**抗凝剂**	可能会增加抗凝剂的作用并引起出血	医生应该避免开此类药物的组合处方或者应该监测凝血酶原时间(血液凝固时间)。必要的情况下调整抗凝剂的剂量
西咪替丁(H_2受体阻滞剂)	**抗惊厥药**	可能增加血液中的抗惊厥药浓度,导致副作用,如摇摆、头晕以及恶心	医生应该经常检查血液中的抗惊厥药浓度并调整剂量
西咪替丁(H_2受体阻滞剂)	**β受体阻滞剂**	可能增强β受体阻滞剂的效力	如果出现心率缓慢或者低血压的情况,医生应该减少β受体阻滞剂的剂量
西咪替丁(H_2受体阻滞剂)	**钙通道阻滞剂**	可能会提高钙通道阻滞剂的浓度	医生应该测量心率和血压,并在必要的情况下,调整钙通道阻滞剂的剂量
西咪替丁(H_2受体阻滞剂)	**二甲双胍**	可能会提高二甲双胍的浓度	医生需要减少二甲双胍的剂量

续 表

药物相互作用表

药物类别	可能会和此类药物发生相互作用的药物	导致的结果	需要采取的措施
西咪替丁(H_2 受体阻滞剂)	**茶碱**	可能会提高茶碱浓度，导致出现副作用，如恶心、呕吐以及心悸等	医生需要调整茶碱的浓度
西咪替丁(H_2 受体阻滞剂)	**三环类抗抑郁药（杂环类抗抑郁药)**	可能会提高抗抑郁药的浓度，导致出现副作用，如异常心律、心率增加以及嗜睡	医生应该避免开此类药物的组合处方，或者监测抗抑郁药的浓度。必要的情况下要减少剂量
西沙必利	**抗真菌药**	可能会提高西沙必利的浓度，浓度的提高会对心脏有毒副作用，从而导致死亡	医生应该避免开此类药物的组合处方
西沙必利	**钙通道阻滞剂**	可能会提高钙通道阻滞剂的浓度，从而导致出现副作用，如头晕、无力以及腿部颤抖	医生应该测量心率和血压。在必要的情况下，减少钙通道阻滞剂的剂量
西沙必利	**大环内酯类抗生素**	可能会提高大环内酯类抗生素的浓度，浓度的提高会对心脏有毒副作用而导致死亡(罕见)	医生不应该开此类药物的组合处方
西沙必利	**蛋白酶抑制剂**	可能会提高西沙必利的浓度，浓度的提高会对心脏有毒副作用而导致死亡(罕见)	医生不应该开此类药物的组合处方
西沙必利	**选择性血清素再摄取抑制剂**	可能会提高西沙必利的浓度，浓度的提高会对心脏有毒副作用而导致死亡(罕见)	医生不应该开此类药物的组合处方
可乐定	**β 受体阻滞剂**	可能会翻转两种药物降低血压的效果，导致血压升高带来的潜在生命危险	医生应该细心地测量血压
可乐定	**三环类抗抑郁药（杂环类抗抑郁药)**	可能会导致血压的急剧上升	医生应该避免开此类药物的组合处方

续 表

药物相互作用表

药物类别	可能会和此类药物发生相互作用的药物	导致的结果	需要采取的措施
避孕药(口服)	**抗惊厥药**	可能降低避孕效果	你应该换种方式避孕
避孕药(口服)	**皮质激素**	可能会增加皮质激素的效应并造成不良影响	如果副作用出现,医生应该减少皮质激素的剂量
避孕药(口服)	**青霉素**	可能降低避孕效果	你应该换种方式避孕
避孕药(口服)	**四环素**	可能降低避孕效果	你应该换种方式避孕
避孕药(口服)	**茶碱**	可能会提高茶碱浓度,从而导致出现副作用,如恶心、呕吐以及心悸	医生应该监测茶碱浓度并调整剂量
皮质激素	**抗惊厥药**	可能会降低两种药物的效力	医生也许需要增加皮质激素的剂量,监测抗惊厥药的浓度并调整剂量
皮质激素	**避孕药(口服)**	可能会增加皮质激素的效应并造成不良影响	如果出现副作用,医生应该减少皮质激素的剂量
皮质激素	**雌激素**	可能会增加皮质激素的效应并造成不良影响	如果出现副作用,医生应该减少皮质激素的剂量
皮质激素	**大环内酯类抗生素**	可能会增加皮质激素的效应并造成不良影响	如果出现副作用,医生应该减少皮质激素的剂量
皮质激素	**利福霉素**	可能会减少皮质激素的效应并造成不良影响	想要达到预期的效果,医生应该增加皮质激素的剂量
皮质激素	**水杨酸盐**	可能会降低水杨酸盐的效力并增加得消化性溃疡的危险	医生应该增减所需水杨酸盐的剂量来控制疼痛

续 表

药物相互作用表

药物类别	可能会和此类药物发生相互作用的药物	导致的结果	需要采取的措施
地高辛	胺碘酮	可能会提高地高辛浓度，从而出现副作用，如恶心、呕吐、视力模糊或黄色视觉（如通过黄色的有色眼镜看）或者心律失常	医生应该监测地高辛浓度并调整剂量。如果出现恶心等症状，请联系医生
地高辛	钙通道阻滞剂	可能会提高地高辛浓度，从而出现副作用，如恶心、呕吐、视力模糊或黄色视觉（如通过黄色的有色眼镜看）或者心律失常	医生应该监测地高辛浓度并调整剂量。如果出现恶心等症状，请联系医生
地高辛	环孢素	可能会提高地高辛浓度，从而出现副作用，如恶心、呕吐、视力模糊或黄色视觉（如通过黄色的有色眼镜看）或者心律失常	医生应该监测地高辛浓度并调整剂量。如果出现恶心等症状，请联系医生
地高辛	利尿剂	如果利尿剂治疗后导致低钾、低镁，可能会导致心律不齐	医生应该监测地高辛、钾和镁的浓度。如果浓度低，需要补充钾和镁
地高辛	大环内酯类抗生素	可能会提高地高辛浓度，从而出现副作用，如恶心、呕吐、视力模糊或黄色视觉（如通过黄色的有色眼镜看）或者心律失常	医生应该监测地高辛浓度并调整剂量。如果出现恶心等症状，请联系医生
地高辛	普罗帕酮	可能会提高地高辛浓度，从而出现副作用，如恶心、呕吐、视力模糊或黄色视觉（如通过黄色的有色眼镜看）或者心律失常	医生应该监测地高辛浓度并调整剂量。如果出现恶心等症状，请联系医生

续 表

药物相互作用表

药物类别	可能会和此类药物发生相互作用的药物	导致的结果	需要采取的措施
地高辛	**四环素**	可能会提高地高辛浓度，从而出现副作用，如恶心、呕吐、视力模糊或黄色视觉(如通过黄色的有色眼镜看)或者心律异常	医生应该监测地高辛浓度并调整剂量。如果出现恶心等症状，请联系医生
地高辛	**奎尼丁**	可能会提高地高辛浓度，从而出现副作用，如恶心、呕吐、视力模糊或黄色视觉(如通过黄色的有色眼镜看)或者心律失常	医生应该监测地高辛浓度并调整剂量。如果出现恶心等症状，请联系医生
地高辛	**噻嗪类利尿剂**	如果利尿剂治疗后致低钾和低镁，可能诱发心律不齐	医生应该监测地高辛、钾和镁的浓度。如果浓度低，需要补充钾和镁
地高辛	**甲状腺激素**	可能会降低地高辛浓度	医生应该监测地高辛浓度。必要的情况下，要调整剂量
麦角生物碱	**大环内酯类抗生素**	可能会减少手和脚的血液供应	医生应该避免开此类药物的组合处方，并减少麦角生物碱的剂量
麦角生物碱	**舒马曲坦**	可能会增加严重的副作用，如潮红、刺痛、心律失常及心绞痛	这两类药物的服用应该相隔24小时
雌激素	**抗惊厥药**	如果浓度过高或效力过低，可能增加或减少各药物浓度，导致副作用。潮热症状可能表明低雌激素水平	医生应该经常检查血液中的抗惊厥药浓度并调整剂量
雌激素	**皮质激素**	可能会增加皮质激素的效应并造成不良影响	如果副作用出现，医生应该减少皮质激素的剂量
胰岛素	**β受体阻滞剂**	如果发生，可能会延长和掩盖低血糖症状	这两种药物经常联合使用。糖尿病患者应该经常监测他们的血糖，避免低血糖

续 表

药物相互作用表

药物类别	可能会和此类药物发生相互作用的药物	导致的结果	需要采取的措施
胰岛素	**水杨酸盐**	可能会增强胰岛素的效力,导致低血糖	医生应该监测血糖水平
补铁剂	**喹诺酮类抗生素**	可能会抑制肠道吸收喹诺酮类抗生素,降低其抗菌效果	医生应该避免开此类药物的组合处方
补铁剂	**四环素**	可能会降低四环素从肠道吸收,并降低其抗菌效果	你应该在服用四环素4小时后再服用补铁剂
补铁剂	**甲状腺激素**	可能会降低甲状腺激素的作用,从而导致甲状腺功能减退	这两类药物的服用应该相隔4小时。医生应该定期进行甲状腺功能血液测试。必要的情况下,调整其剂量
袢利尿剂	**地高辛**	如果利尿剂治疗后导致低钾、低镁,可能会诱发心律不齐	医生应该监测地高辛、钾和镁的浓度。如果浓度低了,需要开处方补钾和镁
袢利尿剂	**噻嗪类利尿剂**	可能会导致尿液增加过度从而导致低钾和低镁	你应该注意自己脱水的迹象。医生应该监测钾和镁的浓度
大环内酯类抗生素	**抗凝剂**	可能会增加抗凝剂的作用并引起出血	医生应该经常检测凝血酶原时间 (血液凝固时间)并调整抗凝剂的剂量
大环内酯类抗生素	**抗惊厥药**	可能增加血液中的抗惊厥药浓度,导致副作用,如摇摆、头晕以及恶心	医生应该经常检查血液中的抗惊厥药浓度并调整剂量
大环内酯类抗生素	**抗组胺药**	可能会提高抗组胺药浓度,浓度的提高会对心脏有毒副作用而导致死亡(罕见)	医生不应该开此类药物的组合处方
大环内酯类抗生素	**苯二氮䓬类**	可能会提高或延长苯二氮䓬类药物的效力, 导致过度镇静以及其他的副作用	如果出现副作用或者过度镇静,医生应该减少苯二氮䓬类药物的剂量
大环内酯类抗生素	**西沙必利**	可能会提高西沙必利浓度或者引起心脏毒性而致死亡(罕见)	医生应该避免开此类药物的组合处方

续 表

药物相互作用表

药物类别	可能会和此类药物发生相互作用的药物	导致的结果	需要采取的措施
大环内酯类抗生素	**西沙必利**	可能会提高西沙必利浓度,浓度的提高会对心脏有毒副作用而导致死亡(罕见的情况下)	医生不应该开此类药物的组合处方
大环内酯类抗生素	**皮质激素**	可能会增加皮质激素的药效并造成不良影响	如果副作用出现,医生应该减少皮质激素的剂量
大环内酯类抗生素	**地高辛**	可能会提高地高辛浓度,从而出现副作用如恶心、呕吐、视力模糊或黄色视觉(如同通过黄色的有色眼镜看)或者心律异常	医生应该监测地高辛浓度并调整剂量。如果出现恶心等症状,打电话联系医生
大环内酯类抗生素	**麦角生物碱**	可能会减少手和脚的血液供应	医生应该避免开此类药物的组合处方,并减少麦角生物碱的剂量
单胺氧化酶抑制剂	**抑制食欲的苯丙醇胺,芬特明**	可能会引起血压的急剧上升,从而导致脑出血和死亡	医生应该避免开此类药物的组合处方。在抑制食欲剂使用前几周必须停止使用单胺氧化酶抑制剂
单胺氧化酶抑制剂	**丁螺环酮**	可能会引起高血压	医生应该避免开此类药物的组合处方,或者告知你在服用丁螺环酮的10天前就应该停止服用单胺氧化酶抑制剂
单胺氧化酶抑制剂	**哌替啶**	可能会引起癫痫发作、昏迷以及死亡	医生不应该开此类药物的组合处方
单胺氧化酶抑制剂	**选择性5-羟色胺再摄取抑制剂**	可能引起意识改变	医生不应该开此类药物的组合处方
单胺氧化酶抑制剂	**舒马曲坦**	可能会增加舒马曲坦的浓度。增加冠状动脉收缩(低血流到心脏肌肉)、心脏病发作甚至死亡的可能性	医生不应该开此类药物的组合处方
单胺氧化酶抑制剂	**三环类抗抑郁药(杂环类抗抑郁药)**	可能会引起意识改变、癫痫发作甚至死亡	医生不应该开此类药物的组合处方

续 表

药物相互作用表

药物类别	可能会和此类药物发生相互作用的药物	导致的结果	需要采取的措施
哌替啶	**单胺氧化酶抑制剂**	可能会引起癫痫发作、昏迷以及死亡	医生不应该开此类药物的组合处方
二甲双胍	**西咪替丁(H_2受体阻滞剂)**	可能会提高二甲双胍的浓度	医生需要减少二甲双胍的剂量
二甲双胍	**造影剂**	可能会增加血液酸化的危险(乳酸血症)	医生不应该开此类药物的组合处方
甲氨蝶呤	**非甾体抗炎药**	增加甲氨蝶呤毒性的风险	如果出现发热或者感染的迹象请打电话联系医生。医生也许会安排肾功能测试和监测甲氨蝶呤的浓度
甲氨蝶呤	**水杨酸盐**	增加甲氨蝶呤毒性的风险	如果出现发热或者感染的迹象请打电话联系医生。医生也许会安排肾功能测试和监测甲氨蝶呤的浓度
甲氨蝶呤	**磺胺类抗生素**	增加骨髓严重抑制的风险	如果你出现疲乏、发热或者感染的迹象,请打电话联系医生
甲硝唑	**抗凝剂**	可能会增加抗凝剂的作用并引起出血	医生应该经常检测凝血酶原时间(血液凝固时间)并调整抗凝剂的剂量
非甾体抗炎药	**ACE 抑制剂**	ACE 抑制剂不能有效地降低血压	医生应该经常测量血压
非甾体抗炎药	**抗凝剂**	即使抗凝剂用量适度也可能会增加出血的危险	医生应该避免开此类药物的组合处方或者应该监测血液凝固时间并调整抗凝剂的剂量。如你容易出现淤青或者流血,看见尿中带血或直肠出血,或者看到其他出血的症状,请联系医生
非甾体抗炎药	**β 受体阻滞剂**	可能会降低 β 受体阻滞剂的降血压效果	医生应该测量血压,必要的情况下调整 β 受体阻滞剂的剂量
非甾体抗炎药	**甲氨蝶呤**	增加甲氨蝶呤毒性的风险	如果出现发热或者感染的迹象,请打电话联系医生。医生也许会安排肾功能测试和监测甲氨蝶呤的浓度

* ACE指血管紧张素转换酶

续 表

药物相互作用表

药物类别	可能会和此类药物发生相互作用的药物	导致的结果	需要采取的措施
青霉素	**抗凝剂**	可能会增加或降低抗凝剂浓度,导致流血或者血栓	医生应该经常检测凝血酶原时间（血液凝固时间)并调整抗凝剂的剂量
青霉素	**β受体阻滞剂**	可能会降低β受体阻滞剂效果	医生应该监测血压,并可能需要增加β受体阻滞剂的剂量，或建议你小剂量、多次使用青霉素
青霉素	**避孕药(口服)**	可能降低避孕效果	你应该换种方式避孕
青霉素	**四环素**	可能降低青霉素的效力	医生应该避免开此类药物的组合处方
补钾	**保钾利尿剂**	可能会增加钾的浓度，由于对心脏产生的毒副作用而导致死亡(罕见的情况下)	医生应该避免开此类药物的组合处方,除非记录了非常低的血钾水平,并经常监测血钾水平
奎尼丁	**抗凝剂**	可能会增加抗凝剂的作用并引起出血	医生应该经常检测凝血酶原时间（血液凝固时间)并调整抗凝剂的剂量
奎尼丁	**钙通道阻滞剂**	可能会提高奎尼丁浓度,导致低血压或者危险性心律失常	医生应该避免开此类药物的组合处方并细心测量心率和血压
奎尼丁	**地高辛**	可能会提高地高辛浓度,从而出现副作用，如恶心、呕吐、视力模糊或黄色视觉(如同通过黄色的有色眼镜看)或者心律异常	医生应该监测地高辛浓度并调整剂量。如果出现恶心类抗生素等症状,打电话联系医生
喹诺酮类抗生素	**含有钙、铝、镁的抗酸剂**	可能会减少喹诺酮类抗生素从肠道吸收,降低抗菌效果	在服用喹诺酮类抗生素前6小时或者后2小时你应该避免服用抗酸剂

续 表

药物相互作用表

药物类别	可能会和此类药物发生相互作用的药物	导致的结果	需要采取的措施
喹诺酮类抗生素	补铁剂	可能会抑制喹诺酮类抗生素从肠道吸收,降低抗菌效果	医生应该避免开此类药物的组合处方
喹诺酮类抗生素	茶碱	可能会增加茶碱浓度,导致出现副作用,如恶心、呕吐以及心悸	医生应该定期检查茶碱的浓度。在必要的情况下,要调整剂量
水杨酸盐	ACE 抑制剂	ACE 抑制剂不能有效地降低血压	医生应该经常测量血压
水杨酸盐	抗凝剂	即使抗凝剂用量适度也可能会增加出血的危险	医生应该避免开此类药物的组合处方或者应该监测血液凝固时间并调整抗凝剂的剂量。如你容易出现淤青或者流血,看见尿中带血或直肠出血,或者看到其他出血的症状,请联系医生
水杨酸盐	抗惊厥药	可能增加血液中的抗惊厥药浓度,导致副作用,如震颤、头晕以及恶心	医生应该经常检查血液中的抗惊厥药浓度并调整剂量
水杨酸盐	皮质激素	可能会减少水杨酸盐的效力并增加得消化性溃疡的危险	医生应该增减所需水杨酸盐的剂量来控制疼痛
水杨酸盐	胰岛素	可能会增加胰岛素的效力,导致低血糖	医生应该监测血糖浓度
水杨酸盐	甲氨蝶呤	增加甲氨蝶呤毒性的风险	如果出现发热或者感染的迹象请打电话联系医生。医生也许会安排肾功能测试和监测甲氨蝶呤的浓度
水杨酸盐	磺酰脲类	可能会增加磺酰脲类的效力,导致低血糖	医生应该监测血糖浓度来避免低血糖
选择性5-羟色胺再摄取抑制剂	抗惊厥药	可能增加血液中的抗惊厥药浓度,导致副作用,如震颤、头晕以及恶心	医生应该经常检查血液中的抗惊厥药浓度并调整剂量
选择性5-羟色胺再摄取抑制剂	抗组胺药	可能会提高抗组胺药浓度,浓度的提高会对心脏有毒副作用而导致死亡(罕见的情况下)	医生应该避免开此类药物的组合处方

* ACE指血管紧张素转换酶

药物相互作用表

药物类别	可能会和此类药物发生相互作用的药物	导致的结果	需要采取的措施
选择性5-羟色胺再摄取抑制	**抑制食欲的苯丙醇胺，芬特明**	可能会引起焦虑、易怒和震颤	医生应该避免开此类药物的组合处方。如果副作用继续发展，建议你停止服用食欲抑制剂
选择性5-羟色胺再摄取抑制剂	**西沙必利**	可能会提高西沙必利的浓度，浓度的提高会对心脏有毒副作用而导致死亡(罕见的情况下)	医生不应该开此类药物的组合处方
选择性5-羟色胺再摄取抑制剂	**三环类抗抑郁药（杂环类抗抑郁药）**	可能会提高三环类抗抑郁药的浓度，导致出现副作用，如异常心律、心率加快以及嗜睡等	医生应该避免开此类药物的组合处方，并减少三环类抗抑郁药的剂量
选择性5-羟色胺再摄取抑制剂	**单胺氧化酶抑制剂**	可能引起意识改变	医生不应该开此类药物的组合处方
磺胺类抗生素	**抗凝剂**	可能会增加抗凝剂的作用并引起出血	医生应该经常检测凝血酶原时间(血液凝固时间)并调整抗凝剂的剂量
磺胺类抗生素	**抗惊厥药**	可能增加抗惊厥药效力	医生应该经常检查血液中的抗惊厥药浓度并调整剂量
磺胺类抗生素	**环孢素**	增加环孢素对肾损害的风险，降低环孢素的浓度，导致出现移植排异反应	医生应该避免开此类药物的组合处方，或监测肾功能并经常从血液检测中测量环孢素的浓度
磺胺类抗生素	**甲氨蝶呤**	增加骨髓严重抑制的风险	如果你出现疲乏、发热或者感染的迹象请打电话联系医生
磺胺类抗生素	**磺酰脲类**	可能会延长磺酰脲类药物的效用，导致低血糖	医生应该检测血糖浓度，并在必要的情况下，降低磺酰脲类药物的剂量
磺酰脲类	**水杨酸盐**	可能会增加磺酰脲类药物的效力，导致低血糖	医生应该监测血糖浓度来避免低血糖
磺酰脲类	**磺胺类抗生素**	可能会延长磺酰脲类药物的效用，导致低血糖	医生应该检测血糖浓度，并在必要的情况下，降低磺酰脲类药物的剂量

续　表

药物相互作用表

药物类别	可能会和此类药物发生相互作用的药物	导致的结果	需要采取的措施
磺酰脲类	**噻嗪类利尿剂**	可能会降低磺酰脲类药物的效用	医生应该检测血糖浓度,并在必要的情况下,增加磺酰脲类药物的剂量
舒马曲坦	**麦角生物碱**	可能会增加严重的副作用,如潮红、刺痛、异常心脏节律及心绞痛	这两类药物的服用应该间隔24小时
舒马曲坦	**单胺氧化酶抑制剂**	会增加舒马曲坦的浓度、冠状动脉收缩(低血流到心脏肌肉)、心脏病发作甚至死亡的可能性	医生不应该开此类药物的组合处方
四环素	**含有钙、铝、镁的抑酸剂**	可能会降低四环素从肠道吸收,降低抗生素的效果	在服用四环素的4小时内,请避免服用抑酸剂
四环素	**抗惊厥药**	降低四环素的抗生素药效	医生也许需要增加四环素的剂量
四环素	**补钙剂**	可能结合肠道里的四环素,降低其在血液中的水平,这可能会降低其抗菌效果	你应该在服用四环素4小时内避免补钙
四环素	**避孕药(口服)**	可能降低避孕效果	你应该换种方式避孕
四环素	**地高辛**	可能会提高地高辛浓度,从而出现副作用,如恶心、呕吐、视力模糊或黄色视觉(如同通过黄色的有色眼镜看)或者心律异常	医生应该监测地高辛浓度并调整剂量。如果出现恶心等症状,打电话联系医生
四环素	**补铁剂**	可能会降低四环素从肠道的吸收,并降低其抗菌效果	你应该在服用四环素4小时后再服用补铁剂
四环素	**青霉素**	可能降低青霉素的效力	医生应该避免开此类药物的组合处方
四环素	**锌**	可能会抑制从肠道吸收四环素,并降低其抗菌效果	你应该在服用四环素4小时后再服用锌

药物相互作用表

药物类别	可能会和此类药物发生相互作用的药物	导致的结果	需要采取的措施
茶碱	抗惊厥药	增加或减少其中任一种药物的效力会导致副作用，如震颤、头晕、恶心以及心悸等症状	医生应该监测两种药物的浓度并调整它们的剂量
茶碱	β受体阻滞剂	增加或减少其中任一种药物的效力会导致副作用，如震颤、头晕、恶心以及心悸等症状	医生应该监测两种药物的浓度并调整它们的剂量
茶碱	钙通道阻滞剂	可能会提高茶碱浓度	医生应该测量茶碱浓度并调整剂量
茶碱	西咪替丁(H_2受体阻滞剂)	可能会提高茶碱浓度，导致出现副作用，如恶心、呕吐以及心悸等	医生需要调整茶碱的浓度
茶碱	避孕药(口服)	可能会提高茶碱浓度，从而导致出现副作用，如恶心、呕吐以及心悸	医生应该监测茶碱浓度并调整剂量
茶碱	大环内酯类抗生素	可能会提高茶碱浓度或者降低大环内酯类抗生素的浓度，从而导致出现副作用，如恶心、呕吐、心悸以及降低大环内酯类抗生素的抗菌效果	医生应该监测茶碱浓度，并调整剂量
茶碱	喹诺酮类抗生素	可能会提高茶碱浓度，导致出现副作用，如恶心、呕吐、心悸	医生应该监测茶碱浓度。在必要的情况下，调整剂量
茶碱	甲状腺激素	可能会提高或降低茶碱浓度	医生应该监测茶碱浓度。在必要的情况下，调整剂量
噻嗪类利尿剂	地高辛	如果利尿剂治疗后钾和镁的浓度降低了，可能会出现心律不齐	医生应该监测地高辛、钾和镁的浓度。如果浓度低了，需要开处方补钾和镁
噻嗪类利尿剂	袢利尿剂	可能会导致尿量增加过度从而导致低钾和低镁	你应该注意自己脱水的迹象。医生应该监测钾和镁的浓度

续 表

药物相互作用表

药物类别	可能会和此类药物发生相互作用的药物	导致的结果	需要采取的措施
噻嗪类利尿剂	磺酰脲类	可能会降低磺酰脲类的效用	医生应该检测血糖浓度，并在必要的情况下，增加磺酰脲类剂量
甲状腺功能抑制剂	抗凝剂	可能会增加或降低抗凝剂的浓度，导致出血或者血栓	医生应该经常检测凝血酶原时间(血液凝固时间)并调整抗凝剂的剂量
甲状腺激素	抗凝剂	可能会增加抗凝剂的作用并引起出血	医生应该经常检测凝血酶原时间(血液凝固时间)并调整抗凝剂的剂量
甲状腺激素	地高辛	可能会降低地高辛浓度	医生应该监测地高辛浓度。在必要的情况下，调整剂量
甲状腺激素	补铁剂	可能会降低甲状腺激素的作用，从而导致甲状腺功能减退	这两类药物的服用应该相隔4小时。医生应该定期进行甲状腺功能测试。在必要的情况下，调整剂量
甲状腺激素	茶碱	可能会提高或降低茶碱浓度	医生应该监测茶碱浓度水平。在必要的情况下，调整剂量
三环类抗抑郁药(杂环类抗抑郁药)	抗惊厥药	可能增加血液中的抗惊厥药浓度，导致副作用，如震颤、头晕以及恶心	医生应该经常检查血液中的抗惊厥药浓度并调整剂量
三环类抗抑郁药(杂环类抗抑郁药)	西咪替丁(H_2受体阻滞剂)	可能会提高抗抑郁药的浓度，导致出现副作用，如异常心律、心率增加以及嗜睡	医生应该避免开此类药物的组合处方或者监测抗抑郁药浓度。在必要的情况下，减少剂量
三环类抗抑郁药(杂环类抗抑郁药)	可乐定	可能会导致血压的急剧上升	医生应该避免开此类药物的组合处方
三环类抗抑郁药(杂环类抗抑郁药)	单胺氧化酶抑制剂	可能会引起意识改变、癫痫发作甚至死亡	医生不应该开此类药物的组合处方

续 表

药物相互作用表

药物类别	可能会和此类药物发生相互作用的药物	导致的结果	需要采取的措施
三环类抗抑郁药（杂环类抗抑郁药）	**选择性5-羟色胺再摄取抑制剂**	可能会提高三环类抗抑郁药的浓度，导致出现副作用，如异常心律、心率加快以及嗜睡等	医生应该避免开此类药物的组合处方，并减少三环类抗抑郁药的剂量
维生素E	**抗凝剂**	可能会增加抗凝剂的作用并引起出血	医生应该经常检测凝血酶原时间（血液凝固时间）并调整抗凝剂的剂量
锌	**四环素**	可能会抑制四环素从肠道吸收，并降低其抗菌效果	你应该在服用四环素4小时后再服用锌
唑吡坦	**蛋白酶抑制剂**	可能会导致过于镇静和呼吸系统抑制	医生不应该开此类药物的组合处方

急救和急诊护理

这部分着重论述关于急救和急诊护理的一些基本常识。请仔细阅读,这样一旦有紧急情况发生,你也可以应对自如。

预防紧急状况的发生至关重要。你的家中需要配备灭火器、烟雾和一氧化碳报警系统,要将这些东西有技巧地安装在每个楼层。如果你还有孩子,那也要注意孩子在家中的安全。

大多数急救都是些直接的护理工作:清洗伤口、小范围的止血或者包扎伤口等。但是当遇到紧急情况时,你可能需要采取一些更为复杂的措施,比如抢救呼吸暂停者。

这部分重点介绍在遇到紧急情况时,你应该要做的一些基本的、能够抢救生命的事情,但是其中很多事情,如心肺复苏术(CPR),需要接受专业学校的培训才行。

不管遭遇什么样的突发事件,你都要第一时间拨打“120”,或者拨打当地的急救电话,寻求专业人士的帮助,这一点非常重要。同时,你也要让家庭成员、客人、保姆或者看护牢记当地中毒控制中心的电话号码。

紧急情况时的注意事项

这份清单列举了你在遇到紧急情况时需要优先去做的事情。请遵循以下步骤进行:

(1)快速判断当下的情况,保护自己以及他人免受伤害,躲避危险。

(2)保持镇定,不要恐慌,让别人放心。

(3)不要随意移动伤者,除非他(或她)处境非常危险,或者不移动他(或她),你无法实施急救。

(4)求助。大声呼救,请别人帮忙拨打“120”。但是如果伤者的状况还不需要立刻施救,那你可以自己拨打这个电话。

(5)观察、倾听,并感受受伤者的呼吸。

(6)摸摸伤者的脉搏,确定一下是否还有心跳。

(7)直接压迫伤口,控制流血。

(8)治疗休克。

(9)如果伤者失去了意识,将他(或她)移动到安全位置。

基本的抢救技术

口对口的人工呼吸和心肺复苏术(CPR)都是很重要的抢救技术。要想正确使用这些方法,你必须接受培训,取得相应资质。如果你之前已经接受过专业的培训,那么要确保你掌握的信息能够与时俱进。

医疗识别标签

如果一个人的身体状况不太好,如患有糖尿病、对药物过敏或者心脏有问题等,就需要将这些信息写下来,并绑在项链或者手链上,随身携带,或者写在小卡片上,放在衣服口袋或者钱包里,这样在遇到紧急情况时,急救人员就能根据患者的实际情况,给予对症处理。

紧急救助大全

过敏反应

严重的过敏反应（对食物、药物或者蚊虫叮咬）又被称为过敏症，它会威胁生命。

过敏症的体征和症状包括呼吸困难或者吞咽困难；面部、颈部以及口唇肿大、咳嗽、呼吸急促、窒息、头晕眼花，皮肤瘙痒、出现疹子、红斑、休克以及失去意识。

如果伤者还能说话，问他（或她）是否对某些东西过敏，有没有随身携带肾上腺素，因为肾上腺素能够缓解过敏症状。

肾上腺素一般保存在自动注射器里，或者事先就装在针筒中。不管采用哪种设备，都需要配有使用说明。

中度过敏反应（包括身体局部出现红斑、皮肤瘙痒或者出现荨麻疹等）会给人带来困扰，但是后果并不严重。

紧急救治 检查伤者情况，确保气管畅通。大声呼救，找其他人来帮忙。如果伤者不需要现场急救，你也可以自己拨打“120”求救。

如果伤者随身携带了肾

一个井井有条的急救箱

一个用来装渔具的箱子或者密封的长方形塑料盒都是非常理想的急救箱。家里、车上、船上都要备上一个，甚至出去露营的时候，都要随身携带急救箱。你需要在急救箱里放入下列物品：

(1)一卷药棉；

(2)缓解过敏反应的肾上腺素；

(3)聚维酮碘消毒溶液；

(4)阿司匹林(只适用于成人)、退热净和布洛芬(将大人和小孩的剂量分开)；

(5)约2.5厘米宽的胶带；

(6)杆菌肽软膏，用于治疗刀伤、擦伤或者刺伤等；

(7)各个型号的绷带；

(8)一小块肥皂；

(9)蝴蝶绷带和薄的胶带，可以用来将皮肤的边缘黏合在一起；

(10)炉甘石洗液；

(11)冰袋；

(12)做口对口人工呼吸时，用来保护口舌的套子；

(13)棉药签；

(14)吐根糖浆，用来催吐；

(15)有弹性的绷带或者包扎带；

(16)眼药水，用来清洗眼睛；

(17)手电筒；

(18)10厘米×10厘米的消毒纱布片；

(19)一次性手术手套；

(20)火柴；

(21)生理盐水；

(22)剪刀；

(23)安全别针；

(24)穿好的针线，用来缝合伤口；

(25)四袋糖，放在密封的塑料盒子里备用，防止出现血糖过低的情况；

(26)温度计；

(27)两块三角形的衣服碎片，可以用作绳索，或者撕碎用作绷带或者绑绳；

(28)镊子。

上腺素,就帮他(或她)注射。另外,如果手头有抗组胺药,而且伤者依然还能够吞咽东西,就让他(或她)服下。如果伤者的过敏性反应不是很严重,如出现荨麻疹,那可以让他(或她)注射一些肾上腺素针剂,然后等待救护人员抵达现场。要不就帮助伤者找到最佳坐姿,让他(或她)能够很舒服地呼吸。你要一直陪伴伤者,直到救护车到达现场。

哮喘

哮喘是肺部的支气管痉挛引起的。哮喘病患者会出现呼吸困难(特别是呼气的时候)、呼吸急促等问题,而且容易焦虑(试着获得更多的空气),或者情绪变得低落。

紧急救治 询问患者他(或她)是否有哮喘病,有没有携带氧气吸入器。要不就大声呼救,找人帮忙。如果患者不需要紧急救治,你也可以自己拨打"120"。如果患者没有哮喘病史或者心脏方面的病史,就作为严重过敏性反应问题来处理。帮患者找一个可以让他(或她)呼吸舒畅的姿势(一般来说是坐直)。救护车到达现场之前要一直陪着患者。

后背和颈部受伤

后背和颈部的伤害一般都比较严重。颈椎骨折会损伤脊髓,影响脊椎神经。绝对不要移动伤者,除非当时的情景可能会威胁到生命(如火灾、爆炸或者从高空掉落)。

如果你碰到一个人在水中失去了意识,从高处掉落;或者遭遇机动车或者自行车的碰撞,那么首先要想到后背、颈部和头部有没有受伤(这个人可能是跳水遇到了意外)。

如何移动一个背部可能受伤的患者

你首先要假设背部受伤的人,颈部也会受伤,除非伤者自己能够清楚地告诉你情况不是这样。

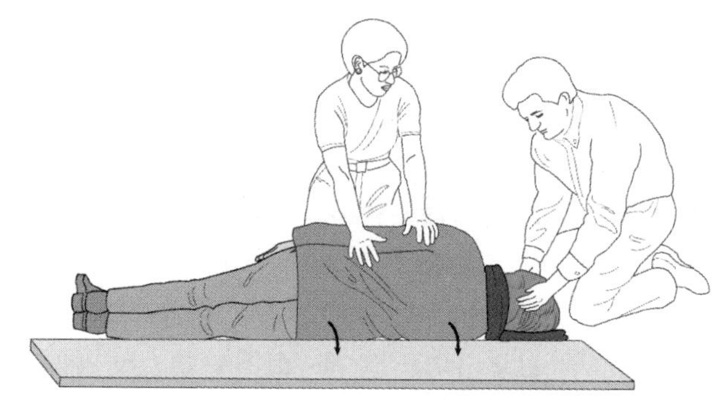

将一块板,如门板或者桌面,平放在伤者旁边。这块板的长度最好超过患者自身的身高,这样患者躺上去后,头前面和脚后面都能有宽裕。保持头和身体其他部分在同一水平线上,轻轻地抬起患者一侧,让他(或她)的身体面向你的方向。将木板放到患者身体下面,再慢慢地将他(或她)放上去。如果患者出现呕吐症状,就让他(或她)侧躺在木板上,同时继续用手支撑着头部。

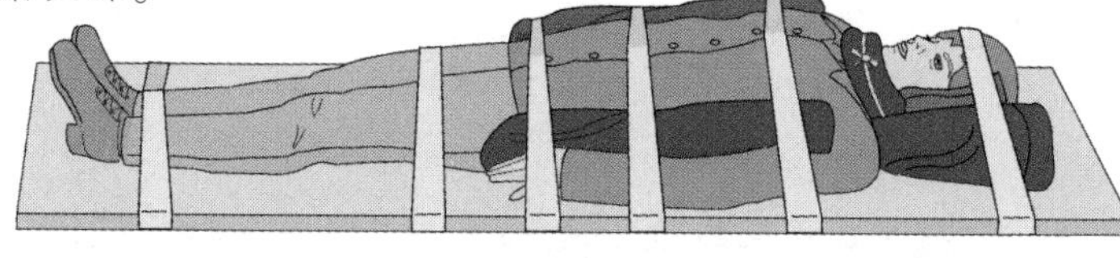

用绳子、衬衫、腰带或者衣服碎片从患者的踝关节、双腿、胸部以及前额等地方将他(或她)绑在木板上,以固定伤者。绑的时候一定要绑紧,这样伤者就无法移动了,但是也不要过紧,否则可能会阻碍血液循环或者影响呼吸。把毛巾、毛衣或者枕头塞在伤者周围,这样会让他(或她)感觉舒服些,特别是头部和颈部的位置。一旦固定好了伤者,就可以小心地将他(或她)送到安全地区了。

救援体位

成人救援体位

这种体位可以帮助处于半清醒或者完全失去意识的伤者呼吸,并让液体从鼻子和喉咙中排出,防止误吸。如果在你做完了之前“紧急情况时的注意事项”上面列举的所有步骤之后,伤者依然处于无意识或者半清醒状态,就将他(或她)移动为救援体位,等待救护车。

如果他(或她)受伤比较严重,如背部或者颈部受伤,就不要使用救援体位。

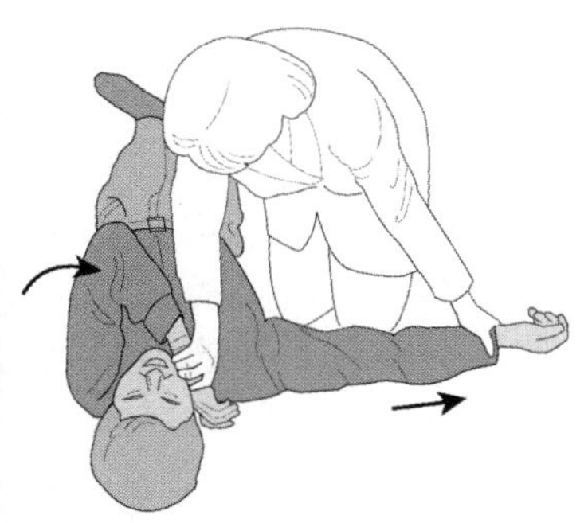

(1)跪在伤者旁边,将他(或她)离你最近的那只胳膊向着身体的相反方向拉直。然后移动另一只胳膊,手背贴近另一侧的脸颊。

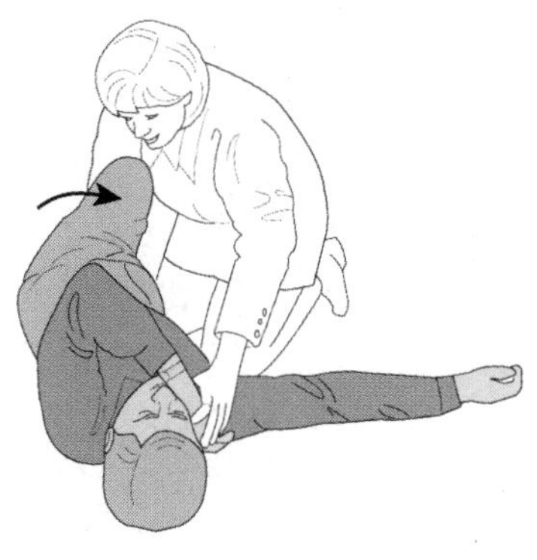

(2)移动他(或她)离你较远的那条腿,从膝盖处弯曲。

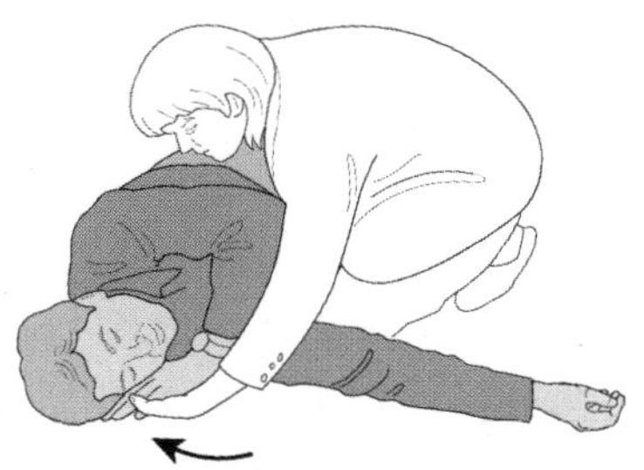

(3)一只手保护伤者的头部,另一只手将之前弯曲的那条腿拉过来,膝盖接触地面,使得身体一侧抬起,让他(或她)面向你侧躺。

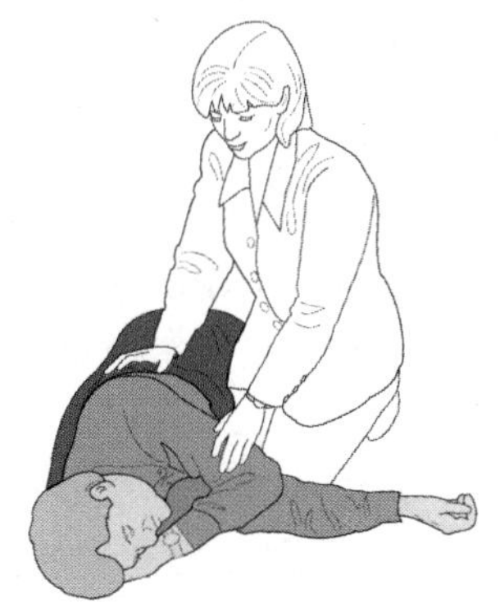

(4)让头部稍稍昂起,以保持气管处于打开状态。确保伤者的手位于脸颊下面。用毯子或者外套轻轻遮盖伤者[除非他(或她)中暑或者发热了],然后陪在旁边直到救援人员到达现场。

婴儿救援体位

将婴儿脸朝下让其趴在你的胳膊上,头部略低于身体。用手支撑着头部和颈部,保持口腔和鼻腔清洁,等待救援。

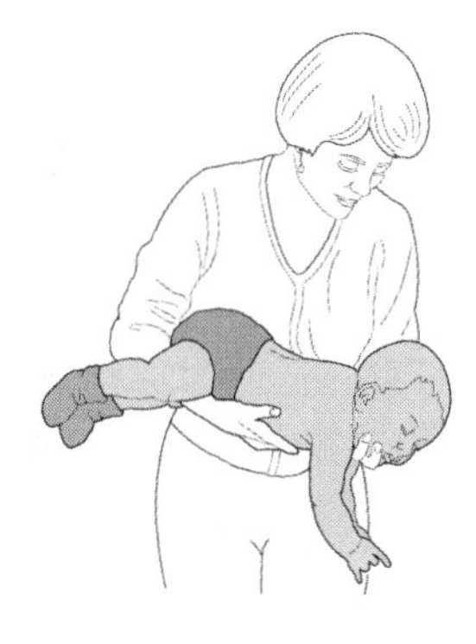

如果他(或她)意识清楚，那么后背或颈部受伤的症状可能包括颈部僵硬或者感到疼痛、头痛、背痛、手脚有刺痛感，或者胳膊、腿部无法活动。

紧急救治 大声呼救，找人帮忙。如果伤者不需要实施紧急救治，你可以自己拨打“120”。检查患者气道、呼吸以及血液循环情况。

动物叮咬

被狗、猫、野生动物甚至人咬伤都有可能引起感染。很多动物会传播狂犬病和破伤风病。被人咬的伤口通常需要治疗，防止感染。蜜蜂、黄蜂或者蝎子的叮咬会引起红肿，有时候还会导致严重的过敏性反应。

动物及人的咬伤

由人、猫、猴子、浣熊或者蝙蝠等造成的咬伤，任何动物在面部、颈部或者手上等造成的咬伤，或者伤口很深、很大，这些情况下，都要立刻去医院挂急诊。

紧急救治 用流动的水彻底清洗伤口至少5分钟，以去除污垢和细菌。然后轻轻地拍打伤口，将水吸干，再用消毒绷带包扎。在伤口上抹一点抗菌软膏，可以有效地防止绷带和伤口粘在一起。如果你无辜被动物咬伤，或者是来路不明的流浪动物，请立刻与动物控制组织联系。

蜜蜂、黄蜂以及大黄蜂的叮咬

蜜蜂、黄蜂或者大黄蜂叮咬后的伤口会让你疼痛难忍，因为它们会在你的皮肤中留下蜂刺。

紧急救助 如果被蜜蜂叮咬了，一定要第一时间去掉留在皮肤里的蜂刺。用两个手指的指甲把它拔出来。千万不要用指甲钳或者小刀把蜂刺刮出来。不管是什么样的叮咬，都先用冰袋(如将冰包在毛巾里面)敷一下伤口。被叮咬的地方可能连续几天都会红肿，而且感觉疼痛；服用一些抗组胺药可能会缓解一些症状。如果出现严重的反应，就当作过敏反应来处理。

水母和葡萄牙僧帽水母的叮咬

水母或者葡萄牙僧帽水母的叮咬都是有毒的，会引起伤口产生剧烈的疼痛，就像被烧伤一样。葡萄牙僧帽水母叮咬后，皮肤中会留下小刺。

叮咬后出现的症状可能很严重，包括呼吸困难以及意识丧失。

紧急救治 在水母的叮咬处涂抹炉甘石液，可以减轻疼痛，或者用冰袋(比如将冰包在毛巾里面)冷敷一下。如果是葡萄牙僧帽水母的叮咬，就要大声呼救，找人帮助。

密切观察伤者，看他(或她)有没有出现过敏反应。如果贸然取出小刺可能会引起二次伤害，所以可以先使用醋或者盐水(不要清水)来清洗伤口（因为清水可能会引起小刺上的触须刺痛皮肤)。让伤者以一个舒服的姿势躺下，保持他(或她)的体温，等待救护人员到达。

海胆叮咬

海胆是一种色彩鲜艳、尖刺状的、有硬壳的动物。它们主要生活在海岸边的浅水区。孩子们很喜欢接触海胆，很容易就踩到它们。尽管只有少数的海胆是有毒的，但是海胆身上的尖刺能够刺穿皮肤，然后尖刺的一部分会留在皮肤深处的组织中，导致感染。

紧急救治 不要尝试拔出留在皮肤表层的尖刺，因为它很脆弱，很容易折断。遇到这种情况时，要去医院急诊，让医生慢慢地将其取出。

如果尖刺已经不在皮肤中，将伤口浸泡在热水(不是滚烫的水)中可以减轻疼痛。

蝎子叮咬

蝎子分为很多不同的种类，其中有些种类的蝎子比另外一些的毒性更加严重。蝎子叮咬的症状包括伤口部分出现灼热感、麻刺感或者麻木感、胃疼、恶心呕吐、肌肉抽搐（包括领部肌肉)、痉挛或者失去意识等。

紧急救治 保持咬伤部位低于心脏的位置，防止毒液扩散。伤口用冰袋(如将冰包在毛巾里面)冷敷一下。将伤者送进最近的医院急诊部救治。

蛇咬伤

蛇不会主动向人类寻衅，但是一旦被激怒了，就会发起攻击。一条年幼的毒蛇释放出来的毒液量跟一条成年毒蛇的相差无几。如果被毒蛇咬伤，一定要寻求医学救治。

紧急救治 将伤者移开，远离肇事蛇，或者被咬的地方，因为蛇要是被逼急了，或者受伤了，可能会连续发起攻击。让伤者躺下，保持镇静。如果被咬伤的是手指、手或者胳膊，那么马上摘下佩戴的珠宝首饰。让伤口低于心脏位置，并第一时间用冰袋(如将冰包在毛巾里面)冷敷。

将伤者送进最近的医院急救。不要使用止血带，除非你之前有过类似的经验。不要试图将毒液吸出来，也不要让伤者进食，或者饮用饮料。

如果你有把握能够安全地抓住肇事蛇，就抓住它。如果你已经要了它的命，尽量保证蛇是完整的，这样医护人员可能判断出它是否有毒。

蜘蛛咬伤

蜘蛛一般是不会攻击他人的，除非它们感觉受到了威胁。但是一旦被名为黑寡妇或者棕色遁蛛的蜘蛛咬伤，一般需要及时就医。这两种蜘蛛一般都生活在保护区，如木材堆、阁楼或者车库这种被遗忘的角落，或者岩石下面。蜘蛛咬伤对于孩子、老人和患者来说尤其危险。

壁虱咬伤

如果你发现一个壁虱粘在皮肤上，用镊子夹住它，然后对着它的头部用力按下去。必须紧紧抓住它的头部，而且越接近皮肤越好，这样就会把整个壁虱去除干净。如果壁虱被成功地清理干净了，那么伤口会有一种轻微的拖拽感，伤者会觉得被轻轻捏了一下。一小块皮屑会残留在壁虱的口部。如果你觉得没有清理干净，就赶快就医。

流　血

一个小伤口最后会慢慢地停止流血，但是严重的创伤可能就需要将伤口抬高，并直接按压伤处止血。紧急的目的是控制流血，防止感染。如果手头有一次性的手术手套，就戴上它。

小伤口

轻微割伤损坏的是皮肤表层。

紧急救治 用肥皂和清水清洗伤口周围的皮肤。将水龙头开大，伤口置于流水下面，冲洗至少5分钟，以便清除所有的污垢和细菌。轻轻拍打伤口，弄干它，然后抹上杆菌肽软膏，最后用消过毒的绷带包扎。

多孔的伤口

如果一个伤口的边缘不相连，或者它的长度超过了1.3厘米，就要用纱布绷带(T恤或袜子)将其周围包扎起来，然后去医生办公室或者医院急诊部。如果你的伤口中还有残留的玻璃碎片，或者伤口是在面部、手上或者脚底，或者伤者的血液循环不是很畅通，一定要去医院就医。

如果有东西从伤口处伸出来，千万不要触碰它。小心避开那个物体，用纱布绷带轻轻地缠绕在伤口周围，然后去最近的医院就诊。

严重出血

如果伤口很深，大量出血，或者有血液不断涌出(由于动脉出血)，那么血液无法凝结，或者血流不止。

紧急救治 大声呼救，或者你自己拨打“120”。将伤口处抬高，并采用直接按压止血法。

严重出血时的按压点

严重出血时，如果使用直接按压止血法，并抬高伤口都无法止血的话，就直接按压动脉，并配合将伤口抬高，以及直接按压伤口。身体中有一些动脉在止血时特别重要，需要直接按压。

蝴蝶形绷带

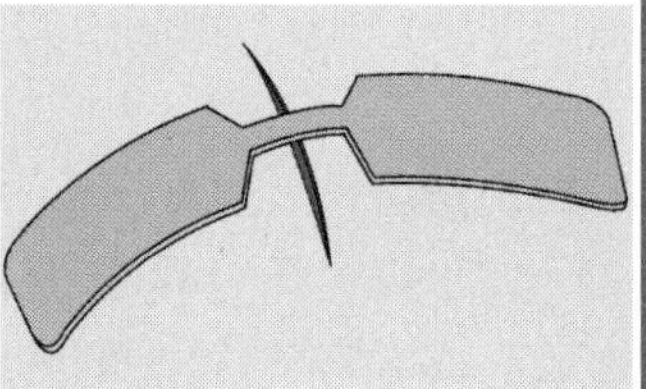

标准的绷带形状各不相同,而且大小也不一样。此图中显示的蝴蝶绷带可以用来将切口的边缘绑在一起。

当按压某一动脉时,你是将动脉往骨头的方向用力推,以达到止血的目的。用力按住流血部位与心脏之间的那条动脉。如果是严重出血,还要用手直接按住流血部位才行。

检查一下伤口是否已经停止流血。如果是,将你的手指慢慢地从按压部位拿开,但是不要松开按压出血部位的那只手。如果流血还在继续,就不要松手,继续按压动脉,直到流血停止,或者救护人员抵达现场。流血停止后,不要再继续按压动脉超过5分钟。

内部出血

如果一个人在乘坐某种交通工具或者骑自行车的碰撞中受了伤,或者从高处摔落,或者身体某个部位或头部遭到严重的撞击,那么首先要考虑有没有内出血的问题。

直接按压止血法

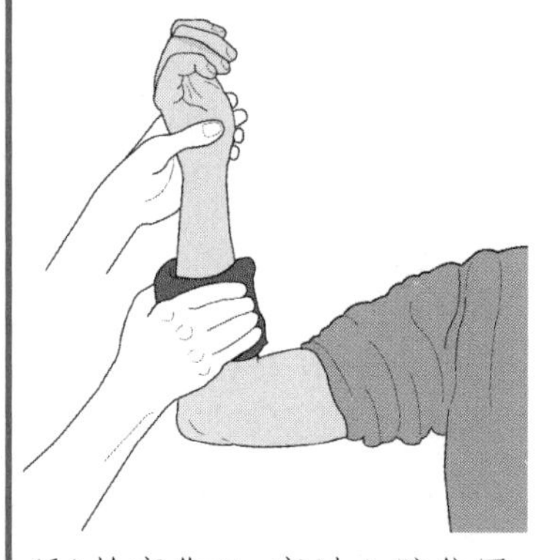

(1)抬高伤口,高过心脏位置,用干净的东西(**如一块干净的、比较厚的消毒纱布、毛巾、T恤或者袜子等**)直接按压住伤口。大声呼救,或者自己拨打"120"。就算纱布被血浸湿了,也不要移动它,或者想着换一块,因为伤口的血液可能已经开始凝成血块,慢慢地就不会流血了,你一移动纱布,一不小心很可能就会影响血块的形成。如果纱布被血液浸湿得实在太厉害了,就在原来的基础上再加一块纱布,然后继续采用直接按压止血法。

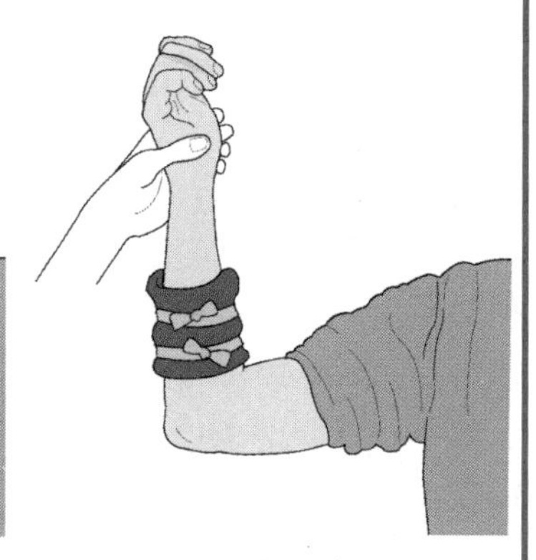

(2)当流血的速度渐缓,或者不再流血时,用纱布条、领带、长布条或者鞋带把纱布固定在伤口处,但是不要绑得太紧,因为这样会阻碍血液流到四肢。始终抬高伤口处,等待救护人员到达现场。

止血的按压点

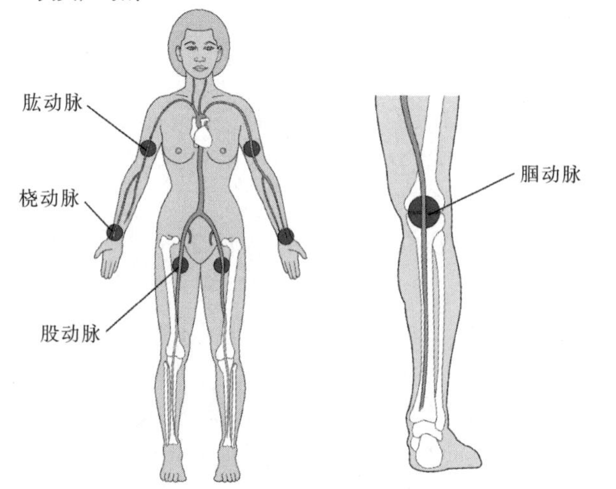

圆圈处表明受伤后,使用直接按压止血法时,应该按压在动脉上的哪些位置,才能达到好的效果。

如何止鼻血

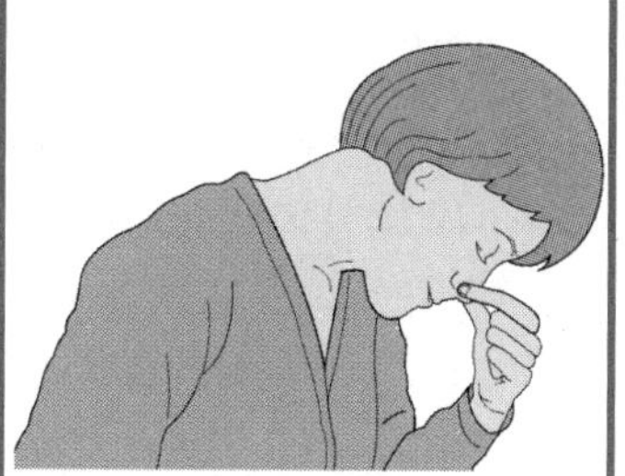

(1)紧紧捏住鼻孔上方,鼻子中柔软的部分。

(2)找地方坐下,身体前倾(这样做能够保证血液以及其他分泌物不会向下流入喉咙)。

(3)用口呼吸。

保持这个姿势5分钟。如果鼻子还继续流血,再保持这个姿势10分钟。这个时候,如果还是无法止血,就要去最近的医院看急诊了。

体征以及症状包括不停的咳嗽,或者咳血(或者呕吐物是一些类似咖啡渣的东西),胸部、腹部或骨盆部位有疼痛感,皮肤冰凉并有湿黏感,脉搏跳动过快或非常微弱,等等。

紧急救治 大声呼救,如果伤者不需要马上施救,你也可以自己拨打“120”。检查气道、呼吸以及血液循环情况。如果伤者出现呕吐现象,让他(或她)侧躺,以防止窒息。你要一直陪伴伤者,直到救护人员到达现场。

呼吸困难

引起呼吸困难的原因很多:患者可能有哮喘病或者有突发性肺部问题,或者可能是发生窒息,或者可能是有严重的过敏反应,或者可能有心脏病,或者可能是受了严重的伤。

紧急救治 大声呼救,如果伤者不需要马上施救,你也可以自己拨打“120”。如果你观察不到伤者的胸部有任何的起伏,也听不到或者感觉不到他(或她)有任何的呼吸,立刻实施口对口的人工呼吸。

骨 折

骨折(断裂)一般都不足以致命。从皮肤表面观察,你是看不出骨折问题的。骨折症状包括剧烈的疼痛、肿胀,当试着移动受伤部位时,疼痛加重,或者流血。骨折一般都需要就医。

紧急救治 大声呼救,或者你自己拨打“120”。不要移动,或者强行伸展骨折部位。一般不需要用到夹板,除非你在没有救护人员帮忙的情况下移动伤者,或者是骨折的部位阻碍了四肢的血液循环。如果骨折部位发生了变形,而且身体其他部位的皮肤变凉,苍白无血色,甚至泛出蓝色,就轻轻地将肢体纵向拉伸,尽量将骨折部位拉直,然后用夹板固定肢体。

对8岁以下的小孩或者婴儿如何实施口对口以及口对鼻子的复苏术

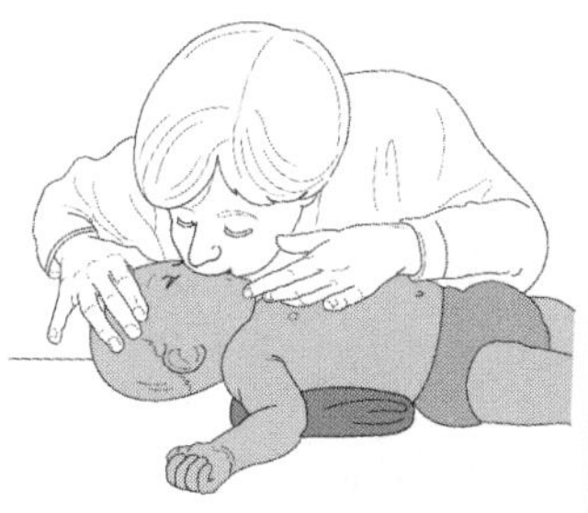

(1) 让小孩平躺在一个坚硬的、平的地方。

(2) 观察口内以及喉咙,确保气道是畅通的。如果里面有东西,试着用手指将其清理干净。如果手指无法清理,这个物体阻碍了气道,就使用哈姆立克急救法。如果小孩出现了呕吐现象,让他(或她)侧躺,然后用两根手指将口内的东西清理干净。

(3) 将头部稍稍向后倾斜,以便于打开气道。

(4) 将你的嘴置于他(或她)的鼻子和嘴巴上方。快速地吹两口气,气息不用太重(比你给成人做口对口以及口对鼻的复苏术时所用的气息小一些)。观察胸部有没有膨起。

(5)移开你的嘴巴。观察当伤者呼气时,胸部有没有下沉。

(6)倾听呼吸的声音。用你的脸颊感觉小孩的呼吸。如果他(或她)还没有开始自己呼吸,就重复这个程序。

对8岁或者8岁以上孩子以及成人实施口对口复苏术

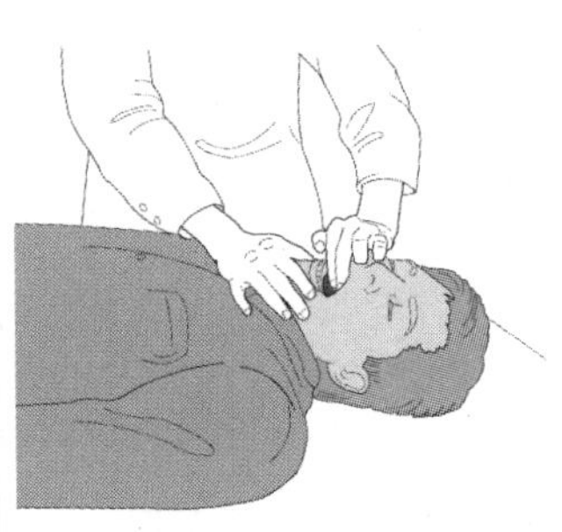

(1) 确保伤者躺在一个坚硬的平面上。观察口内以及喉咙,确保气道是畅通的。如果里面有东西,试着用手指将其清理干净(可以戴上一次性手术手套)。如果手指无法清理,这个物体阻碍了气道,就使用哈姆立克急救法。如果小孩出现了呕吐现象,让他(或她)侧躺,然后用两根手指将口内的东西清理干净。但是如果他(或她)的面部比较僵硬,或者是癫痫发作,就不要将手指伸进他(或她)口中。

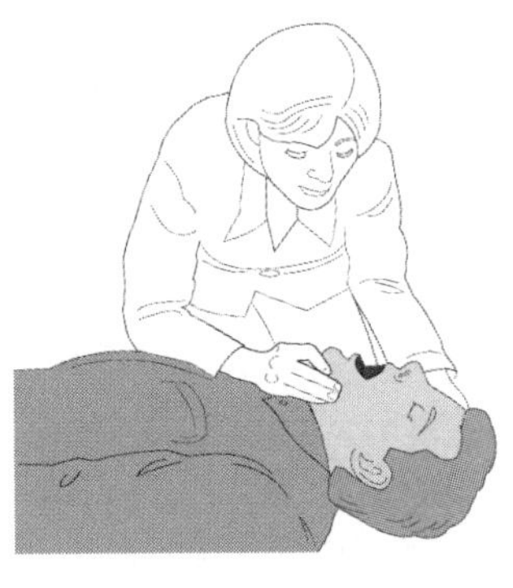

(2) 将头部稍稍向后倾斜,以便于打开气道。

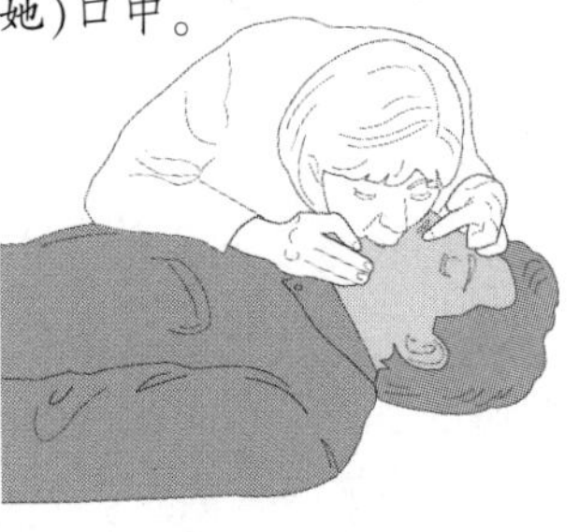

(3)用大拇指和食指捏住鼻孔。将你的口置于他(或她)的嘴巴上方。如果有的话,可以使用一个口咽通气道。快速地吹两口气,然后观察他(或她)的胸部有没有膨起。

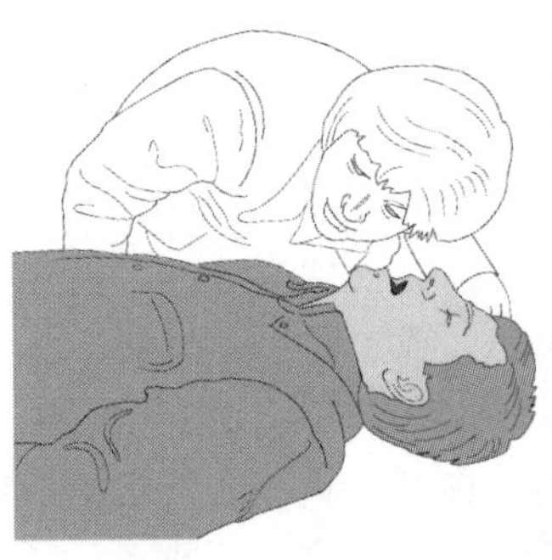

(4)松开他(或她)的鼻孔。观察胸部有没有下沉,就像他(或她)在呼气一样,倾听呼吸的声音。用你的脸颊感觉小孩的呼吸。如果他(或她)还没有开始自己呼吸,就重复这个程序。

烧　伤

烧伤可能是由阳光、火焰、滚烫的物体、一种化学物品或者电流等引起。

根据严重程度的不同,烧伤分为几个等级:一级烧伤是最轻微的,而三级或者四级烧伤则是最严重、最危险的。

烧伤的面积越大、越严重,感染的危险性也就越高。不断地用流动的冷水清洗烧伤的伤口可以有效地减轻疼痛以及体表的温度,减少皮肤组织的进一步损伤。绝对不要用黄油或者软膏涂抹伤口,除非出现下面描述的情况。

如果烧伤区域比你的手掌心还要大,或者烧伤的是面部、生殖器部位或是手,或者烧伤是由电流或化学物品引起的,那么一定要去就医。

任何一种类型的烧伤对于两岁以下的儿童以及老人来说都是很严重的事情。一旦发生,应立即就医。

如果伤者在烧伤的过程中,还吸入了浓烟、蒸汽或者烟雾,那么他(或她)很可能有严重的内伤,需要马上就医。由于暴晒引起的晒伤,一旦起水疱,都需要立刻就医。

一级烧伤破坏了皮肤的表层(表皮)。皮肤可能会呈现粉色或者红色,轻度肿胀,并感觉疼痛。

紧急救治　将伤口置于流动的凉水下面冲洗5~10分

如何打绷带

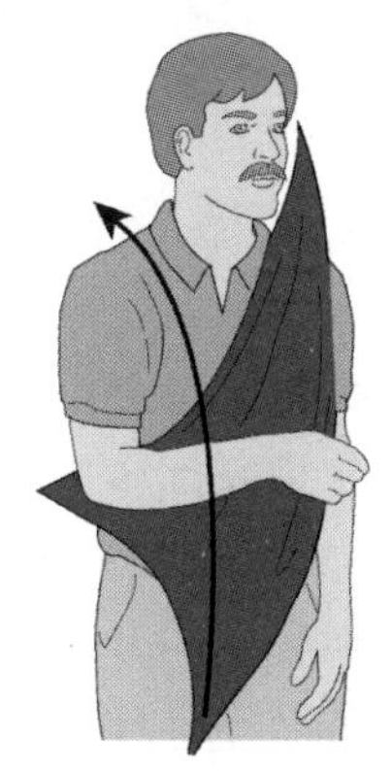

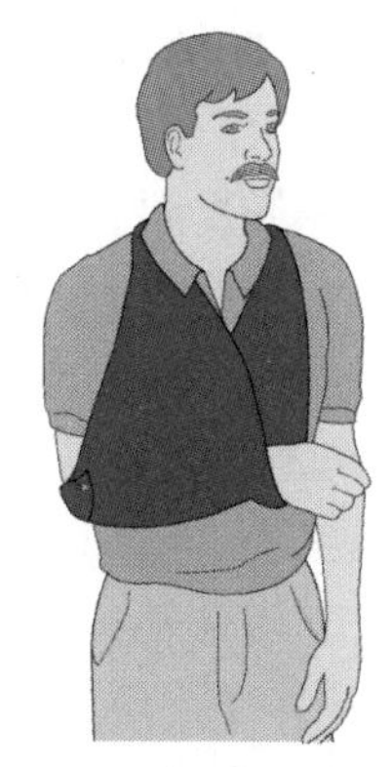

(1)要打一条绷带，首先撕下一片布条，比如说枕头套。然后将布条沿着对角裁开，或者折起来，形成一个三角形。再将绷带的一角放在胳膊下面，然后绕过肩膀，并将绷带的另一角绕过另一只肩膀，将受伤的胳膊包在绷带里面。

(2) 将绷带的两端在颈部后面打上结。再把手肘附近的绷带系上一个安全结。

衣领和衣袖的绷带

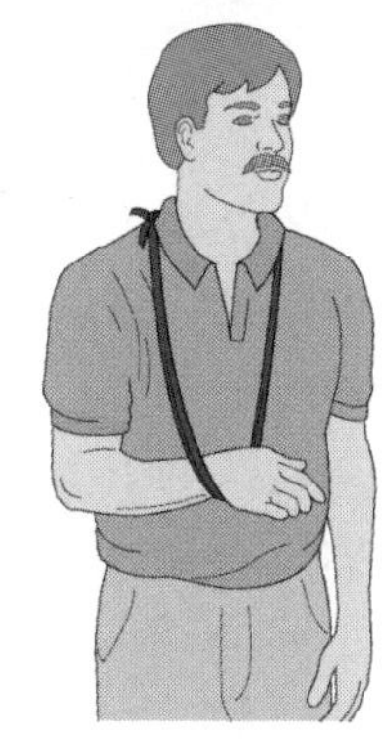

如果怀疑是锁骨或者手肘骨折，之前所说的三角形的绷带就无用武之地了。这种情况下，我们可以使用衣领和衣袖绷带法。将衬衫袖子、裤腿或者连裤袜缠绕在手腕周围，两端在颈后系上结，就可以了。

如何用夹板固定骨折部位

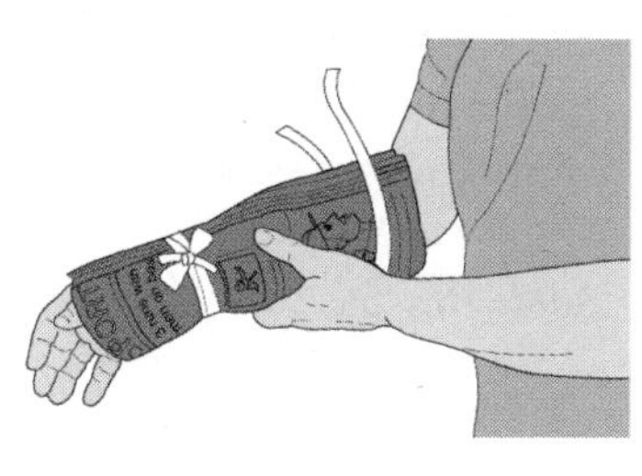

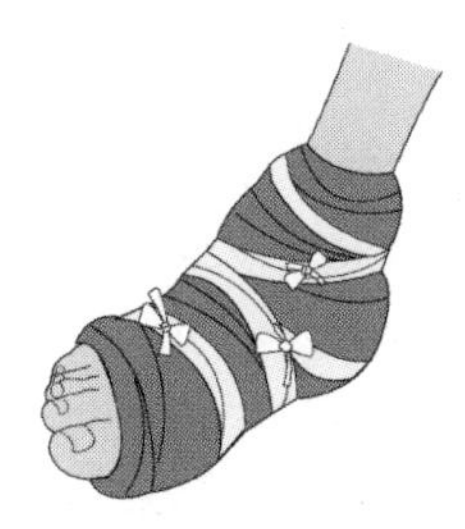

如果是下臂或者是手腕骨折（**见左图**），就将卷起来的报纸、杂志或者厚厚的衣服小心地垫在下面，使骨折部位保持在其正确位置，然后用布条将其绑起来。小腿或者脚踝骨折（**见右图**）也可以参照此方法，用厚厚的衣服或者毯子将受伤部位包裹起来，保证安全，防止二次受伤。

一个人如果髋骨或者骨盆骨折了，就绝对不能随意移动他（或她）。如果必须要移动伤者，就要用带子将两条腿捆绑在一起（用毛巾或者毯子垫在两腿之间）。如果他（或她）背部也受伤了，就将其轻轻地抬到担架上。

钟，或者用冰袋（将冰包在毛巾里面）冷敷伤口。服用一些布洛芬或者醋氨酚，可以起到消肿止痛的作用。

二级烧伤破坏了两层皮肤组织，即表层组织和真皮组织。有破皮肿胀现象出现，而且皮肤还可能呈现樱桃红的颜色，并伴有剧烈疼痛。也许当时就会起水疱，也有可能稍后才会出现。

紧急救治　不要弄破水疱。不要尝试掀开粘在伤口皮肤上的衣物。将伤口置于流动的凉水下面冲洗5~10分钟，或者用冰袋（将冰包在毛巾里面)冷敷伤口,再小心地揭开覆盖其上的衣物。

用干净的毛巾将伤口弄干。将受伤的部位抬高超过心脏的位置。服用一些布洛芬或者醋氨酚，可以起到消肿止痛的作用。

如果是暴晒于太阳之下而引起的二级烧伤，或者是伤口在手部、面部、颈部或者生殖器部位等，或者伤口比你的手掌心还要大，要立刻就医。

如果你居住的地方附近没有医疗机构，就在被弄破的水疱上涂抹一些杆菌肽软膏或者蜂蜜,以防止感染,帮助愈合。这是你可以对烧伤的皮肤进行一些处理的唯一情形。

三级或者四级烧伤破坏了所有的皮肤层,还可能损伤了皮肤下面的血管和神经。

四级烧伤是由于更长时间地暴露在导致三级烧伤的情形中引起的,比如大火或者高压电流。皮肤上会呈现白色或者焦黑色。但是疼痛感会小很多,因为神经遭到了破坏。

如果一个人的皮肤或者衣物着火了，可以用衣物来灭火,或者让他(或她)在地上打滚。小心不要烧到你的双手。如果被烧伤的人吸入了浓烟，就有可能出现呼吸困难的情况。

紧急救治 大声呼救,找人帮忙，或者你自己拨打“120”。检查气道、呼吸以及血液循环。不要强行揭开与皮肤粘在一起的衣物。

持续地用流动的冷水冲洗伤口,降低皮肤温度。如果可能的话,抬高受伤部位,高过心脏位置，并用干净的毯子盖着伤者，防止体温的下降。保持镇静,不断地安慰伤者,并一直陪伴他(或她),直到救护人员抵达现场。

烫到嘴巴（从滚烫的食物到热饮）可能是件非常痛苦的事情，不过伤害一般都不会太严重。

紧急救治 用凉水冲洗伤口,并漱口5~10分钟,以减轻疼痛，并降低被烧伤部位的温度。如果实在疼痛难忍,就服用一些布洛芬或者醋氨酚。一段时间之内,都不要再食用滚烫的食物，也不要再饮用热饮。如果疼痛一直持续,那么立刻就医。

腐蚀性化学物品灼伤可能会引起很多皮肤层和肌肉组织的损伤。

紧急救治 如果可能的话,戴上一次性的手术手套,这样可以保护你不被化学物品腐蚀。避免伤到自己或者他人。

用流动的凉水冲洗被烧伤部位15~20分钟。

如果化学物品的包装盒上都有说明,就照上面说的做。

如果一段时间后，灼伤感又出现了，就再用流动的凉水冲洗伤口10分钟左右。一直陪伴伤者直到救护人员抵达现场。

心肺复苏术

当你实施心肺复苏术(CPR)的时候,你是在使用口对口的复苏术帮助伤者呼吸，并使用胸部按压法帮助伤者的心脏泵血。

下面关于CPR的简单介绍可以帮助你更好地处理突发事件。但是这里涉及的信息还是不能够取代CPR正规课程里讲授的内容。

紧急救治 评估现场状况。大声呼救,找人帮忙,或者如果伤者看似不需要马上施救的话，你也可以自己拨打“120”。你可以轻轻地摇摇伤者,并大声地问他(或她)“你还好吧”，根据伤者的反应再决定怎么做。如果伤者对此毫无反应，就开始实施心肺复苏术,并坚持做,直到救护人员抵达现场。

孕妇临盆

如果你被叫去帮忙孕妇生孩子,一定要记住生孩子是一个自然过程,你的职责就是帮助孕妇，并给她加油打气。如果孕妇宫缩得厉害,每两到三分钟就有一次,并且羊水已经破了，那说明她快要生了。如果孕妇自己告诉你,她就要生了,你要相信她的话。

你会看见很多的血,这是正常的。在分娩之前以及

分娩之前和分娩之后

需要准备的物品：

(1)毛巾、塑料垫、报纸；

(2)为婴儿准备的软垫子；

(3)肥皂和水，用来洗手；

(4)手套(最好是一次性手术手套)；

(5) 粗绳、干净的鞋带或者消过毒的纱布，用来绑脐带；

(6)塑料袋，用来装胎盘。

记住：

(1)注意出生时间；

(2)向母亲表示祝贺。

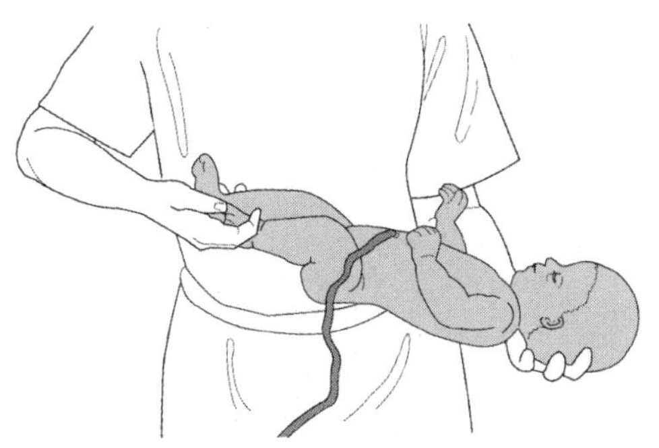

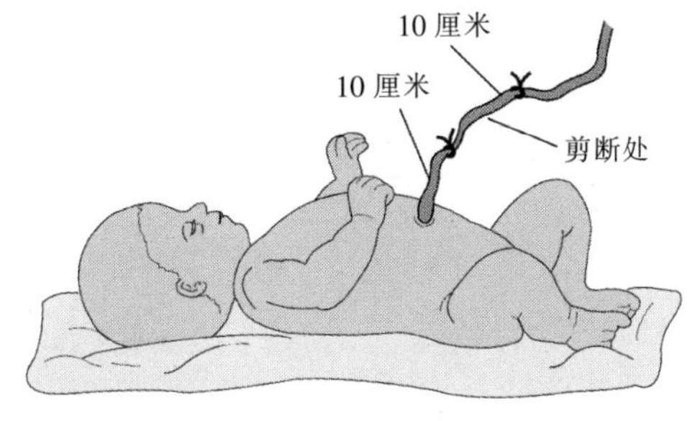

分娩后

婴儿出现以后，抱着他(或她)，让其头部比脚部稍稍低一些，以便于将鼻子和喉咙中的液体清理干净。不要将婴儿脚朝上抱着，也不要拍打他(或她)。温柔地将婴儿擦干净，然后用干净的毛巾或者毯子把他（或她）裹起来。婴儿慢慢开始呼吸，身体的颜色也会随着氧气的吸入而发生改变。如果婴儿还没有开始呼吸，就让其躺下，轻轻摩擦胸部，或者拍打脚底。如果婴儿还是没有呼吸，开始实施口对口和口对鼻的复苏术。

割断脐带

在分娩时以及分娩后，婴儿的脐带都会有规律的搏动，这意味着婴儿此时依然从母体中吸收血液。要等到脐带停止搏动时，才能割断它。在脐带停止搏动后，用粗绳、干净的鞋带或者消过毒的纱布在距离婴儿身体大约10厘米处将其紧紧地绑起来；然后在距离第一个结5~10厘米处再绑一道。在两个结之间将脐带割断。用软的毯子将婴儿包起来，然后放在妈妈的身边。

胎盘脱落

胎盘为胎儿提供营养，它跟脐带相连，一般在婴儿出生20分钟之后会从母体娩出。不要拽脐带，胎盘会自动脱落。你可以轻轻地按摩产妇的下腹部，以帮助胎盘娩出。子宫就像一个坚硬的大圆盘。按摩腹部有利于子宫收缩，同时也有助于止血。胎盘脱落后，把它放进产妇事先准备好并带进医院的塑料袋中。胎盘脱落后，会流更多的血，这是正常的。继续轻轻地按摩产妇的下腹部。

对婴儿实施心肺复苏术

针对婴儿实施的心肺复苏术基本上包括5次胸部按压和1次吹气。

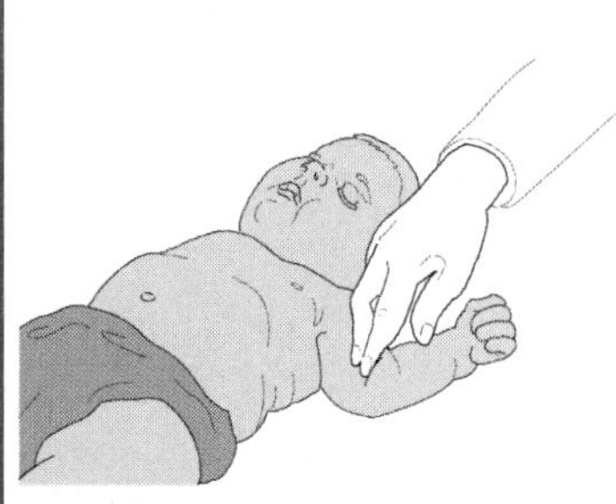

(1)找到脉搏,确定上臂肱动脉的位置。肱动脉位于手臂的侧下方,介于肌肉和骨头之间。用两根手指按压肱动脉,感觉脉搏。

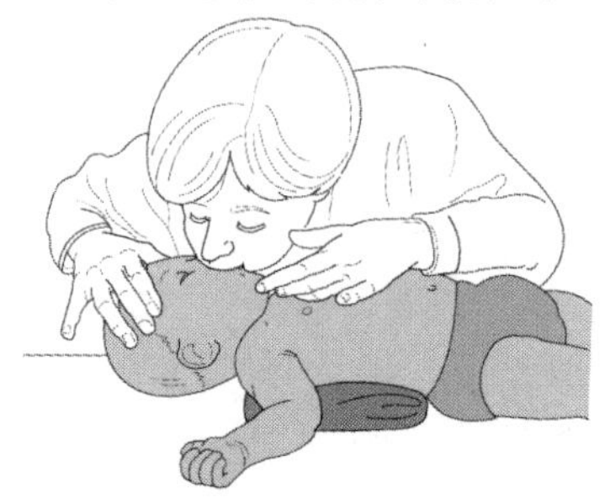

(2)如果婴儿已经没有呼吸了,就将其头部稍稍向后倾斜,以帮助打开气道。并在婴儿的肩膀下面垫上一块毛巾或者薄的布垫。这样能让头部更加自然地保持前倾的姿势。用你的口覆盖住婴儿的口和鼻子。吹一口气(**力度要小于你针对成人做心肺复苏术时的力度**),这样婴儿的胸部就会膨起。

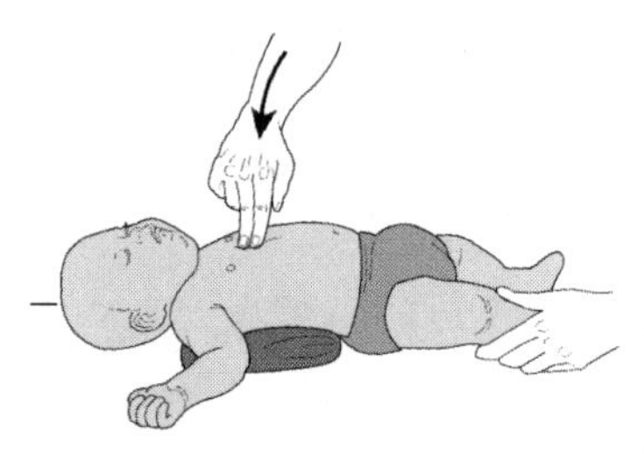

(3)如果婴儿没有脉搏,就用两根手指按压其胸部。假设婴儿胸部的两个乳头之间有一条线连接,就将你的两根手指置于这条线下方大约一根手指宽度的地方。每一次按压就向下推2.5厘米,嘴巴大声数着:"1、2、3、4、5。"这样5次胸部按压和1次吹气的动作你可能要重复多次。1分钟之内你要按压胸部120次。就这样坚持着,轮流做5次胸部按压和1次吹气这两个动作,直到救护人员抵达现场。

对8岁以下儿童实施心肺复苏术

对儿童实施心肺复苏术基本就是5次胸部按压和1次吹气。你可能要循环重复这两个动作很多次。每分钟需要按压胸部100~120次。持续施救,直至伤者的呼吸恢复,或者救护人员抵达现场。

(1)俯身跪在受伤儿童旁边。

(2)用你最靠近伤者脚部的那只手的手指找到其胸骨低端的位置。

(3)将一只手掌的后端置于乳头下方、胸骨低端的上方,然后用力往下按。大声地数数:"1、2、3、4、5。"

(4)然后将小孩的头部稍稍向后倾斜,用你的口覆盖住小孩的口和鼻子。吹一口气,让胸部膨起。

(5)继续轮流做这两个动作,做5次胸部按压,1次吹气,直到救护人员抵达现场。

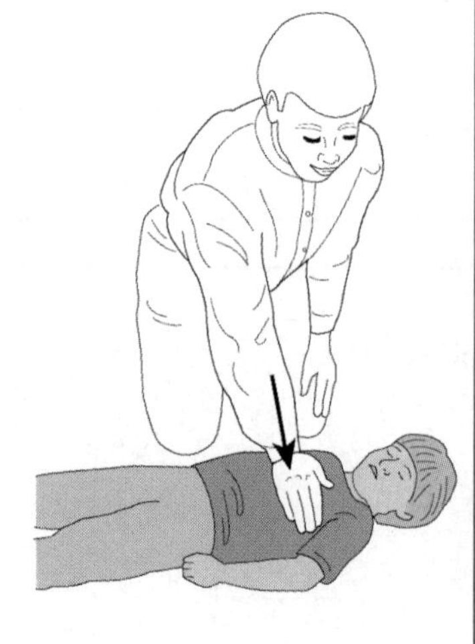

对8岁及8岁以上孩子或者成年人实施心肺复苏术

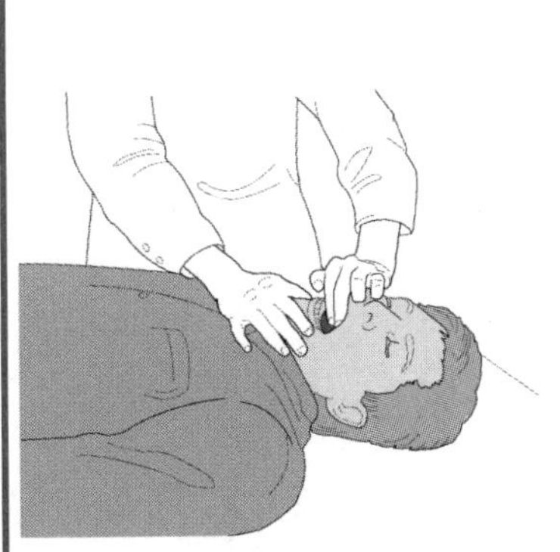

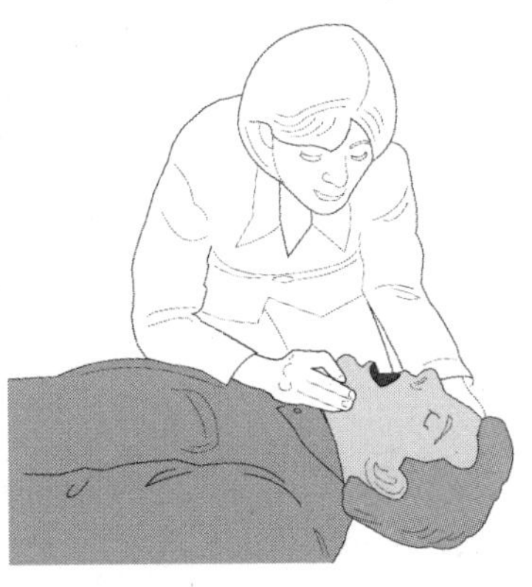

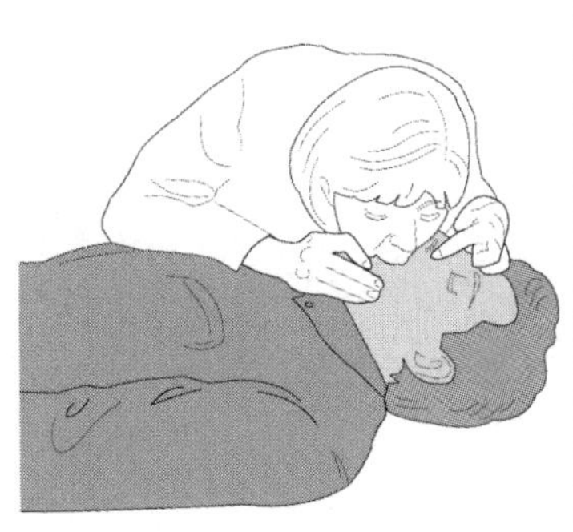

(1) 让伤者水平躺在一个坚硬的平面上。检查口腔内部和喉咙，确定气道是畅通的。如果气道中间有东西，尝试用两根手指将其取出。如果有的话，可以戴上一次性手术手套。如果出现呕吐现象，就让他(或她)侧躺，用两根手指将口内的呕吐物清理干净。但是如果他(或她)的面部比较僵硬，或者是癫痫发作，就不要将手指伸进他(或她)口中。

(2)将伤者的头部稍稍向后倾斜，以保持气道畅通。给下颌施加向上的力量，让嘴巴向上张开。

(3) 观察伤者的胸部有没有出现起伏。倾听此时还有没有呼吸音。用你的脸颊贴在伤者鼻部感受他(或她)的呼吸。

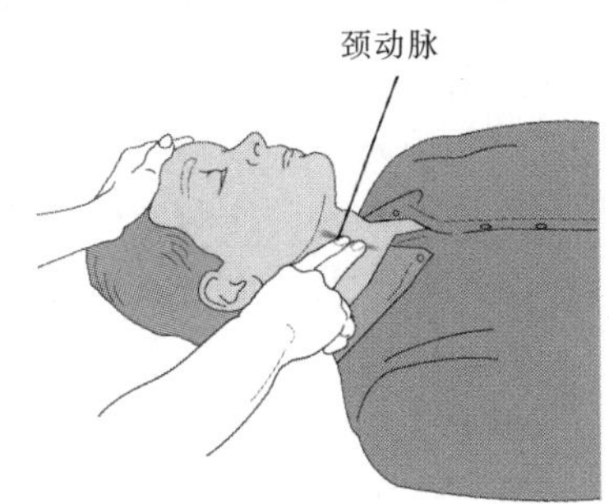

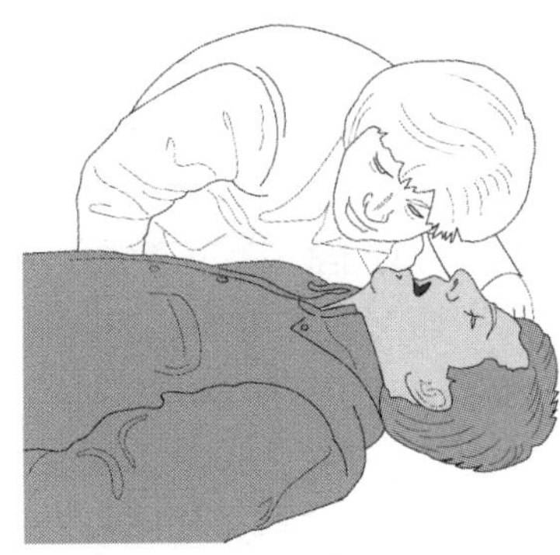

(4) 如果伤者还有清醒的意识，对你提出的问题能够对答如流[**如果他(或她)发出呻吟，有呼吸，能够眨眼，或者身体的各个部位都可以移动等**]，他(或她)的心脏还正常跳动，就不要实施第六或者七步措施。

如果伤者没有呼吸，就算他(或她)还有心跳，也要实施口对口心肺复苏术。如果伤者还可以呼吸，要用毯子或者衣物盖着他(或她)，防止休克。

如果伤者对任何刺激都毫无反应，你要用手压住他的颈动脉感受脉搏。颈动脉位于颈部的凹陷处、喉结的旁边。如果你感觉不到伤者的脉搏，立刻采取第五步措施。

(5)如果伤者没有呼吸，用你的大拇指和食指紧紧捏住伤者的鼻孔。用你的口紧紧地覆盖住伤者的口(**如果有的话，可以使用咬口**)。快速地吹两口气，然后观察伤者的胸部膨起。松开鼻孔。

对8岁及8岁以上孩子或者成年人实施心肺复苏术

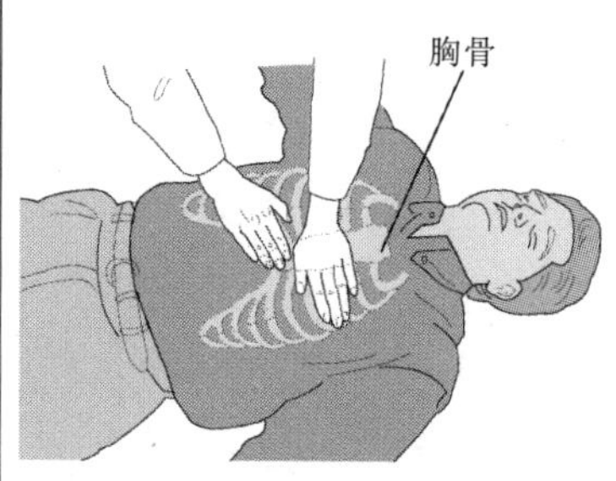

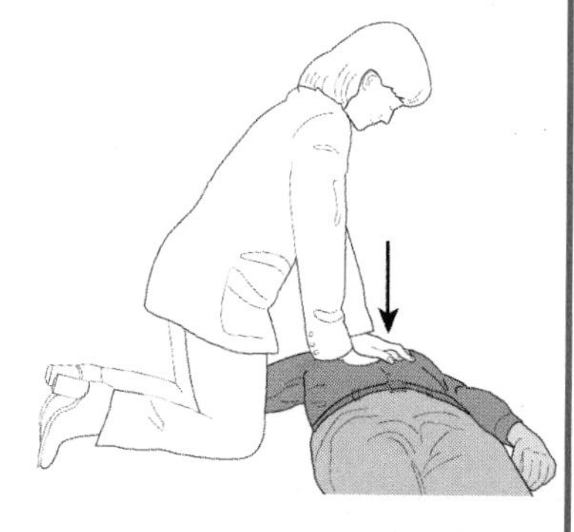

(6)如果伤者没有心跳,你要跪在伤者的右侧。用你右手的手指找到胸骨下端(**位于肋骨连接处的中心**)的位置。将你的食指和中指并排放置于胸骨低端的上方。左手手掌放在右手手指上方,也压在胸骨上方。移动右手,放在左手上面,然后双手手指交叉。

(7)手肘伸直,快速往下按压(**大约向下5厘米**)。10秒钟左右,你手掌后端要按压15次。每次按压后,要让胸部膨起。

对成年人实施心肺复苏术包括15次胸部按压和2次吹气。你也许需要重复这两个动作很多次。每分钟按压胸部80~100次。坚持这种做法,直到呼吸恢复,或者救护人员抵达现场。大声数"1、2、3、4、5……",一直数到15。松开手。重复第五步的动作,并观察伤者的胸部下沉。感觉气体被呼出。从第五步开始,重复动作。

生的过程中,你可能还会看到很多血从孕妇的阴道流出来,这也是正常的。

紧急救治 自己拨打"120",或者让其他人拨打。铺一块大的塑料垫子,或者塑料浴帘,再在上面放上毯子、毛巾或者报纸,这样能起到吸血的作用。帮孕妇躺下,两腿分开,用枕头支撑她的背部。你要先洗手。如果有的话,戴上一次性手术手套。

在分娩过程中,孕妇可能想要往前倾斜,抱着自己的膝盖,或者她可能想蜷缩起来,或者侧躺。让她自己觉得什么样的姿势最舒服。阴道口张开,可以看到婴儿的头部时,差不多就要开始分娩了。不要因为想着加快分娩的速度而去拉拽婴儿的头部。让孕妇用自己的力量将婴儿娩出来。一般情况下,婴儿刚出生的时候,面部是笔直向下或者笔直向上。

一旦婴儿的头部从阴道出来了,就伸出两根手指,放在头顶的侧面,在颈部周围区域寻找一圈脐带,大概是你小拇指的厚度。如果你摸到了,就用两根手指钩住这一圈脐带,然后轻轻地绕过婴儿的头部。

然后要把婴儿的头部转向一侧,肩膀就该出来了。托住婴儿的头部和肩膀,但是记住千万不要用力拽,这样有助于分娩。托的时候一定要小心,因为婴儿的身体可能比较滑。如果婴儿的嘴巴和鼻子上面覆盖了一层薄膜,用干净的毛巾轻轻地将其擦拭干净。不要清洗包裹婴儿身体的白色包衣。

窒　息

一个人感到窒息时,会本能地抓住自己的喉咙。他(或她)可能还会觉得很痛苦,接不上气,面色发绀,或者会失去意识。如果伤者还能够咳嗽，或者说话，他（或她）就能获得空气，就什么都不用做了。

紧急救治 如果伤者无法咳嗽，也说不出话，马上开始实施哈姆立克急救法，清除堵塞气管的物体。哈姆立克急救法能够将膜片推至肺部，人为地让伤者咳嗽。

如果你感到窒息，但恰巧身边没有其他人，你也可以反复推拿腹部，自己给自

针对成人实施哈姆立克急救法

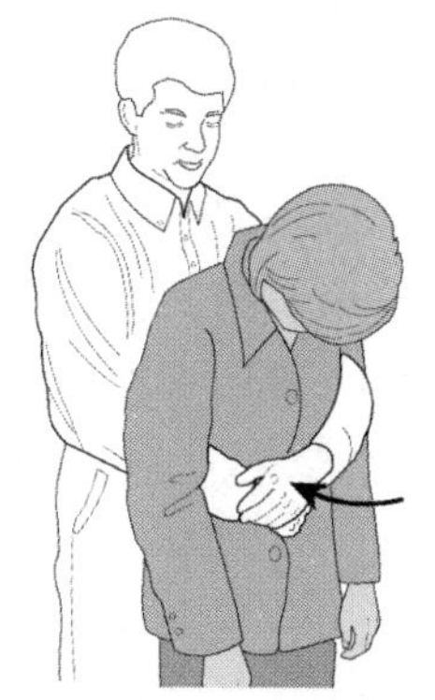

如果伤者是坐着或者站着，那你就站在他（或她）身后。一只手攥拳，大拇指的一侧朝里，放在伤者身前胸部的下面；另一只手握住这个拳头。你自己的身体要避开他（或她）的胸部。然后很快地向上、向里推4下。你需要多次重复这个动作，直到卡住的东西被咳出来。

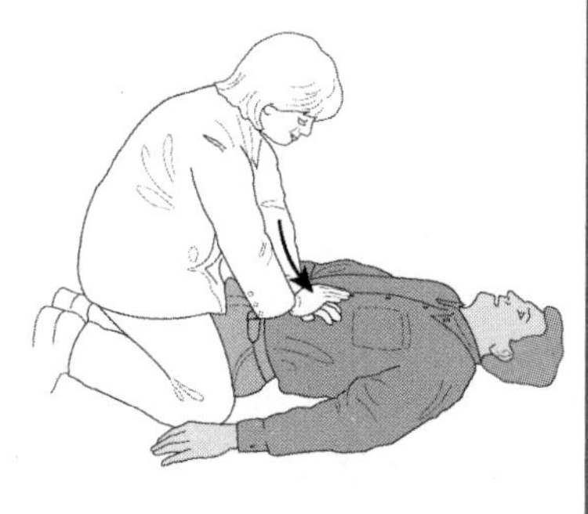

如果伤者是躺着或者已经失去意识了，那你就跨坐在他（或她）身上，将你一只手的后部压在他（或她）的腰部；另一只手放在它上面。不要弯曲手肘，很快地向下按4下。你需要多次重复这个动作，直到卡住的东西被咳出来。

针对小孩实施哈姆立克急救法

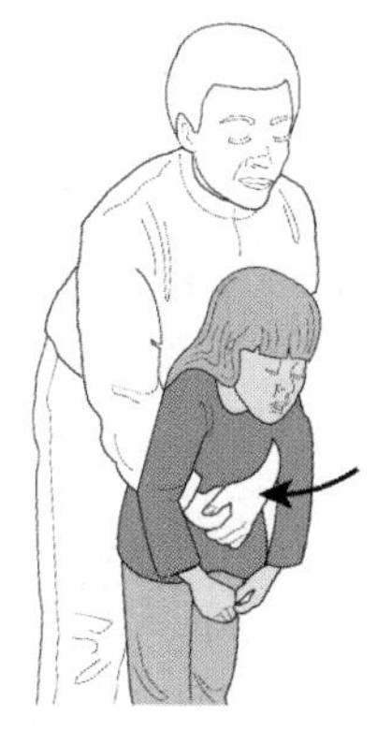

站在小孩身后。用你的胳膊环抱住他（或她）的胸部，一只手攥拳，大拇指的一侧朝里，抵住小孩肋骨和腰身之间的部位；另一只手握住这个拳头。你自己的身体要避开小孩的胸腔部位。然后很快地向上、向里推4下。你需要多次重复这个动作，直到卡住的东西被咳出来。

针对婴儿实施哈姆立克急救法

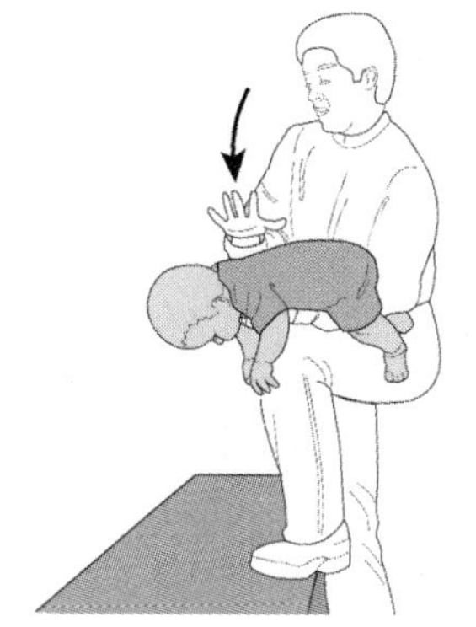

（1）让婴儿脸朝下地趴在你的前臂上（**用腿支持你的前臂**），用手托住婴儿的头部。用你手心的后部用力拍打婴儿的背部。你需要多次重复这个动作，直到卡住的东西被咳出来。

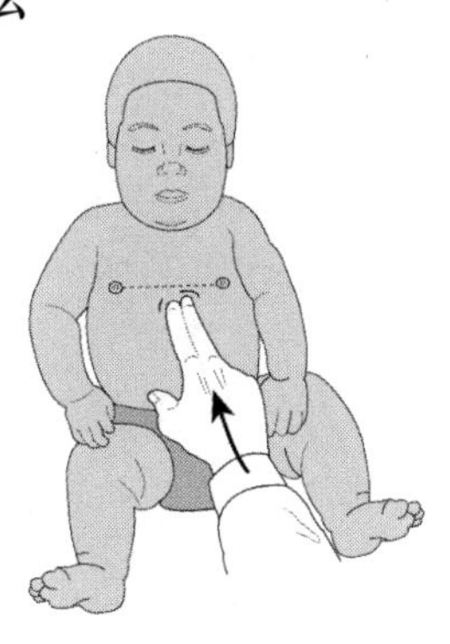

（2）如果这种做法不起作用，就将婴儿翻过来。想象他的两侧乳头之间有条线，将两根手指放在这条线下面大约一指宽的位置，然后用力向下按压婴儿胸部大约2.5厘米深。你需要多次重复这个动作，直到卡住的东西被咳出来。

己实施哈姆立克急救法。或者用腹部抵着椅背、栏杆或柜台,给腹部足够的压力,以清除气管中的阻塞物体。

糖尿病急救

患糖尿病的人需要急救,往往是由于血液中糖的含量过高或者过低引起的。无论是哪种情况,都属于医疗紧急事件。

如果某一个糖尿病患者出现说话口齿不清,意识不清,大量出汗,焦虑不安,虚弱无力,有明显的脑卒中,癫痫发作,嗜睡,对刺激没有反应,甚至出现昏迷,那他(或她)可能是血糖含量过低,这种情况要作为紧急状况处理。

紧急救治 立刻拨打"120"。立刻给患者服用一些含糖分的东西(如一杯果汁或者一杯加入两勺糖的水、饼干、巧克力棒等)。补充了糖分以后,如果患者情况有所好转,就可以再吃点东西(如喝点粥或者吃个三明治)。

如果补充了糖分之后,患者的情况还没有好转,他(或她)的皮肤还是比较干燥,而且一边频繁地去厕所,一边还抱怨说口渴,那问题就不单单是低血糖了。在这种情况下,给他(或她)补充一点糖分还是有益无害的,但是其他食物就不要再吃了,然后等待医护人员抵达现场。

脱　臼

脱臼是骨头从关节处被挤了出去。对关节的突然冲击,如从高处摔落或者受到撞击,经常会发生脱臼。一般情况下,脱臼多发生在肩膀、手肘、手指、脚趾、膝盖骨或者臀部等部位。发生脱臼的关节很明显有错位的现象(除非是臀部以及肩膀脱臼,因为这两个部位的脱臼不太容易用肉眼看到)。

脱臼也会带来剧烈的疼痛以及肿胀。移动脱臼的骨头时,伤者会觉得痛苦不堪。

紧急救治 如果你怀疑他(或她)的肩膀、手肘或者臀部发生脱臼,立刻拨打"120"。你自己不要试着将错位的骨头移回关节处。保持脱臼部位处于当下的姿势不要动,用枕头或者悬带将其固定住。让伤者保持一个舒服的姿势,将其送去看医生。

溺　水

溺水状况可能发生在任何深度的水里。绝对不要把孩子一个人留在水边,然后自己走开。如果你看到有人溺水,在救他(或她)的同时,你首先要确保自身的安全。

如果你发现有人溺水,不省人事,首先要想到是他(或她)的头部、颈部以及后背是否受伤,因为他(或她)有可能是从高处跳入水中时撞到了什么物体。

紧急救治 大声呼救,找人帮忙,并拨打"120"。如果溺水的人没有呼吸,就开始实施口对口的复苏术。如果溺水的人没有了心跳,要小心地把他(或她)抬到安全的地方,然后马上实施心肺复苏术。

如果溺水的人一直浸泡在凉水中,体温很低,那可能需要采用一些基本的抢救措施,并连续做几个小时。

耳朵中有异物

耳朵中进了异物很可能破坏中耳里严密的组织结构。除非你从耳孔外面能够清楚地看到这个异物,否则千万不要试着自己将异物取出,因为这样做有可能将其越推越远;也不要尝试将任何液体灌进耳朵中,将异物冲出来。采用下面列举的步骤:

昆虫飞进耳朵 如果飞进耳朵的昆虫还活着(你能听到嗡嗡声),你可以往耳朵中滴入几滴油(如烧菜的油或者婴儿油),杀死昆虫。这是你可以往耳朵中灌液体的唯一特殊情况。然后到医院,找医生将昆虫取出。

其他东西进入耳朵 如果纸或者棉花被塞进耳朵里,而且从耳孔外面可以很清楚地看到的话,就用镊子或者手指小心地将其取出。如果是其他东西,你自己什么也不要做,去找医生。

电　击

电击可能会导致呼吸停止或者心脏停止跳动。一个人如果被电流击中，那么对救他(或她)的人来说也是很危险的。在电闸没有被关上，或者被电击的人还没有安全离开触电地点之前，千万不要用手，或者任何物体去触碰他(或她)。

如果是被高压电线击中，那么他(或她)可能会被扔到空中，而且头部、颈部以及后背都有可能受伤。

高压电流同样能够通过地面传导。如果你的脚部有麻麻的感觉，就赶快离开现场，直到电流被彻底切断。

紧急救治 大声呼救，找人帮忙，或者你自己拨打"120"。除非你确定电流已经被彻底切断，否则绝对不要用任何方式接触或者移动伤者。然后，用一个干燥的木制物品，如干燥的板、扫把柄或者树枝轻轻地将伤者推离事发地点。

检查气道、呼吸以及血液循环，并一直陪伴伤者，直到救护人员抵达现场。如果伤口在渗血，就用衣物包扎一下。

眼部受伤

眼部受到的任何伤害都很严重，需要立刻去看医生。

化学物品烧伤

如果被某种化学物品烧伤了眼睛，如酸性物品、漂白剂或者工业清洗剂，一旦救治不及时，都可能会引起失明。眼睛中进入任何让人有刺激感或者疼痛感的化学物质都应该被看作紧急事故。

紧急救治 大声呼救，找人帮忙。如果你身边没有其他人，在拨打"120"之前，你需要做下列事情（能够等一会再拨打"120"的情形只能是伤者能够自己清洗眼睛，或者在你的帮助下，清洗眼睛几分钟之后）。

(1)将伤者头部置于水龙头下面，受伤的眼睛要在未受伤的眼睛下面，打开水龙头，用流出的凉水冲洗眼睛。

(2)用你的手轻轻地将水流引导至伤者的眼睛上，这样就会用水流持续不断地冲洗眼睛（你在做这个动作时，可能需要掀开伤者的眼皮）。

(3)每次持续用水冲洗2~3分钟。这个动作要坚持15分钟。

(4)不要让伤者揉眼睛。

如果伤者佩戴了隐形眼镜，不要尝试摘下隐形眼镜。按照上述的方法，第一时间用水冲洗眼睛。如果几分钟后，隐形眼镜还是没有被流水冲下来，就找人帮助将其取下。

割伤眼睛

任何眼皮或者眼睛上的割伤都必须立刻去看医生，因为它有可能会伤到眼球。

紧急救治 用消过毒的纱布垫以及纱布条捂住受伤的眼睛。不要在眼睛上施加任何力量，立刻去医院就医。

直接击中眼睛

直接击中眼睛可能导致眼睛淤青(黑眼圈)，而且还可能伤及眼球，甚至造成眼眶破裂。

紧急救治 用冰袋(比如将冰包在毛巾里面)冷敷眼睛。到医院检查，看看眼睛内部有没有损伤。

离开眼窝的眼睛

一只眼球离开了眼窝被称为挤压眼球。

紧急救治 大声呼救，找人帮忙或者你自己拨打"120"。不要触碰眼睛。试着让伤者自己张开上眼皮和下眼皮，张得越大越好，看看眼睛能不能自己归位。让伤者坐下来，或者躺下来，保持平静。用一块湿的布或者纱布将眼睛盖住，并不断加水，让其保持湿润。不要在眼睛上施加任何力量，并一直陪伴伤者直到救护人员抵达现场。

眼睛中的异物

如果有物体从眼睛里面伸出来，如一块玻璃或者一根小树枝，都可能对眼睛中的血管以及细胞组织造成伤害。一颗BB弹或者一个小石片都能够刺穿眼睛，造成内部伤害。

紧急救治 不要随意移动那个物体。让伤者保持镇静，告诉他（或她）不要转动眼球。用纱布绷带将两只眼睛都盖住（因为如果一只眼睛转动，另一只也会不自觉地转动），然后立刻去医院就医。

眼睛里的小污垢 有时候，眼睫毛或者小灰尘会进入眼睛里，引起刺激感。如果自然形成的眼泪无法将其冲走，也许可以试试将上眼皮往下拉至下眼皮处，这个方法有时候能够奏效。下眼皮上的睫毛也许可能将粘在上眼皮内侧的异物清理干净。

如果这个方法还是不行，就用左下角描述的其中一种方法。

晕厥

晕厥是指失去意识，发生在充氧的血液无法到达大脑的情况下。一次晕厥的时间一般不会超过几分钟。

一个人在晕厥之前，或者晕厥之后从高处摔落，都可能会造成身体某个部位出血，或者骨折、头部损伤，或者背部、肩部损伤。

紧急救治 让伤者躺10~15分钟。确保气道畅通无阻。如果颈部有任何系得很紧的衣物，松开它们。抬高脚部，离地至少30厘米，以帮助血液抵达大脑部位。检查脉搏和呼吸，如果有必要的话，实施心肺复苏术。

如果伤者出现呕吐现象，将他（或她）的头部［或者他（或她）的身体］侧向一方，以防止发生窒息。一直陪伴伤者直到他（或她）自己觉得可以移动了。咨询医生，找到引起晕厥的主要原因。如果伤者是孕妇，超过50岁的老人，糖尿病患者，或者是心脏有问题、胸痛或者呼吸短促的人，就要立刻拨打“120”。

如何取出眼睛中的异物

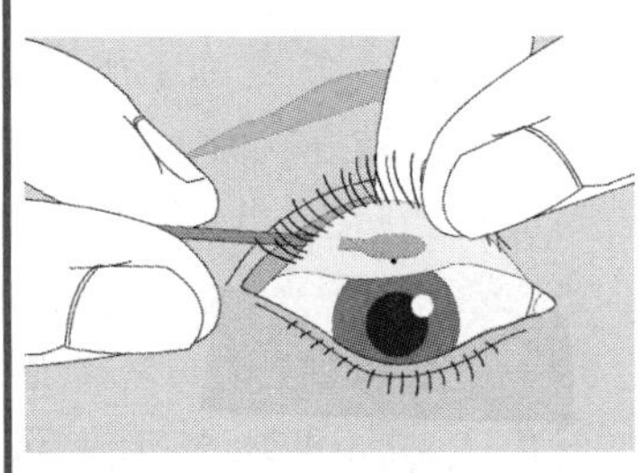

取一根棉签放在上眼皮后，然后小心地将眼皮向后翻，包住棉签。如果这时候你能看到那个异物，就用棉签的沾了水的另一端或者化妆工具将其取出。

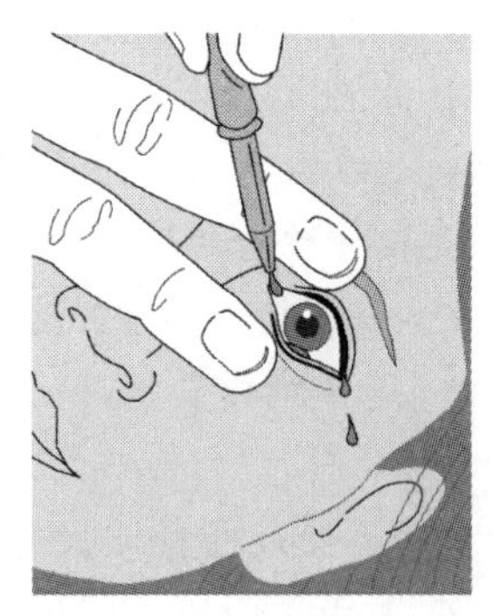

将他（或她）的头转向一侧，用两根手指将眼皮掀开，小心地用眼药水，或者一杯清水，从鼻子的外侧冲洗眼睛。如果这个时候，异物还是没有被取出，就用消毒纱布将眼睛包起来，然后去医院就医。

头晕

一个人如果觉得头晕眼花，很可能就站不稳，并且想要抓住旁人以保持他（或她）的平衡。

紧急救治 让他（或她）立刻躺下，抬高脚部，让其离地至少30厘米。如果现场条件不允许，伤者无法躺下，就让他（或她）坐着，身体前倾，头部要低于肩部。松开颈部所有系得很紧的衣物。伤者需要躺或者坐10~15分钟。一直陪伴着伤者直到他（或她）觉得自己能够移动。

如果伤者是孕妇，超过50岁的老年人，或者是心脏有问题、胸痛或者呼吸短促

取下嵌入手指中的戒指

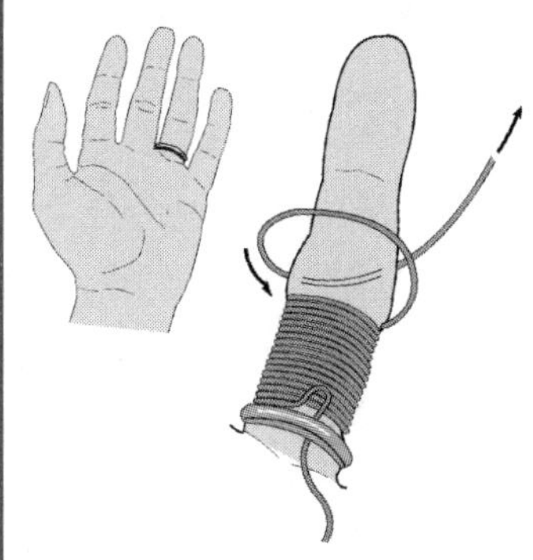

(1)将一根线或者牙线的一端穿过戒指，并置于戒指下面。然后拿着另一端，将其紧紧地缠绕在手指上。确保线能够平坦地、整齐地绕过手指低端的关节。

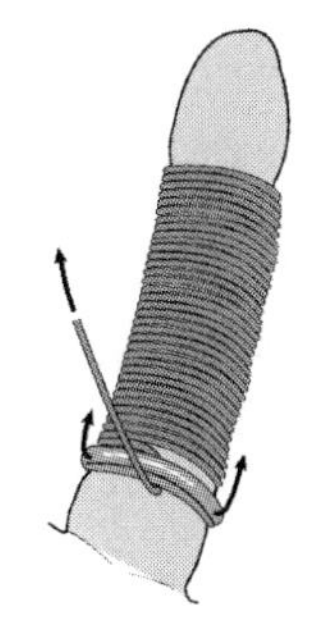

(2) 将之前穿过戒指并置于戒指下面的那端拿起来，开始向同样的方向解开线圈。这样随着线圈的一步步解开，戒指就会慢慢地往外移动。如果这个方法不奏效，就解开线圈，去医院就诊。

的人，或者休息之后仍然觉得头晕的人，请咨询医生。糖尿病患者可能会觉得头晕眼花，这是低血糖导致的。

手指受伤

手指如果被门夹了，或者被锤子捶了，肯定会很痛。手指上的血管受到损伤，引起肿胀。如果指甲受伤了，血液可能会在指甲下面淤积。如果受伤严重的话，骨头也有可能会断掉。

紧急救治 将受伤的手指放在流动的凉水下面冲洗，或者用冰袋，这样可以减轻疼痛，并消肿。如果手指变形了，指甲下面有血淤积，或者如果指甲的一部分或者全部都折断了，请到医院就医。

摘下戒指

有时候，戒指会嵌入手指中，很难取下来。如果用肥皂和水没有办法取下戒指，你可以试试之前提到的方法。如果你的手指出现肿胀，就去医院让医生把戒指割断。

渔钩钩伤

如果渔钩钩住了眼睛或者面部，千万不要轻易取下渔钩，应该立刻去医院，让医生来取。渔钩嵌在皮肤里，也应该由医生来取。如果渔钩很深地嵌在皮肤组织里，就根据接下来描述的带有多个倒钩的渔钩的注意事项来做。

如果是被带有多个倒钩的渔钩钩住，最好还是交由医生来处理。如果现场情况无法就医，就首先将钩在眼睛上的渔钩弄断，然后顺着伤口的方向将渔钩慢慢地推出去，直到倒钩的部位离开眼睛，而且可以用镊子取出。用流水彻底冲洗伤口，然后用肥皂和水将其处理干净，最后用绷带包扎。

冻　伤

冻伤是针对暴露在外的，或者没有做好防护措施的皮肤，在较低温度的环境中，皮肤组织内的冰晶形成的冻疮。冻伤比较常发生在耳朵、鼻子、面部、手指以及脚趾等地方。一开始，皮肤可能会呈现红色，而且有疼痛感。

随着冻疮的一步步发展，皮肤会慢慢变白，就像蜡一样。如果情况严重，它还会慢慢变成灰蓝色或者黑色，而且摸起来凉凉的、硬硬的。冻伤的地方一般是没有知觉的。

严重冻伤

大声呼救，找人帮忙，或者自己拨打“120”。把伤者挪到一个相对暖和的地方。如果冻伤区域还有再次冻伤的可能性,就不要急着温暖它,或者尝试给它解冻。让伤者保持一个舒服的姿势,小心不要触碰他(或她)受伤的皮肤。一直陪伴伤者,直到救护人员抵达现场。

中度冻伤

包住受伤区域,将伤者移动至相对温暖的地方。不要触碰到冻伤区域。把冻伤的部位放入温热水中浸泡,直到皮肤开始变成粉红色,而且慢慢恢复知觉。在这个过程中,伤口会感觉疼痛,这是正常的。如果当时现场没有水,就用暖和的衣物小心地将冻伤部位包起来。另外,要抬起冻伤部位,使之高过心脏的位置,以防止肿胀。

生殖器受伤

引起生殖器受伤的情况可能是从高处摔落,机动车或者自行车事故,或者生殖器部位受到了直接的撞击等。

紧急救治 如果受伤后,生殖器部位一直感觉到疼痛,就用冰袋(如将冰包在毛巾里面)冷敷一下。服用醋氨酚或者布洛芬来缓解疼痛。如果生殖器部位有擦伤,或者伤者出现呕吐症状,或者受伤部位的疼痛感持续了30分钟以上,就需要立刻去医院就医。

头部受伤

头部受伤可能会引起大脑内部出血以及肿胀,这些都足以致命。头部受伤多发生在摩托车和自行车事故,以及从高处摔落等情况中。

在事故现场,如果你发现伤者失去了意识,首先要猜测是不是头部、颈部以及后背受伤。绝对不要摘下伤者的头盔,也不要轻易地移动伤者,除非现场情况十分危急,必须马上撤离。

头部受伤的体征和症状包括头痛、头晕眼花、恶心呕吐、思维混乱、协调能力差、口齿不清以及失去意识等。眼睛内的瞳孔大小也可能有所不同。

紧急救治 大声呼救,找人帮忙,或者如果伤者还不需要现场急救,你也可以自己拨打“120”。

检查气道是否畅通、呼吸以及血液循环是否正常。保持伤者身体暖和。一直陪伴他(或她),直到救护人员抵达现场。

头皮受伤

头皮受伤可能会引起大量出血,但是一般情况下,问题不大。如果他(或她)抱怨说头痛、头晕,或者出现呕吐、意识丧失等症状,你需要先让他(或她)躺下来,保持一个相对舒服的姿势,然后拨打“120”。一直陪伴伤者,直到救护人员到达现场。

心脏病

心脏病是一种会危及生命安全的疾病。患者会感觉胸部有一种压迫性的力量,这种感觉将持续10分钟或者更长时间,而且/或者会有疼痛感,这种疼痛穿透胸部、面部、下颌、肩膀、胃部,或者下至一只或两只胳膊,呈放射状扩散。它经常被误认为是消化不良导致的。他(或她)还可能会出现汗流不止、呼吸困难、恶心反胃、头晕或者眩晕、呕吐,甚至不省人事等症状。

紧急救治 大声呼救,找人帮忙,或者如果伤者还不需要现场急救,你也可以自己拨打“120”。如果患者还有意识,就让他(或她)躺下。松开脖子上任何让人有束缚感的衣物,保持患者身体暖和,并不断安慰他(或她)。

询问他(或她)有没有随身携带心脏病药物,如硝酸甘油。如果有,就帮助患者服药,让他(或她)咀嚼,并用水服下1片阿司匹林,它可以稀释血液浓度,帮助心脏获得更多的血液。不要让患者吃任何食物,或者喝任何饮料。一直陪伴他(或她),直到救护人员抵达现场。如果现场可以给患者补充氧气，就更好了。

热衰竭

长时间暴露在高温的，或者高湿度的，或者温度又高、湿度又高的环境中可能引起心脏衰竭。心脏衰竭的患者可能会出现头晕眼花、疲劳乏力、汗流不止或者恶心呕吐等症状，而且可能还会有皮肤苍白湿黏及/或头痛不已等问题。

紧急救治 将患者转移到一个相对凉爽的地方，并让他（或她）躺下。松开或者脱掉紧身的衣物。让他（或她）多补充一些液体，如水或者运动饮料。要让患者觉得凉快，你可以用水管或者浸湿的衣物给他（或她）泡凉水澡，或者冲凉水澡。如果症状不见好转，或者患者感觉思维混乱、头晕乏力，或者体温超过38.9℃，立刻拨打“120”。

中　暑

中暑是一种会危及生命安全的状况。当人暴露在一个高温的环境后，他（或她）的中枢体温持续上升，而且降不下来，就可能会中暑。人的体温可能高达40.6℃。患者会觉得很热，皮肤会发红，但是一般情况下不会流汗。

患者的心理状态也可能出现问题，他（或她）可能会失去意识。

紧急救治 大声呼救，找人帮忙，或者如果伤者还不需要现场急救，你也可以自己拨打“120”。将患者放进浴缸，或者放在莲蓬头下面，用凉水冲洗身体，把体温降下来，或者用软管或水桶装凉水，给患者冲身体。坚持用凉水给他（或她）降温直到体温下降到38.3℃。一直陪伴伤者，直到救护人员到达现场。

低体温症

当人的核心体温低至37℃，就会患上低体温症。患者可能会出现打冷战、无精打采、麻木、思维混乱或者失去意识等症状。他（或她）也可能会生冻疮。

紧急救治 如果他（或她）看起来不太清醒，或者出现觉得寒冷以外的其他症状，大声呼救，找人帮忙，或者你自己拨打“120”。将患者转移到相对暖和的地方。脱掉身上任何湿的衣物。用毯子把他（或她）包裹起来，保持温暖。如果你们身处偏远之地，就脱掉身上大部分的衣物，然后跟他（或她）相拥躺进睡袋。一直陪伴他（或她），直到救护人员抵达现场，或者病情有所好转。

鼻子受伤

鼻子受伤可能会引起流血、淤青、肿胀、鼻中隔（鼻子中的软骨）错位或者鼻骨断裂。

紧急救治 将冰块裹在毛巾里面冷敷鼻子。如果鼻子错位，或者肿胀的比较厉害；如果流鼻血持续1小时以上，或者如果两天后，鼻子发生变形，就需要立刻就医。

中毒和服药过量

毒药是一种能够破坏人体正常功能的物质。它可能是液体、固体或者气体，可以通过吞服、吸收、注射或者皮肤渗透等方式进入人体。无毒的药物，如阿司匹林，如果大量服用，也会引起中毒。有些毒药在人体内起效很快，但有些需要更多的时间。

有毒气体

吸入有毒气体可能会引起呼吸困难、意识丧失，甚至死亡。

常见的有毒气体主要来自封闭区域发生的火灾、一氧化碳泄漏或者二氧化氮的形成等。二氧化氮大多来自市郊的农业社区。其中，一氧化碳是最为常见的有毒气体。

一氧化碳是一种无色无味的气体。它出现在汽车尾气中，也来自室内烧烤，或者家用取暖设备，特别是如果这些设备没有定期进行清洗或者维护，更易引起一氧化碳中毒。任何使用燃料的设备都会生成一氧化碳。

一氧化碳中毒的症状包括头痛、无精打采、恶心反胃以及呕吐等。另外,也可能发生思维混乱或者失去意识等情况。如果全家人都觉得不舒服,天气刚刚开始变冷的时候(而不是在冬天再次点燃火炉很久之后)就感觉头痛,就很可能是一氧化碳中毒。有时候,一氧化碳中毒会导致家中的宠物突然死亡。

紧急救治 进入到可能存在有毒气体的区域时,要格外小心。如果你发现房间里有人昏迷不醒,而且能够确定里面弥漫着一氧化碳,而不是其他种类的有毒气体,就赶快跑进去,用最短的时间把里面的人带出来。如果有人吸入有毒气体,要将他(或她)尽快带出来,呼吸新鲜空气。

如果你不确定中毒的原因,就拨打"120"。护理人员或者消防队员会使用合适的工具进入房间。

检查气道是否畅通、呼吸以及血液循环是否正常。如果他(或她)出现呕吐症状,要将其头部(或者整个身体)转向一侧,防止窒息。如果他(或她)对刺激没有任何反应,大声呼救,找人帮忙,或者你自己拨打120。一直陪伴伤者,直到救护人员到达现场。

服药过量

酒精 酒精能起到镇静作用。大量饮用任何一种带有酒精的饮料,或者喝得很猛很急,都有可能引起中毒。如果一个人饮用的酒精量已经达到危险水平,那么他(或她)可能出现语无伦次、争强好胜、走路跌跌撞撞,甚至失去意识等症状。其中小孩特别容易酒精中毒。

一个人如果喝完酒之后昏倒了,要立刻打电话叫救护车,将其送入医院急救。

街头毒品 根据吸食的毒品种类不同(是起到镇静作用的还是会令人亢奋的),吸毒者可能变得过分迟钝、反应迟缓或者极度活跃、过于兴奋。大多数情况下,吸毒者都需要借助于药物治疗来抑制体内的毒瘾发作。

首先保证你自己的人身安全。一个吸食过量毒品的,特别是处于亢奋状态的人,很可能会爆发出非同寻常的力量,完全无法控制自己的行为,而且很容易伤害到你。要特别小心遭到污染的针头。

大声呼救,找人帮忙,或者如果他(或她)不需要现场急救,你也可以自己拨打"120"。如果你觉得自己的人身安全没有问题,就一直陪伴他(或她),直到救护人员抵达现场。

安眠药和镇静剂

安眠药和镇静剂都能起到安定作用。但是过量服用

有毒物质

植物、灌木、花朵、菌类 浆果、树叶、花朵或者整株植物可能都是有毒的。有毒植物种类包括芦荟(叶片)、冬青树或者瑞香(浆果)、槲寄生(叶子和茎)以及毛地黄、喜林芋和杜鹃花的各个部分。有毒的野生菌类包括毒蝇伞(红色的顶并带有白色斑点)、毒鹅膏(看起来像是可食用的菌类)。

药柜里的物品 任何非处方药,如果服用的量超过医生建议的都可能引起中毒,如外用酒精、处方药等。

家用清洁剂 用于清理管道、厕所、炉灶以及通用的清洁剂,清洗碗碟的清洁剂,以及清洗洗碗机的清洁剂和肥皂、家具清洁剂。

草坪和花园用品 除草剂、肥料、诱饵、老鼠药、杀虫剂。

其他 油漆、汽油、煤油、机油。

安眠药和镇静剂的人可能看起来好像在睡觉，但其实已经失去意识了。

其症状包括呼吸和脉搏微弱，对刺激没有任何反应等。大声呼救，找人帮忙，或者如果他(或她)不需要现场急救，你也可以自己拨打“120”。检查气道是否畅通、呼吸和血液循环是否正常。让他(或她)保持侧躺的姿势，并一直陪伴他(或她)，直到救护人员抵达现场。

如何诱发呕吐

如果不小心吞食了一定量的有毒物质，可以使用吐根糖浆来引诱自己呕吐。如果中毒控制中心让你诱发自己呕吐，你可以按照它的指导来做。如果你没有吐根糖浆，就让他(或她)喝下一大杯加了很多盐的白开水，然后用你的手指去挠他(或她)喉咙的后部。这样做会引起呕吐反射，导致呕吐。如果他(或她)失去意识，或者看起来他(或她)好像马上就要失去意识了，就不要诱发其呕吐。除非是中毒控制中心指导你这么做，否则不要采用这个办法，因为某些有毒物质被吐出来的时候，会引起更大的伤害。

会引起严重皮肤反应的植物

最常见的，会引起严重皮肤反应的植物包括毒常春藤、毒橡树以及毒漆树。他们中的任何一个都能产生一种有毒的树液，出现在树根、树干、树叶以及浆果上面。一旦触碰这些植物，毒液就会传播开来。如果这些植物被烧了，其产生的烟雾可能会损伤皮肤、眼睛、喉咙以及肺部。另外，家里养的宠物如果用爪子抓挠这些植物，也可能会将刺激物转移到自己的皮毛当中。

毒常春藤和毒橡树的叶子都是三个一组地排列。如果你对任何野生植物产生了怀疑，请记住一句老话：“叶子三个一组，剩下的随它吧。”

对有毒植物的反应可能当时就会显现，也可能在12~48小时之后才会出现。中毒的症状包括红肿、瘙痒、皮疹、发热以及头痛等。几天后，皮肤可能出现像粉刺一样的水疱，但是它们会慢慢消退，也不会扩散毒素。

紧急救治 穿上长衣长裤，防止皮肤暴露在外。如果身上的衣物和鞋子都接触了有毒物质，就全部脱掉，第一时间用肥皂和清水清洗皮肤的被感染部位。不要用手去

毒常春藤

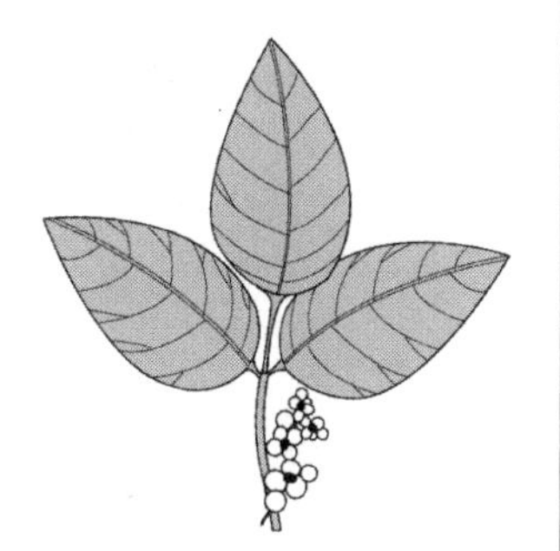

这种植物的叶子闪闪发亮，花朵呈现黄绿色，而且浆果是绿白色的。它长得像藤本植物，或者是灌木。

毒橡树

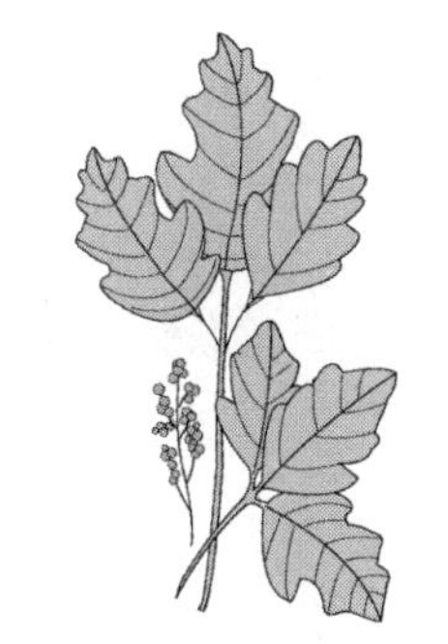

有毒橡树的叶子跟正常橡树的叶子看起来基本差不多。花朵和浆果都呈现白绿色。有毒橡树生长的像灌木。

毒漆树

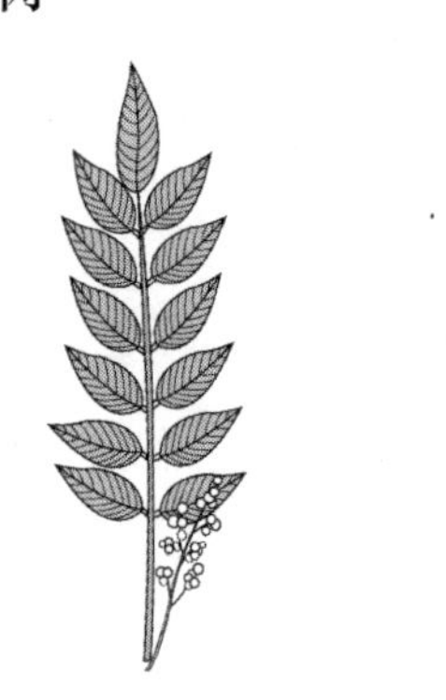

毒漆树的花朵呈现黄绿色，浆果是白绿色，而无毒漆树的浆果则是红色的。它长得像灌木或者是树状。

挠，这样会使得毒素扩散。如果实在瘙痒难忍，可以使用炉甘石液以及抗组胺药，缓解症状。要想了解更多严重皮肤反应的信息，请咨询内科医生。

刺　伤

刺伤发生在尖锐物体刺穿皮肤以及皮下组织的情况下。刺伤可能会带来严重后果，因为它很可能引起皮下组织内部的感染。刺伤看起来就是皮肤上的一个小洞，而且血流得也很少。

紧急救治 用肥皂和清水清洗伤口，再抹上杆菌肽软膏，并用消毒纱布包扎伤口。如果刺伤发生在手部、面部、颈部、躯干部位或者脚部等位置，或者是由叮咬引起的，则需要立刻去医院急救。如果伤者近10年内都没有出现过类似问题，则需要注射破伤风免疫疫苗。

抓伤和擦伤

抓伤和擦伤会损伤皮肤表层组织，这层组织可以保护人身，免受感染。如果被猫抓伤，就参考处理咬伤的方法。

紧急救治 用流动的清水清洗受伤部位，直至所有污垢被清理干净。轻轻拍打伤口，弄干它。你也可以抹上杆菌肽软膏，再用绷带或者消过毒的纱布包扎，但是最好还是让其暴露在空气中，这样有助于伤口愈合。如果你近10年内都没有出现过类似问题，则需要注射破伤风免疫疫苗。

断　肢

一旦人的肢体被截断，则会严重威胁生命安全。伤者可能会立即大量失血，而且马上面临着休克的危险。在处理断肢之前，要先对伤者实施急救。

紧急救治 大声呼救，找人帮忙或者你自己拨打“120”。如果伤者失去了意识，则需要检查气道是否畅通、呼吸以及血液循环是否正常。参考之前描述的方法控制血流。如果伤者出现呕吐症状，则让他（或她）侧躺，防止窒息，不过前提是你确定他（或她）的背部和颈部没有受伤。一直陪伴伤者，直到救护人员抵达现场。

处理断肢

将断肢放入塑料袋中，并密封起来，这样做可以防止断肢在空气中被风干。然后将这个塑料袋放入另一个内有冰块的塑料袋中。不要将冰块或者清水直接放在断肢上。最后将装有断肢的塑料袋拿给医护人员。有时候，断肢能够被重新接上。

休　克

休克会严重威胁生命安全，当含氧血无法到达身体组织以及器官时便会发生。

身体某个部位受伤时，会出现大量失血症状（内部的或者外部的），或者受伤引起严重感染，药物服用过量，心脏问题，严重的过敏反应或者中毒等，这个时候，伤者很容易发生休克。休克也会在长时间的腹泻或者呕吐之后出现。

休克的体征和症状包括头晕、全身乏力、发抖战栗、皮肤发白或者发绀，摸起来冰凉黏湿，呼吸缓慢或者急促，以及意识丧失。

紧急救治 大声呼救，找人帮忙或者自己拨打“120”。

检查气道是否畅通、呼吸或者血液循环是否正常。松开伤者身上所有紧身的衣物。处理引起休克的伤口或者疾病。

如果你确定伤者的背部或者颈部没有受伤，要尽量让其平躺，并根据其受伤的部位，或者所患疾病的种类，将其调整到一个最舒服的姿势。保持伤者身体暖和，而且一直陪伴他（或她），直到救护人员抵达现场。

撕裂伤

撕裂伤是一块很薄的木片、玻璃片、金属片或者其他物质嵌入皮肤中。你自己不要试图将深深嵌入皮肤之中的碎片，或者嵌入位置在眼睛附近的碎片取出。这种情况下，要赶快就医。

紧急救治 用肥皂和温水清洗你的双手以及伤口周围区域。如果部分碎片还暴露在皮肤外面，用肉眼可以看到的话，就用干净的镊子小心地将其取出。

如果碎片断了，部分依然还嵌在皮肤里面，但是嵌得不是很深，你可以取一根缝衣服用的针，将其针头放在火上烧10秒钟进行消毒，冷却1分钟后，再用它挑开碎片周围的皮肤组织，然后用镊子将碎片取出。流血有利于清洗伤口，将细菌冲洗干净。

碎片取出去，用流动的清水彻底浸湿伤口处，然后轻轻地拍干，抹上一点杆菌肽软膏。

要让伤口暴露在空气中，这样可以帮助其更快愈合。如果你用上述方法还是无法取出碎片，或者伤口感染进一步加剧，就要及时去医院就医。

脑卒中

当血块或者破裂的动脉阻碍血液流到大脑时，就会发生脑卒中。脑卒中刚刚发生几个小时之内的紧急救治可能会降低一些永久伤害出现的风险，如瘫痪等。

紧急救治 大声呼救，找人帮忙，或者自己拨打“120”。如果伤者失去了意识，请检查气道是否畅通、呼吸和血液循环是否正常。如果伤者是糖尿病患者，需要马上给他（或她）补充糖分。要不，就干脆什么东西都不要给他（或她）吃，也不要给他（或她）喝。一直陪伴伤者，直到救护人员抵达现场。

牙齿被打落

如果牙齿从牙槽中被打落，而且假设牙齿并没有损坏，那么一般情况下，都可以重新安装。

紧急救治 首先要照顾伤者，确定他（或她）的背部或者颈部没有受伤。如果伤者被打落的牙齿完好无损，而且是干净的，就第一时间把它装回牙槽中去，安装过程中，不要触碰牙根。

如果被打落的牙齿弄脏了，就让伤者用唾液将其清洗一下，然后再把它放回牙槽。让伤者在牙齿上施加一点压力。

或者，也可以将被打落的牙齿放入伤者的舌头下面，或者放入牛奶中（不要使用脱脂牛奶）。牛奶中富含的营养能够帮助保持牙齿的生命力。

如果被打落的牙齿非常脏，或者根本找不到了，就将一小块毛巾或者纱布卷成小卷，放入牙槽处，然后让伤者用力地咬住，以起到止血的作用。带伤者去看牙医，或者去医院就医。

意识丧失

失去意识可能由受伤（包括从高处摔落、意外事故或者车祸），或者生病，或者紧急医疗事故，比如糖尿病、癫痫病、心脏病、药物服用过量、中毒或者休克等引起的。

失去意识的人对于大声叫喊，或者别人试图叫醒他（或她）的动作都没有任何反应。

紧急救治 大声呼救，找人帮忙或者自己拨打“120”。检查气道是否畅通、呼吸以及血液循环是否正常。松开身上所有的紧身衣物。紧急处理导致他(或她)失去意识的伤口或者疾病。如果伤者患有糖尿病,而且能够被叫醒,要立刻给他(或她)补充糖分。如果你确定他(或她)的背部或者颈部没有受伤,就根据其受伤或者所患疾病情况,选择一个最舒服的姿势。保持伤者身体暖和,并一直陪伴他(或她),直到救护人员抵达现场。

婴幼儿及儿童健康

对于家长们来说，没有什么事情比自己孩子的健康更重要。多数孩子健康出生，正常成长，最后健康成人。想要遵循这样的成长轨迹，你的孩子需要一些健康预防措施以及常规检查。此外，他(或她）还需要你在日常生活中点点滴滴的帮助，比如，在饮食、睡眠、行走及交流等方面。

当孩子生病的时候，你需要了解怎么去解决这个问题，包括了解何时需要寻求医生的帮助。

婴儿不会说话，所以家长无法立刻捕捉到婴儿的意图。事实上，啼哭、出疹子、发热、排泄物的变化以及行为的改变都是婴儿患病的信号，或是一种暗示，表明孩子此刻感到很不舒服。你心乱如麻，试图弄明白孩子这些奇怪的行为，了解这些征兆的含义，不过，你要明白随着时间的推移和经验的积累，对这些征兆以及各种病症的认识会越来越清晰，了解这样的信息会让你稍感安心。

不过，小心谨慎不易犯错。当你遇到不明白的问题时，不要犹豫，请联系医生。

本章概要

在这一章中，有关孩子正常成长的知识，以及医生应该如何监控孩子健康的信息将会得到阐述。想要保证孩子的健康，最重要的一个方面在于如何提高孩子的免疫力，预防疾病，而这个部分将在本章首先得以表述。

2岁以下婴幼儿的健康，包括成长、发育及相关医学问题将在本章探讨。本章还将阐述2岁以上儿童的健康知识。

家长的身体和精神健康

抚养孩子是一项有收获，却富有挑战的责任。家长在这个过程中会产生各种情绪——有时喜悦、骄傲，有时却又沮丧，甚至恼怒，这些都是正常的现象。

父母对孩子的负面情绪很少因为某个事件被引发出来。

负责儿童健康的医生

以下是负责儿童疾病诊治的医生。

■ 儿科医生首先在医学院学习儿童的初步保健护理知识，然后接受3年的实习，才可以上岗。

■ 家庭医生、内科医生需要在医学院学习成人和儿童的护理，然后接受至少3年的成人与儿科的综合实习才可以正式上岗。

■ 儿科专家需要再接受几年的专业训练，研究某些特定的儿童疾病。有些专家关注儿童疾病的诊断和治疗，而有些专家侧重实施外科手术。如果你的孩子患病，需要儿科专家的诊治，孩子的主治医师会向你推荐合适的人选。

当然，孩子的行为可以引起家长的沮丧情绪,但是通常来说,这并不足以导致家长情绪的爆发，除非还有其他的压力伴随而来。经济压力及与同事的冲突矛盾是激起家长烦躁情绪的其他常见因素。很多家长由于照顾孩子,缺乏自己的自由,因而感到心情低落；还有的家长甚至会因此产生心理疾病。

在儿童时期曾遭受过虐待或者性侵犯的家长,很可能虐待或侵犯自己的孩子。身心健康问题,如疲惫、慢性病、严重疾病、抑郁等,都会引发家长的压力。此外,许多家长只重视孩子的健康和幸福,而忽略了自己的健康问题。

为了孩子和你自己的利益,你需要注意自己的情绪,以防虐待或伤害自己的孩子。如果你一直感到沮丧,或者有种想要伤害自己孩子的冲动，或者已经把这些情绪付诸行动,请主动寻求帮助。

和你的医生、孩子的医生、信任的朋友或者心理咨询师谈谈你的抑郁情绪,或转诊至你所在地区的咨询师或可以提供帮助的团体。父母联谊会同样可以为当地救助团队提供转诊患者。

生活方式的选择与对孩子的影响

家长拥有不健康的生活习惯,如酗酒、抽烟或者非法使用市售药物，不仅损害自己的健康，也为孩子带来负面的影响，还可能对孩子的健康造成伤害。

二手烟可能造成或加剧孩子的呼吸道疾病，如哮喘或过敏反应;此外,父母吸烟的孩子在成长过程中极有可能染上吸烟的习惯。

酗酒或者滥用其他药物并不能调节你在照顾孩子时所遭遇的压力。

给自己的孩子树立一个好榜样吧,开车时系安全带,骑自行车或摩托车时戴上头盔，在其他时刻也做好安全准备。这样,你的孩子才能效仿,养成好的习惯。

接种疫苗和预防疾病

在保护自己的孩子免受疾病困扰的过程中,你所能做到的最重要的事莫过于提高孩子的免疫力。

让孩子接种疫苗是为孩子提供保障,让他(或她)免受许多潜在致命传染病的威胁。如果不接种疫苗,孩子很容易被传染上疾病,这些疾病会对生命造成威胁，甚至引起死亡。在疫苗没有出现之前,每年有成千上万的孩子死于各种传染病。

只有在孩子出生后的特定时间内接种疫苗,免疫作用才能收到良好效果。孩子入学时,通常都需要家长提供免疫证明。儿童疫苗接种推荐计划表列出孩子在几岁需要接种什么疫苗。多数疫苗需要注射完成,大多数疫苗需要同时接种,以预防几种疾病。

虽然接种疫苗很少出现副作用,但是在接种任何一种疫苗后,都有出现副作用的可能性。疫苗不同,副作用的反应和作用时间长短也不一样。在你了解疫苗,同意自己的孩子接种之前,工作人员可能会让你知道该疫苗可能产生的副作用。如果你担心出现副作用,在接种疫苗之前,你可以咨询医生,寻求意见。总之,免疫预防的积极保护作用要远远大于它带来的危险性。

在给健康的婴儿和幼儿接种疫苗时,应该列出疫苗接种计划表。如果你的孩子身体状况不佳,医生可能会建议调整接种时间。你应该在每次与医生接触的时候,与他一起重新审视一下计划,以确保孩子的接种计划符合目前情况。由于疫苗更新速度很快,疫苗接种的计划表也需要经常更新。儿童疫苗接种推荐计划表中的阴影部分说明了在什么时间孩子需要接种何种疫苗。

儿童疫苗接种推荐计划表*

疫苗名称	新生	1个月	2个月	4个月	6个月	12个月	15个月	18个月	24个月	4~6岁	11~12岁	13~18岁
乙肝疫苗												
第一次接种												
第二次接种												
第三次接种												
白喉、破伤风、百日咳疫苗												
第一次接种												
第二次接种												
第三次接种												
第四次接种												
第五次接种												
第六次接种											只接种破伤风和百日咳疫苗	
B型流感嗜血杆菌疫苗												
第一次接种												
第二次接种												
第三次接种												
第四次接种												
灭活脊髓灰质炎病毒疫苗												
第一次接种												
第二次接种												
第三次接种												
第四次接种												
麻疹、腮腺炎、风疹疫苗												
第一次接种												
第二次接种												
水痘疫苗												
肺炎球菌疫苗												
第一次接种												
第二次接种												
第三次接种												
第四次接种												
流感疫苗(每年)												
甲肝疫苗**												

推荐接种疫苗年龄

* 每年至少检查一次所有孩子的疫苗接种计划，包括处于青春期的孩子，确保计划及时更新。咨询医生，更新接种计划，了解适用特定群体的最新特殊疫苗。只要获批的组合疫苗的成分列举明确(且成分相互不冲突时)，就可以使用。不要忘记每年都有更多新的疫苗获批上市，受到推荐。

** 甲肝疫苗推荐给某些地区的成人和儿童以及某些高危群体。

疫苗可预防儿童传染病

让你的孩子接种一般儿童传染病疫苗十分重要。

传染病通过人与人的直接接触以及吸入传染源呼吸道分泌物而传播。当受感染人对着另一位未受感染者的方向打喷嚏、咳嗽，或者未受感染者碰触了传染者的呼吸道分泌物，再用手碰触自己眼、鼻的黏膜时，传染病就会传播给这位未受感染者。

进入人体后致病因子会经历一段潜伏期。而这种潜伏期的长短则取决于疾病的种类。在这个时期，细菌开始繁殖和传播。

研究中的疫苗

脑膜炎球菌会造成严重的儿童传染病，目前，成人接种脑膜炎球菌疫苗后效果显著。但是这种疫苗是否能够稳定有效地提高所有儿童的免疫力，专家正在进行研究。

同样，专家们正在考虑是否能够研制出帮助儿童抵御甲肝病毒侵害的疫苗。此外，现在还在研究一种抗呼吸道合胞病毒的疫苗，这种病毒是毛细支气管炎、耳部感染等儿童传染病的常见病因。

水　痘

水痘是一种由病毒引起的接触性传染病。孩子12个月大的时候可以开始接种水痘疫苗。不要让你的孩子和正在得水痘的孩子接触。

与感染水痘的人接触10~21天内，你的孩子可能会开始感到不舒服、发热，身体上开始零星出现红色疹子（尤其是胸前），然后散播到脸部、臂部和腿部。几天内，这些疹子会转变成一个一个的小疱疹，里面充满了液体，然后开始结痂。如果抓挠发痒的部位，会留下瘢痕。疹子还可能出现在口腔内部。

从发病到治愈大约需要一周的时间。在发疹的前一天或两天，具有传染性；在最后一批水痘结痂7天后，传染性消失。

按照医生建议剂量给孩子服用退热药，如对乙酰氨基酚（非阿司匹林）。可准备燕麦浴，也可以蘸些炉甘石洗剂抹在发痒的疹子上，它能缓解痒的感觉，防止孩子抓挠。剪短指甲，防止细菌传染以及抓挠部位留瘢。

一旦你的孩子感染过水痘，他（或她）终身都会对此病毒免疫。你的孩子可以和得过水痘的孩子或者接种过水痘疫苗的孩子玩耍，但是他（或她）最好和从未患过水痘或者未接种过疫苗的孩子保持距离。

白　喉

白喉是一种严重的细菌传染病，通常是在去医疗卫生条件差的国家旅行时被传染上的。在美国很少发生这种疾病，因为孩子们都对此免疫。

白喉的症状通常为嗓子痛、呼吸困难、心跳加速、颈部淋巴结肿大、扁桃体和嗓子上附有一层灰色薄膜。

治疗白喉的方法包括恢复正常呼吸以及服用抗生素。如果不及时治疗，白喉细菌可能对肾脏、心脏以及神经系统造成致命的危害。

B型流感嗜血杆菌

婴儿很容易感染B型流感嗜血杆菌（Hib）。这种细菌可以导致耳部感染、脑膜炎、关节炎以及其他严重的感染病。

儿童在2个月、4个月、6个月以及12个月大的时候，应该接种Hib疫苗。经过准确验证，这种疫苗对每位接种者都可以产生保护效果。

肝　炎

肝炎就是肝脏的炎症。它可以导致人体出现皮肤和眼球发黄（黄疸）、身体虚弱、倦怠、发热、食欲减退、恶心、呕吐，以及其他一些症状。如果你怀疑自己的孩子患了肝炎，请联系医生。

儿童所患的甲肝是由病毒引起的。这种病毒通过污水或受污染的食物传播，也可能通过直接接触感染人群而感染。此外，婴儿照料者在给孩子换尿布后不洗手也容易传播甲肝。感染甲肝的孩子一般不会显现出任何症状，最多只是有几天感到疲倦。对于那些出现症状的孩子，甲肝病毒几乎只是暂时的,通常不会出现慢性肝病。

如果孩子需要外出,所去的地方传染病出现概率较大的话，建议家长给孩子注射甲肝疫苗，但是这种疫苗不需要给所有儿童进行常规注射。

乙肝可以影响新生儿。如果母亲感染上乙肝，在分娩时会把病毒传给孩子。与甲肝一样，乙肝一般也不会显现症状，或者只有一些暂时性反应。但是,与甲肝不同的是，乙肝病毒会引起慢性肝病、肝硬化、肝衰竭或者肝癌。鉴于这个原因,每个孩子都应该接种乙肝疫苗。在出生后的第一年，孩子应该接受3次注射。

如果你的孩子感染上任何一种肝炎，在给孩子服用对乙酰氨基酚（一种代替阿司匹林的解热镇痛药)之前，应向医生咨询相关事宜。大剂量使用对乙酰氨基酚会造成肝损伤。如果肝炎已经对肝部造成伤害，小剂量服用对乙酰氨基酚(或其他药物)也对身体有害。

流行性感冒

流行性感冒(流感)是一种病毒感染，与普通感冒症状相似,只有咽喉、鼻腔出现症状，但是这种感冒比普通感冒造成的影响要严重,会引起肺部和身体其他器官的疾病。儿童,尤其是那些年纪较小和有健康问题的儿童，会因流感导致严重后果。

多数情况下，通过注射疫苗可以预防流感。即使6个月大的婴儿注射这种疫苗也很安全。在2004年,这种疫苗向所有6~24个月大的健康儿童,以及因为流感可能引发并发症的儿童推荐注射。流感引起的并发症一般包括肺病(哮喘，囊肿性纤维化)、心脏病、贫血、感染HIV和糖尿病。

流感疫苗每年都需要注射。孩子最好在10~12个月内尽早注射疫苗，这样可以最大限度地保护孩子安全度过冬季流感高发季节。对于5岁及以上的健康儿童，不可以注射的方式接种疫苗，而是将疫苗喷洒在鼻腔里。这种疫苗内含有少量活跃病毒，因此免疫系统有问题的孩子不能接种这种疫苗。

麻　疹

麻疹是一种由病毒引起的高度传染性疾病。与病毒接触10天内，你的孩子就会生病,开始咳嗽、发热(有时发高热)、红眼、流鼻涕。在发疹之前，有的孩子口腔内会长灰色的小斑点。

接下来4天之内,开始出现淡淡的粉色疹子。一般先是在脸部出现，然后扩散到躯干上,最后长满整个身体。几天后,疹子开始消退。

麻疹出现的前几天,孩子具有传染性，直到红疹和热度消退，才不会传染给他人。对于有些孩子来说,继发感染如耳部感染、咽喉疼痛或肺炎（通常由细菌引起)，与麻疹一起出现。这种情况下,请及时寻求治疗。

几乎所有美国儿童在12~15个月大的时候都接种过麻疹疫苗，在进入幼儿园之后再次接种这种疫苗。未接种该疫苗，并且接触受感染人群的孩子应该去医院接受检查。如果孩子接触病毒未满6天,医生通常会建议孩子注射免疫球蛋白，它有抗体，可以抵抗麻疹病毒。或者，孩子在接触病毒的72小时内,也可以接种疫苗。

除了让你的孩子感到舒适,没有其他的治疗方法。尽管如此，孩子还是应该去看医生，这样他们可以确定你的孩子是否感染上麻疹。如果是，医生还会让你观察孩子是否有患上肺炎的迹象。

让你的孩子与未感染麻疹的人保持距离，让孩子多休息、多喝流质。亮光可能会损害患有麻疹孩子的眼睛，所以调低家里的光线或者让孩子戴上墨镜。询问医生对乙酰氨基酚的适当剂量,以达到退热的效果。

腮腺炎

腮腺炎是一种传染病,其传染病毒会引起脸颊至下颌处的唾液腺肿胀、疼痛。大多数孩子在12~15个月大的时候就接种过腮腺炎疫苗,在进入幼儿园的时候会再接种一次。

腮腺炎会持续2~3周的时间,其症状包括:耳前侧以及靠近下颌位置的腺体肿胀,疼痛导致咀嚼困难,感到恶心、发热。伴随这些症状的还可能有耳部疼痛以及吞咽困难等问题。有些孩子还可能感觉到关节肿胀。有时,睾丸也会肿胀疼痛,甚至在极少数情况下(如果腮腺炎出现在孩子青春期以后),睾丸炎症会导致不育。脑膜炎则在个别情况下,也会成为腮腺炎的并发症。

这种传染病的治疗方法就是多休息、多喝流质,并按照医生建议的剂量服用对乙酰氨基酚(非阿司匹林)给孩子降温,缓解疼痛。

百日咳

百日咳是一种由细菌引起的传染病,它导致儿童呼吸道黏液增多,引起炎症,造成呼吸困难。儿童在剧烈咳嗽时,常伴随“呜呜”一样的吸气声。它可能会造成永久性脑损伤和肺损伤,甚至造成死亡。鉴于这个原因,孩子需要接种百日咳疫苗(在出生两个月后接种一次,然后在6岁以后再接种4次)。

一般来说,百日咳最初的症状与感冒类似,如流鼻涕、咳嗽等,症状加重时会出现剧烈咳嗽,并在吸气时出现“嘀嘀”的声音。

由于呼吸道尚未发育完全,1岁以下儿童很容易感染这种疾病;缺氧会导致他们面部发青,咳嗽会影响他们睡眠。如果你的孩子(处于婴儿期或者幼儿期)呼吸出现困难,嘴唇或者指甲发青,你需要立即寻求紧急医疗救治。

年龄稍大点的孩子若是感染了百日咳,在咳嗽后还可能出现呕吐现象。咳嗽会持续3~10周。医生通常使用抗生素治疗百日咳。如果孩子病情严重,为了防止出现缺氧和脱水现象,医生还可能给孩子输氧以及进行静脉注射。

不要给孩子服用任何止咳药物,孩子需要咳出堵塞呼吸道的黏液。

肺炎球菌

肺炎球菌,又名肺炎链球菌,是一种病原性细菌,多发于儿童间,可以引起肺部感染(肺炎)、血液感染(菌血症)、脑脊髓膜感染(脑膜炎)。肺炎球菌也是耳部细菌感染(中耳炎)和鼻窦炎的常见病因。

PCV7(肺炎球菌结合疫苗)是一种帮助婴幼儿对抗肺炎球菌的疫苗,于2000年许可销售。在这种疫苗问世之前,美国每年约有200名5岁以下儿童死于肺炎球菌,成千上万的儿童会因为这种疾病而遭受永久性损伤。一般推荐2岁以下儿童注射4个剂量的肺炎球菌结合疫苗,2~5岁肺炎球菌感染并发其他疾病的高危儿童,也同样需要注射4个剂量的疫苗。这些疾病包括镰刀形红细胞疾病、脾脏受损(或无脾脏)、免疫系统失调(如感染HIV病毒/艾滋病、糖尿病、癌症等)。

小儿麻痹症

小儿麻痹症是一种大脑和脊髓的病毒感染。在疫苗问世之前,儿童是这种疾病的主要受害者。疫苗的上市,让美国和大多数的发达国家几乎消除了这种疾病。

风　疹

风疹,又名德国麻疹,是一种由病毒引起的传染病。风疹发病的病程短,症状轻。孩子发病后,容易被误认为患上感冒。它会引起耳后及颈根处淋巴结的肿大,有时还会引起发热。

风疹有2~3周的潜伏期。

潜伏期后孩子身上开始出现小疹子，主要出现在躯干部位。孩子需要定期接种疫苗。

孕妇或者准备怀孕的妇女需要确保接种过风疹疫苗，因为这种病毒可以导致胎儿的先天性缺陷。

破伤风

破伤风是一种造成脑损伤和神经系统损伤的细菌感染。孩子在接种白喉疫苗和百日咳疫苗时也需要接种破伤风疫苗。

两岁以下儿童的健康与发展

生长与发育

在出生后的前两年，健康的孩子在生理、情感和智力(认知)方面以惊人的速度发展。出生4~6个月后，他们的体重比出生时的体重增加1倍，1岁时体重比出生时增加两倍。

每次医生来访都会测量孩子头围的增长情况，并时时追踪他(或她)的发育情况。

成长里程碑表中列出了孩子6个月到2岁的主要发育阶段。每个孩子都有自己的特殊性，所以如果你的孩子在特定年龄并没有达到相应的里程碑标记，你也不用担心。比如，孩子开始走路的平均年龄为一岁或13个月，但是正常的范围却是9~17个月。同样，孩子开始走路的时间较晚也并不意味着孩子的健康状况出了问题。但是，语言技能与未来学业存在某些关系。从孩子出生开始，你可以经常和他(或她)说话或者给他(或她)讲故事。

原本应该健康成长的婴儿，体重和身高却停止增长，这种现象称为“发育不良”，需要引起你的足够重视。2岁以下儿童出现的发育不良通常表现为以下几个方面。

- 医生多次测量后，孩子的体重仍然低于第三或者第五百分位（除非孩子出生时体重很轻，或者父母双方个子都很小）。
- 体重和身高较上次测量产生了突变。
- 体重减轻，身长缩短；在一段时间内，身高、体重不变；或者身高、体重增长速度比其他儿童缓慢得多。

含接乳头

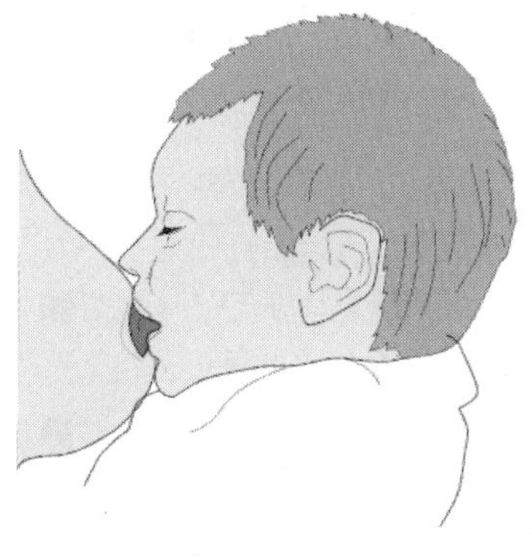

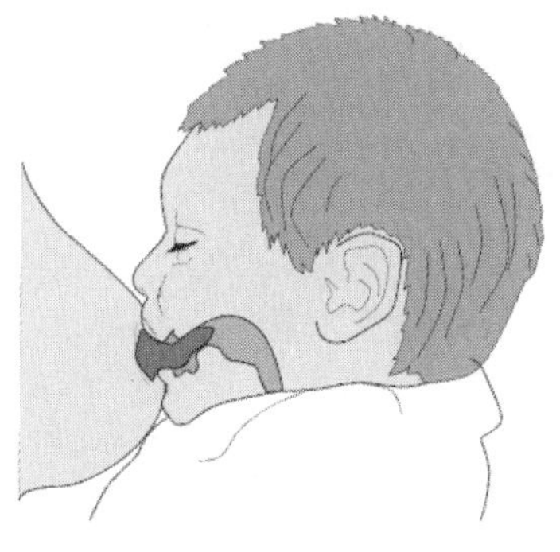

在哺乳时，母亲需要托起婴儿，让其颈部和头部与身体的其他部位保持在一条直线上，与乳房平行(见左图)。以正确的含接乳头姿势(见右图)，婴儿才可以含住足够多的乳晕(乳头周围的深色部位)。

成长里程碑表

表中列举了婴儿在6个月至2岁的主要发育阶段。每个孩子情况不一样,所以如果孩子在特定阶段没有实现某种转变,你也不需要担心。如果你对孩子的成长过程有任何疑问,请咨询医生。

	6个月	12个月	18个月	24个月
良好的行动技能	■ 伸手 ■ 抓握 ■ 传递物品	■ 双手灵活 ■ 一手抓住两件物品 ■ 用食指和拇指抓住小件物品 ■ 用手指抓食	■ 将物品当作工具使用 ■ 使用勺子 ■ 用杯子喝水 ■ 脱鞋袜 ■ 用积木建塔	■ 用魔方建塔 ■ 过肩投球 ■ 使用叉子和勺子
所有运动技能	■ 控制头部 ■ 双手向上推 ■ 翻滚 ■ 被支撑着坐起来或者身体前倾着坐起来	■ 快速爬行 ■ 独立迈出第一步 ■ 围着家具转	■ 行走 ■ 僵硬地慢跑 ■ 弯腰以及站立 ■ 爬楼梯或者爬到家具上	■ 下蹲 ■ 踢球 ■ 跳跃 ■ 脱衣服 ■ 试图自己穿衣 ■ 扶着栏杆上下楼
语言技能	■ 牙牙学语 ■ 可以说些词,包括在12个月大时发出类似于“爸爸”“妈妈”的声音	■ 说出第一个词 ■ 将词语和意思相连	■ 说出类似句子的话 ■ 知道10~25个词	■ 会说50多个词 ■ 两个词两个词地说话
认知能力发展	■ 笑 ■ 表现各种情绪 ■ 辨识发音方向 ■ 表现对父母的依恋 ■ 用眼睛观察、追踪物体	■ 了解物体可以待在远处 ■ 听从指令,如“请到厨房去” ■ 独自玩耍 ■ 面对陌生人会害怕 ■ 与父母分离会害怕	■ 指向身体各部位 ■ 在父母关注和指令下,指向物体	■ 将物体分类 ■ 把实物和图画联系起来 ■ 显现出形状认知困难的表情 ■ 听从复合的指令,如“请到厨房去拿个杯子”

母乳喂养

母乳喂养是喂养婴儿的最佳方式，有哺乳条件的母亲最好至少哺乳1年。如果母亲正在服用药物，最好咨询医生是否可以母乳喂养。很多药物会通过母乳传至婴儿,并对婴儿造成影响。

母乳喂养有很多好处。母乳中包含孩子需要的许多营养成分，给孩子提供预防疾病的自然免疫抗体。有些研究表明，母乳喂养大大减少了孩子出生1年内肺炎和胃肠炎的发病概率。

与人工喂养相比，母乳喂养花费较小、方便,甚至还可以帮助母亲产后减肥。最重要的是，在哺乳时的亲密身体接触加强了母亲与孩子之间的联系。

正确的哺乳姿势

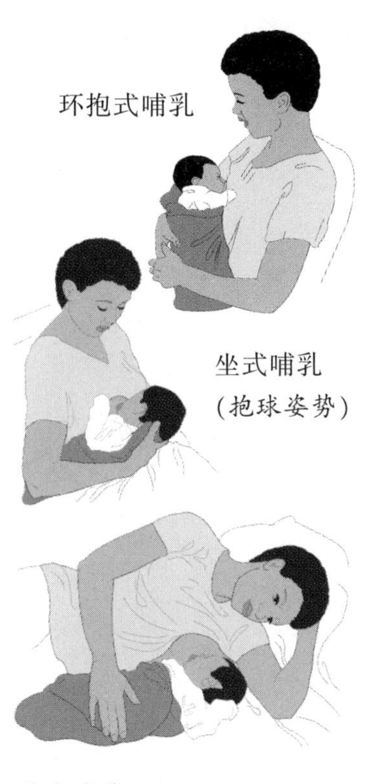

将孩子的头放置在你的肘弯处，身体放在你的前臂上，用另外一只手托住孩子的臀部。孩子应该侧卧在你的怀中,头部、颈部和身体要保持在一条直线上，孩子的头部一定要正对你的乳房。

坐直,身边放一个枕头,膝盖处再放一个枕头。把孩子仰面放在你的怀中，孩子的膝盖微微弯曲。用一只手从后托住孩子的颈部，用另一只手向上托起乳房给孩子哺乳。

在你的头部下面放两个枕头,身后放一个枕头,前腿处放一个枕头，在孩子身后再放一个枕头。手肘弯曲,环抱住孩子。让孩子侧躺,与你的身体保持平行状态。

足月的婴儿出生后就有进食的欲望。婴儿出生1小时以内就能够吮吸乳汁,这时你需要把孩子的小嘴放在自己的乳头上。但是,并不是所有的母亲都能顺利地哺乳。可以询问家庭成员、妇产科护士、通乳师、医生或朋友的意见,许多母亲都从中受益匪浅。

在第一次哺乳时，许多母亲感到不适,这些不适感是由正常的乳头刺激、需要调换哺乳姿势、感染或其他潜在的严重问题而引起的。不要放弃哺乳,向专家寻求帮助。

在孩子出生2~5天后,母亲开始稳定溢出乳汁。实际上，母亲喂养孩子的次数越多,越能顺畅地溢出乳汁。尽可能地让孩子的口腔覆盖全部的乳晕（乳头旁暗色区域),这样可以最大限度地刺激乳汁的释放。

用每个乳房哺乳10~15分钟。如果这一次先从右边开始哺乳,下一次也从右边开始。

定时给孩子哺乳，让孩子习惯你的哺乳频率。在最初的3~4周,给婴儿全部用母乳喂养。不要用奶瓶喂婴儿乳汁。除非孩子有强烈的吮吸反应,否则不要给孩子奶嘴。

孩子知道自己需要多少的乳汁,如果需要进食,他们会通过哭闹发出信号。有的孩子喜欢多食，每两个小时就要进食；还有的孩子需要诱哄进食，否则他们会很快转移注意力或者入睡。

想要给熟睡的婴儿哺乳,你需要把他(或她)的嘴放在自己的乳头上,然后轻轻地拍拍孩子的脸颊。换尿布可能会让孩子清醒。如果你的孩子在进食后仍然哭闹或者体重停止增长,请咨询医生。

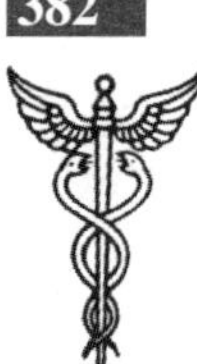

儿童成长触点模型:布雷索登医生的建议

每个人都可以从孩子成长的信息中受益。儿童成长触点是指孩子出生后的3年时间。在这段时间内,孩子急速成长,可能对家庭体系造成巨大影响。触点就像一张儿童成长地图,可以辨识,可以预测。

从母亲的妊娠期开始,前3年内特定的触点都已经有所标注。这些触点是以护理为主题,如介绍喂养方法或者护理的注意事项,而不是在表述传统的儿童成长重大事件的计划进度。孩子成长触点的协商可以被看作是家庭体系成功的源泉。关注触点和解决触点的策略能够帮助减少负面影响,否则这些负面影响可能会引起孩子在睡觉、进食或者生理排泄方面的问题。

接下来将会总结儿童成长触点的相关信息并且简单地论述如何帮助儿童解决触点中产生的问题。关注这些已预知的信息可以帮助你把焦虑感降至最低,帮助你抓住机会促进孩子的成长。跟随你的直觉,你可以做得很好。

年龄	触点	你需要做的事情
3周	**进食:** 你的孩子在饥饿时会号啕大哭,频率通常为2~3小时,但是有时频率更高。	孩子哭闹时注意给他(或她)喂食。当然,饥饿不是孩子哭闹的唯一原因,尤其在出生3~12周内,孩子经常在半夜号啕大哭。
	认知: 孩子可以辨识你的脸,根据你的声音作出反应。	经常和你的孩子说说话,给他(或她)唱唱歌。
	动作: 孩子可能会吮吸拇指,这是一种涉及胳膊、手、吮吸技术的复杂动作。	不要让孩子吮吸手指,这是孩子自我安慰的一种方式。
6~8周	**进食与睡眠:** 多数婴儿每3~4小时就要进食,然后睡觉。	做出适合自己作息的喂食计划。让孩子自己哭闹5~10分钟,然后给他(或她)喂食。
	认知: 婴儿在半夜有一段"烦躁时间",啼哭不停。	通过了解孩子的烦躁时间,估算出白天让孩子保持清醒的程度。

续 表

年龄	触点	你需要做的事情
4个月	**喂食：** 如果婴儿突然每两个小时需要进食一次，你可以考虑开始给孩子喂一些固体食物。	你需要耐心。吞咽固体食物是需要花些时间学习的重要过程。
	睡眠： 婴儿的大脑这时在生理上已经足够成熟，可以在晚上休息6~12小时。	关注孩子的入睡方式，提倡睡眠技巧。
	认知和行动： 孩子想要尝试新的技巧，如伸手摸东西或者翻身，但是可能无法实现，这时会表现出挫败情绪。	不要总是去帮助孩子。沮丧是一种有效的学习工具。
7个月	**进食：** 很多婴儿在进食的时候练习自己的动手技巧。	盛两或三小勺松软的食物给你的孩子。即使孩子把食物弄得一片狼藉，也要让他(或她)自己进食。
	认知： 你的孩子将学会玩耍的关键技巧，以及永久辨识人或物的关键技巧。	和孩子进行躲猫猫或者镜子游戏。如果孩子总是一次一次地扔掉东西，去探究原因和结果，你需要对此保持耐心。
	动作： 孩子的动作会利索很多，这让他们更有兴趣探索周围环境；任何一种物体都可能成为他们潜在的玩具，也可能会被他们放到嘴里品尝。	仔细检查家中情况，要确保周围环境对婴儿不会构成威胁，给孩子提供一个安全的探索环境。
9个月	**进食：** 由于孩子开始显现独立性，他们的进食时间无法预测；多数情况下，他们可能会拒绝你的喂食，喜欢自己进食。	在你喂孩子的时候，让你的孩子拿着勺子或者杯子。
	睡眠： 孩子在本该睡觉的时间，可能会练习站立或者做其他活动，从而晚上保持清醒。他们愿意练习做这些活动，而不是睡觉。	在孩子哭闹时，不要抱起孩子。让孩子学习睡眠技巧。

续 表

年龄	触点	你需要做的事情
1岁	**进食：** 孩子显现的抗拒性和独立性容易导致对进食的抗拒。	每次给孩子一点小点心，让孩子学会自己进食。
	交流： 孩子会使用自己熟知的所有技能交流，比如说话、控制物体的技能或者肢体语言。	仔细倾听孩子每次尝试说出的话语，重复他说的单词。鼓励孩子说话，但是不要强迫孩子说话。
	认知： 孩子开始了解陌生人、朋友和家人的区别，了解自己有能力离开并返回，这时孩子开始出现害怕与家人分离的情绪。	额外花些时间和孩子待在一起；在你离开的时候，告诉你的孩子你要离开，并且让他(或她)知道你还会回来。
	动作： 孩子已经或者将要学会走路。一方面孩子努力学习离开你的帮助独立行走的能力，另一方面他(或她)对这种能力又存在恐惧心理。	给你的孩子创造独立探索的环境。
15个月	**进食：** 孩子现在想要自己选择食物，这是孩子在这个阶段最重要的进食表现。	给孩子不同种类的食物，每次让孩子自己一小口一小口地进食。

溢乳后，母亲需要定时用吸乳器吸出乳汁放在瓶子里，再存放到冰箱中以待下次使用。乳汁在常温下可以保持几小时的新鲜度，在冰箱里可以存放48小时，冰冻起来可以存放6个月。吸乳器种类很多，只是在价格、特色和使用的方便程度上有所差异。这项工具使你能够回归工作，也方便你出外办事，且不会影响你的孩子继续享受母乳带来的好处；此外，它能让他人分享喂养孩子的乐趣。

无法哺乳或者选择不哺乳的母亲，也可以选择人工喂养的方式，这种方法也有优点。尽管人工喂养孩子无法给孩子带来免疫需要的抗体，但是它能给孩子提供全面的营养。相比母乳喂养孩子，人工喂养让母亲轻松一些(母乳喂养比较耗费体力)。当然，同样，这种方式也能让别人享受喂养孩子的乐趣。人工喂养之前，请仔细阅读奶粉、浓缩物或喂养配方的用法说明。

续 表

年龄	触点	你需要做的事情
15个月	**交流：** 孩子会试着模仿你的话，如果不能成功模仿,孩子会感到沮丧,但是这种方法有助于孩子快速学习语言。	不要强迫孩子说话。这种方式只会抑制孩子学习说话的进度。
	认知： 玩耍就是在学习。多数孩子能发现两件覆盖物下的物品。你的孩子还会认识到某些先后动作之间存在一定联系，如前门发出钥匙的响声,这意味着爸爸或妈妈回家了。	和孩子玩些有节奏的游戏,然后打破节奏看看你的孩子是不是因为这种突然打破的节奏而愉悦。
18个月	**进食：** 多数孩子已经开始用勺子和叉子吃饭了，这样可以帮助锻炼他们学习新的技巧。	做好准备，孩子可能会吃得一片狼藉。
	认知： 还在蹒跚学步的孩子这时开始从别的孩子身上学习技巧了。	让你的孩子和一到两个其他的孩子一起玩。
	动作： 你的孩子可能会尝试爬到危险的高度或者在你一不留神的时候就从你身边跑开。	在婴儿床下面垫些东西,以防孩子从床上掉下来摔伤自己。孩子喜欢到处跑,好奇地探索,这时你要密切注意孩子的一举一动。

哈佛医学院儿童医院

在出生后的4~6个月内，你的孩子不需要补充额外的食物。在最初的几个月中,孩子一次可以接纳113.4~126.7克的配方奶,4个月以后孩子的需求量会增加到一次约170克或者更多。这样你的孩子每天的需求量将会增至907克。不过，这些只是平均数额。孩子的体型和成长速度不同，对配方奶的需求量也会有所差别。

给孩子断奶

如果你准备给孩子断奶，那么在每天数次的哺乳中，选择一次给孩子喂挤出的母乳或者配方奶。在孩子1岁以后，可以给孩子喂一整杯的牛奶。让其他家庭成员，而不是母亲给孩子喂第一瓶奶；孩子将吮吸乳汁和母亲联系在了一起，所以他们可能更倾向于让别人以这种新的方式喂养自己。

慢慢增加每天用瓶装奶给孩子喂食的次数,逐步地替

3种帮助孩子打嗝的方法

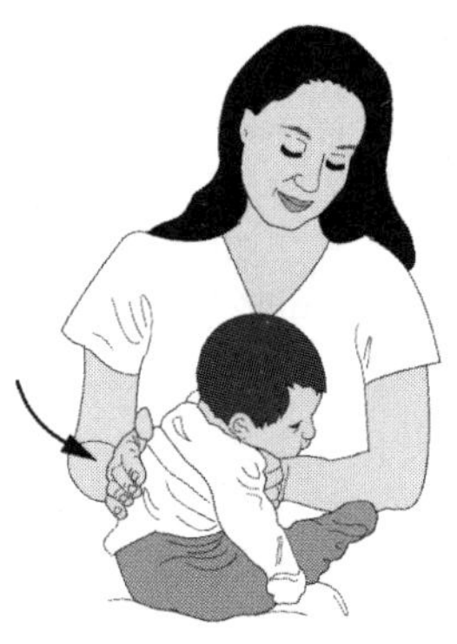

将孩子扶坐起来，让其微微俯身。扶住孩子的颈部和背部，然后轻轻拍打或者抚摸孩子的背部。

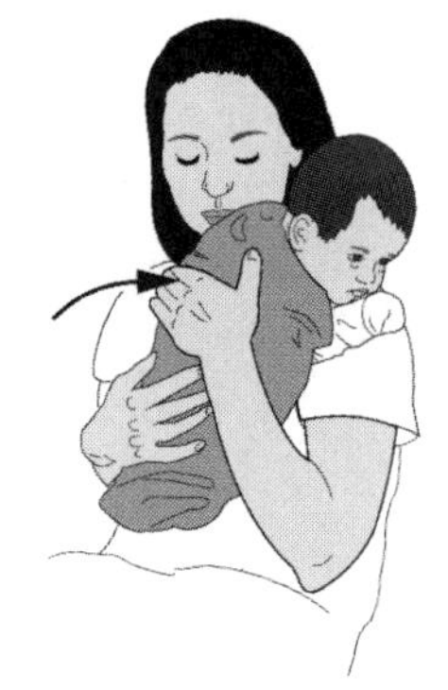

把孩子高举在你的肩头，让他(或她)的胸部靠在你的肩上，头部微微下垂。轻轻拍打或者抚摸孩子的背部。

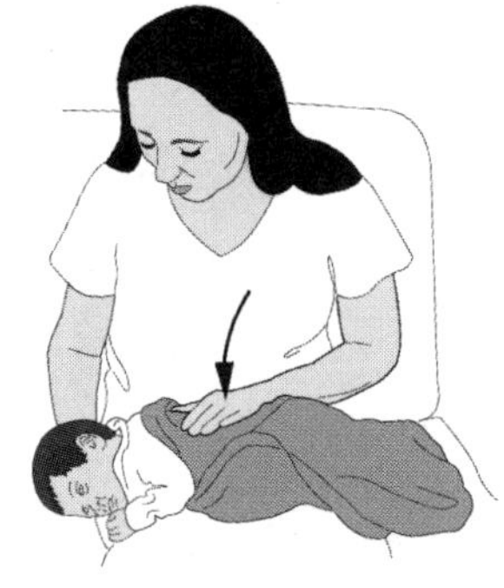

将孩子面朝下放在你的膝上或者某个平面上。将孩子的头转向一边(**要确保头部有支撑**)，然后用你的手掌轻轻拍打或者抚摸孩子的背部。

锻炼婴儿的颈部力量

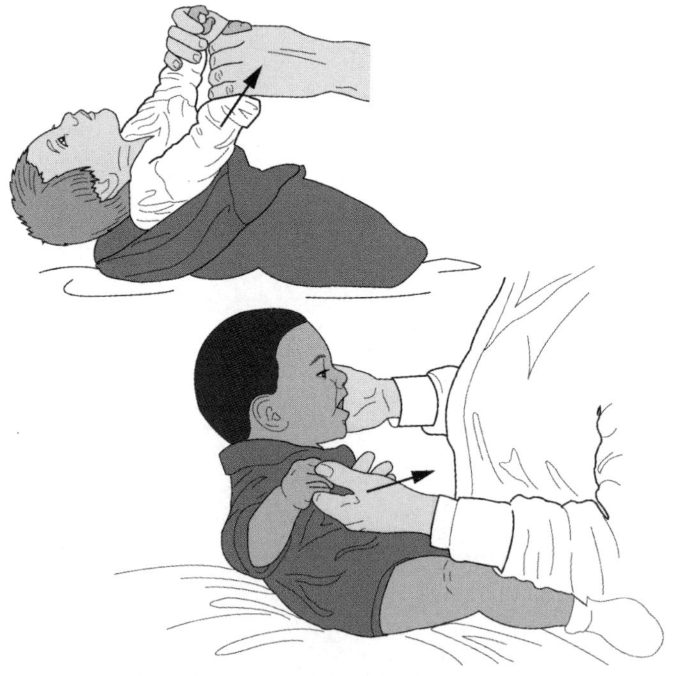

新生儿的颈部还没有完全发育好，颈部肌肉力量无法支撑头部，所以孩子的头部总是需要有支撑。在婴儿出生后的前几个月，拉起孩子的双手，轻轻地把孩子向上拉起，孩子的头部会无力地向后仰(或者向前垂)。在出生4个月，婴儿肌肉力量发展很快，能够支撑头部(或臀部)。

代母乳喂养。在实行断奶的第三天，将瓶装奶使用次数提高到一天2次，到第五天时增加到3次。没有医疗原因要求孩子必须尽快断奶。如果你愿意的话，可以延长断奶的时间，慢慢地让孩子断奶。

打嗝、吐奶以及呕吐

婴儿在吮吸吞咽乳汁时连带吸入腹中一些空气，这些空气抢占了食物在婴儿体内的必要空间，导致身体不适。想要排出空气，婴儿应该在吸乳的过程中或者结束后打嗝。

想让孩子打嗝，首先让孩子的胸部靠在你的肩膀上或者将孩子面朝下放在你的大腿上，然后稳稳地拍打他(或她)的背部。在你的肩上或者腿上放置一块尿布，防止孩子吐奶。

很多3个月以下的婴儿

如何给婴儿洗澡

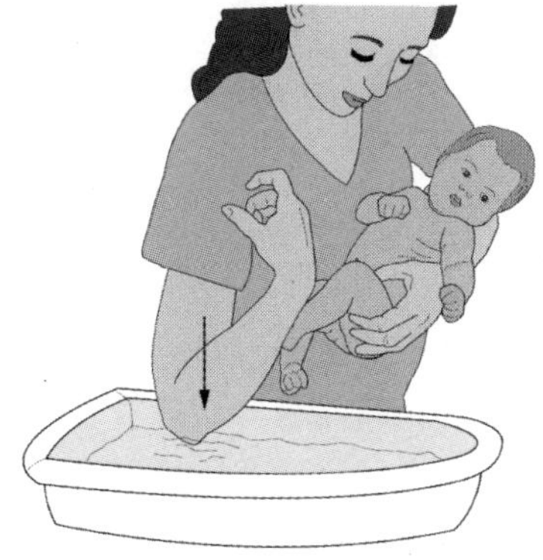

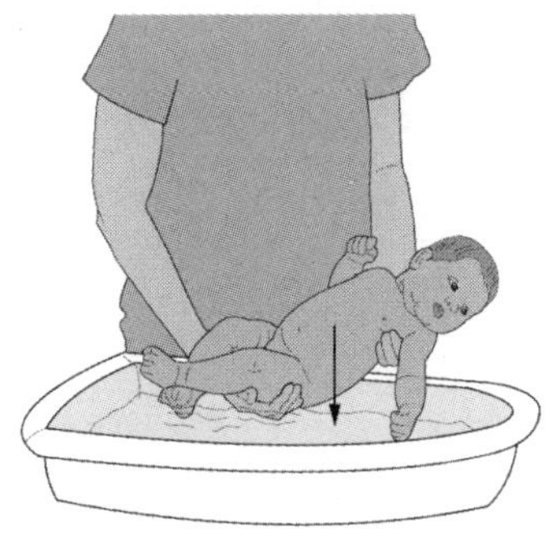

确保室内温暖、无风。在浴盆中放入约5厘米深的温水（用你的手腕或手肘测试一下水温）。用一只手支撑孩子的头部。用另一只手托住孩子大腿，从双脚开始，再到孩子其他身体部位，慢慢地、轻轻地一点一点把孩子放入水中。用手或一块干净的毛巾，将温水泼向孩子赤裸的全身，让孩子暖和一些。给孩子洗头发的时候，选用无泪配方的洗发水，挤出豆粒大小，涂到孩子头发上，揉搓起泡，再用一杯或两杯水冲洗干净。

在吸乳后会出现吐奶现象，有些孩子甚至在每次吸乳后都会吐奶。这些呕吐物通常都是些乳白色的物质，有的还混合些黏液或者凝结物。

孩子出生6个月后学会坐立时，吐奶现象逐渐停止。在此之前，每次在喂乳前安抚自己的孩子可以减少孩子吐奶的次数。如果是人工喂养孩子，喂乳时你可以把奶瓶倒置，这样你的孩子就不会吸进太多的空气。采用这种方法后，如果孩子仍然总是吐奶或者因为吐奶导致身体不适，这时请咨询医生。

呕吐与吐奶不同。如果孩子的呕吐物呈现褐色或者绿色，有血丝，或者孩子强烈地喷出呕吐物（这种情况称为喷射性呕吐），请立刻联系医生。

这些症状可能由喂养过度、阻塞、感染或者对牛乳蛋白敏感等情况导致。

开始固体食物的喂养

没有明确的规定表明何时应该给孩子喂固体食物，但是通常孩子在4个月之前并不适合吃固体食物。最初的时候，可以喂米糊，这种固体食物很少引起过敏反应。根据用法说明，将谷物和母乳或者配方奶混在一起制成糊状。扶起孩子坐在你的腿上或者婴儿座椅里，防止喂食时发生窒息。

开始的时候，每次按照1/4勺的剂量给孩子喂食。做好准备，孩子可能在前几勺喂食中，出现抗拒反应。别着急，慢慢来。给孩子喂食的主要目的是为了供给孩子营养，但是练习孩子的动作，建立亲子关系以及让孩子学习早期社会技能也是喂食行为的重要目的。有一点可以肯定，进食时孩子会弄得身上都是一团糟。要培养孩子适应不同质地的食物。每5~7天就增加一种新的食物，开始时放些苹果酱、梨、香蕉（碾碎并调制成顺滑的稠度），以及其他一些不会引起过敏的食物，全母乳喂养的婴儿，在最初的几个月里，不要给孩子吃蛋白或者其他乳制品。在每次添加新的成分后，察看孩子有没有过敏或者敏感反应，如发疹（甚至是突然出现尿布疹）、腹泻、肠气或其他胃肠紊乱的迹象。部分母乳喂养的婴儿，每餐按照孩子的进度和食量给孩子喂食，额外再给孩子一点母乳或配方奶，保证营养充足。

如果你的孩子能够不用别人帮助自己坐起来，他（或她）就能开始自己喂食了。给孩子准备一些柔软的食物，如烧熟的豆子、土豆以及饼干（饼干需要掰成小块，防止引起窒息）。孩子每天至少能吃三餐，每餐应该进食约113克，这是一小罐婴儿食品的分量。

尽管食物、配方奶或者母乳中含有大量的水分，在

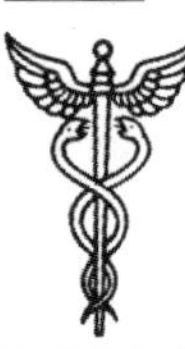

教会孩子睡觉的若干技巧:来自法伯医生的建议

如果你的孩子身体健康、成长正常,并且出生已满5个月(**以预产期为准**),那么他(**或她**)应该具有整晚9小时以上持续睡眠的能力,在此期间,无需家长对其喂食、摇晃或其他的人为介入。

如果你总是反复在夜间给孩子哺乳、摇晃孩子或者安抚孩子的情绪,那么你满足的不是孩子的实际需求而是孩子的期望。无论你怎么哄,你的孩子总是不愿睡觉,那么问题可能在于孩子待在床上时间太长,超出了他(**或她**)需要的时间。例如,你把孩子放在床上11小时,可是孩子也许只需要9小时的睡眠。

婴儿在夜间每1~3小时就会醒一次,这是正常的睡眠循环(**成人在睡觉过程中也会短暂醒来几次**)。

在孩子入睡后摇晃、轻抚孩子或者给孩子喂乳,并不表示每次在孩子苏醒后都要重复这样的动作,如果一旦你不这么做,孩子就开始哭闹,那么你就需要考虑如何在没有人为介入的情况下帮助孩子学习入睡。

问问自己,孩子睡着时是怎样的状态(**以及孩子清醒时的状态**);通过了解这些状态,让孩子学会在睡觉时间自己入睡或者在夜间醒后再次入睡的方法。

学习过程一般需要2~3天。你需要慢慢减少夜间喂乳的次数(**比如,在一周内,将夜间两次喂乳的间隔时间提高到30分钟及以上**)。

在让孩子学会自己入睡的过程中,孩子感受不到父母一贯施予的身体亲密接触信号,于是在最初的一段时间内总是会大声哭闹。这时,你没有必要作出妥协。下列方法的设计就是为了教会家长如何帮助孩子适应这个阶段。这个过程需要循序渐进。家长需要逐渐增加介入的间隔时间。

每天晚上在孩子清醒的时候把孩子放到床上。让孩子自己啼哭一段时间。然后过去安抚孩子一两分钟,这时除了给孩子哺乳以外,不要和孩子有过多的身体接触,如摇晃、轻抚或者给孩子奶嘴。喂乳的间隔时间需要不断延长(**在开始这个计划一周后,喂乳的次数应该有所减少**)。

和孩子的交流应限制在和他轻柔的谈话以及短暂的接触上。每天晚上,减少看望孩子的次数,直到孩子不需要你的帮助也可以迅速入睡(**以及醒后再次入睡**)为止。根据自己的情感承受能力,你可以自行调整安抚孩子的次数,只要确保安抚的间隔时间越来越长即可。

第一天　在安抚孩子之前,先等5分钟,然后10分钟,接着15分钟。(**如果你觉得5分钟太长,你可以从3分钟开始,或者1分钟,然后以此为基数延长每次等待的时间。**)

第二天　等待10分钟,然后15分钟,然后20分钟。

第三天　等待15分钟,然后20分钟,然后25分钟。

第四天　如果必要,等待20分钟,然后25分钟,然后30分钟。

第五天　如果必要,等待25分钟,然后30分钟,然后35分钟。

第六天　如果必要,等待30分钟,然后35分钟,然后40分钟。

第七天　如果必要,等待35分钟,然后40分钟,然后45分钟。

如果睡眠问题的产生与此相关,多数孩子在第三天结束时睡眠状态会有所改进,一周时达到良好。

如果问题没有解决,那么可能有其他因素被你忽略掉。这时请咨询儿科医生。

理查德·A. 法伯(医学博士)
哈佛医学院儿童医院

少数情况下，尤其是在天气热的时候，孩子还是需要补充水分。除了常规哺乳，每天最多给孩子补水两次。

牛乳或豆制品的不耐受

未满6个月的婴儿中，只有7%的婴儿会对牛奶过敏，豆制品过敏现象更少见。不耐受的症状有腹痛、腹泻、呕吐、大便出血或者出现黏液、体重停止增长等。医生可能会向你推荐低敏感进食配方。

婴儿的健康睡眠习惯

睡眠——孩子的睡眠情况以及你自己的睡眠状况——可能是刚做父母的你最关心的问题之一。睡眠障碍，尤其是夜间多次被吵醒，会造成父母的紧张与疲倦感。接下来将介绍一些可能发生的事情以及解决这些常见问题的方法。

新生儿一天要睡16个小时，间歇醒来几次。但是很快婴儿清醒的时间会越来越长，睡觉次数和时间都会越来越短。在最初的几周内，急腹痛、胃酸反流以及其他一些状况可能会导致孩子的睡眠出现问题。如果你发现孩子有不舒服的症状，请咨询医生。

到了3个月时，你的孩子的睡眠状况大致如下：

■ 一天全部睡眠时间为13个小时；

■ 几乎全在晚上睡觉；

■ 在晚上不间断的睡眠时间有5~6个小时；

■ 晚上苏醒的次数最多2次。

孩子出生3个月后，你应该让孩子养成规律的作息，以保证更持久的睡眠。孩子何时能够晚上不闹夜或者可以一觉睡到天亮，这个问题因人而异。有的婴儿在3~4个月的时候就可以睡到天亮；但是对于大多数的孩子来说，这种情况一般发生在4~6个月的时候。

如果在孩子4~6个月的时候，睡眠时间仍然比预期的时间少，那么，一方面可能是由于你的期望值过高；另一方面可能因为你的孩子需要的睡眠时间比一般孩子要少。如果孩子晚上闹夜达到4次，你会觉得孩子好像晚上完全没有睡觉（即使孩子全部睡眠时间达到正常数值），这其实是因为你自己没有得到足够的休息。或者，可能是有些因素干扰了孩子的入睡能力、睡眠维持能力或者再次入睡的能力。通常由于缺乏适当的睡眠计划，孩子在6个月到1岁之间很容易发生这些问题。

婴儿的理想睡眠环境要相对黑暗、安静、凉爽适宜。到了3个月的时候，孩子的睡眠周期应该已经具有规律性。

养成不慌不忙的睡前放松习惯对孩子很有好处。但是，想要孩子拥有适当睡眠，并且在其睡眠时间上能有所控制的话，这些睡前习惯需要

婴儿睡姿

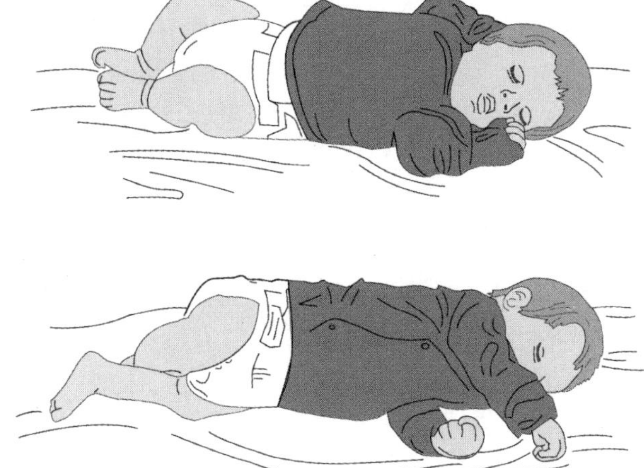

建议1岁以下的孩子采用下列两种睡姿，即仰卧或者侧卧，以防发生婴儿猝死综合征。

相对简单些(5~10分钟即可)。

一天中最后一次哺乳、安静的玩耍、唱歌以及拥抱都是合理的就寝活动。孩子稍微长大一些的时候，可以给孩子讲讲故事，这对他们入睡很有帮助。像特殊的毯子、毛绒玩具等安全物品对孩子的入睡也非常重要（但是,在孩子1岁以前不要使用这些物品，因为它们可能造成孩子窒息)。

你最好在孩子醒着的时候把他(或她)放到床上。孩子睡着之后,不要再抱到其他地方。保持固定的入睡时间,然后在某一天,你会发现孩子到了这个固定时间就可以自然入睡。如果你的孩子总是需要1个小时才能入睡，就寝时间就在1个小时以后。

在最初的几个月内,孩子不易熟睡,一点声音都会把他吵醒(这种情况在孩子长大一些后会改善很多)，而且醒后不易重新入睡。父母会发现有些技巧可以很快帮助孩子入睡,如摇晃孩子、给孩子哺乳或者给孩子奶嘴。

但是，一旦你这么做了,孩子每次在晚上醒来时都会需要你重复这些做法。鉴于这种情况,你应该培养孩子自主入睡的能力,而不要人为干预。

婴儿和幼儿都需要一定的睡眠。一旦得到满足,他们通常都不愿多睡。在一天中,他们也只会在某些特定的时间睡觉。因此,如果孩子晚上在床上待的时间比需要睡眠的时间长,或者晚上并无困意(由于被过早地放在床上,起床太晚或者小睡过多),孩子会一直保持清醒。如果你改变孩子的作息习惯,情况会开始好转。

疾病、不必要的进食以及焦虑感都会影响睡眠。由于生病而无法入睡的孩子总是哭闹，简单的人为干预无法产生效果。

出生4~5个月后,多数健康成长的足月婴儿不再需要夜间继续进食。倘若继续这样做,他们会慢慢了解、适应并期待这种哺乳模式。在晚上慢慢减少给孩子喂乳的次数,乃至彻底终止,将有助于保证孩子的夜间睡眠时间。如果孩子在1岁之前表现出分离焦虑感,那么你不用担心,这通常不是问题，但是如果1岁之后孩子仍然存在这种情绪,可以咨询一下儿科医生。

婴儿的睡眠安全

遵循下列方针可以确保你孩子的睡眠安全：

■ 让孩子仰躺或者侧卧,减少发生婴儿猝死综合征的概率。

■ 婴儿床每个板条间的距离不要超过6厘米。

■ 如果在床垫边缘和床边之间的缝隙内可以插入两根手指，你需要换一个大一点的床垫(或者小一点的床)。

■ 不要把孩子放在水床、豆袋椅(以小球粒填充的椅子)或者枕头上,请使用硬床垫。

厨房安全

■ 绝对不要把孩子一个人留在厨房。

■ 将锅柄向内转,转到孩子够不到的地方。

■ 手持滚烫的食物和水时，绝对不要去抱孩子。

■ 将盛装热水的罐子或者尖锐的物体放到孩子接触不到的地方。

噩梦及觉醒障碍

噩梦是一种内容令人恐惧的梦，通常发生在年龄稍大一点的婴儿身上。孩子在与父母长期分离，产生压力或生病时特别容易做噩梦。孩子会完全醒着（通常在后半夜)、啼哭,如果和孩子说话他们会做出反应，这时如果安抚下孩子，他们很快就会安静下来。关注孩子并及时给予安抚，孩子会很快再次入睡。所有孩子都会有几次做噩梦的经历。

发生在幼儿身上的觉醒障碍与年长些的孩子经历的夜惊症相似,只是程度上没有那么强烈。觉醒障碍是指在无

保护孩子的生活环境:来自伍尔夫医生的建议

孩子有时候极易受到环境污染的伤害,比如食品中的农药残留物,靠近或建在有毒废物垃圾场上的操场,学校天花板瓷砖上暴露出来的石棉,水的铅污染和砷污染,空气中弥漫的二手烟,户外空气污染以及住宅内释放的氡气。

孩子接触环境中有毒物质的方式和成人不同,因为孩子比成人呼吸速度要快,呼吸空气的范围更接近地面,也更容易接触并吸入户外灰尘(比如,通过孩子经常做出的从手到嘴的动作),他们与成人吃的食物也不一样,也会和成人用不同的方式代谢这些特定的有毒物质。

你应该和儿科医生谈一谈,确定下你的孩子是不是有可能接触任何一种上述污染。如果有,应该给孩子做些测试,以便确定孩子是不是已经遭受到污染的侵害。如果答案是肯定的,那么家长和儿科医生应该商量下这种污染现在有没有或者将来会不会给孩子带来健康上的危害。

家长还应该从儿科医生那里了解如何处理当前与毒素有关的健康问题,以及如何尽可能让孩子在未来避免接触有毒环境。

艾伦·D. 伍尔夫(医学博士)
哈佛医学院儿童医院

梦的深层睡眠中达到半醒的状态(通常发生在入睡1~4个小时内)。出现这种症状时,孩子表现出不安、迷糊的情绪,不易安抚。如果你去安抚孩子,有可能遭到孩子的排斥。

孩子可能表现出迷惑的情绪,但是实际上并没有经历什么让他们害怕的事情。一旦孩子完全清醒,这种状态就结束了。

孩子对发生过的事情完全没有印象。孩子出现觉醒障碍时不要过多干涉,只要让他(或她)安定下来继续入睡即可。

强行干预(如抱起孩子或唤醒孩子)只会延长这种状况持续的时间。

儿童安全

随着年龄的增长,孩子的独立性也不断增强。这既给你带来快乐,同时也意味着可能发生更多的意外。很多情况下,孩子受伤是由于父母忽视了自己孩子的能力。每年,每4个孩子中就有一个孩子会不同程度受伤,需要医疗救助。每个月约有450名14岁以下儿童死于意外伤害,但是假如提前关注的话,其中很多惨剧可能不会发生。所以,请遵守以下的安全措施:

适用所有儿童的一般安全守则

- ■ 将紧急求助电话号码(如警局电话、火警电话以及急救电话等)贴在家人或者保姆容易看到的地方。
- ■ 学会给孩子做心肺复苏术(CPR)。
- ■ 绝对不要摇晃或者击打孩子。
- ■ 把热水器中的恒温器调至48℃,以防发生烫伤。

出生至6个月

防止车祸

- ■ 一定要给孩子使用儿童专用汽车安全座椅。
- ■ 将安全座椅放在车后座的中间(一定不能放在车前座上)。
- ■ 在安全座椅的腰带和肩带上安装一个滑动插销板,用定扣器把座椅牢牢定住。

防止摔伤

- ■ 不要把孩子一个人留在床、椅子或换装桌上。

防止烧伤

- ■ 抱孩子的时候千万不要手持热水。
- ■ 给孩子穿防火材料制成的睡衣。

发生紧急情况的时候

■ 请拨打“120”紧急救助电话。把紧急救助电话贴在显眼的位置上,比如你家冰箱门上。

■ 首先根据正确的处理方法来照顾受伤的孩子。

防止窒息或者闷死

■ 不要给孩子喂生蔬菜、生苹果、爆米花,或者滑溜溜、圆圆的食物,如豌豆、热狗或者葡萄等。

■ 不要在孩子能够到的范围内放置橡胶气球或者小件物品,以防导致孩子窒息。

■ 学会治疗窒息的急救知识。

6个月到1周岁

除了上述内容以外,你还需要做到:

防止玩具给孩子带来伤害

■ 确保玩具没有小零件或者可以拆卸的部分。

■ 给孩子的玩具不要带有长于30厘米的绳子。

■ 不要让孩子玩橡胶气球。

防止摔伤

■ 不要使用有尖锐棱角的家具,或者用软布将拐角处包起来。

■ 不要使用婴儿学步车。

■ 在阶梯上端和下端都安装楼梯门。

■ 安装防盗窗(屏风效果不大),尤其是对于那些住在一楼以上的人。

预防烧伤

■ 在你烧饭的时候,把孩子放在距离地面较高的椅子或者床上。

■ 在散热器械外面添加一层防护措施。

■ 将锅柄转向炉子的后方,烧饭时尽量使用后炉眼。

■ 将所有的物品,尤其是滚烫的液体,放置在距离边缘约25厘米以外的地方。

防止中毒

■ 将所有药物(包括钱包或箱子里的药)和清洁剂都锁在较高的柜子里。

■ 在抽屉和橱柜上安装保险锁。

■ 手边存放一些吐根糖浆,以便催吐(但是前提是得到专业医生的同意)。

溺水

■ 不要让孩子在无人照看的情况下,一个人跑到有水的地方;哪怕在不足5厘米深的水中,婴儿都有可能发生溺水。

■ 在你家泳池四周安装1.2米高的防护栏。

■ 在使用完毕后,清空所有死水,如桶里的水或者儿童泳池里的水。

1~2岁

除了上述所提及的内容,你还需要做到:

预防车祸

■ 体重在18~27千克,身高低于1.4米的孩子,或者8岁以下的孩子在乘坐汽车时,应该坐在后座的儿童汽车座椅上。即使是个子较高的孩子或者年纪稍大的孩子,每次坐车时也需要正确使用安全带。也就是说肩带应该贴在胸膛(不是颈部或者喉咙)紧紧地系起来,膝带系的位置比较低,需要穿过大腿(不是胃部)系起来。系好之后,孩子坐在后座上,双膝弯曲与腿成90°,双脚自然垂落。

预防摔伤

■ 不要让孩子爬到椅子上。爬上椅子后,孩子能够轻易地够到桌子、窗户以及其他

另类疗法:解决长牙疼痛

顺势疗法(如可以混合使用颠茄和洋甘菊)比较适用,对处理像长牙这种轻微、自限的生理状况相对安全。不过,这些疗法的有效性还尚未经过科学研究的证实。在使用这些疗法之前,请和医生协商一下。

乳牙(婴儿牙)出现和脱落的时间表

此表表明了孩子的乳牙出现和脱落的时间,不过每个孩子由于个体差别,在出牙和脱牙的时间上有所不同。在5~12岁,孩子乳牙尚未完全脱落,恒牙又开始出现。6岁臼齿是牙齿发育的里程碑。在孩子6岁时,恒牙开始出现,长在最后的乳臼齿(第二乳磨牙)后面。

上排牙齿	长出	脱落
中切牙	8~12个月	7~8岁
侧切牙	9~13个月	7~9岁
第一磨牙	13~19个月	10~11岁
尖牙	16~23个月	10~12岁
第二磨牙	25~33个月	10~11岁

下排牙齿	长出	脱落
中切牙	6~10个月	6~7岁
侧切牙	10~16个月	7~8岁
第一磨牙	14~18个月	10~11岁
尖牙	16~23个月	9~11岁
第二磨牙	23~31个月	10~12岁

位置较高的地方。

牙齿发育

人类一生中会产生两副完整的牙列。第一副是乳牙列;第二副也就是最终的一副,是恒齿列。

乳牙(婴儿牙)共有20颗,孩子一般在2岁左右长全所有乳牙。乳前牙(门牙和犬牙)比恒齿中的前牙要短小,乳后牙(臼齿)却比后来长成的恒齿中前臼齿的个头要大。

乳牙不仅在功能上有着重要的作用,同样还为后来的恒齿扮演着“占位符”的角色。如果孩子由于受创或者蛀牙引起乳牙早失,那么牙医需要为孩子制作牙具并安放在孩子牙齿缺失的部位。乳切牙间保持一定的距离可以确保恒齿发育时门牙长在正确的位置上。

出牙

出牙是指牙齿从牙龈中生长出来的过程,这个过程会产生疼痛。其症状通常为流口水,有时还会在下颌和脸颊处出现干燥现象。

出牙的时候,你的孩子会想要咬东西。孩子咀嚼冰冷的玩具或者冷冻的百吉饼,会让孩子的牙龈麻木,缓解因出牙造成的发痒感。

由于出牙时会产生疼痛,睡眠也会受到干扰,因而孩子在白天很容易哭闹。

关于出牙会不会引起发热的问题备受争议。许多家长反映孩子在出牙时会出现低热情况。这可能是由于口腔病毒感染造成的。如果孩子持续出现发热现象,应做医学检查。

不要给孩子的牙龈上涂抹任何麻药。咨询医生,在病

乳牙的出现

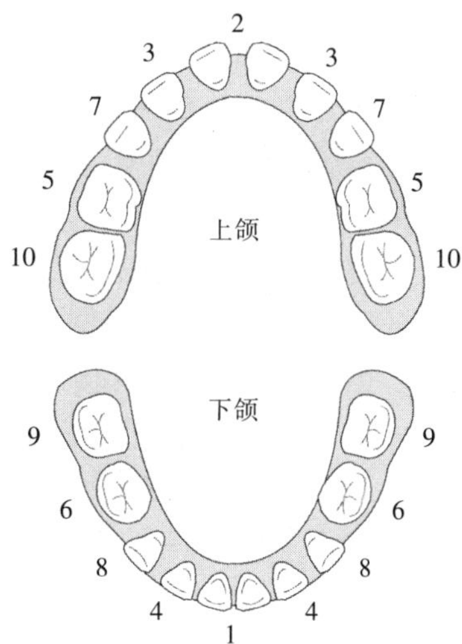

图中牙齿旁标注的数字表明牙齿出现的顺序。第一颗牙通常出现在婴儿出生后的第一年。

情严重时期该如何正确使用对乙酰氨基酚(一种退热药)。

龋齿的产生和预防

龋齿是婴儿常见的牙齿健康问题，是由口腔细菌引起的。这种细菌有时在孩子1~3岁进入他们的口腔里。如果孩子的母亲有很多龋齿，那么孩子出现龋齿的概率可能就更高。

有的牙科诊所能给孩子做口腔黏膜的细菌培养，来确定孩子未来得龋齿的可能性。如果可能性很高，那么你就必须确保孩子每天都能定时刷牙，这一点很重要。

在孩子长第一颗牙的时候就应该开始预防龋齿。为了预防奶瓶内的奶液导致龋齿，不要让孩子在睡觉时含着奶瓶。

在孩子长牙之前，牙菌斑甚至已经附着在牙龈上了。想要清除它，你需要用一块干净的软布或者纱布在孩子进食后擦拭孩子的牙龈。当牙齿长出来以后，用柔软的儿童专用牙刷给孩子刷牙，在孩子1岁之后，可以给孩子少量的牙膏刷牙（豌豆大小的量）。

公共供水中所含的氟化物也帮助减少龋齿，但是氟化物的含量过多则会让牙齿污浊。如果当地公共饮用水中不含氟化物，或者你喝的是过滤水或瓶装水，请咨询医生是不是需要添加氟化物，需要多少含量。

在极个别情况下，会出现所谓的软质牙，这种牙容易引起龋齿。但是，通常龋齿都是由下列原因引起的，如出现引起牙齿腐烂的细菌，经常吃甜食，或者牙齿有深槽，吃饭时食物残留在槽里。

恒 齿

A 门齿在孩子6~9岁时出现

B 犬齿在孩子9~12岁时出现

C 前磨牙在孩子10~12岁时出现

D 第一磨牙在孩子6~7岁时出现

E 第二磨牙在孩子11~13岁出现

F 第三磨牙在孩子17岁或以后出现

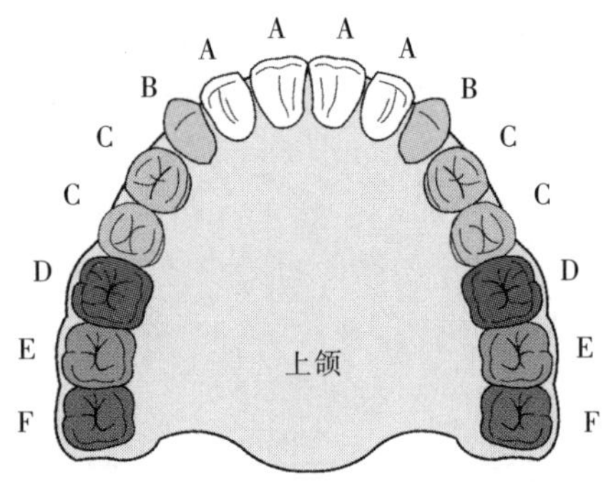

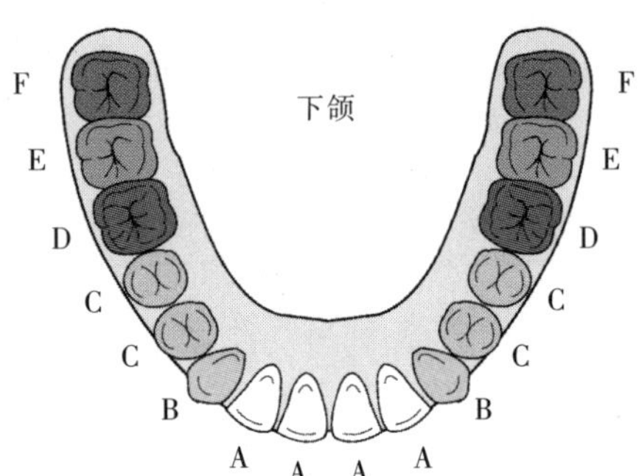

孩子从6岁或7岁开始长第一颗恒齿，一直持续到17岁(如图所示)，恒齿总共为32颗。

口腔保健

尽管乳牙只是暂时的，但是乳牙保健却非常重要。乳牙为恒牙扮演着“占位符”的重要作用，龋齿或者受伤引起的乳牙缺失会导致恒牙长成时过分拥挤。

保持口腔卫生很重要。睡前花半个小时刷牙，用牙线清理牙垢。

每天给孩子刷牙，尤其在睡前，直到孩子有能力自己刷牙为止（时间上大体与孩子能够自己系鞋带相当）。使

牙齿发育异常

婴儿的牙齿由于遗传因素或者身体健康等因素会出现发育异常现象。

用能接触所有牙齿表面的软毛刷来清除顽固的牙菌斑。

刷牙和漱口这种动作本身比使用牙膏更能有效地清除残留的食物和细菌。刷牙时只需要使用豌豆大小的牙膏即可；过量使用氟化物会导致恒齿表面釉质的缺失，又称氟中毒。

孩子长到4岁左右时，后牙基本长成。这时每天可以用牙线清洁一次牙齿，最好是在睡前清洁。在孩子8岁前，你需要帮助孩子用牙线清洁牙齿，8岁后，孩子可以掌握到清洁技巧，能够独立完成清洁任务。

在睡前清洁完牙齿后(用牙刷和牙线)，除了喝水，孩子就不能再吃其他东西了。

第一次牙齿检查

孩子一般在3岁之前就应该去医院检查牙齿，这时孩子的乳牙已经完全长出来，孩子也完全能够明白做好口腔保健的意义是什么。

儿童牙医专攻儿童牙齿的护理，因此更了解怎么消除孩子看牙时的恐惧和焦虑。

在带孩子看牙医之前，首先和孩子解释一下看牙时要做什么。告诉孩子，牙医会和他（或她）说说牙齿的事情，然后让他（或她）张开嘴巴，检查牙龈和牙齿。

和孩子解释一下牙齿X线片是什么——它就是给牙齿拍照片，在拍片之前，助理医师会把一片像纸板一样的东西放到嘴巴里。

避免和孩子提及会引起孩子恐慌的词，如“疼痛”“不痛”“受伤”“针”。儿童牙医能够很好地和孩子交流，以孩子可以理解的方式帮助他们了解检查过程。孩子们对这个过程了解得越充分，他们越会有安全感。可以适当地给牙齿加些氟化物溶液，以防发生龋齿。如果公共供水中没有提供氟化物，那么需要按照规定量使用氟化物。

牙齿发育

在一定时期，孩子既有乳牙又有恒齿。恒齿共有32颗，这些牙齿将陪伴人们终生。

继续监督孩子刷牙，让你的孩子在长出恒齿后，定期去医院检查牙齿，这样一旦发生任何问题都可以尽快地被检测出来，及早治疗。还可以在孩子的牙齿上涂抹液体塑胶预防龋齿。随着孩子不断成长，氟化物依然是保护孩子牙齿十分重要的物质。

孩子在进行体育运动时应该戴上护口器防止运动中受伤；每次运动时，孩子都应该戴上护口器。

儿童健康体检：新生儿至两岁儿童

在孩子出生的前两年中，儿科医生需要给孩子做常规检查，这一点非常重要。健康的婴儿一般需要进行11次身体健康检查：出生时、出生2~4天、1个月、2个月、4个月、6个月、9个月、12个月、15个月、18个月以及2岁时。根据孩子的需求，你可以自行调整计划。

医生会给孩子接种疫苗并且给孩子做全面的健康检查，包括鉴定孩子的生理反射情况。这种反射反映出神经系统和肌肉的健康状况。医生还会检查孩子的眼睛和耳朵的情况，用听诊器听孩子的肺部和心脏情况。心脏杂音通常在孩子出生2天内就会被检测出来，尽管心脏杂音一般不是严重疾病，但是医生还是会要求再给孩子做一次检查。

医生还会检查孩子的生殖器。如果是男孩子，生殖检查主要是查看睾丸是否下降到阴囊里。如果是女孩子，则主要检查不规则阴道出血、排泄情况（早期新生儿有些时候阴道出血和排泄属于正常现象）以及其他异常情况。检查孩子的臀部看是否出现畸形状况。

医生会记录每一次孩子个头增长情况，进行听力和视力筛选，检查孩子的呼吸情况、心率、肌肉、关节活动以及皮肤状况。对于6~12个月的孩子，医生要求抽血以

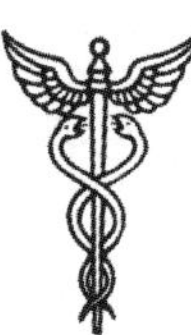

铅中毒：来自莎伦医生的建议

铅中毒——一种导致人体畸形发育的重要因素——在逐年减少。人体血液中铅的含量与25年前相比降低了80%。这种巨大的成功主要归功于公共卫生措施的提高，如从汽油或者涂料中摒弃了铅的使用。尽管如此，孩子仍然容易受到铅的毒害。

环境中的铅：在孩子处于婴儿期时，铅就有可能通过以下几种方式进入到人体内：孩子吞食脱落的含铅涂料（这种涂料一般出现在1960年之前建造的房屋中），孩子食入住宅周围受到含铅涂料污染的土壤，或者孩子以其他方式食入铅。

症状：铅会破坏脑部的发育。最初暴露在含铅的环境中时，孩子几乎不会显现任何铅中毒症状。在成长过程中，孩子开始显现学习障碍等铅中毒症状。

测试：血铅测试可以测出铅中毒。如果孩子生活在老房子里或者经常在老房子中玩耍，还有若其兄弟姐妹或玩伴中有人被查出铅中毒，建议家长最好坚持让自己的孩子在3岁前定期作血铅测试。

治疗方法：治疗铅中毒有几种有效的方法。轻微铅中毒的孩子可以在家通过服用口服药来治疗。重度铅中毒的孩子需要住院一段时间接受静脉注射治疗。

想要消除铅中毒，除了采取有效的治疗方法，寻找并消除中毒源也是非常重要的措施。医生可以帮你组织专家找出中毒源。

麦克·莎伦（医学博士）
哈佛医学院儿童医院

检测孩子是否贫血或者铅中毒。孩子会不会铅中毒取决于住所处是否遭受铅涂料的污染。此外，医生还会关注孩子的行为变化以及生理发育情况。

带孩子去诊所看医生是一次引起家长关注孩子的契机。家长的关注点包括孩子的睡觉、饮食、运动（如打滚、爬、走）、成长或情感变化（如发脾气）等问题。看医生同时还是探讨家庭成员身体和情感健康的过程。这些问题，如抑郁、抽烟、酗酒、家庭暴力或者父母的医疗救护，对孩子的健康会产生深远的影响。带孩子做健康检查前，把这些问题都写下来可以确保你关心的问题无一遗漏。

儿童护理

对于有工作的父母们来说，给予孩子安全而关爱的照顾是其中一项很大的挑战。有些家长让自己非常信赖的家人来照顾孩子，还有很多家长选择把孩子送到家庭幼儿园（是指照料者在自己家里照看委托人送来的孩子们）。除此之外还有其他一些选择，如家庭看护（照料者在委托人家里照顾孩子）以及日托中心（由一批人经营管理，看护场地通常较大，可以照顾更多的孩子）。

工作时间比较自由的人则倾向于选择像父母合作社这种创新的照顾孩子的方式。在这里，志趣相投的家长们轮流看管、照顾所有孩子。

照料者和孩子的理想比例取决于孩子的年龄。经验告诉我们，对于1岁以下的婴儿，应该采取一对一的方式；而对于1~2岁的孩子，可以采取一个照料者照顾两个孩子的方式。照顾孩子的人应该在儿童护理方面非常有经验，照顾孩子的地方也应该干净、安全。还有一点非常重要——孩子休息、吃饭以及换尿布必须在不同的场所进行。给孩子换尿布前后以及喂食前后，照料者必须洗手，以防止传染病的发生。

在寻找合适的托儿机构时，你最好询问一下该机构是否有营业执照。向照料者询问些专业知识，确保他们接受过急救知识的训练，并且留意一下环境的清洁程度。向他们询问有没有给孩子玩耍、互相交流以及独处的机会。弄清楚你能不能得到允许，在不提前通知的情况下，在任何时间去探访。询问一下，他们怎么照顾生病的孩子。检查样本菜单，以确保膳食的营养性。最后，挑一个空闲的时间，在家花点精力研究一下合同，确保你了解合同的每一项条款。

儿童护理的信息主要来自你的朋友、孩子的医生、介绍人或者职业介绍所等。

在选择孩子的照料者时，你可以列出两张清单，一张写上你最希望照料者具备的品质；另一张写上你想要问的问题。最重要的是，在你招募保姆或者把孩子送去日托中心或者有其他安排时，要相信自己的直觉。做出决定之后，先试行一段时间，再做出长远安排。

身体状况

有些症状没有在此列举，如果想要了解更多的信息请关注下文有关章节。

自闭症

自闭症是一种儿童发育障碍。自闭儿童无法与人正常交流，人际关系缺失，情感表达受损，动作重复、刻板。每1 000个婴儿中就会有一个婴儿患自闭症，患者多为男孩。目前迹象表明自闭症是脑部功能失调所致，而非受到情感或者环境因素影响而产生。

出生时，自闭儿童不会显现任何异常。但是在出生后的30个月内，他们对周围环境的反应越来越迟钝。他们可能不说话，经常表现出强迫症状，故意伤害自己，有多动倾向，出现癫痫，或者在情况发生突变时大发脾气。

自闭儿童生理发育正常。但是，智力能力却差别很大。尽管许多自闭儿童发展迟缓，但是有些儿童在某些方面极富才华。大约20%的自闭儿童最后能够独立生活。

如果你怀疑自己的孩子发育迟缓，请咨询医生，他们会给孩子做测试，并向你推荐专家给出最终诊断。很多自闭儿童的家人也从其他自闭儿童家长那里学习照顾孩子的技巧，并且相互鼓励和支持。

自闭症无法治愈，但是你可以让孩子接受特殊教育，行为疗法或者服用治疗相关疾病（如癫痫、多动症、注意障碍以及攻击行为）的药物，通过这些方式帮助孩子缓解病情。

汽车安全

孩子必须乘坐由国家公路交通安全管理部门批准的儿童安全座椅，此外，还要做到以下几个方面。

■ 绝对不能把孩子放在装有乘员侧安全气囊的汽车前座。

■ 1岁以下，体重不足9千克的婴儿应该被放置在后座的儿童安全座椅（后向安全椅）上。

■ 1岁以上，体重在9~18千克的孩子应该乘坐后座上的儿童安全椅（前向安全椅）。

■ 8岁以下（或者身高1.4米以下），体重在18~27千克的孩子应该乘坐后座上的儿童汽车椅。

胎　记

胎记是出生时显现出来的皮肤表面形状和颜色的异常。还有许多皮肤标记，如雀斑，不是在孩子出生时而是在后来成长过程中显现出来的。

胎记看起来颜色暗沉，面积较大，但是孩子长大之后，胎记可能会变小，颜色变淡，有时甚至完全消失。

牛奶咖啡色色素斑　这些扁平的褐色小点可以出现

在孩子身上的任何地方，颜色也差异很大（从深褐色到浅棕色）。这种色素斑不会随着时间流逝而消退，相反，它随着孩子皮肤的生长而增大。

蒙古斑 皮肤较黑的婴儿更容易在背部或者臀部皮肤上长蓝黑色胎斑。这种无害的斑通常在孩子5岁前消失不见。

血管瘤 分为草莓状血管瘤、葡萄酒色痣、鲑鱼斑。它们都是血管畸形的表现。

■ 草莓状血管瘤，俗称“草莓痣”，是一种凸起的、白中带红的小斑点，这种斑点可以一直长成直径为几厘米的颗粒。第一年长速很快，如果不治疗，在5年之内多数会自动消失。

■ 葡萄酒色痣是一种发生于儿童期并在成年后不会消退的扁平的紫色或暗红色色斑。通常影响不大，除非这种色素斑长在眼睑或者前额上。孩子长大一些时，也许可以通过美容外科手术来解决。

■ 鲑鱼斑，又名毛细血管扩张斑，是一种细小、扁平的粉红色斑点，主要发生于前额的下半部、上眼睑以及后颈处。在1岁前这种斑逐渐消退。

毛细支气管炎

毛细支气管炎是一种引起细支气管（肺部的细小管道）炎症的常见的传染病。通常由呼吸道合胞病毒（RSV）引起，不过其他病毒也会引发细支气管炎。病毒主要在人与人之间传播，还常引起气喘。

这种传染病好发于两岁以下婴幼儿，这时他们的呼吸道发育尚未成熟，因而与年纪大些的孩子或者成人相比，他们的呼吸道更容易发炎、堵塞。

症状

毛细支气管炎最初的症状有些像感冒，持续几天打喷嚏、流鼻涕，还会出现咳嗽。有时候孩子还会食欲减退或者发低热。

两天内，咳嗽加剧，不定时咳嗽，并伴有喘息声。孩子可能会脾气暴躁、呼吸急促，甚至可能喘不过气来。这些症状会导致婴儿进食困难。

病情较轻的话，症状会在3~5天内消失。如果病情较重，孩子的气管受到堵塞，在呼气时会发出呼噜声。

如果孩子呼吸困难，嘴巴周围出现发绀，这种情况就属于危急情况。

治疗方案

如果孩子呼吸困难，请立刻联系医生。他们会给孩子做检查，观察孩子的呼吸情况，听听孩子的肺部。如果孩子的症状不重，让他（或她）喝些流质，防止出现脱水，这样会让孩子舒服一些。

治疗方案取决于病情的严重程度。如果是轻度，孩子只需要好好休息，做些活动量不是很大的运动即可。在孩子晚上入睡前，把床头提高30°或40°的角度，可以帮助孩子呼吸顺畅些。

出现呼吸窘迫（无法顺畅呼吸）的婴儿可以服用些支气管扩张药物帮助气管扩张。服药后每个孩子的治愈情况各不相同。如果情况严重，孩子必须入院接受吸氧和补液，在极个别情况下，还需要呼吸机支持。

唇裂及腭裂

裂是指上唇（唇裂）以及/或者上腭（腭裂）的豁口。唇裂的裂缝垂直，通常造成上唇无法聚合；这种裂缝可能较小也可能会延伸到鼻腔。

同样，腭裂是指从门牙内侧延展到口腔后部的裂缝。唇裂和腭裂可能单独存在，也可能共同出现。

每年，在美国约有5 000名婴儿会受到唇裂和腭裂的影响。其中，25%的孩子是受到遗传因素的影响所致；具有亚洲和美洲土著血统的人则更容易受到影响。

有的腭裂是由于婴儿在胚胎时期受到酒精、药物等毒素的影响或者胚胎发育时缺乏营养(如缺乏叶酸)而产生的。

胎儿的唇裂或者腭裂情况在母亲妊娠期间通过超声波可以检测出来，并在妊娠后期，通过一系列复杂的超音波影像确诊。

如果你在妊娠期间胎儿被诊断为唇裂儿或腭裂儿，请咨询在这个领域经验丰富的医生，寻求分娩时的帮助。

患腭裂的婴儿需要采用特殊的奶嘴进行人工喂养，有些唇裂的孩子可以母乳喂养。孩子的语言发育会延迟，还有可能感染中耳炎。

给孩子安装人工腭可以改善孩子的吮吸能力。3个月大的孩子可以接受唇裂手术，手术成功率很高。

腭裂比唇裂要严重，矫正腭裂需要一系列的外科手术。孩子1岁时可以开始接受治疗，包括言语治疗、口腔保健、牙箍安装以及心理辅导等综合方式。治疗效果通常较好。

唇裂和腭裂

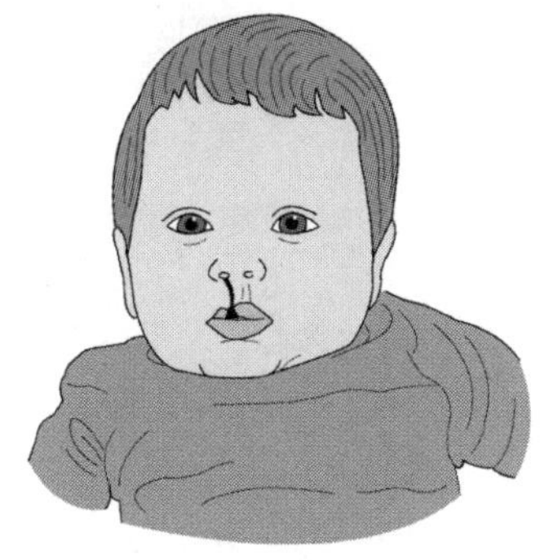

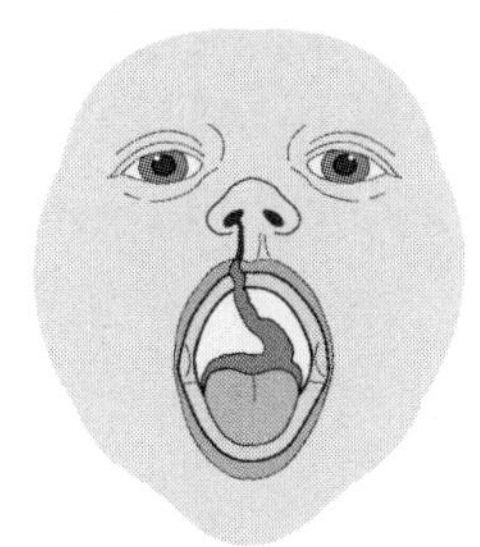

唇裂(左)表现为唇部无法长合。腭裂(右)则表现为上腭无法长实。

畸形足

畸形足是指婴儿在出生时出现的一只脚或者双脚以不正常的角度弯曲的现象。男孩子出现畸形足的比例较大，通常每400个婴儿中有一个婴儿会出现畸形足。

研究者怀疑畸形足是由于胚胎在发育期间受到感染或者受到母体服药影响等一些因素的干扰而产生的。

如果不接受治疗，畸形足会造成患者行动异常，皮肤和皮下组织的严重受损。

畸形足的表现形式很多。跖骨内收畸形是最常见的形式——脚掌前端向内翻转。畸形足还表现为脚部从脚踝处向外向下或向内向下翻转。

对于畸形足不严重的患儿，可以适度进行脚部和踝部练习，帮助脚部恢复正常。畸形足较为严重的情况下，需要进行推拿或者安装假肢，如装上脚部模型或者穿上带有矫形支架的特殊鞋子以帮助脚部更好生长。

患儿还可以接受手术，这种手术可以释放紧绷的韧带，矫正脚部肌腱。术后患儿在数月内需要戴上模型以固定脚部。

痉挛性肠痛

痉挛性肠痛是婴儿在出生数月内由于持续哭闹、身体不适等各种原因引起的。约20%的新生儿都会被诊断出痉挛性肠痛。新生儿通常发病于出生后的2~4周，持续时间约为3个月。

如果你的孩子一般表现得相当快乐，那么痉挛性肠痛无需引起你的关注。痉挛性肠痛产生的原因则无从考究。

症状

痉挛性肠痛患儿的典型特征表现为每天数小时的哭闹，通常从下午晚些时间一直持续到傍晚，哭闹时即使得到安慰也无法停止。在此期间，婴儿总是吞咽空气，这会导致肠痉挛加重以及更多的不适。他们会放屁，不停地把膝盖抬到胸前。

治疗方案

如果孩子总是无法抑制地啼哭数小时——喂乳或者更换尿布也不起作用——那么你需要联系医生以治疗孩子可能出现的严重紊乱。不要拍打或者摇晃孩子，这会引起脑损伤或者失明。

如果医生诊断出你的孩子患了肠痉挛，你应该做到：

■ 抱住你的孩子。研究表明，你抱孩子的时间越长，孩子哭闹的次数越少。

■ 在下午稍晚点的时刻，避免带孩子到喧闹的环境中去（如繁忙的街道、商店或者饭店）。

■ 把孩子用襁褓紧紧地包裹起来，放到一条薄毯子里。

■ 把孩子放到婴儿车里。

■ 做出一些平稳而有韵律的动作，如在抱着孩子时，轻轻地摇摆，慢慢地跳舞或者行走。

■ 如果你给孩子哺乳的话，自己不要食用大蒜、卷心菜、豆子、洋葱，或含咖啡因的食品，或者乳制品。

■ 让孩子跨坐在你的前臂上，肚子朝下，用你的臂弯围住孩子，把他（或她）的头放在比脚稍微高一些的位置，轻轻拍打孩子的背部。或者让孩子肚子向下趴在你的腿上，然后你抚摸或者轻拍孩子的背。

包裹孩子

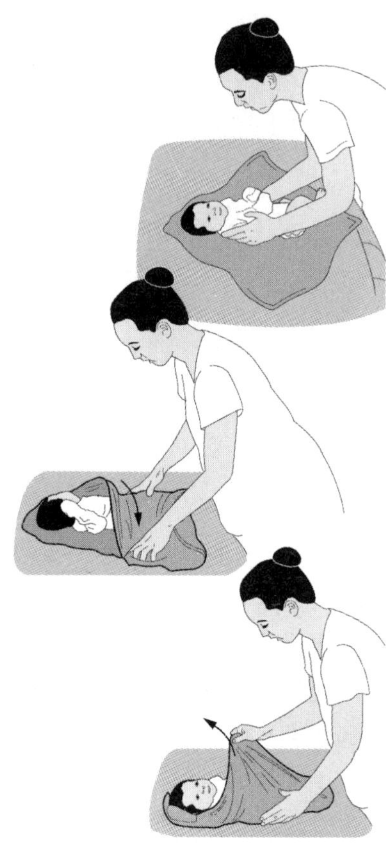

把孩子放在一块四方形的毯子中间，将他（或她）的头放在靠近毯子顶端的位置上。把孩子的双手交叉放在胸前，然后折起毯子一边，盖住孩子的身体，然后将一角塞到孩子的身后。拉起毯子的底边。将毯子的另一角折放到相反方向，盖住孩子的另一只胳膊，裹到孩子的胸前，再把这一角塞到孩子的身后。

■ 尽量给孩子母乳喂养。

■ 在两次哺乳之间，让孩子含着奶嘴。

■ 确保留给自己一点空闲时间。安抚患痉挛性肠痛的孩子让家长感到十分疲倦和辛苦。

便　秘

便秘是指孩子两次排便间隔时间过长，排便出现困难或痛苦。

由于肛门皮肤破裂，导致排便或换尿布时，出现丝丝鲜血。母乳喂养的孩子很少出现便秘（母乳可以软化大便）；人工喂养的孩子或者开始吃固体食物的孩子比较容易出现这种情况。

每个孩子的排便习惯不尽相同。总体来说，如果孩子表现良好、没有疼痛、没有呕吐，排便间隔稍长也不需要担心；另一方面，如果孩子的习惯突然发生很大改变，排便减少，那可能就是因为便秘。

下列因素可能会导致便秘：消化道不成熟或者消化缓慢，食物中缺少纤维素，或者在极少数情况下，身体出现像肠梗阻之类的严重紊乱。

孩子的有些习惯容易造成便秘反复发作。向医生反映便秘情况，以治疗严重的身体功能紊乱。想要让孩子接受安全的家庭疗法的话，请参考解决婴儿便秘的家庭治疗方法。

乳　痂

乳痂表现为鳞状的红色

斑疹。许多新生儿在出生的前几个星期都会出现乳痂。

乳痂实际上是一种脂溢性皮炎——一种由不知名原因引起的皮肤炎症。这种皮炎不会造成身体不适，但是会传染到身体其他含有皮脂腺的部位。通常在几个月内，它就会自动消失。

如果只是轻微症状，你可以自己在家每天给孩子洗一次头，或者用少量的矿物质油或者凡士林给孩子做头部按摩，然后用洗发水洗去或者擦去油和鳞。

对于顽固症状，医生会推荐一种含有硫黄和水杨酸的抗皮脂溢出的洗发水，尽管这些物质具有刺激性。

如果治疗效果不佳，或者红斑扩散到孩子身体的其他部位，医生会给你开处方，如一种类固醇药膏或乳液，每天给孩子涂抹。

哭　闹

所有的孩子都会哭闹。由于无法用语言表达自己的感情和需求，他们通过啼哭表达自己的饥饿、不适、疼痛、烦躁、沮丧、疲倦、孤独、过度刺激、胆怯、愤怒以及疾病等。在刚出生的前几个月，孩子的哭闹就是一种信号，告诉大人自己需要进食、需要睡觉，这种哭闹会帮助你建立一份孩子的日程表。

有些孩子啼哭不是为了要求进食或者表达不适，哭闹过后变得更加机警。这种哭闹有助于孩子发泄精力，回到更平静的状态。

许多家长通过声音的不同学会辨别孩子啼哭的目的。孩子为了进食而哭时，声音通常较为尖锐，有节奏感；而突然感到疼痛而哭时，孩子会先沉寂一会，然后开始号啕大哭。

给孩子喂食，换尿布或者安抚孩子之后，孩子仍然发出尖锐的啼哭声，这可能就是一种剧烈疼痛的迹象或者是接种反应。孩子偶尔发出虚弱的哭声表明孩子可能生了重病。孩子持续发出恼人的哭声可能是由于出牙，如果没有明确原因的话，可能是因为肠痉挛。如果你怀疑孩子哭闹的原因，或者觉得自己无法让孩子安静下来，请联系医生。

髋关节发育不良

髋关节发育不良是对一系列和髋关节相关的畸形现象的总称。髋关节脱位是指骨头从骨盆臼脱位。髋部位置正确但是不稳定也很容易出现脱位。发育异常的髋部通常是指孩子在成长过程中容易造成脱节的浅髋臼。

多数髋关节发育不良情况都是由正常形成的臀部在子宫中移位造成的。很多因素容易造成婴儿的这些问题，比如遗传趋势和臀位分娩（孩子的脚先出来）。头胎如果是女婴的话，她们出现

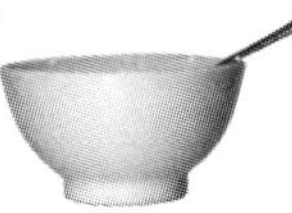

解决婴儿便秘的家庭治疗方法

没有征得医生同意的情况下，绝对不要给孩子使用任何的药物（处方药或者非处方药）治疗便秘。尝试使用一下家庭疗法帮助孩子排便：

■ **对于还没有吃固体食物的孩子**　在食物中增添28~56克的苹果汁或者西梅汁。如果孩子最近从配方奶改喝牛奶的话，给孩子重新使用配方奶。牛奶会导致有些孩子产生便秘。

■ **对于已经开始吃固体食物的孩子**　避免给孩子吃香蕉和白米饭。选择全麦食品，而不是白面包。增加饮食中蔬菜和水果的含量。

■ **对于所有孩子**　增加喝水的次数，加强体育锻炼。如果孩子还没有学会爬，和你的孩子一起玩“自行车”游戏。

给孩子清洗和换尿布

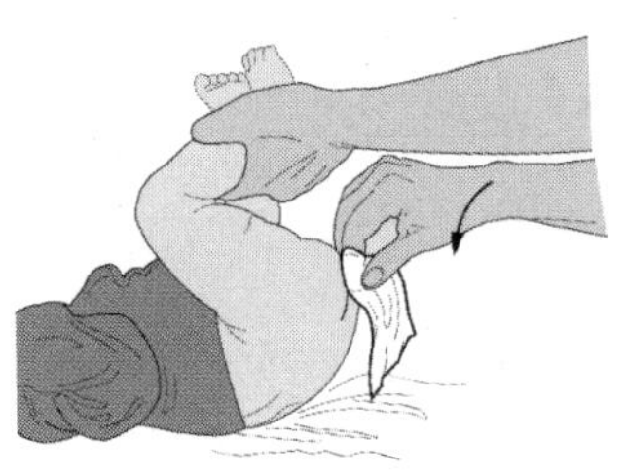

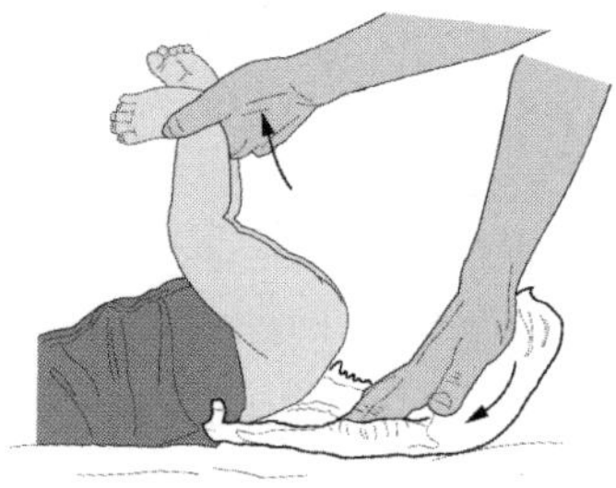

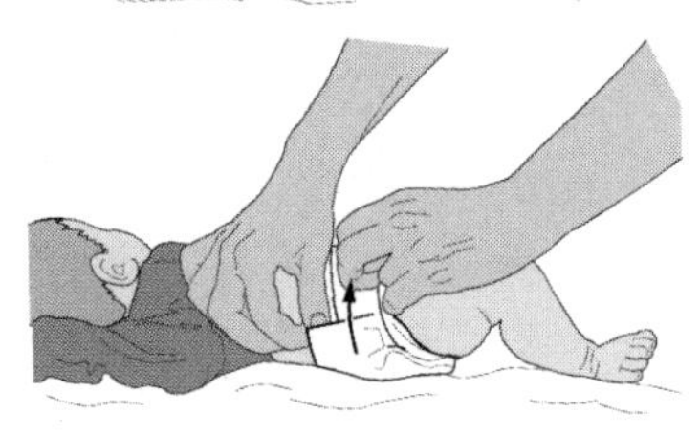

拿走弄脏的尿布。用一只手(见第一幅图)抓住并举高孩子的双脚，给孩子清洗臀部。在给孩子吸干或者吹干尿布包裹的皮肤时，检查一下有没有疹子或者刺激物出现。在孩子的背后放一块干净的尿布（见第二幅图），把尿布的边角和孩子的腰部对齐。将尿布的底端穿过孩子的双腿。把尿布顶端贴在孩子的腹部（如果孩子还留有脐带残端的话，把尿布折叠在脐带下部）。把尿布的一侧叠加在另一侧上，用别针别上或者用胶带粘上（见第三幅图）。另一边重复此动作。

这种状况的概率会比较高，鉴于不知名的原因，她们的左臀更容易受到影响。

这些症状不太明显。一般是在医生给新生儿做身体检查的时候被诊断出来的，但有时也可能在后来的婴儿健康体检中检查出来。

行走时髋关节会发出“咔嗒”的声音。在孩子成长过程中，身体症状以及疼痛会愈发明显。为了确定疾病的严重程度，医生可能会使用超声波检测。

治疗这种疾病通常需要借助支架的帮助。它可以使股骨头端部复位至髋臼处。戴上这种支架一两个月后，效果比较明显。如果治疗不及时，孩子可能需要接受牵引治疗或者戴上帮助骨头复位的模型。

如果其他方案无效，有时也需要采用手术治疗。

尿布疹

尿布疹是一种统称，指被尿布包裹的皮肤上出现的皮疹。它对35%的婴儿造成重复影响。大多数尿布疹是由于尿布和皮肤摩擦，过多接触尿液中潮湿刺激的化学成分，或者在排便时过度接触消化酶所引起的。

如果家长不勤给孩子换尿布，孩子经常排便或者腹泻，孩子穿着过紧的尿布，或者尿布外还穿着扣针短裤的话，孩子容易长尿布疹。

开始食用固体食物的婴儿以及服用抗生素的婴儿同样容易长尿布疹。婴儿如果服用抗生素还容易出现生殖器酵母菌(念珠菌)感染。如果尿布疹不及时治疗，几天之后，这些感染会加重。

症状

尿布疹的症状根据病因和病种的不同而略有差异。受感染部位发红，有时发痒。如果同时出现脂溢性皮炎，则不会发痒。

如果起尿布疹的部位同时出现酵母菌感染，受感染部位(通常在皮肤褶皱上)会发红，可能出现疼痛，还会在周围出现一圈小小的溃疡或者疙瘩。

治疗方案

鉴于尿布疹所处位置，它可以很容易地被诊断出来。想要降低出疹的风险，你需要经常更换孩子的尿布，尤其在孩子排便之后，要尽快给孩子换尿布。

拿一块毛巾或者棉球，在其排便后，用温水给孩子清洗。或者你也可以选择用湿纸巾擦拭的方法。不过有的孩子对湿纸巾中的化学物质起反应。在清洗孩子后，将清洗的部位拍干。

尽可能让尿布包裹的部位接触空气。如果选用传统式布制尿布，用醋加水的方式(1/2杯醋加上1/2杯水)清洗尿布。

如果这些方法都无效，就尝试更换尿布的类型——把布制尿布换成纸尿裤，或者把纸尿裤换成布制尿布。

给孩子涂上一层厚厚的药膏可以阻挡排泄物与皮肤直接接触。如果出现酵母菌感染，需要涂抹医生开出的处方药。如果尿布疹仍然无法治愈，或者病情加重，请联系医生。

尿布:选择传统尿布还是纸尿裤

你可以自由选择尿布的种类。两者都有优点和缺点，列举如下：

传统尿布的优点	纸尿裤的优点
■ 价格适中	■ 更便捷
■ 使用起来更加柔软	■ 吸收性更好(很少渗漏)
■ 不会产生大量垃圾	■ 不容易引起尿布疹（除非长时间不更换）

膈　疝

膈疝是一种先天性的(出生时显现)疾病，指由于膈膜（隔开胸腔和腹腔的肌肉）异位移动导致一部分腹内脏器移入胸腔。如果病情严重会造成心肺移位，引起生命危险。

膈疝并不常见，每3 000名婴儿中有一名婴儿会患膈疝。母体怀孕期间，通过超声波就可以检测出膈疝。患儿的父母最好去大型儿科医院，咨询专业儿童医生。

如果在出生时没有立刻诊断出膈疝，膈疝患儿的症状会表现如下：呼吸困难，由于缺氧导致皮肤发绀，心率过快，呕吐以及便秘。

有少部分患儿由于病情较轻，所以没有任何症状。疑似病例可以通过X线确诊，采取手术治疗。

食管闭锁

食管闭锁是一种罕见的先天性食管畸形。从喉咙到胃之间没有食管连接，食管自行中断，因而患儿无法通过口腔进食。

尽管这种病在一般婴儿中很罕见，但是对于早产儿以及/或者患有其他先天性缺陷的婴儿来说，这种病的发生概率会增加。

在分娩过程中或者刚刚分娩完后能够发现婴儿的食管闭锁现象。给患儿喂奶时，患儿会出现呕吐、窒息、脸部缺氧发绀、咳嗽等现象。

当出现食物无法从口腔通往胃的情况时，食管闭锁可以被诊断出来，并通过X线确诊。这种情况需要手术。麻醉过后，打开胸腔，把食管闭锁的两个端点重新连接起来。手术一般都会成功，但是随后还需要进行一系列的修复手术。

胎儿酒精综合征

胎儿酒精综合征是指由于母体妊娠期间酗酒导致胎儿出现的先天性缺陷。缺陷程度从轻度到重度不等。

患儿通常体型较小，在幼年时期发育较慢。脑部大小异常，发育迟缓，可能出现智力缺陷以及行为问题。

患儿一般面部特征异常，比如眼型异常、牙齿小、珐琅质差，还会出现心脏缺陷以及关节异常或者肢体畸形。

由于酒精会干扰胎儿的正常生长，且目前没有出台任何妊娠期间饮酒的安全指标，所以当你发现自己怀孕后，请和产科医生谈谈你的饮酒问题。

发　热

发热是指身体体温超出正常温度。婴幼儿的直肠温

给孩子量体温

你有几种选择给孩子量体温。你可以给孩子量直肠温度、腋温或者耳部温度(在孩子4岁之前,不建议给孩子量口腔温度)。

量直肠温度是核实发热的最准确方法。量体温之前,将温度计中的水银柱甩到零点,在温度计顶端(红色端点)抹上凡士林。安抚下孩子,让孩子趴伏在床上或者你的腿上。

拨开半边臀部,把润滑的温度计以90°角从肛门向直肠内插入2.5厘米。维持2分钟,然后把肛门拨开。如果孩子反应激烈,立刻拔出温度计。在量直肠温度的时候,电子数字温度计也是一项选择。

如果孩子不足3个月或者孩子非常好动且脾气焦躁,就不太适合选择耳部测温的方法。测量腋温相对不够准确,但是能够让你了解孩子的体温是否上升。

给孩子量直肠温度

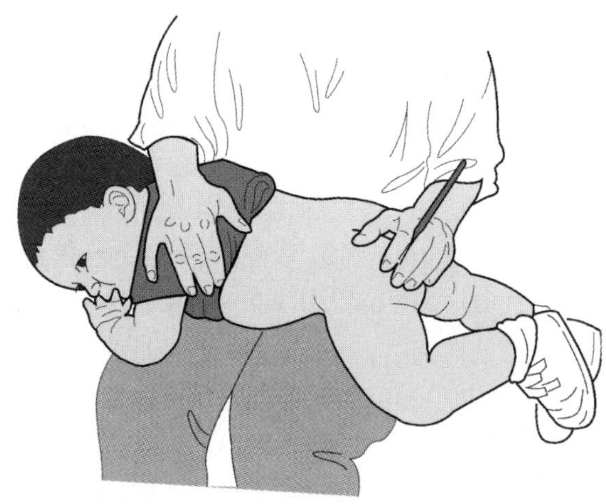

量体温之前,先在温度计顶端涂抹些凡士林。托住孩子的腰背部,防止孩子大幅度扭动,然后把温度计向肛门中插入1.3厘米或者2.5厘米。等待两分钟,然后取出来读数。

度不高于38 ℃,或者口腔温度不高于37.2 ℃,都属于正常范围。如果体温高于这些标准就属于发热。

发热表明人体的免疫系统正在抵抗像流感、重感冒或者耳部感染等之类的传染病毒。在个别情况下,其他原因也会导致发热,如心绞痛。

发热的孩子前额温暖、脸部发红、怕冷、发颤。如果你怀疑孩子发热,最好用温度计测量准确的体温。

医生会推荐退热药,如对乙酰氨基酚或布洛芬。阿司匹林会造成急性脑病综合征,所以未满21岁不能服用阿司匹林。一定要严格遵守医生推荐的药物种类和服用剂量。退热药可以降低孩子的体温,但是不能治疗或者治愈引起发热的原发疾病。

除了服用药物,还有其他一些方法可以降温:

- 给孩子穿薄一点的衣服,保持室内温度凉爽。
- 在温暖的室内,用温水给孩子擦拭身体。
- 让孩子多喝流质,如水或者果汁。

胃肠炎

胃肠炎是胃和肠的炎症。和成人发病的原因一样,儿童胃肠炎通常也是由病毒引起的传染病造成的。由细菌、寄生虫、药物副作用或者对新品种食物不耐受引起的食物不耐受也会导致胃肠炎。如果采用母乳喂养的方式，母亲饮食上的改变会造成婴儿的腹泻。

胃肠炎经常造成呕吐和腹泻，孩子身体水分大量流失从而出现脱水现象。脱水通常危险性不大，容易治疗，但是有时情况也会很严重，甚至引起死亡。

胃肠炎与脱水：何时该联系医生

在某些情况下，孩子出现脱水后身体非常虚弱。遇到下列情况，你应该联系医生：

- 孩子头顶的囟门凹陷下去。
- 连续6~8个小时尿布没有湿（根据孩子的年龄来判断）。
- 孩子啼哭时没有眼泪。
- 孩子的口部、眼部以及/或者皮肤很干燥。
- 孩子的哭声很弱或很刺耳，或者孩子很没有精神。
- 孩子有慢性疾病。
- 孩子营养不良。
- 孩子不满2个月大。
- 有严重的呕吐情况。
- 每天排便次数急剧增加，每次排便量过多，或者大便带血、大便异臭。

症状

最常见的症状是腹泻、腹痛、呕吐、疼痛痉挛、烦躁、食欲不振。有些孩子还会出现发热。这些症状通常来得突然（也可能逐步显现），并逐渐持续2~3天。

有些食物中毒也会造成短期的症状。还有其他原因也会造成胃痛，疼痛可能持续1周左右，时好时坏。

治疗方案

健康的孩子出现轻症腹泻，一般不用治疗自己就会康复。让孩子多喝流质防止脱水。如果孩子一次饮水稍多时会发生呕吐，你最好减少每次的喂水量，增加喂水次数。

如果孩子出现脱水迹象，或者身体很弱（孩子越小，脱水的危险性越大），请联系医生。

如果医生认为脱水症状较轻，最适宜的疗法就是让孩子口服补充水溶液，这种溶液在一般药店均有销售。孩子服用这种溶液可以帮助补充流失的矿物质和水分。

多数情况下，孩子在生病过程中还是可以继续饮用牛奶，食用固体食物。在没有得到医生批准的情况下，请不要给孩子服用降低肠道运动的非处方药物。

如果孩子脱水情况严重，医生会要求孩子立刻入院接受输液治疗。根据胃肠炎产生的原因，医生还可能推荐其他疗法，如服用抗生素来消灭细菌或者寄生虫感染。如果病情越早得到诊断，治疗效果则越好。

胃肠炎不仅能治疗还可以预防。研究表明母乳喂养可以增强孩子的免疫系统，帮助孩子抵抗传染性疾病，降低约30%的发病概率。此外，通过做好食品准备的清洁工作（包括认真清洗双手）也可以预防胃肠炎。

胃食管反流

胃食管反流容易发生在1岁以下婴儿身上，特征为进食后将胃中的部分食物吐出。胃食管反流是由于食管和胃之间瓣膜（括约肌）的不成熟作用而造成的。这种括约肌的作用是将吞咽的食物保留在胃中。

反流不费力也和呕吐不同（呕吐时会吐出胃中多数的食物，有时出现喷射性呕吐时甚至喷出很远）。

如果孩子体重不增，脱

最常见的先天性心脏疾病的种类、症状及治疗方法

常见心脏疾病

这张表格描述了最常见的先天性(出生时即存在)心脏疾病的种类、症状及治疗方法。右图所展示的是健康的心脏。

正常心脏

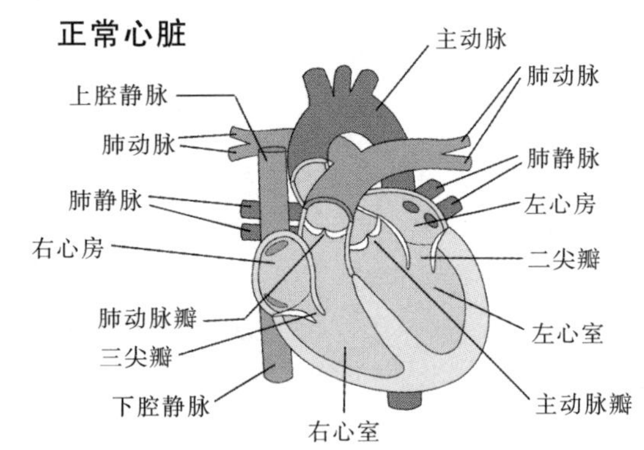

心脏疾病种类	相关描述	症状	治疗
动脉导管未闭 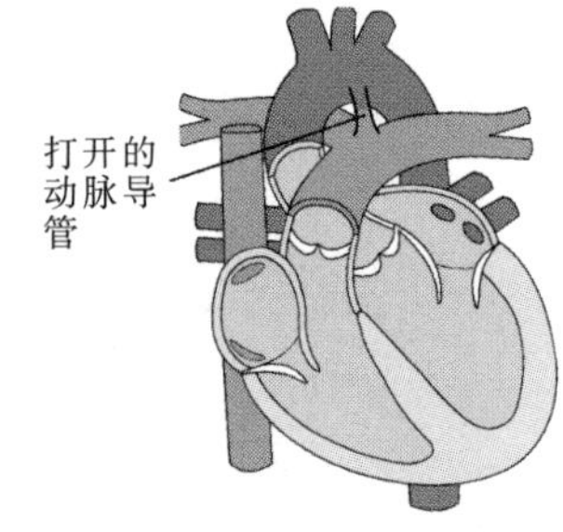	含氧的血液从主动脉流出,通过一条开阔的导管流入肺动脉,在那里和将要进入肺部的血液混合。正常小儿的动脉导管通常在胎儿即将出生时关闭。	通常无症状。 可能对心脏造成压力,并引起: ■ 用力时出现呼吸短促 ■ 心脏杂音	使用非甾体抗炎药品。孩子出生6~9个月时可以进行手术,切断非正常打开的导管。
室间隔缺损(心脏中有异常通道) 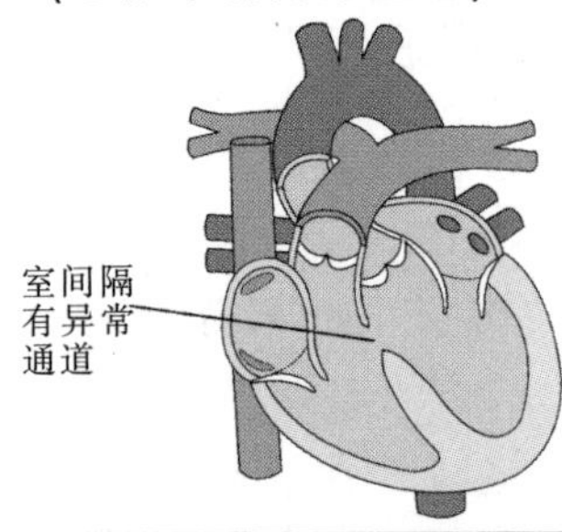	心室壁之间有异常通道,使有氧的血液从左心室流向右心室,导致向肺部的供血过多。这是最常见的先天性心脏疾病。	除非病情严重,否则一般无症状,可能引起: ■ 疲倦 ■ 心力衰竭 ■ 肺部出现高血压,即肺动脉高压 ■ 孩子食欲不振,体重增长缓慢	病情不严重的话,疾病可以自愈。如果无法自愈,孩子在2~3岁时可以接受漏洞修补手术。
主动脉缩窄 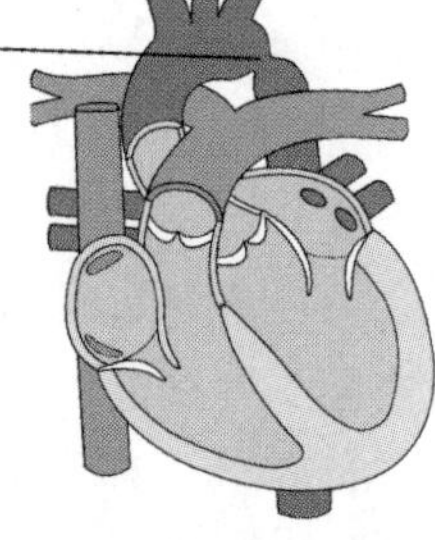	主动脉(血液输送到身体各个部位的主要通道)收缩,导致输送到全身的血液量减少。	有时没有症状。可能造成: ■ 面色苍白 ■ 呼吸急促 ■ 进食困难 ■ 高血压	孩子出生2周后需要接受手术,去除主动脉中缩小的部分,连接两段正常尺寸的主动脉。有时,手术可能会延迟,孩子长到2~4岁才接受手术。

续 表

心脏疾病种类	相关描述	症状	治疗
大血管大动脉转位 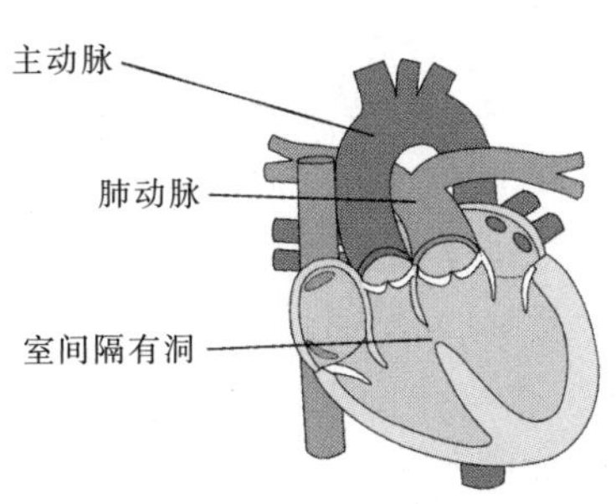	主动脉和肺动脉(其功能是将血液从心脏泵入肺部)的位置逆转,导致含氧的血液回转至肺部,而没有送往身体其他部位	从出生时可能发生 ■ 成长缓慢 ■ 缺乏有氧的血液导致皮肤发绀	孩子出生2周后需要完成第一个手术:在隔膜(心室壁)上凿洞,恢复血液向身体其他部位的流动。孩子5岁时进行血管复位手术(或者人造血管手术)
法洛四联症 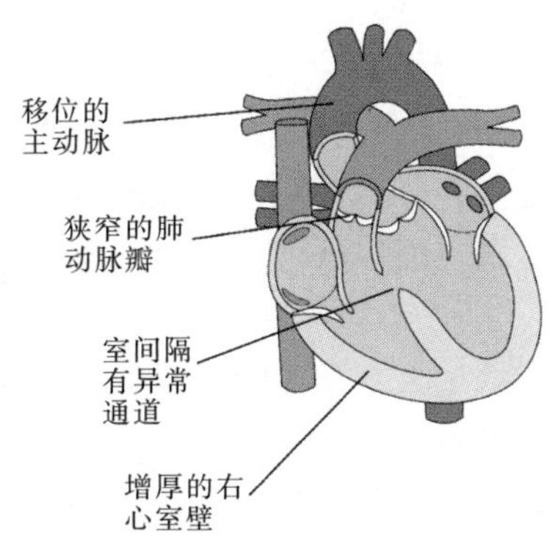	下列四种缺陷的综合导致通往肺部的血液不足,因而输往身体其他部位的血液含氧量低: ■ 肺动脉(将血液输往肺部的通道)的瓣膜变窄,即肺动脉瓣狭窄 ■ 右心室壁增厚 ■ 室间隔缺损 ■ 主动脉移位	可能造成: ■ 生长缓慢 ■ 杵状指和杵状趾 ■ 呼吸急促,以及缺氧造成的皮肤发绀	孩子1岁之前需要接受手术
左心发育不全综合征(无插图)	是一种罕见的左心室和主动脉畸形,造成血液只能通过其他导管到达主动脉,即动脉导管未闭	孩子即使在出生时看起来健康,也可能出现以下情况: ■ 由于导管关闭,几日后孩子出现呼吸困难 ■ 最终丧失意识,死亡	需要一系列复杂的手术,患儿即使接受手术也很可能死亡

水或者呕吐时感到疼痛,请联系医生。当孩子长大,食管括约肌成熟后,许多孩子不会再出现胃食管反流。

此外,你可以采取以下措施减少反流:

■ 在孩子哭闹的时候,不要给孩子哺乳。

■ 在孩子进食后,不要颠玩孩子。

■ 在安静的环境中给孩子哺乳。

■ 哺乳中途以及哺乳结束时,让孩子打嗝。

■ 在孩子进食中和进食后,让孩子保持半立姿势。

■ 如果医生首肯的话,让孩子在进食后趴着(不要躺着),以防窒息。

心脏疾病

先天性心脏缺陷,即心脏结构的异常,是最常见、可治疗的出生缺陷之一。每1 000名婴儿中有8名婴儿出生时患有心脏疾病。

许多患儿的病情很轻,无须治疗。有些甚至直到长大之后才发现有心脏疾病。但是,有些患儿在刚出生的几周内却有着生命的危险。

先天性心脏疾病分为两种类型:一种是通过肺部的血液供应不足,另一种是从心脏通往肺部的供血过多。

心脏疾病产生的原因可能在于母体感染风疹或者其他病毒。(因为孩子的心脏在母亲怀孕前3个月的时候就已经完全长成,母亲在接触病毒的时候尚未得知自己怀孕。)

心脏疾病产生的原因还可能在于基因问题,如唐氏综合征或者马方综合征。但是,在大多数情况下,疾病产生的原因不详。

医生能够利用超声波在孩子出生前监测出孩子是否患有心脏疾病。或者,婴儿出生时脸色发绀(由于缺氧)或者呼吸困难,可以断定孩子患有心脏疾病。如果孩子病情严重,则需要立刻进行手术。

很多患儿的心脏在1年内自动修复。对于无法自我修复的患儿,可以采用吸氧、休息和药物等方式支持其肺部功能,促进血液循环。

最常见的心脏疾病的修复手术在前面表格中有详细描述。有些是直接对心脏的手术,还有的比较复杂。在极少数情况下,患儿需要进行心脏移植手术。

有些孩子的心脏异常现象要在1岁之后才会显现出来,那时孩子开始呼吸困难,皮肤、指甲、嘴唇出现青紫色。如果你发现孩子出现上述状况,请立刻联系医生。

心脏杂音

许多孩子都会出现心脏杂音。在血液流经心室或者心脏旁的血管时,除了健康的心跳声,发出额外的声音就是心脏杂音。

多数的心脏杂音没有危险性。如果孩子的心脏结构正常,一般就不用担心。但是,如果心脏杂音是由于心脏结构异常(如室间隔缺损——两心室之间存在异常通道)导致的,则需要进行手术。

心律失常

心律失常是指心脏韵律(心跳)的异常。有些健康的孩子也会出现心律失常,通常在孩子长大后可以自动消失。

疝　气

疝气就是肠子或其他器官穿过周围肌肉或肌理的薄弱点而向外伸展。对于婴儿来说,这些薄弱点通常是由胚胎发育期未能完全发育而造成的。

婴儿中最常见的两种疝气分别为脐疝和腹股沟疝。

脐疝的出现是由于肚脐周围腹壁较薄导致肠子突起穿出。腹壁较薄是由于腹部肌肉没有完全形成,这个过程通常发生在妊娠6个月的时候。多数脐疝情况在几年内可自行痊愈。由于脐疝危险性较小,通常没有疼痛,只有在考虑到美观的情况下会进行治疗,所以一般在4岁以后才进行手术治疗。

腹股沟疝的发病率占整个疝气发病率的75%。男孩子更容易患腹股沟疝，因为他们的腹股沟管即睾丸沉入阴囊的管道生来就比较脆弱。腹股沟疝表现为腹股沟膨胀。由于这种疝气会造成肠扭转（肠部的扭转和收缩会阻碍血液流通并引起组织坏死）或堵塞，所以需要治疗。

巨结肠

这种病十分罕见，是由于大肠末端神经细胞缺失而造成的。这会阻碍肠壁肌肉运动，无法将排泄物从肠中运走，因此排泄物会聚集在神经缺失的部位，引起肠腔明显增大。

巨结肠是一种先天性疾病，有家族遗传倾向。男孩患这种病的概率比女孩要大。

严重便秘（排便频率低、排便困难）、胃胀气（腹部发硬、膨胀、紧绷）、腹部不适是巨结肠的早期症状，通常在人出生时就体现出来。婴儿发育较差，可能出现贫血。如果出现上述症状，请向医生反映。

巨结肠的诊断测试主要采用钡剂灌肠的方法，需将肠部撑大。要想做出诊断，医生需要用管子测量肠壁肌肉压力的缺失量。感染区域的肠组织活检则可以显示神经细胞有无缺失。手术会将肠的异常部位切除，连接两段健康部分，这种手术成功率很高。

脐疝

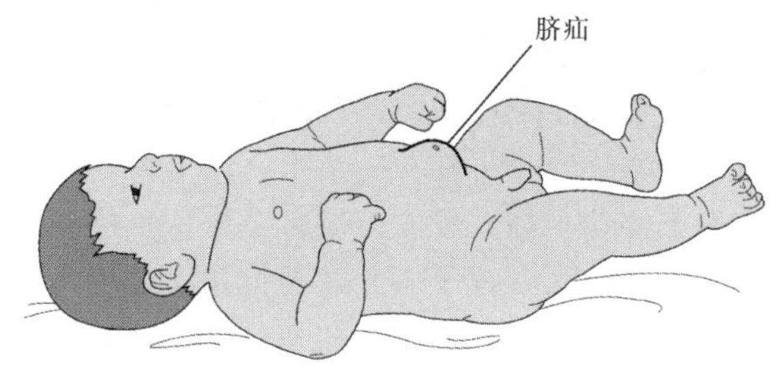

脐疝表现为肚脐周围的膨胀，在孩子啼哭的时候，肚脐向外凸起严重。

阴囊积水

阴囊积水是指阴囊中体液汇集而造成阴囊肿胀。50%的新生男婴可能发生阴囊积水，这种疾病通常不需要治疗，在1年内会自行消失。年龄较大的孩子或成人也会出现阴囊积水，并伴有腹股沟疝。

阴囊积水导致阴囊单侧无痛肿胀，在孩子平躺的时候，肿胀会减轻。医生用灯照亮阴囊检查是否有积水，以此确诊这种疾病。

阴囊积水通常不需要进行手术，除非出现疼痛、发热或呕吐等症状。这些症状表明婴儿可能还患有腹股沟疝。

如果你的孩子（男孩）感到疼痛，或你认为他可能患上疝气，请联系医生。如有必要，孩子在1岁以后可以进行手术，抽取积水，修复阴囊。

脑积水

脑积水是指在脑部周围区域产生过多的脑脊液。脑脊液的正常循环受到阻塞，或者婴儿出生后无法再吸收脑脊液，会造成脑积水。由于婴儿的头骨柔韧性好，可以适应未来的发育，因此积液的压力会造成婴儿头部增大，尤其是前额增大。

造成脑积水的原因通常包括脊柱裂、脑部受伤、传染病或者肿瘤。

其症状主要为头围异常增大，同时还可能出现易怒、癫痫和四肢僵硬的症状。年龄稍大的孩子还可能出现头痛、呕吐、嗜睡或者步态异常。脑积水发展过快或者持续时间过久都会造成脑损伤甚至死亡。

医生通过计算机X线断层扫描给孩子做脑部检查，可以采用下述治疗方法：在孩子的头颅上穿孔，插入管子(分流管)抽取积水。孩子长大之后，可以采用其他方法来取代分流术。感染是脑积水引起的最常见的并发症。

尿道下裂

尿道口此时处于阴茎的下部，而不是上端。每500名男婴中会出现一例尿道下裂；10%的男孩出生时会出现尿道下裂，并伴有睾丸没有降到阴囊的情况。

如果不对尿道下裂进行治疗，会造成以后阴茎勃起时出现向下弯曲的情况。在个例中，还可能出现阻碍排尿的情况。

尿道下裂已经可以在新生儿体检中被检查出来。内科医生会建议不进行割包皮手术（因为在稍后的手术中还需要包皮），还会建议孩子接受小儿泌尿科医生或者小儿外科医生（在男婴生殖器失调领域的专家）的检查。

通常建议在孩子出生1年内进行手术。手术会重塑尿道口，关闭原有尿道口，如果需要的话，还会矫直阴茎。通常不需要住院治疗，手术成功率较高。

甲状腺功能减退

甲状腺功能减退是指由于甲状腺腺体的遗传缺失而导致的甲状腺激素不足——一种保证心理和生理发育的重要激素的不足。

每4000名婴儿中就会有一例先天性甲状腺功能减退。如果没有及时发现或者治疗，会造成孩子智力迟钝或者身材矮小。

疲倦和便秘是最初的症状，后来逐渐表现出孩子身体和/或心理发育缓慢。

在美国，每个新生儿都要接受测试，检查是否患有这种疾病。及时替代甲状腺激素可以帮助确保正常的智力发育和生理发育。

肛门闭锁

肛门闭锁是指肛管闭合，是由于肛管开口处覆盖一层膜或者肛管发育不全导致肛门堵塞而产生的。出现肛门闭锁，身体排便的通道就会遭到堵塞。

其最初的症状表现为婴儿胎便（婴儿出生后的第一次排便）缺失。X线或者超声

囟门：孩子的“弱点”

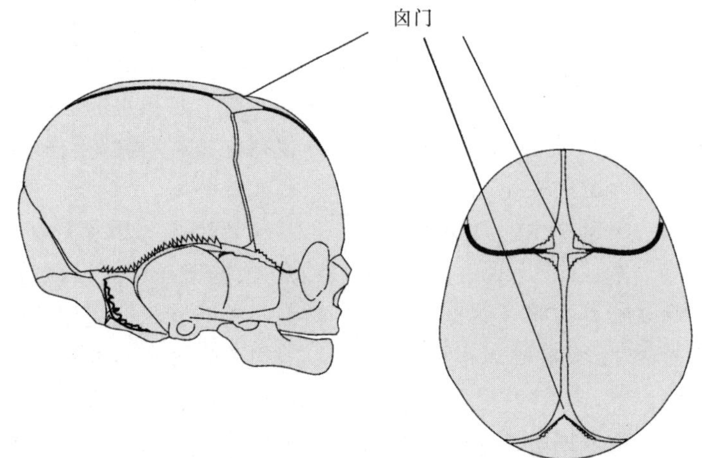

前囟，或者孩子头顶的“天窗”，是头盖骨由于没有长全而无法覆盖到脑部的部分。在孩子1岁半左右，头骨长成后，囟门就会闭合。这块柔软的区域由一块坚硬的薄膜保护着。普通的碰触不会造成伤害。后囟在出生后3个月左右就会闭合。

波可以用来检测堵塞处在直肠中的位置。肛门闭锁还可能伴随其他先天性缺陷一起出现。

有的孩子需要被插入一段扩张器，帮助扩张收缩的肛门。如果进行手术，需要切除覆盖在肛门上的组织或者打开肛门和直肠之间的通道。堵塞处在直肠中的位置越高，手术复杂性越大；有的孩子则需要重塑肛门。

手术的成功性会因为程度的不同而异 。有的孩子能够实现顺利排便，但有的可能会大便失禁。

黄　疸

黄疸表现为皮肤发黄、巩膜发黄。婴儿最常见的黄疸为生理性黄疸，这种类型的黄疸需要与其他类型的黄疸区分开来。

孩子出生几天后最容易出现生理性黄疸。约60%的新生儿会出现生理性黄疸。这是由于红细胞分解并经由脾脏和肝脏处理后产生的胆红素在血液中浓度较高而导致的。

婴儿之所以容易出现这种情况，是因为他们出生时红细胞数量一般高于正常值，肝脏还没有完全发育成熟，因而无法消除胆红素。

有时，黄疸还是其他疾病的信号，如败血症、尿路感染、与母体血液不兼容或者其他严重的代谢疾病或者肝脏疾病。母乳喂养同样可以造成黄疸，这通常发生在婴儿出生后的第二周。

如果黄疸发生在第一周，就可以排除母乳喂养引起黄疸的可能性，你可以继续母乳喂养孩子。在改变喂养孩子的方式之前或者怀疑孩子出现脱水情况时，你可以和医生好好谈一谈。

对于多数孩子来说，黄疸在几天之内会自行消失。如果没有自行消退或者病情加重，则需要接受治疗，转移积累过多的胆红素，以防止发生神经系统的损伤。

医生会让你留意观察孩子的脸色发黄的症状是否加重。如果是，孩子需要接受血液测试，调节胆红素含量。

较重的黄疸的孩子还需要接受光照疗法（光线疗法）：每天把孩子放在发散紫外线的灯下数个小时（光线可以分解胆红素），直到其血液中胆红素含量恢复正常。此外，孩子还需补充额外的水分。情况严重时，可能需要输血。

梅克尔憩室

梅克尔憩室是指回肠（小肠的最后一节）壁上突起的水疱。这个水疱通常和胃组织相连。它是一种先天性畸形，会对2%的人口造成影响。

憩室的出现通常不易察觉，只有当溃疡处出现流血（婴儿的尿布上会有血迹）、感染，或者引起肠阻塞时，才会被察觉。感染和肠阻塞会引起疼痛，但是流血通常不会造成疼痛感（即使出血较多通常也无痛感）。

诊断梅克尔憩室时，医生会先往血液中注射一种放射性的染液；这些染液会游走到胃组织，在进行放射医学扫描时，照亮胃部以及憩室。

在发生感染时需用抗生素进行治疗。如果流血过多则需要输血。憩室需要通过手术进行摘除。

苯丙酮尿症(PKU)

PKU是一种遗传病，指分解食物来源的化学物质苯基丙氨酸新陈代谢的酶缺损，从而导致苯基丙氨酸增加，引起心理和生理发育严重迟缓。每一万名婴儿中会有一名患苯丙酮尿症，大多数是金发蓝眼的孩子。许多患儿还会出现湿疹。

患儿头部小和身材小。对新生儿需要进行强制性血液测试，血液将从脚后跟抽取，PKU就可以从这种测试中诊断出来。在患儿饮食上需要终身限制苯基丙氨酸（存在于多数含蛋白质的食物）和阿司帕坦（一种人造甜味剂）的摄取。如果患儿从出生时开始接受治疗，则不会出现发育严重迟缓的情况。

早　产

早产是指未满37周的分娩者（妊娠期一般为40周）。美国大约有6%的婴儿属于早产儿。

早产儿通常有身体问题，其中大多数在出生后都需要额外的医疗护理。但是，绝大多数满7个月出生的早产儿不仅可以存活，而且不会患有严重的长期疾病。

但是出生过早的婴儿（未满32周）通常需要辅助喂食（因为他们无法很好地学会吮吸），需要通过外界帮助来维持他们的体温（由于体内脂肪过少），还需辅助呼吸（由于肺部未能发育完全）。他们的皮肤发红，几乎透明。全身被毛茸茸的胎毛覆盖。

早产儿不像足月儿一样经常啼哭。他们未发育成熟的内部器官无法发挥良好的作用；因此，医生要经常给孩子做血液测试，以监控其肾脏和肝脏的功能。

许多早产儿在出生不久就会出现呼吸窘迫综合征。孩子的肺部无法产生足够的肺表面活性物质——一种为了让孩子更好地呼吸，肺泡扩张以及维持扩张所必需的润滑剂。患有呼吸窘迫综合征的早产儿在出生后，有呼吸急促、困难等症状。如果不进行治疗，身体会因为缺氧出现青紫。

患有呼吸窘迫综合征的早产儿在出生后的48个小时内情况比较危急，随后情况将有所改善。轻微的呼吸窘迫综合征需要采用吸氧的方法治疗，多数患儿需要戴上呼吸器。经常进行血液采样以确保婴儿能够吸入足够的氧气，并呼出二氧化碳。患有严重呼吸窘迫综合征的早产儿则需要补充肺表面活性物质。采用人工活性剂的方式治疗早产儿可以降低呼吸窘迫综合征的危险性；此外，肺表面活性物质的使用还可以帮助缓解病情。

未满34周出生或者体重未满1.8千克的早产儿可能出现脑部血管破裂和脑部出血。一次严重的出血症状可能导致脑积水和发育迟缓。过早出生的婴儿同样还可能出现其他的并发症，这些并发症通常是由于小肠发育不成熟（如坏死性小肠结肠炎）和眼部发育不成熟（如早产儿视网膜病变）造成的。

治疗方案

治疗方案的选择取决于孩子的需求情况。大多数早产儿不住在正常新生儿育婴房内（并且和母亲分离），有的还需要在恒温的早产儿保育箱中接受护理，远离病源。

有的婴儿在前48个小时接受抗生素（治疗）以确保不会发生感染。许多早产儿还需要呼吸机帮助呼吸，需要人工喂养以及其他的心理疗法。

可以通过碰触待在保育箱中的孩子来建立亲子联系。尽管分离会给家长和孩子都带来压力，但是医护人员对孩子的密切关注却是十分必要的。

也可以让孩子感受一下母乳，即使你现在还无法立刻亲自给孩子哺乳。咨询医生或护士，现在你该怎样积极地参与到孩子日常生活中，直到孩子变得身体强壮可以回家为止。

前景

如果早产儿在前几个月能够得到良好的照顾，没有出现严重的并发症，那么其在心理上和生理上通常都可以正常成长。

考虑到孩子的早产日期（出生时的年龄减去早产的日期），关注孩子从出生到2岁间的成长里程碑事件具有非常重要的意义。

23~24周的早产儿也可以存活，但是其中多数婴儿都患有严重的心理和生理疾病，如失明、失聪、大脑性麻痹以及学习障碍。

幽门狭窄

幽门狭窄是指胃出口（胃部食物通过并到达小肠的通道）周围肌肉增厚。

其症状在孩子出生第二周后开始显现。虽然孩子的食欲和进食良好，但是在进食刚结束或者结束几个小时后，孩子会出现呕吐。几天后,开始变成喷射性呕吐,可能喷射很远（由于胃出口遭到堵塞)。

孩子会出现体重减轻、脱水。由于经过肠道的食物不足,孩子排便次数减少。

如果孩子出现喷射性呕吐,请立刻就医。医生会给孩子做身体检查，触摸孩子腹部右上象限是否有硬块。想要确诊则需要进行X线或超声波检查。

同时，医生会开出缓解脱水症状的药物，或让孩子喝下电解质溶液（药店有售)，又或给孩子静脉输液。也可以采用外科手术（需要全身麻醉）的方法治疗幽门狭窄:打开腹部,切下增厚的肌肉使通道顺畅。手术后不久,只要医生表示孩子可以正常进食，就可以给孩子喂食,并逐渐增加孩子的进食量。多数孩子可以很快康复。

皮　疹

孩子出生几个月内,皮肤变得柔软光滑。而后,孩子的脸上和身上可能会发生一些无害却难看的皮肤问题。常见的种类包括:

粟粒疹(乳样斑)(参见视觉诊断色标卡)。它是小粒的白色囊肿,在孩子皮脂腺开始分泌油脂的时候出现。通常出现在鼻子与下颌四周。它们不是因卫生问题产生的，所以洗脸或者挤压没有效果。这种无痛的疹子在几周后会自行消失。

毒性红斑。它是一种无规则形状,中间有红点,会留有瘢痕的疹子。这种无害的疹子无需治疗，几周后会自行消失。

痤疮（参见视觉诊断色标卡)。在新生儿中十分常见。它是受到母亲留在婴儿体内的激素影响而产生的。此外,同粟粒疹一样,它也受到了未发育成熟的脂腺的影响。保持孩子的面部清洁(用清水和柔和的香皂给孩子洗脸,然后拍干,一天三次),几个月内痤疮会自动消失。

婴儿湿疹（参见视觉诊断色标卡)。这是一种红肿的、有壳的小疹,通常出现在孩子的面部、颈部和腹股沟处。有瘙痒感,但是抓挠会导致更严重的皮肤刺激。婴儿湿疹可能是由于过敏导致的，可以通过涂抹湿润的药膏以及温和的皮质类固醇乳膏进行治疗。不要让孩子留长指甲，避免沐浴时间过长(保持沐浴的水温恒定),避免接触热气或者干燥的空气。

幼儿急疹

幼儿急疹是一种多发于6个月至2岁婴儿的轻微病毒性感染,由疱疹病毒引起。在一种特别的发病过程（先是类似流感样症状，同时伴有高热,高热退后出现疹子)之后出现红疹。

出现红疹之前，孩子会突发高热(达到40 ℃),并伴有过敏现象。高热可能会持续5天,然后突然退热。但是,在此期间，类似流感的症状会显现,如咽喉疼痛、轻微腹泻、咳嗽以及嗜睡。高热消退后,疹子开始零星出现,从躯干开始,然后遍及双肩、颈部和面部。它们通常在一到两天内消退。有时,由于突发高热,婴儿会出现热性惊厥。

对于幼儿急疹没有特别的治疗方法。医生可能会建议服用退热药，如对乙酰氨基酚(不是阿司匹林)。

给孩子穿些轻便的衣服，如果孩子的体温升至40 ℃,用温水给孩子洗澡。让孩子经常饮用流质，鼓励他们进行轻微的活动。如果出现任何让你担心的症状,要及时向医生反馈。

癫痫发作及癫痫

癫痫发作是指由脑细胞过度放电造成的人的行为突然无意识地改变。它会立刻导致神经系统症状的出现,根据癫痫的种类，分为焦虑感、无法控制的躁动行为、肌肉张力的改变和丧失、意识的丧失。

癫痫发作可能是脑的急性应激反应的结果，如出现脑部受创、脑膜炎、脑炎、电解质紊乱或者肿瘤。这些都被称为症状性癫痫发作或者引发性癫痫发作。

自发的癫痫发作被称为特发性癫痫发作，或者无缘由癫痫发作，很多孩子出现过一种癫痫发作之后就不会再出现另一种。

有些癫痫发作是由脑部某个区域引起的。这种类型被称为局部性癫痫发作或者病灶性癫痫发作。相反，全身性癫痫发作是由整个脑部一次性发作引起的。

热性惊厥只有在发热的时候发作，容易在1~5岁的孩子中出现。在没有患过癫痫的儿童中，只有2%~5%的人会发生热性惊厥。而患过癫痫的孩子同样还有可能出现热性惊厥。有时，人们很难把两者区分开。这时采用脑电图检查会有所帮助。

热性惊厥发作时间短（少于15分钟）、范围广（全身发作，而不是某个区域）。

热性惊厥通常不用抗痉挛药来治疗。它的首次发作时间一般是第18个月。但是，孩子在首次出现热性惊厥时的年龄越小，这种病复发的可能性就越大。

癫痫是一种无特定原因引起的复发性痉挛发作。它是一种慢性病，这意味着癫痫会复发。只发作过一次癫痫的人一般不被认为患有癫痫。癫痫有时会在家族内遗传。如果孩子有过一次或几次癫痫发作，则不需要服用抗痉挛药物。但是，如果癫痫反复发作，医生会开抗痉挛药进行治疗。

大多数患有癫痫的孩子服药后，无不良反应，但是有的癫痫病却难以控制。脑电图、计算机X线断层扫描以及磁共振成像都可以作为有效手段对癫痫病进行诊断。

脊柱裂（神经管缺损）

脊柱裂是先天性（出生即显现出来）的脊柱骨缺失。通常表现为腰骶的脊柱骨缺失。每1 000个新生儿中会有一名患上脊柱裂。

脊柱裂患儿的脊柱上有一块突起的水疱，内含原本应该通往下体的脑脊液或者神经。

女性在妊娠期间，每天补充0.4毫克的叶酸，就可以大大减少胎儿患脊柱裂的概率。

通过羊膜穿刺术就可以诊断出胎儿是否患有脊柱裂，或者在孩子出生时通过观察其身体特征也可以查出这种疾病。治疗方法取决于疾病的严重程度。一般来说，在几天内应该进行手术，摘除水疱，闭合脊柱端口。不过，缺失的神经却无法得到修补。

脊柱裂患儿更容易患传染病或者脑积水。由于神经缺失还会出现麻痹以及排尿和排便困难。许多孩子还会出现学习障碍，因而需要接受特殊教育。部分孩子会出现癫痫。

脊柱裂患儿需要接受多学科团队的治疗，其中包括内科专家、社会服务人员、心理学家和理疗师。

婴儿猝死综合征

婴儿猝死综合征是指1岁以下健康婴儿在不知名的原因下突然死亡。全世界中，每500名婴儿中就有一名死于此病，通常在睡梦中死去。

有些婴儿死于猝死综合征的风险更大，如早产儿、体重过轻的婴儿（尤其是男婴）、母亲吸烟的婴儿以及趴着睡觉的婴儿。

有研究者怀疑死于猝死综合征的婴儿患有未发现的呼吸道、心脏或脑部异常疾病，尤其是在控制呼吸的中心区域。

猝死综合征的最大特点就是缺少警示信号。婴儿一般在各个方面都健康正常，甚至在验尸时也没有检查出任何异常。

为了降低患婴儿猝死综

合征的概率，让孩子在睡觉时保持平躺或者侧卧的姿势。但是,如果你的孩子是早产儿或者在入睡后经常出现呕吐，应咨询医生孩子该采用何种姿势睡觉。

同样，为了进一步降低患婴儿猝死综合征的风险性，一定要保证孩子睡在硬床垫上，并且拿走可能会阻塞呼吸的东西，比如枕头或者绒毛玩具。不要在孩子周围吸烟。如果你曾接受过相关急救训练，当发现孩子停止呼吸时，应实施心肺复苏术，并立即拨打电话请求紧急医疗援助。

头部水肿

胎头水肿以及头颅血肿是指婴儿出生时在头部顶端突起的部位，两者都是由于在分娩中胎儿经过狭窄的产道时头部遭受挤压或者为帮助产妇生产而采用产钳和吸胎器时造成的。

胎头水肿就是婴儿头顶水肿,肿胀可能水平或者竖直地出现在头骨融合处,无需治疗,在2~3天后会自行消失。

头颅血肿是指头骨的骨膜下出现出血现象,表现为头皮上扬或肿胀,但是表面皮肤没有出现变色。头颅血肿情况在2~3个月后完全消失。

鹅口疮

鹅口疮是一种由名为白色念珠菌的真菌引起的常见的口腔感染。这种微生物是口腔内的自然“居民”。口腔中的有益细菌可以帮助其他微生物之间保持均衡。

当微生物之间的自然均衡受到破坏——无论是自发地还是由于疾病，抗生素或其他情况引起的——白色念珠菌都会增殖。只要孩子没有患过免疫疾病，鹅口疮就不会构成威胁，可以很快治愈。

如果孩子患上鹅口疮，你会在其口腔和咽喉上部发现一串黄白色鼓起的斑点。斑点消除后暴露出来的皮肤会让人感到疼痛。严重的鹅口疮使孩子无法正常进食，你会发现孩子会把脸从乳房或奶瓶前移开，或者在进食的过程中啼哭。

一般情况下，鹅口疮通过其外部特征可以被诊断出来。医生会向你推荐口服抗真菌药物。鹅口疮患儿还可能在假丝酵母的影响下出现尿布疹,这种疹子可以用涂抹抗真菌药膏的方式进行治疗。

吮拇癖及吮吸奶嘴癖

很多婴幼儿都有吮吸自己拇指或者奶嘴的习惯。长期以来，医生推测如果孩子没有受到耐心的照顾或者所吮吸的奶嘴质量差，他们会无法将吮吸这个动作和温暖、安全和健康的感觉联系在一起——因此，他们开始吮吸拇指。但是,这种理论却无法解释为什么在超声波图片上显示出子宫里的胎儿也在吮吸自己的拇指。

孩子对吮吸有一种本能的需求,这种需求在他们出生前就已经很明确地表现出来。吮吸奶嘴或者拇指通常只是这种基本需求的自然延伸。大多数专家都赞成这种观点:一般来说,吮吸手指或者奶嘴是一种无害的习惯。

在孩子3~4岁的时候,通常不再吮吸自己的拇指。在4岁之前，对一般没有特别原因的孩子来说无需戒掉这种习惯。事实上,那些对这种习惯持消极态度的家长可能会对孩子产生过度的焦虑,这样反而让孩子更难戒掉这种习惯。

如果孩子在4岁之后仍然保留吮吸拇指的习惯,那么这就是一种警示，表明孩子没有安全感或者有其他心理问题。同时,这种习惯还会导致牙齿移位或者造成恒齿长在不恰当的位置上；这种习惯通常(不是绝对的)具有暂时性和可逆性。

没有证据表明婴儿在随后的幼年时代使用“安抚奶嘴”可以预防牙齿疾病。如果孩子在4岁之后仍然有吮吸拇指的习惯,请向医生反映。

两岁以上儿童的健康与发展

营　养

当孩子把固体食物当作自己的主要营养源，不再依赖母乳或者配方奶粉的时候，你就应好好考虑一下食物的营养问题了。

在一天之中，你的孩子所吃的食物应具有均衡的营养。如果孩子在几顿饭或者几天内都没有很好的进食，先不要担心，把目光放长远一点。

确保在一周的时间内，孩子摄取的食物种类多，包括各种水果和蔬菜。

幼儿的喂养指导方针

在给孩子准备食物的时候，请参考下列指导方针。

■ 一天至少给孩子提供三餐，三餐之间给孩子提供健康零食（如奶酪、蔬菜、全麦饼干或者酸奶）。

■ 选择全麦面包来替代精制淀粉制品（如白面包或者意大利面食）。

■ 在特殊场合让孩子吃点糖——不能把糖当作日常零食来吃。

■ 避免食用加工过的食品，这类食品中盐（钠）和氢化脂含量过高。

■ 将水果和蔬菜洗干净，去除附在上面的农药以及细菌。

睡　眠

给孩子安排的固定睡眠时间可以帮助孩子在2岁之前拥有质量良好的睡眠——但是现在新的挑战出现了。

2~3岁

2~3岁的孩子每天的平均睡眠时间为9~13个小时。在这个时期，多数孩子在中午需要睡个长长的午觉，但有些孩子并不需要睡午觉，还有一些孩子每天需要两次午觉。

在这段发育期，孩子开始尝试独立，不过仍然害怕和父母分离。这种复杂的情绪会给很多孩子和家长带来睡眠障碍。把孩子放在床上后，孩子可能会哭闹，或者爬出床外，试图继续和家人保持亲密接触。

想要解决这个问题，你需要让孩子继续保持固定的就寝时间，同时还要给孩子一种独立感。这种独立感的培养来自于你在其他方面给孩子提供的选择，如健康的睡前零食、睡衣以及给孩子讲故事。在这个时期，给孩子盖上毯子或者给孩子身边放置填充玩具，可以给孩子带来安全感，所以这些做法非常重要。

如果孩子哭闹或者从床上爬下来，你要让孩子回到床上，然后平静地告诉孩子该睡觉了。离开房间，让孩子自己在房间里哭几分钟。每天晚上你可能需要重复几次这样的做法，重复几个晚上，直到孩子了解到你不会改变想法为止。注意：坚持做下去很重要。

4岁及以上

到了4岁，孩子想要介入成人间的任何事情，可能会非常抵触睡觉。这时，固定的就寝仪式，包括一些像读故事书之类的安静的活动，变得异常重要。

孩子可能还是需要一些带来安全感的物品帮助入睡（这时不要谴责或嘲笑孩子的这种需要）。没有证据表明这些物品会对孩子有害。

你最好让孩子学会在没有你的陪伴下独立入睡。

噩梦、夜惊及梦游

孩子长大后，像噩梦、夜惊或者梦游之类的睡眠障碍变得越来越常见。

噩梦是一种会把孩子惊醒的可怕的梦，通常发生在快速眼动睡眠时期。孩子做噩梦后会哭喊，但是在你出现后会安静下来。

如果孩子年龄小，没有办法分清梦境和现实，你可以轻轻地安抚下他（或她），给予安全感。如果孩子能够明白两者之间的区别，提醒他(或她)，这只是一个梦，不是现实；不要轻视孩子的恐惧感。他(或她)会由于恐惧而无法再次入睡，这时需要你的安抚和安慰。

夜惊和噩梦有很大的区别。它们发生在孩子深度睡眠中的第一个小时。出现夜惊时，孩子的手脚会猛烈摆动，会尖叫且意识不到你的出现。事实上，此时孩子仍然处于睡眠状态。如果孩子没有醒，可能是因为感到害怕或者迷惑。通常，孩子很快就会再次入睡，因为他们并没有真正醒来。第二天甚至想不起来前一晚发生过夜惊。孩子出现夜惊时，除了去确认孩子的安全以外，尽量不要介入其中。

梦游是一种常见现象，对75%的儿童会造成影响，

保持营养均衡

成长中的孩子需要各种各样的营养物质——碳水化合物、脂肪、蛋白质、维生素、矿物质。利用下面的清单来回顾一下孩子主要需要的营养，以及提供这些营养的食物。除非由于特殊疾病的需要并得到医生的首肯，否则孩子一般不需要食用额外的保健品。食物中提供的维生素、蛋白质、脂肪以及矿物质已经包含了最佳形式的营养。

营养物	食物来源	
蛋白质	■ 牛奶(2岁之前需饮用全脂牛奶) ■ 酸奶 ■ 奶酪 ■ 肉类 ■ 鸡蛋	■ 家禽 ■ 鱼类 ■ 花生酱或者其他果仁奶油 ■ 豆类(大豆、豌豆、豆腐)
维生素C	■ 果类(柑橘、草莓、甜瓜、奇异果) ■ 蔬菜（西蓝花、绿叶蔬菜、红辣椒或者青辣椒)	■ 西红柿 ■ 浓稠的水果汁或蔬菜汁
碳水化合物	■ 小麦面包(松饼、百吉饼) ■ 小麦面	■ 饼干 ■ 糙米或者菰米
纤维	■ 果类 ■ 蔬菜	■ 全谷类 ■ 麦芽
钙	■ 牛奶、酸奶和其他奶制品 ■ 鲑 ■ 羽衣甘蓝或其他有叶的绿色植物	■ 西蓝花 ■ 富含钙的果汁
液体	■ 水 ■ 稀释的果汁或蔬菜汁	■ 牛奶

尤其是男孩子。它与心理疾病无关，尽管梦游期间孩子的行为看起来很诡异，如胡言乱语、解小便或者睡到别的床上。

没有必要(也不太可能)唤醒你的孩子。你只需要引导孩子安全地回到自己的床上。孩子出现梦游可能是由于焦虑或疲劳过度。请你回想一下白天发生的事情，试着找出诱发梦游的因素。

训 练

训练是指教育，而不是惩罚。限制孩子的行为防止其受伤。此外，通过训练树立行为准则，可以让孩子在无法自制情绪的时候有一种安全感。

引导孩子树立良好行为，并让孩子了解你对他的期望非常重要。此外，不要过度限制孩子的行为，这一点也很重要，尤其是当孩子对外界的事物极度好奇的时候不要限制他们的行为。先让孩子从探索你们的房子开始，让他们积极探索，但是要注意安全。

偶尔要抛开对孩子的限制，花点时间，向孩子展现你对他(或她)的爱。孩子在一岁左右时开始出现抗拒行为，那时他们会不停地摇头，说“不”。

打孩子不是一种好的教育方式。首先，“打”这种行为让孩子认为遭受身体伤害是理所当然的事情。于是当你教导孩子不要打人的时候，孩子会产生疑惑，不知道该不该打人。第二，你在无意中会造成对孩子的严重伤害。最后，这种做法会导致孩子的注意力从其自身行为上转移到你的行为上；孩子从你身上学会了发怒，而不是如何控制自己的行为。

重复练习和控制情绪是有效训练的关键之处。你不能期望一个2岁大的孩子记得之前学过的注意事项，如不要碰炉子等。和孩子说“不”，然后解释原因，如果孩子没有做出反应，不要动怒，静静地把孩子带离现场。你需要不断重复这些做法，直到孩子从内心接受了这些，并且自己主动遵守规则为止。孩子长到三四岁时，情况会有所转变。一定要记住，孩子不是在反抗你，他们只是感到好奇。

孩子在出生后第二年开始出现情感爆发。他们在急切寻求独立的同时也在不断挑战你的极限。孩子会闹情绪，这是他们表达自己沮丧和疑惑的正常方式。

赖在地上、踢东西、发出尖叫，孩子通过这些方式参与到寻求独立的抗争之中。如果你没有参与其中，那么这种抗争很快就会偃旗息鼓。

和孩子解释说你不喜欢这种行为。暂时中止孩子的一切玩耍活动。或者让孩子独自待着，直到他(或她)自己安静下来。如果孩子在公共场所无缘无故地发脾气，把他(或她)带到车里或者休息室，暂停一切活动。

大小便训练

大小便训练是一项复杂的技能，需要父母和孩子双方的准备和配合。直到最近，多数家长都认为在孩子2岁前需要训练孩子上厕所的能力。如今，专家却认为孩子开始这种训练的时间要因人而异。

有的孩子在一岁半的时候就可以开始练习，而有的孩子直到3~4岁才可以。下面列举一些线索帮助你查看自己的孩子是否为学习上厕所做好了准备：

- 孩子开始表达要排便或者排尿的意愿。
- 孩子已经理解双层命令，比如“请去大厅，然后拿回你的鞋子”。
- 孩子在浴室里模仿你的动作。
- 孩子可以脱衣和穿衣。
- 孩子可以自己控制排尿以及／或者排便(保持2~3个小时的干燥)。

在你观察到这些信号的时候，告诉你的孩子这是在排便或者排尿，让他们意识到这些行为。同时，让他们在浴室中观察父母中和自己性别相同的一方的身体。避免排便和排尿的消极反应。

当你的孩子意识到这些过程时，在浴室中放置一个坐便器，以正确的方式把它的功效演示给孩子看。经常把孩子随意地放在坐便器上，或者在上面放上孩子最喜欢的娃娃。孩子可能会想要坐在装上马桶套的坐便器上，这种行为很好。

当孩子自愿坐在马桶上时，向孩子展示怎样在排便的时候把双脚放在地面上。逐渐将孩子坐在坐便器上的时间增加为每天一次，在每次结束时在坐便器上给孩子换尿不湿。

最后，不要给孩子戴上尿不湿，让孩子在坐便器周围玩耍。在他们想要离开的时候，提醒孩子需要使用坐便器排便或者排尿。如果孩子使用正确，给予孩子奖励，但是如果没有正确使用的话，不要给孩子奖励。

在几次成功的尝试之后，如果孩子控制不了自己的排尿，就全天候给孩子戴上尿布湿。

儿童健康体检：3~10岁

虽然在孩子逐渐成长的过程中，参加健康体检的次数减少了，但是这些检查仍然是了解孩子健康和成长状况的重要途径。利用这些体检机会，和医生谈谈你对孩子的睡眠、饮食、练习和学习方面的顾虑。孩子的医生也可能会提出这些问题。

这也是孩子和医生建立私人联系的时机。这些契机为以后孩子身体发育和医生探讨自己的问题提供了信任这一重要的步骤。

作为家长，你应该促进这种关系的发展。鼓励孩子参与到检查中去，在体检前提出问题，体检后参与体检结果的讨论。这会帮助孩子获得一种可以控制自己健康的感觉。

健康状况

对于没有列举在这里的疾病，请参阅有关章节。

腹　痛

腹痛是许多疾病表现出来的症状，它反映的可能是轻度疾病，也可能是重度疾病。对于大多数孩子来说，肚子痛并不严重。但是，如果伴随孩子腹痛而来的还有咽喉疼痛、发热或行为异常，请联系医生寻求帮助。

胃肠炎很容易造成儿童腹痛。通常，传染病毒通过食用和饮用被污染的食物进入儿童体内。对于5岁以上的儿童，心理压力也是造成腹痛的常见因素。

艾滋病

艾滋病，即获得性免疫缺陷综合征(AIDS)，是一种由人体免疫缺失病毒(HIV)引起的不可治愈的疾病。如果母亲感染上HIV，那么婴儿在母亲体内时，母亲分娩时，或者母乳喂养时婴儿也会感染这种病毒。

据估计，携带HIV的女性所产下的婴儿中约有25%的婴儿会携带这种病毒，尽管母亲服药抑制HIV病毒传播可能将其概率稍微降低一些。这种病毒不会通过拥抱、接触或者分享器具而传播。

HIV使人体免疫系统对抗疾病的能力变弱，从而导致人体无法抵抗各种传染病。很多出生时携带HIV的婴儿在两年内会患上AIDS。最初，孩子反应良好，但是他们的体重和身高很快就会低于正常水平。他们同样还可能患上皮肤传染病、腹泻、淋巴结肿大。普通的儿童传染病对于HIV携带儿童造成的影响更严重。疾病发生的过程和成人发病过程类似。病毒继续发展，免疫系统持续遭到破坏，导致AIDS产生。

HIV和AIDS无法治愈，但是它们的症状可以治疗。更重要的是，携带HIV的儿童需要和其他儿童同享关爱

安全事项

受伤是导致19岁以下孩子死亡的主要原因,但是有数据表明,做好预防工作对防止受伤会有很好的效果。自从1987年爆发了美国国家儿童安全运动之后,死于意外伤害的美国儿童的数量下降了30%以上。

安全问题	防护措施
2~4岁	
摔倒	■ 可能的话,在孩子玩耍的场所铺上橡胶地毯 ■ 安装防护门和防护窗 ■ 在户外游玩场所、阳台和门廊上安装护栏 ■ 在游乐设施下放置垫子
烫伤	■ 让孩子远离滚烫的炉子 ■ 将锅柄向内放置 ■ 每月定期检查烟雾报警器,每两年更换一次电池 ■ 将热水器温度调至48 ℃以下
中毒	■ 把去污剂和药品牢牢盖起来,并锁在婴儿够不到的柜子里 ■ 将有害物质放在原包装里 ■ 把所有过期的药物都扔掉 ■ 永远不要把药物当作“糖果”
玩具	■ 确保选择适合孩子年龄的玩具,并且玩具中没有零件会引起窒息
汽车	■ 每次乘车时都使用认证的儿童安全座椅

安全问题	防护措施
5岁 (除了上述列举的安全防护措施)	
自行车、轮滑鞋、溜冰板	■ 确保孩子每次都戴上头盔、护膝、护腕、护肘 ■ 提醒孩子不要在夜间骑车或者溜冰 ■ 禁止孩子在街上玩耍 ■ 让孩子在操场或者公园玩耍
街道	■ 教会孩子过马路的正确方法:在路边停下来,走在人行横道或者拐角处;向左看,然后向右看,然后再向左看(只有在有大人陪伴的时候才能过马路) ■ 孩子体重如果超过20千克,让孩子坐在有安全带的位置上
水	■ 让孩子去上游泳课 ■ 不要让孩子在没有人监护的情况下游泳 ■ 不要让孩子在水边游玩 ■ 让孩子穿上救生衣 ■ 在游泳池内安上护栏
6岁 (除了上述列举的安全防护措施)	
火	■ 设计火灾逃跑计划,并和孩子一起练习 ■ 教会孩子如果衣服着火要停止行动,并脱下衣服或者打滚 ■ 向孩子展示如何在浓烟下匍匐前进

续 表

安全问题	防护措施	安全问题	防护措施
8岁 (除了上述列举的安全防护措施)			
运动	■ 给孩子买教练推荐的保护装置，并确保孩子穿上它们	自行车、轮滑鞋、溜冰板	■ 不要让孩子在傍晚或者晚上骑车或者溜冰 ■ 让孩子戴上耐冲击的头盔
水	■ 确保孩子在大人陪同下游泳 ■ 告诉孩子不要在流速过快的水中游泳		
汽车	■ 让孩子在每次乘车时都系好安全带		

和关注。可以提醒患儿的玩伴、同学和照料者，他们不会通过接触感染上HIV和AIDS。大家都应该尽力树立正确态度，平等对待被病毒感染的儿童。

如果你的孩子感染上HIV，和你的内科医生谈谈怎样帮助孩子避免接触传染病毒、细菌和真菌。有些传染病只会导致正常儿童出现轻微的病症，但是这些疾病却会给HIV携带的儿童带来灾难性的结果。如果你知道孩子接触了某种传染病，如天花或麻疹，又或者你的孩子出现呼吸困难、吞咽困难或者皮肤问题，或者发热、腹泻，请联系医生。

有的内科医生会建议孩子每个月进行丙种球蛋白的静脉注射。这是一种增强免疫功能的预防药；在患儿接触到某种传染病后，使用这种药物也可以减轻病情。此外，孩子的疫苗接种计划可能要根据他（或她）的病情进行调整。

过　敏

过敏是由于接触到被免疫系统看作对身体有害但实际无害的物质而产生的一组症状。免疫系统对这些物质（致敏原）反应过度，并增加不适当的抵御——释放组胺和其他物质，造成流鼻涕、眼睛发痒等症状。

过敏会影响身体的一个或者多个系统，最常见的包括呼吸系统（鼻子、咽喉、肺）、消化系统（肠和胃）、眼睛以及皮肤。

过敏具有家族遗传性，但是每个家族成员对于过敏的表现形式却有所差异。比如，如果你是呼吸道过敏，你的孩子却可能表现出皮肤过敏。造成家长过敏的物质同样也容易对孩子造成过敏，不过有的孩子长大后就不再

成长里程碑

3~5 岁的孩子在心理、生理、情感和行为上都将继续以令人震惊的速度成长。下列是孩子在这个阶段的成长历程大记事。每个孩子都有自己的独特性。如果你对孩子的成长有任何担心之处,请和医生谈一谈。

	3岁	4岁	5岁
动作技巧	■ 独立完成穿衣动作 ■ 准备麦片粥 ■ 摇摆双臂 ■ 倒着走 ■ 手脚交替走 ■ 双脚离地跳跃 ■ 不用扶手,转换双脚,向上走 ■ 扶着扶手,转换双脚,向下走 ■ 骑着儿童车	■ 画人像 ■ 扭动拇指 ■ 可以不用扶手,转换双脚,向下走 ■ 自下向上投物可以达到3米高 ■ 单脚站立达6秒	■ 向上跳25厘米高 ■ 弹球 ■ 单脚站立10秒钟 ■ 走路时学会脚后跟先着地
语言技能	■ 说出含3~4个词的句子 ■ 使用动词、形容词、副词和代词 ■ 了解年龄和性别, 能够数到三	■ 说出含4~5个词的句子 ■ 使用过去时态 ■ 描述最近发生的事件,唱歌,数到四	■ 给词下定义 ■ 使用将来时 ■ 数到10或10以上; 认识字母表, 了解电话号码
认知发展	■ 了解双重命令 ■ 辨识7个身体部位 ■ 知道姓名	■ 了解三层命令 ■ 说出2种颜色 ■ 知道一些介词	■ 说出4种颜色 ■ 知道反义词

受到影响。

过敏的类型不同, 症状表现也有所不同, 但是通常都包含下列几项:眼睛发痒、鼻塞并流鼻涕 (过敏性鼻炎的表现,又称花粉症)、哮喘以及后鼻滴注。所有这些症状都容易被误认为是感冒。

如果是食物过敏的话, 其消化道症状表现为排气、腹泻或者呕吐。患有皮肤过敏的孩子则可能出现湿疹或者荨麻疹。

孩子的医生一般会根据你的描述作出诊断,有时候,还会通过血液测试和皮肤测试作诊断。一旦查明原因,只要避免接触致敏原就不会再发生过敏。

如果无法避免接触致敏原(比如是花粉过敏),医生会向你推荐抗组胺药以及/或者皮质类固醇药物, 以减少过敏反应。注射防过敏针剂也可能对治疗过敏性鼻炎或者对蚊虫叮咬造成的过敏有所帮助。

心理和行为里程表

在心理和行为上，你的孩子也会经历很大的改变。其中一些重要阶段会在下表中列举出来：

	3岁	4岁	5岁
社会互动	■ 和同龄人玩耍 ■ 和别的孩子共享玩具 ■ 和朋友一起待20分钟 ■ 偏爱某些朋友	■ 拥有好朋友 ■ 和其他人玩	■ 有一群朋友
想象能力	■ 想象给娃娃喂食，想象有怪兽	■ 明白现实和虚幻有差别，喜欢装饰游戏 ■ 可能有虚幻的朋友	■ 假装打扮和玩耍 ■ 私下可能有虚幻的朋友
玩耍	■ 分享 ■ 轮流 ■ 表现占有欲 ■ 喜欢玩有故事情节的游戏，喜欢给娃娃玩穿衣服和脱衣服的游戏	■ 拥有好朋友 ■ 和其他人玩	■ 有一群朋友

贫 血

如果出现贫血，说明血液中红细胞含量不足，这会导致血红蛋白水平低。血红蛋白是一种包含在红细胞中的蛋白质，它可以将肺部的氧气输送到身体内的各个组织里。

儿童更容易患贫血，因为他们从饮食中无法摄入足够的铁（这是一种构成血红蛋白的重要元素）。1岁之前喝牛奶（牛奶中铁的含量很低）的婴儿，特别是那些喝牛奶还没有额外服用补铁保健品的婴儿，很容易患上贫血。喝牛奶的婴儿同样还会出现肠道发炎，这会导致胃肠道短时间内大量失血，从而引起贫血。

贫血症状取决于其病因，但是通常来说，贫血的孩子会出现脸色苍白、容易疲倦、易怒等症状。他们还可能会出现气短、手脚水肿以及发育迟缓等状况。此外，由于注意力无法集中，孩子在学校的表现也会出现问题。

还有一种不常见的缺铁症状就是异食癖（渴望吃脏东西、涂料碎片或者其他不寻常的物质），这会导致血液中铅含量的增加。

通过血液测试可以诊断出贫血。缺铁可以通过服用补铁药剂或药片来治疗。补铁药物通常会造成暂时性的牙齿发灰以及粪便发黑，这也是正常现象。

哮 喘

哮喘是一种持续的肺部

支气管炎症性紊乱。它会引起季节性或周期性的气喘以及咳嗽，导致突然出现不同程度呼吸困难。有些哮喘发作可能具有生命危险。

在美国，数百万的孩子患有哮喘。这种疾病正变得越来越常见。比起其他儿童慢性病，这种疾病造成更多的孩子入院治疗。孩子在长大之后，病情一般会有所改善甚至完全消失，但是儿童时期患有严重的哮喘会导致后来肺部功能的减弱。

通常，引起肺部炎症的原因在于对在家里吸入的某些物质过敏。普通致敏原(引起气管炎症并引起过敏反应的物质)一般为尘螨、霉菌、动物皮屑以及蟑螂。

二手烟也会引起哮喘儿童肺部不适。运动以及冷空气，特别是在寒冷天气中运动,很容易引起哮喘发作。

呼吸道感染，尤其是在婴儿期或者学龄前期，也会导致哮喘发作。某些食物(包括鸡蛋、贝类和坚果)和药物(尤其是阿司匹林和布洛芬)也会造成同样的效果。对于约10%的哮喘患儿，暂时还无法查出造成他们过敏的物质和事物。

孩子的医生会建议他们避开致敏原或者其他引起哮喘的因素，服用药物以减少支气管的肿胀，并采用最大呼气流量计监控肺部功能。

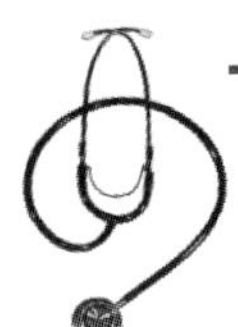

3~10岁:何时该去看医生?

这个表格列举出医生可能给孩子检查的项目或者体检后医生会和你探讨的话题。如果孩子患有某种慢性疾病或者有特殊需求的话,孩子还需要接受更多的检查。

3岁
- 病例
- 身高和体重的测量
- 血压测量
- 视力测试
- 听力测试
- 发育评估
- 体格检查
- 关于损伤防护措施的探讨

4岁
与3岁相同,外加:
- 白喉、百日咳、破伤风疫苗
- 小儿麻痹症疫苗
- 腮腺炎、麻疹、风疹疫苗

5岁
与3岁相同,外加:
- 关于入学准备的探讨

6岁
与3岁相同,外加:
- 听力和视力测试(如果孩子的视力和听力良好,此项可免)
- 关于孩子在学校的表现以及和同龄人相处的情况

8岁
- 与6岁相同

10岁
与8岁相同,外加:
- 听力和视力测试
- 关于青春期、性和其他青少年问题的探讨

在治疗和监控孩子的哮喘方面,孩子、家庭成员和医生需要共同努力，这一点非常重要。大多数患儿都可以过上正常的生活，尤其是可以正常参加各种活动，也不会感到什么不同。想了解更多的哮喘治疗方法请参阅有关章节。

尿　床

尿床,又名遗尿,是在刚接受大小便训练的幼儿中普遍发生的正常现象。开始时幼儿在一周内会出现几次,后来次数逐渐减少,直到5岁停止尿床。

对于很多孩子来说,他

们的膀胱在一整晚的时间内无法承受全部的尿液；而对有的孩子而言，他们的神经系统还没有完全发育成熟，无法在膀胱充盈时苏醒。

有的时候，一些心理压力和生理紊乱会造成5岁以上的儿童出现尿床现象。女孩子一般会比男孩子早些掌握控制排尿的能力。每10个孩子中有一人（通常是男孩子），在5岁以后会继续尿床。很多孩子都有家族尿床史。

如果孩子在白天和夜晚都无法自主控制排尿时，就很可能是孩子的肾脏、膀胱或者心理出现了问题。

症状

其症状在于孩子在睡觉时由于缺乏对排尿的控制而在床上小便，从而被惊醒。

治疗方法

如果孩子总是尿床，你需要去咨询医生。他们会给孩子做检查，以确定是否出现身体问题而需要治疗 。其中尿检是为了检查感染情况。如果没有明显原因，医生会建议让孩子在睡觉前去趟厕所、少喝水。晚上入睡后定时让孩子起床排尿，能对孩子有所帮助。

尿床会让孩子产生羞耻感，害怕受到惩罚，这时，千万不要责备或者羞辱孩子。

医生还会推荐各种行为修正方法，如在白天做出排尿计划。这让孩子增强需要小便的生理意识，这样他们就会对晚上尿床产生更强烈的意识。

还有一种略微复杂些的修正方法——在床垫和床单之间或者孩子的内衣中放置一块液体报警垫。孩子小便时，这块垫子就会发出警报。这种方法可以有效地帮助孩子尿床后醒过来。

丙咪嗪和醋酸去氨加压素之类的药物在某些情况下也可以使用。孩子长大之后一般不会尿床。

癌 症

癌症的种类很多，但是只有小部分会对儿童造成影响。儿童患癌症后可以接受治疗，多数可以存活。

白血病是造血组织中某一血细胞系统过度增生，浸润到各组织和器官，从而引起一系列临床表现的恶性血液病。它是我国最常见的小儿恶性肿瘤。急性淋巴细胞白血病是儿童，尤其是10岁以下儿童，最容易患上的白血病类型。

脑瘤是仅次于白血病，在儿童中常发的第二种癌症，脑瘤患儿年龄一般在5~10岁。

淋巴瘤是发生在淋巴结和淋巴组织的癌症。其中，孩子最易患上非霍奇金淋巴瘤。

成神经细胞瘤是发生在肾上腺或者脊柱附近神经的肿瘤。这些神经是交感神经系统的一部分，可以自动控制某些身体功能。成神经细胞瘤是少数只发生于儿童中的癌症之一，患儿大多为4岁以下儿童。

其症状根据肿瘤的位置和扩张速度而表现不同，但是一般包括体重减轻、有痛感以及情绪烦躁。你会在孩子的腹部摸到肿块。如果肿瘤分泌激素，孩子可能会出现腹泻、面色潮红以及血压高于正常值的症状。

治疗方法一般为手术摘除肿瘤，然后放疗，有时还需要接受化疗，以防止癌细胞扩散。康复的机会很难确定；有些肿瘤不会造成生命危险，但是有些扩张速度会很快。

肾母细胞瘤是儿童中最常见的肾脏肿瘤。75%以上的病例出现在5岁以下儿童身上。这种肿瘤通常是在家长或者医生注意到孩子的腹部有较大硬块时才发现的。有时，孩子出现其他由肿瘤引起的症状，如高血压、尿血、胃痛、发热、呕吐，而去接受检查时，也会发现肿瘤的存在。

治疗方法包括手术摘除肿瘤，检测癌细胞扩散情况。放疗或者化疗也是常用手

腹痛:可能产生的原因、症状以及治疗方法

我们并不是每次都能确定孩子腹痛是否需要及时治疗。下列表格列举出一些导致腹痛的最常见的疾病,并对它们的病症、你需要做的事情以及孩子的医生可以做的事情也进行了列举。

病因	症状	你需要做的事情	医生可以做的事情
阑尾炎	■ 持续腹痛，疼痛在几小时后,从肚脐转移到右下腹处 ■ 恶心 ■ 呕吐 ■ 食欲不振 ■ 低热(37.7~38.3℃)	■ 立刻联系医生	■ 医生会让孩子住院观察,拍片,然后同外科医生联系。通过手术摘除阑尾进行治疗
胃肠炎	■ 腹痛持续两到三天或者更久;如果由食物中毒引起的胃肠炎，疼痛时来时去，且位置不定 ■ 体重下降 ■ 脱水 ■ 食欲不振 ■ 胃痉挛 ■ 呕吐 ■ 腹泻	■ 让孩子多喝些流质。勤洗手,认真洗手,防止细菌传染。如果症状持续7天以上,或者病情加重,请联系医生	■ 医生会给孩子静脉注射，来治疗脱水,并开抗生素治疗某些类型的食物中毒
铅中毒	■ 腹痛 ■ 瞌睡 ■ 食欲不振 ■ 偏执 ■ 学龄时出现学习障碍 ■ 严重癫痫发作	■ 联系医生,让医生评定	■ 医生会给孩子做血液测试以检测中毒情况,然后开药让孩子服用。这种药能把铅凝结在人体内,并帮助身体消除体内的铅

病因	症状	你需要做的事情	医生可以做的事情
偏头痛	■ 严重、定期的腹痛 ■ 头痛(主要症状) ■ 呕吐	■ 联系医生,让医生评定	■ 偏头痛难以诊断。医生只能通过排除其他可能造成腹痛的因素来推测出偏头痛。其治疗方法参见前文叙述
牛奶过敏或不耐乳症	■ 腹痛 ■ 呕吐 ■ 腹泻 ■ 排便出血	■ 停止饮用乳制品 ■ 联系医生,让医生评定	■ 医生会给孩子做检查并观察在停止饮用乳制品的情况下,腹痛情况是不是有所好转。
链球菌性喉炎	■ 咽喉疼痛(主要症状) ■ 腹痛 ■ 发热 ■ 头痛 ■ 皮疹(偶尔) ■ 呕吐(偶尔)	■ 联系医生,让医生评定	■ 医生会要求进行链球菌性喉炎检测,还可能开抗生素治疗这种疾病
压力	■ 间歇性腹痛(如果没有其他症状,则归咎于情感压力)	■ 联系医生,让医生评定。回想一下最近是不是有遭遇到任何引起焦虑的事情	■ 医生会观察疼痛反应一段时间。有时,如果安抚孩子,与孩子交流没有效果,医生会向你引荐专家
尿路感染	■ 腹部的中下部位, 膀胱附近,有痛感 ■ 排尿时出现灼痛感 ■ 需要经常排小便 ■ 尿床	■ 联系医生,让医生评定	■ 医生会要求孩子做尿检,开抗生素

段。近些年,这种疾病的治疗手段已经有了大幅度的提高。

与癌症作斗争

孩子被诊断患了癌症会引起孩子自己、家长、其兄弟姐妹或者其他亲人的很多负面情绪。内疚、恐惧、愤怒、否定以及迷惘都是大家流露出来的常见情绪。我们需要表达出这些感情,但是我们也同样需要考虑这些情绪对孩子造成的影响。

孩子通常会敏感地察觉到有坏事发生,然后对未知的事情产生恐惧。鉴于这个原因,你最好以孩子能够理解的方式,委婉但诚实地告诉孩子实情。

与癌症作斗争时会遇到很多复杂的事情,你可以向内科医生寻求帮助,请求他们推荐一组支援团队,帮助家人共同对抗孩子的严重疾病。儿童癌症治疗中心一般都会有多学科治疗团队,包括社会服务人员、心理学家等,他们可以为患儿的家人提供支持和帮助。

乳糜泻

乳糜泻是小肠对谷类蛋白——一种存在于小麦、黑麦、大麦以及燕麦中的蛋白质产生的敏感反应。乳糜泻会使肠道内膜产生炎症,造成损伤,导致肠道无法吸收营养物质。

其症状包括持续性腹泻、排便时出现部分未完全消化的食物、不明原因的体重下降以及出现烦躁情绪。这些症状通常在食入谷类食物之后会立即出现。年龄稍大一点的孩子患乳糜泻后,一般只会表现为身材矮小这个症状。

蜂窝织炎

蜂窝织炎是一种由细菌引起的皮肤传染病,通常通过小刮伤或创口获得。皮肤发红、发热、肿胀,碰触时有痛感。如果出现在眼周,会导致严重的眼眶蜂窝织炎。这种情况通常在儿童中更容易出现。

眼眶蜂窝织炎会导致眼球突出、疼痛、无法正常转动,视力受损。

蜂窝织炎是一种潜在的危险传染病,因为它在血液中传播,影响其他器官。婴儿的免疫系统尚未发育完全,因此这种传染病会给他们造成很大的危害。

一旦发现症状,请立刻向医生报告这些症状。由于眼眶蜂窝织炎的症状和结膜炎类似,医生需要采集脓样本或者眼泪样本,进行实验分析。

治疗眼眶蜂窝织炎需要静脉输入抗生素并且清除潜在感染源(通常是鼻窦炎)。皮肤上出现蜂窝织炎可以采用口服抗生素的方式进行治疗,如果蜂窝织炎扩散,则需要进行静脉输液。

脑性瘫痪

脑性瘫痪(CP)是指大脑中控制肌肉的部分的损伤,会造成各种程度的终身残疾。在美国,每1 000名儿童中约有6名患有脑性瘫痪,其中90%是在出生时即患有的。

有很多原因可以导致婴儿在出生前患上脑性瘫痪,其中包括子宫缺氧、胚胎感染上母体内的病毒或者遗传缺陷。在大多数情况下,原因是未知的。

患有非常严重黄疸的婴儿也可能出现脑性瘫痪。往后,孩子出现脑部感染、癫痫或者脑损伤的症状时,会被怀疑可能患有脑性瘫痪。

尽管引起脑性瘫痪的神经系统损伤并不会随着孩子年龄的增长而有所恶化,但是除非继续接受治疗,否则肌肉会越来越紧,而且无法伸展。

症状

在孩子出生2~3个月时,你会发现孩子的四肢柔软无力,或者十分僵硬。当你抱起孩子时,他(或她)的腿会成剪刀姿势或者拱起颈部形成推离你的姿势。孩子开始爬行时,他(或她)的动作不平衡,或者臀部或双膝出现颤动等情况。

脑性瘫痪分为三种类型:痉挛型(僵硬,肌肉收缩)、运动障碍型或者手足徐动型(无法控制的手足抖动)、共济失调型(走路与协调能力差)。有时,孩子会同时出现几种类型的症状。

脑性瘫痪的症状有的较轻,有的比较严重,可能身体一边的肢体受到影响(半身不遂),或者四肢都受到影响(四肢瘫痪),又或者四肢都受到影响,不过腿部受到的影响更大(双侧瘫痪)。

脑性瘫痪的患儿一般智商低于常人,但是约25%的患儿可以拥有正常智商,甚至超过正常水平。患儿的进食、听力以及/或者视力都会受到损伤或者发育延迟。

治疗方案

脑性瘫痪在婴儿早期的症状会导致他们的发育迟缓。如果你有任何担心,请把你的想法告诉医生。在孩子成长的过程中,医生会密切关注这种疾病的典型特征。如果孩子被诊断出脑性瘫痪,内科医生会推荐一些项目,有利于孩子心理和生理的康复。

项目一般涉及物理治疗法和职业疗法,它们可以训练孩子的协调运动能力,将姿势难度降低到最小限度,并且放松造成瘢痕组织萎缩的紧绷的肌腱。这些项目还会给家长们提供家庭咨询的机会,这样家长们就可以在共同关心的问题上分享信息了。

有时,药物可以减少痉挛的次数。神经外科手术也会对此有所帮助。

你参与到孩子的家庭和学校生活对帮助孩子的成功具有非常重要的意义。和其他孩子一样,患儿如果能够接受教育,受到树立信心的鼓励和爱的支持,他们一样可以茁壮成长。有的病症较轻的孩子还可能恢复健康,摆脱疾病的影响。

感　冒

感冒是一种上呼吸道传染病,通常由病毒引起。

由于2岁以下儿童的免疫系统尚未发育成熟,而且病毒种类又很多,一般来说,他们每年最多会出现8次呼吸道感染。年龄稍大点的孩子感冒次数会减少些。

症状

3个月到3岁的孩子感冒时会出现发热、躁动、易怒、打喷嚏的症状。在几个小时以内开始流鼻涕,这会干扰进食,造成呼吸问题。此外,还会出现耳部充血现象,有的孩子甚至会出现呕吐、腹泻。

大一点的孩子患上感冒时,典型的第一症状就是鼻子发干、易怒,很快他们会开始打喷嚏,感到肌肉疼痛,流稀薄的鼻涕。几天后,鼻涕变得黏稠,可能会阻塞鼻腔,使得孩子只能用嘴呼吸;嗓子发干、疼痛;出现咳嗽。

流出的鼻涕最初几天比较清澈,3~4天后转为青色或者白色,然后在感冒结束后再转回清澈的颜色(通常需要7~10天的时间)。其并发症表现为耳部感染,或者大一点的孩子会出现鼻窦炎。

治疗方案

如果孩子出现高热、呼吸困难、颈部强直、严重的头痛或者咳嗽、持久性耳痛或者看起来情况不好的话,请立刻和医生联系。如果在3~5天后,孩子的症状不是很严重,却没有康复的迹象,也请联系医生。

感冒没有治疗方法,但是让孩子多喝流质,多休息可以缓解病痛。抗生素无法对引起感冒的病毒产生作用。孩子几乎不需要去服用抗病毒药,因为这些药一般无法杀死感冒病毒,即使有效也没有使用的必要,因为孩子的免疫系统本身就可以杀死这些病毒。

对乙酰氨基酚或者布洛

芬可以帮助减轻症状。不要给孩子服用阿司匹林，因为这种药可能会造成急性脑病综合征。

对出现呼吸困难或者进食困难的孩子，医生可能会推荐滴鼻液以扩展孩子堵塞的鼻腔。绝对不要让孩子服用任何给成人使用的非处方药。

无需强迫孩子进食，但是他们需要经常喝水以补充流失的水分。

便　秘

便秘是指排便频率减少，有时出现排便困难或者排便疼痛现象。如果孩子3~4天不排便，并出现排便困难，这可能就是便秘。但是，和成人一样，每个孩子的排便规律不同。有时候很难断定孩子是不是真的便秘。

便秘的原因一般为有精神压力、食入纤维素较少，或者摄入液体不足。孩子每天应该饮入4~6杯流质——如果天气较热，需要饮入更多。

2~3岁的孩子特别容易便秘，这个时期孩子正在接受大小便训练，成长发育也在进行中。脱离了家庭环境，孩子在外会对上厕所产生恐惧心理，这也会造成孩子的便秘。

孩子忍住大便的现象十分常见。不去排便的欲望会触发连锁反应。孩子如果忍住大便，这些排泄物就会停留在大肠内，然后变得更为干燥、坚硬，导致排便困难。如果孩子有过一次忍住大便的经历，那么下一次排便就会感到疼痛。无形之中会造成孩子再次忍住大便以避免疼痛。

如果继续出现这种情况，排便最后会使直肠拉升，导致排便欲望减少。有时，稀薄的大便会在储存于直肠中的硬大便周围泄漏出来。

医生可能会建议你给孩子使用肛门栓或者大便软化剂，比如矿物质油，以润滑排便的通道，化解孩子对排便疼痛的恐惧。绝对不要在没有征得医生同意的情况下，给孩子使用上述药剂。

如果症状较轻，在孩子的膳食中多添加一些液体和纤维素。这样通常可以解决便秘问题。

孩子刚刚接受大小便训练时，很容易大便失禁（失去对排便的控制）；健康的年轻人也可能出现这种情况。他们不会使用厕所，而是在衣服里或者隐蔽的地方排便。这种问题可能是由于潜在便秘引起的。请向内科医生寻求建议。

咳　嗽

咳嗽是将黏液和其他刺激物从咽喉、鼻子、气管、喉头和肺等器官中移除时的一种生理反应。

引起咳嗽的最常见因素包括感冒和其他上呼吸道疾病、细支气管炎、肺炎以及格鲁布性喉头炎。

过敏、出牙、烟气、尘土和吸入物体也会造成咳嗽。鼻窦炎和哮喘是慢性（持续）咳嗽最主要的原因。

症状

由于产生的原因不同，咳嗽的声音和持续时间各不相同。早晨咳嗽加重表明上呼吸道受到感染。喉头感染会造成突然压迫性咳嗽（参见格鲁布性喉头炎），这种病在晚上加重，并且导致声音嘶哑。在潜在感染消失之前，咳嗽可能会持续几天或者几周。

如果不发热，咳嗽一直持续，则可能是由于过敏、哮喘、鼻窦炎或者吸入异物引起的。

治疗方案

如果孩子出生未满两个月，出现剧烈咳嗽，那么一定要联系医生。如果孩子稍大一些，但是出现呼吸困难、呼吸急促或者脸色发紫，又或者你怀疑孩子气管中吸入一些小物体，同样也要联系内科医生。咳嗽持续时间超过一周或者伴随发热，也请咨询医生。

多数的咳嗽是由感冒、

流感之类的疾病引起的，只要多喝流质，多休息，咳嗽会自动好转。

为了排除肺炎、肺结核或者吸入物体的可能，需要接受检查和X线照射。医生会推荐特定的治疗咳嗽的药物，或者，如果是细菌感染引起的咳嗽，医生会开出抗生素。

治疗咳嗽的家庭方案

不管引起咳嗽的原因是什么，有些方法可以在家实行，如：

- 在晚上把床头抬高。
- 给孩子补充额外的水分。
- 使用加湿器或者冷雾蒸发器(冷雾蒸发器安全性最高，但是需要每日清洗，防止滋生细菌或者真菌)。
- 如果患上格鲁布性喉头炎，夜间会出现咳嗽。让孩子坐在湿润的浴室中几分钟，或者，如果天气不冷的话，带着孩子在湿润凉爽的外界环境中散步。

柯萨奇病毒感染及埃可病毒感染

柯萨奇病毒和埃可病毒是在夏、秋两季容易影响儿童的病毒。这两种病毒通过口对口进行传染，或者从排泄物到手再到口传播。所有柯萨奇病毒和埃可病毒感染在感染3~7天后出现症状。

这些病毒会导致皮疹伴随发热、手足口病、疱疹性咽峡炎、脑膜炎以及心肌炎。

孩子可能发热、咽喉疼痛（可能造成喂食困难或者吞咽困难）、口腔起泡、起疹子、呕吐或者腹泻。

如果出现手足口病，孩子的手掌、手指、脚底，有时甚至在臀部、四肢和面部会出现少许水疱。

如果出现疱疹性咽峡炎，孩子的口腔后部会出现灰白色水疱，有痛感；水疱四周泛红，出现溃烂。其他一些症状还包括呕吐、腹泻、疲倦以及咽喉疼痛。

年龄大一点的孩子会向你抱怨自己头部和肌肉疼痛，还会恶心。

应向医生报告这些症状，通过检查这些溃疡，医生可以做出诊断。没有特定的治疗方法。几周后皮疹会自行消失。

孩子应该多休息，多喝流质。如果有必要，给孩子服用医生推荐的退热药，如对乙酰氨基酚或者布洛芬（非阿司匹林）。如果出现更严重的脑部或心脏感染，则需要特殊治疗。

格鲁布性喉头炎

格鲁布性喉头炎是一种炎症，引起产生强烈而压迫咳嗽的大气管的收缩，可能会引起呼吸困难。它是由感染喉头、气管和细支气管的病毒引起的。

这种疾病通常会影响3个月到3岁的孩子，男孩子比女孩子更容易感染这种疾病。病毒通过人与人的接触传播，通常发生在秋季。有的孩子经常感染格鲁布性喉头炎，这种情况称为痉挛性喘咳。

过敏是造成格鲁布性喉头炎反复发作的重要原因。孩童时期，这种疾病反复发作很容易使孩子长大后出现哮喘。

症状

这种疾病发作之前首先表现出感冒的症状。咳嗽声音低沉，听起来像海豹的叫声。喉炎——失声，或者声音沙哑——也可能出现。呼吸时出现刺耳的杂音，这种情况称为喘鸣。

这些症状时而好转、时而恶化，这是疾病的典型特征。早晨几乎没有什么反应，一天之内随着时间推移越来越严重，晚上或者小憩之后病情反应最重。格鲁布性喉头炎会持续3~5天,但是咳嗽以及其他呼吸问题通常会持续一段时间。

呼吸可能变得很快、费力,尤其是在晚上。孩子胸部和腹部肌肉可能会有力地移动以帮助呼吸，皮肤由于缺氧而呈青紫色。这些都是呼吸窘迫的迹象。如果出现上述症状，请立即将孩子送到急诊室。

治疗方案

如果你怀疑孩子患上格鲁布性喉头炎,让他(或她)保持镇定,这会帮助缓解呼吸困难。将症状报告给医生,他们可能会检查一下孩子是否患有更严重的疾病,如会厌炎。

如果呼吸严重受阻（这种情况很少见),医生可能会建议孩子住院接受输氧和药物治疗。

家庭治疗方法一般为让孩子多喝流质，给孩子吃退热药，如对乙酰氨基酚或者布洛芬(非阿司匹林)。加湿器可以帮助舒缓气管，有的孩子在晚上出去接触凉爽的空气后病情也会有所缓解。

医生会开皮质激素药物来防止病情加重。孩子住院时可能会服用皮质激素或者肾上腺素之类的药物帮助打开呼吸通道。

囊胞性纤维症

囊胞性纤维症(CF)是指腺体在胰腺及细支气管（肺部气管）等器官中产生异常增厚的黏膜。它是一种进行性遗传疾病,容易造成死亡。肝、肠以及生殖器官也同样可能受到影响。

增厚的黏膜、黏稠的黏液,可以阻塞肺部,造成严重感染或者抑制消化系统吸收营养物质。

每1 600个白人孩子中就有一名出生时患有囊胞性纤维症，而黑人孩子的发病比例为1:17 000。

这种疾病是由于孩子从父母双方遗传到有缺陷的基因而产生的。母亲在怀孕期间接受产前筛查可以查出胚胎是否遗传到囊胞性纤维症。在美国,有1 000万~1 200万的人都是这种缺陷基因的携带者。

患者的平均存活年龄为31岁，病情较轻的患者有可能会存活更长的时间。

症状

症状通常在第一年内显现出来,但是可能会耽搁到成人时期。囊胞性纤维症的早期迹象显现为皮肤发咸(由于汗液中钠的含量较高)，排便量大且发出恶臭(由于胰酶不足),反复咳嗽或者咳嗽时有难以吐出的浓痰。

咳嗽会造成支气管炎、肺炎以及其他肺部感染。患有囊胞性纤维症的儿童通常身高和体重都无法达到正常标准。

治疗方案

如果你怀疑孩子患上囊胞性纤维症，请和医生交流一下。除了接受检查,孩子还需要接受汗液测试以检测其中钠的含量。新生儿的诊断则需要进行血液测试。其他诊断手段还包括照射X线、痰培养以及肺功能测试。

其治疗方案根据疾病的位置和严重性有所区分。体位引流通常是一种有效的办法:击打孩子的背部和前胸,使黏液从气道中排出，这时孩子可以保持各种姿势。如果是肺部感染，可以服用化痰药物；抗生素可以通过静脉注射、口服或者吸入的方式摄入。

有消化问题的孩子需要补充额外的消化酶，要防止过多的盐分流失。其他疗法,如基因治疗法尚处于试验阶段。

给予孩子指导、关爱和训练十分重要。

糖尿病

糖尿病是一种引起血糖增高，在数年内对身体许多器官,如血管、眼睛和肾脏造成破坏的疾病。

孩子中最常出现的糖尿病是1型糖尿病。这种糖尿病缺少胰岛素——胰腺分泌出的帮助身体处理葡萄糖和其他营养物质的激素。

1型糖尿病很少在6个月以下的孩子中出现，通常在4岁以上的孩子中发生。研究者认为这种疾病的产生是两种或更多诱因的结合，包括遗传因素、免疫系统受损、病毒感染以及/或者对婴儿过早进行牛奶喂养（母乳喂养的婴儿患糖尿病的概率较小）。

在2型糖尿病中，身体的细胞失去响应胰岛素的能力（细胞出现“胰岛素耐受性”）。尽管2型糖尿病主要出现在成人中（曾经被称为“成年发病型糖尿病”），但是现在在儿童中也越来越常见。目前尚不知产生这种疾病的确切原因，但是有迹象表明体重过重或者缺少运动会增加孩子（以及成人）患2型糖尿病的概率。

儿童糖尿病的症状一般表现为身高、体重无法增长，尿频、尿床，经常口渴，疲劳，食欲增大，体重减轻。伴随这些症状还可能出现皮肤感染（有溃脓现象）、呕吐及脱水症状。

如果你怀疑孩子患上糖尿病，请立即带他（或她）去看内科医生，医生会给孩子进行血检和尿检，以测量葡萄糖水平。一旦确诊，就需要给孩子注射胰岛素。

治疗的指导方针在于维持正常的葡萄糖水平，避免波动，预防长期性问题。这就意味着要注意监测血糖水平。

你和孩子都要了解何时需要以及如何注射胰岛素。7岁的孩子已经可以学着自己注射胰岛素了。由于孩子需要终身采用这种治疗方法，所以你一定要镇定地指导孩子，耐心地帮助他们学会独立完成注射。

想要有效控制住孩子的糖尿病，就一定要确保孩子饮食均衡。孩子三餐要正常，中间可以食用些有营养的零食（如酸奶、奶酪、面包夹花生酱或者饼干），这样才能维持正常血糖。不要让孩子吃糖，不过不含糖的糖果可以食用。还有，定期训练也非常重要。

糖尿病患儿可以参加所有的儿童运动，但是要提前把孩子的身体情况告知教练和老师，这样他们才能够帮助监测孩子的身体状况。

还有很多家庭发现参加糖尿病互助小组对自己也有很大的帮助。

唐氏综合征

唐氏综合征（也称“21-三体综合征”是一种由身体细胞中额外染色体引起的先天性缺陷，会造成不同程度的心理缺陷以及生理异常。婴儿患这种疾病的概率是1/800。

母亲生育年龄越大，孩子患这种疾病的概率越高，因而研究者认为这种疾病源自卵子异常而不是精子异常。在胚胎期通过羊膜穿刺术或者绒毛膜取样可以检查出唐氏综合征。

症状

患儿的典型生理特点为头小、身材矮小、五官小、舌头大而突出、后脑勺扁平。双手短而宽。心理残疾表现为轻微残疾到智能障碍不等。

从情感上来说，唐氏综合征患儿一般比较开朗、友善。他们还会出现其他的先天性缺陷，如心脏缺损、肠道狭窄和听力缺陷。

治疗方案

唐氏综合征在婴儿出生后通过其五官特征即可辨识。在血检（染色体分析）后可以确诊。医生会向你推荐一些方法，帮助孩子学会如何最大限度地发挥自己的能力。

患有这种疾病的孩子可以充分利用自己的能力，其中，许多孩子在继续接受教育后，伴随着身边人的帮助，学会了阅读并且能够独立生活。许多家庭在参加互助组织后受益匪浅。

耳部感染

耳部感染是最常见的儿童医疗问题之一。儿童比成人发生耳部感染的概率要大得多。比起成人,儿童经常出现呼吸道感染,这里有两个原因:一是儿童之间的亲密接触使得传染病更容易传播;二是儿童在成长的过程中,连接耳部和鼻腔后部以及咽喉的气管(咽鼓管)更容易堵塞。

年龄稍大一些的儿童出现的症状与成人的症状相似。耳部疼痛和发热都是常见反应。有时,受感染的耳朵会出现听力减弱症状,或者有液体排出。年龄较小的儿童只会出现易怒、烦躁、嗜睡或者进食少的症状。新生儿甚至连发热都不会出现。

有时,感染会涉及通往面部的神经,因而造成面部一侧萎缩,无法完全闭合双眼。在很少的情况下,感染病毒会进入耳朵附近的骨头里,引起骨髓炎;或者进入到颈部组织,形成脓肿;或者进入脑部以及脑膜,引起脑膜炎。

抗生素可以用于耳部感染的治疗,尤其是用于两岁以下儿童的治疗,还可以防止一些更严重的并发症的出现。

有时,如果感染情况严重,医生会在鼓膜上凿洞,从中耳内抽取感染性积液。一定要密切监测孩子的听力,因为耳部感染可以造成孩子的听力困难,从而干扰孩子的语言发展。

湿疹和接触性皮炎

有两种疾病最容易侵袭孩子娇嫩的皮肤——湿疹以及接触性皮炎。

湿疹是指由多种因素引起的皮疹或皮肤炎症。

出生两个月的婴儿就可能患湿疹,其症状包括发痒,发红,前额、脸颊或头皮上起小疹子,有时疹子会扩散到胳膊上或者胸前,还可能会出现溃疡。

年纪稍大点的孩子起的湿疹是一块块圆圆的斑点,有凸起感,会留瘢,这些疹子会长在脸部、胸部、手肘、手腕和脚踝的后部以及膝关节后面。

感染部位的皮肤会变厚。有时,湿疹是由过敏引起的;许多得湿疹的孩子可能有家族过敏基因,也可能是自己本人对某些东西过敏。

接触性皮炎是在孩子的皮肤接触到刺激性物质(有许多种类)时产生的。这种疹子不会像湿疹那么痒,尽管如此,还是会造成皮肤发痒,起水疱。受感染区域的位置暗示了刺激物的种类。有毒的常春藤和有毒的橡树都是众所周知的诱因。但有些刺激物就不太为人所知,如洗衣粉、某些牙膏的添加剂等。后者接触到孩子的唾液时,会造成口腔周围发疹。

酸性饮料、某些药物(包括新霉素软膏)、粗糙的衣服以及泡泡浴中某些成分也会引起接触性皮炎。最好的治疗方式就是避免接触任何一种你认为会造成孩子感染这种皮炎的物质。

医生会诊断孩子的皮肤情况,并建议你定期给孩子的皮肤增加水分,避免使用刺激的清洁剂。要确保不要让孩子在过热的水中洗浴,那会让孩子的皮肤更加干燥。

湿疹无法治疗,但是医生会开些略含皮质激素药物的软膏以减轻炎症,缓解孩子抓挠的强烈欲望。医生也可能会开些抗组胺药,以进一步控制皮肤瘙痒的状况。

扁桃体和腺样体增生

扁桃体和腺样体是人体的免疫系统腺体,在幼儿中,这些腺体发炎或者感染的频率较高。扁桃体位于咽喉后部两侧,肉眼可以看到。腺样体则位于咽喉和鼻腔后部之间。

当扁桃体或者腺样体增生后,孩子可能会遇到呼吸

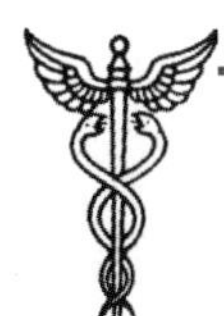

我们总是需要抗生素吗?来自伯恩斯坦医生的建议

使用抗生素是最近一个世纪内,医学史上最大的进步。但是,如果医生和患者没有正确使用,它产生的危害会远远大于它带来的好处。

研究表明,许多无需使用的抗生素被滥用了,尤其是用于治疗感冒之类的病毒疾病。还有研究显示,在需要的时候,有些人却没有严格按照说明使用抗生素,或者有人在没有咨询医生的情况下,就擅自服用抗生素。

所有这些做法都会造成周围环境中的细菌很快地对抗生素产生耐药性。也就是说,当真正需要使用抗生素来治疗某种特定的传染病时,它却无法产生太大的效果。

医生和家长都需要接受教育,这样可以帮助减少药物的过度使用。两者都需要理解抗生素在治疗传染疾病中起到的作用。好的判断力以及医生和患者之间的交流对于选择何时以及如何使用抗生素具有非常重要的意义。

当医生告诉你说不需要使用抗生素时,请理解,这是实情。使用不必要的抗生素,长此以往,只会对你的家庭和社会造成麻烦。

亨利 H. 伯恩斯坦,DO
儿童医院
哈佛医学院

耳部疼痛的午夜护理

此刻正是午夜——耳痛经常发生的时刻——你的孩子正在因为疼痛而嚎哭着。下面列举一些方法,让你在得到医生帮助之前能够缓解孩子的病痛。

- 给孩子服下推荐剂量的对乙酰氨基酚或者布洛芬(非阿司匹林)。
- 让孩子保持直立姿势,帮助咽鼓管畅通。
- 在受感染的耳部敷上热毛巾。
- 让孩子饮下温水,缓解疼痛;吞咽动作能够帮助打开咽鼓管。
- 如果孩子在5岁以上,可以让他(或她)咀嚼口香糖。
- 让孩子吃个橘子。
- 和孩子玩打哈欠的游戏。

不畅或者吞咽不适的问题，如果腺样体肿胀，还可能出现听觉损失。

在这两种情况之下，随着相关感染问题的解决，肿胀通常会自行消失，无需治疗。有的孩子在没有受到感染的情况下，也可能会出现腺样体肿胀的情况。

症状

通过观察孩子的咽喉，你能看到增大的扁桃体。这时，孩子声音听起来有些低沉；在吞咽东西时，他们会感到疼痛；还可能出现发热、头痛以及下颌处腺体肿大的现象。有时，在扁桃体中或者周围还会形成脓疮。

腺样体增生的症状包括鼻塞，有时还会出现从口腔发出带有杂音的呼吸声、打鼾声以及改变的呼吸模式。说话声音会因为鼻塞而有阻塞感。如果情况严重的话，症状会持续数周。如果在中耳处有积液，那么腺样体增生严重也会对听力造成影响。

孩子会出现呼吸困难，在夜间甚至会呼吸受扰，从而引起躁动，无法入睡，以及血液中氧气含量减少。如果孩子出现呼吸问题，请立即联系医生。

治疗方案

如果孩子的症状持续了数周以上，请向医生寻求建议。除非症状十分严重，否则医生通常会建议你监控病情，观察是否会自动消肿。如果没有，医生会开口服抗生素，消除引起肿胀的感染。

如果孩子的扁桃体或腺样体增生是由过敏引起的，那么使用控制过敏症状的药物可以产生较好的效果，腺体通常会缩小。

扁桃体和腺样体的切除手术也是儿童中常见的手术治疗方法。

但是，如今，只有当阻塞减少血管中的氧气含量，引起吞咽困难，严重干扰孩子睡眠、说话或者听力能力时，才会推荐采用手术治疗。

热性惊厥

高热会引起6个月到5岁之间孩子出现热性惊厥。某种疾病导致孩子发热，而在发热后的前几个小时内通常会引起抽筋。旁观者常常会被痉挛的场面吓到，但是这种病对绝大多数的孩子来说并没有多少危害性。热性惊厥和癫痫的不同之处在于它只会在发高热的情况下出现。

多数热性惊厥与像流感之类的上呼吸道感染一同出现。如果孩子发热的温度越高，孩子曾经出现过热性惊厥、生长发育较迟缓或家庭成员中曾经有人出现过这种症状，那么他(或她)出现热性惊厥的概率越大。

大约1/3曾经出现过热性惊厥的孩子都会复发。孩子年纪越小，复发的可能性越大，通常复发时间是在发病的1年之内。

症状

发病期间，孩子身体僵硬、抽搐，还可能翻白眼。在几秒钟或者几分钟之内，对外界刺激不会做出任何回应，然后会暂时沉寂一下。

治疗方案

如果孩子有过这种病史，一定要告诉医生。这样医生才能排除脑膜炎或脑炎等严重传染病。否则，治疗的针对性便会大大降低。

一旦孩子发病，你就无法中止它，也无法阻止这种疾病的复发。你能为孩子做的就是遵循下列步骤：

■ 保持镇定。
■ 让孩子趴着或者侧躺。
■ 切勿让孩子用牙齿咬住任何东西。
■ 仔细地观察孩子。
■ 如果痉挛在3~5分钟后没有停止，拨打医生电话或当地急诊电话。

第五疾病

第五疾病又名传染性红斑，如此命名是由于它是继流行性腮腺炎、麻疹、天花以及风疹之后第五种常见的儿童病毒性感染。

第五疾病没有预防疫苗。它是由孩子之间直接接触而传播的细小病毒引起的。

症状

第五疾病是一种症状较轻的疾病，患上这种疾病的儿童通常不会感觉难受。这种疾病首先表现出咽喉疼痛、低热以及嗜睡的症状。接着，约一周以后出现典型特征——面部长出鲜红且可能有些发热的疹子，看起来仿佛被人扇了一巴掌。几天之内，疹子扩散到躯干部、臂部、腿部以及臀部，形成像花边一样的图案。

疹子通常持续7~10天，然后消退。首先是面部，然后是臂部、躯干、腿部，依次消退。有的孩子在消疹数周内又再次复发。年龄稍大些的孩子以及成人在发疹的时候，还可能同时出现关节疼痛。

治疗方案

根据你口述的症状以及孩子的健康检查，医生能诊断出第五疾病。孩子在出现咽喉疼痛或者其他类似感冒的症状时具有传染性，但是当发疹之后就不会再传染给他人。

在孩子诊断出患有第五疾病之后，他(或她)通常不再具有传染性。但是，为了保险起见，你要避免让孩子接触那些免疫系统异常或者红细胞有问题的人（如镰状细胞性贫血），因为细小病毒会给这些人造成更严重的疾病。

其治疗方法包括多休息、多喝流质，服用对乙酰氨基酚或者布洛芬（非阿司匹林）退热。如果疹子发痒，涂上一层温和的洗剂或者软膏。在10天之内症状会自行消失。患有某种红细胞疾病(如镰状细胞疾病）的儿童，感染上这种疾病后会出现异常类型的贫血。

生长痛

生长痛是在儿童身上，尤其是在其运动结束后或者夜间发生的隐隐的疼痛。被称为生长痛是由于这种疼痛出现在臂部和腿部——发育的最显著部位。

一般来说，这种疼痛通常会出现在儿童6~10岁茁壮成长的时期。尽管这种疾病如此命名，但是并没有研究表明成长过程会造成疼痛。

正处于学龄期的孩子可能会说在休息时感到腿部或者臂部疼痛，有的只是隐隐的疼痛，有的却很严重，以致无法入睡。

如果孩子感到剧痛或者出现其他症状，把这些问题报告给医生，他会排除其他造成这种病症的原因。对于这种发育期疼痛，没有什么治疗方法，疼痛会自行消失。

让孩子知道你相信他们真的感到疼痛，然后给予安慰。告诉他们这种现象在他们的同龄人中很常见，痛感会自行消失，让他们安心。你也可以给孩子按摩四肢，帮助他们放松。让他们把放松疗法以及伸展运动放在一起练习。

成长问题

“发育不良”是医生根据标准生长曲线描述婴儿或儿童的身高和体重无法达到正常水平时使用的术语。

与此相关的一种健康状况，即身材矮小，是指身高严重低于平均水平。以上两种判定都是建立在不同年龄孩子的标准身高与体重基础上的。

像医生在孩子定期健康检查中做的那样，把孩子的生长情况记录下来，这对你会非常有帮助。虽然婴儿通常在出生后体重会减轻一点，但是他们在随后的日子里，体重和身高应该稳定增长。疾病会造成体重暂时的减轻，但是体重持续降低或者身高停止增长却要引起足够重视。

发育不良可能出现在孩子无法摄取到足够的营养物质来满足日常生长发育的情况下，也可能出现在孩子生病无法消化食物的时候。这种状态可能是由于婴儿无法汲取足够的母乳或者配方奶，也可能是由于进食困难所造成的。

严重的消化不良以及囊胞性纤维症、糖尿病和心脏问题也同样会造成营养不良。

导致发育不良的一项隐性原因就是缺乏情感滋养。如果和照料者之间缺少亲密的关系，孩子对营养的基本需求就得不到满足。情感剥夺可能导致抑郁以及食欲不振。同样,得不到足够的食物也会阻碍孩子的情感发展。这些病因需要多学科间综合性方法来进行治疗。

身材矮小也是由于相似的原因引起的，但是更常见的诱因是遗传因素,或者,如果父母都达到平均身高,就可能是因为暂时性的生长延迟,这种状况会适时消失的。

在极少数情况下，身材矮小是由生长激素不足或者甲状腺功能减退造成的成长紊乱而引起的。它还可能是一种标志，暗示出现吸收障碍或者乳糜泻、囊胞性纤维症、克罗恩病、肾病、唐氏综合征或者其他疾病。

治疗方案

两种病情的诊断都是建立在成长曲线的对比基础上，这种曲线反映了国内各个年龄段儿童的平均值。但是，成长问题还可能暗示有其他疾病的存在，所以还需要进一步检查。医生会给孩子做个全面的健康检查,并且记录病史（问问关于孩子及家庭的疾病问题）。

有时，内科医生要观察婴儿进食中或者进食后的情况。在个别情况中,孩子的病情还需要接受医院的监控。如果没有证据表明孩子受到了忽视或虐待，其家长可能需要学习营养学和喂食的知识,同时接受辅导和帮助。

如果是身材矮小的情况，孩子的身高需要在数月内受到监控，以此来观测增长率是否正常。如果增长率正常，医生可能会怀疑这种状况是由暂时引起生长迟缓的遗传因素造成的。

通过检查可能会检测出一些可以治疗的潜在疾病或者缺陷。对于那些无法分泌足够的生长激素，或者由于肾衰竭造成生长停止的孩子，可以注入一些激素替代物质，这种治疗方法效果比较明显。

头　痛

儿童头痛的种类和成人头痛的类型是一样的，如偏头痛或者紧张性头痛。和成人一样，像脑瘤或者脑膜炎之类的严重疾病，在少数情况下,也会引起儿童头痛。

有一种原因只对儿童头痛造成影响,那就是脑积水。

孩子可能会说自己头痛，但实际上可能是患了耳部感染；出现中暑或脱水的情况时，儿童比成人更有可能感到头痛。

症状

儿童偏头痛的症状与成人相似:从脑部一侧(通常位于眼后）出现重击似的疼痛或者一跳一跳的疼痛，有时还会出现暂时性视觉失真或者视力模糊以及恶心的症状。

儿童比成人更容易出现一些特殊类型的偏头痛——头痛并不是主要症状，甚至发病时完全不会出现头痛。比如,腹型偏头痛,会定期出现恶心或呕吐;眼科偏头痛,会造成眼部肌肉的衰弱;恍惚型偏头痛，主要引起精神恍惚或者头晕。偏头痛发作时，两次头痛之间还经常容易出现晕动病。

治疗方案

轻微的紧张性头痛无需治疗就会自愈。如果孩子经常头痛或者头痛比较严重，又或者有脑损伤或者脑膜炎的迹象,请立即联系医生。

对乙酰氨基酚经常用于治疗偏头痛，它可以单独使用,也可以配合止吐药(一种止吐栓剂)一起服用。如果效果不佳，医生可能会推荐一些预防药物，但是这些药物通常都带有副作用。

生物反馈是一种教导孩子如何辨识和控制引起头痛的物理过程的方法。这种方法可以有效地预防儿童偏头痛和儿童紧张性头痛。如果头痛是由其他疾病所引起的，那么需要治疗那些潜在的疾病。

颅脑损伤

儿童经常会撞到自己的头部。大多数情况下，这些损伤都是轻微的，无需理会。但有时，可能出现比较严重的脑部受创结果。

孩子颅脑损伤后出现以下危险信号时，你需要提高警惕，联系医生：

- 失去知觉，哪怕只是暂时性的。
- 嗜睡。
- 呕吐。
- 眩晕。
- 行动迟缓。
- 发音含糊。
- 持续头痛。
- 易怒。
- 行为异常。
- 癫痫。

如果出现了失去知觉的情况，或者出现了上述提到的任何症状，孩子都需要接受内科医生的检查。如果检查结果正常，那么不需要进一步的治疗或测试，孩子就可以回家，医生会让你多留意孩子的状况。

在这段时间内，定期检查你的孩子，甚至是在睡觉期间，确保他（或她）能够醒来做出回应。如果孩子持续出现呕吐、嗜睡或者易怒症状，又或者出现癫痫，请再次联系医生。

疱　疹

疱疹是一种常见的病毒性疾病，会造成口腔和嘴唇上起水疱。

疱疹是由一种高传染性病毒引起的，通过直接接触疮口中的液体而传播。在这种传染病治愈后，病毒会潜藏在神经中，直到受到身心压力而再次暴发。

在个别情况下，病毒会传播到手指，造成手指肿痛，称为化脓性指头炎。生殖器疱疹是由另一种病毒引起的，儿童很少感染这种病毒。

症状

初步症状表现为牙龈以及口腔内或者口腔周围其他组织的肿胀和疼痛；还可能出现唾液分泌增多。嘴唇部位可能先会发痒，有刺痛感，然后开始出现强烈痛感。几天之后，口腔内或者嘴唇上出现小水疱（通常被称为唇疱疹或者热病性疱疹），然后大批量出疹、破疹，然后3~4天后治愈。

为了避免传染给其他人，你的孩子在病毒活跃期间不要直接接触其他孩子。出现的其他症状还可能包括腺体肿大、烦躁、头痛以及发热。第一次发疹通常很痛，在随后几次反复发作期，疼痛感会没有那么强烈。

孩子将手指放入口中，接触到口腔内的疮口时就会引起化脓性指头炎。指尖会出现红色、肿胀、具有强烈疼痛感的脓肿。

治疗方案

向医生报告疱疹的症状。根据目测和症状描述，医生一般可以确诊。其治疗方案是将由此引起的不适感降到最低程度，具体方案包括：多喝流质，避免摄入酸性食物和酸性饮料，服用对乙酰氨基酚止痛，有时还可以使用特殊的漱口水，以降低口腔疼痛。务必要确保孩子得到充足的休息和睡眠。

有些孩子使用抗病毒药物进行治疗，但是通常来说，这些病症会在几天之后自动消失。疱疹没有治疗方法，也没有方法可以阻止复发。当孩子感到压力时，过度接触阳光或者过于劳累时，疱疹就会复发。

肠套叠

当肠道向后折叠时，就产生了肠套叠。它会造成阻塞以及严重的腹痛。是两岁以下儿童出现肠阻塞的最常见原因。

研究者怀疑肠套叠与肠道感染有关，但事实上它是由于肠壁上长了小囊而引起的。这个长出的小囊被称为梅克尔憩室。

患有这种疾病的儿童可能会因为间歇性疼痛而哭闹，发病时将自己的双腿缩到胃部的方向，还可能呕吐，排便时出血或者出现黏液。

如果出现严重的腹痛，请立即向医生报告。医生会给孩子做身体检查以排除其他疾病。或者让孩子接受X线照射或超声波来帮助诊断病情。接受X线照射之前，要先从肛门处进行空气或者钡剂灌肠，灌肠剂不仅可以显示肠道上的异常部位，还经常能够疏通堵塞部位。

但是有的患儿需要接受手术，摘除阻塞部位。这个过程需要全身麻醉，并要住院治疗。

幼年型类风湿关节炎

幼年型类风湿关节炎(JRA)造成关节和其他身体器官的持续肿胀，常发于2~5岁的孩子。它是一种自体免疫疾病：身体会错误地攻击自己的组织。研究者认为，某种无害的病毒引起免疫系统的这种反应。

这种疾病可以影响全身关节，也可能只是几个部位，还可能影响其他身体系统。影响程度可能严重也可能轻微。它时好时坏，有时又会突然恶化数周。在孩子青春期的时候，这种病症可能会自行消失。

像大多数自体免疫疾病一样，女孩子患病的概率比男孩子要大——一般是男孩子的4倍。这种疾病的患儿还有患上虹膜炎的危险，这种疾病会导致结疤，并造成视力障碍或青光眼之类的并发症。

肠套叠

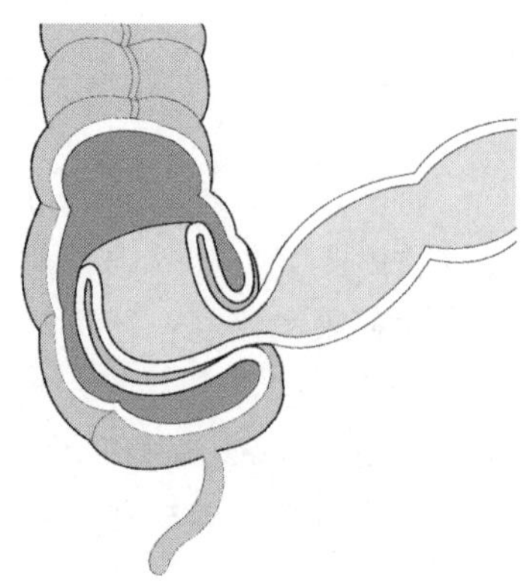

肠套叠是指一部分肠道向后折叠。这种情况特别容易出现在幼儿中。

症状

如果你的孩子患上了幼年型类风湿关节炎，受感染的关节就会变得肿胀，行动受到限制，身体僵硬，感到疼痛，还会伴有发热症状。有的孩子还可能会感到眼周疼痛。这种涉及全身系统的症状包括腋下和颈部的淋巴结肿大；夜间突然发热至39℃或以上，臂部、腿部和躯干上出现红疹，腹痛。

孩子可能不想进食，体重下降，出现贫血。心包炎——心脏外包膜出现肿胀会导致胸部出现疼痛。

虹膜炎最初毫无征兆，但是通常最终会造成眼部的疼痛或者眼睛遇到强光时出现不适。

治疗方案

医生会根据孩子的症状、身体检查情况、血液检查和X线检查结果作出诊断。幼年型类风湿关节炎的治疗方法和成人患的风湿性关节炎的治疗方法一样。其治疗方案主要是减轻炎症。

有规律的运动对于保持关节的灵活性非常重要。医生可能会提供一些运动方式让孩子去做并且/或者让你帮助孩子完成。在某些情况下，物理疗法同样也有较好的效果。

你的孩子同样需要足够的休息，过度劳累会导致病情的突发。不过，要鼓励孩子积极表现。患有这种疾病时，孩子需要用裂隙灯显微镜接受眼部检查，通过这种方式来检测虹膜炎。

川崎病

川崎病的病因不详，它会造成冠状动脉的肿胀和梗阻，阻塞向心脏的供血。主要影响8岁以下的健康儿童，其中大部分患儿可以完全康复。

科学家怀疑川崎病——这种在20世纪60年代首先出现在日本的疾病，是由某种未知名的病毒或者细菌引起的。

其症状首先表现为持续5天以上的发热。在这5天内，逐渐出现其他症状，包括结膜炎；嘴唇发红、肿胀、破裂、流血；脚底和手掌发红、出疹，然后脚趾尖和手指尖的皮肤开始脱落。还有一些常见的症状，包括手脚肿胀、颈部淋巴结肿大、极度亢奋。

医生会给孩子做健康体检。如果诊断出川崎病，孩子需要立刻入院治疗，接受心脏方面的监控。在儿科心脏学家的关照下，孩子会接受超声心动图以及静脉注射丙种球蛋白（一种包含许多常见传染病抗体的物质）的治疗。

如果心脏方面没有问题，孩子在退热一天后可以出院。不过，他（或她）还需要定期去看儿科心脏病专家，接受检查。

乳糖不耐症

乳糖不耐症是一种罕见的先天性疾病。患上这种病时，身体无法自动分泌乳糖分解酵素，这是一种消化乳糖需要的酶，常见于牛奶和其他乳制品中。

婴儿遗传了乳糖缺失基因时，就会患上这种疾病。乳糖不耐症在成人之中更为常见。

患儿会出现腹泻、腹绞痛，在饮入牛奶或者食入乳制品之后会排出气体。这是由未消化的乳糖在小肠中发酵造成的。

如果孩子出现上述症状，请联系医生。他们会让孩子摄入不含乳制品的食物，通过观察症状是否消失而诊断病情。或者，医生会建议你给孩子服用乳糖分解酶素补充剂。

学习障碍

学习障碍是一种对孩子脑部破译信息能力造成影响的困难状况，可能表现为语言表达、书写、身体协调、行为冲动或者注意力集中等方面的困难。这些障碍会影响孩子的学习（读、写以及数学）、日常生活或者社会交际。

乳制品的替代物

乳制品是蛋白质和钙的主要来源，这些都是促进孩子成长发育的重要营养物质。如果你的孩子无法耐受乳制品，那么你可以用下列食品替代乳制品中所含的重要营养成分。

好的蛋白质来源	良好的钙的来源
鸡蛋	深绿色有叶蔬菜
家禽	花椰菜
肉类	带有可食用骨头的鱼罐头
鱼类	柑橘类水果
豆腐或者其他豆制品	富含钙的豆奶
花生酱	富含钙的橘子汁
豆类（干豌豆、干制豆类）	豆类（干豌豆、干制豆类）
全谷类、燕麦或者米饭	

学习困难可以定义为一个人的智力和在每个年龄段之间获取技能的巨大差异。学习障碍这个术语的范围更为广泛，包括任何引起脑部发育功能不足的因素。

学习障碍的诱因还未被充分发掘,但有证据表明,多数障碍都起因于大脑中各个部分信息整合的困难。有些科学家认为,在多数情况下,孩子在出生前就受到了干扰。其中正在进行研究的干扰因素包括:

■ 胎儿脑部发育的误差。
■ 基因因素或者家庭环境。
■ 母亲在妊娠期间吸烟、喝酒或服药(如可卡因)。
■ 母亲妊娠期间胎儿出现问题,如缺氧。
■ 环境毒素。

学习障碍的种类

学习障碍的分类方法多种多样。根据其中一种分类法,可以分为三大类型。

言语和语言发展障碍 患有这种疾病的儿童在发音(咬字吐字)、使用语言(语言表达)或者理解语言(作出反应)方面出现了障碍。

学术能力障碍 患有这种疾病的儿童在学习成绩上比其他同龄人落后。他们在读书(难语症)、写作或者算术能力上出现障碍。

其他学习障碍 患有学习障碍的儿童中有20%的人也会出现注意力缺陷。这些儿童经常做白日梦，无法将精力集中在任务上或者表现出好动的倾向。好动的儿童可能会患有注意力缺陷多动障碍(ADHD)。

男孩子比较容易患上注意力缺陷多动障碍。有这种疾病的患儿无法辨识出行为的社会边界——他们做事冲动、违反规则、扰乱别人说话。因此,儿童都会不时地出现高度活动期。但是,患有注意力缺陷多动障碍的儿童会更加容易激动、积极,也比其他儿童更容易分神。

治疗方案

孩子到了一定年龄却无法实现重要的发展里程时,

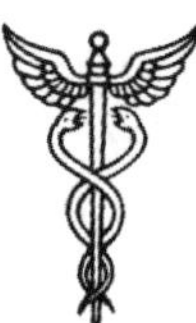

注意力缺陷多动障碍(ADHD):拉帕波特医生的建议

注意力不集中的孩子一般多动、冲动,容易受到影响,无法完成任务。这些问题通常出现在孩子入学之前,并在入学之后仍然存在。不过,有的时候,孩子首次表现出ADHD症状是在幼儿园或者小学一年级。ADHD被认为有着神经基础,并在家族内部遗传。

如果你担心孩子注意力不集中问题比较严重，影响了在学校和生活中的表现,以及和家庭成员之间的交流,首先去找儿科医生谈谈。他们可能会向你推荐专家,也可能根据他们自己的专业,自己来处理这些问题。

ADHD的治疗方法通常有三种,即行为管理、教育以及药物治疗。有研究表明效果最佳的方法就是药物治疗,但是如果三种方法结合使用,效果可能会更好。

ADHD领域的专家会定期监控孩子的表现，提供长期支持,紧密追踪,其中包括注意孩子的学业表现、社会适应能力以及自我价值感。

尽管许多患有这种疾病的儿童在进入青春期和成人期后,仍然会出现相似的问题,然而绝大多数的患儿在随后的发展中能够有着比较好的表现。

莱昂纳多,拉帕波特(医学博士)
儿童医院
哈佛医学院

通常首先会被怀疑患上了学习障碍。如果发展历程严重落后，或者有家庭学习障碍史，又或者好几种技能发展缓慢，孩子就会受到教育专家的测评。

每一种学习障碍的诊断方法都略微不同。这些方法都是基于特定的医学定义标准而确立的，包括完整的病史、健康检查、与同校人员的近距离交流，如果有必要的话，还需要实验测试。

正式测试会与老师的意见、咨询顾问的意见以及课堂观察报告一起构成测评。需要明确地识别孩子的缺陷之处，只有这样才能制定出恰当而有针对性的治疗方案。

给予孩子需要的支持，和学校辅导员、老师、儿科医生以及其他专家交流，探讨学习障碍的问题。大量地阅读相关资料，整理出关于这种疾病的各种信息，作出适合自己孩子的合理选择。这个过程会花费大量的时间和精力，但是从长远来看，会给孩子的康复带来很大的好处。

脑膜炎

脑膜炎是出现于覆盖在大脑和脊髓处薄膜的严重传染病。对于由细菌引起的脑膜炎，如果不能及时诊断出来，后果会非常严重。如果是由病毒引起，病情通常比较轻微、不复杂。

稍大一些的孩子表现出的症状和成人的症状相似，但是2岁或者3岁以下孩子的诊断就会更加困难，因为他们的症状只会表现为嗜睡、呕吐或者发热。

智力缺陷

智力缺陷是指智力低于正常水平。这种缺陷通常表现在学习受限以及发育不成熟和行为不成熟上。像唐氏综合征、脑性瘫痪、苯丙酮尿症以及脑积水等疾病都会造成一定程度的智力缺陷。

有些形式的智力缺陷，如由苯丙酮尿症和脑积水引起的智力缺陷就可以通过早期诊断和治疗原发疾病得以预防。

很多孩子的智力缺陷找不到任何的原因。这种疾病的严重程度也各不相同。有的儿童行动受损，而有的生理发展正常。

症状

发育滞后，如孩子很晚才能做抬头动作可能就是患上智力缺陷的最初迹象。但是，有些患有轻微智力缺陷的儿童在出生后的前几年却可以正常发育。但是随后，孩子的语言、行动以及学习技能却严重落后于同龄人。

治疗方案

如果你的孩子出现发育迟缓的迹象，请联系医生。任何一种延迟都需要引起注意，因为孩子的生长速度千差万别；医生会建议观察并等待。同时，内科医生会给孩子进行健康检查以排除听力、视力或言语问题。

医生还可能向你推荐儿童发育科专家或者儿童神经科专家，或者评估发育缺陷的一组专家。他们会进行检查，确认问题的性质，然后再制定策略解决问题。

根据检测结果，缺陷程度可以被分为几种层次：边缘状态（孩子能够被教育到六年级水平）、轻度（四年级水平）、中度（一年级或者二年级水平）、重度（孩子在日常生活方面需要护理）。

教育是治疗孩子智力缺陷的基石。学校（甚至有些公立学校）还可以为孩子提供一些教育设施，满足孩子的特殊需要。

孩子被诊断出智力缺陷可能会对其他家庭成员产生负面影响，他们会感到愧疚或者愤怒。多数家长都想知道自己的孩子有一天是否能够在社会上独立生活。对于很多患儿来说，这都是非常可能的事情。孩子需要你的关爱和引导，这样他们才可能充分发挥自己的潜能。

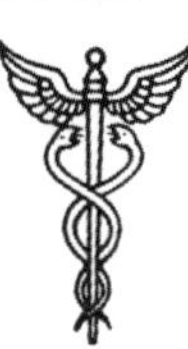

需要特殊健康护理的孩子：帕弗里医生的建议

约有20%的孩子患有某种疾病或者处于某种非健康状况，需要更多的照料。一般包括那些患有哮喘、糖尿病、癫痫、囊胞性纤维症、镰状细胞性贫血等慢性病，或者患有脑性瘫痪、先天性疾病、脊柱裂或者外伤等残疾的孩子。

患有这些疾病的孩子都需要有三种保障。第一，每个孩子需要一位初级护理儿科医生来满足他(或她)们其他的健康需求以及协调所有的医疗保健。一周中每天任何时刻你都可以找到这类医生。

第二，每个孩子都需要接受各类保健专业医生的指导。这些医生在照顾慢性病患儿方面有特殊专长。初级护理儿科医生和各种保健医生可以相互配合，协调孩子的医疗、教育和社会活动，并为孩子向成人转变做出计划(这种服务针对稍大一点的孩子)。

第三，医疗专业人员需要与家长们密切合作，确定孩子需要的特殊健康护理，确保这种护理方式以家庭为中心，具有文化契合性，并且具有综合性。

朱迪斯·S.帕弗里(医学博士)
儿童医院
哈佛医学院

单核细胞增多症

单核细胞增多症是一种传染病，通常是由巴尔病毒引起的。这种病毒通过接触唾液而传播。孩子容易感染这种病毒，一般都是在交换受到唾液污染的玩具时感染。但是比起儿童，这种疾病更容易在青少年中传播，这时病毒通常通过亲吻传播。

婴儿发病的症状只是表现为发热以及脾大。而稍大一些的孩子的症状和成人症状相似。

受感染的婴儿和儿童应该多休息，在身体康复之前不要去幼儿园或者学校。脾大现象可能还会持续2~4周，在此期间进行任何运动或活动时，腹部如果受到撞击很可能导致脾破裂。向医生咨询你的孩子在多长时间内需要避免进行运动。

肌肉萎缩症

肌肉萎缩症是一种逐步造成肌肉退化和肌肉无力的罕见遗传疾病。在几种类型的肌肉萎缩症中，杜氏肌营养不良症是最常见的类型，只对男孩造成影响。有些病例在出生时就十分严重，造成早逝，还有的在数十年间遵循了漫长的发病过程。

女性携带这种疾病的基因，并将这种基因传给自己半数的儿子。你可以通过血检查出自己是不是这种基因的携带者，产前检查则可以显示出胎儿是否受到影响。

症状

杜氏肌营养不良症的最初症状表现为头部控制不利。患儿在正常年龄阶段可以行走，但是走路时双脚间隔比正常儿童要宽，可能向一侧倾斜。他们可能经常摔倒，在爬楼梯时出现障碍。

这种疾病首先影响臀部、大腿、小腿和肩部肌肉，但是最终全身的肌肉都会受到侵袭，变得无力。

控制呼吸和咳嗽的肌肉可以帮助呼吸道除去细菌，但是这部分的肌肉萎缩后，就会出现呼吸道感染。大多数儿童在12岁之前都能够走路，但是随后只能通过轮椅行动。心脏疾病以及智力损伤也十分常见。除了这种疾病，还有其他一些肌肉萎缩症，只是程度上可能没有那么严重。

治疗方案

如果医生怀疑孩子患有肌肉萎缩症，他们会根据症状以及家族病史进行诊断。确诊还需要进行血液检查、肌肉组织活检或者测试肌肉功能的检查。需要采用药物治疗防止或治疗心脏问题或者服用抗生素治疗肺部感染。

对于较少活动，有感染倾向的孩子，保证良好的营养和正常的体重非常重要。基因治疗正在测试中，但是尚处于早期阶段。

肾炎和肾病综合征

肾炎和肾病综合征是指肾脏中细小的过滤部位（肾小球）遭到损坏而出现的肾脏疾病。

如果损伤是由炎症造成,这种肾病称为肾炎。肾炎通常会造成排尿出血，出血过多时尿液甚至变成粉色或红色。咽喉或皮肤感染链球菌时可能出现肾炎，或者它也可能成为其他疾病的一部分,如IGA肾病(一种由损害肾脏的抗体引起的疾病)、镰状细胞性贫血或者狼疮。

当肾小球功能障碍造成大量名为血清白蛋白的蛋白质从血液中渗漏到尿液中时就产生了肾病综合征。这种疾病造成血液和身体中的血清白蛋白含量低，或者造成液体潴留（这是由于血清白蛋白减少使血管中的体液滞留）。当血液中血清血蛋白的含量低时，液体更容易渗透到身体组织中,造成肿胀。

肾病综合征更容易在男孩子中出现，出现的年龄在2~6岁,并在20多岁前很可能复发。婴儿在出生的第一年,由于从母亲体内感染病毒,容易出现先天性肾病综合征。

其并发症包括血栓、出血性疾病,并易受各种感染,如腹膜炎、尿道感染以及肺炎。

肾病综合征最常见的病理改变（尤其是10岁以下儿童）就是微小病变——肾脏的活体组织检查表明此时肾脏受到的损伤最小。多数患有微小病变的儿童治疗效果比较理想。

病因少见、病情严重的肾炎和肾病综合征治疗效果不太理想。

症状

根据潜在原因不同,肾炎和肾病综合征的症状有所不同。总体上来说,患有肾病综合征的儿童比正常儿童排尿量要少得多。他们的眼周、腹部和手脚看起来也很肿胀。体重增加(由于多余的体液)、腹痛、食欲不振、腹泻都是常见的症状，还会出现高血压。

肾炎的特点为体液潴留、高血压、尿少。尿液中的血液使得尿液呈茶色或者可乐色,还可能夹杂血块。在某些情况下,尿液看起来正常。还可能出现其他症状，如烦躁、疲倦、腹部一侧疼痛、发热。这些症状在链球菌感染后会持续一个月，但是泌尿系统损伤可能会持续一年。

治疗方案

肾炎和肾病综合征有时可以在血液或者尿液的常规实验室分析中检测出来。如果孩子出现体液潴留而表现出水肿时，医生会进行尿检和血检。孩子同样还需要进行肾脏的活组织检查。

有时孩子需要住院,进行高血压的监控和治疗。肾炎和肾病综合征的患儿还很容易受到感染，并由于肿胀出现呼吸问题。

治疗方案取决于潜在疾病。如果患有肾病综合征,孩子需要食用低盐、高蛋白的食物,还需要服用利尿药物,帮助身体排出体液，并服用皮质激素药物以减少炎症。

根据肾炎的不同种类，可以采用不同的治疗方法，如采用皮质激素药物以及免疫抑制药物、通过静脉注射的方式摄入蛋白质替代物。很多孩子接受治疗后可以完全康复。

尽管接受了治疗，有些孩子却出现了肾衰竭。如果你的孩子对皮质激素药物没有反应，或者病情经常复发，建议使用其他药物或者进行肾脏移植。

肥胖症

肥胖或者体重过重意味着堆积了过多的脂肪。体质指数(BMI)可以很好地检测出一个人的肥胖程度。它们的计算是以人的身高和体重为依据。在美国，有15%的儿童体重过重或者患有肥胖症；还有15%的儿童面临着这些危险。

缺乏运动是导致很多儿童肥胖的最重要原因。婴幼儿时期养成的不良饮食习惯为成人时期出现的体重问题奠定了基础。超重的年轻人在孩童时期实际上不会遭受任何身体问题的影响，而是通常需要忍受由于社会孤立和别人取笑而造成的焦虑感。

如果你认为自己的孩子体重过重，请咨询医生。他们会给孩子做检查，询问你们家庭的饮食习惯。有时，还会让孩子做尿检或血检，以排除造成肥胖的各种异常的激素因素。

如果没有医生或者营养师的首肯，绝对不要限制孩子的饮食。对成人来说，控制饮食有益于健康，但是孩子处于生长发育期，饮食受限会对他们造成不良影响。

医生会建议你向营养师寻求帮助，了解如何根据孩子的需要调节饮食。想要持久良好的效果，减肥过程必须稳定而缓慢，同时，孩子每天还必须要进行适量的体育锻炼。

肥胖儿童需要家人的支持。对孩子耐心，不要责骂他们，对孩子取得的成果进行赞扬和肯定。

骨髓炎

骨髓炎是一种骨头出现感染的罕见疾病。但是严重的疾病通常影响5~14岁的儿童，男孩子受感染的概率要大于女孩子。儿童骨髓炎容易影响长骨，如臂部和腿部的骨头。

急性骨髓炎的症状表现为有痛感、易触痛，受感染骨头周围出现肿胀，受感染的臂部或者腿部使用次数减少。发热以及疲倦的症状也十分常见。

如果由于缺乏良好的治疗，疾病转为慢性的话，骨头会持续疼痛，孩子的四肢会停止生长或者变得畸形。

想要确诊，医生会给孩子做血检、X线照射、骨头的活组织检查或者骨扫描。对于急性骨髓炎，可以采用下列方法进行治疗：静脉注射或口服抗生素，同时卧床静养，固定住受感染的骨头。

如果周围组织都受到了感染，或者疾病转为慢性，就有必要通过手术摘除部分骨头或者组织。

蛲虫

蛲虫是一种寄生在肠道、十分常见的寄生虫，它通常会影响儿童，造成肛门瘙痒。蛲虫的传染力很强。当孩子的手指沾染上微小的蛲虫卵，然后放进口腔里时，它们就进入到了孩子的身体内。

蛲虫的成虫有0.64厘米长，为白色，呈丝状，寄宿在肠腔中，然后迁移到肛门外的皮肤里，在那里产卵、死亡。它们产下的卵，会造成更严重的瘙痒感。

如果孩子抓挠肛门，然后将未清洗的双手放入口中，虫卵会进入消化系统，在那里成熟，然后再迁移至肛门，不断重复这些过程。蛲虫的虫卵在土壤中、房屋灰尘中、衣服内以及床单上都可以存活数周。

症状

最初的症状表现为肛门附近、臀部内侧皮肤的瘙痒。尤其是在夜间瘙痒的感觉更加突出。女孩子在小便时还会感到阴部瘙痒和疼痛。坐立不安以及断断续续的睡眠是这种疾病其他常见的症状。但是有的孩子可能没有任何症状。

治疗方案

你如果看到细小的蛲虫附在肛门口，尤其是在夜间，或者孩子抱怨肛门瘙痒，在受感染的皮肤上贴上一层透明胶带，然后撕下来带给医生看。他们会在显微镜下检查胶带，确定是不是出现了蛲虫和虫卵。

医生会建议整个家庭都接受治疗（因为寄生虫很容易传播），服用可以杀死蛲虫的药物。

此外，修剪孩子的指甲，这里是虫卵最容易隐藏的地方；确保所有家庭成员都经常洗手，尤其是便后或者逗弄过宠物之后。用热水清洗所有床上用品，然后在高温下晾干，消灭所有的虫卵。

肺　炎

肺炎是一种可以由多种因素引起的肺部感染。年纪稍大一点的孩子表现出的症状和成人的症状相似，主要是咳嗽、发热、感到浑身虚弱无力、恶心。

在夜间和早晨，咳嗽一般会加剧，并持续10天左右。孩子会喘息，并发出低沉的咕噜声，或者出现胸痛。

患肺炎的婴儿易怒，活动较少，还经常咳嗽，偶尔发热。他们呼吸速度快，呼吸费力，食欲不振。如果皮肤或者嘴唇出现发绀，那是因为孩子呼吸不到足够的氧气，这时请立刻拨打紧急医疗救助电话。

孩子出现肺炎的任何迹象时，你都应该报告给儿科医生。医生会给孩子做身体检查，检查呼吸时会利用听诊器，以便更好地诊断病情。孩子还会接受胸部X线照射，但是这种方法无法反映出早期肺炎，有时甚至是较为严重的肺炎。医生还会建议孩子服用对乙酰氨基酚之类的退热药，多喝流质，并且卧床休息。

如果确定为细菌感染，可以口服抗生素来治疗。病情严重的孩子需要入院治疗，可能需要静脉输入抗生素，并且补充氧气。

瑞氏综合征

瑞氏综合征是一种罕见但严重的疾病，可能在流感或天花之类的病毒感染之后出现。这种疾病会破坏多处身体器官，但是最容易攻击肝脏和大脑，有时会造成脑损伤，甚至死亡。

研究者怀疑，在某些情况下（并非所有情况），这种疾病是在服用阿司匹林消除感染病毒时产生异常反应而造成的。

瑞氏综合征主要出现在3~12岁的儿童中。想要预防这种疾病，最安全的方式就是在21岁之前不要服用含有阿司匹林成分的药物。用对乙酰氨基酚来替代阿司匹林。

孩子从病毒感染中康复后，开始出现瑞氏综合征的病症。她/他在一天或两天内，每几个小时就会呕吐一次；会时而神志不清时而极度亢奋时而生气发怒；出现癫痫、呼吸困难或者意识不清。

出现上述症状时，请立即把孩子送去急诊室。通过血检、腰椎穿刺来分析脊髓液以及肝脏活组织检查，进行病情诊断。治疗方法的制定取决于不同的症状。

风湿热

风湿热是一种传染病，会引起关节发炎，有时甚至影响心脏。这种疾病通常会影响6~8岁的儿童，一般出现在感染链球菌性喉炎或者其他链球菌疾病之后。

孩子的体内产生对抗链球菌的抗体，但是这种抗体和其他物质结合损害关节组织时，就会出现风湿热。

症状

患链球菌性喉炎6周内，孩子会发低热，或者表现出各种关节炎症，如疼痛、肿胀、发热以及发红。肘部、手腕、膝关节和脚踝最容易受到感染。炎症可能会自行消失，但是如果不治疗，可能会复发。

如果只有心脏受到了感染，那么孩子除了有生病的感觉，没有其他任何的症状。如果病情严重，孩子会出现呼吸困难，尤其是在躺下的时候；腹部、胸前或者背后会长出红色圆形皮疹，指关节、肘关节以及膝关节处的皮肤下出现坚硬的肿块。

治疗方案

如果感染链球菌性喉炎之后出现了上述症状，请和医生联系。他们会进行血检和心电图测试。如果确诊，孩子需要住院观察。一般采用口服以及/或者注射青霉素的方法治疗，以消除链球菌。

哪怕孩子表现出好转的迹象，也要确保孩子完成了整个抗生素疗程。医生还可能开出皮质激素药物减缓炎症。

卧床休息十分重要。根据感染的严重程度，孩子可能需要休息12周左右。只要确保链球菌性喉炎接受抗生素治疗就可以预防风湿热的出现。

咽喉痛

1岁以下婴儿不易出现咽喉痛，但是这种疾病在孩子3岁以后十分常见。咽喉痛可能是由于许多其他因素造成的，包括病毒感染，如柯萨基病毒和埃可病毒，或者细菌感染，如链球菌。也可能是由于其他疾病造成的，如单核细胞增多症。

如果不治疗链球菌，则会造成更严重的疾病，如风湿热、耳部和鼻窦感染以及肾炎。患有链球菌性喉炎的儿童有时会出现猩红热。这是一种鲜红、密集的疹子，首先出现在上部躯干和颈部，但是很快就会遍及全身。疹子看起来像轻微的晒伤，摸起来有粗糙感。几天后消疹，开始蜕皮。蜕皮主要出现在手脚处以及腹股沟处。

症状

伴随病毒感染，其最初的症状表现为咽喉疼痛，在随后一两天内，可能出现发热和食欲不振的症状。声音嘶哑、咳嗽、流鼻涕、腺体肿大都是常见的症状。

患上链球菌性喉炎的幼儿会出现低热、腺体肿大、咽喉微痛的情况。再大一些的孩子可能会出现严重的咽喉痛、体温超过38.8℃、颈腺肿大以及扁桃体上长膜。患链球菌性喉炎一般不会出现咳嗽。

治疗方案

为了防止链球菌性喉炎造成更严重的伤害，需要通过抗生素消除这种细菌。如果你怀疑孩子感染上这种疾病，带孩子去看医生。医生检查孩子的咽喉，用棉签取出上面的有机体，来确定咽喉痛的原因。

根据医生使用的不同诊断方式（速测法还是传统咽喉培养法），检测结果可能在几分钟内也可能在一天内出来。如果是由链球菌引起的，医生会开抗生素。如果是由病毒引起的，使用抗生素就没有什么效果，它们只对细菌产生作用。即使孩子感觉自己有了很大的好转，也一定要完成疗程，防止复发或者出现更严重的疾病。猩红热的治疗方法和链球菌的治疗方法一致。

如果咽喉痛是由病毒感染引起的，那么没有任何方法可以治疗。可以使用对乙酰氨基酚或者布洛芬（非阿司匹林）来退热和缓解疼痛。在饮食上，给孩子提供柔软、润滑、适温的食物，并且让孩子多喝流质。

口　吃

口吃是一种重复音节与单词的言语障碍。口吃有几种类型，严重程度各不相同。一句话说到一半时，孩子会重复单词和发音，将一个音节的音拖长或者延长发音的时间。

在多数情况下，孩子在8岁前出现口吃。只有当口吃影响交流，持续几个月之后，它才会被当作是一种问题。许多孩子在刚开始学习说出一句话的时候会出现口吃，这属于正常现象。

生病或者感到压力时，口吃情况会加重。其原因尚未得知。在语言发展时，孩子的思维速度很快，但是语言表达跟不上，会结结巴巴地说话，或者会走神儿，重复某个音或词，直到他们回到原来的思路上。

你可以为孩子做的最重要的一件事就是忽视他们的口吃。和孩子说话时要缓慢而清晰，鼓励其他家庭成员也采用这种方式。由于焦虑感会加重病情，所以绝对不要取笑孩子的口吃。确保每天安静地陪伴孩子一段时间。如果孩子成功地说出一句话，要对其进行表扬，并且多多进行鼓励。

如果口吃情况加重或者持续时间超过数月，请去咨询医生。医生可能会向你推荐言语治疗师。这类医生会为孩子规划包含言语疗法的治疗方案。

腺体肿大

淋巴结是免疫系统的一部分。遇到感染时（通常不是严重感染）淋巴结表现出肿胀。但是，腺体肿大同样还可能是由癌症或者药物反应所引起的。

把手轻轻覆在肿胀处，你会感到那个部位的增大。肿胀的部位可以帮助你辨识感染源。

如果孩子未满3个月，但出现了腺体肿大现象，请联系医生。对于年龄稍大一点的孩子，在传染病治愈后，肿胀会自行消失。如果肿胀无法消退，孩子需要接受医生检查。

总体而言，孩子的腺体不断肿大，并出现超过5天的高热，孩子需要去看医生。治疗方法取决于潜在的病因。

结核病

结核病（TB）是一种由结核杆菌引起的传染病，具有潜在的致命性。

感染结核病的儿童数量在不断攀升，任何年龄段的儿童都可能感染这种疾病。很多儿童是在接触到受感染的成人咳出的病菌而患上结核病。学校以及儿童护理中心容易暴发这种疾病。

孩子一受到感染，吸入的病菌就开始在肺部繁殖。通常来说，人体免疫系统含有这种感染因子后，孩子可能永远不会再表现出任何受感染症状。微小的感染病菌会在身体内潜藏数年。对于大多数人来说，这些潜藏的感染病菌终身都不会再暴发；但是，对于有些人来说，这些病菌会在数年后会再次苏醒。在极少数情况下，孩子首次受到感染出现病症后，病菌会传播到肺部其他地方，然后再传播到身体的其他器官。

如果你的孩子接触过患有结核病的人，请与儿科医生联系。他们会给孩子做结核菌素皮试——往皮肤里注入结合病菌提取物。

皮试结果在2天后核查，肿胀、发红、发痒都是疾病活跃或暴发的迹象。如果皮试结果呈阳性，怀疑患上结核病，那么胸部X线照射可以确定感染的范围。医生会开出抗结核药物防止疾病扩散。

如果孩子感染结核，但是还未发病，他（或她）仍然需要服用药物治疗感染。

隐睾症

隐睾症是指婴儿在出生前或者出生后的第一年内，睾丸没有正常降入阴囊中，而是留在腹腔或者腹股沟处。这种疾病常发于早产儿中。

隐睾症的原因尚不清楚，但是研究者怀疑母亲在妊娠期间的激素失调或者胎儿对激素的异常反应可能会造成这种疾病。在某些情况下，纤维生长会阻碍睾丸下

隐睾症

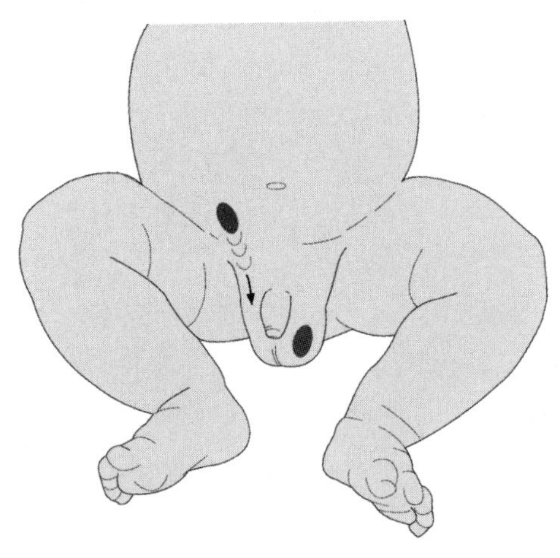

在男婴出生前8周左右，睾丸下降到阴囊中。每30个足月男婴中，会出现一例隐睾症。可以采用手术疗法，将睾丸拉入阴囊中。

降到阴囊中。

隐睾症会增加不育、腹股沟疝以及睾丸癌的概率。在少数情况下，未下降到阴囊的睾丸会扭曲畸形，引起腹股沟疼痛。如果孩子的腹股沟严重疼痛，请立即联系医生。

隐睾症患儿在出生后第一年内需要受到密切监控。如果在10个月后睾丸仍然无法下降，那么它通常就不会自己下降到阴囊中，需要通过手术治疗。手术实施的理想年龄在2岁之前。

有些男孩，尤其是部分睾丸降到腹股沟管的男孩，可以通过注射激素来进行治疗。如果没有效果，可以采取手术将其拉入阴囊。

尿路感染

膀胱感染，有时甚至是肾脏感染都是儿童常见的疾病。

年龄稍大一些的儿童的症状与成人症状相似。但是，婴儿出现尿路感染时，除了莫名发热、呕吐、易怒、嗜睡或者发育不良，一般可能不会出现任何外部症状。

还有的儿童生来患有某种常见缺陷，造成膀胱中的尿液反流到肾脏中。这种情况称为膀胱输尿管反流。如果X线检查显示情况严重，患儿需要接受手术，防止感染复发和肾脏受到破坏。

如果X线显示情况没有那么严重，是否需要接受手术治疗还存在争议。有的医生建议患儿可以持续服用低剂量的抗生素（无需进行手术），防止尿路感染。如果X线结果显示病情轻微，通常无需治疗，疾病在孩子成长过程中会自愈。孩子密切受到医生的监控，这一点非常重要。

外阴阴道炎

外阴阴道炎是外阴（女性外生殖器）和阴道的炎症，造成发痒、发红，有时在小便时会出现疼痛。有些女孩感染这种疾病是因为自慰，不讲卫生，或者由于从后往前擦拭大便时将微生物带入阴道。

化学刺激物品（如化妆品或者洗衣皂）以及非棉质紧身内裤也会造成刺激。有些女孩感染这种疾病是由于遭到性虐待。

如果你的孩子出现了外阴阴道炎的症状，请咨询医生。医生会建议每日用温水清洗外阴，然后再涂上一层药膏。你的女儿不能洗泡泡浴，不能使用刺激的肥皂或者其他对外阴或阴道造成刺激的物质。应该穿棉质内裤，在排便后，养成从前往后擦拭的习惯。

青少年健康

我们的身体一直发生变化，但是这些变化很少像我们青春期的变化那样显著。按照时间的顺序，青春期一般是从13岁到20岁。然而，从健康的角度来说，青春期开始于发育期，这段时间被认为是女孩和男孩开始他们的性发育并且最终能够生育的时期。

这个转变期以及身体上的迅速发育通常来说女孩要比男孩早些。当他们性发育成熟时，发育期就结束了。

生理的发育和变化经常伴随着剧烈的情绪和心理的变化，对于青少年以及她或他的家人来说，这些变化可能令人兴奋不已、筋疲力尽，并引起发人深省的焦虑甚至带来不良后果。青少年的健康问题一一呈现，其中包括一些正常的问题，如痤疮和体臭，还包括一些更严重的问题，如药物滥用、忧愁以及饮食失调等。本章目的在于帮助父母（本章第一部分）和青少年（本章后半部分）了解这些重要的健康问题、把握问题的严重性并让这些问题得到很好的处理。

医生能回答你关于影响青少年心理和生理的问题。

父母：要了解你们青春期的孩子

青少年这一词来源于拉丁语“adolescentia”，意思是“发育到成熟”。专家们从三个时期来看这一阶段的生活（青春早期、青春中期、青春晚期）。这三个时期帮助我们标记青春期身体、情绪、社会以及智力的发展情况。

青春期各阶段正常发展的界限并不是严格的。请将这部分中的信息作为一个大概的指导。对于青少年来说，为了解自己提供了更多的信息，让你儿子或者女儿也来阅读。如果你关心孩子成长期发展的任何方面问题，请和他或她的医生谈谈。

在青春期到来之前，你孩子的生活围绕着你。当青春期开始时，他们的兴趣从父母转移到朋友。在青春期早期（10~13岁），同性成员之间的友谊发展迅速。在这一时期，青少年们对隐私的需求与日俱增。他们愿意和朋友一起出去而不是成为日常家庭外出活动的一分子。青少年早期的特点就是青春期以及身高和体重的迅速增长，这一增长被称为“井喷式增长”。对于男孩来说，他们的青春期要比女孩晚一两年。在“井喷式”增长的同时，女孩的发育会产生第二性征，如乳房的发育。经历“井喷式增长”的青少年关注于他们的身体，关心他们是否“正常”。他们也许会担心痤疮或者新生的体毛。

在青春期中期，友谊通常表现得越来越重要。这段时期通常出现在14~17岁。在此期间，青少年们提高了对浪漫关系的兴趣以及增强了性欲。冒险行为在这段时期的青

在青春期来引导你的孩子

你所能做的：

- 适当的时候，给他们更多的自主权
- 建立清晰的界限
- 制定规则，并确定违背规则要承担相应的后果
- 表扬积极的行为和良好的选择
- 将批评和贬低的评论保持在最低限度
- 尊重青少年对隐私的需求
- 应该鼓励他（或她）在青少年的成长期做决策的能力

少年中比比皆是。青少年们也许尝试香烟、酒精或毒品，再或者进行没有采取任何措施的性行为。同龄人的压力成为一个越来越重要的问题。

18~21岁的青春期晚期为成年铺平了道路。这通常是“安定”时期。青少年可以为他们的将来做规划，发展他们的教育目标、职业目标以及最终获得经济独立。当在家庭中很好地独立时，原先反对父母们的价值观在这时也许变得更容易被他们接受了。

与你的孩子交流

对于很多父母来说，和青少年时期的孩子交流困难是一种轻描淡写的说法。至关重要的是，你应该保持你们的交流畅通。你的孩子健康地转变成大人取决于他们和父母一方或双方父母之间信任且公开的关系。即使你持有不同的观点，你也可以向你的孩子表达你的尊重和信任，用这种方式通过聆听他们要说的话来建立他们对你的尊重和信任。对解决持不同意见的一种方法就是同意你所不同意的。

尝试融入他们可能会影响青少年们的重要决定。与他们探讨你的个人建议，并且对于那些有助于你和你孩子的关系以及有助于他或她的自信心的决定，你应该要有责任分担做这些决定。

影响你孩子的一个有力的方法就是成为他们的行为榜样，特别是在对香烟、酒精以及毒品的使用上，而且这种行为榜样也要涉及安全带的使用、问题的解决以及要尊重和他人不同意见的决议。与此同时，划定界限这一点很重要，特别是像夜晚外出活动、在家和在学校的活动以及权利与责任等方面要划定界限。

即便当青少年们外表上抗议你的规则和干预，他们内心里还是依靠你所提供的强烈的安全感。扮演父母而不是同龄人，这点是很重要的。

了解你孩子的朋友

由于你女儿或者儿子的同龄群体在他或她的青春期间发挥着强有力的作用，所以你应该知道，你那处于青春期的孩子的信念和行为会受到他或她的朋友的影响。鼓励你的孩子待在有成人监督的家里，明确并一致认同哪些活动是不允许做的。了解你孩子朋友的父母也是很有益处的。你很可能会发现你们之间有很多共同的担心。

帮助青少年获得他们所需要的医疗救助

虽然青少年们通常都很健康，但是他们应该进行每年的健康检查来检测生理和心理的健康，评估健康问题和风险性行为。关于安全、营养、家庭和同龄人的纷争，性传播疾病的预防，出生率的控制和对香烟、酒精和毒品的滥用等方面，每年的健康检查同样提供指导。

在孩子的青春期间，父母应该和医生至少交谈两次

来获得医生的指导。这些指导是关于孩子青春期间正常的发展、疾病的症状和征兆、情绪困扰以及促进青少年健康的方式。

关于性的讨论

一旦你的孩子问起关于性方面的问题，最理想的方式就是你开始和他们谈论。在青春期前，孩子们需要了解各种性器官的称谓以及它们的作用，这些器官在青春期期间发生的变化以及性生殖的过程。

一旦进入青春期，你的重心应转移到性的社会和情感层面，其中包括约会、在性生活方面设定界限、做决定、抵制同辈的压力、性传播疾病、出生率的控制、犯罪倾向以及自慰。

对于很多父母来说，这些话题很难进行讨论。学校在青春期早期通常开设性教育的课程。鼓励你的孩子(和你或其他可信任的成年人)讨论他们在这些课堂上学到的任何知识。鼓励他们阅读本章为青少年所写的后半部分内容。

一旦某个青少年开始有了性行为，重要的是要讨论如何防止性传播疾病以及避孕。

青少年的问题

青少年有一定的叛逆性是很正常的。一些叛逆的行为被认为是健康的，因为它能帮助青少年们培养独立性，获得自尊以及怎样学会做决定。应注意青少年的一些不寻常的行为。对于你来说,这些都是异常的行为,如独特的发型或头发的颜色，或者人体穿孔。这也许是他们自我表现的一种方式。

青少年有时候会做些危险的、自我伤害的行为,这些行为可能是冲突、忧愁、滥用药物、学校问题或者心情不好的征兆。如果你关心孩子的行为,你可以向儿科医生、学校的辅导员或者当地的心理健康诊所求助。

滥用药物

预防滥用药物比治疗滥用药物要容易得多。预防始于正面的强化。让你的孩子知道你为他或她远离香烟、酒精和其他毒品感到多么自豪。

通过表示愿意和你的孩子们讨论关于这方面的话题来保持公开的交流。阅读本章后半部分有关香烟、酒精和其他毒品方面的内容,和他们讨论滥用毒品的危害并鼓励他们做出负责任的行为。

然而你要记住，和孩子们坦诚的谈话并不能代替做一个好榜样。例如,如果你抽烟,那你的孩子也抽烟,你不要惊讶。

想知道你的孩子是否喝酒、抽烟或者是到怎样的程度并不是很难的事情。如果你发现你的孩子的确有问题，你可以向医生、学校求助。

人体穿孔和文身

人体穿孔和文身现在越来越流行，特别是在青少年之中。虽然它们通常不会引起健康问题，但是它们会引起过敏反应和感染，其中一些是相当严重的。

青少年自杀

在青少年当中，自杀是导致死亡的第二大主要原因。研究表明,很多青少年有过自杀的念头。男性比女性更容易想到死，但是女性尝试得更多。临床抑郁症不应与正常青少年的忧郁困惑混淆，它可能是一个青少年想自杀的前兆。

如果你的孩子在学校的表现不如以前，出现许多身体上的不适、爆发家庭冲突、滥用酒精或者其他药物,你要警觉是否有得抑郁症的可能性。

同性恋青年以及患抑郁症的青少年的某个亲近的家庭成员自杀，将加大他们自杀的风险。千万不要忽视孩子提及自杀的念头，通常这种念头是一个真正的呼救声。如果你担心你的孩子有自杀的倾向，他或她应该去看医生。

学校问题

学校问题有各种表现，如学习成绩差、逃课或者不想上学。如果你怀疑孩子有问题，你可以直接问他（或她）。有时候问题相对简单，如学习成绩落后，这可以通过和老师谈谈，安排一位家庭老师或者帮助你的孩子安排好学习的时间来解决。

与你孩子的指导老师或者医生谈谈也是非常有益处的。如果你孩子的问题是由抑郁、滥用药物、学习障碍、多动症等引起的，他们会给你一个更加全面的评价来帮你做决定。

饮食失调

饮食失调在青少年中十分普遍。青少年中肥胖症是主要的慢性病，并且青少年肥胖会导致成人肥胖。学者们一直在进行肥胖研究，并从中发现多种原因导致肥胖，其中包括基因上有肥胖的倾向，还有不健康的饮食习惯、强迫性的暴饮暴食、过度看电视以及缺乏锻炼。

神经性厌食和贪食都是严重的医学上和心理上的失调。这种失调与扭曲的身体形象、一个非理性地害怕身体变胖以及对事物的执着息息相关。它们会影响多达10%的青春期女孩以及20岁出头的女性。通常男孩受到影响的较少。

阅读关于神经性厌食和贪食这一部分能更多地了解这方面的内容。鼓励健康的营养饮食习惯，但是如果你怀疑你的孩子有神经性厌食和贪食，你要立即寻求医生帮助。

营　养

孩子的饮食习惯受到家庭饮食习惯的影响。试着在家准备些有营养的膳食和小吃。青春期是孩子们的骨骼密度和强度发展到最大的时候。青春期女孩每天应该摄入1 200~1 500毫克的钙，这相当于喝4杯牛奶或者大约3盒酸奶。

暴　力

在很小的时候，孩子们就接触了媒体中的暴力。他们见到的通常是正面地展现暴力形象。孩子们也许会在家、学校或者邻里间接触暴力。不适当解决冲突的技巧、酒精和一些其他毒品的滥用会导致青少年时期的暴力行为。鼓励用商谈的方式解决冲突并且观察你的孩子看哪些电视节目、看什么电影以及上什么网站。此外，一定确保你自己的行为是非暴力行为的一种标准。

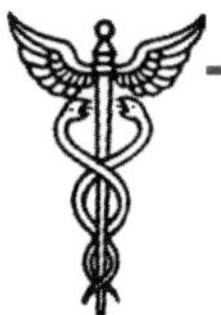

合成代谢类固醇和兴奋剂：格蕾丝博士的建议

合成代谢类固醇和男性激素合成药物的滥用是青少年的一个问题。不需进行正常的体力运动却能使自己变得更强大的承诺诱导年轻运动员服用类固醇或者兴奋剂。青少年也许并没有意识到它的副作用。它的副作用包括行为越来越具有攻击性（有时称之为“固醇狂怒”）、痤疮、高血压以及高胆固醇，并且这些药物也许还含有污染物。如果你认为你的孩子在服用类固醇，应立即将孩子带到医生那里检查。

埃斯特·安·格蕾丝
哈佛医学院儿童医院

运动和体能

体能是健康的根本，它能促进身心健康。一个青春期不活跃的人，其成年后也就不爱运动。你的孩子一周的大部分天数中至少要有30分钟的有氧运动。你应该同样如此。制订计划一起外出或者一起做运动的方式让运动成为家庭活动。有指导、有组织的运动也可以很好地促进精神集中、建立自尊并帮助青少年学会和别人合作。参与运动也帮助青少年发展友谊。

从孩子中脱离

孩子逐渐成熟后，他们准备离开家庭的保护，开始他们自己的征程。这对于你和你的孩子来说都是困难的。踏上他们自己的路，孩子们需要你的帮助，帮助培养他们独立生活所必需的社交、情绪、智力以及实践技能。这些能力随着时间的发展而发展。你也许需要帮助你孩子学会更多独立生活的实用技能，如预算、洗衣、做饭和打扫。

青少年：要了解你们自己

在你们还小的时候，你们可能没有注意到自己一直在长大。这是因为你们是在稳定地增长，改变不是很明显。当你们逐渐意识到你们的身体不太一样的时候，你们在经历青春发育期。发育期意味着你们的身体正在向成人的身体转变。

女孩的青春发育期开始于8~13岁。一到两年后，也就是9~14岁，男孩开始发育。但是每个人有自己的发育速率，这个因人而异。如果你的身体变化和你的朋友不同，不用担心。可能的情况是，如果你是一个女孩，你身体将会变得像你的女性亲戚那样；如果你是个男孩，同样你的身体会像你的男性亲戚那样。

青春期一旦开始，随后几年的变化特别明显。你个子将变高，体重会增加。你将会出现第二性特征。对于男孩来说，你的阴茎和睾丸将增大，腋毛长出，在你的生殖器周围会长出浓密卷曲的阴毛。女孩也会长出阴毛和腋毛，胸部发育，身材圆润丰满。女孩开始出现月经初潮。

男孩们会注意到他们的声音变粗，他们脸上长出胡子、胳膊和后背上长出了汗毛。他们力气和肌肉增长。男孩在11~15岁半（平均在13岁半）会出现突飞猛进的增长。女孩在9~13岁半（平均在11岁半）增长非常迅速。就很多青少年而言，经历青春期也意味着长痤疮。

当你的身体发生变化时，你会很自然地自我意识到或者感到尴尬。你也许对于正在发生变化的是感到很困惑或者担心其他人的想法。和你一个可信的大人谈谈你的困惑会很有益处。此外，随着身体的变化，你的感情、态度也许会发生相应的变化。你也许宁愿花更多的时间和你的朋友们或者是同性或异性中的一位特别的朋友在一起。但是这会导致你和你父母的冲突，他们并没有为你的独立做好准备。

青春期过后（青春期通常是2~4年，但这不是一定的），你也许并不特别在意你自己的外表，让你更感兴趣的是你的朋友在做什么。想和别人一样，做别人所做的事情会让你感到压力。有时，你也许不愿意和众人一起，但是又害怕如果你不这样做，你会被他们所抛弃。

遵守这个组织的压力也许会让你去尝试酒精、香烟或发生性行为。大部分的青少年想尝试新事物，但是如果你不清楚事情发生的后果的话，这是很危险的。

对于那些让你感到不舒

男孩变成男人以及女孩变成女人

青春期期间，你会发现有很多变化，男孩的变化出现在9~14岁，女孩则出现在8~13岁。不同的青少年、不同的年龄，会出现不同的变化。同一年龄段的青少年，由于种族或民族的不同，发育程度也不一样。阅读不同阶段的发育情况，你会知道你想知道的。如果你是一个15岁还没有任何发育迹象的男孩或者你是一个13岁乳房还没有发育的女孩，请你去看看医生。

男　孩

正常的变化	你应该要知道的
第一步	
睾丸即将要产生更多的激素（化学信号），但是身体里没有明显的变化	你要知道你的身体即将发生变化
体臭开始出现	每天洗澡或淋浴，使用除臭剂或止汗剂。青春期流更多的汗是正常的
第二步	
睾丸和阴囊开始变大	
开始会看见阴茎的周围长出很多阴毛（这也许出现在第三步）。阴毛直且稀松，不浓密也不卷曲	阴毛取决于你的基因（你父母是什么样子的），因人而异
第三步	
阴茎开始变得更长但不变粗。睾丸继续长大。阴囊变得更红或更黑，有更多的纹	你也许经历初次梦遗，这就意味着你从阴茎中射出精子，这种情况通常是出现在午夜。你也许有手淫的冲动（刺激你的阴茎），这一切都是正常的
身高越来越高，体重越来越重。你的肌肉开始发育，体型开始改变，看起来更像一个男人	
声音开始变化，变得低沉，这是因为喉结在变大	不要感到尴尬。你的声音一会变低沉一会变尖是发育期的正常状况。这段时间不会持续很久。不久后，你的声音会变得一直低沉
手和脚也越来越大	

续 表

男孩变成男人以及女孩变成女人

正常的变化	你应该要知道的
乳头下的胸部组织也开始变得肿胀，并且变得敏感	不用担心，这段时间是暂时的，被称为男子女性型乳房。这种情况出现在一半以上的青春期男孩身上。这是由于性激素导致出现身体上的变化。这种情况在一两年内就会消失
第四步	
阴茎变得更长更粗。睾丸和阴囊继续增长，有更多的又卷又粗的阴毛出现。阴毛最终长满了整个生殖区域。男孩从这时开始射精	如果你和某个女孩一直有性生活，你需要采用某种避孕方式来防止怀孕。乳胶避孕套或聚氨酯避孕套会帮助你预防性传播疾病
大部分男孩在这个阶段开始了他们的疯长期。一年内在身高上也许会长高7.6~10.2厘米。体型看起来更像男人，因为你的肌肉已经得到更好的发育。声音变粗，腋毛出现	
上嘴唇上面和下颌上出现更多的毛	你开始想刮胡子。刚长出的胡子细且蓬松。后来，胡子变得浓密。剃须刀可以很容易地清除毛发
第五步	
身体的疯长期快要结束。阴茎达到最后的大小。睾丸和阴囊也结束增长。阴毛长在整个生殖区域，也许还会向上长至肚脐，向下也许会长到你的腿上。胸部、脸部也许还会长毛	男性特征是由基因决定的，如阴茎的大小。阴茎的大小不能决定你的男子气

女　孩

正常的变化	你应该了解的
第一步	
卵巢即将产生更多的激素（化学信号），但是身体里没有明显的变化	你要知道你的身体即将发生变化
体臭开始出现	每天洗澡或淋浴，使用除臭剂或止汗剂。青春期流更多的汗是正常的

续 表

男孩变成男人以及女孩变成女人

女 孩

正常的变化	你应该了解的
第二步	
乳头下面出现肿块,乳晕(乳头周围的深色部位)出现。肿块可能变敏感	随着你的乳房发育, 你的乳头周围不再是那么柔软。你可以在医生的指导下尝试布洛芬或其他非阿司匹林的止痛药来缓解
出现稀松的阴毛(生殖区域的毛)开始长在阴唇——生殖区域的外部褶皱区上	
身高开始长高,体重增加。臀部开始变宽变圆	身材的变化是正常的
第三步	
乳房继续增长,逐渐隆起	一边胸部比另外一边刚开始发育的要大是很正常的事情。如果两边的大小相差很大,应向医生咨询
身体开始疯长。每年身高要增长7.6~10.2厘米。体重继续增长,臀部变宽	
阴毛继续生长并变得卷曲	阴毛因人而异。有些人几乎没有,有些人非常浓密。任何一种情况都无需担心
阴道不断扩大,开始感觉阴道有分泌物	
第四步	
胸部继续增长, 并且可以看见乳头周围的深色区域有渐渐隆起的部位, 这和乳房的其他部位是分开的	
阴毛长满了生殖三角区,同时出现腋毛	
身高和体重继续增长。在出现月经期后,身高和体重的增长还会持续两年, 尽管在这两年里它们是以一个较低的速率增长	

续 表

男孩变成男人以及女孩变成女人	
正常的变化	你应该了解的
第四步	
大部分女孩这个时候出现了月经初潮。在这几个月期间(**排卵**),你的卵巢已经成熟,开始产生卵子。平均来说,女孩一般在12岁半开始月经初潮。种族、民族以及基因不同,月经初潮的时间也会不同	月经期间的个人卫生很重要。每天洗澡或淋浴是防止体味的好办法。月经期间,你可以用卫生巾或卫生棉条(**卫生棉条塞入你的阴道**)。根据你的流量,每隔2~4小时便要更换。卫生棉条不会破坏处女膜。若腹部绞痛,可以在医生指导下服用布洛芬或者其他的非阿司匹林止痛药。合理安排饮食。你也可以放一个电热垫或热水壶在你的下腹部(**确定它不是太烫**)。如果感到疲劳,你要充分休息。女孩在这时期不可以做运动和其他的活动。如果腹部绞痛使你不能正常生活,请去看医生。似乎你感到在这段时间,流了很多血。但是事实上,你只不过流了2~4汤匙的血。平均月经周期是28天(**从上次来月经的第一天到下次月经的第一天**)。但是大部分女孩或妇女这个周期都不太有规律,特别是刚来月经的几年。周期长度上可以从21天到45天。如果你流血过多或者你的月经期长于8~10天,联系你的医生。有很多原因导致流血过多,医生会帮你解决这些问题
第五步	
胸部发育结束,达到最终大小	
阴毛长在生殖区域,也许会长到内大腿处	
排卵开始(**卵巢里排出卵子**)	一有月经,甚至即使是你第一次来月经的前一个月,你就有怀孕能力。如果你和某个男孩发生性关系,你需要采用某种避孕方式来防止怀孕。乳胶避孕套或聚氨酯避孕套会帮助你预防性传播疾病
月经后的两年里,身高达到最终高度。身材趋向稳定	

服或者违背你或者你家庭的价值观的事情，你千万不要害怕说“不”。对你来说，结交新朋友并在不抽烟、不喝酒的情况下玩得愉快是非常重要的。他们会改变你做决定的能力，也会导致出现危险的情况，如酒后驾车、发生不安全的性行为。

有时感到悲伤或者情绪化是很正常的。你的生活在很多方面都改变了，导致要做些新的决定、解决新的问题、考虑新的事情。使你身体发生改变的激素会让你变得更加情绪化，这也很正常。然而，长时间感到痛苦是不正常的，如几周或几个月。有时这些悲伤或生气的强烈情绪会使你无法工作、无法享受生活。

也许对于这些悲伤的情绪你有特别的原因，也许对于这些情绪你不能找到任何原因。不管怎样，如果你连续好几周每天都感到悲伤或生气，寻求帮助很重要。抑郁是一种医学疾病，没有什么可以感到尴尬的。有很多药物可以治疗，可以向你的父母或者医生求助。如果你需要和别人而不是你的父母谈谈，可以找一个可信的大人如一个亲戚、一个朋友的父亲或母亲、老师、辅导员谈谈。

下面来讨论更加具体的问题。阅读时，你将会发现正在阅读的部分内容会涉及本书的其他部分。这就意味着把书翻到那一页，在这个主题上你会找到更多的信息。参看“女人健康”以及“男人健康”部分。

青少年需要定期检查

青少年需要定期检查来保持健康。医生应该在没有你父母在场的房间里见你，这样的话，你可以和他们私下里讨论任何健康问题。

医生也许会问一些宽泛的问题，如在学校过得怎么样，是否抽烟，是否使用安全

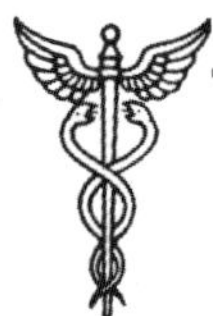

你的青少年时光：福尔曼博士的建议

你正处于人生中一个非常激动人心的时刻，这一时刻充满了变化。然而，有时，在这些变化之中，想知道什么是正常的什么是不正常的并不是件容易的事情。请阅读“女人健康”或“男人健康”关于生殖系统和怎样保持健康的内容。同时，阅读本章中为青少年所写的那部分内容。要记住的是，尽管我们都共同拥有一些基本部分，但是我们每个人都是独一无二的。如果你是个女孩，你不可以让月经期和其他朋友的一样。如果你是男孩，你也许有不同的胡子或者与你朋友的身材比例都不一样。请记住，让你自己和别人相比不是说明什么是正常情况的最好办法。可能发生在你身上的就是完全正常的。

越了解你的身体，你越觉得能够控制它，你的感觉就越好。你不要期望能成为一个专家。如果你真需要帮助，如果你有任何问题，你不要害怕问医生、护士、其他专业保健医生或者你信任的大人。如果你感到自己有严重的问题，你不要随意和你认识的人讨论，可以查查社区热线或者青少年支援机构，向他们求助。控制好自己，保持健康。

萨拉·F. 福尔曼
哈佛医学院儿童医院

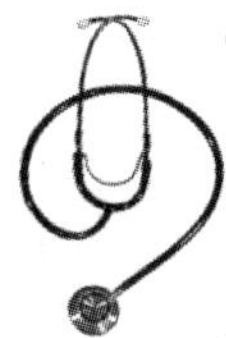

青春期检查:当你看医生的时候

在过去，接种疫苗是你看医生的重要部分。在未来的几年里,你可以期待经历几种不同的检查。这个部分描述了一些医生可能会推荐的检查和程序，以及他或她提出的问题或建议。这部分只是一般性的指导(例如,如果你没有过性生活，你可以避免检查那些适用于有过性生活人的检查和程序)。

身体检查

在早期的身体检查里，医生会检查你的身高、体重以及身体发育情况、血压、背后脊柱侧凸以及面部和背部的痤疮。

如果你有过性生活，医生会检查性传播疾病,如淋病或尖锐湿疣。如果你是个女孩,建议你每年做一次宫颈刮片检查。

你的医生会讨论的问题

你的医生会讨论你的身体健康、锻炼情况、合适的营养,还会讨论安全问题,其中包括开车、骑自行车、远离暴力、抽烟、喝酒、毒品、性生活、学习问题以及情绪低落或悲伤等方面,你要做出明智的选择。

血液检查

你需要做一个贫血或者胆固醇的血液检查。

如果你有过性生活，医生建议你做一次人体免疫缺乏病毒的检查（这种病毒会导致艾滋病),或者做一次有关梅毒的检查。

免疫系统

你需要每十年接种破伤风疫苗（也许有一次就在你的青春期)。

如果它们在早期没有接种的话，你需要再次接种一定剂量的麻疹、腮腺炎、风疹疫苗。如果你没有得过水痘或接种水痘疫苗,你也许需要接种两个剂量的水痘疫苗。

如果从未接种过乙肝疫苗，所有的青少年应该接受乙肝疫苗注射。医生会建议你在上大学之前要接种脑膜炎球菌疫苗和甲肝疫苗。皮肤测试通常是用来检查你是否容易感染肺结核。

带,等等。他们也会问一些非常私人的问题,如你是否有过性生活。请试着诚实地回答这些问题。这些答案将帮助医生告诉你保持健康的方法,同时帮助他或她决定采取什么治疗方法。如果有的话,记得推荐。现在就是提出任何问题的好时机，这些问题也许就是你现在正在经历的。

隐私

即使你的问题看起来也许是极其隐私的，不要感到尴尬。医生的职业就是探讨这些问题并能给出直接、清晰的答案或解释。医生会替你的个人隐私保密。如果你不到18岁，你关心父母是否知道你的一些事情，你可以和医生谈谈，问医生你们的谈话是不是个人谈话。如果医生发现你的生活或其他某人的生活处在危险中，在和你谈话后，他或她会帮助你告诉你的父母。

第一次做盆腔检查

盆腔检查就是检查你的阴道和女性生育器官(子宫、卵巢和子宫颈)。如果你有过性生活，有妇科病或者是你到了18岁，那么你应该进行

接受盆腔检查的理由

如果你出现了下面的情况，请和你的医生约好做个盆腔检查

- 不正常的阴道分泌物或阴道液体颜色和纹理的改变
- 阴部有腥臭味或其他难闻的气味
- 小腹、生殖器部位或肛门感到抽筋、不舒服、疼痛或瘙痒
- 不规则的月经流血(太少或太多)
- 月经周期不准

第一次盆腔检查(检查中，医生会检查你的性器官来确定它们的健康程度)。如果你一直有性生活，你应该每年都做盆腔检查。

健康保健医生包括妇科医生（治疗妇科疾病的医生)、家庭医生、青少年医生、儿科医生、内科医生以及能进行盆腔检查的护师。

第一次做盆腔检查是非常害怕的，因为你不清楚该做什么。可以要求别人陪你一同去。在检查的过程中，通过深呼吸或其他的放松运动来保持镇静。在检查之前以及检查中，要求你的医生解释每个步骤。

当你放松下来，你自己感到更加舒服，医生也更容易检查。不要担心，盆腔检查不会伤害你，只不过有点轻微的不舒服。

去做盆腔检查的时候该讨论什么

医生会帮助你了解你的身体以及你身体正在经历的变化。如果你有些问题(也许是关于你的胸部或者月经周期)，请咨询医生，他或她会帮助你保持健康。

如果你一直有性生活，你们应该商量避孕的方法和预防性传播疾病。医生也许会问你这些问题，这样他或她会帮助你在保护自己方面做明智的选择。

盆腔检查中会发生什么

整个检查是在一个私人检查室里进行的，大约需要10分钟。你会被要求脱掉衣服，穿上轻便的长袍，躺在一个铺着垫子的检查床上。你的医生要求你把双脚放在检查床尾部的马镫上（马镫夹住你的脚踝)。腿上面盖上一个毯子。这种姿势要保持几分钟。

第一步，医生要求你把双腿分开。戴上手套后，医生会检查你生殖器外部，看看是否有疮或皮疹。

第二步，医生接下来会做个内部检查。首先将一个窥器塞入你的阴道。这个窥器是金属的或者是塑料做的，看起来就像两个大的面对面的勺子。窥器的作用就是扩张你的阴道以致医生能细致地检查。你也许会感到你的阴道里有点轻微的拉伸或压迫。保持镇静，深呼吸，如果你肌肉很放松，窥器插入时将没有不适之感。

如果医生怀疑你有感染，他或她将一个棉棒塞入你的阴道并取出点液体作为样本。大部分女性几乎感觉不到这一过程。这个样本将被送到化验室去检验，看看到底是什么原因导致感染。

你的医生将再进行宫颈刮片检查。这个检查可以显示你是否有患宫颈癌的可能。宫颈刮片检查是要从你的子宫颈取出一小块细胞样本，再把这个样本送去实验室检查是否正常。医生取样时，大部分女性可以感觉到。

第三步，医生取出窥器，在他或她戴手套的手指上涂上润滑剂，然后将手指塞入阴道，同时轻轻地按压你的下腹。这样，医生感觉到你子宫、卵巢和宫颈的形状和相容性来确定它们在你盆腔中的形状、大小以及位置是正常的。

医生会检查你的胸部是否有肿块和疼痛之感。他或她也许会教你自己该如何检查。在检查完毕，你穿好衣服后，医生会和你讨论你的问

题或你的担心。

宫颈刮片检查结果

虽然宫颈刮片检查主要是用来检查早期宫颈癌,但由于多种原因,其中包括感染和生殖器尖锐湿疣,宫颈上细胞一直在变化。如果你的刮片检查报告说你的结果不正常,你的医生会要求你做另外一种检查来确定原先的检查结果,或者做个阴道镜检查。

性

每个人都有性需要。在青春期,你开始有性方面的意识,感觉到身体变化,并试图吸引他人的注意。有性意识是很重要的,但这并不意味着你必须发生性关系或性接触。

在你面前,你有一生的时间来选择一个性关系。如果你有男朋友或者女朋友,探究你们关系的其他方面,如友谊。一起分享学术上、运动上的兴趣,或者一起去了解世界。

即使你的一些或者大部分的朋友都有性生活经历,不要出于同辈的压力或男朋友或女朋友的承诺强迫自己。好朋友会尊重你的感觉。那些有过性经历的人强加压力给你,希望你也有这方面的经历是因为他们可能会羡慕你不必担心怀孕或者不会得性传播疾病。有很多令人愉快却没有风险的亲密的性行为,如接吻或抚摸。

手　淫

一种释放自己的性紧张的方式就是通过手淫——刺激你自己的生殖器官达到性快感。这样既不会有怀孕的风险也不会因手淫而生病。你也许听过手淫会导致失明或手上多毛,但这是没有道理的。手淫是一个常见的、没有伤害的活动,它会带来快感,缓解紧张情绪。对你来说,手淫也是一个很有效的方法,它能将你的性生活推迟到你足够成熟并能承担责任以后。

同性恋

同性恋是指对你同性的朋友有强烈的性情感。大部分的科学家相信同性恋是性取向的正常变异。在青春期,你也许会发现你自己吸引同性朋友的注意。即使你属于异性恋,这也并不一定说明你就是个同性恋者。

若时间改变了,你意识到你是个同性恋者,会引起很多的不安。你也许会感觉自己与众不同,感到孤独也害怕和别人交谈。我们的社会对同性恋者仍有歧视。最佳的办法就是去找到一个支持者。有很多支持同性恋的团体,在那儿,他们可以为你提供一个公开的环境和其他同性恋谈论你的性,同性恋们会分享他们的情感和经历。你的医生也是你可以倾诉的对象。

性传播疾病

如果你选择发生性行为,要知道怎样预防性传播疾病以及怀孕知识。在性交时,最基本的方法是每次都应该使用避孕套。性生活可能会使你患各种疾病,有些疾病是致命的。

你应记住选择性生活是成人的决定,这个决定需要承担责任。不论你是多么相信你的男朋友或女朋友,如果性交时你不使用避孕套,你将会让你自己、他或她陷入危险。安全的性行为是双方共同的责任。

性传播疾病是在性交的过程中没有使用避孕套而传染的一组传染病。性传播疾病包括淋病、尖锐湿疣、疱疹以及艾滋病。人类免疫缺陷病毒会导致艾滋病。

患上性传播疾病感觉会很痛。它在不知不觉中影响你的生育或者会危及你的生命。最好的治愈性传播疾病的办法就是拒绝性生活。

如果你认为你也许患了性传播疾病,或者如果你在性生活中没有使用避孕套,请尽快去做检查。这些疾病的症状出现需要数月的时

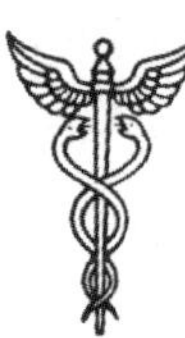

怀孕和性传播疾病:艾曼博士的建议

问:我的一个朋友说如果男人在射精之前从你的阴道里抽出阴茎,你就不可能会怀孕。她的说法正确吗?

答:即使男人在射精之前抽出阴茎,你也可能会怀孕。因为在射精之前会有少量的精液(这少量的精液里有数百万的精子)流出。也就是说,即使在你的阴道外射精你也有可能怀孕。

问:我女朋友通过服用避孕药的方式来避孕。我说这些药片也可以避免我们感染性传播疾病,但是她说我们必须还要使用避孕套。谁是正确的?

答:你女朋友是正确的。唯一一种在你性交的时候能防止性传播疾病的是石油乳胶男性避孕套或者聚氨酯男性避孕套或者是使用女性避孕套。避孕药只能避孕。为防止性疾病传播,你必须使用避孕套。

问:我男朋友说,如果我爱他,我就要相信他没有任何疾病,不需要戴避孕套。不管我要求过多少次,他都不戴避孕套。我也不想失去他。

答:你男朋友如同在玩俄罗斯转盘一样来赌你和他的健康。一个成熟的性关系包括了解这个性生活的风险并在如何预防性传播疾病以及避孕上和你的伴侣达成一致。很多青少年患有像衣原体或疱疹病毒感染之类的病,但是他们并不知道,因为这些病症可以没有任何症状。让你男朋友看看避孕和安全的性行为方面的书。如果他仍拒绝使用避孕套,你唯一的选择就是不要进行性生活(或者也许你应该找个更体贴的男朋友)。

问:我听说越来越多的青少年拒绝性关系,那是真的吗?

答:现在越来越多的青少年直到他们成熟后才开始性生活。这是预防性传播疾病和避免怀孕的最好办法。

S.简·艾曼
哈佛医学院儿童医院

间。很多性传播疾病如果不及时得到治疗会导致严重的后果。如果你有性传播疾病,你也应该告诉你的性伴侣,这样双方都可以接受治疗。

即使你的症状消失了,你也应该服用完一整个疗程的处方药。性生活时一定要使用避孕套。如果你的性伴侣不喜欢使用避孕套,或者如果你不好意思提出这件事,用行动来告诉他或她。用合适的言语来让你的伴侣信服。

避　孕

第一次性生活以及任何一次的性生活都能够让你怀孕或会让别人怀孕。从一开始发生性关系,你和你的伴侣需要有责任地避孕。医生会帮你开一些避孕的处方,或在体内安置一些避孕器具,如避孕药、子宫帽、宫内节育器或宫颈罩。每隔一到三个月就要进行激素注射。

怀　孕

如果父母双方有能力抚养孩子并且两人都想要孩子,怀孕是件非常美好的事情。如果你意外怀孕,你要做的决定就不太容易。你最好的预防怀孕的办法就是不发生性关系,或者采用避孕的方式来防止意外。

如果你怀孕了,正如下文所述的,你有三种选择。和其他人商量是一个不错的选择（特别是你的父母或可以信任的大人），但是最终做决定的是你自己。

■ 你可以要这个孩子。可以和孩子的父亲抚养，也可以自己单独抚养，也可以和你的家庭共同来抚养这个孩子。这将是一件艰辛的事情。对未来的计划很可能突然地改变，因为你要为你孩子计划，最少计划未来的21年，还有可能计划终身。你可能会辍学，找份工作来负担你孩子的支出，如尿不湿、食物、衣服、住所、教育以及医疗保健等费用。

■ 你也可以把这个孩子生下来，再把孩子送给别人收养。让别人收养孩子是一个不错的想法，因为可以帮助那些不能够生育孩子的夫妇。至于这个选择，你应该铭记于心的是孩子一出生就要放弃它是件不容易的事情。

■ 你也可以通过流产来停止妊娠。流产手术是一个很成熟安全的医疗手术，它不会影响你以后的怀孕。它比怀孕、生孩子的风险要小得多。但是，这也是一个艰难的抉择。

请记住，你不要自己单独地做决定。和你的父母或可信的朋友、医生商量并寻求帮助和支持。

有很多的服务和支援团体帮助你做最合适的决定。计划生育委员会就是其中的一个组织，你可以向他们求助。

你应该知道的关于文身和人体穿孔方面的常识

■ 如果可能，在你文身和人体穿孔之前和你的父母商量。

■ 越来越多的规定要求父母同意18岁以下的青少年文身和人体穿孔。

■ 务必让有经验的人用干净的针以及运用娴熟的技术对你进行穿孔。不要自己随便尝试。

■ 在穿孔之前，一般不使用止痛片。

■ 不要让那些掌握穿孔技术，但不保持皮肤表面或仪器干净的人对你实行穿孔。在穿孔之前，应该用抗菌药物清洁皮肤。

■ 抗生素药物应该涂在穿孔处皮肤外帮助伤口愈合，如耳朵、肚脐。

■ 金属刺穿皮肤可能会产生严重的过敏反应或导致大面积瘢痕、疙瘩。

■ 如果不及时处理或细心照顾，人体穿孔可能会导致严重的皮肤细菌感染。1/5的人体穿孔会引起这样的感染。

■ 如果穿刺的金属感染了病毒，你可能会感染上严重的病毒，如乙肝病毒或丙肝病毒，甚至会导致感染艾滋病病毒。

■ 舌穿孔需要3~6周恢复，耳、唇以及眉毛穿孔需要6~8周恢复，乳头穿孔需要8~16周恢复，肚脐穿孔至少需要9周以上恢复。

■ 要考虑文身的永久性。有的文身至少需要经过12次处理才能除去，有的文身则永远不能除去。

来自朋友的压力

当你渐渐长大，越来越不依赖于你的父母，你会发现自己处在朋友之中，并受到这些朋友的影响。你也许感觉和你的父母越来越疏远，你认为他们不能理解你并对现在的你感到很困惑。

加入一个能让你更有安全感的组织，但是你发现你很难拒绝做一些朋友要你去做但你自己不愿意去做的事情。如果你不和他们每个人做的一样，你害怕会失去这帮朋友。其实好朋友会尊重你的想法。如果你的朋友不是这样，你应该寻找一些兴趣和活动能够吸引你的新朋友。你也许会发现在加入一个你不能确定的组织之前,和一个可信任的大人聊聊天会受益匪浅。

烟酒和毒品

很多青少年不顾任何后果地开始抽烟、喝酒。酒精影响着整个身体,损害身体各部位的功能。酒精对你协调、判断、情绪控制以及辩解能力也都有损害,同时还会让你做些冒风险以及不顾后果的事情。

酒后驾车会让你、你的朋友甚至是你不认识的人丧命。

喝酒会使人们降低自制性,更加粗心大意,这可能会发生有害的或不安全的性行为,结果会导致怀孕或其他的性传播疾病。

喝酒过多也会引起严重的健康问题,如肝损伤、神经系统的改变以及昏迷。你的胃也可能受到严重的刺激或溃疡。更糟糕的是,你会渐渐依赖酒精。依赖的意思就是你离不开酒精,为了喝酒,你可以编造谎言或者失信于他人。

有些人天生易酗酒,这就是说他们从一出生就有成为酒鬼的可能。

使用任何形式的烟草,如抽烟或咀嚼烟草,都会引起健康问题。香烟广告会给你抽烟很酷的印象,但是它并没有告诉你烟草里的尼古丁特别容易上瘾。短时间抽烟会带来一些影响,如口臭、皱纹以及慢性咳嗽等。多年长时间抽烟会产生其他主要的健康问题,如癌症和肺部疾病。咀嚼烟草会导致口腔癌和喉癌。抽烟时间越长,越难戒烟。如果你抽烟,你可以向医生请教戒烟的方法。

吸食大麻或其他的毒品(如迷幻剂、海洛因或可卡因)会改变你对现实的感知。你会变得没有动力,不想付出努力去处理有挑战的事情。

如果对喝酒或抽烟感到有压力,你要对自己说你对它们不感兴趣,对它们过敏,不能喝酒、抽烟,或者说“你的父母会惩罚你”。找一个想远离抽烟、喝酒的朋友,你们一起去看电影,出去吃饭,去任何可以转移你们注意力的地方。

你使用毒品吗?

如果你对下面问题的回答有两个是肯定的,你可能会遇到毒品带来的麻烦并且你可能需要帮助。

和你的父母、医生、学校辅导员聊聊,或者联系一个支持组织,如匿名戒酒互助社或麻醉药品滥用者互助协会。越早联系越容易控制住你的问题。

■ 为了让你感到放松、感觉好点或更加舒适,你是否服用或使用其他的毒品呢?

■ 在你孤独的时候,你是不是服用或使用其他的毒品呢?

■ 你的密友中有没有服用或使用其他的毒品呢?

■ 亲近的家庭成员中是不是有人有酒精或毒品问题呢?

■ 是不是你的朋友、家人或其他的人认为你有酒精或毒品问题呢?

■ 你曾经有没有过因为喝酒或抽烟、吸毒而陷入困境呢?

还有一个要问你的问题是你是否曾经坐在某人(包括你自己)开的车里,这个人(或者是你自己)正在抽烟或喝酒。如果你有,请阅读有关“安全驾驶”方面的内容,避免再出现这种危险的情况。

厌食和贪食

那些饮食不规律的人会感觉到自己在食物面前无法控制或者感觉到食物主宰他们的生活。饮食不规律包括神经性厌食和贪食,这两种情况会经常影响一些女孩,这些女孩总希望自己更加苗条。一些青少年在减肥的过程中集体节食。那些饮食不规律的青少年的身材都有点畸形。

如果你饮食不规律,你

会觉得自己很胖，即使你已经很瘦你还想减肥。你应该需要经常锻炼。你的月经会不规律或者停经。你也许会有些秘密的行为，如把食物藏起来或者私下里吃了。

如果你贪食，你会没有节制地吃大量的食物（暴饮），然后再让自己吐出来或服用泻药排掉它们。

饮食不规律的问题很严重，需要进行医疗救治。如果你或你所知道的人饮食不规律，请立即与医生、父母或学校辅导员谈谈以寻求帮助。如果不救治，饮食不规律会害人丧命。

饮食均衡

在青春期，你的身体生长发育很快，饮食营养均衡对保持身体健康很重要。肉、新鲜水果和蔬菜、乳制品、坚果和谷物等组成了均衡的饮食。

女孩和年轻的妇女需要确保她们能补充足够的钙来保持骨骼强壮。你应该每天摄入1 200~1 500毫克的钙，大约四杯牛奶或三盒酸奶。吃有营养的饮食对所有青少年来说是最基本的。

安全驾驶

车祸是导致青少年死亡的第一杀手。青少年应小心驾驶，驾车时系上安全带以及绝不允许酒后、吸毒后驾驶等。如果当你自己没有其他的选择，只有去搭乘某个喝过酒或吸过毒的人的车时，请你再三考虑。你确实有别的选择——打电话给父母、朋友或警察搭个便车回家。最好提前和你父母说说，这样一来，无须多问，为了保证你的安全，你的父母或一个有责任心的大人会同意在任何时间接你。

抑　郁

在青春期，有时候，伴随着生理上的症状，一些人会长时间情绪低落、思维迟缓。他们很有可能患了抑郁症。这是一种可以通过治疗来改善的医学疾病。

抑郁症存在一些生理上的症状，其中包括贪睡或晚上无法入睡、没有胃口、暴饮暴食以及疲倦和易怒。你也许会感到绝望或感觉自己毫无价值。在学校里你很难集中精力，学习成绩下降。你会觉得自己被家人和朋友疏远，甚至你会感觉你没有活下去的价值。

如果你有这种感觉，应及时寻求帮助，可以找医生、父母或学校辅导员谈谈。虽然和知心朋友或家人聊聊很有帮助，但是最好由训练有素的医生来帮你治疗抑郁症，帮你度过这段艰难的时光。

痤　疮

痤疮是一种累及毛囊皮脂腺的慢性炎症性疾病。痤疮特别容易出现在面部、颈部以及背部。青春期激素导致这种变化，也会引起毛孔产生更多的油脂（称为皮脂）。

在青春期，皮脂堵塞了皮肤的毛孔导致细菌堆积，毛孔变得又红又肿，所以痤疮出现。

对于大部分青少年来说，痤疮是青春期成长过程中很正常的一部分。你也许觉得你自己不再有吸引力，或者当痤疮出现时，你更在意你的外表。然而，通过治疗，痤疮是可以控制的。再过几年后，痤疮将不会成为一个很重要的问题。

女性健康

近年来，医学研究越来越多地关注女性健康问题。一直有研究关注主要出现于女性或者女性特有的一些健康问题，如乳房和女性生殖器官的疾病。然而，这些针对女性健康的研究比起其他重要疾病（如心脏病）的研究来说，数量仍然相对较少。

女性在自身的医疗保健中扮演了更为重要的角色。在大多数家庭中，女性同样还肩负着看护孩子健康的职责。总的来讲，女性需要了解更多和更好的健康知识。

有一些疾病更加容易影响到女性，如骨质疏松症、甲状腺功能紊乱、系统性红斑狼疮、风湿性关节炎和多发性硬化症等。研究表明，这是由于女性和男性的激素不同所造成的。一些关于动物的研究也可以支持这个理论，在患类风湿关节炎和多发性硬化症的动物中，雌性动物占据了绝大部分的比例，且病情表现更为严重。

其他的疾病在女性与男性身上也会有不同的表现。例如，在女性绝经期前，她们心脏病发作的概率比男性更小。研究表明，这可能是因为女性产生的雌激素保护她们远离患心脏病。

然而，这些不同表现在绝经期即雌激素停止产生后就会消失。到了65岁左右，心脏病发作就会成为引起女性死亡的最常见的原因。

女性生殖系统

女性的生殖系统分为外生殖系统和内生殖系统。

女性外生殖系统包括：

阴阜 覆盖耻骨的皮肤和组织，进入青春期后，阴阜被阴毛覆盖。

大阴唇和小阴唇 大阴唇是在小阴唇和阴道周围两侧对折的皮肤褶皱。在童年时期是光滑的。在青春期发育后，它们由阴毛所覆盖，阴唇内侧出现油脂腺。小阴唇是阴道旁边对折的更小的皮肤褶皱。性交过程中的充血

女性外阴图

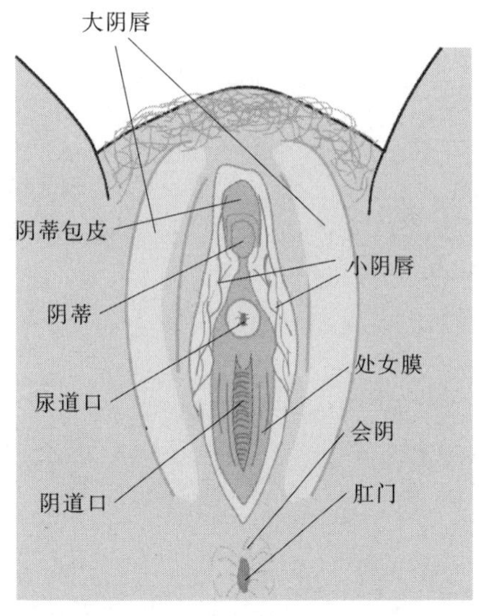

女性的外生殖系统称为外阴。会阴位于外阴和肛门之间。

女性内生殖系统图

正面图

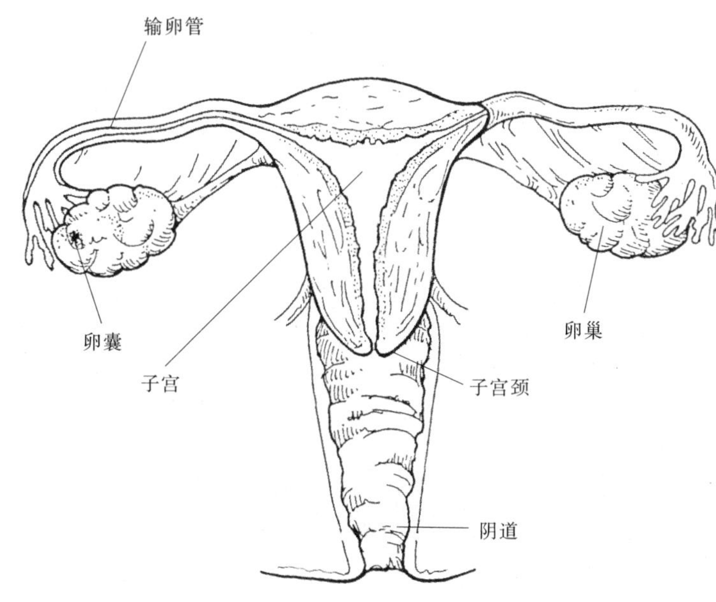

侧面图

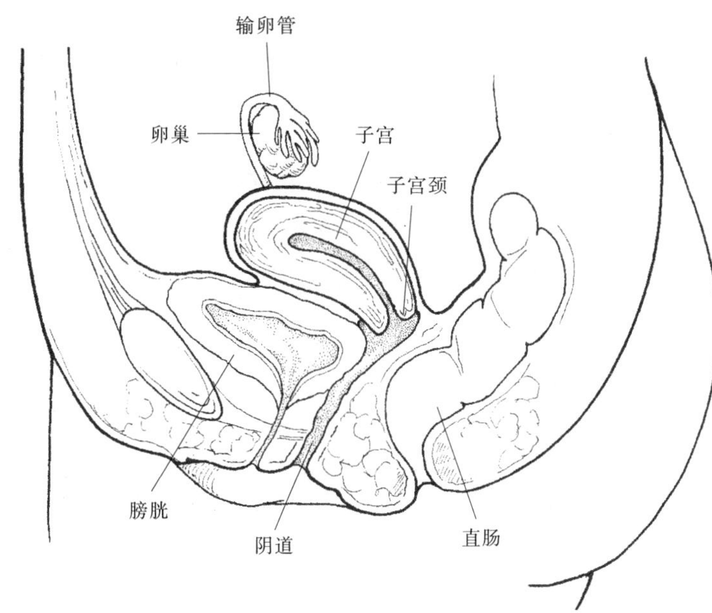

女性的生殖系统包括两个卵巢(储存卵子的地方)、两条输卵管、子宫、子宫颈、阴道和外阴部。在每个月经周期中,卵巢释放卵子。当卵子与精子结合后,便开始了进入子宫内膜的过程。

会引起它们肿胀。

阴蒂 一个小而圆的部位，它在性兴奋时会变得更大和更坚实。刺激阴蒂会造成性高潮。

尿道口 尿液排出管道的开口。它的位置低于阴蒂。

处女膜 环绕阴道口的一层薄膜。它能帮助保护阴道,但即使缺失也不会对健康造成影响。处女膜常会在女性的第一次性交时撕裂或破损，但是有些女性在运动或插入棉条或隔膜的过程中也会出现处女膜破损的情况。在以后的生活中通常不再愈合。

阴道口 是进入女性内生殖系统的入口，这也是月经血、阴道分泌物的排出和生产中婴儿出生的通道。

会阴 是在阴道和肛门之间的皮肤组织。

女性内生殖系统包括：

阴道 肌性通道,有7.6~12.7厘米长,从阴道口一直通向子宫颈，即子宫的入口处。在生产过程中,阴道壁可随意伸展,帮助分娩。阴道有一些分泌物是很正常的，分泌物使阴道壁变得润滑。

在月经周期的不同阶段，激素分泌的浓度和量也会有所不同。这也就解释了为什么更年期出现时激素会发生变化。尤其是雌激素浓度较低可引起阴道润滑程度的下降。阴道口周围被强韧有弹性的肌肉所包围着。凯格尔训练法能够增强这些肌肉。

子宫颈 是阴道末端子宫的开口处。子宫颈本身就很小（直径大约有2.5厘米）。子宫颈的开口处称为宫颈外口，是一个在子宫颈中间小而圆的洞（在妊娠后，它可以开大6~7毫米宫颈外口），可使液体通过，如从子宫流出的经血。在分娩的过程中，子宫口会开到10.2~12.7厘米，便于胎儿通过。

子宫 是一个梨子大小的肌性器官，随着胎儿的生长伸张到很大程度。子宫内膜是由海绵状的组织所构成，并且富含血液。它在女性每个月的月经期中脱落。在怀孕期间，子宫会供给胎儿成长所需的营养和生长环境。

输卵管 为两条柔软的管道，粗细如意大利面一般，它们连接子宫和两侧的卵巢。当卵巢释放卵子时，在输卵管末端有一个像手指样的组织将卵子吸进输卵管。输卵管对生殖有决定性的作用。它们为卵子提供了一个从卵巢到子宫的通道，它是为卵子和精子提供结合的地方，并且通过不断的收缩使受精卵下移到子宫。

卵巢 是一个直径大约为2.5厘米的椭圆形器官，能分泌激素和产生卵子。

女性需要做的检查

宫颈活检

有很多的方法可以从宫颈中取出一小片组织并放入显微镜下分析。最简单的形式是医生用刮匙（有锐边的匙子形状的器械）从子宫颈刮一些组织出来。

切取活组织检查需要用医疗器械切下一小片组织，这种器械看上去就像是一个纸带穿孔机。这种检查不用麻醉剂便可在门诊完成。检查之后可能会出现阴道少量出血和轻微腹痛。

锥形活组织检查不仅用于诊断，而且用于治疗某些疾病。在这种检查中，需要从子宫口处将组织锥形切除，然后缝合伤口并对其进行热处理（一种称作电烙术的过程）。

这一过程必须在医院或医疗机构中完成。由于子宫颈是一个对疼痛非常敏感的部位，因此需要局部或全身麻醉。其最常见的副作用是阴道出血。

阴道镜检查

阴道镜是一个很小的双筒放大镜，能帮助医生观察细胞变化情况，这些变化可能暗示出癌变倾向。阴道镜同样有助于医生识别进行子宫颈活组织切片检查的最佳部位。

医生用阴道镜来检查阴道壁、子宫颈的表面和通向子宫的子宫颈管。

阴道镜检查不需要麻醉。一些女性在检查结束后会有轻微的腹痛。在阴道插入窥器后，医生将用特殊清洗液清洗被检查的区域，来帮助他们辨识出异常的细胞。这时，阴道镜便被用来检查细胞。

子宫内膜活检

子宫内膜活检需要从子宫内膜上提取样本。在确定你没有怀孕之后，医生从宫颈口插入一段中空的导管，直至接触到子宫内膜。轻轻拉回导管上的活塞，这样子宫内膜组织的细小碎片可以吸附在活塞上。子宫内膜活检可以在医生的诊室里进行，而且只需要几分钟即可完成。整个过程会出现短暂的不适感，但是无需使用麻醉。检查后的一到两天内你就可以得到检查结果。

卵泡刺激素和黄体生成素血液测试

测量血液中的两种激素

浓度，即卵泡刺激素和黄体生成素的浓度，可以帮助医生查明月经周期异常、不排卵、不孕的原因并确定绝经期出现的时间。

宫腔镜检查

宫腔镜是用于子宫腔内检查和治疗的一种纤维光源内镜，它包含一个可照亮子宫的光源，一个传输图像的透镜或者摄影机，以及一个注入二氧化碳或者生理盐水使子宫膨胀的装备，这样当宫腔镜插入子宫时不会碰触到子宫壁。

一些小的仪器，如手术刀、激光和剪刀也同样可以被插入宫腔镜内，用来完成手术。作为诊断的一个过程，宫腔镜手术通常在门诊实施。采用局部或全身麻醉以及服用止痛药可以减轻患者的疼痛或不适。

乳房X射线照片检查

乳房X射线照片检查是一种用X线在乳房上照射的检查，其过程大约需要15分钟。你需要将衣服脱至腰部，穿上一个宽松的长袍，并且站在一个摄影机前面，这个机器的位置需高于乳房的位置。技术人员将你其中一侧乳房放置在较低的那个加压固位板上，然后缓慢降下另一个顶板，压平你的乳房。

技术人员先从侧面和正面对一侧乳房进行检查，接下来对另一侧乳房重复刚才的检查。乳房内植入假体的女性需要进行额外的观察。

宫颈刮片检查和人类乳头状瘤病毒检查

巴氏检查——Papanicolaou检查（发明了这个试验的医生）的缩写——检查子宫颈的细胞是否有癌变的迹象或者早期癌症出现的情况。先在盆腔检查中提取细胞：用一个木制的小器械和一个刷子从宫颈口内取样，然后由专业培训过的技术人员或用电脑仪器进行检测。

宫颈癌由人类乳头状瘤病毒（HPV）的某些特定菌株所引起的。当宫颈刮片出现特殊异常情况时，即出现非典型鳞状上皮细胞时，增加人类乳头状瘤病毒的检查对诊断很有帮助。如果呈现阳性，你一定要进行阴道镜的检查和后续的活检，但是如果它呈现阴性，就没有必要进行这种检查了。人类乳头状瘤病毒检查和其他的宫颈刮片检查异常（称作低度鳞状上皮内病变和高度鳞状上皮内病变）的价值还没有被确立。

当你在月经期时，不应当进行宫颈刮片检查，因为这会使得检查结果不准确。同样，在检查前24小时内，不要冲洗阴道，不要阴道用药，不要插入卫生棉条或者发生性行为。对一些女性来讲，进行盆腔的检查会很不舒服。细胞组织被采集时，你会感觉到短暂的不适，但是整个过程几乎无痛。

盆腔、阴道及胸部的超声波

超声波是一个无痛的成像过程，可以用来观察内部生殖器官和乳腺组织。在做盆腔和乳腺的超声波检测时，技术人员将冰凉、透明的凝胶涂在皮肤上，然后在受测部位上用滑动传感器进行检测。

传感器发出声波，并且接收声波的反射，使声波机器中的计算机绘制出体内的图像。

进行阴道超声波检查时，将一个魔杖形状的传感器（直径稍微比吸收性棉球大点）插入阴道，以获得更为详细的子宫和卵巢图像。

真菌和毛滴虫试验

通过在显微镜下观测分泌物可以确认阴道是否受到假丝酵母菌（真菌）或者滴虫（寄生虫感染）的感染。

月经

月经期或行经期是子宫内膜脱落的一个过程。子宫内膜通过子宫颈和阴道而流出体外,被称作经血。月经受一种介于大脑和生殖器官之间的精密激素信号系统控制。

月经的来临标志着女性生殖器官的成熟,并且表明女性开始具备了生育能力。对于大多数女性来讲,月经大致一个月发生一次。除了处在妊娠期和者感染一些疾病以外,它会一直持续到更年期才会停止。

你的月经期的第一天标志着一个新的循环的开始,这个新的循环为一个周期的第一天到下个周期的第一天之间的时间。月经周期的时长大约为28天,但是正常的循环可从21天到35天不等。

月经周期

月经周期开始的时候,下丘脑(大脑的一部分)会释放出促性腺激素。这会刺激脑垂体腺底部的腺体分泌卵泡刺激素(FSH)。它刺激早期卵泡在卵巢内的生长,并且促使卵巢内雌激素的产生。雌激素通过血液进入子宫,使得子宫内膜增厚。在血液中,当雌激素浓度升高时,脑垂体会减少卵泡刺激素的分泌。数天后,它降低卵巢雌激素的产生,这叫作“负反馈”:雌激素浓度上升导致后来的雌激素浓度的下降。雌激素浓度的上升也会引起脑垂体产生黄体生成素(LH)。高水平的黄体生成素会引起卵泡释放一个成熟的卵子。排空后的卵泡会产生更多的雌激素和孕激素,这两者帮助子宫内膜做好接收受精卵的准备。卵子游向(见图中箭头)输卵管,如果它受精,卵子就会游走到子宫。在那里,卵子被输入到最里层。如果受精没有发生,空卵泡将停止制造雌性激素和孕激素。当这些激素的浓度太低不足以维持子宫内膜时,月经会出现。如果受精发生,空卵泡将继续制造雌激素和孕激素,而月经在妊娠期间就会停止。

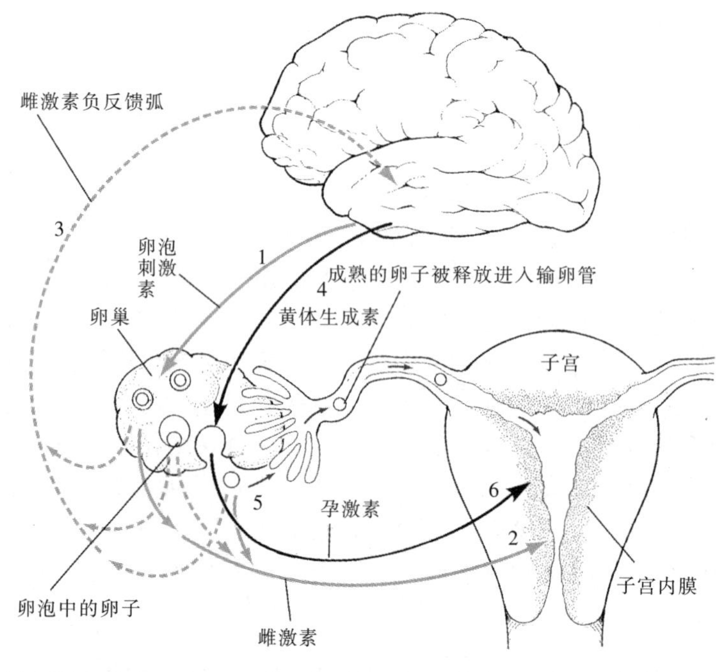

通常情况下，每个女性的月经周期是固定的，但是很多事情会破坏这个周期。女性之间表现出的正常月经期从3~7天不等。

经期卫生

在阴道和空气中的细菌接触之前,经血是干净的、无味的。在温暖潮湿的经血中,细菌繁殖迅速并引起难闻的气味。每日沐浴和勤换卫生棉条可以防止细菌的繁殖和气味的扩散。

使用卫生棉条是安全的，但需要特别注意一些潜在的问题。如果你感觉到你的阴道口干燥而不舒服，那么把润滑油涂在卫生棉条的顶端。这确保你可以很好地把卫生棉条插入阴道，不会摩擦与刺激到阴道口和尿道。

中毒性休克综合征是一种罕见的细菌感染，这与过度使用高吸收性卫生棉条有关。这样的卫生棉条会在阴道内层形成细小的损伤,引起细菌和毒素入侵到血流中。其症状包括突发高热(高于38.8 ℃)、脱皮、红疹和肌肉酸痛。为了减少疾病发生的概率，应当尽可能使用吸收率低的卫生棉条，而且一个卫生棉条的使用时间不要超过4个小时,应勤换卫生棉条。

用水灌洗阴道是一种清洁阴道的方法，通常是用清水或者其他的一些制剂来冲洗。但是这种做法既不必要同时又有危害性。阴道分泌物本身是干净的，并且能够控制细菌的滋生。用清水灌洗破坏了细菌在阴道内的自然平衡，导致酵母菌和其他类型的细菌滋长。用有香料的水冲洗会刺激阴道并且会使细菌进入子宫，增加感染的风险。清洗外阴和经常更换卫生棉条能够起到控制异味的作用。

经期暂停

月经暂停或闭经可能是由各种情况引起的。最常见的原因是出现妊娠情况,这时会停经。大多数女性的月经初潮是在她们13~14岁时出现，可早至11岁。到16岁时，若女孩月经没有来潮就应该去看医生。

由于过度的节食和减肥也可能使月经周期临时中断。患精神性厌食症的女性会出现月经完全停止的情况。剧烈的运动或训练,以及使用某些药物,如皮质激素,也可破坏控制月经来潮的激素的平衡,导致月经暂停,这可能会影响生育。

接近更年期的女性进入停经期，激素失调如甲状腺功能减退症、垂体肿瘤、多囊卵巢综合征也可导致停经。

如果你有性行为并且已停经，就在家做一个妊娠试验或者去看医生做血液妊娠测试,后者结果会更准确。如果你有2个月都没有来月经,并且确定没有怀孕，就要去看医生了。他(她)会给你做身体检查,也可能让你验血,以此来估测你身体内的激素水平。通过进一步的检查和药物测试，医生可以诊断出停经是由于其他激素紊乱还是生殖激素浓度出现问题而引起的。

月经记录表

如果你有经前期综合征,或你的月经不规律,你需要对你的周期以及症状做一个记录表。从来潮第一天开始记录,并持续4~6个月。

每天记录下你的身体症状(如肿胀、头痛)、月经量(包括存在的血凝块)、疼痛程度(从低到高进行打分,分值范围为1~10分）和所使用的卫生棉条和卫生巾的数量。此外还要记录下你的情绪状态以及食欲改变。

记录表可以识别你行为模式的改变，并且帮助你发现改变（如在月经期前减少咖啡因的食用）带来的任何好处。带着记录表去看医生，这样你和医生能够制定出治疗策略。

病因决定治疗方案。改变服用的药物，治疗激素的紊乱，或用激素替代疗法可以使你的月经周期恢复正常。寻找停经的原因并恢复正常的月经周期十分重要。这不仅使你能够怀孕，而且也会减少患子宫癌的风险，也能够增强体质，特别是你的骨骼和心脏。

月经过多

月经过多是指经量超过平时或者经期持续7天以上。月经量过多通常出现在初潮及绝经期前的女性身上。

月经过多时还会感到疼痛，这可能是由盆腔炎症性的疾病、子宫肌瘤、宫内节育器或子宫内膜异位症所引起。如果你经期延迟并出现较大量流血，这可能预示着流产。

在一些女性中，不排卵可引起月经量过多。孕激素的浓度很低，以至于不能控制子宫内膜的脱落，造成月经期时间更长和月经期不规律。

如果你认为自己已经流产，就要去看医生。他（她）会可能会做扩宫和刮宫术来清除无法排出的组织。如果你出现几次月经量多的情况，那么去看医生是一个好主意。医生将会给你做妇科检查，以及盆腔超声波、子宫内膜活组织切片检查或子宫镜检查，以此来查找子宫过度出血的原因。

病因决定治疗。去除子宫内节育器可以帮助缓解疼痛，减少流血。流血过多的女性常常被推荐补充铁元素来预防缺铁性贫血症。

经期不规律

月经周期短于21天或者超过35天都被视为月经不规律。月经不规律常发生在青春期和更年期前，也就是当调节月经的激素发生变化时。一些女性在成年后的大部分时间处于月经周期不规律状态。还有些情况是由压力、饮食、旅行、生病或者运动导致正常的月经周期发生改变。对于大多数女性来讲，月经周期不规律并不都是疾病的信号，但是这些可以引起焦虑和紧张。

意外出血是月经不规律的常见类型。月经中期少量阴道流血是由于排卵引起激素的变化所造成的。如果有脑垂体肿瘤，则会出现不规律的出血，乳头也会有分泌物。

如果你的月经周期不规律应该去看医生。他（她）会给你进行妇科检查和血液检测，以此来评估调节月经的激素以及来自脑垂体、甲状腺和下丘脑的激素水平。

雄激素高于正常水平也会影响到你的正常经期，并且导致毛发增长过快和痤疮。医生会治疗任何潜在的疾病和激素问题。避孕药也可以帮助调节月经周期。

痛　经

80%的女性在她们月经期会感到不适。对于大多数女性来讲，痛经期间疼痛是很正常的。痛经是由前列腺素的释放而造成的，而这种前列腺素会引起子宫收缩。

还有些女性的痛经是由潜在的原因引起的，如子宫肌瘤、盆腔炎症性疾病、子宫内膜异位症或宫内节育器。一些女性在排卵期——月经周期中间时感到疼痛，这是由卵巢排卵所引起的。

症状

下腹部绞痛，可放射至背部或腿部，可能伴有呕吐、腹泻、便秘、头痛、头晕、晕厥的现象。疼痛通常始于月经期的第一天，第二天或第三天末便停止。

女性在30多岁时或者处于妊娠期内，痛经通常会消失。如果疼痛是由潜在疾病引起的，这种疼痛会与痛经的感觉有所区别，并且在多年没有痛经后开始出现。

治疗方法

大多数女性服用非甾体抗炎药，如服用阿司匹林或布洛芬来舒缓疼痛。这些药物可以缓解子宫的收缩。当你一感到不舒服时可以在医生指导下服用这些药物，并且遵循对经前紧张症状和痛经的家庭疗法的指导。有些女性发现在预期的月经期前1~2天内服用非甾体抗炎药非常有效。

服用避孕药也能够防止疼痛，它能阻止排卵，并因此降低子宫内膜中的血液量。这样就会减缓经期间的疼痛。痛经十分严重或者遇到从未经历过的痛经时，你需要去看医生。他(她)会给你做一个盆腔检查。治疗任何潜在的病因往往可以缓解症状。

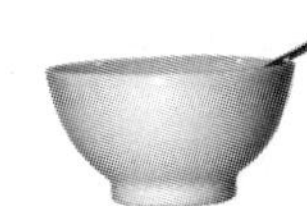

经前综合征和痛经的家庭治疗方法

非处方止痛药如阿司匹林和布洛芬可以减轻月经来潮的疼痛。下面这些方法可以帮助缓解经前综合征和痛经所带来的不适。

在月经期前一周缓解经前综合征的方法：

- 限制咸味和甜味食物的摄入。
- 避免饮用含咖啡因的饮料和巧克力。
- 避免酒精，它会使水分在体内存留。
- 通过体育锻炼来促进血液循环，保持机体的良好状态。

缓解痛经的方法：

- 注意保暖。在腹部放上热水袋，多喝热水和洗热水澡。
- 进行性生活。一些女性发现性高潮可帮助她们缓解痛经。
- 躺下时稍微抬高你的腿(超过枕头高度)。
- 身体侧卧并且使膝盖弯曲。
- 进行按摩。
- 饮食上少食多餐。
- 采用冥想的方法使自己放松，或者缓慢地进行深呼吸。

经前综合征

经前综合征是一种包括腹胀、头痛、情绪波动和抑郁在内的综合性症状，出现在排卵期和经期之间——这时卵巢正在生成孕激素。

至少有75%的女性经历过一个或者多个经前综合征症状。大约只有5%的女性的症状严重，会影响到她们的生活和人际关系，而这构成了经前综合征的医学定义。

经前综合征的确切病因尚不清楚。研究表明，有经前综合征的女性大脑中有一定的化学物质（特别是一种叫作“γ-氨丁酸”的物质），会对性激素水平的波动有异常的反应。在过去，有人表示经前综合征是对正常症状的情感过度反应，它主要是心理问题。但是现在看来似乎不是这样。

症状

疲劳是最常见的经前综合征的身体症状，其他常见的症状还包括嗜食甜味或者咸味食物、腹胀、手和脚的水肿、头痛、乳房胀痛、恶心或者其他胃肠道症状。

抑郁和易怒都是常见的精神症状。有些女性会出现情绪波动、易哭泣、注意力不集中和记忆力下降。

此外，还会出现牙齿和口腔的问题，如牙龈炎、唇疱疹、口腔溃疡、腮腺肿大以及牙科手术时失血过多。

治疗方案

记录月经期情况以及任何伴随症状可以帮助医生确定治疗的计划。饮食调整和加强身体锻炼是治疗经前综合征的首选。

补充钙(每天补充钙1200毫克可以缓解症状)、镁、维生素B_6，同时限制摄入咖啡因、尼古丁、酒精和盐。

一些女性发现一天吃5顿或6顿少量的饮食可帮助

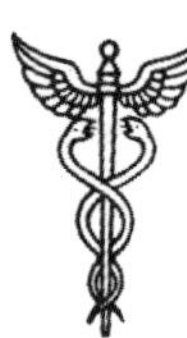

治疗经前综合征：瑞格蒂博士的建议

我建议那些正在经历经前综合征的女性们注意生活方式。女人花费了很多的精力去照顾别人，需要被提醒的是额外地照顾自己是多么的重要，尤其是在每个月感觉到最脆弱的时候。

这意味着你需要做些简单的事情，如定期做些有氧运动，避免含有咖啡因、酒精、咸味以及女性钟爱的甜味食品。在饮食上不要一餐多食而是少食多餐，练习减压的方法，如放松运动。此外，在饮食中多补充一些维生素B_6也会对某些女性有所帮助。

如果采纳了这些建议几个月还不足以控制症状，那么我推荐女性服用一些单胺氧化酶抑制剂，作为下一阶段使用的抗抑郁治疗。有明确的证据表明这些药还是有效果的，尤其是对那些情绪波动和经常受到心理问题困扰的女性更是如此。

南希·瑞格蒂（医学博士）
马塞诸塞州综合医院
哈佛医学院

缓解症状。规律的体育运动会提高内啡呔（存在于大脑的一种有欣快感的物质）的水平，减少肿胀，从而消除情绪波动。

处方药物治疗一般选用单胺氧化酶抑制剂，这是一种抗抑郁药和前列腺素（疼痛感受器）抑制剂，将有助于缓解一些经前综合征的身体不适。

针对严重的经前综合征，一种抑制雌激素生成药物（即促性腺激素释放激素激动剂）已被证明能够缓解症状。它们可以完全抑制你的月经周期，但是会引起绝经的症状并且增加患上骨质疏松症的危险。

绝经期

和初潮不一样，绝经并不是一个突然的过程。经期停止之前，经期不规律之后的这段时间叫作绝经前期。它是一个循序渐进的过程，月经在这个时期呈现不规律状态，然后完全停止。

绝经期通常被定义为12个月内持续没有出现月经的时期。在这个时期雌激素水平较低。

对于大多数女性来讲，这个过程开始于45岁左右，在50岁左右结束。然而，绝经期可能会提前或者延后。生活方式这个因素在绝经期扮演了一个重要的角色，如吸烟可以导致更早地绝经，女性外科手术中切除两侧的卵巢会迅速造成绝经。

绝经的变化与卵巢功能的改变有关。出生的时候，两个卵巢中包含的卵子可以满足一生的供给——每个卵巢含有35万多个卵子。在青春期的时候，雌激素便在滤泡（储备每个卵子的独立场所）细胞中生成。脂肪组织也会产生少量的雌激素。

简而言之，绝经标志着生育时期的结束。卵巢每月不再为受孕准备周期性地制造成熟的卵子。这就引起人体内卵巢分泌的雌激素的减少。对于一个女性，雌激素表现出对血管内皮细胞、骨骼、皮肤、子宫、乳腺组织、阴道黏膜和泌尿道以及大脑的影响。在一些女性中,当雌激素浓度下降时,上述的组织和器官都会受到影响,导致潮热、阴道干燥和尿道刺激的出现。

绝经期间"生活的改变"真实地记述了雌激素水平的改变对身体的影响。随着时间推移,雌激素对骨骼和心脏血管有益的影响会逐渐消失;骨质疏松症和心脏病在绝经的女性中更加普遍。发明激素替代疗法是为了减少绝经后短期的症状以及对健康的长期影响。

绝经期后的症状有时会很微妙,因为这样,医生可能要求你做血液测试来测量卵泡刺激素(FSH)和黄体生成素(LH)的浓度。脑垂体在受到下丘脑刺激时会做出反应分泌出激素。下丘脑是大脑的一部分,参与月经周期中激素的产生与调节。

在绝经期期间,下丘脑会察觉到雌激素降低并且尝试用高浓度的卵泡刺激素和黄体生成素去刺激卵巢。这些激素的检测结果能够帮助你和医生了解你是否正在进入绝经前期。

治疗方案

在绝经期期间的治疗有两个截然不同的目标。首先,治疗旨在缓解由激素变化引起的症状。而直到2002年,许多医生已经把激素疗法当作正式治疗绝经期症状的另一种方法,因为有研究表明这种疗法可以给身体带来很多

女性绝经前后脂肪的分布图

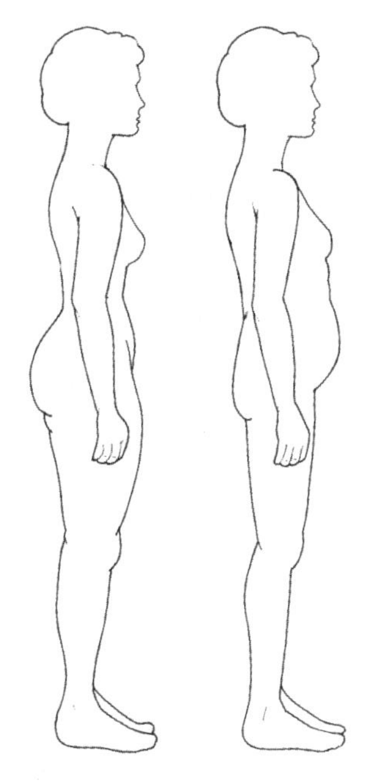

在绝经前,脂肪更多的是集中在臀部和大腿上;绝经后,脂肪往往更加集中在腹部和腰部以上。

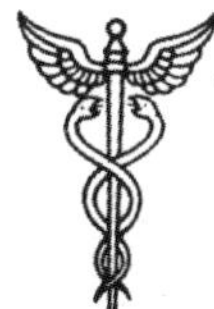

通过测试来告诉自己进入绝经期:加里布博士的建议

你什么时候开始绝经,这很难断定。你一向规律的经期不会一夜之间突变为停止状态并伴有潮热现象。通常情况下,在月经停止前的两年内,周期会变得不规律,即使你仍旧有月经来潮,潮热现象也会出现。

当你完全进入了绝经期,卵泡刺激素的血液浓度将会升高(因此医生常会通过检测卵泡刺激素的浓度来判断你是否进入了绝经期)。然而,当你刚刚进入绝经期时,卵泡刺激素的水平会出现一个月升高、一个月又降低的状况(在这个阶段去检测卵泡刺激素并不是很有用)。

另一方面,我通过卵泡刺激素来评估一个30岁或40岁的女性怀孕概率的大小。如果卵泡刺激素的浓度是平时浓度的2倍,这个女性将不太可能怀孕。

索喜拉·加里布(医学博士)
布里格姆女子医院
哈佛医学院

绝经的症状

每个女性都会以不同的方式度过自己的绝经期。因为你的身体受整体健康状况、营养、压力程度、日常锻炼和遗传这些因素的影响各不相同。下表列出了女性绝经最常见的症状。大部分女性没有经历过以下所有症状，许多女性只经历过其中的一小部分。

时期	症状	描述
绝经前	月经不规律	月经周期变得更短并且无规律，仍旧有生育能力
绝经期	潮热现象	在真正绝经的前几年，你可能会开始感到体温出现很大变化
	失眠、盗汗	失眠可能是由夜间潮热现象引起的
绝经期后	阴道干燥、尿路刺激或尿失禁	阴道壁和膀胱变薄以及分泌物的减少，可导致阴道干燥、性交疼痛、阴道或尿路感染和尿失禁的风险增加。
	性问题	雄性激素（绝经期前由卵巢制造）水平下降，可引起性欲的减退，但是阴道干燥带来的阴道刺激也同样会造成性问题
	情绪的变化	易怒、焦虑、压力、抑郁等情绪的出现不是由雌激素水平下降造成的，而可能是由于睡眠受到了干扰
长期的变化	骨质疏松症	骨质变得稀疏，这增加了骨折的危险

益处。

激素疗法

减少绝经期症状 近一个世纪，女性开始接受激素疗法（HT）——单独使用雌激素或者与孕激素结合使用——以求在短期内缓解绝经期的症状（对于许多女性来说，强烈的绝经症状会一直持续几年）。毫无疑问，激素疗法有效地缓解了这种症状。不过，还有其他方法也可以达到相同的效果。

长期使用激素疗法 从20世纪50年代开始，一些女性开始长期使用激素疗法。这个时期，有些理论非常流行，说是继续让激素保持在“年轻”水平能给人的健康带来许多好处。而到了20世纪70年代中期，有些事实却开始明确显现出来：如果仅仅使用雌激素治疗，未摘除子宫的女性患子宫癌的概率会更大。因此,大多数女性开始采用雌激素和孕激素相结合的激素疗法。

直到20世纪90年代中期,通过许多认真实施的大型研究后得出一个结论:长期进行激素疗法的确对健康有十分重要的影响,其中有一些不良影响,但绝大多数是好的。这些研究大部分都是同期大样本研究。总的来说,他们发现长期使用激素疗法似乎能够降低患心脏病、骨质疏松症和结肠癌的风险,但是显然增加了患乳腺癌、血栓和胆囊疾病的风险。激素疗法在降低脑卒中和老年性痴呆的发病率方面的证据不足。考虑到发病女性的人数,似乎对大多女性来讲,激素疗法看起来利大于弊。

在群组研究中,研究人员把使用过激素与那些没有使用过激素的女性的体格检查记录做了比较。这样的研究并不是结论性研究。如患心脏病概率的明显降低很可能并不是由于激素疗法导致的,而是选择这种疗法的女性的其他一些因素造成的——这些因素医生无法也不会想到去预测。

尽管这项群组研究被公认为不够完善,但是它仍然被公布了出来。几十年来,成百上千的女性参与了这项研究,而总体来说这些研究都得出了相似的结论。在20世纪90年代中期,这是指导医生和患者采用这种疗法的最有效的证据。而且,这证据似乎表明,对于一般的女性来讲,长期接受激素疗法带来的好处超过了所带来的风险。

雌激素替代的皮肤贴片

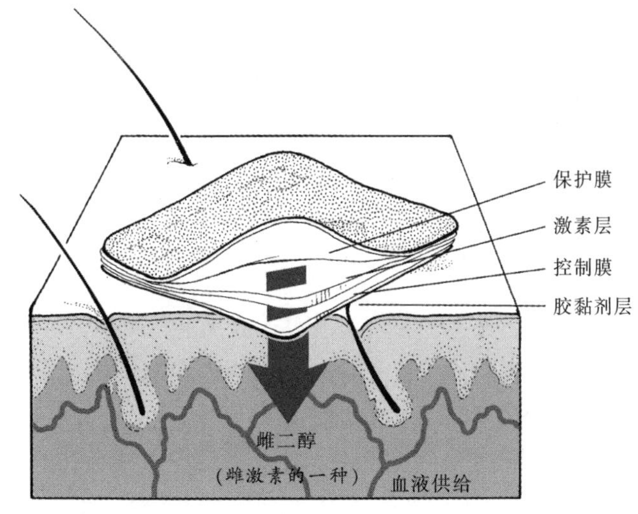

这个皮肤贴片共有四层。胶黏剂层最靠近身体,紧贴着皮肤,其次是一层很薄的膜,叫作控制膜。通过它,雌激素以缓慢而稳定的速度释放。控制膜的上面是雌激素储存层。而这层上面贴的是保护膜层。这种含有雌激素与孕激素的贴片于1999年投入生产。根据贴片的类型不同每周更换一次或两次。

女性健康倡议

然而医生意识到最好的证据并不一定是最合理的。专家一致认为激素疗法最可靠的决定性的证据都来自于随机的可控的试验。在这样的研究中,研究人员随机给女性分配药物(如激素疗法)或安慰剂(糖丸)。采用激素疗法与采用糖丸的女性在各方面都是相同的,只有一个方面不同:她们使用了激素还是安慰剂。因此,多年之后她们的身体状况的不同更可能通过一个显著性差异来解释:她们服用的糖丸的种类。

美国政府通过国家卫生研究院,在20世纪90年代早期便开始这样的试验。它被称为“女性健康倡议”(WHI)。女性健康倡议是为了彻底解决绝经后女性长期使用激素疗法是否可以预防心脏病和其他身体机能衰退的疑问而发起的。有子宫的

激素疗法的替代方法

如果你不想接受激素疗法，你也可以接受其他的疗法来达到同样的效果。有些疗法需要在阴道里使用激素制剂，其他的是非激素方法。

症状	建议
阴道干涩	■ 在阴道内涂抹含雌激素的药膏和乳剂 ■ 在阴道内带上一个含雌激素的软环 ■ 在性交时使用水基润滑剂 ■ 保持性生活。它可以帮助维持阴道壁的弹性 ■ 定期做凯格尔训练
性欲减弱	■ 在外阴使用含睾酮的药片和乳膏，或者在皮下植入睾酮，这对某些女性是有帮助的
潮热/夜间盗汗	■ 穿衣服要随时增减，这样在潮热时你就可以脱掉外面的衣服 ■ 忌饮酒和含咖啡因的饮料和食物 ■ 在饮食中添加大豆制品可以帮助部分女性，但并不是对大多数女性都有用处 ■ 服用可乐定这种降压药和治疗癫痫症的加巴喷丁以及单胺氧化酶抑制剂都可以帮助部分女性减轻这些症状

凯格尔训练法——训练骨盆底肌肉

骨盆底的肌肉对阴道和尿道(膀胱口)的力度、肌张力和弹力都起着很大作用。

在分娩过程中，这些肌肉会扩张和伸展，以使胎儿得以顺利产出；女性更年期后，由于雌激素的浓度降低，这些肌肉会逐渐变得衰弱。凯格尔训练法会帮助恢复这些肌肉的肌张力。

进行如下的凯格尔训练可以增强骨盆底肌肉并防止尿失禁。

(1) 首先找准这些肌肉的位置，在排尿时突然停止尿流或者用手指或卫生棉条挤压阴道。

(2) 快速地收缩和放松盆底肌肉，连续做10次。

(3)休息10秒钟。

(4) 收缩并保持10秒钟，或者尽你自己的最大可能去保持。

(5)休息10秒钟。

(6)重复训练，渐渐做到每天150次收缩，逐渐增加每次收缩训练持续的时间。

女性服用一种具有特效的结合型雌激素药丸(倍美安)或安慰剂。而摘除子宫的女性服用特定的雌激素药丸（倍美力)或安慰剂。研究人员对倍美安和倍美力进行测试是因为它们是医生在激素疗法中最常用的药物。

2002年7月，女性健康倡议组织报道了孕激素实验的结果。就像之前大多数的群组研究一样，女性健康倡议组织研究发现激素疗法降低了结肠直肠癌、髋骨骨折以及脊柱骨折的发生率，但患浸润性乳腺癌的概率却有所增大，而且静脉里会出现血栓，尤其这些血栓可能会导致肺栓塞。

然而，女性健康倡议组织的孕激素试验发现了和许

服用倍美安的危险

和那些没有服用过倍美安的女性相比，每10 000个服用过倍美安的女性中，每一年会出现下列状况：

- 超过8例患有乳腺癌
- 超过6例患有心脏病
- 超过7例患脑卒中
- 超过18例会有致命的血栓
- 少于5例髋骨骨折
- 少于6例患结肠癌和直肠癌

减少激素疗法的窍门

两周的计划

- 第一周内每隔一天进行一次全剂量的治疗
- 第二周隔日地缩减到一半剂量的治疗
- 然后完全停止治疗

F=全剂量　1/2 =半剂量

	S	M	T	W	Th	F	S
星期一	F		F		F		F
星期二		1/2		1/2		1/2	
星期三	停止使用						

六周的计划

- 第一周少用一次的全剂量
- 接下来的每周再少用一次的全剂量
- 在第六周的时候完全停止使用

	S	M	T	W	Th	F	S
星期一	F		F	F	F	F	F
星期二	F		F	F	F		F
星期三	F		F		F		F
星期四	F		F		F		
星期五	F				F		
星期六	F	停止使用					

多群组研究结果极度不同甚至是完全相反的情况：患心脏病的危险概率增加了，患脑卒中的概率也增加了。在治疗的前两年里，患上心脏病和脑卒中的危险概率越来越大，而且患乳腺癌的概率在不久之后也不断增长。

因为心脏病和脑卒中是常见的严重健康问题，女性健康倡议组织得出结论：长期使用倍美安的弊大于利。因此，研究中的16 000名女性被告知停止使用该药物，并且研究者劝说接受该药物治疗的600万女性应和医生重新商量之后再做决定。

在2003年，女性健康倡议组织发表了另一个报告，除了缓解绝经期症状外，倍美安的使用在改善女性整体健康和认知能力上没有任何作用。更糟糕的是，倍美安的使用使65岁以上的女性患老年性痴呆的概率增加了一倍。

在2004年，通过研究只使用过雌激素(倍美安)的女性，女性健康倡议组织公布了调查结果：雌激素确实降低了髋骨骨折的概率，但令人吃惊的是它并不增加心脏病、乳腺癌、结肠直肠癌或肺栓塞的危险。然而，雌激素的使用会增加患脑卒中的概率，考虑到这个原因，此项研究中的女性也被告知停止使用倍美力。

激素疗法:科尔博士的建议

女性健康倡议组织研究的结果引起了很多患者的疑问,她们都向我咨询是否她们根本不能使用一点激素疗法,甚至是当她们开始出现更年期症状的时候也不能用此来缓解短期的症状。我告诉患者这样去考虑这个问题:

如果你的更年期症状比较严重,激素疗法是可以帮助你的一项选择,但是也有其他的选择。如果接受激素疗法,你首先需要对它带来的风险做一个判断,然后再决定你是否愿意接受这种疗法。你仅仅只能估计这个疗法能缓解多少症状,它的价值有多大,但是医生可以帮助你估测它带来的风险。

激素疗法是针对潮热和阴道干涩两种症状的最有效的治疗方法,这两种症状是最令人烦恼的更年期症状。但是激素疗法并不总能获得成功,和它所缓解的症状相比,有时候它反而会引起更多的症状(阴道分泌物异常、子宫出血和乳房不适)。其他疗法没有激素疗法有效,但是也会带来一些风险。加巴喷丁(一种治疗癫痫症的药)和一定的抗抑郁药和降血压的药都能够帮助缓解潮热和夜间盗汗。生活方式的改变也是一种值得尝试的方法。一些运动和放松的技巧也能帮助控制潮热。许多女性通过忌含咖啡因、辛辣的刺激性食物的方式来缓解这些症状。

激素疗法对你有用吗?一个标题为"衡量个体因素"的表格总结了已知的风险和益处。就一位女性而言,结合型雌激素疗法会降低患骨质疏松症和结肠直肠癌的风险,但是会增加患乳腺癌、血栓、心脏病和脑卒中的风险(脑卒中是使用雌激素造成的主要危害。)

但是几乎可以肯定的是你不是"标准平均水平的女性"。如果年龄、家族病史或者生活方式使你特别易得乳腺癌或者是心血管病,那么激素疗法会给你带来远远高于平均水准的风险。但是如果你在患病概率很小的情况时就开始着手治疗,那么激素疗法就会带来很小的风险。

不管你患病的风险是高还是低,首先尝试改变一下生活方式和非激素治疗或许是有用的。它们比激素疗法安全,而且很多女性也发现这些方法是有效的。如果这个方法不起作用,而且你想尝试激素疗法,先要看一下你所要面临的风险。这些在服用倍美安带来的风险中已有所总结。表格清楚地表明,在任何一个5年时间内,不管她们是否接受激素治疗,大部分女性患乳腺癌或者心血管病的概率并不增加。

如果你已开始接受激素疗法,那么请在最短的时间内接受最少的剂量。通常,标准剂量的一半就足够了。如果你想通过激素疗法有一个实质性的改善,那么你就按方案进行6~12个月,然后逐渐地减少剂量。如果你的症状复发,再继续坚持6~12个月的疗程。但是如果你的症状不是很严重,就尝试一下改变生活方式或者接受非激素治疗。如果阴道干涩是主要症状,一种含雌激素的乳脂或者含雌激素的环可以帮助缓解症状,而且不会影响身体其他器官。

如果在接受激素疗法2年后,你的症状仍在持续,就应当认真地重新评估这些危险。因为随着时间进展,这些危险也会随之增长。医生能够帮助你解释这些危险,但是只有你自己能够决定这个疗法是否值得。

纳拿达·科尔(医学博士)
布里格姆女子医院
哈佛医学院

衡量个体因素

每一位女性都是不同的，并且关于激素疗法她们都有自己的决定，需将整个家庭因素和自己的病史考虑进去。

乳腺癌

增加危险的因素：

■ 年龄的增长

■ 近亲患有乳腺癌和卵巢癌

■ 30岁之后生孩子

■ 停经晚(55岁之后)

■ 月经初潮早(12岁之前)

■ 饮酒(一天两次或者更多)

降低危险的因素：

■ 母乳喂养

■ 月经初潮晚(13岁之后)

血栓

增加危险的因素：

■ 以前就存在血栓

■ 血液凝固障碍的家族史

■ 肥胖

心血管病

增加危险的因素：

■ 吸烟

■ 高血压

■ 糖尿病

■ 肥胖或者不运动

■ 胆固醇过高

■ 家庭史上有较早发病的心脏病患者(男性在55岁之前，女性在64岁之前)

降低危险的因素：

■ 理想的体重

■ 规律的有氧运动

正确地看待这些危险

尽管女性健康倡议组织通过对志愿者的研究最后证明服用倍美安的弊大于利，但是这个危险的程度是很小的。

女性健康倡议组织研究的女性年纪过大吗?

女性健康倡议组织的试验制定了最有力的研究设计方案，包括大量的参与者，这些参与者很认真地参与到这项研究中。但是，这个结果只适用于接受研究的女性，用雌激素、孕激素(黄体酮)这种形式的测试。如果这个结果应用于和受测者在某些重要方面有差异的女性身上，结果是不确定的，或者如果使用其他的激素进行测试，这个结果也是不确定的。

女性健康倡议组织研究的女性平均年龄是63岁。而在美国，女性进入更年期是51岁。一些评论家讨论如果此项研究中的女性一般都在50~55岁，患心脏病和脑卒中的结果可能会有所不同。他们引用了对动物的研究结果，结果表明激素疗法对年轻的动物是有好处的，它们之中只有少数患上动脉硬化，然而它会对年老的动物有不利的影响，更多的会患上动脉硬化。

其他的医生提出反对意见：女性健康倡议组织的研究对象中，有超过5 000名女性(33%)的年龄都在60岁以下，她们和年老的女性的研究结果在数据上并没有太多区别。而且，在激素疗法的影响方面，根据女性的年龄和更年期情况，先前的群组研究中并没有表明其有任何明

预防乳腺癌

一些女性的母亲、姐妹或者女儿曾经患过乳腺癌，或者一些女性曾经患过乳腺癌，这些女性患乳腺癌的概率会更大一些。她们可以通过服用抗雌激素的药物，如他莫昔芬来降低患乳腺癌的危险。然而，他莫昔芬会增加患子宫内膜癌和肺栓塞的危险。

早期研究表明，一种较新的选择性雌激素受体调节剂，如雷洛昔芬同样可以降低患乳腺癌的危险，但是比他莫昔芬的副作用小。不建议所有的女性接受乳腺癌基因检测。但是，女性如果有一个以上的近亲(如母亲、姐妹或者女儿)患有乳腺癌，就应当向医生咨询进行乳腺癌基因检测。

乳腺肿瘤的最常见部位

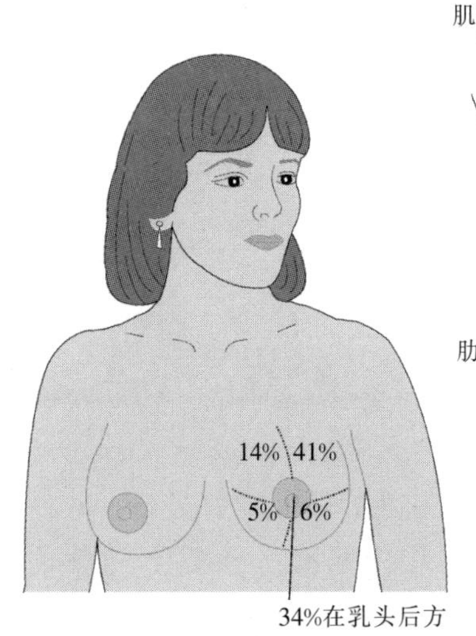

癌变的乳腺肿瘤多发生在乳房上部就近腋窝的那个象限区域。

显的差别。

确实与年龄有关系吗？就像女性健康倡议组织对招募的较年轻女性的研究表明激素疗法对较年轻女性和较年老的女性有不同的影响一

原位癌

肌肉
小叶
肿瘤
乳腺导管
肋骨
乳头
脂肪

原位癌（原位就是指在原地）是乳腺癌的早期阶段，主要集中在乳房的乳腺导管内。

样。像女性健康倡议组织所做的这种研究还需要更大样本，而且为了提供一个确定的答案，会消耗更多财力。因为在任何情况下，较年轻女性患心脏病和脑卒中的数量

乳房X射线照片

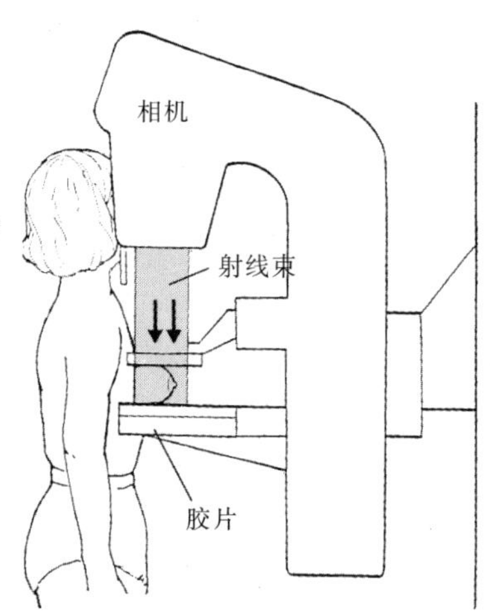

在乳房X射线照片中，乳房是被压在两块平板之间的。一个X射线束穿过乳房形成一个乳房内部的影像。

是很小的。

从来没有过这样的大型研究。然而，年轻女性使用激素疗法的随机对照实验研究正在进行中。这个研究不是测算心脏病和脑卒中以及其

评估乳房肿块的测试

乳房肿块的诊断可以用下面的检查方法：

乳房X射线照相术 能够帮助判断一个肿块是否是恶性肿块，(从X线片上看，恶性肿块是一个不规则块状，上面有一些毛刺状突起和散在钙化斑) 而且可以帮助医生在活组织检查时确定肿块的位置所在。双乳都需要接受检查，乳房X射线照相术还可以识别双乳中的其他区域。

超声波 有时候也会在活组织检查时被用来确定肿块的位置，而且超声波还有一个特别的功能，它能够判断这个肿块是实质性的还是充满液体的 (含流体的肿块通常是良性囊肿)。

乳房X射线照相术和超声波之后从肿块中获取的穿刺液和乳房组织会在显微镜下进一步检查。

所有接下来的检查都可以在门诊进行。乳房检查获得的信息、乳房X射线照片，或者超声波都会帮助医生决定将要进行哪种检查。

细针穿刺 使用一根细针和注射器从乳房肿块中提取液体和组织。首先，对肿块上面的皮肤进行局部麻醉。接下来，将细针插入肿块中，而且将注射器的活塞拉到最后将液体和细胞导入注射器中。

如果这个肿块充满了液体 (这种液性的通常提示为良性囊肿)，这个液体会被送去实验室。在实验室，病理学家将会用显微镜来寻找任何异常细胞。把从固体肿块中提取的组织制作成切片，然后送到病理学家处。固体肿块并不一定是癌变的标志，它也可能是良性纤维瘤。

活组织检查 从乳房肿块中提取的组织要比通过细针穿孔所提取的多。活组织检查包含几种类型：

针吸活组织检查是对乳房肿块周围皮肤和组织进行局部麻醉。将粗的平头针插入肿块中来提取并收集乳房组织的样本。更多的组织将通过针吸活组织检查来提取而不是通过细针穿刺。

切除活组织检查是要切除整个肿块。这个不能和乳房肿瘤切除术相混淆，乳房肿瘤切除术是一个切除恶性肿瘤的手术。和针吸活组织检查相比，乳房肿瘤切除术要切除更多的组织。考虑到肿块的大小和附近的构造，切除整个肿块就会构成一个大手术，这时就要进行切开活组织检查。无论是切除活组织检查还是切开活组织检查，皮肤上的切口都会严密缝合，只会留下一个小的瘢痕。

切开活组织检查仅仅是从肿块中切开一小块组织。

线定位活检也叫作细针定位活检术，这个可以用来定位在乳房X射线照相术中被发现但是很难在体格检查中被发现的肿块和可疑乳腺癌组织。局部麻醉乳房处的皮肤。放射科医生在肿块周围发射一系列细线(如乳房X射线照片所示)来为外科医生提供一个略图。然后外科医生会使用线作为引导，从肿块的组织里摘除一些样本。最后这个线会被移除，切口也会被紧密地缝合起来，只会留下一个小的瘢痕。

实体抽样检查使用电脑对乳房X射线照片上的肿块进行定位，这些肿块在体格检查时是很难被发现的。你脸朝下趴在有个开口的桌上，这样就将乳房从桌子的开口处显露出来。然后电脑就会进行乳房X射线照相并且将乳房肿块的位置绘制出来。在注射局部麻醉之后，由电脑控制的电控针会从绘制的地方提取组织样本。

他疾病的发生概率，而是测量动脉硬化的标志物，如测量输送血液到大脑的主要动脉壁的硬化厚度。如果这项范围稍小的研究表明对动脉硬化标志物可造成肯定的影响，那么就不能证明激素疗法能降低年轻女性患动脉硬化的概率。

女性健康倡议组织使用的是合适的雌激素和孕激素吗？

一部分人争论说，使用雌激素制剂和孕激素制剂出现的结果可能会不同于使用倍美安和倍美力的结果。其他人认为，事实上所有早期的群组研究表明，激素疗法在使用倍美安和倍美力的基础上可以防止心脏病，其他的制剂则不可以。

然而，有些原因促使我们考虑，如果女性健康倡议组织使用不同的雌激素和孕激素制剂，结果可能会不同。倍美安和倍美力使用多种雌性激素，这些激素是从怀孕的母马的尿液中提取的；这些激素和在女性身体中的两种最初的激素形式在化学意义上是不同的。不同形式的雌激素对组织会产生不同的影响，如对心脏血管的内层上皮就会有不同的影响。

倍美安同样含有人工合成的孕激素，这个从化学角度来看和女性卵巢制造的孕激素又是不同的。雌激素也一样，激素的种类不同对组织也会产生不同的作用。

最后，大部分女性通过服用含激素的药片来接受激素疗法。这种治疗集中于内脏治疗。高浓度的激素会首先通过肝脏。然后较低浓度的激素再通过血液到达身体的其他部位。这和自然发生的情况非常不同：来自卵巢的雌激素和孕激素会立刻到达身体的所有部位。高浓度的激素是不会通过肝脏的。

高浓度的雌激素通过肝脏会导致肝脏产生大量的可以加速动脉硬化的分子。鉴于这个原因以及先前女性健康倡议组织得出的研究报告，一些医生建议女性使用含雌激素的皮肤贴片来降低血栓的危险，而不是服用含雌激素的药片。

乳　房

乳腺炎和乳腺脓肿

哺乳期的女性乳房最容易受到感染。此外，乳房感染也会发生在做过乳房外科手术的女性身上，特别是发生在曾经切除过淋巴结，或者是发生在免疫系统缺乏抵抗力的女性身上，这些女性的免疫系统曾受过化学疗法或者像艾滋病这样病毒的影响。

健康的女性乳房也会受到感染。乳腺炎和乳腺脓肿是乳房感染的两种形式。

乳腺炎是一种乳房组织的炎症，通常是由输乳管堵塞、细菌大量繁殖而引起的炎症。细菌通常滋生在皮肤上或者乳儿的口腔中，在哺乳期间，细菌会转移到乳房处。

乳腺脓肿是一种少见的细菌感染，它会在皮下软组织里或者在乳导管内产生脓性囊肿。这种感染会在乳腺炎没有得到充分治疗、哺乳期间乳头破裂或者发炎的时候更容易发生，此时细菌会更容易感染乳房。

症状

乳腺炎的症状包括乳房红肿、触痛和发热。发热和疲劳可以区分乳腺炎（一种感染性疾病）充血和哺乳期女性管道堵塞。

乳腺脓肿通常出现的症状是红肿、触痛、乳房处疼痛或者是乳晕（乳头周围较暗的皮肤）的边缘疼痛。你可能会出现发热或者腋窝下的淋

乳腺癌分期

乳腺癌的分期(是否已经扩散,如果扩散了范围又是如何)是决定治疗的重要因素。许多检查都可以用来判断乳腺癌的分期，它们包括乳房X射线照相术、大脑和腹部的计算机断层成像术、骨骼扫描和切除腋下部分淋巴结或者整个淋巴结的手术。这样会对乳腺癌的分期进行概述。除了这些分期,乳腺癌也可以有以下的方式。

原位癌 “原位”意思就是“在原地”。这是乳腺癌的最早阶段(0期),这个时候乳腺癌还没有扩散到身体其他部位。乳腺癌只是局限在乳导管或者小叶处，即产生乳液的腺体处。这种异常情况要通过乳房X射线照相术(而不是乳房检查)来引起医生的注意。

炎性乳癌 这是一种罕见的乳腺癌,扩散很快。乳房会发红发热,而且皮肤可能会隆起、凹陷或者出现水疱。

乳腺癌复发 这是一种在治疗之后会再次在乳房复发或者转移到身体其他部位的癌症。

期别	扩散的部位	诊断之后的5年生存率
Ⅰ期	癌灶小于2厘米而且不会扩散到乳房之外	95%
Ⅱ期	癌灶2~5厘米或者小于2厘米但是已经扩散到腋下淋巴结，或者癌灶大于5厘米,但没有扩散到腋下淋巴结	80%
ⅢA期	癌灶大于5厘米并且已经扩散到腋下淋巴结或者癌灶小于5厘米,已经扩散到腋下淋巴结,并且淋巴结也一起增大或者和周围其他组织发生浸润	50%
ⅢB期	癌灶已经扩散到乳房周围的组织(如胸壁,包括肋骨和肌肉)或者癌灶已经沿着胸骨扩散到胸壁内的淋巴结中	50%
Ⅳ期	癌灶已经扩散到身体其他部位(最常出现在骨头、肺部、肝脏或者大脑中)，或者癌灶已经扩散到锁骨周围颈部内的淋巴结和皮肤中	10%

巴腺肿大的症状。

治疗方案

如果你出现乳腺炎或者乳房脓肿的状况，就要立刻去看医生。医生会给你检查乳房,并做出诊断,而且会开抗生素去治疗感染。

通常没有必要停止哺乳。实际上,即使受到感染,保持乳汁继续分泌也是很重要的。婴儿不会受到感染的威胁，并且可能通过哺乳获得一些抗体。

如果你乳房上出现了脓

根治性乳房切除术相对于乳房肿瘤切除术和放射疗法的疗效

被诊断出乳腺癌Ⅰ期或者Ⅱ期的女性在最初的治疗方案上有两种选择。她们可以完全切除整个患侧乳房（根治性乳房切除术）或者她们只要仅仅切除乳房肿块（乳房肿瘤切除术）再结合放射治疗。通过六个大型随机对照实验，我们发现这两种方法是同等有效的。下图所示的这些微小的差异没有统计学意义。

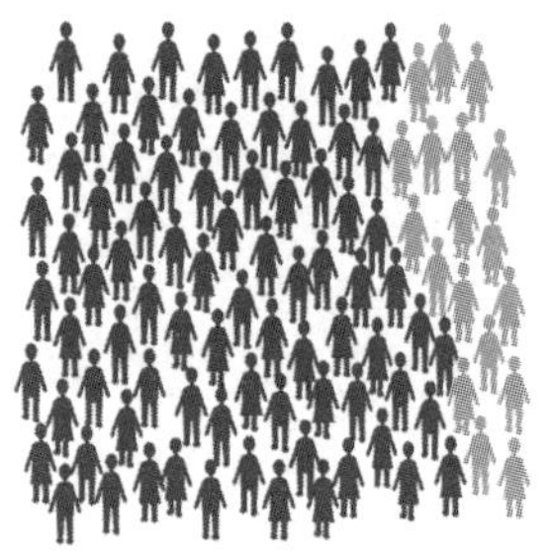

82%的乳腺癌患者接受根治性乳房切除术之后仍然能存活5年

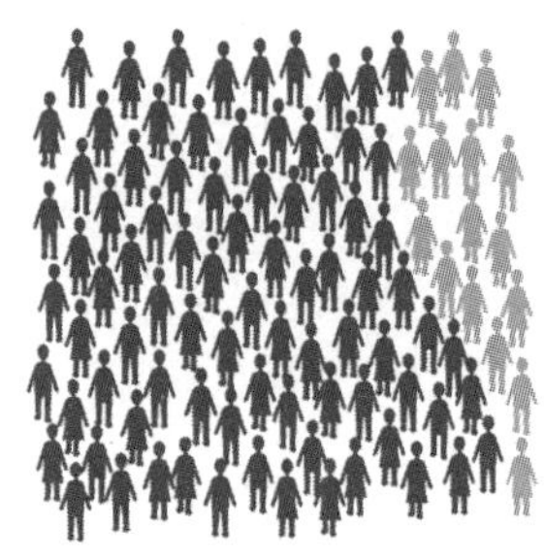

84%的乳腺癌患者接受乳房肿瘤切除术结合放射治疗之后仍然能存活5年

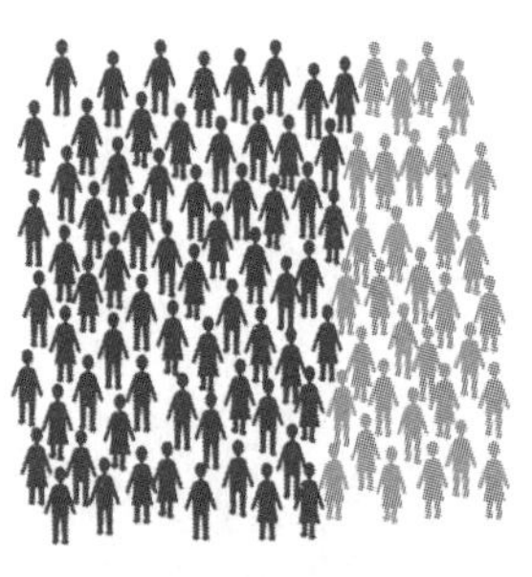

67%的乳腺癌患者接受过根治性乳房切除术之后在5年之内不会复发

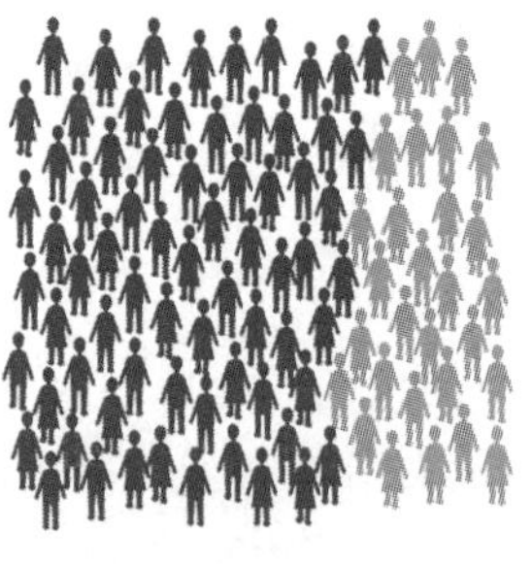

71%的乳腺癌患者接受乳房肿瘤切除术结合放射治疗之后在5年之内不会复发

肿，医生会帮助你挤出来，这样可以缓解大部分的疼痛和触痛。在局部麻醉之后，医生会在皮肤和囊肿上切开一个小口。如果你正在哺乳期，乳液会从切口中流出。

你可以在感染的部位做热敷或冷敷（尤其热敷，能够帮助疏通堵塞的输乳管），也可以使用非处方类镇痛剂，

治疗淋巴水肿

在接受根治性乳房切除术之后（在这个手术中，乳房周围的淋巴结和乳房一起全部被切除），乳房被切除这侧的手臂常常会出现水肿。这是因为淋巴液——一种经淋巴管流向淋巴结的液体——在组织里日益积聚。

液体的积聚表明乳房切除术损坏了淋巴管，影响液体流入静脉。组织肿胀持续的情况会导致组织变硬、皮肤干燥。

这种情况下患者会感到非常疼痛。在美国，大约200万的女性受到这种影响。

下面介绍一些治疗淋巴水肿的方法。

推拿疗法 每天进行1~2次45分钟的推拿，大约进行4周，专门接受过培训的理疗专家会将手臂里的淋巴液从组织推到血液中。每次治疗后都需要将手臂用绷带缠绕起来，防止液体反流。

充气加压袖套疗法 在医院里进行有节奏的充气和放气，每周数次，每次数小时。

加压袖套疗法 加压袖套含有高弹力的纤维，可以永久使用。

乳腺癌的治疗

所有类型的乳腺癌都是可以被治疗的，通常先是通过外科手术将肿瘤切除、连带切除部分或者整个乳房。除了手术之外，也可以单独使用其他的治疗方案或者采用综合治疗方法。这要依据肿瘤的程度及患者的整体健康状况、是否过了更年期、癌细胞对激素的反应等来做出决定。治疗方案如下表所示。

治疗方案	描述
外科手术	外科手术包括切除乳房肿块(**乳房肿瘤切除术**)或者切除肿瘤以及部分或整个乳房组织(**乳房切除术**)。大多数女性在治疗乳腺癌时都接受过某种形式的外科手术。
放射治疗	在外科手术之后使用放射治疗去杀灭剩余的癌细胞。
化学疗法	化学疗法是一种应用抗癌药物的治疗方法。它可以结合外科手术或者放射治疗来根除癌细胞，并且防止扩散，如果癌症无法治愈，可以通过化疗缓解疼痛和不适。化疗药物也可以通过片剂、液体、针剂或者静脉注射的方式摄入。
激素疗法	乳腺癌细胞通常含有激素受体，即接触到一定数量的激素后能使癌细胞增殖和分裂的化学物质。他莫昔芬是一种类似雌激素的药物，它有抑制雌激素刺激乳腺癌细胞增长的能力。芳香化酶抑制剂是另一种新药，它可以降低血液里雌激素的浓度。在女性服用他莫昔芬5年之后再使用芳香化酶抑制剂会有明显的用处，通过其他方式使用也会有很大的益处。雷洛昔芬是一种选择性雌激素受体调节剂，一些研究表明这种药可以降低患乳腺癌的危险，尽管并未被证实。
生物疗法	生物疗法是一种实验疗法，它是利用身体的免疫系统来增加特殊种类的白细胞，以此来抵抗癌细胞。
骨髓移植	大剂量的化学疗法可以消除癌细胞，但是通常会损坏骨髓。血细胞就是在骨髓中产生的。骨髓移植是一种实验研究，可以代替大剂量化学疗法造成的骨髓破坏。这种治疗方法的最初结果却令人失望。
卵巢切除	卵巢继续分泌雌激素和孕激素，会刺激一些癌细胞的生长。多年以来，医生通过外科手术将卵巢切除或者结合放射疗法破坏卵巢。作为乳腺癌治疗的一个部分。最近，有一种名为戈舍瑞林的药可以使卵巢停止分泌雌激素和孕激素，这种药已经被证明是有用的。

乳腺癌的外科治疗

患有乳腺癌的女性经常会面临一种选择:仅仅切除肿块(乳房肿瘤切除术),还是切除部分乳房(乳房部分切除术),或是切除整个乳房(乳房切除术)。

治疗乳腺癌时,结合使用一些其他的疗法,许多患乳腺癌的女性都可以达到和手术——不管是乳房肿瘤切除术、切除部分乳房术还是全部乳房切除术——同样的治疗效果。

你和医生应当讨论所有能够影响你决定的因素,如乳腺癌的期别和预测的进程、自身的健康状况,其中最重要的是你优先关注的东西。认真权衡你的选择,寻找补充性的意见,并且和接受过不同类型外科手术的女性谈谈。

乳房肿瘤切除术是要切除最少量的组织。这个外科手术只要取出癌变的肿瘤、周围组织的部分和靠近淋巴结的部分。可以询问外科医生将会留下怎样的瘢痕。因为瘢痕的类型取决于很多因素,包括肿块的位置和大小。

谁会考虑它呢? 部分女性做过测试,表明癌细胞局限在乳房的一个小地方,并且可能没有扩散(通常肿瘤处于Ⅰ期和Ⅱ期)。

怎样进行? 利用局部麻醉,外科医生通过切除癌变的组织、一小块周围组织和手臂下的一些淋巴结来判断是否癌细胞会扩散。

在外科手术之后会发生什么呢? 在行乳房肿瘤切除术之后,有时候患者当天就可以回家。通常在两周之内她们恢复正常生活。手术之后,还需要接受6周的放射治疗。你应当每3个月进行一次体格检查,每3~6个月接受一次乳房X射线照相术。

乳房切除术是指手术切除部分或整个单侧乳房或双侧乳房。这个手术需要全身麻醉。在手术中或者稍晚的时间可以接受乳房再造手术。

在部分乳房切除术中,要切除肿块及其周围楔形组织(上面的皮肤或者乳头除外)。在全部乳房切除术中,通过椭圆形切口,切除下面所有的乳房组织、皮肤和乳头(淋巴结除外)。在改良式根治性乳房切除术中,切除整个乳房、乳头、大部分的腋下淋巴结和乳房下面的肌肉。

谁会考虑它呢? 这些女性会对此进行考虑:乳腺癌已经扩散的,出现多个癌变肿块的,肿瘤很大的,或者乳房在接受肿瘤切除术之后发生恶变的。

怎样进行呢? 使用全身麻醉,通过一个切口切除组织,插入一根引流管,然后将切口缝合起来。这时有必要通过植皮手术补上摘除组织时去除的皮肤。

在手术之后会发生什么? 你通常需要在医院住院2~5天。引流管可能会在手术之后的2~3天后取出。在放入永久的乳房填充物之前,你可以暂时使用适当尺寸的不影响皮肤愈合的假体乳房,或者手术中就可以植入乳房填充物。在手术之后会出现淋巴水肿的症状,在手术的地方或者手臂内会出现肿胀或者水肿。由于切除了可以帮助引导液体流出的淋巴结,所以当淋巴液或者其他液体累积时,它会继续肿胀。

乳房重建术 在乳房组织被切除之后,有各种各样的方式来重建乳房。其中一种非手术的方法就是利用假体,把它放入胸罩中来适合你的身体。如果选择外科手术,你可以在最初手术的时候或者在放射治疗结束之后接受乳房重建手术。

在乳房重建手术期间,可以选择使用乳房填充物(一种人造含盐的植入物)或者提取身体其他部位的组织。就后者而言,包括肌肉、脂肪等有自身血液供给的组织通常都会从下腹部移到乳房切口处。尽管这个还要接受后续手术,但是你自身的组织和原始乳房组织是最相似的,这些组织随着时间进展可以模仿另一个乳房的形态,还可以避免乳房填充物带来的感染。

全乳房切除术

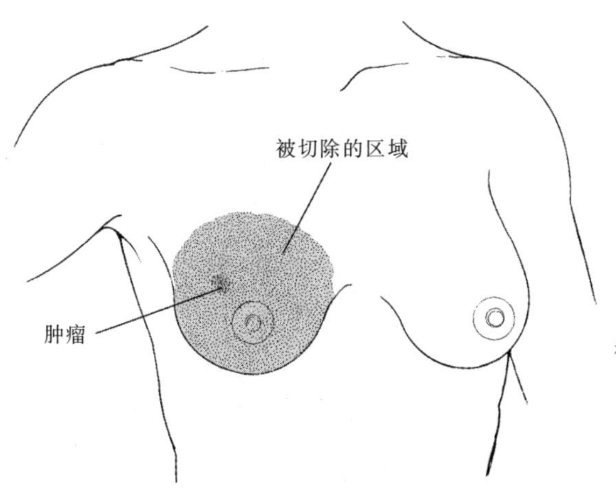

在全乳房切除术中,整个乳房被切除,包括乳头和肿块一起。在乳房同一边的腋下淋巴结也要被切除。

改良式根治性乳房切除术

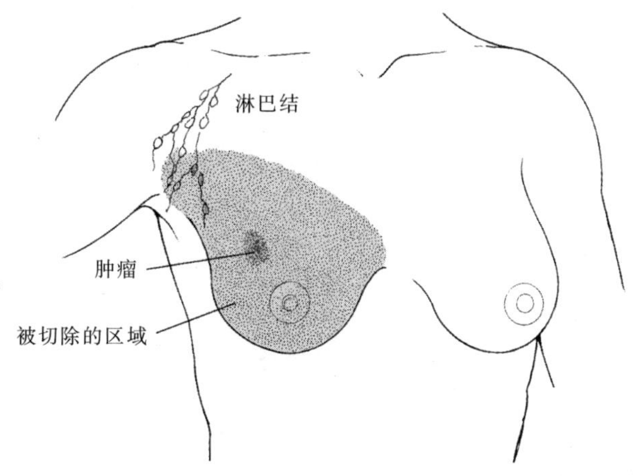

在改良式根治性乳房切除术中,整个乳房被切除,和肿块一起包括乳头、周围的淋巴结。

部分乳房切除术

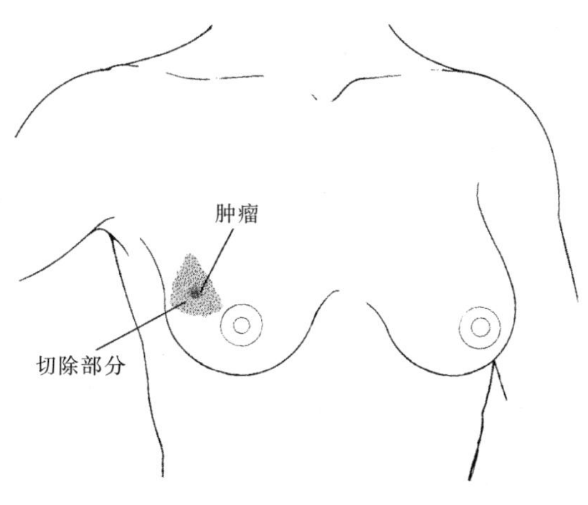

在部分乳房切除术(也被称作楔形切除术)中,只有肿块和周围楔形组织被切除。

乳房肿瘤切除术

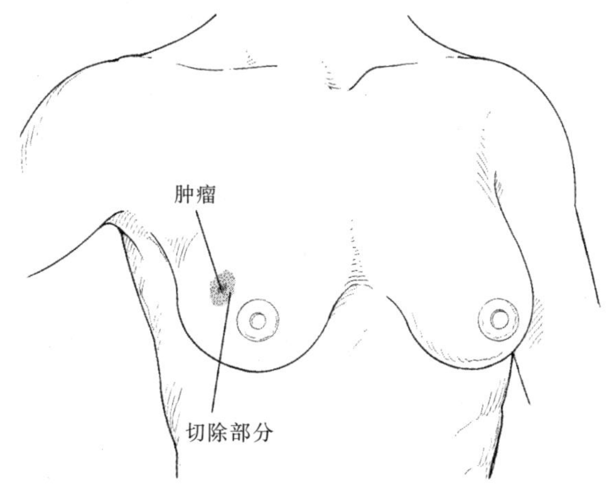

在乳房肿瘤切除术中,仅仅只有肿块和周围的组织被切除。

乳房切除术之后的乳房再造术

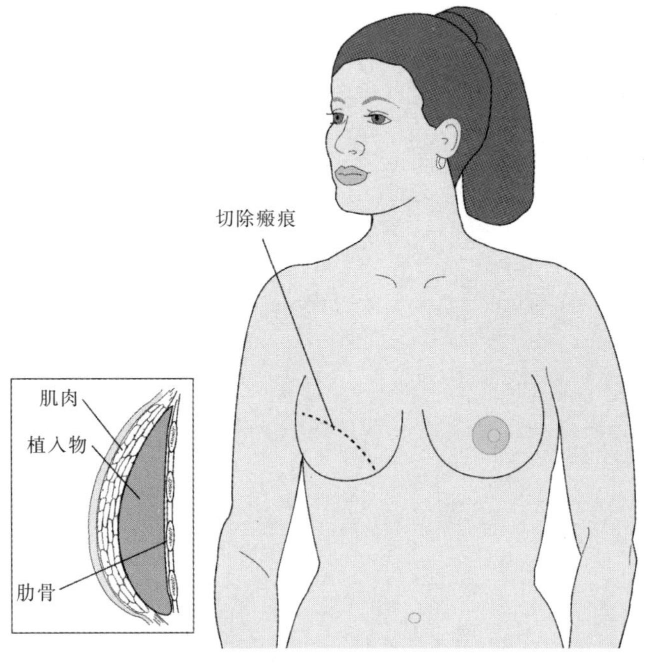

上图展示了进行乳房切除后常留下瘢痕的位置。在乳房切除术之后，最好立刻（或者术后一段时间内）植入乳房填充物。在插图中，填充物放置在胸肌和肋骨之间的位置上，也可以将它放入胸肌之上。从大腿内部提取皮肤做成新的乳头，并在上面文色，使上面皮肤的颜色较暗。

如对乙酰氨基酚或者布洛芬。

乳房肿块

在乳房里发现肿块是常见，却又令人恐惧的事情。发现任何肿块都必须立刻向医生汇报。然而，85%以上的肿块都不是恶性的，医生会给你做一个乳房检查，并询问你在几个月经周期感觉到的肿块变化，或者可能进行一次或更多的检查。

唯一可以确定肿块是否为恶性肿瘤的方法就是进行活组织检查。良性肿瘤的两种常见形式是乳腺囊性增生病和纤维腺瘤。

乳腺囊性增生病

乳腺囊性增生病不是一种真正的疾病，而是乳房组织的一种良性状态（非癌症）。患有乳腺囊性增生的女性可在乳房处有肿块，并且可能在月经来潮的前几天感觉肿块增大并且有触痛感。有多发和复发性囊肿的女性一般也会包括有乳腺囊性增生。

乳腺囊性增生是一种类似囊肿或者瘤状的乳房组织。在月经期间，乳房组织受激素影响，这些瘤状体就容易被发现。在乳房X射线照相术或者乳腺活组织检查之后，你可能会被告知乳腺组织患有囊性增生。患有乳腺囊性增生病的女性不会增加患乳腺癌的危险。

如果你的囊肿较大，医生会给你进行针吸活组织检查，从囊肿中抽取液体使它萎缩。如果你有乳腺囊性增生病，你必须每个月进行一次乳房自我检查，然后你就可以学会将乳房内无害的肿块和任何新的增大的肿块区分开来。

纤维腺瘤

纤维腺瘤是一种硬的、无痛的良性肿块，按压有弹性并且会移动。

和乳腺囊性增生的肿块和结节不同，纤维腺瘤相对较大，是单个瘤体并且可以移动。它们通常在女性月经初潮之后10年左右出现。如果你长有一个较大的纤维腺瘤，医生会建议你做个切除活组织检查，并将它切除。

乳腺癌

乳腺癌是女性最常见的恶性肿瘤之一。就像所有癌症一样,它开始是在一个地方出现,然后在几个月或几年之内逐渐扩散。它会通过淋巴系统和血液流动转移到身体其他部位,最终导致疾病加重和患者死亡。自我检查和乳房X射线照相术是早期发现乳腺癌最好的防护措施。

下面的任何因素都会增加患乳腺癌的风险：超过40岁;有姐妹、母亲或者女儿曾经患过乳腺癌;12岁或者更早月经来潮,55岁及以上开始更年期;从未怀孕过;接受激素治疗3年以上;之前接触过放射治疗或者曾经患过乳腺癌。

除此之外,某些已被发现的基因也会增加女性患乳腺癌的风险。然而,这些已被辨识的基因迄今为止似乎只对一小部分的乳腺癌造成影响。

在绝经前期的女性身上，被称为类胰岛素生长因子1(IGF-1)的激素水平过高则表明她们患乳腺癌的危险会增加。然而,这个测试在检测乳腺癌方面的价值还未被证明。

疗效和预后取决于一些因素,如所患癌症的类型、癌症的期别（是否只存在于乳房中还是已经扩散到身体其他部位）以及另一个乳房中是否也发现了癌细胞。此外,机体健康状况也是一个重要的因素。

症状

乳腺癌最常见的明显征象是乳房中出现的肿块质硬,不易被推动,可能会痛,可能不会痛。肿块表面的皮肤有凹痕(橘皮样),或者癌细胞扩散的地方出现凹陷。乳头可能会回缩、凹陷或者流出暗色液体。在手臂下感受到的任何肿块都可能是恶性的，这些癌细胞已经从乳房组织转移到手臂下的淋巴结中。

治疗方案

如果你注意到乳房中或者腋窝下有肿块或者乳房的外表发生任何变化时，应该立刻看医生。医生会给你进行乳房检查，并且建议做乳房X射线照相术和活组织检查。癌症只能通过在活组织检查中提取组织或液体才能被诊断出来。

如果这个组织样本含有癌细胞，那么要对恶性组织的细胞进行更进一步的检查(通过雌激素和孕激素受体检测)。这能判断出这些细胞的表面是否含有化学物质——雌激素受体或者孕激素受体（大部分乳腺癌细胞都会有)。这些受体的出现意味着接触雌激素和孕激素会刺激癌细胞的生长。

抑制雌激素受体的药物，如他莫昔芬和雷洛昔芬,可以防止雌激素刺激癌细胞的增长(抑制孕激素的药物还没有经过检测)。抑制雌激素的药物已被证实可用于50岁以上的女性，但它对50岁以下的女性也能产生效果。

表面没有激素受体的乳腺癌细胞对激素抑制治疗不会产生反应。确定你的乳腺癌细胞是否对激素产生反应可以帮助你和医生估测你的疾病的预后，并且能够影响治疗方案的选择。

一种名为曲妥珠单抗的单克隆抗体可以破坏乳腺癌细胞的蛋白质。它已被证实可以至少在一年内减缓癌细胞的生长。一种被用于防止骨质疏松症的药——双膦酸盐,也可以减慢肿瘤(从原发灶扩散出的肿瘤)转移到骨髓的速度甚至减少新的转移。

乳头疾病

乳头包含小的乳管,在怀孕后或者哺乳期时乳汁通过这些乳管流出。乳头周围颜色较暗的地方叫作乳晕。在怀孕和哺乳期间，乳头和乳晕变大、变暗是很正常的。乳头出现问题通常关系到母乳喂养。

乳头内陷

有些女性出生时就出现

乳头内陷情况,这不必担心。如果是因美观原因,可以通过简单的外科手术解决内陷问题。但是原本正常的乳头出现内陷可能是乳腺癌的迹象,应当立刻向医生汇报,引起他们的注意。

乳头派杰病

乳头派杰病是乳腺癌中一个罕见的类型,其最初症状为乳头出现痒痛。这种病变首先出现在乳管,生长缓慢。如果你的乳头出现疼痛、发痒、灼热的情况,要立刻去看医生。医生会提取细胞样本送到实验室检查是否存在癌细胞。如果早期发现癌细胞,治愈的概率是很大的。依据癌细胞发展的情况,需要通过外科手术进行治疗。

乳头溢液

乳头分泌的最常见的类型就是女性妊娠或者哺乳期间的正常泌乳。对于没有怀孕或者处于哺乳期的女性,当她们挤压自己的乳房或乳头时也可能会有少量的水样或者乳样分泌物。

乳头血性溢液需要引起注意,因为这可能是癌症的信号。但是这种情况更多的是由良性肿瘤引起的,这种肿瘤叫作乳管内乳头状瘤。从乳头流出的液体很黏稠、发黄或者发绿,或者散发出一种奇怪的气味,这可能是感染之后出现的脓汁。

刺激乳汁产生的激素叫泌乳素,它由脑垂体产生。在妊娠或者哺乳期间分泌乳汁是正常的,而服用避孕药或者降血压、镇静药时也通常会分泌乳汁。

脑垂体的微小良性肿块叫作泌乳素瘤,通过增加血液里泌乳素的浓度会引发乳汁分泌,刺激乳汁的流出。高浓度的泌乳素也会干预正常的月经周期,造成经期不规律或者闭经,甚至不孕症(这种不孕可以治疗)。在上述所有的情况中,通常双乳都会出现乳头溢液。

如果你在非妊娠期和非哺乳期间发现乳头溢液的情况,要立刻去看医生。在就诊的时候带上你服用过的所有药物。医生也会想知道你的经期是否规律。他们会给你进行乳房检查,尝试提取溢液的样本,并通过血液测试检查泌乳素的浓度。如果泌乳素的浓度高于正常水平,医生会给大脑拍X线片,检查是否有泌乳素瘤。

乳晕囊肿

乳晕(乳头周围较暗的地方)上的囊肿是一种可移动的小型液性囊肿,里面全是液体和脓汁。一般来说,这些囊肿大部分都是良性的,可能是由于乳头上腺管阻塞或者是细菌感染形成的。如果发现囊肿,立刻去看医生。

依据囊肿的情况,医生会建议通过热敷来刺激囊肿自身破溃,或者切开囊肿排出液体。抗生素也可以帮助消除感染。

乳管内乳头状瘤

乳管内乳头状瘤是在乳房的乳管内生长的小的、硬的瘤状体。尽管这种瘤同时会伴有乳头溢液现象(可能是出现癌症的迹象),但是实际上它是一种良性肿瘤。

如果你在乳房发现肿块或者有乳头溢液的情况出现,要立刻去看医生。他会通过针吸活检术将液体清除,并对液体或组织进行检测以检查是否出现癌细胞。如果是乳管内乳头状瘤,就没有必要进行治疗。

外　阴

前庭大腺囊肿和脓肿

前庭大腺位于小阴唇处,紧挨着阴道口,在性兴奋时会分泌液体。如前庭大腺管开口部由于外伤或者感染而受到阻塞，会慢慢生长出一种无痛的囊肿。

受感染的囊肿会变成一个充满脓液的液囊，它被称为脓肿，脓肿会肿胀而且非常疼痛。如果你有这些症状，要立刻去看医生。

对于较小的脓肿可以通过热敷法来治疗。而较大的脓肿可能需要切开，再插入引流管将脓液排出。对于复发的囊肿,首先要将其切开,然后将其边缘缝合造口,这样在愈合后便不会再形成囊肿。所有这些操作都可以在医生的诊室内完成，这个过程中需要使用局部麻醉。

前庭大腺

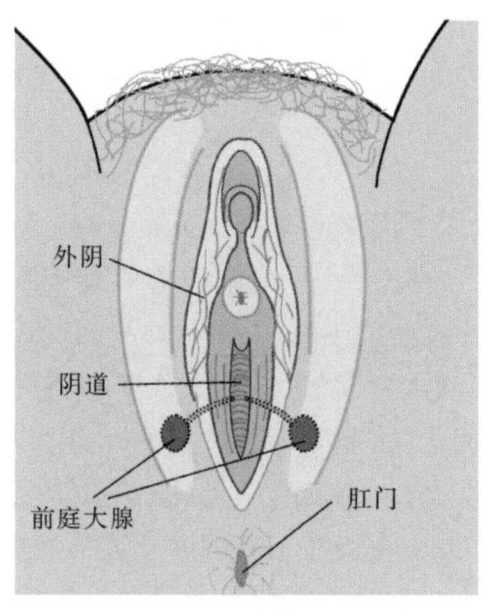

前庭大腺在阴道口两边的皮肤下,通常不会被察觉。前庭大腺管开口部会被阻塞,然后发展成囊肿,并受到感染。

外阴癌

外阴癌会发生外阴的任何部位,包括阴唇、阴阜、阴道口、阴蒂和尿道口。它通常是以一个小肿块或者疼痛症状开始。大多数外阴癌是鳞状细胞皮肤癌，但黑素瘤也可能会发生在外阴。

症状

最常见的症状包括外阴处强烈的瘙痒或者灼痛,不过，阴道感染以及其他比癌症轻些的疾病更容易出现这些症状。在发展到更高阶段或者浸润期的时候，你会注意到有大的肿块或者有阴道分泌物及出血的情况。黑素瘤是黑色或者褐色凸起的瘤状体,常见于大阴唇。

治疗方案

医生会从病灶部位提取组织样本，然后在显微镜下观察寻找癌细胞。当癌细胞局限在一个地方时，癌症治愈的概率很大。可以在病灶的部位直接使用抗癌药。或者还可以采用外阴部分切除术，但是这仅仅能够清除皮肤里的癌细胞和皮下组织里的一部分癌细胞。这种治疗方案可更多地保留组织和性功能。

当癌细胞已经扩散到周围组织或者器官时，医生会进行外阴切除术。所有受累的外阴组织和淋巴结都必须切除。手术会尽可能保留尿道、阴道和阴蒂。

在外科手术之后，要进行放射疗法来控制已经扩散到淋巴结的癌细胞。

如果肿瘤较大或者癌细胞已经扩散到其他器官,可以在手术之前采用放射治疗和化学疗法相结合的方法帮助缩小肿块，这样手术的范围就缩小了。

阴　道

阴道感染

阴道通常是各种各样的微生物寄居的地方，这些微生物通常处于一种微妙的平衡状态中。它们不会扩散、增殖，彼此之间相互抗衡，谁都无法成为主宰。

有一组细菌（乳杆菌）在维持这种适当的环境中扮演着非常重要的作用，它们通过制造乳酸来抑制其他微生物失控地繁殖，还可以防止感染。这些感染及其症状、分泌物的类型以及治疗方案在前文都有具体的描述。

某些因素会使阴道内正常菌群失调，这些因素包括灌洗器、抗生素、避孕药、糖尿病、妊娠、过度紧张和卫生状况不良等。

想要对所患阴道感染的类型做出诊断，并了解所需的治疗方法，最好的方式就是接受医生的检查。然而，如果你对同一种感染非常易感，尤其是假丝酵母菌反复感染，并且确定有复发的症状，那么不用医生的处方也可以开始治疗。

对于那些容易感染复发的女性，保持阴道环境健康的方法在“预防阴道炎”部分中列举了出来，如右表所示。

阴道炎

阴道炎是阴道的炎症。它通常会伴随一些不舒服的症状，包括瘙痒、灼热感、阴道分泌物和性交期间的疼痛感等。如果抓伤生殖部位会导致发红、发肿，还会形成水疱，且水疱会渗出透明的液体。

常见引起炎症的原因包括感染（酵母菌、原虫、细菌、疱疹、虱子或者疥疮）、雌激素水平下降（如萎缩性阴道炎）、过敏或者皮肤受到刺激，如肥皂、洗衣粉、灌洗器或有香味的卫生棉条或护垫。在极少数情况下，瘙痒是出现阴道癌的征兆。

如果你有阴道炎的症状，要立刻看医生，做妇科检查。医生会检查阴道是否受到感染。治疗方法的选择通常都取决于发病的原因。在某些情况下，含皮质激素的乳膏可以用来缓解炎症和瘙痒。

萎缩性阴道炎

萎缩性阴道炎是由阴道组织干燥和萎缩导致的，因为女性在绝经期后雌激素水平降低或者女性的卵巢已经在手术中被切除，所以造成阴道组织的干燥和萎缩。生育后的女性（尤其是哺乳期的女性），或者口服避孕药的女性的雌激素水平会降低，也会导致萎缩性阴道炎。

萎缩性阴道炎的症状包括生殖器部位干燥、瘙痒、灼

预防阴道炎

按照这些指导方法可以防止感染和阴道刺激：

■ 穿棉质的内衣裤和连裤袜。避免穿着那些紧密接触外阴能够造成局部潮湿的衣物。

■ 在上完厕所后，从前往后擦拭干净，避免阴道部位受到排泄物的感染。

■ 不要用灌洗器或者任何有香味的产品，如在你的生殖器部位用有香味的卫生棉条或者护垫。

■ 使用没有香味的肥皂和水来清洗外阴，一天一次。不要频繁用力冲洗，它会使局部变得干燥以及易受刺激。

■ 使用避孕套来避免性接触传播中的感染。

■ 如果在性交时你有干燥或者疼痛的症状，可使用水溶性润滑剂。

常见的阴道感染:症状与治疗方法

这张表列出了最常见的阴道感染类型,引起感染的原因、症状以及治疗它们的方法。

类型	病因	症状	治疗方法
细菌性阴道炎	细菌	外阴瘙痒与灼热感,尤其是在性交后阴道排出异常的鱼腥味分泌物	口服抗生素类药片,或者把药片磨碎塞入阴道内,性伴侣也需治疗
念珠菌性阴道炎	似酵母的真菌	强烈的灼热感,外阴瘙痒;阴道排出凝结成块的白色奶酪状分泌物;性交过程中会感到疼痛	使用处方类或者非处方类的抗真菌药物,在阴道塞入药物来缓解灼热和瘙痒;单剂量口服抗真菌类药片
滴虫性阴道炎	原虫,是单细胞微生物,通过性交传播	外阴瘙痒,并有灼热感,排出有泡沫、有异味的灰绿色分泌物	口服抗生素药片,性伴侣也需治疗

热或者性交时的疼痛。由于阴道的环境因为雌激素水平降低会变化,而且阴道组织脆弱,所以患萎缩性阴道炎的女性更易受阴道感染的影响,但很少会有阴道出血现象。

如果出现这些症状,你需要看医生,做妇科检查。通常情况下,医生只需要根据阴道组织的表现就可以作出诊断。同时,医生可能会检查是否出现任何的感染。你可能会接受激素替代疗法——使用药片的方式或者把雌激素膏直接放入阴道(一小部分的雌激素药膏可以被吸收进血管中)。

那些不选择激素疗法的女性可以用非处方的水基润滑剂来减轻这些症状。这样可以降低性交时的疼痛,并且使阴道的环境变得不那么容易感染。

子宫颈

异常的宫颈刮片检查结果

宫颈刮片检查的异常情况从轻度到重度分为几个不同水平。如果出现不正常细胞,并不表示你患上癌症了,因为它可能是由轻微的感染和炎症所引起的最轻微程度的异常。有时它们是由癌前疾病所引起,可能有一天这些细胞会转变为癌症,开始侵犯附近的组织或者传播到身体的其他部分。宫颈上皮内瘤变就是一种癌症前期的状况,可以通过宫颈刮片检查检测出来。如果结果呈现为轻度异常(这种检查结果被称为低度鳞状上皮内病变),医生只需要密切关注瘤变的趋势即可，如通过让患者多次接受宫颈刮片检查来关注变化情况。如果结果呈现为高度异常（称作高度鳞状上皮内病变),医生会建议你做阴道镜检查，这样可以得到更精确的检查结果。在这个过程中，会用特殊的放大镜对子宫颈进行检查。如果检查到异常的部位，医生会对子宫颈做一个活组织切片检查，将切下来的很小的切片组织放在显微镜下观测，来确定异常细胞的类型和程度。

一般来说，子宫颈的癌前病变区域常用一种环形切除组织的电子仪器(叫作利普刀)或者激光来进行治疗。上述治疗在医生的诊室内就可以完成,过程中可以注射少量麻醉剂或者不用麻醉剂。这些方法不会影响到生育能力。

如果宫颈上皮内瘤变的异常区域涉及很多的子宫颈组织，你可能需要进行锥形活组织检查来切除更多的异常组织。锥形活组织检查会影响怀孕但也不是没有怀孕的可能。在治疗后,医生可能会建议你经常去做宫颈刮片检查，以尽早地发现任何新的异常细胞。

宫颈癌

宫颈癌是发生在子宫颈中的一种癌(子宫口)。这是第三大最常见类型的女性生殖道癌症,每年会有15 000名妇女被诊断出患这种癌症。

这种缓慢增长的恶性肿瘤在其癌症前期可以由宫颈刮片检查检测出来。它被称为“宫颈上皮内瘤变”。未经治疗的宫颈上皮内瘤变会发展成为宫颈癌，并开始侵犯

宫颈刮片检查的时间安排和方法

如果你是在18岁以后，或无论什么时候只要开始有频繁的性行为,你都应每年做一次宫颈刮片检查。如果连续3年结果正常,你和医生可以决定减少检查频率。如果你有了一个新的性伴侣,你应该在一年内做宫颈刮片检查。如果你患宫颈癌的风险增加了(**见上面所述**),你应当每年接受一次宫颈刮片检查。

在月经周期的中期,你可以做宫颈刮片检查。这个时期是在显微镜下检查细胞的最好时机。在进行检查的前两天,不要将杀精子剂、灌洗器或任何药物塞入阴道中。这些物质可能会造成检查结果出现偏差。

请求医生用更新的计算机检测。这种检查在某种程度上更为精确,而且受到越来越多的医生的推崇。在检查中,子宫颈的细胞被展开至更薄的一层，这样电脑可以分析单层细胞的横截面,而专家就可以检查出现异变的细胞。

咨询这个实验室是否得到了美国病理学的认可，这样你可以确定分析宫颈刮片检查结果的实验室是否满足高质量的衡量标准。

怎样进行宫颈刮片检查

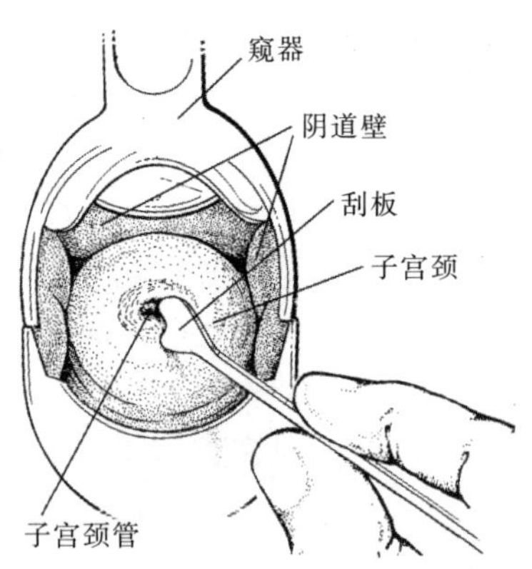

在宫颈刮片检查的过程中,先由窥器撑开子宫壁。再用一个木制的刮片（**称作刮板**）和小刷子刮除子宫颈外部的和子宫颈管内部的细胞。采集的样本可以用来做宫颈刮片检查和人乳头状瘤病毒检查。

邻近的组织。

大多数宫颈癌都被认为是由人乳头状瘤病毒的特殊菌株所引起的,可通过性交传播。在没有采取保护措施(没有用乳胶或聚氨酯避孕套)的情况下,每和一个新的男性伴侣进行性交,女性患宫颈癌的风险都将会增加。在青春期很早就频繁有性行为的女性患宫颈癌的风险也很大。这种病毒的其他菌株可以引起生殖器疣,而感染生殖器疣的女性更容易患上宫颈癌。

感染艾滋病病毒增加了患宫颈癌的概率。这可能是因为免疫功能低下使得人乳头状瘤病毒更容易引起癌症。使用避孕套可以阻止人乳头状瘤病毒和艾滋病病毒的传播,这样似乎可以降低患宫颈癌的风险。

症状

在早期,宫颈癌没有任何症状。到了晚期,它会造成分泌物带血、有异臭。性交后或者在月经周期中间,阴道可能会出血。

治疗方案

由于宫颈刮片检查能够识别宫颈中癌变前的异常细胞(如宫颈上皮内瘤变),所以它是防止宫颈癌的最好方法。对宫颈上皮内瘤变的早期治疗能够防止宫颈癌的发展。

如果宫颈刮片检查结果

盆腔检查

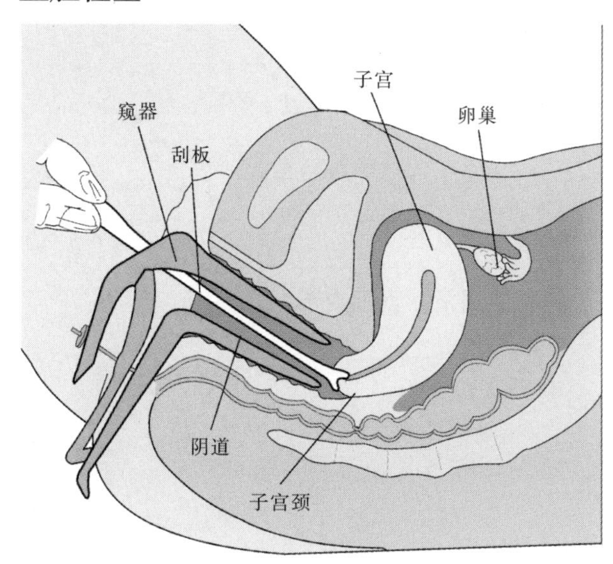

在妇科检查中,医生会检查外生殖器,然后插入窥器来打开阴道,使用镜灯来观察阴道壁和宫颈。宫颈刮片检查就是通过插入一个小的刮板和刷子然后慢慢地从宫颈刮除细胞进行的。

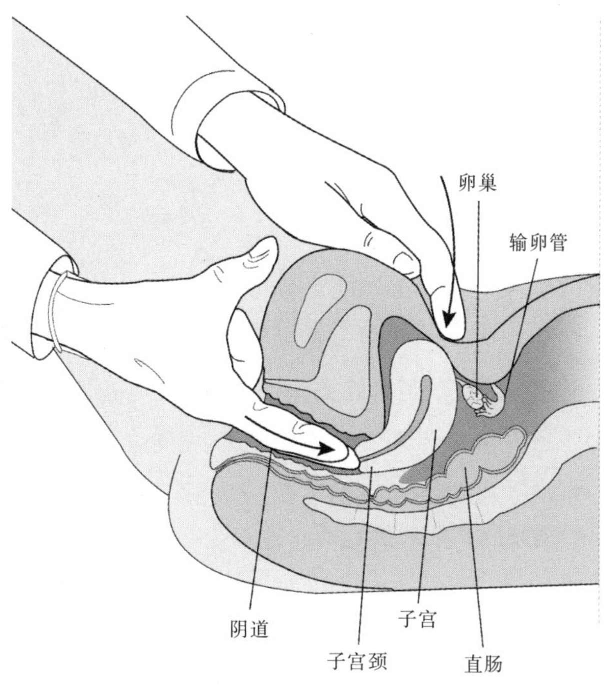

然后医生慢慢地将一根或者两根戴手套的手指插入到阴道来感受子宫。同时,医生用另一只手施压于腹部,在两手之间感受卵巢、子宫和输卵管的大小和位置。

宫颈癌的分期

根据癌细胞在宫颈外部扩散的程度,宫颈癌被分为不同的期别:

阶段	扩散位置	诊断后的5年生存率
Ⅰ	**癌细胞局限在宫颈内部**	
ⅠA	癌细胞扩散到宫颈细胞的外部第一层,厚度不足5毫米,整个浸润宽度小于7毫米	单纯子宫切除后(仅切除了子宫)——99%
ⅠB	癌细胞扩散厚度大于5毫米或大于7毫米,但依然存在于宫颈组织内部	如果癌细胞没有扩散到淋巴结,在子宫根治手术或者放射治疗后——85%;如果癌细胞扩散到淋巴结——50%,可以结合化疗来提高存活率
Ⅱ	**癌细胞扩散到宫颈附近区域**	
ⅡA	癌细胞扩散到阴道上部的2/3的区域	如果癌细胞没有扩散到淋巴结,在子宫根治手术或者放射治疗后——85%;如果癌细胞扩散到淋巴结——50%,可以结合化疗,提高存活率
ⅡB	癌细胞扩散到宫颈或者子宫周围的组织,但还没有扩散到骨盆壁	放射治疗后——50%~60%,可以结合化疗来提高存活率
Ⅲ	**癌细胞扩散到盆腔壁,阴道下1/3或者是尿道(连接肾脏和膀胱的管道)**	放射治疗后——30%~35%,可以结合化疗来提高存活率
Ⅳ	**癌细胞扩散到更远的器官**	
ⅣA	癌细胞扩散到盆腔附近的器官,如膀胱和直肠	放射治疗或更多大手术后——10%~15%,可以结合化疗来提高存活率
ⅣB	癌细胞扩散到更远器官,如肺	化疗或者放射治疗后——低于10%(一年内就会死亡)

在显微镜下诊断宫颈癌

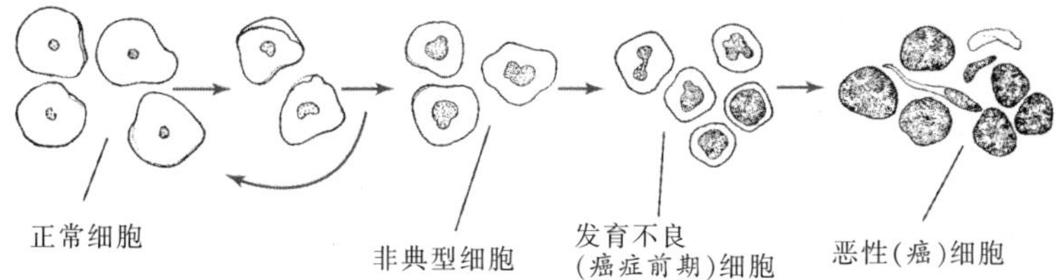

通过宫颈刮片检查采集宫颈细胞后，细胞可能是下列任何一种：正常细胞、非典型非癌细胞、发育不良(癌症前期)细胞或者癌细胞。宫颈癌癌细胞凝结在一起，细胞核(核心)显著增大。非典型癌细胞可以发展成为恶性细胞，也可能恢复为正常细胞。

不正常，医生会安排阴道镜检查来获取宫颈的放大图像并且获取组织样本在显微镜下进行评估。

如果发现了宫颈上皮内瘤变，这片区域将会通过锥切切除。有一种技术正被越来越多地用以切除癌变前组织，它被称为利普刀(LEEP)。这需要接受局部麻醉，并通过一根电极来轻轻地切掉病变的组织。采用这种方法对周围健康组织造成的伤害最小，并发症也少。

如果你被诊断出患有宫颈癌，医生会运用血液检查，胸部、盆腔器官、淋巴结的X线片、计算机X线断层扫描(CT)，磁共振成像以及骨骼扫描来确定宫颈癌的期别(癌细胞扩散的位置)。

治疗方案的选择取决于宫颈癌的期别。在早期，癌症还限制在宫颈的细胞外层，实施子宫切除术时只需要摘除子宫。而对于中晚期的癌症患者来说，通常还需要摘除输卵管、卵巢和附近的淋巴结(子宫根治手术)。

放射疗法可能会推荐给癌症扩散到其他器官的女性，它也会被推荐给在癌症早期肿瘤较大的女性（在手术前减小肿块体积）或者由于其他医学问题使得手术难度增大的女性。可以通过外照射或内照射(短程治疗)来进行放射疗法。

在1999年，发现在放射治疗的同时伴以化学疗法(使用抗癌药顺铂或者氟尿嘧啶）使宫颈癌扩散到附近淋巴结或者骨盆其他部位的女性的存活率提高了30%~50%。在此之前，只有在宫颈癌已经扩散到身体更远的部位时才使用化学疗法。

宫颈息肉

宫颈息肉是慢性宫颈炎表现的一种。息肉单个或者成群出现，造成女性在月经周期中间、性交后或者是更年期后分泌物增多或出血。

息肉过大可能阻塞宫颈，造成短期的不孕。感染的息肉会造成恶臭的阴道分泌物。

宫颈腺囊肿

宫颈腺囊肿是由宫颈内黏液腺受阻而产生的。女性生育后极有可能患上此疾病。宫颈腺囊肿不会产生什么症状，通常是在妇科检查时被发现的。宫颈腺囊肿可无需治疗，也可在诊室，无需麻醉，通过冷冻手术(利用液氮来冷冻宫颈腺囊肿)去除。

子 宫

子宫内膜癌

子宫内膜癌是由子宫内层(子宫内膜)恶性细胞的生长发展而来。子宫内膜癌也叫作子宫癌，是最常见的女性生殖器官癌症，通常出现更年期后。

被诊断出的子宫内膜癌中，大约75%的病例还没有扩散到子宫以外的区域。大多数子宫内膜癌是可以治愈的。

子宫内膜癌的分期如下：ⅠA分期，癌细胞限制在子宫内层；ⅠB和ⅠC分期，癌细胞侵入子宫的肌肉壁；Ⅱ分期，癌细胞扩散到宫颈；Ⅲ分期，癌细胞扩散到附近的组织；Ⅳ分期，癌细胞扩散到其他器官。

如果从未生育过，那么你比生育过的女性患子宫内膜癌的概率要大。如果你满足下列任何条件，患子宫内膜癌的概率也很大：肥胖，51岁以后才进入更年期，长期进行雌激素治疗（不含孕激素），有肝脏疾病，13岁之前月经初潮或者患有卵巢癌、乳腺癌。

从理论上来说，这些因素会导致雌激素水平增高，长此以往会刺激子宫内膜细胞生长。

子宫内膜增生

有些子宫内膜癌的症状，如月经量过多、经期间或绝经后流血，也有可能是由子宫内膜增生造成的。子宫内膜增生是指排列在子宫内细胞的过度生长。

子宫内膜增生不是癌症，但却可以演变为癌症，尤其是绝经期前后的女性。有一种增生表现为指状突起的组织，被叫作息肉增长，这不是癌变前

子宫切除术

子宫切除术是切除子宫的一种手术。单纯的子宫切除术只切除子宫。子宫、卵巢和输卵管都被切除的手术叫作全子宫和双侧附件切除术。保留宫颈而切除子宫体的手术叫作次全子宫切除术。如果女性患有宫颈癌和子宫癌，通常需要进行子宫根治手术，切除输卵管、卵巢和淋巴结。这只适用于宫颈癌、子宫内膜癌和其他与子宫有关的癌症晚期患者。

子宫切除术是最普遍开展的手术之一。在以前，它不仅仅在与子宫有关的癌症疾病中实施，同样在非癌症疾病的情况下也可施行，如引起疼痛和出血的子宫肌瘤。近些年，新的药物治疗减少了在非癌症疾病中使用子宫切除手术的需要。

在特殊情况下，子宫切除手术在紧急情况下实施，例如，在生产过程中，子宫破裂或者子宫出血无法控制，并引起生命危险。

如果患者未绝经，而卵巢在子宫切除手术中被摘除，她将立即进入绝经期。在手术前，要讨论一下治疗这种手术引起的绝经症状的方案(**包括激素替代疗法**)。

子宫切除手术是一个大手术，它将终结患者的生育能力。如果对子宫切除手术存有疑问，可以咨询治疗自己疾病的其他可供选择的方案，和有过类似经历的其他女性讨论治疗方案，或者从其他医生那里获取其他方案。

的症状并且不会经常复发。

症状

子宫内膜癌和子宫内膜增生的症状包括经血过量，月经周期中和更年期后阴道出血，一些女性会出现腹部疼痛或者阴道排出分泌物。

治疗方案

如果你有异常阴道出血或分泌物,要立刻去看医生。医生会对你进行妇科检查或者子宫颈刮片检查，还可能进行阴道超声波检查来查找该症状产生的其他原因。

医生也可能进行子宫内膜活组织检查，提取组织样本放在显微镜下检测。如果活组织检查没能提供答案，可能需要采取诊断性手术来获取更多的组织。

如果你出现子宫内膜增生,可以选择刮宫手术,通过刮除子宫内膜过度生长的组织治疗不规则出血的症状。

如果医生怀疑息肉是造成出血的原因，他们会进行子宫镜检查。这是观察息肉的最佳方式。在检查中,会从宫颈处插入一个含有光源和小型摄像机的可视管。这样医生可以观察息肉，并进行诊刮手术。

子宫内膜癌的独特性在于它的期别是由外科手术的结果来决定的。在诊断出子宫内膜癌之后，将经腹壁切口进行子宫切除手术。在手术中，需要打开子宫来测定癌细胞在肌层扩散的深度，进而来决定接下来手术实施的范围。

在所有病例中,卵巢和输卵管同样都被切除了。医生还会对腹腔进行检查来判断癌细胞是否扩散到其他地方。

手术后,一般会推荐患者采用放射治疗。盆腔区域受放射治疗的程度依据扩散范围、肿块大小、癌症期别和细胞的表象来决定。子宫癌IV期的女性通常要么接受化学治疗,要么接受孕激素治疗。对于早期癌症的女性，前景比较乐观；80%以上被认为可以治愈并且5年内不会复发。

子宫内膜增生的治疗方法是根据患者的年龄来决定的。医生可能会给年轻的女性开含有孕激素的避孕药服用，更年期后的女性可能接受激素(雌激素和孕激素)替代治疗或者仅使用孕激素。子宫切除手术只是下下策。

子宫内膜异位症

子宫内膜异位症是一种慢性疾病，是指由于子宫内层(子宫内膜)的细胞也长到了子宫外部的结构上。子宫内膜细胞组织生长的位置通常位于卵巢、子宫的外层、子宫的韧带、盆腔的浆膜以及子宫直肠膈。

有时，子宫内膜组织生长于肠道或者是尿道上。异位的组织还可能长在卵巢上形成囊肿。这些囊肿常被称为巧克力囊肿,因为它们的颜色很像巧克力,这是由囊肿里的深色液体（包含经期残留的血）造成的。25%的不孕病例据说与子宫内膜异位有关。

医生也无法断定造成子宫内膜异位症的原因。不过,有些医生认为在月经期间子宫内膜细胞通过输卵管逆向流到盆腔，而不是通过阴道流到身体外面，造成子宫内膜移位。身体的免疫系统在这个过程中也起到重要的作用。最后,慢性炎症造成的瘢痕组织可能形成纤维网状粘连，这种基本结构造成堵塞并且产生严重的腹痛。

症状

子宫内膜异位症的症状包括严重的经痛、腹痛、性交痛、背痛、肠道蠕动时的直肠不适、腹泻、便秘、不孕或者是反复性流产。疼痛的类型或问题的判定是依据异位组织的位置或者粘连程度,而不是疾病的程度。

治疗方案

通过腹腔镜检查，医生可以诊断子宫内膜异位。在腹部开个小口，就可以观察到腹内情况。细小的管子通过切口插进腹内并且受连接在管子上的摄像机的指引。

这使得医生确定异位组织和粘连的位置，并且通过去除子宫内膜异位的组织来治疗疾病。

恢复生育能力的治疗方案依据疾病的严重程度来制定。轻度的子宫内膜异位不需要治疗，并且75%有轻度子宫内膜异位症的女性最终能够受孕。在更严重的病例中，异位的组织可以通过腹腔镜检查手术去除。40%接受过此种治疗的女性术后能够怀孕。对那些仍然未能受孕的女性来说，有必要接受辅助生育。一些女性怀孕后能够暂时免于此种症状。

减缓疼痛的治疗方案包括服用药物和接受手术治疗。药物疗法通过干扰正常月经周期的激素变化来减缓疼痛。这些药物包括避孕药、男性激素（达那唑）和孕酮。称为促性腺激素释放激素类似物（如亮丙瑞林）的药物作用于垂体，阻止卵巢接受激素刺激，从而不产生性激素。这会造成假绝经期，并出现副作用，如潮热、头痛、阴道干燥和骨质疏松。由于促性腺释放激素类似物很容易造成骨质疏松，所以不能长期使用。

手术方案的选择依据病灶所处的位置和个人怀孕的意愿。为了进行诊断，医生会实施腹腔镜检查手术。在这个过程中，可以摘除异位的组织和瘢痕组织，这有时可以治疗症状。

切除卵巢、子宫、异位的组织和瘢痕组织可以减除90%女性的疼痛，但是这也终结了她们的生育能力。

子宫内膜异位症

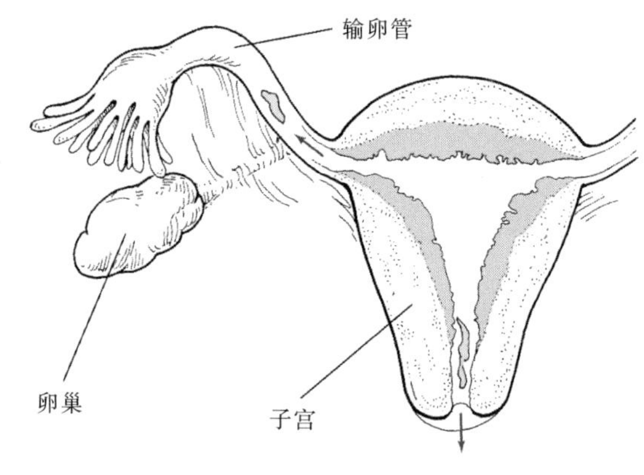

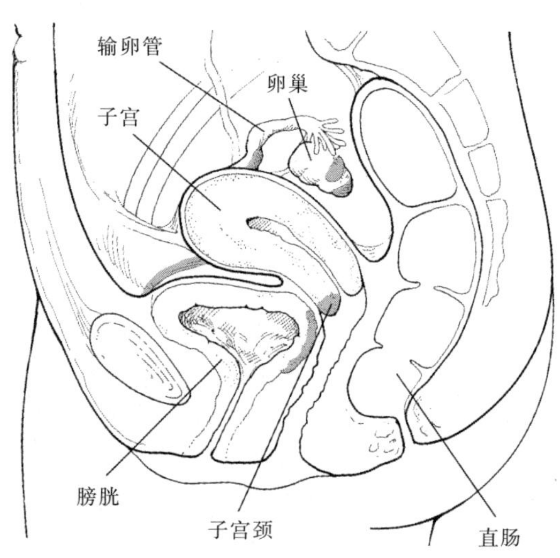

出现子宫内膜异位症时，子宫内膜组织（图中红色部位）在子宫内正常位置之外的身体中任何部位都能找到。这里显示的是卵巢、输卵管、宫颈和子宫、直肠和膀胱外周围的组织。

子宫肌瘤

子宫肌瘤是由子宫壁上的肌肉和纤维组织构成的有弹力的、非恶性的小瘤。它影响到25%的30~40岁年龄段的女性以及50%同年龄段的黑人女性。子宫肌瘤的生长可能是由雌激素刺激造成的。当绝经后，随着雌激素浓度的下降，它们会逐渐缩小。子宫肌瘤是由子宫壁细胞发展而来，这些细胞生长缓慢并且没有规律性，最后变为被纤维组织包裹的平滑肌瘤。它们大多数生长在子宫壁内部并且不会表现出任何症状。患有子宫肌瘤的女性通常出现不止一个肌瘤。大多数的子宫肌瘤大小在一个胡桃和一个橙子的大小之间。

症状

子宫肌瘤在子宫壁的位置通常决定了它的症状。最常见的症状是阴道出血过多。

黏膜下层的子宫肌瘤正好生长在子宫内膜（子宫内层）的下面，会造成出血过度。有蒂的子宫肌瘤活动度增大，不是突出到子宫腔内（为了排出子宫肌瘤子宫收缩而造成痉挛的地方）就是被挤到子宫的外面。

浆膜下的肌瘤生长在子宫外壁，在这里会造成压迫症状。子宫肌瘤施压于盆腔神经会造成慢性髋关节疼痛和背痛。子宫肌瘤过大会压

腹腔镜阴道子宫切除术

在腹腔镜阴道子宫切除术中，通过肚脐上的小切口插入腹腔镜(1)。利用腹腔镜,外科医生能够通过监视器观察手术过程和体内其他器官。接下来,医生从两个锁眼切口插入细长的工具(如剪刀和闭合器)(2)。医生举起子宫,夹闭组织,通过腹腔镜插入剪刀,然后切除子宫。夹闭组织可以防止子宫摘除时出现出血状况。然后,子宫从阴道中移除(3)。

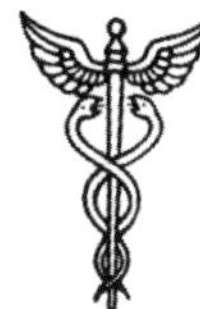

有必要进行子宫切除吗？希夫医生的建议

子宫切除术在美国是最常见的手术之一,但是这项手术并不总是必需的。在推荐子宫切除手术时,即使是我本人推荐的,我也会鼓励患者再考虑一下。同时,我也遇到过拒绝接受手术的患者，或者是医生没有向其推荐子宫切除术的患者——我认为医生应该是想在最大限度上帮助患者。

如果是症状严重的女性，如大量流血或是疼痛影响到其日常的生活和活动，药物治疗已经没有效果，宫腔镜切除已经无法施行或者已经无效时，子宫切除手术可能是最好的选择。

以撒·希夫,医学博士
马塞诸塞州综合医院
哈佛大学医学院

迫膀胱和肠道，造成尿频和便秘。如果子宫肌瘤堵塞了输卵管，可能会造成不孕。如果子宫肌瘤压迫宫颈，会造成流产或者早产。

治疗方案

在盆腔检查过程中，如果感觉子宫变大或者不规则时，医生会怀疑子宫肌瘤的存在。医生会通过盆腔超声波检查、经阴道超声波检查或者磁共振成像来确诊。

子宫肌瘤的大小有时会按照怀孕时用来描述子宫大小的专业术语描述。患者有时被描述为“12周大小”，也就是说，她的子宫大小等同于怀孕12周女性的子宫大小。

大多数子宫肌瘤不需要治疗。除非怀孕，一般不会出现疼痛状况。疼痛可以通过止痛药来消除，如阿司匹林、布洛芬、醋氨酚。促性腺激素释放激素激动剂能减少卵巢雌激素的生长并且能够使子宫肌瘤变小。然而，停药后，子宫肌瘤会变回原来大小。这些药物可以在手术准备期间暂时用来缩小子宫肌瘤的大小。但是他们不能长期使用，因为这样会造成骨丢失增加患骨质疏松症的概率。

利用宫腔镜——一根连接摄像头并通过子宫颈穿进子宫的细小的管子——有些肌瘤可以通过阴道切除。宫腔镜的使用让医生能够运用激光或者手术刀来切除子宫肌瘤并且电切子宫内膜。

肌瘤切除术需要采用麻醉，并通过腹部切口进行手术。在手术中，子宫肌瘤被一个个地从子宫壁上切除。这种手术为将来的受孕保留子宫，但是25%的女性需要进行后续的外科手术。

接受过肌瘤切除术后怀孕的女性在分娩时很可能需要进行剖宫产。

肌瘤切除术是唯一能够永久解决子宫肌瘤的方法。然而，由于肌瘤通常在更年期后缩小，所以许多接近更年期的女性会暂缓手术。

剖腹子宫切除术

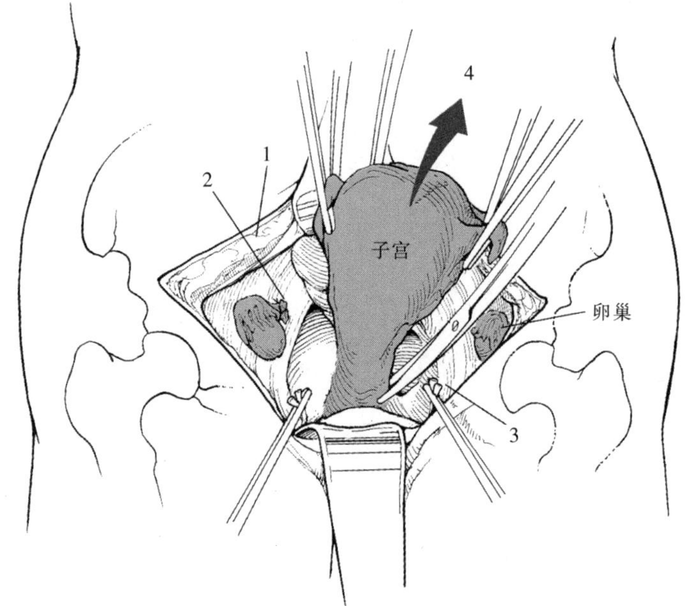

在经腹子宫切除术中，切口穿过了脂肪、肌肉和其他层的组织(1)。输卵管和韧带(2)以及子宫血管(3)被切断，然后缝扎起来，子宫从附近的组织中游离出来。最后，子宫通过切口(4)被移除，然后切口被缝合起来。

子宫脱垂

子宫脱垂是指子宫下垂到阴道的情况。在严重的情况下，子宫下垂到阴道口。生育以及更年期后的变化会削弱阴道壁以及直肠的能力，同时也会削弱支撑子宫的韧带的能力。没有了惯有的支撑，子宫就会在排便、排尿和咳嗽等腹内压力增加的情况下，被推出正常的位置。

症状包括沉重感或者盆

腔下坠感、下背疼痛、尿失禁或者性交痛。

医生可以通过盆腔检查很容易地诊断出子宫脱垂。治疗方案取决于子宫周围的松弛程度。阴道内给予雌激素乳脂能够维持阴道组织的强度。凯格尔运动能够增强骨盆底肌肉强度。当症状难以控制时,外科手术可以修复或者替代支撑子宫的结构。子宫切除术也不失为一种选择。

对于不想动手术但又不能使子宫保留在原位的女性,一种名为子宫托的装置通常能够给予足够的帮助。子宫托就像一个隔膜,它正好放置在宫颈处来阻止子宫下垂。子宫托需要定期清洗并且查看是否放置在正确的位置。

后倾的子宫

一些妇女被告知她们的子宫后倾或者是后屈。20%的女性的子宫是这样的,子宫不是向前倾而是向后倾。一般情况下,女性的子宫生来处于正确的前倾位置。但是,由于子宫内膜异位或者是外科手术以及大的肿瘤能够将子宫推到后倾的位置。

女性的子宫在一生中可以在从后倾位到正常位置再回到后倾位置来来回回地移动。如果出现子宫后倾,没有必要担忧。大多数女性没有任何症状,尽管有一些女性在月经期间会有背痛或者在性交时感受到背部的紧张或者疼痛。

妊娠期间,子宫后倾的女性比一般女性会感受到更多的背部疼痛。如果没有任何症状,就没有治疗的必要。

盆腔炎

盆腔炎(PID)包括盆腔器官的任何感染或者炎症,绝大多数是子宫、输卵管和卵巢的炎症。

通常,盆腔炎由性传播疾病(STD)发展而来,如淋病等。盆腔炎也有可能是由感染发展而来,这些感染与子宫内节育器(IUD)、宫颈隔膜、流产或者宫外孕有关。

感染可能是急性的(突然而严重的症状)或者是慢性的(轻微但持久的症状)。如果不尽早接受治疗,它会给卵巢造成伤害或者阻塞输卵管,最后造成不孕。

症状

在早期阶段,可能没有任何症状。这可能会导致慢性感染,产生轻度腹痛、疲劳或者背痛的症状。急性感染可能会由于高热或者腹部疼痛而在早期阶段就被诊断出来。在任何一种情况下,患者都可能出现经期大量出血、性交时

扩宫和刮宫手术

扩宫和刮宫手术是指宫颈的扩张和子宫内膜的刮除。一般是在门诊操作的,可运用全身麻醉(**导致深度睡眠**)、传导麻醉(**腰部以下麻醉**)和局部麻醉(**在扩张前仅仅麻醉宫颈**)进行手术。

医师运用内镜来撑开阴道壁,从而来观察宫颈。然后,医生通过宫颈口逐一地插入一系列渐渐变粗的棒子。当宫颈口宽到可以使设备进入时,医生运用刮匙(**在顶部有钢丝套圈或者勺子的细长管道**)从子宫内膜(**子宫内层**)中刮除组织。逐渐地,医生可以运用子宫镜来进行这个手术。在此过程中,需在子宫内放置一个小的内镜。这种方法可以帮助医生确保识别出所有的异常情况,并且保证必须摘除的组织已经被摘除。

麻醉消散后就可以回家了。接下来的几天,阴道会像月经期一样的出血。在流血停止之前不要发生性行为。注意以下会对子宫造成感染或者伤害的信号:发热到38℃以上,腹部疼痛,阴道分泌物有异味或者是大量流血。在接受手术后的几天内,如果出现以上情况的任何一种,请立即联系医生。

疼痛或者阴道分泌物颜色异样或者有异味的症状。

治疗方案

医生将对患者进行盆腔检查，获取宫颈分泌物样本，并送至实验室来寻找感染源。如果患者的宫颈异常疼痛或者敏感，又或者宫颈处有脓流出，医生会怀疑患者患有盆腔炎。

通常是使用抗生素来治疗感染，一般以片剂的形式服用。患者症状出现6个月之内，即使她们的性伴侣没有出现任何症状，也应该接受性传播疾病的检查。只有在患者的现任性伴侣康复后才能发生性关系。

如果服药后5~7天症状没有得到缓解，或者是再一次发高热或者腹部疼痛更为严重，请联系医生。患者需要住院以便进行静脉抗生素注射。在严重感染的情况下，必须进行切除感染灶（脓肿）的外科手术。

卵巢和输卵管

卵巢癌

在美国，卵巢癌造成的死亡人数超过了任何其他器官癌症的死亡人数，也超过了宫颈癌和子宫癌死亡人数的总和。每年有27 000个新增病例确诊。

卵巢癌在早期是很难确诊的。因此它比宫颈癌或者子宫内膜癌（子宫癌）更为致命。

如果符合下列条件，女性患卵巢癌的风险会增加：有卵巢癌家族史，超过50岁，没有生育孩子，从未服用过避孕药，51岁后才进入更年期或者有乳腺癌、肺癌或结肠癌史。

增加女性患卵巢癌风险的特定基因已经被识别出来。然而，迄今为止发现的基因只是造成卵巢癌的一小部分原因。

特定的情况可以保护女性免患卵巢癌，如生育次数，越多越能有效预防卵巢癌。服用避孕药能够减少女性一生中50%患卵巢癌的概率。其原因可能是避孕药阻止了排卵。因此，有患卵巢癌风险的女性被推荐服用口服避孕药。

症状

卵巢癌一般没有症状，直到肿瘤足够大时，医生才会在盆腔检查时发现；或者由于癌细胞扩散到其他器官时，症状才会出现。所以，卵巢癌被称为“安静的疾病”。

另外，有些症状，如恶心、呕吐、尿频、便秘、胃胀或者饱腹感可能和其他的疾病造成的症状类似。因此，75%的病例只有到晚期才能被诊断出。

医生们努力寻找能够在症状产生之前诊断出卵巢癌的筛选检查。但是到目前为止尚未发现任何好的筛选检查。在盆腔检查中检查卵巢时偶尔会发现早期卵巢癌，但是这种情况很少出现。

有时，阴道超声波检查也能发现早期的卵巢癌，但也只是偶尔出现。如果定期接受阴道超声波检查，可能会查出某些可疑区域，但结果发现这些区域是健康的，尤其是对于未步入绝经期的女性。错误的阳性检查结果会导致恐慌和不必要的外科手术（比如腹腔镜检查）。

治疗方案

在盆腔检查或者是阴道超声波检查中，如果在卵巢上感觉到或者是看到肿块，医生会怀疑患者是否患有卵巢癌。超声波能够区分卵巢肿块和卵巢囊肿两者的不同。

根据患者患癌症的风险以及肿块呈现的样式，医生会建议患者几个月后再进行一次超声波检查，或者进行肿块的活组织切片检查，这样该组织能够在显微镜下接受检测查看是否出现异常的癌细胞。活组织切片检查是通过腹腔镜进行的，腹腔镜使得卵巢或者癌细胞在腹部其他可能扩散的区域能够清楚地呈现出来。

肿瘤抗原血液检测(CA-125)有时能检出卵巢癌细胞产生的蛋白质。然而，此项检测的精确度也不高，因为蛋白质的含量在大量的非癌细胞中也很高，而在一些患有卵巢癌的女性中蛋白质含量甚至是正常的。只有在对卵巢中的组织样本进行检查后才能确认患者是否患有卵巢癌。

如果确诊为卵巢癌，接下来的问题是确定癌细胞扩散到何种程度。医生会检测有关癌细胞扩散程度的信息，它们包括：大量的腹水，其他的腹部肿块，腹股沟处的淋巴结肿胀或者是直肠检查时的发现小的肿块。对腹部进行CT扫描很有必要，它可以发现增大的淋巴结或者其他表明癌细胞扩散的物质。

为了更好地评估癌细胞的扩散程度并消除尽可能多的癌细胞，可能会进行开腹探查手术。在这项手术中，外科医生打开腹部，彻底检查腹腔内部，获取实验室需要检查的表明癌细胞扩散程度的组织样本。通常情况下，卵巢、输卵管、子宫和周围的一些组织(网膜)都会被摘除。

如果想要受孕，患者可以选择仅仅摘除病变的卵巢和输卵管，留下完整的子宫和另外一个卵巢以及输卵管。然而，留下这些组织可能会造成一些风险，那就是癌症的小的残留物可能没有被去除。

和许多癌症期别影响手术类型的癌症不同，卵巢癌的期别是在手术中确定的。

卵巢癌的期别影响患者术后接受治疗的种类。由于大多数女性处于卵巢癌晚期，通常推荐化学疗法和放射治疗。如果活组织切片检查表明了更大范围的癌细胞扩散，在后续的外科手术中有必要摘除其他受到癌细胞侵犯的器官。

家族史以及患卵巢癌的风险

在一般人群中，患卵巢癌的人数很少。然而，有家族卵巢癌史的女性在一生中患卵巢癌的风险在不断增长。

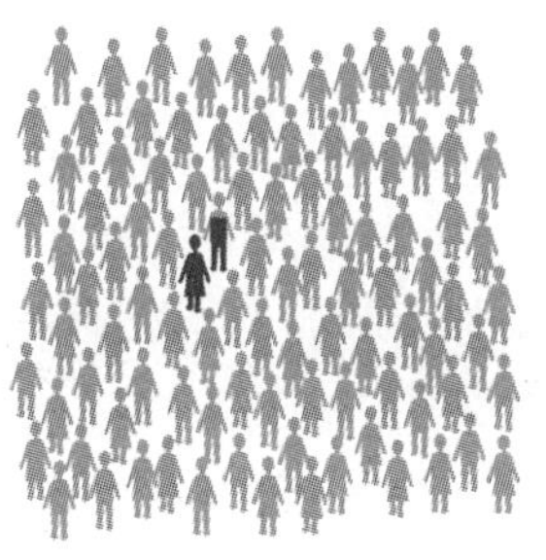

有1.75%的女性会患卵巢癌

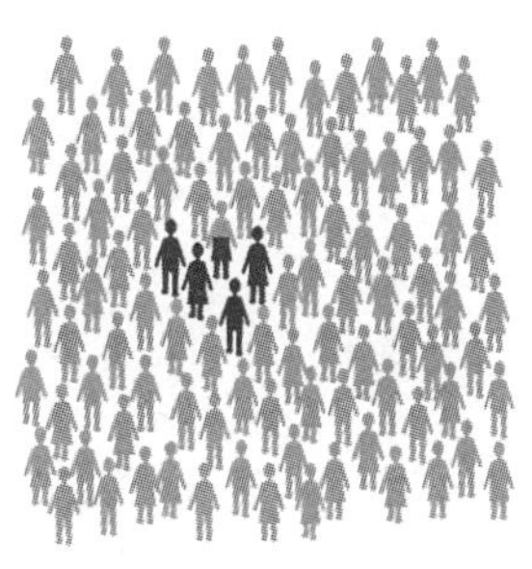

家族中若有一位患有卵巢癌的女性亲戚，4.5%的人会患卵巢癌

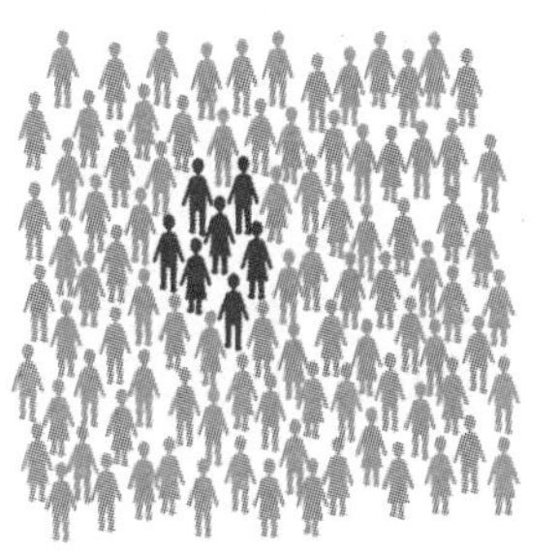

家族中若有两位患有卵巢癌的女性亲戚，7%的人会患卵巢癌

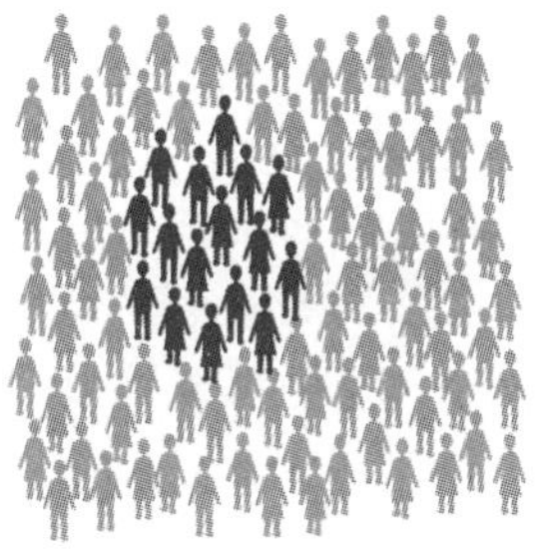

16%有乳腺癌基因1号突变和乳腺癌基因2号突变的女性会患卵巢癌

卵巢癌分期

根据癌细胞扩散的程度,将卵巢癌分为不同的期别:

阶段	扩散到的地方	诊断后的5年生存率
Ⅰa	癌细胞局限在卵巢中并且术后没有肿瘤残留	术后:95%
Ⅰb	癌细胞限制在卵巢中,但是术后仍有一些肿瘤残留或者是肿瘤细胞是高度恶性的	术后加上化学疗法以及放射治疗:80%
Ⅱ	癌细胞限制在盆腔内	术后:70%
Ⅲ	癌细胞扩散到腹腔	术后加上化学疗法:30%~60%
Ⅳ	癌细胞扩散到腹腔以外	化学疗法和(在一些病例中)外科手术后:1%~5%

卵巢囊肿

卵巢囊肿是生长在卵巢上的充满着液体或者半固体物质的非癌性囊肿。囊肿很常见并且通常无害，尽管它们有时会挤压其他器官,扭转或者破裂引起剧烈的疼痛、高热和恶心。它们有时会长得非常大。

不同类型的囊肿由不同类型的细胞发展而来。卵巢黄体囊肿常见的可能是由卵巢里每月为排卵服务的滤泡发展而来。皮样囊肿发生率较低,它也叫畸形瘤,是由囊肿内可以生长牙齿、头发或者脂肪的特殊的胚层细胞发展而来的。囊腺瘤里充满着液体和组织。

症状

许多卵巢囊肿没有任何症状。大的囊肿会造成腹部钝痛或者锐痛。由滤泡形成的囊肿的症状会与月经周期同时出现。囊肿可能也是造成经期不规律或者性交疼痛的原因。

治疗方案

在盆腔检查中，医生可能会怀疑患者的卵巢大于正常的卵巢。超声波检查能够从潜在的严重情况中，如盆腔炎、宫外孕或者卵巢癌中区分出不同的囊肿。

检查内容可能包括通过血液检测来确认感染，比如CA125检查(肿瘤标志物),或者尿检来查看是否怀孕。根据超声波检查显示的结果，有必要进行腹腔镜检查来直接观察囊肿，进行活组织切片检查或者摘除囊肿。通常会摘除固态的囊肿并且分析囊肿以查看是否出现癌细胞。

除非囊肿引起无法忍受的症状或者可能要破裂,否则没有进行治疗的必要。避孕药控制了一些囊肿的生长，这使得症状有所改善并且阻止了新囊肿的形成。

女性月经周期中由滤泡发展而来的卵巢囊肿是相当常见的。由于这个原因,有月经的女性通常只要进行跟踪检查或者超声波检查即可,检查结果通常显示出囊肿变小或者与月经一起消失。

更年期后形成的任何囊肿应该被摘除,以免引发癌症。如果囊肿太大,那么需要摘除整个卵巢。

多囊卵巢综合征

多囊卵巢综合征(PCOS)是由不能破裂或者不能排卵的卵巢滤泡发展成许多囊泡而导致的状态,是一种最常见的性激素紊乱现象。该病出现在肥胖女性身上的概率较高。

患有多囊卵巢综合征的女性通常是早年就秃顶的男性的女儿。单基因的缺陷可能是造成这两种情形的原因。

多囊卵巢综合征与卵巢和肾上腺产生的高浓度的雄激素有密切关系。虽然,雄激素通常被认为是男性激素,但是女性通常也会产生少量的雄激素。

通常患有多囊卵巢综合征的女性也会出现胰岛素抵抗的情况。胰岛素抵抗有助于刺激雄激素的大量产生。患有多囊卵巢综合征的女性,卵巢依然会分泌雌激素,造成子宫内层开始生长。然而,高浓度的雄激素阻止了正常的排卵,最终减少了孕激素的产生。由于这个原因,子宫内膜没有剥脱,这便提高了女性患子宫内膜癌的风险。

多囊卵巢综合征是造成不孕的主要原因。患糖尿病的概率高也与多囊卵巢综合征有关系。二甲双胍,这种用来治疗胰岛素抵抗和糖尿病的药已经被发现用来减少卵巢产生的雄激素,帮助卵巢每月排卵,并且提高多囊卵巢综合征的女性的生育能力。

卵巢切除术:卵巢的摘除

卵巢切除术是摘除一侧或者两侧卵巢的外科手术。单侧卵巢切除术是用来治疗特定种类的子宫内膜异位症或者是卵巢囊肿的手术。术后,患者仍旧有正常的月经周期并且能够在拥有一个卵巢的情况下受孕。

当两个卵巢都摘除后,绝经就如期而至。患者开始进行激素替代疗法或者和医生讨论关于如何预防骨质疏松症和心脏病发展的其他方法。在实施卵巢切除术过程中,有时还会摘除子宫以及其他盆腔器官。

症状

由于排卵没有规律,患者可能经期不规则,通常是经量过多或者停经现象。嗓音变粗、出现胡须或者是过多的体毛,雄激素过高可能是造成这些现象的原因。

有些女性发现自己皮肤上出现过多的像天鹅绒一样的深色斑块(称为黑棘皮症),还有的女性没有出现任何症状,只有在治疗不孕时被查出患有此病。

治疗方案

如果出现以上任何一种症状,应去看医生并进行体检。医生会寻找高浓度雄性激素的标志或者造成疾病的其他可能的原因。在进行诊断时,必须通过血液测试来查看激素水平。

治疗方案是根据症状的类型以及严重性来选择的。由于多囊卵巢综合征倾向于肥胖者和糖尿病患者,所以对于所有患多囊卵巢综合征的女性来说,健康的饮食和运动尤其重要。如果患者只是经期没有规律,那么只需要一些化妆技巧来改善患者面部的变化。另外,还有药物可以抑制造成毛发生长和痤疮的雄激素。

避孕药对于调节月经周期和治疗多毛症都是有效的。每月服用10天的孕激素片剂,女性将不会出现多毛症并且经期正常。

正常的月经周期可以降低患子宫内膜增生和子宫内膜癌的风险。

治疗不孕的方法包括使用克罗米酚来诱发排卵;这对于治疗女性的多囊卵巢综合征非常有效。加入二甲双胍(治疗糖尿病)更能够增加女性怀孕的机会。

原发性卵巢功能衰竭

原发性卵巢功能衰竭是一种先天性基因异常:卵巢不能生长或者是生长异常的女孩到18岁还没有月经初潮,去看医生后30%发现自己的卵巢不正常。

对于原发性卵巢功能衰竭的患者来说,一些或者全部的女性特征(如乳房)没有发育出来是由于缺少卵巢产生的雌性激素。

最普通的原发性卵巢功能衰竭类型就是特纳综合征—— 一种基因疾病。对于一些女性来说,这种疾病会造成比其他疾病更严重的影响。最严重的情况表现为:处于青春期的女性乳房和生殖器没有发育,没有阴毛或者腋毛,并且体形小于其实际年龄应有的体形。

症状

通常情况下,在出生时畸形迹象不明显,到16岁没有月经初潮是原发性卵巢功能衰竭最初的迹象。许多正常的女孩到这个年龄或者在这个年龄之后可能也没有月经初潮,但是她们的体格发育会正常进行。

治疗方案

如果你已经超过16岁,但是仍然没有月经初潮,请去看医生。医生会对你进行身体检查,包括盆腔检查。医生也会寻找正常青春期发育的其他迹象并且检查你的生殖器是否正常。

医生会让你服用孕激素来检验你的卵巢是否能够产生雌激素。如果卵巢正常,服用孕激素将产生经血。血液检查能够确定激素含量是否正常,盆腔超声波检查能够确定卵巢是否存在。

用雌激素和孕激素治疗能够帮助患有原发性卵巢功能衰竭的患者长出乳房,但是不能改变无法生育的事实。一些女性需要通过外科手术来创造正常女性所具有的外部特征,有一些女性甚至需要通过建造阴道来进行性生活。

性

避孕及性病

发生性行为不仅会增加怀孕的风险,而且会增加患性病的风险。如果你不只有一个性伴侣,那么你患性病的风险就更大。

如果你不想怀孕,那么你和你的性伴侣必须使用一些避孕措施。戴乳胶或聚氨酯避孕套是唯一一种既能防止怀孕又可以预防性病的避孕措施,但是它也不是100%可靠。

女性避孕套的有效性并没有如男性避孕套那样得到很好的证实,但毫无疑问的是使用女性避孕套比不使用避孕套要安全。除非使用避孕套,否则肛交和口交同样可以传播性病。

性治疗

女性的性问题与任何影响性的因素有关。许多夫妻发现性治疗对于确定和解决性压抑以及相关问题很有成效。想要找到一位可靠的性治疗专家,你可以询问医生或者打电话到医院咨询。

同性恋和双性恋

同性恋或双性恋的男性或女性，通常在孩提有性意识时就已经意识到自己是同性恋或者是双性恋。大多数科学家认为同性恋或者双性恋是性取向的正常分类。在全世界不同文化领域内，有5%~10%的人是同性恋；双性恋的数据则不明确。

与异性恋相同，同性恋和双性恋可能也需要通过心理治疗来解决一系列的生活上的问题。但是他们因为性取向的原因并不要求心理治疗。

对于男同性恋者或者女同性恋者的家人和朋友(PFLAG)来说，他们可以为男同性恋者或者女同性恋者提供信息并给予支持。

女性性功能问题

性欲缺失

男性和女性都可能失去性欲，这是很常见的现象。性欲受许多因素影响，在一生中女性性欲强度都会有所波动，随着激素浓度、生育、工作责任以及和性伴侣的关系而发生变化。

一些女性意识到自己在生育后性欲降低了。部分原因可能在于激素分泌发生变化，部分可能是因为需要分心来照顾孩子。疲劳和紧张会影响人的性趣。心理问题或者情绪的冲突也会减少一个人的性冲动。失落、和性伴侣的冲突、对金钱的渴求、自我形象和健康问题都会降低性欲。

一些女性遭受性厌恶的困扰。在多年未能够体验到性需求后，她们立刻产生对性关系的强烈厌恶。其他一些性恐惧症可能与恐慌性疾病有关。

药物也能影响到性欲，包括用来治疗高血压、焦虑和抑郁的药物。性交时疼痛或者不适是性欲降低的另一原因。其常见的例子就是在性交时感到阴道疼痛。背部、盆腔或者是臀部的关节炎性疼痛是另外一些比较常见的例子。在性活动前30~60分钟服用止痛药非常有效。

一些女性在绝经前和更年期后体验到性欲降低。在她们的激素替代治疗法中加入雄激素可能会产生效果。女性也会分泌雄激素，虽然这种激素的浓度低于男性。和男性一样，雄激素通常也能让女性产生性欲。但是，不是所有的女性用雄激素治疗都能够增强性欲。

如果性生活需求的变化影响到你，你需要和医生交流。医生会帮你治疗任何可能的疾病并提供适合你的药品，或者是向你推荐性治疗专家。

性高潮问题

一些女性性欲正常，但是在性交时很难达到性高潮。性高潮是性交时达到高潮的状态。多数女性不会仅仅通过性交就达到高潮，她们同时需要对阴蒂的刺激。

性高潮问题可能是由一系列原因引起的，并且和心理愧疚、对性伴侣不信任、与性伴侣出现矛盾以及自我形象不佳有关。疲劳或者任何新的药物也会影响你达到高潮的能力。医生会调整你的药物或者推荐给你相关的性治疗专家。

一则尚未被证实的理论表明，对于一些女性，阴蒂没有增大到足以形成刺激(“女性阳痿”)的程度。这种理论主张，治疗男性性功能障碍的方法，如西地那非（阳痿丸）也可能帮助解决女性无法达到性高潮的问题。

治疗包括学会如何通过手淫达到满意的性高潮，以便告知你的性伴侣在性交时如何给予你刺激。治疗还会教会你如何处理心理问题、增加你和伴侣之间的交流、体验和分享参与的性快感。

性交疼痛

性交疼痛是女性常见的现象。通常是因为阴道润滑程度的不足或者是因为前戏不足，又或者是更年期后雌激素浓度不高造成的阴道干燥。激素替代疗法和含有雌激素的阴道润滑剂或者是非激素的水基润滑剂能够缓解阴道干燥状况。

如果增加润滑剂不能减轻疼痛，那么你需要告知医生。医生会对你进行盆腔检查来确定你是否患有阴道感染、盆腔炎、子宫内膜异位症、卵巢囊肿、卵巢癌、子宫肌瘤或者子宫脱垂，所有这些疾病都可能造成性交时的疼痛。

另外一个导致疼痛的原因是阴道组织受到刺激，这种刺激可能由过敏反应造成。刺激包括：肥皂、清洁剂、灌洗剂或者是女性卫生产品，或者是子宫帽错置，或者是外阴切开术。阴道痉挛也能导致性交时的疼痛。

阴道痉挛

阴道痉挛是阴道壁肌肉不自主收缩的现象。这可能是导致性交时疼痛，或者在阴道插入卫生棉条及进行盆腔检查时难度加大的原因。

阴道痉挛更容易出现在受过性虐待女性的身上。造成痉挛的其他原因还包括害怕怀孕、缺少性经验或者是害怕疼痛。

如果出现阴道痉挛症状，请立即去看医生。医生可能会检查是否是由身体原因导致的，如果没有发现任何异样，医生会建议你进行治疗。治疗包括：通过谈话，帮助你克服恐惧；进行练习，帮助你熟悉自己的阴道并且让阴道感觉舒适。这些锻炼包括将手指或者棉条塞进阴道。

女性和暴力

家庭暴力

家庭暴力是指由与受害者过去或者现在有较亲密关系的人故意实施的暴力或者是控制性行为。大多数(90%)的家庭暴力是男性施于女性的，儿童也受到影响。在美国，夫妻之间的暴力是所报道的造成女性伤害最为普遍的原因。

虐待者的目的是实施权力或者是保持控制权。虐待者会实施身体的、性的、心理的、口头的和经济制裁中的任何虐待的结合。许多受害者由于害怕（为自己或者是孩子）、经济限制、被社会隔离、希望改变或者是失败感而不愿公开有关被虐待的信息。

除了身体上的伤害，受害者可能会出现慢性疼痛的症状、创伤后心理障碍症、焦虑、失落以及滥用药物。

如果你是性侵犯的受害者

性侵犯,包括强奸,是指当事人违背自己意愿被迫进行性行为。强奸是犯罪。在一些国家,夫妻间或者是同性间这样的行为也能构成犯罪。对于女性,如果她们的阴道或者身体的其他腔道在性交时被强行进入,或者是使用其他物体进入,这也构成了犯罪。

如果你是性侵犯的受害者,那么拿起电话报警,并立即去医院的急救室,或者打电话给朋友,这样有人可以陪同你去医院。

因为在你的身体上留有受侵犯的证据,所以:

- 不要洗澡、淋浴或者洗手;
- 不要换衣服;
- 不要刷牙或者漱口。

在医院,你会被要求描述性侵犯的过程。任何在你衣服上散落的头发或者是皮屑会被采集,以便警察可以将这些物证与嫌疑犯匹对。手指甲可能会被收集,因为指甲下可能留有罪犯的皮屑。

接下来,医生将对你进行检查。进行子宫颈抹片检查并且提取阴道和宫颈分泌物样本来检查是否患有性病,同时建立精子的血型库来帮助识别罪犯。你会被检查是否怀孕以及是否患有艾滋病。

与性侵犯有关的创伤通常会延迟受害者就医或者报警的时间。到那时,绝大多数身体上性侵犯的证据无法得到收集。如果你是性侵犯的受害者,一定要尽早去医院,这极其重要。

男性健康

男人和女人的身体构造不一样。当然,你是知道这点的。下文所描述的是一些细节。男性生殖系统的功能是产生精子并且在性交的过程中把这些精子射入到女人的阴道里。这个过程就需要男性身体里几个不同腺体之间的共同合作,而这些腺体是男人身体里独有的。精子在睾丸内产生、附睾内成熟,经过阴茎射出。这一切都是在促性腺激素——卵泡刺激素和黄体生成素的调控下发生的。同样,这些脑部产生的激素也调控女性的性生殖腺。

产生精子 成熟男性每个睾丸大约长3.8厘米、宽2.5厘米。对于很多男性,他们其中的一个睾丸比另一个睾丸要大一点,这是正常的。睾丸中的生殖细胞产生精子。青年男子大约每秒制造1 000个精子。睾丸中的莱狄希细胞分泌睾酮。睾酮维持男性的性特征。卷绕在睾丸背侧的是6米的长管,称之为附睾。附睾是一个管腔,精子进入输精管之前,在附睾中完成成熟过程。

睾丸和附睾被包在一个袋子状的皮囊里,称之为阴囊。由于阴囊悬垂在体外,使睾丸的温度保持在32 ℃左右,比人体体内温度低4~5 ℃。相对较低的温度有助于精子的产生。一次正常的射精量有2~6毫升的精液。每一毫升的精液里含有2 000万~2亿的精子。大约50%的男人每毫升的精液里有2 000万~4 000万的精子,但是这些精子不能够让女性怀孕。事实

男性生殖系统

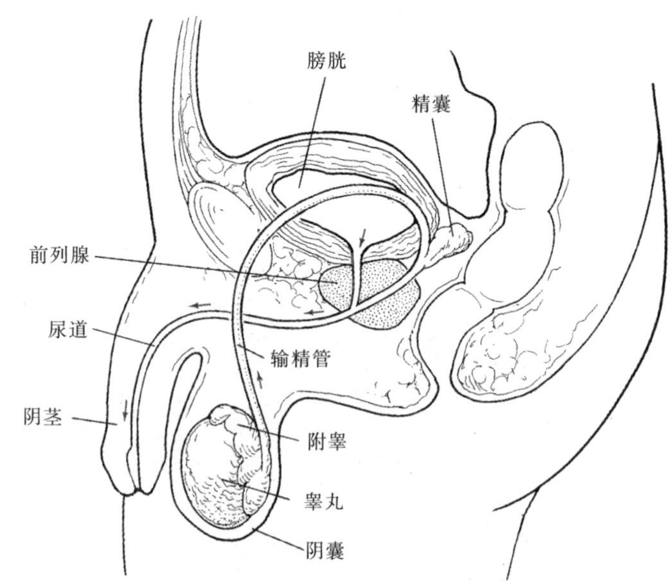

精子产生于睾丸(**睾丸悬在阴囊内**),运动到附睾之中,并在附睾里成熟。精子经输精管输送到精囊,与精囊分泌的液体组成精液,前列腺分泌的液体增加了精液量。精液在性高潮时通过尿道而射出。

激素怎样影响男性

这个图表显示在人体内循环的一些重要的激素，以及它们的作用。

激素	产生的部位	作用
卵泡刺激素	脑垂体	启动睾丸中精子的产生
黄体生成素	脑垂体	帮助睾丸分泌睾丸酮
睾酮	睾丸中的睾丸间质细胞	帮助精子成熟,并且帮助生殖器官的发育,以及形成男性的性特征,如胡子、体毛、低沉的声音和强健的肌肉
双氢睾酮	睾丸组织	调节各种男性特征,其中包括前列腺的增大以及男性脱发秃顶

上,若是男性的精子低于2 000万,就存在生育问题。

精子的输送与营养 输精管运送精子经过腹股沟管口进入体内,该开口是疝的好发部位。然后输精管延续到膀胱后上方,与射精管会合，在射精的过程中,输精管中的肌层起到推动精子的作用。

当精子们等待被射出体外的时候，这些精子需要足够的营养。这些营养源自于精液，精液是由三个不同的腺体——前列腺、尿道球腺、精囊共同作用产生的一种黏稠的液体。射精管是一个小的通道，接收来自输精管的精子和精囊内的精浆。在射精的过程中，精液被排空到尿道内，尿道走行在阴茎中间。射精时,尿道球腺和前列腺也排放液体到精液之中。

射精 在性高潮时,男人射出精子和精液的混合液。射精的力量是来源于射精管和前列腺的收缩。射精的通道是经过尿道到达阴茎的顶端。尿道也是肾排出尿液的通道。但是在射精过程中，膀胱颈肌肉阻止了尿液进入尿道。

保护你的健康

你能为你的健康所做的大部分事情包括营养均衡、锻炼身体、健康检查以及自我检查。自我检查和良好的卫生是很重要的。每天用肥皂和水清洗你的阴茎和阴囊。如果包皮过长,请上翻包皮并清洁龟头。这也是看看你的生殖器是否有溃疡或者结节的好时机。如果你检查到有任何的赘生物或者溃疡,请尽快地去看医生,寻求治疗。

阴　茎

阴茎癌

阴茎癌很少见。在美国每年只有1 300例被确诊为阴茎癌。阴茎癌可能是由某种人类乳头状病毒导致的,这种病毒在女性身上可以导致宫颈癌。没经受过环切的男性包皮下面的污垢会增加患这种癌症的可能性。

最早期阴茎癌的症状是阴茎部位溃疡，通常是靠近龟头处或者包皮处。病灶可能是干燥无痛的，也可能为疼痛且有渗出的溃疡。如果你的阴茎上有溃疡或者肿块,请去看医生。大部分阴茎上的肿块不是癌症，它们可能是由其他一些可以治愈的病引起的，如生殖器的尖锐湿疣、梅毒或者其他的性传播疾病。

如果只是从肿块表面上看,不能清晰做出诊断,医生会做个切片检查。如果发现了恶性肿瘤细胞（癌细胞），应该接受更多的检查，看看癌细胞是否已经扩散到身体的其他部位。

在癌症早期，放射治疗可以成功地消灭癌细胞。否则，需要通过手术切除阴茎的癌变组织。在更严重的情况下,必须进行化学疗法。

龟头炎和包茎

龟头炎是指阴茎的龟头和包皮发炎。这种情况大多数出现在没有行包皮环切的男性身上。阴茎的顶端会发红、发痒和有湿性分泌物。导致龟头炎最常见的原因是包皮部位的不卫生、避孕套杀精药物及内衣的刺激。以及如生殖器疱疹等性传播疾病的感染。当引起龟头炎的内因被消除后,它通常会自愈。医生会让你涂些乳膏来缓解炎症，也会开些抗菌的处方药来治疗感染。

包茎是指包皮口过紧，与阴茎头粘连，使包皮不能上翻。包皮过长会导致龟头炎。它也会引起勃起疼痛。在严重的情况下，包茎会影响排尿。在温温的肥皂水或者婴儿油的帮助下，连续几周每天轻轻地拉伸包皮来治疗。如果这种方法效果不好，需要做一个包皮环切手术。

阴茎疣

阴茎疣通常是由人乳头状瘤病毒引起的。与导致男性的阴茎癌和女性的宫颈癌病毒株不同。阴茎疣和出现在身体其他部位的疣相似,但是它们可以通过性接触传播。

同一病毒也可以导致肛门疣或者阴道疣。阴茎疣、肛门疣和阴道疣统称为生殖器疣。如果你患有生殖器疣,应该告诉你的性伴侣,他(她)们也应该接受治疗。

症状

刚开始时，生殖器疣通常无疼痛感、体积小,是一种粉红色或者红色的赘生物。它们繁殖得特别快，后来很快生长呈簇状。至少在病毒通过性传播的18个月后,生殖器疣才会第一次爆发。

治疗措施

让医生检查你阴茎上的赘状物。看起来像阴茎疣的赘状物可能是由另一种性传播疾病引起的，或者也可能是癌症。

医生会采取某一种治疗方案，他或她也许会涂抹化学物质来消除生殖器疣,采用液氮冻结它们，或者采用电极凝固它们。还可以用一些其他的方法来治疗，其中包括刮除生殖器疣、激光手术以及注射干扰素药物。千万不要试图使用非处方就可以买到的针对治疗疣类的药物，这种方法并不适用于阴茎上的敏感皮肤，这样做会损伤阴茎。

对于病毒性感染的生殖器疣是没有办法根治的。即使成功地治愈了阴茎疣,这些疣类病毒虽然暂时不再活跃，但是却依然存活在阴茎的皮肤里。这意味着阴茎疣随时可能复发。甚至有时没有明显的疣，疣病毒也会传播到无保护的性伴侣身体里。防止病毒传染到性伴侣身上的唯一确定的方法就是性交时戴上避孕套。

阴茎损伤

阴茎损伤并不常见。当阴茎没有受到性刺激时,它是松软的,以防受到伤害。然而,暴力作用于勃起阴茎会导致阴茎折断,应该急诊处理。

阴茎的深度切割伤会严重影响其勃起的功能，也需要急诊处理。

睾丸和阴囊

睾丸损伤

众所周知，睾丸高度敏感。即使一点点轻伤也会让人感到非常疼。然而,对睾丸组织的损伤是很少见的。如果睾丸受到打击，一个小时后，你仍感觉到疼痛、淤青或者肿胀,打电话给医生或者去医院的急诊室。这些症状可能表明你睾丸内部组织受损,需要立即接受治疗。在做身体对抗运动时,男孩以及男性应该一直穿着运动护裆。

睾丸炎

睾丸炎是一侧或双侧睾丸发炎。双侧睾丸发炎的情况较少。睾丸炎是由细菌感染或者腮腺炎病毒引起的。由腮腺炎引起的睾丸炎可以通过注射麻疹、腮腺炎和风疹疫苗来预防。睾丸炎可能会并发附睾炎。

睾丸炎的症状包括睾丸肿胀、疼痛并高热。如果两侧睾丸都有炎症，这种炎症和感染会损害生育能力。

如果你有睾丸炎的症状,请尽快去看医生。医生会检查你的阴囊和前列腺,并且通过对你尿样的化验来判定炎症的原因。如果是细菌感染引起的睾丸炎，医生会给你开些抗生素。腮腺炎引起睾丸炎的治疗包括使用一些治疗疼痛的药物以及用于阴囊消肿的冰袋。

睾丸扭转

睾丸扭转又称睾丸上方的精索扭转，这种扭转会切断血液对睾丸的供给，从而引起睾丸缺血。睾丸扭转虽不常见,但会引起剧烈疼痛。需要立即接受治疗，以防止永久性地损害睾丸。在10~20岁之间，睾丸扭转发病最为常见，当然也会出现在其他的年龄段。这种情形会发生在剧烈的运动后，但是它的发生没有任何明显的原因。如果睾丸扭转没有在几个小时内得到及时治疗，它会影响生育,甚至要切除睾丸。

症状

最明显的症状是在睾丸没有任何受伤的情况下,扭转的睾丸突然剧烈疼痛（通常是某一侧的睾丸)。疼痛很剧烈以至于会让人恶心和呕吐。睾丸出现肿胀,而且你会发高热。如果你的睾丸自行复位，你会立刻从肿胀和疼痛之中感觉到突然轻松。虽然在一些情况下，睾丸会自行复位，但是你切不可延误治疗,等待睾丸自行复位。

治疗措施

你接受治疗越快，被治愈的概率就越大。医生会检查你的睾丸以确定症状不是其他情况引起的,如附睾炎。医生也许会对你做个超声波检查来查看一下睾丸的内部结构。治疗的第一步是用手复位已发生扭转的睾丸。如

睾丸扭转

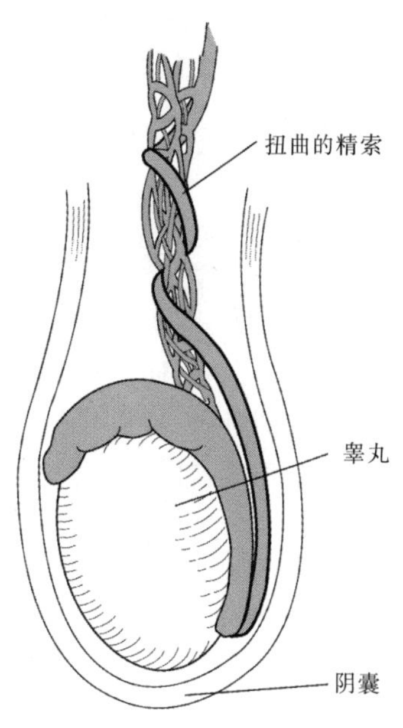

睾丸扭转不常见但是非常疼痛。这种情况需要紧急治疗。在精索发生扭转以及扭转产生对睾丸的供血不足的情况下,出现了睾丸扭转。扭转发生时,精索发生旋转,供应睾丸的血流出现障碍。

果这一步失败了，必须立即手术。在手术的过程中,医生会在阴囊上做切口，将精囊复位。然后将睾丸缝合固定。如果由于血循环极差乃至睾丸严重受损，医生会建议对另一侧睾丸进行固定，防止以后发生扭转。

鞘膜积液、精液囊肿和精索静脉曲张

阴囊的肿胀是这几种通常无损害情况的主要特征。鞘膜积液引起的肿胀是由于睾丸周围围绕的鞘膜腔内液体的过多集聚。精液囊肿的肿胀是发生在附睾内。精索静脉曲张的肿胀是由于来自睾丸的精囊静脉扩张引起。

精索静脉曲张

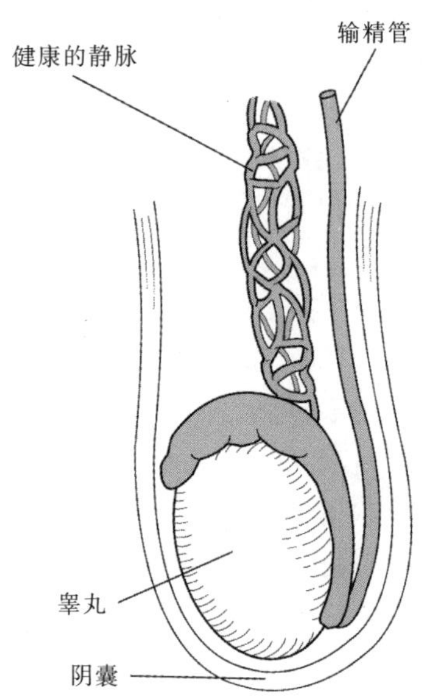

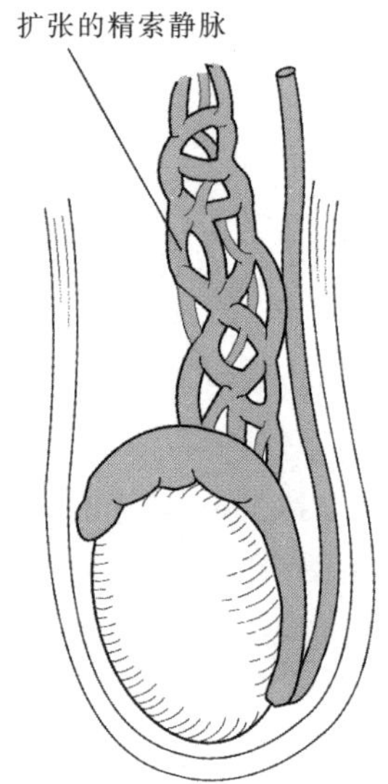

精索静脉曲张是睾丸流出的静脉扩张。精索静脉曲张会引起阴囊肿胀,也会减少精子的数量。

症状

以上任一种情况，阴囊会出现无痛性肿胀。精索静脉曲张的情况下,你会摸到阴囊里扩张的静脉;肿胀可以时轻时重，但是在你站立之时，肿胀会越发明显。腹股沟的疝气也会引起阴囊肿胀。

治疗措施

任何一种肿胀都不会对睾丸造成永久性的损伤。然而，如果发现你的阴囊有任何肿胀的迹象，应该去看医生，以便医生帮助你排除其他的原因。超声波检查能帮助医生进行诊断。

只有当肿胀让你感到不舒服的时候，你才需要对鞘膜积液、精液囊肿和精索静脉曲张进行治疗。对阴囊局部麻醉后，医生会用针和注射器抽出多余的液体，再注射一种药物以防止复发。如果阴囊内聚积大量的液体，需要手术吸除液体，并防止以后复发。

你应该穿上支撑性的内衣或者运动护裆来减轻精索静脉曲张带来的阴囊沉重感。因为肿胀的静脉影响睾丸里的精子制造,所以精索静脉曲张会降低你的生育能力,但是精索静脉曲张不会影响你勃起的功能。倘若精索静脉曲张妨碍生育,医生会为你做一个结扎精索静脉的手术。

附睾炎

附睾炎是指附睾部位发炎。附睾是一个盘曲的附在睾丸后缘的管道,输送精子到输精管。附睾炎通常是由肠道内的细菌(这种细菌不是通过性传播的)或者衣原体(通过性传播)引起的。对某些男性,附睾炎的原因不清楚。

症状

阴囊疼痛以及一侧睾丸后面肿胀是附睾炎发病的第一症状。几小时后会出现发热或身体发冷、阴囊发热,触痛,质地变硬。

治疗措施

倘若怀疑自己患有附睾炎,立即去看医生。医生将会帮你检查来确定你的症状不是由于其他情况，如睾丸扭转引起的。如果怀疑被感染了,医生会取你的尿样,同时取一些前列腺的分泌物来查明原因。会让你服用些抗生素来消除感染。

如果是衣原体引起的感染,性伴侣也要接受治疗。医生会建议你卧床休息，用冰袋消肿,并服用止痛药。

经治疗后，可能睾丸要肿胀几个月，才能恢复正常大小。阿司匹林或其他非甾体抗炎药可以帮助控制炎症的发展。偶尔可能会需要做手术来清除附睾里的脓肿。

隐睾症

有些胎儿，在出生前一侧或者两侧睾丸没有降到阴囊里,仍然停留在体内。这就会有损精子从睾丸中产生。隐睾症会增加不孕以及睾丸扭转的风险。

更严重的是，如果没有通过手术解决隐睾症，把睾丸拉到阴囊里正常的位置，隐睾症的患者患睾丸癌的概率是正常人的30~50倍。通常一发现隐睾症，就应该立即手术。手术最理想的时间是在两岁以前。

睾丸癌

睾丸癌是罕见的一种癌症,该疾病大多发生于15~35岁的男性。睾丸癌在黑人中鲜有发生。它通常指发生于一侧的睾丸，但也可能两侧的睾丸都患有此症。在绝大多数男性中，如果睾丸癌发现得早,接受治疗早,睾丸癌是可以被治愈的。患有隐睾症的人患睾丸癌的概率比正常人要高出很多。

症状

睾丸癌的症状为睾丸里出现硬肿块，该肿块会增长并扩大。这就是定期自检很重要的原因。通常,睾丸癌为无痛性肿块，但是它会引起炎症并加剧疼痛。

治疗措施

倘若你检查到你的睾丸里有肿块,应该去求医。医生会对你进行检查并排除其他的原因,如附睾炎。第二步是使用超声波进行诊断。如果怀疑是癌症，医生会做一个活组织切片检查。一旦活组织切片检查发现了癌细胞，需要做手术切除有癌细胞的睾丸及其周围的淋巴结。由于还有一个完整的睾丸,所以手术不会影响你的生育或者影响你的勃起功能。睾丸癌早期，只要进行手术就可以了。若在其他的阶段,必须对癌症进行放射治疗、化学治疗或者两者同时进行。如果睾丸癌发现得早，治疗效果非常好。

性行为

避孕和性传播疾病

和女人或男人发生性关系就有患性传播疾病的风险。如果你不只有一位性伴侣,你患性传播疾病的风险则更大。如果你不想生育孩子,你和你的异性伴侣必须采用某种避孕手段。乳胶避孕套或者聚氨酯避孕套是唯一既可以防止怀孕又可以避免染上性病的避孕方法,但是这种方法也不是百分之百可靠。除非戴上乳胶避孕套或者聚氨酯避孕套，否则肛交和口交也可能会传染性病。女性避孕套还没有被证实与男性避孕套一样有效。但是毋庸置疑的是,使用女性避孕套比不使用避孕套要安全得多。

为了最大限度地避孕，

夫妇们可以在使用避孕套的同时，结合采取一些更安全的避孕措施，如宫内节育器或者子宫帽。

性疗法

性疗法可以很成功地帮助你克服性抑制以及相关问题。找到一位可靠的性疗师，向医生咨询，或者打电话给医院，问医院的某个社会工作者，他可以把你介绍给某个性疗师。性疗师尊重你的价值观。

同性恋和双性恋

同性恋和双性恋的男性和女性，通常在自己孩童时期有了初次性意识时，就知道了自己的性取向。有很多理论是关于为什么人们会是同性恋。大多数科学家们相信同性恋和双性恋是性取向的正常变异。很明显，在全世界文化群体中，同性恋代表这些人中的5%~10%。双性恋的统计没有这么清晰。正如异性恋者，同性恋和双性恋也需要心理疗法来解决一系列的生活问题。但是，同性恋和双性恋者们不需要针对他们性取向的心理疗法。如果你需要帮助接受一个男同或女同的家庭成员，女同和男同的父母和朋友能提供帮助和信息。

男同性恋和双性恋健康问题

肛交会提高感染性传播疾病的风险。口交也会带来相应的风险。而预防这种风险最重要的手段就是在每次进行性行为的时候，使用天然乳胶或者聚氨基甲酸乙酯避孕套。同性恋及双性恋人群感染诸如疱疹病毒、人体免疫缺陷病毒(HIV，它会引起获得性免疫缺陷综合征)、乙型肝炎病毒、衣原体疾病、滴虫病等性传播疾病的风险较高。如果你或者你的性伴侣拥有多个性伴侣的话，感染性传播疾病的概率也将会提高。

男性性功能问题

正常勃起

勃起并不是仅仅涉及你的阴茎，你整个身体也涉及其中。当你的思维、感官引起对性的欲望时，性兴奋随之开始。接着，你阴茎中的末梢神经将释放某种化学递质，刺激阴茎中的血管扩张。这样使得阴茎中两个海绵体充血并扩张，从而造成了勃起。

阳　痿

阳痿（又称勃起功能障碍）指阴茎不能勃起。几乎每个男子在他生活中的某些情况下都有过阳痿的经历。偶尔勃起失败是正常的。但是当一个男性有性要求后，不能勃起完成性交的比率大于25%时，这种情况被认为是不正常的。

40岁阳痿的男子约占2%，但是这个比例随着年龄的增长而上升。这个比例在65岁以上的男性中超过了25%。虽然阳痿在年龄越大的男性中越普遍，但是这种疾病并不是衰老的必然结果，各个年龄段的人都可以治疗。

阳痿原因

损害循环系统的任何情形——包括抽烟、喝酒、缺乏锻炼、营养不良都可以导致阳痿。60岁以上的男人，阳痿的主要原因是动脉硬化，也就是人体的动脉变窄，制约了血流向阴茎。有糖尿病的人患阳痿的风险较高，因为糖尿病可以损害血管和勃起神经。神经损伤也会导致阳痿，阳痿还会发生在前列腺癌手术后，或者作为一种神经系统疾病的并发症，神经系统疾病包括脊髓损伤、帕金森病和多发性硬化症。

勃起问题:欧利瑞博士的建议

勃起问题(医生称之为勃起功能性障碍)是男性中非常常见的问题。多达2 500万个美国人都出现过这类问题。虽有报道40岁左右的青壮年男性有过勃起问题，但人们普遍认为随着年龄的增长,勃起问题越发显著。我们过去一直相信这些大都存在心理上的勃起问题，现在我们认为大部分勃起问题是由于器质性病变。

在过去的十年里，我们对这个问题的原因以及治疗方法的理解有了显著的提高。新的进展就是口服西地那非——一种壮阳药。对于适当的人群,这个药物是非常安全有效的。然而,那些20%~40%对此药物无反应的男性也不要气馁,还有很多其他安全有效的治疗方法。如今,没有人因为勃起功能性障碍默默承受着煎熬。几乎对于每个患者,我们都有着有效的治疗方法。

迈克尔·P.欧利瑞(医学博士、公共卫生硕士)
哈佛大学医学院布莱格姆妇女医院

一些处方药也会导致阳痿,甚至让病情加重。罪魁祸首包括治疗很多高血压、心脏病和抑郁症的药物。饮酒过度也会妨碍阴茎勃起,以及像可卡因那样的非法毒品也会影响勃起功能。男性睾酮水平低导致男性阳痿在所有的男性阳痿中低于5%。

阳痿男性中约15%有心理阴影,如焦虑、紧张、沮丧或者是两性关系上出现问题。性疗法能成功地帮助你克服性抑制以及相关的问题。

治疗措施

倘若医生怀疑是因为用药导致你阳痿的,他(或她)建议你停止用药(在严密的监督下)。

治疗阳痿的方法有很多。在美国,三种药被认为能治疗阳痿:西地那非(伟哥)、他达那非(西力士)、伐地那非(艾力达)。这三种药的工作原理相同。一般来说,一个男人的性欲被唤起时，大脑会向阴茎的末端神经输送信号，释放一种叫作一氧化氮的气体。一氧化氮刺激磷酸鸟苷的化学合成。磷酸鸟苷会引起阴茎中的血管扩张，加剧血流入阴茎形成勃起。随后，身体的酶使磷酸鸟苷失去活性。

治疗阳痿的药会导致磷酸鸟苷浓度增加，持续的时间变长。这些药物帮助大部分阳痿的人，不管他们的阳痿是由于生理因素还是心理因素引起的。然而,并不是所有的人使用这类药物都有效，它也不可能在每次尝试性交的时候都能让阴茎充分勃起。只有当男人的性欲被激起时,这类药物才起作用。药物本身不能增加性欲。

对于那些因为糖尿病或者前列腺手术而阳痿的患者，壮阳药的药效要比其他人低。而且,这些药物并没有被证明能提高那些没有患阳痿的男性性表现。

壮阳药副作用还包括20%~30%的人出现头疼、脸红以及胃肠道不适。至少有10%的人服用过多剂量的西地那非，会出现暂时性的色觉障碍。

任何男性服用硝酸盐或者肾上腺素受体阻滞剂药物,他就不能同时服用壮阳药。这样会产生严重的副作用。

西地那非和伐地那非在服用后30分钟内起效，药效持续4个小时。他达那非见效快,持续时间至少36个小时。西地那非和伐地那非应该在空腹时服用。

虽然三种治疗阳痿的药物似乎都同样有效,但是到目前为止,还没有足够的研究比较这三种药,并证明这一点。

其他药物 育亨宾和其

诊断阳痿

如果你经常或者一直阳痿,请咨询医生。医生将会知道你是否服过药物、有没有病、或者是否做过手术影响了你的勃起功能。医生会问你是否有时睡醒勃起或者通过自慰能使阴茎勃起。如果你有其中的一种情形,你可能不会有潜在的生理问题,而是你有心理问题。医生会问你是否有固定的性伴侣、工作压力如何。一系列的身体检查包括测量血压、检查生殖器和前列腺以及检查你神经反射和循环的一些测试。医生还会让你检查血液,以便查出导致阳痿的几个生理原因,这些原因有糖尿病、甲状腺疾病、催乳激素水平的增高或者睾酮水平下降等。

有个测试被称为夜间阴茎勃起功能监测,它是指在睡眠中,用一个小的测量器附在你的阴茎上检测是否勃起。这个测试能很有效地检查到你的阳痿是不是因为生理原因造成的。在每晚平均的睡眠时间里,正常健康的男人有3~5次勃起,每次持续至少30分钟。如果在你睡觉的时候,你的阴茎能勃起,那么你阳痿的原因很有可能不是生理上的。超声波一般用于检查阴茎动脉的直径以及动脉的血流量。另外,医生通过直接将血管扩张药注入你的阴茎来检查你的动脉,如果你的动脉是正常的,你会在10~15分钟内出现勃起。

他中成药也可以治疗阳痿,但是它们还没有被大型研究验证,或者它们的疗效有限。

前列地尔 前列地尔是一种前列腺素的药物,同西地那非一样,前列地尔增加阴茎的血流。与西地那非不同,前列地尔不是大量地吸收到血液中,因此,除了阴茎以外,它很可能对身体的其他部位产生副作用较少。可以用细小的针将前列地尔注射进阴茎的根部,或者以软颗粒的形式将其内置于阴茎部尿道里。与西地那非不同,即使没有性刺激,前列地尔也可以诱导阴茎勃起。

注射前列地尔后(在性交前20分钟),90%的概率会引起足以完成性交的勃起行为。它促使阴茎充分勃起,患者第一次注射前列地尔通常是在医生的诊室里,这样可以调整剂量并学会自己给自己注射。前列地尔最常见的副作用就是注射部位疼痛。前列地尔还会导致有些男性的阴茎异常勃起,这种异常勃起症可以通过在阴茎上注射肾上腺素来缓解。为了防止对阴茎里的海绵体的永久性损伤,肾上腺素针应该立即注射(无论是在医生办公室还是在急诊部)。

当前列地尔颗粒塞入阴茎的顶端(性交前5~10分钟),会让2/3男性阴茎的勃起持续30~60分钟。一半男性会感到短暂的轻微的不舒服。与前列地尔注射液相比,前列地尔颗粒不太可能出现长时间的勃起、淤伤和伤疤。多年来,对于反复使用前列地尔的效果(好或坏),尚未有过深入的研究。

真空泵助勃器 外部的真空泵疗法是一种无需任何药物和手术却能促使阴茎勃起的疗法。真空泵体系中包括一个透明的塑料圆筒,阴茎可以塞入这个圆筒。真空泵抽掉圆筒中的空气,创造一个局部真空的环境,使血被吸到阴茎的海绵体内。而套在阴茎底部的弹力圈使阴茎内阻止血液回流,并维持阴茎勃起的状态。真空泵疗法要求手法灵巧熟练。它的副作用有疼痛、阴茎的麻木或者阴茎的淤伤。

口服治疗阳痿的药物与注射前列地尔比较

下表中比较了治疗阳痿的药物和前列地尔(前列地尔是一种能被注射入阴茎的或者在性交之前能被内置于尿道中的药物)的优缺点。这些药物的相对有效性并没有得到确定,因为这些药物之间未进行广泛的比较性试验。初次研究表明,注射前列地尔可能最有效果。

优缺点	口服药	前列地尔注射液	前列地尔颗粒
导致不适或疼痛	不会	会(中度不适)	会(轻微不适)
在身体其他部位产生副作用(如头痛、视觉障碍)	会	会(偶尔)	会(偶尔)
没有性兴奋也会起作用	不会	会	会
恢复所有男性的正常性功能	不会	不会	不会
无论是生理原因还是心理原因引起的阳痿都能起作用	会	会	会(可能会)
已被证实能提高没有阳痿男人的性功能	不会	不会	不会
对于服用硝酸盐药物的男性、高血压或者低血压的男性以及近期心脏病发作的男性是危险的	会	不会	不会

阴茎假体 西地那非、前列地尔以及真空泵助勃器的成功使用降低了手术治疗阳痿的需求。手术治疗阳痿就是植入半硬性或充气的阴茎假体。最简单的植入指植入一对可弯曲的硅棒，通过这种方法，阴茎能一直勃起(隐藏在紧身衣下面很困难)，但是能向上和向下扳动。这种方法主要的优点就是失败率低。一个更复杂的充气装置是将圆筒塞入阴茎里,储液囊放置于腹部,泵置于阴囊。挤压泵将液体从储液罐移至圆筒,使阴茎变硬。另一种挤压恰好是逆转这一个过程。因为它们有更多的部件，这些装置比硅棒更有可能产生故障。

睾酮治疗 睾酮是男性激素。40岁以上男性的平均睾酮水平每年约降低1%。这种正常的下降不会有损健康男性的性功能。在大约5%的男性中,睾酮水平严重下降,激素替代疗法能帮助其恢复勃起。医生会开些注射剂、睾酮皮肤贴片或者睾丸凝胶来帮助恢复。贴片和凝胶保证血液中的睾酮水平更稳定。当睾酮治疗用于那些经检测睾酮水平低的男性时，这种治疗能帮助他们恢复性功能,增加肌肉的强度和体积。

心理疗法 如果男性阳痿不是因为潜在的生理原因,他们将从精神科医生、心理学家、性治疗师的治疗中获益。心理治疗旨在消除压抑，通过公开谈论性需求和一些实用的教学技术来提高一方或双方对性的态度。通常，接受性治疗的是双方性伴侣。

阴茎异常勃起症和阴茎硬结症

阴茎异常勃起症和阴茎硬结症是两种不同的阴茎勃起异常状态。

阴茎异常勃起症是一种罕见且危险的症状，它指的是在没有性刺激的情况下，阴茎持久的痛性的勃起。在阴茎异常勃起症中，正常循环阴茎的血流受阻于阴茎的海绵体中，从而导致不可缓解的性勃起。阴茎的持久性勃起会带给阴茎无法逆转的损伤，而且这种异常勃起会妨碍正常的勃起功能，所以应当急诊处理。镰状细胞性贫血、白血病、损伤控制勃起的血管或者前列地尔治疗阳痿的过度反应都会引起阴茎异常勃起。某些药物的副作用，如曲唑酮和氯丙嗪也会导致阴茎异常勃起。引起勃起的原因不同，治疗方法也不同。

阴茎硬结症是指勃起的阴茎弯曲，从而使性交困难。硬结症主要发病在40~60岁的男性，这种病症很疼。阴茎硬结病是由于阴茎内的瘢痕组织引起的，但是硬结病的原因至今尚未被查明。勃起时，瘢痕组织没有被血充满，这就导致了阴茎偏向瘢痕组织的一边。阴茎硬结病通常是轻微的，一般不会变得严重，在几年内，这种病症会自行消失。如果硬结症很顽固，并妨碍了你的性生活，应去看医生，在某些情况下，手术是很好的治疗方法。

早　泄

早泄是一种常见的病症，它指射精过早，即在前戏阶段或刚插入阴道之后就发生了射精行为。经常因为焦虑或者过度刺激，大部分男人偶尔会经历这种情况，早泄不能与任何的疾病相联系。然而，经常出现早泄会引起挫折感、不安的情绪，甚至引起伴侣的不满。

很多男性学会用挤压的方法控制早泄。方法很简单：如果你在前戏阶段感觉自己快要达到高潮之时，你或者你的伴侣用拇指和两根手指挤压你龟头的正下方，时间持续为20秒，这样做会抑制射精并能轻度减轻勃起。

半分钟后，继续的前戏使你的阴茎重新勃起。在你感觉快要射精时，再次重复挤压的方法。必要时尽可能经常使用这种方法，直到在没有射精的情况下让你的阴茎顺利地进入你伴侣的阴道。

延迟射精

延迟射精或者抑制射精是一种不常见的病症，它是指性刺激产生了正常的勃起，但是不会导致射精。原因可能是心理方面的或者生理方面的。在考虑心理帮助之前，咨询医生，询问一些潜在的生理原因。糖尿病和一些药物，如那些用来治疗高血压或者抑郁症的药物，会抑制性高潮。如果医生不能找到一个生理原因，性疗法将很有帮助。

血性精液

血性精液是一个医学术语，它指精液中有血，精液呈现淡红色、咖啡色或者红色。这种情形会令人不安，但是血性精液通常对身体是无害的。

在前列腺活组织检查后会出现短暂性的血性精液，前列腺炎也会导致血性精液。一般来说，血性精液会自行消失。但是，如果你多次发现你的精液中有血，去看医生，医生会帮助你排除任何严重的潜在病症，如前列腺癌。大部分情形下，无法发现血性精液的原因。

前列腺

前列腺炎

前列腺炎指前列腺发炎，这种炎症通常是由细菌引起的。前列腺炎不只是一种疾病而是四种疾病。

急性细菌性前列腺炎指细菌从尿道迁移至前列腺并引起前列腺感染。这是最典型的前列腺炎，病发突然并伴随高热、恶寒、关节肌肉疼痛以及明显的乏力等症状。此外，阴茎底部以及会阴部会出现胀疼，下背部也出现疼痛，直肠有坠胀之感。随着前列腺肿胀，会出现排尿困难，尿液流变弱。如果你不能排尿，这个情况比较紧急，很可能的是前列腺过于肿胀以致完全堵塞了尿流。

倘若你觉得患了急性细菌性前列腺炎，请立即去看医生。医生会检查你的前列腺并取尿样检查细菌。尿样和前列腺分泌物中大量的细菌和白细胞能证实诊断。抗生素的疗效非常显著，如联合应用甲氧苄氨嘧啶与磺胺甲基异噁唑或氟喹诺酮等药物。

即使你感觉好些，你也应该坚持服用完整疗程的药，防止再度感染。还有一些缓解症状的措施，如热水澡、大便软化剂或者止痛药（如阿司匹林或扑热息痛）。另外，喝大量的水以帮助冲洗尿路的细菌是很重要的。

慢性细菌性前列腺炎也是由细菌引起的，较常见的是老年男性的前列腺肿胀。慢性细菌性前列腺炎通常出现在一次急性细菌性前列腺炎之后。然而和急性前列腺炎不同，慢性细菌性前列腺炎是一种轻微的感染，这种感染在你不知不觉中出现并持续数周或者数月。

通常，受感染的男性不会出现发热，但是会受到间歇性尿路症状的困扰，如尿道刺激症（尿频、尿急、尿痛）或者是夜间尿频等。有些男性感觉下背部疼痛、直肠坠胀或者会阴部沉重。另外，有些男性感觉射精后疼痛，还有些男性出现血精。这些症状时好时坏，或由于这些症状都很不明显，所以很多男性都没有察觉它们。

如果你感觉也许得了慢性细菌性前列腺炎，去看医生，医生会帮你检查前列腺，并且检查尿道和前列腺分泌物中的细菌和白细胞。联合用甲氧苄啶和磺胺甲基异噁唑或氟喹诺酮组合类的抗生素来治疗，治疗时间是1~3个月。建议洗热水澡来缓解不适的症状。即使通过长时间的治疗，感染也可能会复发，但是可能因其他疾病使用抗生素时得到控制。

非细菌性前列腺炎是最常见的前列腺炎症。它的症状和慢性细菌性前列腺炎相似，在这两种疾病中，白细胞被发现于前列腺分泌物中。但是，在非细菌性前列腺炎中，通常是不存在细菌的。

一旦发现细菌感染，医生会使用抗生素。然而，由于基本没有细菌，抗生素通常不会减轻症状。正是因为这样，治疗目的为缓解症状，治疗包括洗个热水澡，排空前列腺分泌物——可以通过医生按摩前列腺来排空，也可以通过频繁的射精来排空。医生还会推荐你服用些止痛药，如阿司匹林或其他减轻炎症的非甾体抗炎药。此外，医生还会开些抗胆碱能的药物，这类药物通过减少膀胱收缩来减轻尿路症状。

前列腺痛主要的症状是前列腺部位疼痛。前列腺疼痛是一种持久的病症，它常伴有抑郁、焦虑或性功能障碍等其他症状。排尿也会异常，会出现尿流中断或弱流、尿急或尿频等症状。虽然前列腺痛可能出现在各个年龄段，但是这种疾病高发于青年到中年这段时期。

由于检查时，没有查出

前列腺问题，尿道也没有受到感染，前列腺分泌物里也没有白细胞，所以前列腺痛让医生感到很迷惑。最有可能减轻症状的药物是α受体阻滞剂药物,如哌唑嗪、特拉唑嗪和多沙唑嗪。这些药物可以让膀胱颈部的肌肉得到放松、使排尿通畅,但是这些药物必须谨慎使用，以防过度降低血压。

前列腺增生

前列腺增生，又称为良性前列腺增生或称为前列腺结节状增生，是前列腺的一种非癌症增生，这种增生会影响排尿。

男孩出生时前列腺很小，这种状况一直持续到青春期前。在青春期中,睾酮水平上升,前列腺开始变大。到了40岁以后，每10年睾酮水平下降10%。但是尽管睾酮水平下降,前列腺继续增大,直至老年。前列腺增生在青年男性中很少见，三十几岁人群的发病率低于10%。然而前列腺增生会影响一半以上60岁的男性,到了85岁,男性中患前列腺增生的概率高达90%。

症状

到了85岁,1/4的男性都患有前列腺增生的症状,需要接受治疗。大约一半患有前列腺增生的男性没有任何症状。在另一半男性的身上,增大的前列腺压迫尿道,有点像脚踩在浇灌花园的软水管上。尿液被阻塞,迫使膀胱更用力收缩，以便尿液顺利地被排出尿道。逐渐发展为尿道严重受阻，尽管你拼命用力仍然不能完全清空膀胱,但是当你想忍住排尿,这又增加膀胱压力。结果,你也许会感觉到好像想排尿,但

正常的前列腺腺体和增大的前列腺腺体

正常的前列腺

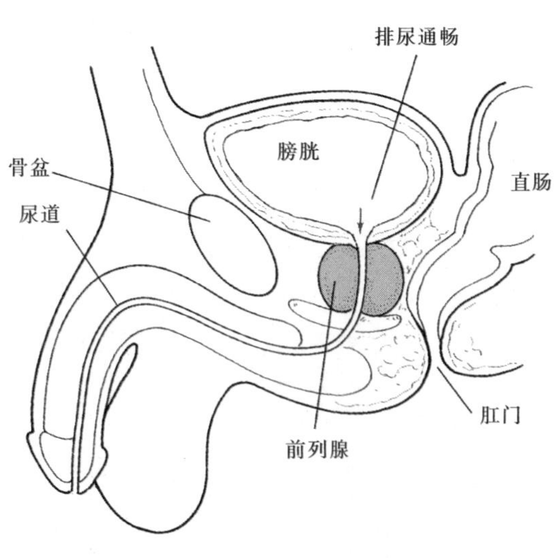

增大的前列腺

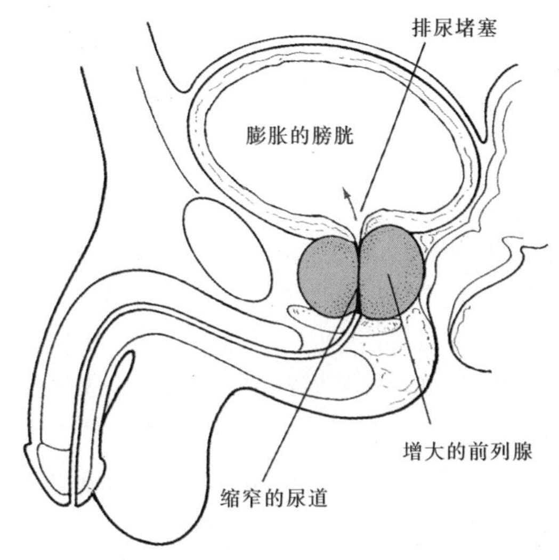

前列腺位于膀胱的正下方,在直肠的前面,环绕着尿道的上部。一个健康的男人,尿液经过前列腺尿道通畅地排出,增大的前列腺(*右图*)会使尿道变窄以至于使排尿受阻。

减轻前列腺增生症状

■ 避免在夜间饮用液体，尤其是酒精和含咖啡因的饮料。饮用液体会刺激尿的产生，从而增加夜间频繁上厕所的概率。

■ 减轻压力。紧张、有压力的人会更频繁地小便。

■ 咨询医生，以评估你正在服用的药物是否会引起或加重你的症状。此类药物包括利尿剂、抗组胺药、减充血剂、杂环类抗抑郁药(三环类抗抑郁药)、解痉和镇静剂。

■ 不要错过去洗手间的机会。排尿的越频繁，就意味着你膀胱的压力越小。花点时间去彻底排空膀胱将减少上厕所次数。

是出现排尿紧张。你也许还会出现排尿无力、尿线变细、尿不尽或者尿滴沥，即在你排尿后，你仍感觉好像还没有完全清空你的膀胱。此外，你还会出现尿频以及夜尿增多的症状。有些男性还出现尿失禁、小便不自主地流出。

某些药物会使症状变得更加严重，如增加尿量的药物利尿剂会加剧症状。其他的主要抗胆碱类药物可能因为引起膀胱收缩力量的减弱而导致出现问题。最终，消肿剂如伪麻黄碱让患前列腺增生的男性排尿更困难。

前列腺增生会引起并发症，需要就医。如果堵塞阻止膀胱的完全排空，会反复出现严重的尿路感染。患膀胱结石的风险也在增加。随着前列腺增大，尿道的血管会出现破裂，导致血尿。

倘若尿路堵塞长时间没有接受治疗，膀胱扩张以至于肾里的尿不能充分地排干净。如果情况严重，会导致肾衰竭。然而，这些严重的并发症并不常见。

治疗措施

医生会记录你的病史，询问你尿流情况以及出现这种症状的时间。医生会要求你做个直肠指检，还有可能做个前列腺特异抗原检测。根据你的病情，医生和你商量决定治疗方案，这些方案包括观察等待、药物治疗以及各种手术等。一些实验性的治疗方案，如激光手术和草药治疗法也曾被试用过。所有的治疗方案都是风险和收益并存，它们并不是对每个人来说都是合适的。

观察等待　如果你的症状不是让你感到特别困扰不安，医生会建议你什么都不要做，而是静静地观察你的病情。对于轻度或者中度前列腺增生的男性患者，观察等待是很不错的治疗方法。

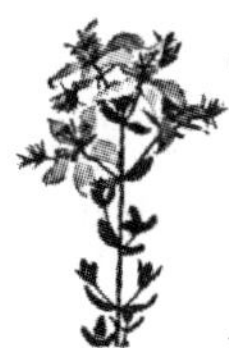

治疗前列腺增生的其他药物

在民间，将锯棕榈树的浆果用来治疗包括前列腺增生等男性生殖系统疾病的传统由来已久。虽然欧洲许多的研究显示这种疗法的确对症状有所改善，但是这些研究还没有达到目前的科学标准，所以需要更多的研究来评估此疗法的安全性和有效性。

其他在美国与欧洲被使用的草药包括普适泰、瑞典植物的花粉提取物以及黄芪等中草药制剂。尽管这其中某些疗法已经经过严格的临床研究，但研究结果仍然没有给出可靠的结论。务须牢记的是，虽然草药是天然的，并不代表着它们是安全的。与任何其他药物一样，如果在没有医生的监督下服用草药，都可能引起危险的副作用。

研究表明，不采取任何治疗措施，40%轻度前列腺增生的男性的病情好转，45%的男性病情不会有任何变化，还有15%的男性发现他们的病情会有所加重。

药物治疗法 总体来说，药物治疗的副作用要比手术治疗的副作用要低，这就是为什么很多男性选择药物治疗作为他们的首选治疗方案。非那雄胺(一种通过降低腺体中的雄激素来缩小前列腺的药物)，α受体阻滞剂(松弛前列腺和膀胱出口肌肉的药物)可以减轻前列腺增生的排尿症状。

非那雄胺的确可以缩小前列腺，但是疗效缓慢，通常改善病情需要3~6个月。大约4%的男性服用此药后会发生阳痿。非那雄胺也会降低前列腺特异性抗原水平，影响前列腺特异抗原测试的准确性。但是对于严重前列腺增生的患者，非那雄胺要比α受体阻滞剂更有疗效。

α受体阻滞剂如多沙唑嗪、坦索罗辛、特拉唑嗪通常在几天或几周内部分缓解70%男性的尿路症状。它主要的副作用包括晕眩、乏力以及血压过度降低。研究表明，α受体阻滞剂比非那雄胺疗效更快。

手术 几种不同的手术有助于治疗前列腺增生症。

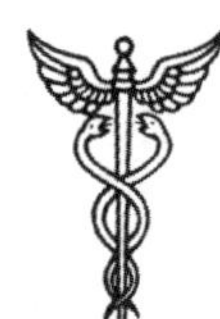

前列腺增生的治疗措施：巴里博士的建议

如果作为一个男人，你在排尿方面受到前列腺增生的困扰，那么最重要的问题是搞清楚你的症状对你的影响有多大。有着相同症状的两个男人可能会决定做不同的对策。如果你的症状对你并不产生多少困扰，那么你大可决定什么都不做，这样不需要冒任何治疗风险；除非你的症状加剧并成为困扰。如果你只是适度关注你的症状，那么你可以决定使用某一种药物，如果此药物存在副作用，你可以立刻停止服用。最后，如果你是真的被病症困扰，那么你可以选择接受手术。

迈克尔·J.巴里(医学博士)
哈佛大学医学院 麻省总医院

关于前列腺增生的传说与事实

传说：过多或过少的性活动会导致或加重前列腺增生症状。

事实：目前没有证据表明性生活习惯会导致或加重前列腺增生，或导致前列腺癌。

传说：前列腺按摩有助于缓解前列腺增生。

事实：在直肠指检中，医生可能会按摩前列腺以获得分泌物进行化验分析。按摩是为了获得样本以诊断患病原因，它是没有治疗效果的。

经尿道前列腺电切术是最常见的外科手术。术中将称之为电切镜的器械自尿道置入，通过前列腺电切镜，医生可以看见前列腺增生的部位，即尿道变窄的部位。医手操作电切镜中的电切襻切除过度增生的前列腺组织。这个90分钟的手术需要对患者进行全麻或者脊髓麻醉。术后，要求患者住院。通常，与药物治疗相比，经尿道前列腺电切术能更完全地治疗前列腺增生症。

经尿道前列腺电切术的主要副作用是逆行性射精。

经尿道微波热疗

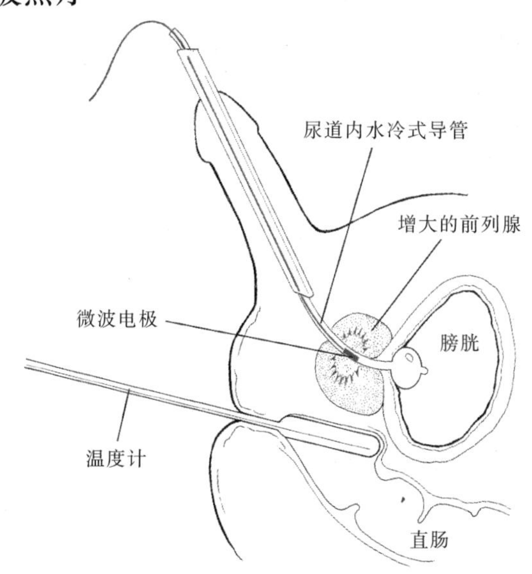

微波热疗是通过导管把小的微波电极置入阻塞尿道的前列腺内，温度计被置于微波电极正后面的直肠里。电极连接到电脑里，电脑控制前列腺温度，从而毁坏增生的组织。冷水流入冷水导管以至于尿道不会受损，患者也感觉不到热度。

经尿道前列腺切除术

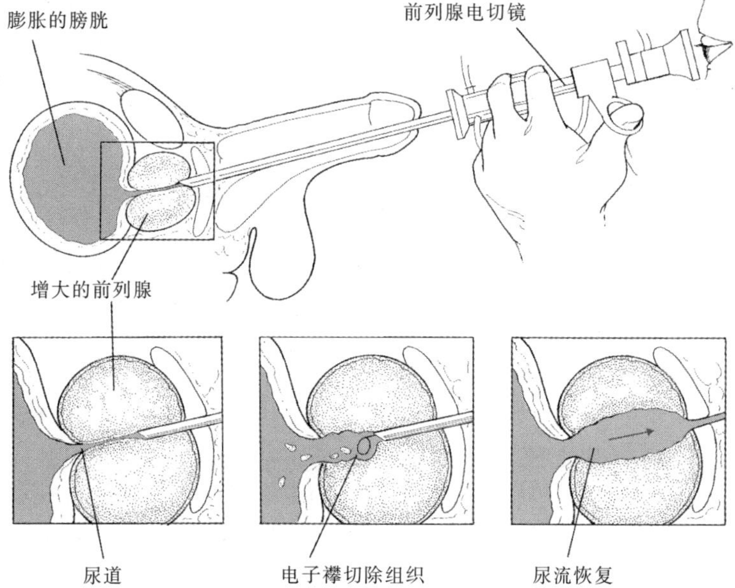

经尿道前列腺电切术是一种切除增生前列腺组织的手术。在此手术过程中，医生置电切镜到患者的阴茎尿道内以便能看清前列腺部位，再操作电切襻切除增生的前列腺组织，从而缓解了尿道堵塞。

逆行性射精是指精子不是从阴茎射出，而是反流到膀胱。虽然逆行性射精不会伤害身体，但是会导致不育。有些更严重但罕见的长期性副作用如阳痿、尿失禁以及短时期的副作用如出血、感染以及麻醉引起的并发症。

经尿道前列腺切开术比前列腺电切术损伤组织要少。切开术只是在前列腺处切个很小的切口。这个手术能缓解前列腺处压迫，让尿道张开。这个手术不需住院，并发症也少。但是这个手术只适用于轻度前列腺增生(约重30克)。

经尿道微波热疗是用微波来治疗前列腺，除去不需要的组织。微波热疗是通过导管把小的微波电极置入尿道，电脑控制前列腺内温度，传输足够多的热量加热前列腺，直至温度上升到50 ℃。经尿道微波热疗需要一小时，且患者不需要住院，也不需要全麻。

经尿道微波热疗的费用比前列腺切开术的费用要低，而且并发症更少。约60%或70%的男性愿意选择这种疗法，但是至少一半的患者在4年内需要再次治疗。植入起搏器、除颤器或者人工髋关节的男性不能接受此疗法，因为微波疗法会导致起搏器失调，加热人工髋关节的金属和塑料。这个手术在20世纪90年代后期被批准，

对于中度症状的前列腺增生患者，下图比较观察等待与手术(经尿道前列腺切除术)治疗的不同疗效

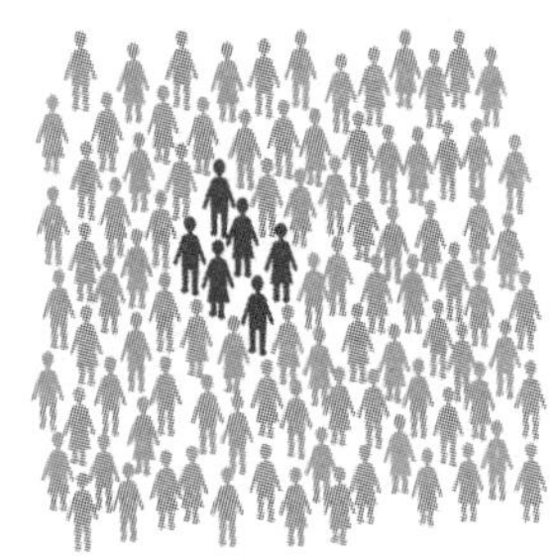

100 个接受“观察等待法”治疗的中度症状的前列腺增生患者，其中 6 人症状加重

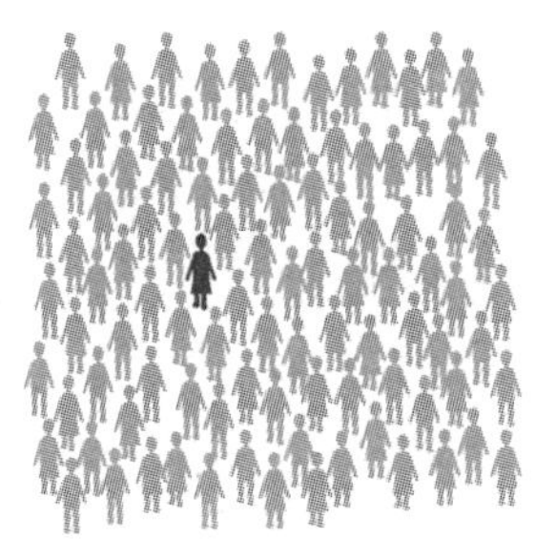

100 个接受手术治疗的中度症状的前列腺增生的患者，其中 1 人症状加重

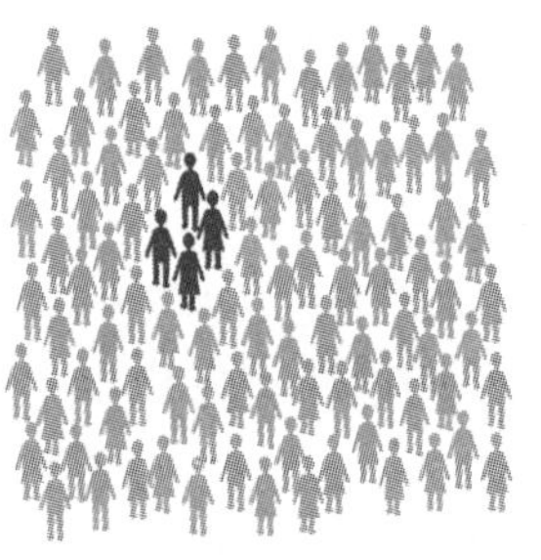

100 个接受“观察等待法”治疗的中度症状的前列腺增生患者，其中 4 人不能完全通过排尿来清空膀胱

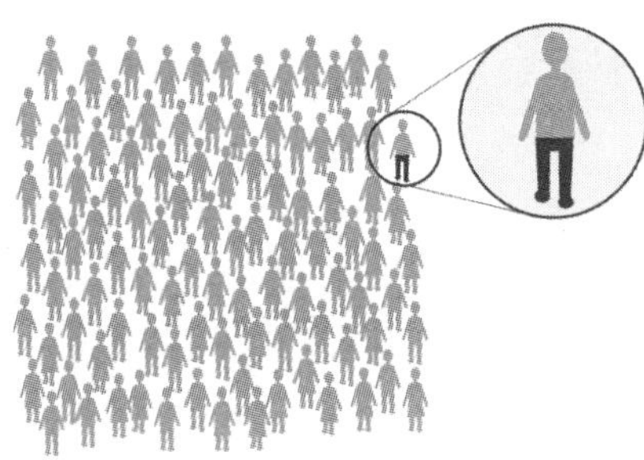

100 个接受手术治疗的中度症状的前列腺增生患者，人不能完全通过排尿来清空膀胱者不到 1%

而衡量它在治疗前列腺增生方面的疗效则需要更多的时间与经验。

实验性治疗

激光燃烧掉过度肥大的前列腺组织比前列腺电切术对组织的损伤要小。希望在缓解尿路阻塞方面,激光手术能和前列腺电切术一样有效，同时副作用更小。从长期的研究看来,还没有足够的证据能证实这个希望能实现。

超声引导下，经尿道激光前列腺切除术，通过超声波观察增生的前列腺及采用激光来切除。

直视下激光辅助前列腺切除术用内镜而不是超声波观察增生的组织。由于组织可以直观地看见，其切除增生的组织效果同超声引导下激光前列腺切除一样，但切除效率前者比后者要快得多,通常不会超过20分钟。

气囊扩张术原理同血管成形术。这个手术是将一根头端带有未充气的气囊导管通过阴茎置于狭缩的尿道。到达准确位置后，注入盐水至气囊,让气囊膨胀。这种疗法扩张了尿道的管径,前列腺组织向外挤压。气囊扩张术的长期有效性仍存在疑问。很多男性在接受此疗法后,泌尿症状立即缓轻,但是在几年里这些症状会经常复发。

前列腺尿道支架是将一个小的、螺旋网状管置于前列腺部位变窄的尿道，支架膨胀后,使尿道腔变宽,让患者排尿通畅。

前列腺癌

前列腺癌是美国男性癌症死亡的第二大原因，仅次于肺癌。

有些前列腺癌生长迅速并很快地扩散到身体的其他部位。但是,更常见的是前列腺癌生长缓慢，在几年内或者十几年内不会扩散。在美国男性的一生中，患早期和低危性的前列腺癌的概率约有30%。患扩散性前列腺癌的风险只有10%。

一个男性因前列腺癌去世的概率只有3%。这说明2/3

他们中的大部分人是死于其他的原因。

与前列腺癌相处

“手术(前列腺癌根治术)后,我发现恢复时期非常艰辛。而前列腺癌支持小组则对我的恢复过程给予了很大的帮助。

起初,如果听到任何关于前列腺癌的话题我都不想谈论,我将会毫不犹豫地走开。但我很快了解到,在这里至少有一群曾经历过我正在经历的种种困难(如恢复缓慢、肿瘤复发、阳痿或尿失禁)的男性。事实上,他们对前列腺癌恢复过程中可能遇到的困难比外科医生更加了解。很多小组还为伴侣们提供‘一对帮一对’的小会谈。针对如何处理这种疾病特有的‘亲热’难题,起到巨大的帮助。

后来,我开始去参加这些聚会,即使那时我仍然需要一个绑在腿上的袋子和导尿管来收集尿液。对此,支持小组的同伴们给予了我巨大的支持,以至于以后我也能这样去看电影了。支持小组会帮助你了解到如果你可以习惯并克服这些问题,那么情况将变得更好。有很多人也经过同样的事情,其中有些人的情况也许比我更糟,但是他们仍然保持微笑。”

迈克尔·科达(总编辑),西蒙与舒斯特(《男人之间》的作者)

患前列腺癌的男性在前列腺癌发病前就死于其他的疾病,只有1/10的男性死于前列腺癌。

如果医生能预测哪些癌症发展迅速、哪些癌症发展缓慢,他们会根据不同的情况采取不同的治疗方案。但是没有好的方法能够预测哪种癌症需要积极治疗。拥有与正常前列腺组织外观差异显著且格里森指数较高的细胞的肿瘤趋向于更具浸润性。 然而,大部分癌症的格里森指数都处于中间级,提示他们的行为表现将不可预测。研究人员正在尝试用基因方法建立预后制定标准。

危险因素

前列腺癌无法免疫。如果你处于下面的几种情况,你患病的危险可能高于平均水平。

55岁及以上的男性 因为前列腺癌是老年男性的疾病,所以随着年龄的增长,患病的概率也在增加。3/4以上的前列腺癌发生在65岁以上的男性身上,约有40%的80岁的男性患前列腺癌,尽管他们中的大部分人是死于其他的原因。

前列腺癌家族史 若一个男性的父亲或者兄弟患有前列腺癌,他和一个没有父亲或兄弟患前列腺癌的男性相比,患此病的概率要高出2~3倍。如果一个男性有两个或两个以上的直系亲属(父亲或者兄弟们)患前列腺癌,那么他患此病的风险要比别人高出10倍以上。

高脂类饮食 虽然人们吃的食物和前列腺癌的关系并没有得到证实,但是越来越多的证据表明,高脂类食物特别是动物脂肪会增加患前列腺癌的概率。有一种理论是高脂类的饮食会增加人体内性激素的产生,相应地增加患前列腺癌的风险。

抽烟和酗酒 抽烟和酗酒一样会增加患前列腺癌的风险。

食物中硒过低 最近很多的研究表明,男性饮食中的矿物质硒过低会让他们更容易患前列腺癌。但是没有证据可以证明补充硒是对身体有利的。

早期的检测和诊断 前列腺癌的治愈率是非常惊人的,大约95%的早期恶性肿瘤局限在腺体内时,它们的治愈率非常高。但是,一旦癌细胞已经转移到淋巴结、骨骼、肝脏、膀胱或者直肠,治愈率就极其低。在早期阶段,前列腺癌没有任何症状，筛查技术——直肠指检和前列腺特异抗原测试是发现前列腺癌的主要手段。

40岁以上的男性，每年都被要求做直肠指检。在这个检查中，医生会戴上手套将涂了润滑剂的手指塞入你的直肠，检查前列腺腺体，看看腺体的大小以及腺体里是否有肿块或者很硬的部位。这个检查不到一分钟，会有点轻微的不适。医生还会检查直肠壁上是否有不正常的肿块及是否有血便。

前列腺特异抗原测试

在男性健康方面，前列腺特异抗原检测是一种重要

直肠指检

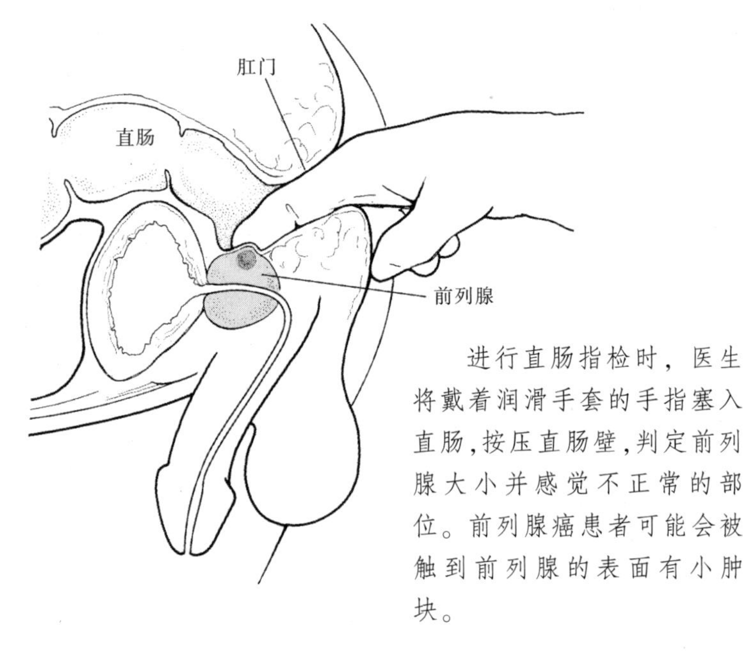

进行直肠指检时，医生将戴着润滑手套的手指塞入直肠，按压直肠壁，判定前列腺大小并感觉不正常的部位。前列腺癌患者可能会被触到前列腺的表面有小肿块。

提高前列腺特异抗原(PSA)检测准确性

医生会根据直肠指检的结果，帮助你理解PSA值及其重要性。当你有任何问题的时候请医生给你解释。医生们正在评估多种不同的方法来提高PSA的准确性。这些仍处于实验阶段的方法考虑到了许多不同的因素，具体有以下几类：

①游离前列腺特异抗原。前列腺特异抗原在血液中以两种不同的方式存在：结合到其他蛋白质或游离的。当游离前列腺特异抗原与总前列腺特异抗原的比值小于25%时，得癌症的概率将会上升。计算这个比例可能比只测量总前列腺特异抗原值有一定的改善。然而，需要更多的研究来验证这一方法。

②前列腺特异抗原速率。虽然前列腺特异抗原水平往往随着年龄的增长而上升，但如果它增长过于迅速，可能是患癌症的表现。前列腺特异抗原速率反映了变化率。许多医生每年都会检测PSA水平，如果年均增长超过0.75纳克/毫升，则结果令人担忧。虽然理论上成立，实际上前列腺特异抗原速率这一方法的准确性尚未得到证实。

③年龄调整法。由于前列腺特异抗原指标与健康男性年龄的上升成正比，一些研究人员认为，年龄应该是解释前列腺特异抗原检测结果的一个因素。研究者们已经提出了几个根据年龄调整的标准。以下为已经证实的正常范围：

年龄在40~49岁：0~2.5纳克/毫升；年龄在50~59岁：0~3.5纳克/毫升；年龄在60~69岁：0~4.5纳克/毫升；年龄在70~79岁：0~6.5纳克/毫升。直到这些标准通过进一步的研究证实，大多数医生仍将正常上限设定为4.0纳克/毫升。

体格检查正常与否与患前列腺癌的危险性：通过 PSA 检测及体格检查，医生会初步诊断你是否患有前列腺癌，但是仍然需要许多方法进行确诊。如图所示，一些前列腺癌患者 PSA 值正常，体格检查正常；相当一部分人 PSA 值及体格检查不正常，却又不是前列腺癌。

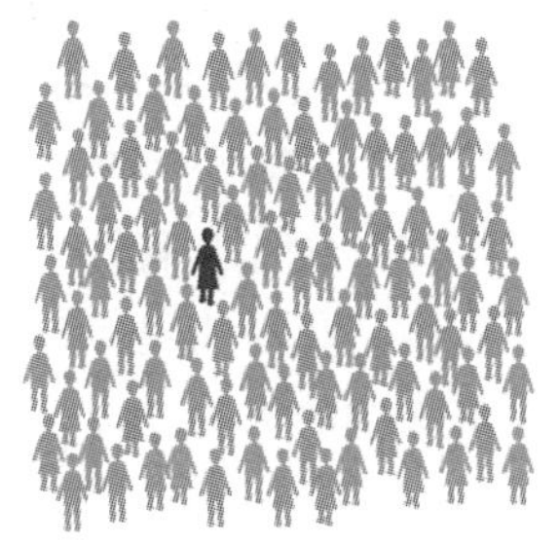

100 个前列腺特异抗原值为 0~1.9 纳克/毫升且体格检查正常的男性，其中有 1 人患前列腺癌

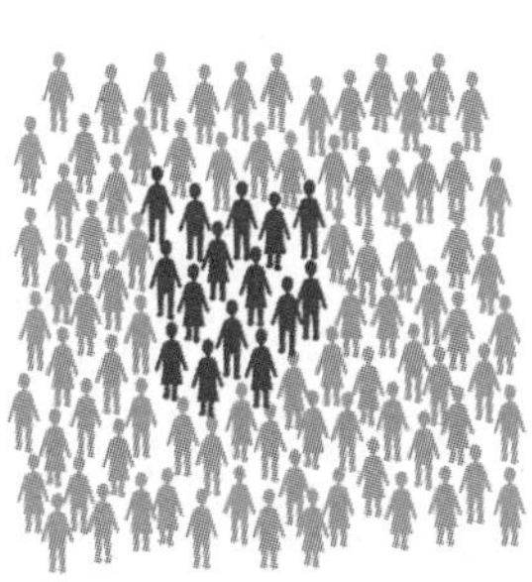

100 个前列腺特异抗原值为 2~3.9 纳克/毫升，且体格检查正常的男性，其中有 15 人患前列腺癌

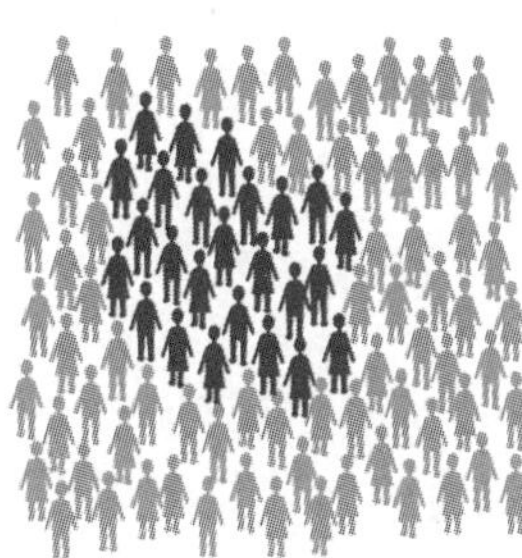

100 个前列腺特异抗原值为 4~10 纳克/毫升并接受正常体检的男性，其中有 25 人患前列腺癌

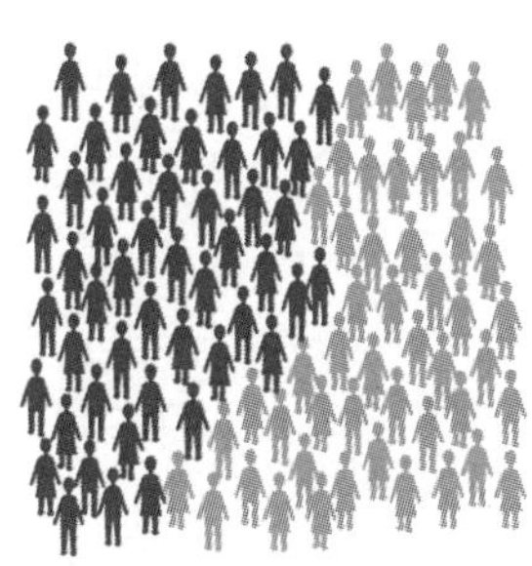

100 个前列腺特异抗原值为超过 10 纳克/毫升并接受正常体检的男性，其中超过 50 人患前列腺癌

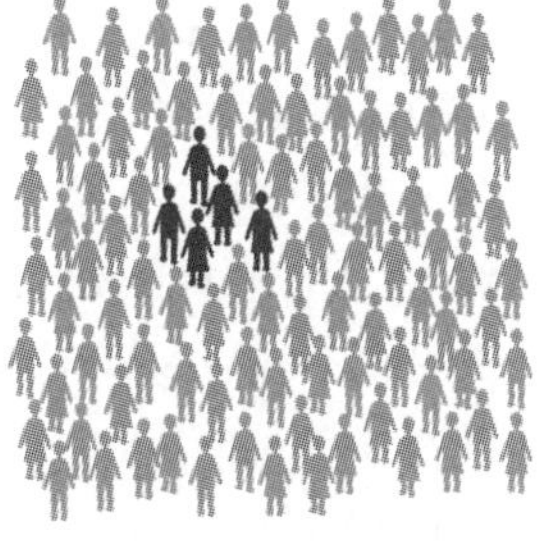

100 个前列腺特异抗原值为 0~1.9 纳克/毫升体格检查异常的男性，其中有 5 人患前列腺癌

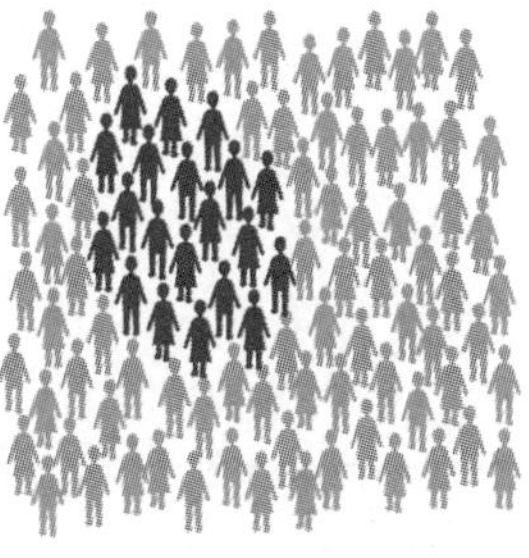

100 个前列腺特异抗原值为 2~3.9 纳克/毫升并接受异常体检的男性，其中有 20 人患前列腺癌

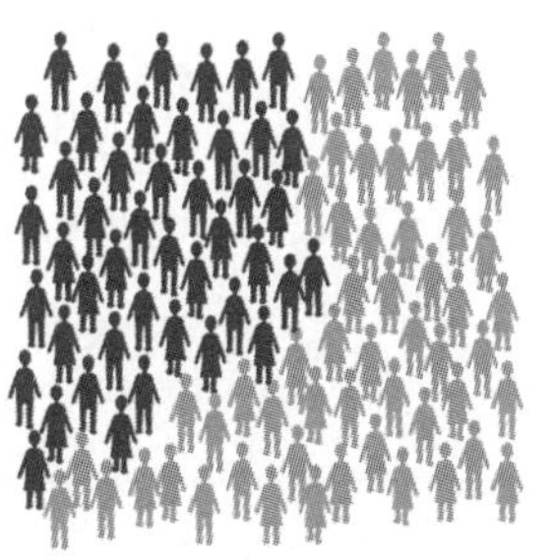

100 个前列腺特异抗原值为 4~10 纳克/毫升并接受异常体检的男性，其中有 45 人患前列腺癌

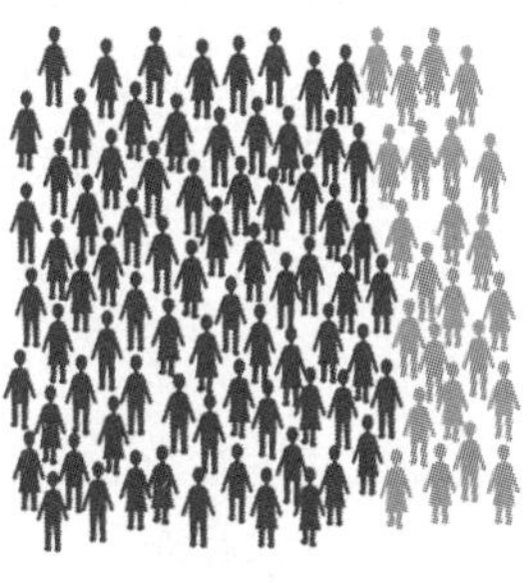

100 个前列腺特异抗原值超过 10 纳克/毫升并接受异常体检的男性，其中超过 75 人患前列腺癌

的却饱受争议的检查手段。前列腺特异抗原是前列腺腺体产生的一种蛋白质。虽然大部分这种蛋白质在射精的时候进入了精液，但是仍有一些进入了血液，在血液中可以被检测出来。很多患前列腺癌的男性血液中的前列腺特异抗原指标上升，但是也有很多男性没有患前列腺癌，他的前列腺特异抗原指标也很高。对于正在治疗前列腺癌的男性，前列腺特异抗原检测是一个判定治疗是否有效的重要手段。

但是，对健康人群做 PSA 检查，筛查前列腺癌的做法是有争议的。一些权威组织认证此项检测作为所有男性的一项年度体检指标，美国黑人或者有前列腺癌家族史的人从 40 岁开始，其他的男性从 50 岁开始。尽管有这些指南，其他组织对没有任何异常或体检没有任何前列腺癌征象的男性，进行前列腺特异抗原检测筛选的必要性表示怀疑。

为什么会这样呢？前列腺特异抗原检测是较以前血

前列腺癌的筛查：肯多夫博士的建议

人们常常问我是否应该对男子做前列腺癌筛查。不幸的是，没人知道答案，因为目前还没有任何研究给出一个明确的答案。大多数人都明白，前列腺癌筛检像所有的测试一样，并不完美。大部分人也知道，很少发现50岁以下男性得前列腺癌。

然而，更加难以解释的是，很多男人在前列腺的内部有一个非常小的、生长缓慢的癌组织，而此癌组织是不太可能扩散的。因此，患有此种癌症的男性甚至不需要知道它或者治疗它。随着男性年龄的增长，这种癌症扩散的可能性增加。这些人更可能带有这种癌症去世，而不是死于这种癌症。因此，在一般情况下，我认为对预期寿命不到10年的男性进行前列腺癌的筛查是没有必要的。

另一方面，前列腺癌是一种破坏性很强且致命的疾病。因此，我建议对50岁以上且预期寿命大于10年的男性进行前列腺检查。此外，对患此病风险较高的人群如父亲或兄弟患有前列腺癌的人群进行筛查是比较合理的。

飞利浦·W.肯多夫（医学博士）
达纳-法贝尔（癌症研究所）
哈佛大学医学院

IGF-1 水平与患前列腺癌风险之间的关系

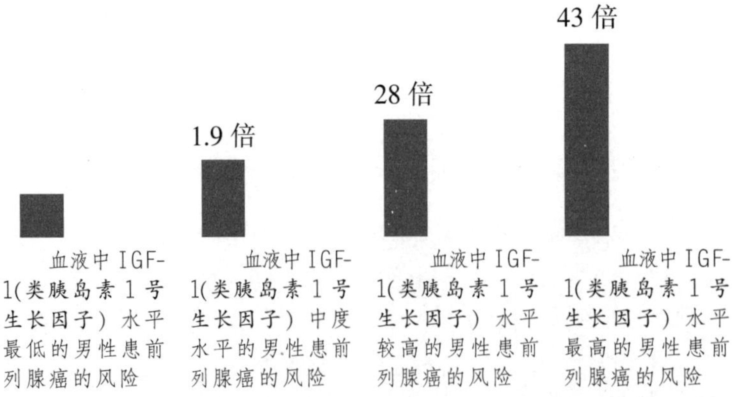

血液中IGF-1（类胰岛素1号生长因子）水平最低的男性患前列腺癌的风险	血液中IGF-1（类胰岛素1号生长因子）中度水平的男性患前列腺癌的风险	血液中IGF-1（类胰岛素1号生长因子）水平较高的男性患前列腺癌的风险	血液中IGF-1（类胰岛素1号生长因子）水平最高的男性患前列腺癌的风险
	1.9倍	28倍	43倍

癌症在体内的自然物质的刺激下生长，这种自体物质被称为生长因子。血液中类胰岛素1号生长因子偏高的男性更可能患前列腺癌。与血液中类胰岛素1号生长因子水平最低男性相比，血液中类胰岛素1号生长因子水平最高的男性患前列腺癌的风险是他们的4倍。类胰岛素1号生长因子血液检查是一种新的检测，它能帮助确定高危患者。

液检查前列腺癌的一个明显的改进，也是目前可用的早期诊断的最好方法。但是，这种方法远非完美。它会产生虚假的错误信息，也就是说，20%~40%患前列腺癌的男性的前列腺特异抗原指标是正常的。一些反对使用前列腺特异抗原测试的人担心一个“正常的”前列腺特异抗原指标测试结果会让男性（和他们的医生）错误地安下心来。检测也会出现假阳性。多达3/4男性有过高的前列腺特异抗原指标，但是他们不是患前列腺癌而是患有前列腺炎或者非癌症性的前列腺增生。

反对使用前列腺特异抗原测试作为筛选检查的学者认为，大部分前列腺特异抗原指标升高的男性生活在恐惧之中，他们害怕患前列腺癌，在他们未收到没有患癌症的通知之前，这些男性还得接受其他的检查（检查后发现对于非癌症患者，这些检查是完全没有必要的）。这些其他的检查浪费时间、引起身体上的不适而且费用高昂。而对于大部分检查结果“不正常”的男性，这一切都是不必要的。即使没有接受治疗，很多前列腺癌也都处在无进展状态，所以广泛地使用前列腺特异抗原检测可能导致对很多静止肿瘤不必要的过度治疗。

前列腺癌的直肠超声图像

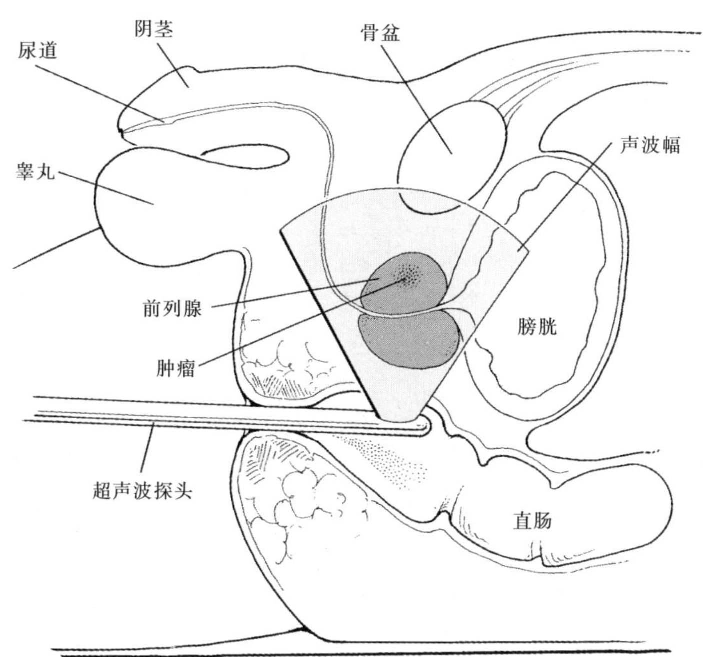

直肠超声是前列腺癌超声图像的一种标准检测方法。超声转换器置于直肠里对准前列腺发射超声波。探头捕捉返回的超声波，并转化成电子图像呈现在屏幕上。直肠超声可以显示很小的肿瘤，也可以显示医生不容易察觉的位置深的肿瘤。

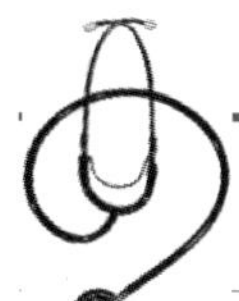

前列腺癌：与医生交流的话题

如果你已经被诊断患有前列腺癌，那么这里列举了一些你可能需要与医生讨论的问题。

- 你对我癌症阶段的最佳估计是什么？
- 你可以解释一下你是如何得到这个推测的？
- 你可以通过直肠指检、活检、超声或磁共振成像(MRI)等数据来估算一下肿瘤的大小吗？
- 直肠指检、超声波或磁共振成像(MRI)的结果有没有显示肿瘤突破前列腺组织？
- 你对癌症潜在扩散的最好估计是什么？
- 我应该接受治疗吗？若是，如何进行？
- 如果不寻求治疗，我的病情将受到怎样的影响？

直肠超声和活检 如果前列腺特异抗原指标高或者如果直肠检查发现任何可疑之处，医生会用直肠超声显示前列腺的图像，指导穿刺活检的部位。在超声波检查中，患者被要求侧躺，一个探头被塞入直肠。这个检测是无痛的，只需几分钟。如果从可疑部位取出活检标本证实为前列腺癌，医生会采用CT扫描或核磁共振成像检查评估癌细胞是否扩散到周围组织，包括淋巴结。骨骼扫描可以发现全身骨骼内部是否有癌肿转移。这些手段有利于医生对癌症分期。

分期

前列腺癌的进展分为几个期。早期，也称T_1期，癌症仅限于腺体中，癌细胞太小了，以致医生不能通过直肠指检查出，也不能通过经直肠超声发现。第二期(T_2期)，癌症还是在腺体中，但是医生可以通过直肠指检检查出来。在第三期(T_3期)，癌症几乎侵入整个腺体，穿破前列腺包膜。在M期，癌细胞扩散(转移)至盆腔的淋巴结或者身体的其他部位，如骨骼。癌症的扩散会导致后背、臀部或者大腿上部疼痛。当诊断出癌症后，对癌症的预后和治疗取决于癌症的分期。若癌症在第一或第二期被诊断出来，通常可以被治愈；若是在M期被诊断出来，患者平

前列腺癌的阶段

第一阶段

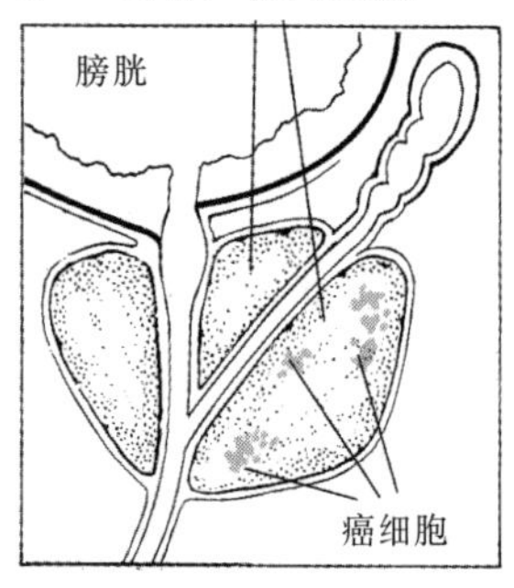

癌肿太微小以致在直肠指检中很难发现(T_1)

第二阶段

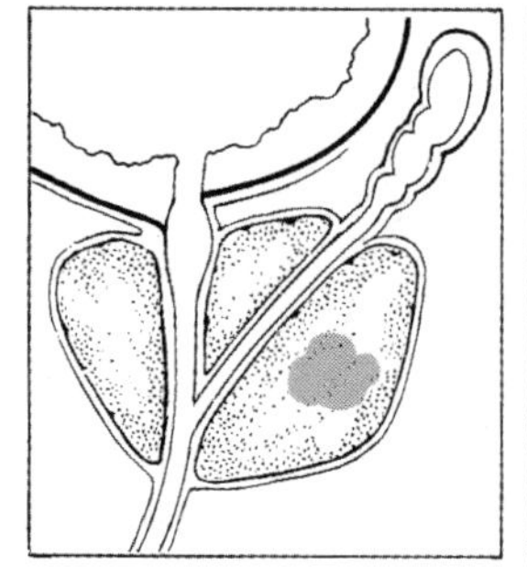

癌肿在一叶的前列腺上扩大,在直肠指检中能被发现(T_2)

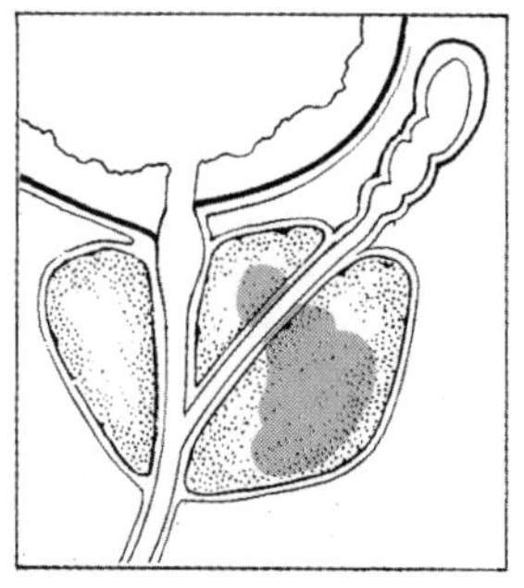

与左图相比，出现更大的肿瘤，但这个肿瘤仍只是局限在前列腺腺体中(T_2)

第三阶段

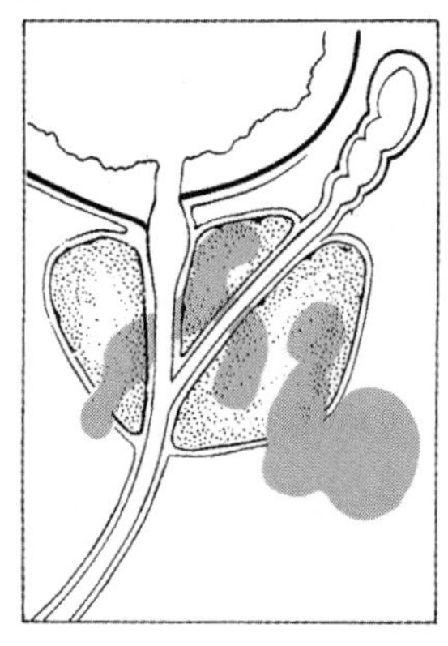

癌细胞扩散并突破了前列腺包膜(T_3)

癌症中期

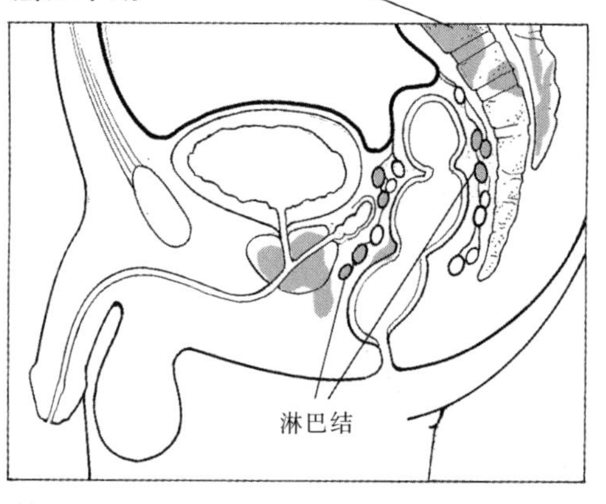

癌细胞扩散到附近的淋巴结以及脊椎[M期(远处转移)]

当确诊为癌症时，前列腺癌患者的预后取决于癌症所在的阶段。从第一阶段(T_1)到癌症晚期(M)这四个阶段通常是来描述癌症扩散的程度。如果在第一和第二阶段癌症被检查出来,它是可以被治愈的。若是在晚期被发现，平均存活率大约是3年。

均存活的时间大概只有3年。

医生也可以通过使用其他的评估指标来预测前列腺癌的预后。格里森肿瘤评分系统就是以癌细胞的形态为基础。如果癌细胞与正常的前列腺组织细胞差别很大,它们被称为低分化细胞。医生们在显微镜下面检查前列腺组织，随后再将癌细胞从1至5分级。1级癌细胞看上去最正常,5级癌细胞是恶性度最高的,2级、3级以及4级癌细胞处于这两种极端之间。由于单一活检的癌细胞形态各异,所以病理学家们分别将两个最具代表性的癌区域进行评分,再将两者相加，得出格里森评分总分。总分为1、2、3或4分的肿瘤预后良好,8、9或10分的肿瘤预后极差,5、6、7分的肿瘤预后在两者中间。

最近的研究已经证实，与癌症相关的基因会帮助医生从活检样本中做个更准确的预测。

令人担忧的前列腺症状

大多数前列腺癌不会引起任何症状，直到他们已经超越了腺体本身开始扩散。事实上，前列腺症状通常是由前列腺炎或前列腺增生引起，而不是癌症本身。如果有下列问题，你应该去看医生：

- 小便频繁，尤其是在夜间。
- 开始或停止排尿时较为困难。
- 小便无力或小便中断。
- 无法排尿。
- 小便时感到疼痛或烧灼感。
- 射精时感到疼痛或者精液带血。
- 尿液中含有血液。
- 经常感到下背部、臀部或大腿处疼痛或僵硬。

治疗措施

尽管前列腺癌是一种常见的疾病，但是医生们仍在争论哪种治疗措施最有效，这是因为治疗方法的比较性研究还不完善，目前年龄、癌症的分期以及格里森肿瘤评分系统用来确定最好的治疗方法。

观察等待 也叫观察随访，这种疗法无需任何立即的治疗方案。这种疗法通常适用于第一期或第二期以及格里森评分低的患者（这表明了癌症生长缓慢），也适用于年纪大且有可能在前列腺癌恶化前死于其他疾病的男性。上了年纪的男性在治疗中可能会面临更大的风险，治疗的风险可能比癌症本身更糟糕。医生通常在观察等待的同时，建议患者进行后续前列腺特异抗原测试以及定期进行直肠检查。

放射治疗 对于早期前列腺癌（T_1期和T_2期），采用放射治疗杀灭癌细胞，替代等待观察和外科手术。对于已经扩散出腺体的癌症患者或者对于年纪大的或健康状况不佳的男性以及不能接受手术的男性，放射治疗是一个值得推荐的治疗方案。

医生会监测你放射后的反应，如果前列腺特异抗原测试显示指标已经下降至每毫升一纳克，继续接受放射治疗。

有两种放射治疗方案——外部照射和近距离放射疗法。

外部照射治疗中，射线直接对准前列腺肿瘤（有时对准附近的淋巴结）进行照射，一周5次，至少连续照射7周。它的副作用包括腹泻、直肠出血、阳痿以及很少见的尿失禁。

近距离放射疗法（这是一项较新的、有前途的技术，但是对它研究的并不多）是用针头将放射性物质的粒子或颗粒植入到前列腺腺体中，埋藏的粒子在腺体中进行放射治疗。这些放射性物质的颗粒被置于接近肿瘤的部位，远离健康的组织。在这个过程中，超声被用来帮助医生进行肿瘤定位。这个疗法需要住院几天，因为放射物被紧置于肿瘤的旁边（外部射线照射不可避免地把健康的组织暴露在射线中），这种治疗很少有副作用。

倘若手术不能完全切除所有前列腺里或者其附近的癌细胞，放射治疗有时在术后做辅助治疗。其使用的目的在于放射治疗可以杀死手术残留的癌细胞。

手术 前列腺根治术是切除前列腺的外科手术。手术通常是在下腹部切口，有时做会阴部切口来切除前列腺，有时需清扫盆腔淋巴结。

最适合接受此类手术的患者是癌症局限在腺体内部（即癌症还在T_1和T_2期），或者

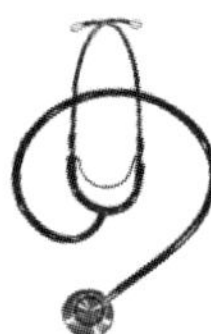

雄激素剥夺治疗：与医生交谈的话题

下面列出了一些问题，都是医生可能在你使用激素剥夺治疗法治疗前列腺癌以后可能问到的问题：

■ 你失去性欲了吗？

■ 你有潮热吗？

■ 你有腹泻吗(如果服用氟他胺或比卡鲁胺)？

■ 你有背部疼痛并向腿部放射吗？你的腿是否感觉无力？你是否失去了对大小便的控制？(如果癌细胞已经扩散到脊椎，造成椎体骨折或脊髓神经的压迫，这些都可能发生。)

■ 你骨头感觉疼痛吗？在负重活动时加重吗？(这可能表明，癌细胞已经扩散到骨头。)

■ 你的腿或阴囊肿胀吗？你定期排尿吗？(肿瘤可以压迫侵犯输尿管，影响尿液从肾脏到膀胱的引流，并导致肾脏损害。)

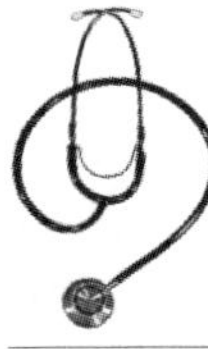

前列腺切除术：与医生交谈的话题

下面列出了当你做了前列腺切除手术以后(前列腺根治术)，可能与医生讨论的一些问题：

■ 病理检查发现了什么？被癌细胞侵袭腺体有多少？

■ 癌细胞只局限于腺体内吗？

■ 有癌细胞穿破前列腺包膜吗？

■ 切除病理组织最外层边缘的部分是有肿瘤的吗？我的精囊是否被侵犯？我的淋巴结有转移吗？

■ 我确切的病理学肿瘤分期和等级是什么？

■ 在这些信息基础上，我治愈的可能性有多少？

年龄在70岁以下或者预计至少再活10年的男性。前列腺根治术的副作用包括尿失禁(小便失去控制)、阳痿以及失血。最近几年，由于手术技术的提高，减少了出现这些副作用的可能性。咨询你的医生有关阳痿和尿失禁并发症的概率。

雄激素剥夺疗法 雄激素刺激前列腺细胞。雄激素包括睾酮和其他男性激素。除去这些激素的影响会减缓细胞的增长，其中包括癌细胞。对于患前列腺癌的男性，当他们的癌细胞已经扩散出前列腺腺体并进入淋巴结或其他器官(癌症M期)，以雄激素剥夺疗法为最佳的治疗方法。作为放射治疗癌症晚期患者的一种辅助手段，雄激素剥夺疗法正在被研究。雄激素疗法可以帮助控制肿瘤的发展，缓解疼痛，但不能治愈癌症。

雄激素疗法可以通过几种方式来完成。第一种方式是通过外科手术切除睾丸，又叫作睾丸切除术。因为睾酮主要由睾丸产生，所以切除睾丸这种方法是最可靠的。然而，睾丸的切除在很大程度上降低了性欲，而且对于很多男性来说，睾丸的切除有损他们男子气概的个人形象，所以很多男性拒绝接受这个手术。

药物疗法在降低睾酮水平方面也很有疗效。一种方式就是用药物抑制脑垂体中黄体生成素的产生。黄体生成素刺激了睾丸中的睾酮的产生，抑制黄体生成素从而降低了睾酮的水平。有这种功能的药物有很多，如亮丙瑞林和布舍瑞林。这些药物的副作用较少，因此他们在很大程度上取代了雌激素的使用（雌激素也可以降低睾酮水平）。

另一种方法就是通过阻断睾酮对其细胞上受体的附着来阻断睾酮对前列腺细胞的作用。具有这种功效的药物有氟他胺、环丙孕酮以及比卡鲁胺。

雄激素剥夺疗法的副作用包括阳痿、性欲减退、热潮红以及骨质疏松症。结合激素治疗，或者睾丸切除加上抗雄激素治疗可以减缓病情的发展并提高一些男性患者的生存率。

较新的方法 有几种新的治疗前列腺癌的方法正在研究中，尤其是冷冻手术，该手术是用冷冻的应用程序来消灭癌细胞。这个手术是在全麻或者脊髓麻醉的状态下进行，手术大约需要一个半小时，术后患者需要住院一至两天。此疗法的支持者们声称与前列腺切除法或者前列腺放射疗法相比，这种疗法基本不可能有不良的副作用。但是这种冷冻疗法不适合癌症已经扩散到腺体外的患者或者肿瘤较大的患者。

冷冻手术的好处在于它似乎能让患者不丧失性能力和控尿能力。该手术的副作用包括短时间的疼痛、阴囊的肿胀以及排尿痛苦。5%~20%的男性尿道堵塞，这种情况可以通过手术治愈。当激素无法控制晚期的癌症症状和患者的痛苦时，一些医生建议使用抗癌的化学疗法。这种疗法是通过静脉注射的方式进行的。

中老年男性

男性是否有更年期

女性更年期就是指女性进入雌激素和孕激素突然降低以及生育能力的结束的一段时期。就男性而言，男性的雄激素睾酮水平随着年龄的增长而下降，但是这种下降是逐渐的，40岁以上的男性每10年下降10%。尽管性欲有所下降，但是大部分健康的男性仍保持性能力，他们甚至还能成为孩子的父亲，即使上了年纪，他们也有这样的潜力。生理上其他的变化虽然小于女性的生理变化，但是这些变化依然存在，男性的肌肉开始变软，骨头也缺少了维持强壮的钙。

男性激素的替代治疗

随着年龄的增长，男性激素下降。问题在于能不能替代它们减慢衰老的过程，改善健康状况。对于大部分女性来说，相当多的证据可以证明激素的替代疗法是很有效的。

睾酮替代疗法对男性也有用吗？理论上来说，睾酮替代疗法会提高性能力，增加骨密度，增强肌肉和力量。一些研究已经指出，这种疗法的确起作用。但是，这样的话就会存在着一些担心，担心睾酮的增加会刺激前列腺，并加大了患前列腺增生和前列腺癌的风险。此外，睾酮替代疗法会提高胆固醇水平，增加患心脏病的风险。

与其他激素类似，只有在得到充分的研究后，才能对这些激素水平相对于他们年龄组水平正常的男人推荐睾酮补充疗法。

老年人健康

人类是已知的生物物种中唯一一个在度过生育年龄后依然可以存活几十年的物种。其他的物种在盛年时期就有可能丧生在捕食者的爪牙之下，或者疾病的侵袭中。

在20世纪，发达国家居民的平均寿命延长了60%，从50岁左右增长到80岁左右。于是，由人口老龄化带来的一系列健康问题成为人们研究的课题。

我们知道，随着人们年龄的增长，人体一些主要的器官系统就会以某些方式发生着退化，这是年龄增长的自然结果，随之而来的就是一些特征性的变化。年纪越来越大，这些都在我们的意料之中。

皮肤　皮肤出现皱纹、酸痛以及缺少弹性，这些主要是由阳光暴晒导致的，而不是年龄增长造成的。

神经系统　大脑细胞的缺失以及神经递质生成速度的减缓在某种程度上会导致人的反应变得迟钝，原本敏锐的感官知觉，如味觉、听觉等也会逐渐退化。但是这种影响是微不足道的。

循环系统　心脏的尺寸会有一点点的增加，因为肌肉细胞被瘢痕组织替代，这会稍稍影响心脏功能的发挥（年事已高的老人也可能拥有一个相当强健的心脏，除非他患有心脏病）。

呼吸系统　肺的弹性会有所降低，导致老人无法很充分地呼气或者吸气，另外也无法很快地对咳嗽作出自然的反射，使得老年人更加容易感染肺部疾病。

运动系统　骨骼组织的缺失，又称为骨质疏松症日益严重。肌肉力量以及质量每况愈下。力量的训练能够帮助老年人改善这两个方面的状况。

消化系统　消化酶数量的减少，会对维生素以及营养的吸收产生不利的影响。

免疫系统　免疫系统的原始细胞，特别是T细胞的活动能力减弱。

生殖系统　更年期来临时，女性的卵巢会停止产生雌激素和孕激素，因此也就丧失了生育能力。但在有些女性体内，肾上腺以及脂肪细胞会继续分泌雌激素（这种情况在不同女性身上出现的程度轻重也会有所差别）。而对于男性来说，在65~70岁，睾酮的分泌会呈现一个稳定下降的趋势（但是男性在性生活中阴茎依然能够勃起、产生精子，并孕育新的生命）。

泌尿系统　流向肾脏的血液日益减少，会减弱肾脏清扫血液中的垃圾，以及形成尿液的能力。对大多数人来说，这个小小的影响不会给他们带来严重的后果。很多人发现随着年龄的增长，他们如厕的频率越来越高，甚至一晚上跑一两趟厕所都不止，而且每次都很急。但是，尿漏不是随着年龄增长会出现的正常状况之一。

内分泌系统　随着年龄的增长，许多种类的激素分泌都会慢慢停滞。但是目前为止的研究表明，除了性激素以外，其他种类激素分泌的减少并不会对身体产生任何显著的影响。但是目前在这方面的科学研究还处于一个相对滞后的阶段。

每个身体系统都会依照自己的时间表一步步地走向衰老。但是这个日程表会因

老年人的力量训练

你在开始做这些训练之前,需要咨询一下医生。医生通常会建议老年人进行一些力量训练,因为它不仅能有效地将骨密度维持在一个稳定的值,还能增强体力以及平衡感。这种力量训练你什么时候开始做都可以,而且一定会受益匪浅,就连90岁以上的老人都能看到它的效果。这些练习的顺序是可以灵活调整的。做每一个动作时,相应的肢体都要缓慢地重复8次。一开始所使用的重量以你能轻松地举起为宜,然后每次递增0.25千克。

增强胳膊以及肩膀的力量

坐在椅子上,使用手腕的力量

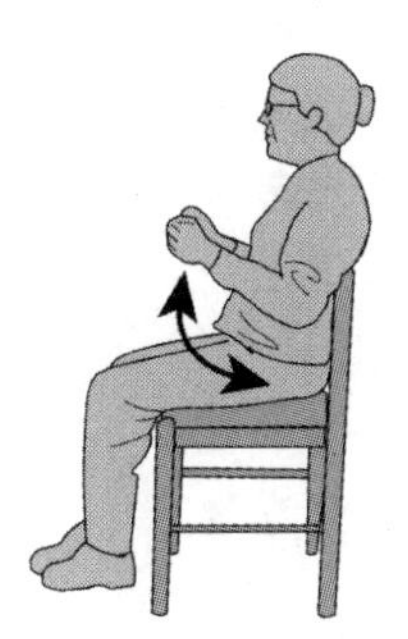

肱二头肌训练:双手置于身体两侧,自然垂下。从手肘处弯曲一条胳膊,在保持肩膀或者上臂不动的情况下,将胳膊弯曲至肩膀处,然后慢慢地放下。另一条胳膊重复此动作。

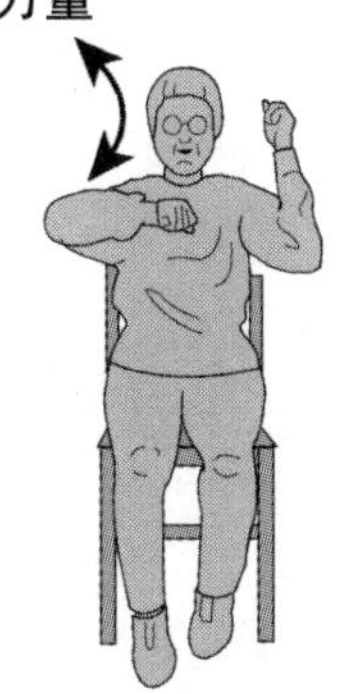

肱三头肌训练Ⅰ:双手置于胸前,手肘朝外。一次举起一条胳膊,直至越过头部,感觉手臂的重量垂直作用在头顶。

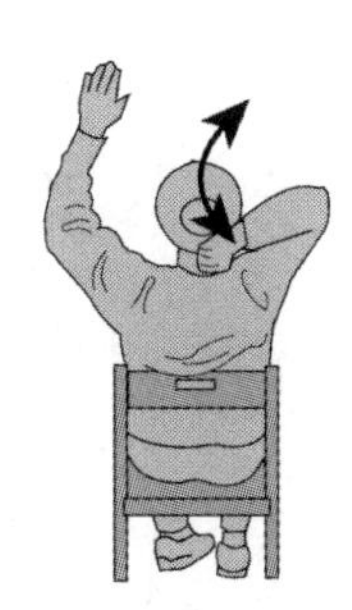

肱三头肌训练Ⅱ:举起胳膊直至头顶,从手肘处弯曲一条胳膊,使得手腕处于颈后面。将弯曲的胳膊尽量向上抬起,与另一条笔直举起的胳膊相碰。

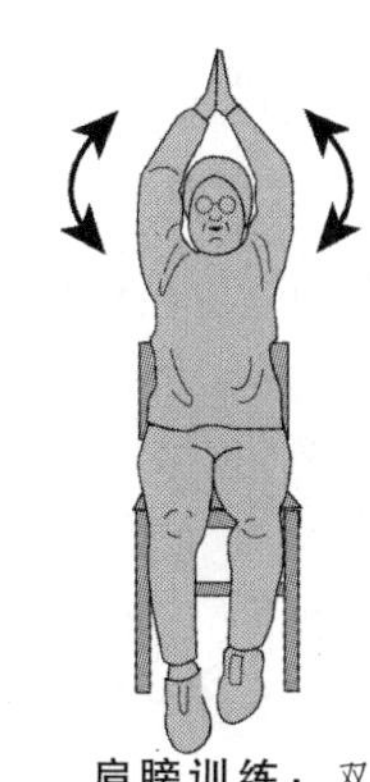

肩膀训练:双手置于身体两侧,自然垂下。胳膊从身体两侧笔直的举起,不要弯曲,在头顶上方双手合十。胳膊保持伸直,然后慢慢地放下。

增强身体下肢的力量

站立姿势,扶着椅背,使用脚踝的力量

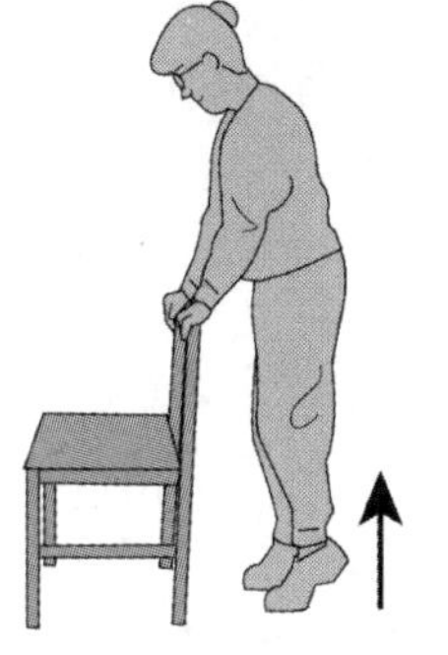

脚掌灵活性训练:慢慢地踮起脚尖站立,然后脚后跟慢慢降低直至正常的站立姿势。如果这样的练习对你来说易如反掌,那你可以从膝盖处弯曲一条腿,然后用另外一条腿做这个动作。

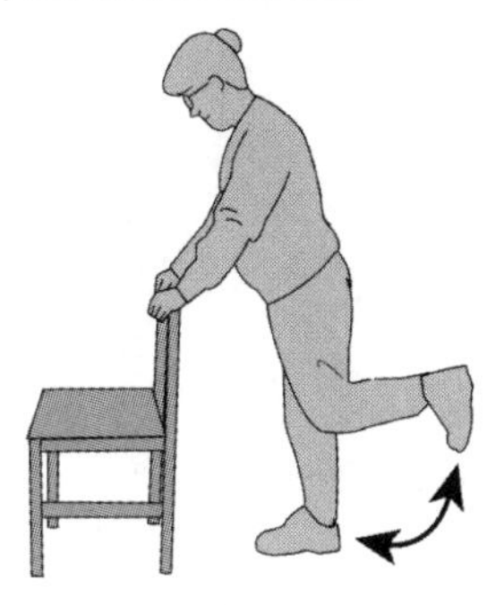

膝盖训练:弯曲一边的膝盖,保持这条腿的上半部分不动,弯曲腿的下半部分,试着脚后跟抬至大腿后部。然后慢慢地放下腿。

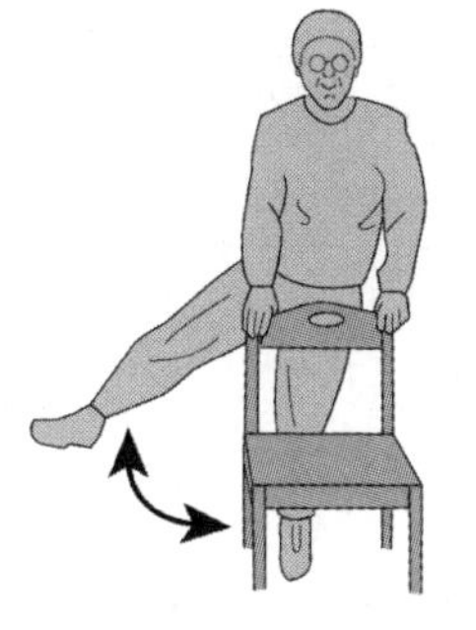

臀部和大腿训练:保持膝盖或者腰部不动,将腿笔直地伸向身体的一侧,脚尖向前,然后慢慢地放下腿。

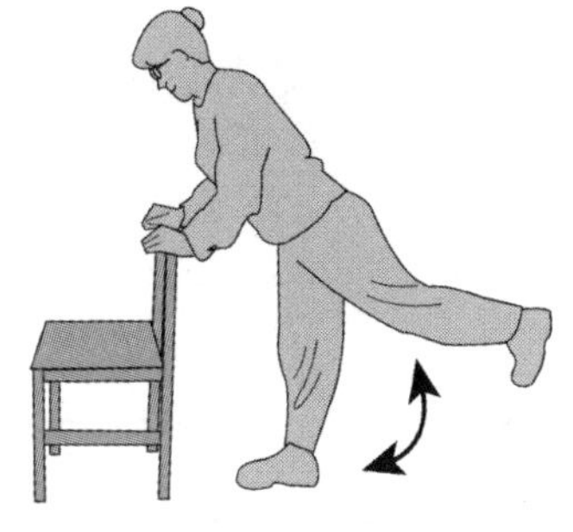

臀部和下背训练:从腰部开始,身体向前倾斜45°。在尽量保持身体垂直的情况下,向后抬腿,尽量地向上抬,但是膝盖不能弯曲,上半身也不能动。然后慢慢地放下腿。

随着年龄的增长，我们的感官如何变化

年龄的增长对于感官的影响存在着很大的个体差异性，下列是一些常见的由年龄引起的感官变化。

视力

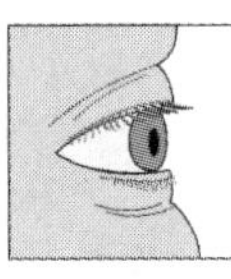

视敏度，又称为图像的焦点，一般来说，会随着年龄的增长而减弱。这主要是老花眼导致的。白内障疾病相对比较常见，而且经常在老年时期出现。与年龄相关的黄斑变性是一个比较不常见的疾病，但也大多在老年时期出现。

听力

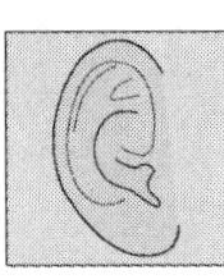

老年性耳聋，又称双耳的听力损失，始于40~50岁，然后随着年龄的增长而日益加剧。但是也有很多超过65岁的人从未有过听力衰退的困扰，也未因此影响他们的日常生活。如果你发现自己经常性地让朋友或者家人重复他们刚刚说的话，或者他们提醒你，说你的听力可能出现了问题，你就要去看医生了。助听器是很有帮助的。

味觉和嗅觉

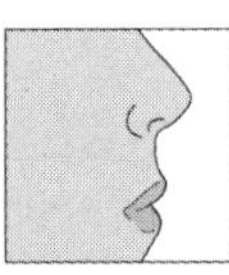

味觉和嗅觉，在品尝美食方面，是两个相互关联的感觉。但是随着年龄的增长，它们也会逐渐变得不再敏感。在味蕾的数量保持不变的情况下，唾液分泌量的减少可能会导致味觉的消失。当你到了五十几岁的时候，嗅觉可能会发生变化。在80岁之前，你的嗅觉差不多只剩下年轻时的50%了。当这些感官不再敏感的时候，珍馐佳肴以及扑鼻的芬芳对你来说可能就没有那么大的吸引力了。然而继续保持饮食的丰富性和合理性仍然很重要，如果有必要，可以添加一些调料，让你的食物更有味道。

老年人身心健康评价

老年人身心健康评价师是接受专业培训，专门处理老年人健康问题的医生。老年人身心健康评价是一个跨学科的过程，旨在通过评估老年人的生理状态、心理状态、社会状态以及功能状态等，提出治疗方法以及后续的护理方案。

人而异，而且大相径庭。尽管年龄的增长不可避免会给你的身体带来不利影响，但是你可以采取一些至关重要的预防措施，尽量延迟它的发生。例如，避免在太阳下暴晒，不要抽烟，减少酒精的摄入量，摄入健康的饮食，多做运动，以及针对一些可以在早期被诊断出来的疾病做筛选测试，等等。

很多老年人想当然的认为健康状况恶化是一种伴随着年龄增长出现的自然现象。其实不然，这种错误的想法，可能会导致你忽视一些疾病的症状。至少有一半的老年人在就医时，并没有跟他们的医生说起出现在自己身上的一些重要症状，其实这些预示着身体出现某些问题的疾病在很大程度上是可以治愈的。不要试着自我诊断，医生会帮助调理身体，处理那些让你寝食难安的症状。

阅读下面的章节，熟悉一些老年人特别关注的健康问题。

酗　酒

酒精中毒——尽管长期喝酒会引起社会、职业、心理或者生理问题，但是仍然有2%~4%的老年人受此影响。

年长的男性受到酒精影响的可能性要比同龄的女性高出4倍。相较于年轻人，年龄增长带来的肝脏以及神经系统的变化使得老年人血液中的酒精含量更高。另外，酒

精与老年人服用的处方药之间的相互作用也更有可能引起危险。

老年人对酒精的依赖可以分为两种情况：早发作型（60岁之前）和晚发作型（60岁以及60岁以后）。50%~75%的老年酗酒者都属于早发作的类型；他们的家庭通常都有酗酒的历史。晚发作型在老年酗酒者中占25%~50%；这种情况可能会随着年龄的增长，由精神压力和身体损耗的增大而导致。

酒精中毒这一问题在老年人身上不易被诊断出来，因为他们还存在其他的生理疾病，药物的使用可能掩盖了酒精中毒的症状。酗酒的典型性症状，例如意识模糊，或者反应迟钝等可能被误认为是年龄增长带来的自然现象。老年人一旦酒精中毒，随之而来的还会有情绪低落、过分依赖烟草以及睡眠紊乱等问题。因此，如果发生了与酒精相关的问题，请及时与医生联系。

认知障碍

思考能力、观察能力以及记忆能力统统属于广义的"认知能力"概念。年龄增长这一自然过程意味着我们的大脑，就像我们的身体一样，在某种程度上开始慢慢退化，可能不会像以前一样那么有效率地工作；这对大多数人来说是很正常的。

在认知障碍的病例中，一个人可能无法从事一些日常的活动，例如跟别人交谈、辨认出家人或者处理个人需求等。尽管年过80的人比较容易出现认知障碍问题，但是大多数老人，不管处于什么年龄段，一般还是不会有此担忧。

如果你担心自己的记忆力会有问题，一位照顾老年人方面的权威医生能够帮你判断，你的记忆力衰退是年龄增长的自然反应，还是一些更严重的问题导致的。阅读本文开始处的一些章节，以便更加清楚地了解这些问题。

便　秘

便秘是指肠道活动缓慢，排便不通畅，粪便干燥，或者有一种排便不彻底的感觉。据报道，多达1/3的老年人存在便秘问题，尽管其中很多人每天都会如厕。

正常的肠道活动也没有一个标准的日程。健康的老年人如厕的频率可能会高达一天三次，也可能会低至一个星期两次。如果你如厕的频率有变化，而且这种变化有持续下去的倾向，就应该告知医生了。便秘的治疗包括多吃水果、蔬菜，以及服用洋车前子壳纤维或者甲基纤维素等以增加纤维素的摄入量。

一般来说，老年人坚持每天喝8杯左右的水还是很有好处的。但是，患有充血性心力衰竭、尿失禁或者其他泌尿系统疾病的老年人应避免用大量饮水的方式治疗便秘，因为它会加剧心脏和泌尿系统的问题。但这个方法对年轻人还是很有效的。

吃完饭大约30分钟，尤其是在早饭后，试着去趟厕所，因为刚刚吃完饭的时候，肠道处于最活跃的状态，所以最有可能排出身体里的垃圾。另外，哪怕是一段很短距离的散步（就算只是爬几层楼）通常也有助于肠道活动。

因为泻药的使用可能会引起便秘，所以一般在其他治疗方法都不起作用、无计可施的情况下，医生才会建议使用，而且使用时一定要谨遵医嘱。

抑郁症

抑郁症是一种能够让人在生理和心理上同时产生无力感的疾病，而且极易产生自杀倾向。患有抑郁症的人，不仅是情绪低落，而且会丧失行为能力，一般表现为觉得生活没有乐趣，无法与他人维持正常的个人和工作关系。

抑郁症的其他症状还包括睡眠紊乱（贪睡或者失眠），对事物缺乏兴趣，常常产生罪恶感，全身乏力，注意力无法集中，以及饮食混乱

(吃得太多或者太少)。

老年人患上抑郁症的情况至少跟年轻人一样普遍。抑郁症患者大多是常年住在医院或者敬老院的老人，其中40%的痴呆症患者在病情发展的某个阶段都会患上抑郁症。

老年人患上抑郁症之后不易察觉，也不易被诊断，因为经常会被误认为是年纪增长引起的其他一些常见疾病。一些生理的问题，比如甲状腺功能亢进或功能衰退、营养不良、一些慢性病或者病情持续恶化可能都是由抑郁症引起的，也可能是孤独所致。抑郁症可以被治愈。

大便失禁

大小便失禁是指在不受控制的情况下排泄，这在患有痴呆症的人群中很常见。但是，不超过5%的健康的老年人也有类似情况发生。这对于患者本人及其家人来说，都是一个非常尴尬的问题。

与大小便失禁密切相关的一个危险因素就是便秘的历史，以及泻药的使用。这两者会导致控制排便的肌肉和韧带功能减弱。大便嵌顿是指粪便在大肠中阻塞，无法移动。它会导致少量的尿液从阻塞的粪便周围溢出，引起失禁。

不太常见的情况是，大便失禁也可能是由多次怀孕、肛门或者直肠的手术，糖尿病、肠道感染或者发炎、脑卒中、脊柱神经受伤或有肿瘤引起的。

低体温症

任何一个处于较低温度环境中的人都有患上低体温症的危险——体温比正常温度(37℃)低，老年人尤其容易被其困扰。随着年龄的增长，面对寒冷，人体越来越无法保持一个稳定的温度。另外，年纪越来越大时，人体中用来感应温度下降的器官也就越来越不灵敏了，因此减缓了老年人对于寒冷的反应。

要想感受低体温症的痛苦，老年人不需要将自己暴露在极度寒冷的气候中，坐在一个中度凉爽的环境中就可以了。低体温症开始的症状是嗜睡、无精打采、肚子以上的皮肤都偏凉，紧接着就是精神恍惚、昏迷，最后走向死亡。

治疗低体温症要先让身体内部的主要器官获得供血，然后体温慢慢回升。最简单有效的方法是让患者呼吸温暖的空气。如果病情严重，可以将血液抽出体外，用仪器加热，再输回体内。

药物治疗

年龄的增长会改变身体吸收、代谢和排泄药物的方式，让老年人更容易受到药物副作用的影响，甚至引起药物中毒。老年人服用处方药的剂量往往是年轻人的3倍，同时女性是男性的2倍。美国的老年人每人每年平均要吃18种处方药，其中很多人还服用那些不需处方就可以购买的药。

老年人更有可能面临不良药物相互作用的危险。另外，药物的剂量和服用方法都是有讲究的。一次性要跟踪记录如此多药物的服用，很容易

保持心理健康：来自马坎托尼欧医生的建议

健康步入老年阶段的最重要因素之一就是与其他人保持联系，而且坚持每天运动。这样不仅能够促进免疫系统的发展，而且能够帮助大脑建立新的连接。

那些不断培养新的爱好、去不同的地方旅游、结交新朋友的人看起来似乎比那些什么都不做的人要健康得多。你可以通过参加一些课程、看书、玩猜谜游戏或者在社区当志愿者等方式保持大脑的健康。任何能让大脑处于活跃状态的事情都有利于你保持心理健康。

少吃了一种,或者一不小心多吃了,这些都是很危险的。

隔一段时间就把你这段时间吃的所有药都拿给医生看看,好好检查一下还是有必要的。有时候,有些药停止服用,或者服用剂量减少更有利于你的身体健康,也更安全。

性行为

年龄的增长自然会带来生理上的变化,这可能会改变性反应。但是任何年龄阶段的男性和女性都应该拥有满意的性关系。事实上,大多数上了年纪的男性和女性都认为与年轻时候相比,他们的性生活依然很好,相当满意,甚至比以前更好。年龄增长后,对于性的需要也会发生改变,这是正常的。

男人老了以后,睾酮的分泌就会减少,于是性欲降低,性行为也就减少。尽管在足够的刺激下,生殖器还是能持续勃起,但是其灵敏度已大不如前了。

女人老了以后,绝经会导致雌激素分泌减少,导致性反应的速度和强烈程度都有所减弱。尽管阴道润滑性分泌物产生的速度可能会变缓,但是女性依然可以使用润滑剂或者雌激素软膏来缓解不适感。

老年人性欲的强弱以及享受性生活的程度都与身体的全面健康息息相关。一些疾病,如关节炎、抑郁症、大小便失禁以及不良药物的相互作用等都可能影响性功能,但这些都是可以治愈的。

皮肤疾病

上了年纪的人,较之年轻的时候,皮肤会变得更加薄、更加干燥,皱纹也会增多,而且缺少弹性。如果以前还经常暴晒于阳光下,那么情况就更加糟糕了。

老年人常见的皮肤病有以下几种:

脂溢性皮炎 表现为头皮以及面部皮肤出现红斑和鳞状褶皱。

酒糟鼻 表现为脸颊、鼻子、下颌、前额或者眼睑处泛红,而且常年不退。

红疹 是由食用菌类引起的皮肤褶皱处发炎,它一般出现在乳房下面、腹部的褶皱处以及腹股沟处。

带状疱疹 由水痘-带状疱疹病毒引起,表现为身体或者面部神经根的周围剧烈疼痛,紧接着会起水疱疹,这种状况要持续四五天。水疱疹是很疼的。因为这种带状疱疹很危险,尤其对老年人。它可以提早预防,所以如果你觉得自己患上了带状疱疹,尽快去就医。

淤滞性皮炎 表现为腿部皮肤因为血液循环不畅而慢慢地出现红斑,这预示着皮肤即将出现溃烂以及细菌感染。

褥疮 是一种会慢慢发热、潮湿的、暴露在外的、让人极其不舒服的伤口。它是长期卧床带来的持续压力引起的,一般出现在身体的承重部位,如臀部、肩胛骨、关节以及脚后跟等。

皮肤癌 老年人尤其容易患上由太阳暴晒引起的皮肤癌,因此特别要避免阳光照射。

睡眠变化

睡眠问题在老年人中很普遍。睡眠变化包括噩梦惊醒、深度睡眠时间减少以及白天打瞌睡次数增加等情况。

睡眠问题可能是药物引起的,也可能是一些潜在的疾病引起的,如睡眠窒息症或者夜尿频繁等。

对大多数老年人来说,建立一个有规律的睡眠以及起床时间是获得一个高质量夜间睡眠的第一步。其他的方法还包括晨练活动、减少打盹的时间、晚间少吃辛辣的食物以及避免饮用咖啡、保持床上凉爽,而且在卧室仅从事睡眠和性活动。

总之,大多数医生并不推荐用药物作为辅助睡眠的工具来解决睡眠紊乱的问题。因为一旦形成赖药性,那药物就会慢慢失去作用。更糟糕的

三叉神经痛

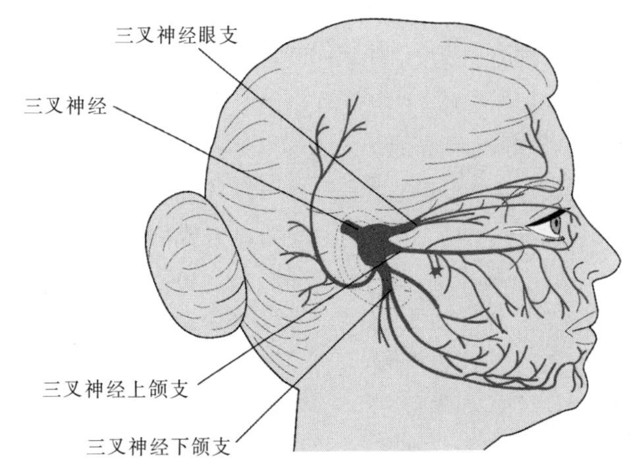

是，药物的使用还可能会导致患者从高处摔落、髋骨骨折，甚至出现驾驶事故。两种新的安眠药——艾思佐匹克隆和因地普隆的研制已经进入后期了，但是在美国依然没有得到批量使用的许可。早期研究的证据显示这些药物在老年人中的使用是安全、没有问题的。只有这些药，或者是类似的药物被广泛使用后，才能搞清楚它们到底是不是更加安全可靠。医生可能会建议你现在找一家专门解决睡眠问题的诊所，做个评估，看看你的睡眠问题是不是已经达到严重的程度，而且是不是持续性的。

三叉神经痛

三叉神经痛，又称痛性抽搐，是由于第五脑神经（三叉神经）紊乱，引起面部一侧，如眼睛、嘴唇、牙龈、脸颊或者下颌等的剧烈疼痛，这种疼痛会让某侧面部的器官失去功能，这种状况持续几秒钟到几分钟不等。

尽管这个问题一般多发生在年过70的老年人身上，但是它也有可能出现在年轻人身上，表现为多种硬化症。

引起这种疼痛的原因可能是触碰到面部的某个区域，或者根本就没有原因。这个问题的主要诱因现在还是一个未知数。

治疗方法包括服用止痛药来减缓疼痛，以及做手术。

尿失禁

尿失禁是指在不自觉的情况下，有尿渗出或者排尿。这个问题在年过60的老年人当中比较常见，但是它也不是年龄增长带来的不可避免的问题（尽管年龄的增长和痴呆可能会导致这个问题出现）。

引起尿失禁的原因可以分为压力、欲望、满溢等几种类型。压力引起的尿失禁一般发生在咳嗽、打喷嚏、举重物或者重力压在膀胱上等情况下。这些情况比较多地发生在生完孩子的女性以及做完前列腺手术的男性身上。

欲望引起的尿失禁一般为膀胱忽然间收缩，在有一点前兆或者毫无前兆的情况下排尿。

满溢引起的尿失禁不太常见，主要影响那些患有前列腺增生的男性。由于尿路部分阻塞，膀胱内的尿液无法一次性完全排干净，几乎只能这样一直慢慢地滴下去。

尿道感染、抑郁症、一些药物作用以及其他一些因素也可能是引起尿失禁的原因。

尿失禁也可能是其他一些跟尿道没有直接关系的疾病引起的，这种情况在老年人中尤其常见。例如，关节炎患者或者帕金森综合征患者可能会因为行动不方便，导致在需要的时候无法及时去厕所。

失禁的问题几乎在任何时候都是可以治愈的。不管患者年龄多大，通常无须手术都可以痊愈。治疗失禁的方法取决于引起失禁的原因，以及患者本身倾向于选择什么样的治疗手段。其中包括做运动以增强括约肌和骨盆肌肉的力量，反复进行膀胱训练，服用药物，或者有些时候，需要接受手术。

看护和老年人护理

家庭看护

家庭——而不是专业的看护中心，为80%~90%的老年人提供了护理服务。大约75%的护理人员为女性。有时候，一个人虽长期患病，但是生命力很顽强，那么他的家庭成员就要承担照顾老年人的重担。据估计，大约有2 500万的成年人肩负着照顾年长的家庭成员的任务，其中包括短期的急性病的护理以及长期的慢性病的护理等。据估测，到2020年，具有工作能力的人中有1/3将承担起照顾年迈的母亲、父亲或者其他年长的家庭成员的责任。

在培养如何自然地跟别人相处的能力方面，我们当中的很多人还需要得到指导。本章节回顾了照顾患病或者年迈老人需要注意的一些基本事项。你照顾的人可能需要接受一些针对他（或她）的疾病的专门治疗，因此当你无法很清楚地弄明白他（或她）告诉你的一些注意事项，就需打电话咨询医生。

准备一个房间

如果条件允许，你最好选择一间明亮的、让人心情愉悦的房间，或者是能看到庭院、屋外景色的房间。将房间整理一下，这样探望的人有地方可以坐。灯的位置要有利于阅读，床旁边摆一张桌子用来放电话、书籍以及水杯。

为电视配备一个遥控器，既能比较容易看到按键，也便于操作。这样需要你照顾的人就多了一个休闲选择。在床边放一个小铃铛或者玩具遥控器，这样他（或她）需要帮助时可以叫人。如果需要你照顾的人病情很严重，或者已经完全无法自理，或者你认为他（或她）有一段时间可能需要别人的照顾，那么可以考虑把他（或她）的房间安排在一楼，临近洗手间更好。如果这做不到，你可以购买或者租用一个手持的床边厕所，又叫便桶。如果他（或她）进出厕所有困难，那么便桶就能派上用场了。

如果患病的人能够起身坐在床上，可在他（或她）的背后垫一个大大的枕头，支撑着身体，这样可以让他（或她）坐得舒服点。还可以购买或者租用各种各样的设备帮助你更加轻松照顾生病的人。购买设备的费用包括在医疗保险费用里，也可以根据你所照顾的患者状况，询问医生、物理治疗师、专业治疗师或护士，在室内再添加一些有用的设备。

药　物

作为一个看护人员，你肩负的重要任务之一就是督促患者在正确的时间服药。无论是处方药，还是非处方药都要谨遵医嘱服用；许多药物的药效与何时服用以及如何服用密切相关。如果你对你亲人服药的情况不是很确定，打电

服药时间样表

超过一半的老年人不能遵从医嘱用药，如果他们服用多种药物，那么一张能提醒他们什么时间吃什么药，这些药又有哪些禁忌（如能否和食物一起服用）的药物表格就非常有用了，在表里填写药物的名称、剂量、服务时间等信息，在就诊时，带着这张药物服用时间表，这样医生就会知道你最近在服用什么药物了。

药物名称		周一	周二	周三	周四	周五	周六	周日
	早晨							
	中午							
	晚上							
	早晨							
	中午							
	晚上							
	早晨							
	中午							
	晚上							

话给医生，或者到下次复诊的时候把所有的药都带上，逐一地问清楚。或者做一个药物服用表，然后询问医生。

如果医生说的服药时间对老人或者患者来讲比较难遵守，也可询问是否可以对时间进行调整。例如，有些每天吃一次的长效药可以用来替代一天需要吃几次的短效药。如果一个人在不同的日子要吃不同的药，就买一个有7个小格子的药盒，正好和一周7天相对应。这些药盒价格便宜，而且大多数的药店都有售。

没有经过医生的许可，绝对不可以擅自停止服药，即使患者看起来好像在逐渐好转也不行。因为忽然停止服药，或者过早停止服药都可能给患者带来危险。另外，任何一种药物，多吃一点或者少吃一点，都可能影响患者的痊愈，甚至引起伤害。

确定医生了解患者所有在服用的药物，包括处方药以及患者自己购买的药品。特别是患者在不止一位医生那里就诊的话，这一点尤其重要。有些药物可能会有副作用，有些药不能与其他药物混合服用。药店在售卖处方药时，通常会提供一份药物可能出现的副作用清单；一旦出现任何副作用，立刻通知医生。有些时候，为了得到更好的治疗效果，调整药物的剂量或者药物的种类也是可能的。要想解决任何与药物有关的问题或者困扰，请打电话咨询医生。

饮食和营养

吃饭的时间对患者或体衰的人来说是一天当中的重要部分。你可以努力让患者对饭菜有食欲，同时符合医生建议的营养需求(如一顿高蛋白质、低盐、无糖的饭菜)。营养师或者护士可以提供一些食谱，给出一些注意事项，帮助你有创意地准备这些有特殊要求的饭菜，如在少盐的饭菜中多添加一些调味料等。年龄大的人，尤其是患病的或者体弱的，可能会渐渐地失去食欲。但是他们对维生素、矿物质以及营养的需求同健康的年轻人是一样的。

有些时候，患者的病情非常严重，生活无法自理，于是在就餐时就需要一些辅助工具。确定食物的温度是合适的，而且已经切成小块或者榨成汁了，这样患者吞咽起来比较容易。一根软吸管可以帮助那些行动不便的患者饮用液体饮料。对那些吞咽食物困难，或者需要额外服用营养品来大量补充营养的患者来说，饮用液体的营养品是很有好处的。一些药店才能买到的特殊配方，往往价格高，且仅医生推荐时才需要购买，那么，质量好又便宜且是每天喝的早餐饮料不失为好的选择。

讲究卫生

保持身体干净卫生是健康的基本，尤其对生病的人。好的卫生习惯不仅有助于预防传染病，而且有利于保持心理健康。

帮助有行动能力的人洗澡 如果你正在照顾的人能够自己冲凉或者洗澡，就鼓励他(或她)这么做。即使他(或她)在进出浴缸的时候需要帮忙，也要留足够的私人空间，让他(或她)自己洗澡。如果有需要，可以帮他（或她)洗头。可以考虑购买或者租用一个稳固的、浴室专用防滑椅。另外，你也可以在浴缸旁边或者淋浴墙上安装把手，以帮助老人站得更稳。提供浴巾、肥皂、沐浴露以及毛巾等物品，就站在浴室外面，以提供及时的帮助。

擦澡 如果你照顾的患者无法下床，那么建议你每天给他(或她)用海绵擦澡，这样你就需要一盆温热的(不烫的)肥皂水、一盆温热的清水、软毛巾、一块橡胶垫，还有几条干毛巾。

把橡胶垫垫在患者的身体下面以保护床单不会被水弄湿。将软毛巾在肥皂水中浸湿，然后从头到脚地擦拭患者的身体，尤其要注意身体暴露在外面的部分要保暖，因此可以用干毛巾遮盖一下。要特别注意彻底清洗皮肤的褶皱部分，最后清洗生殖器以及肛门等部位。然后用温热的清水再擦拭一遍，最后再用一条干净的毛巾将身体擦干。家庭健康助手亦可以提供此类服务，医疗救助计划将会长期支付此项费用。另外，医疗救助计划也会承担急性病康复期间短期家庭健康助手的费用。

在床上洗头 为长年卧床的患者洗头时，要先用毛巾或者橡胶垫遮盖床单，然后移动患者，给他(或她)的肩膀找个支撑。头置于脸盆上方，先用温水弄湿他(或她)的头发，然后抹上洗发水，按摩头皮，再用清水清洗。用毛巾以及吹风机将头发吹干，这样他(或她)再次躺到床上时，会觉得很舒服。另外，你也可以购买适于干洗的洗发水，抹在头发上，用梳子或用刷子梳刷，即可以起到去油的效果。

安慰鼓励 帮女性稍微画点淡妆，帮男性简单刮个胡子，可以激发他们的幸福感以及乐观向上的精神。同样，理发或换个发型也可以增强自信，增加与他人交往的可能性。很多的理发师还提供上门服务。

如厕需要

如果你照顾的人在无需他人帮助下能够自己去洗手间，就一定要安装夜灯，同时

食欲下降的常见原因

大多数情况下，食欲下降是由褥疮、孤独症或者抑郁症等引起的。但是,还有很多其他的诱因也同样需要引起你的关注。

■ 服用药物可能导致中度恶心或者没有胃口。改变药物的剂量，或者换用另外一种药物可能会缓解这个问题。

■ 一些没有被诊断出来的慢性病可能也是食欲下降的诱因之一。如果找不到其他合理的解释，咨询医生是否有必要做个全身检查。

■ 运动可以刺激胃口。有久坐习惯的老年人有时候会出现食欲下降的问题。

■ 牙齿问题（包括不合适的假牙)会让吃饭变得很痛苦。如果你怀疑自己食欲下降是由某些牙齿问题引起的,那么有必要作一个牙科检查。

保证通往洗手间的路畅通无阻。帮助他(或她)使用洗手间的工具包括洗手间安全框架、升高的马桶座,可以使坐下和站起更容易。这两样工具在医疗器械用品商店均有销售。如果洗手间的距离比较远,他(或她)不太容易到达，就考虑购买或者租用一个被称为便桶的移动厕所，放在他(或她)的房间里。如果你照顾的人常年卧床,则考虑买一个便宜的便盆,如果是男性,手持尿壶即可。床上要铺防水垫，以防弄湿床单。防水垫在医疗器械用品商店也能买到，也可用婴儿床垫。

如果必要,提醒他(或她)在午睡或者晚上睡觉之前一定要尿干净,以避免睡觉时弄湿床单。很多年纪大的人夜尿频繁,所以吃完晚饭之后就要减少液体的摄入,这样可以有效减少如厕次数。

尿失禁(无法控制的、不自觉的排尿）并不是年龄增长出现的自然现象。偶尔出现尿失禁问题的老年人,应该帮助他们白天每两小时排尿一次，坚持采用这样的方法，可以减少或者彻底根除失禁的“意外”发生。如果有计划的排尿也无法解决这个问题,就需要去看医生了。很多有此问题的患者都能成功治愈。而对那些仍然被尿失禁问题困扰的人来说，使用一次性的垫子可以有效地缓解不定时渗尿的尴尬。

使用便盆 如果你曾经住院，并有过不得不使用便盆的经历，特别是有其他人也在房间里的时候，你应该把它作为一个有挑战性的经历铭记在心。当别人使用便盆的时候，确保你为他（或她）提供足够的私人空间和充裕的时间,让他(或她)感觉放松。首先,将便盆放入热水中浸泡,让它不会很凉,然后把它晾干，在边缘撒上爽身粉，这样可以比较方便地将便盆放在患者的臀部下面。如果没有人提供帮助,他(或她）无法自己抬起臀部，就需要两个人了:一人抬起患者臀部,一人将便盆塞进去。如果他(或她)行动不便,就先让患者侧身,将便盆滑放在臀部的位置,并将其在床上固定,然后再让患者平躺回来，臀部正好压在便盆上方。每次用完后，便盆和手持尿壶

洗澡的辅助工具

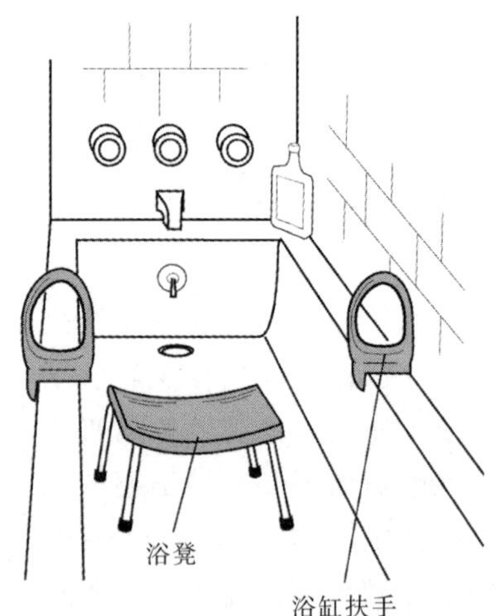

要想让患者在浴缸以及淋浴时能够站得稳，不会滑倒，可以借助于一种洗浴工具。它可以让使用者坐着洗澡。另外,浴缸扶手可以增强使用者进出浴缸时的稳定性。淋浴墙拉环同样也能买得到。

都要用消毒液彻底地清洗干净，然后放在床下，如果患者本人能够自理，就可以将便盆放在床边容易拿到的地方。

预防并治疗褥疮

褥疮(又叫压力性溃疡)比较常见于臀部、脚后跟、膝盖、肩胛骨、肘关节以及脊柱等一些骨头突出的地方，它们承载着身体的重量，同时与床和床单有接触。如果你照顾的人长年与床榻或者轮椅为伴，有步骤地控制褥疮的发展至关重要。

经常运动对于长年卧床的人来说非常重要，也具有可行性。人上了年纪以后，因运动少，而导致血液循环减慢，很容易长褥疮。向医生或者护士学习一些关于加强肌肉的静力锻炼和伸展运动的知识，这两项运动有助于血液循环。

每两个小时变换患者的躺卧姿势，尽可能多地活动他(或她)的胳膊和腿脚。用枕头抬高患者的脚后跟、肘部、胳膊等处，以减轻尾椎、臀部以及膝盖等处的压力。保持患者皮肤清爽干净，因为潮湿会增加皮肤发生褥疮的可能性。处理好尿失禁至关重要，因为尿液以及排泄物对皮肤的刺激尤其明显。

在床上铺上波浪形的泡沫垫子（又称为鸡蛋形泡沫

如厕辅助器

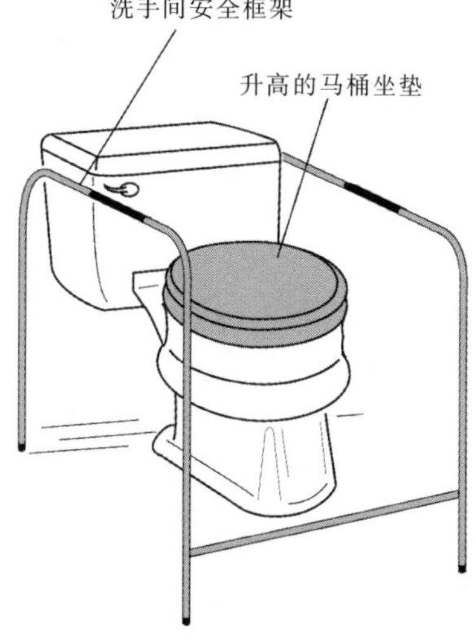

升高的马桶坐垫抬高了马桶的座位，从而方便那些坐下有困难的人，洗手间安全框架保证了洗手间的安全性，这两样辅助器在药店都可以买到或租到。

垫）可以让床睡起来更加柔软舒服，但对防治褥疮好像没有什么帮助。羊皮做的垫子倒是能减轻肘部、脚后跟等溃疡易发部位的压力。另外，高蛋白质饮食能够有效地预防皮肤损伤。

特别注意皮肤上发炎的小红点，这是褥疮的先兆。如果不及时治疗，这些发炎的小红点会慢慢变成紫色，然后皮肤开始溃烂。接下来，这些暴露在外的溃疡就会感染。褥疮的治愈是一个极其缓慢的过程，甚至可能威胁生命。如果你发现了任何褥疮的早期症状，比如皮肤上出现水疱，或者出现了用力按也不会变成白色的小红点，要第一时间告知医生。褥疮患者需要穿特殊的衣服，这些工作往往是由护士完成的。另外，在治疗感染时，可能也需要抗生素。根据所患褥疮严重程度，可直接针对溃疡处使用药片状的抗生素，或使用静脉注射。

如果患者的褥疮已经恶化，一定要注意他(或她)躺卧的姿势，千万不能压着感染部位。据说，气垫床有利于治疗褥疮，但是价格不菲，一般医院用得比较多，为那些感染严重溃疡的患者提供医疗服务。有证据表明，含维生素E和锌的保健品能够帮助治疗褥疮。还可用液态的蛋白质、保健品作为替代治疗。

量体温

人体正常的温度大约是37 ℃，一天之中，随着环境温度的不同，可能会有一些变化。一般情况下，体温的增加不会构成危险，一旦温度超过了38.3 ℃，这个时候就要看医生了。但是儿童不一样，如果体温超过38.9 ℃，需要及时地打电话给孩子的医生。

你照顾的人如果出现冷得发抖或者不停冒汗等症状，你需要提高警惕，他(或她)有可能发热了。其他一些需要引起注意的症状包括浑身乏力、恶心呕吐、头痛以及颈部僵硬，等等。

测量体温时，你可以把体温计放在患者的舌头下，或者腋下，或者轻轻地插入直肠；有些电子体温计还可以塞进患者的耳朵里。如果他（或她）刚刚喝过冷、热饮，或者刚洗过热水澡，不要马上给他（或她）量体温，因为此时得到的数值不准确。口含水银体温计可以放在患者的舌下测量体温，不过也可以放在腋下（尽管这种方式得出的数据可能会有小的偏差）。直肠体温计只能用于直肠中，也是唯一一种可以用于直肠中来测量温度的体温计。

体温计的种类繁多，从老式的水银体温计到现在更便捷、读数更加容易的电子体温计。使用水银体温计时，拿着它的顶端，手腕轻轻的甩动一两次，让水银落回到体温计的低端。将体温计中水银柱的那端放在患者舌下，请他（或她）合上嘴，等待3分钟。然后将体温计取出，稍稍倾斜，直到你能够看到水银在柱子中的位置。这就是所得出的体温数据。电子体温计也各有不同。使用电子体温计时，将其放在舌下或者耳朵中，然后等体温计发出"哔——"的声音或者变红时，即可得出体温数据。

运动和疾病康复

在疾病或者伤痛的恢复过程中，保持身体处于活跃状态可以有效地改善血液循环、促进食欲，还有利于增强幸福感。另外，运动也能帮助患者重获健康时候的状态。研究表明，老年人有规律地从事简单的举重运动可以降低患骨质疏松症和发生骨折危险的可能性。应询问医生，这种运动对患者是否合适。

卧病在床的人可能无法进行举重练习，但是他（或她）可以伸展胳膊和腿、活动脚、转动颈部。另外，还能买到很多适用于坐轮椅、处于脑卒中恢复期的老年人从事的运动光盘。那些经过一场大病，失去大部分生理能力的人，或者有某种缺陷的，比如瘫痪的人，如果找一个物理治疗师帮助自己，将对身体大有裨益。但是患者的医生必须要出具相关的证明或者推荐材料，这样这笔费用方能通过医保报销。

对于那些常年卧病在床的，或者处于恢复期的患者来说，精神状态同样重要。作为看护人，可试着从图书馆借一些影碟、书籍，或者让患者做一些他们自己喜欢做的手工活等。光盘上的游戏、音乐以及书籍都有利于引起思考，特别是对长期卧床的人。如果患者的身体状况允许的话，鼓励他（或她）的朋友、邻居以及子女来看看他（或她），不过探访的时间不宜过长。

如何使用体温计

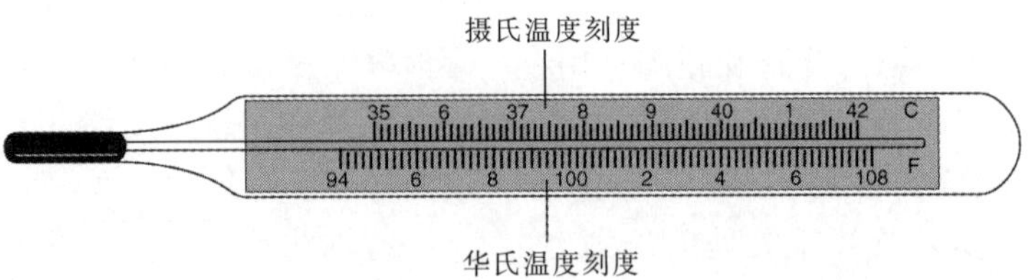

首先保证人是坐着或者躺着的，15分钟内他（或她）没有抽烟，没有喝过冷饮或者热饮。然后拿着体温计的一端，轻轻晃动，直至水银降到35.6 ℃以下。将体温计放在患者的舌下面，至少3分钟后，取出体温计，稍稍倾斜，以便看清水银停留的位置，这就是所得到的体温数据。最后用酒精给体温计消毒，或者用肥皂和水清洗，用冷水漂洗之后，放回盒子中。

照顾生病的儿童

很多大人生病时,选择一个人躺在床上休息。但是,大多数孩子感觉身体健康时,喜欢围绕在看护阿姨周围,希望得到食物和爱抚以及他人的陪伴。如果你正在照顾一名发热、头痛或胃痛的病儿,他(或她)可能想躺在床上休息。但是,除非是医生要求的,否则不必要强迫孩子躺在床上。试着让他(或她)从事一些安静的活动;跟他(或她)一起读书、玩游戏或者看影碟、看电视。

处理发热。一般来说,如果孩子的体温超过了38.9 ℃,或者还出现了其他棘手的症状,如嗜睡、痉挛或者出现皮疹等,应该打电话给医生。重要的是,要给发热的孩子多喝水、果汁等液体,并盖上薄被。吃点退热净或者布洛芬可以有效地缓解发热症状。21岁以下者不要给他(或她)吃阿司匹林,因为这有可能会导致急性脑病综合征,并严重威胁生命安全。如果孩子的体温连续几天持续上升,或者一直高热不退,那要赶快给医生打电话。

患儿的饮食。如果患儿食欲下降,你也无须过分担心。除非医生为你的孩子特别制定了食谱,否则你可以根据孩子的喜好,做一些他(或她)爱吃的东西。如果孩子发热,或者拉肚子,或者呕吐不止,那一定要让他(或她)多喝点健康的液体,如水、果汁、肉汤,或者一些碳酸饮料等。当孩子感觉好些时,可给他(或她)吃些吐司、饼干之类的清淡食物,或者他(或她)自己想吃的东西。

安全问题

如果你是一名看护,那么家中的安全是预防伤害的重要部分。对于独居的老年人来说,也需要采取同样的安全措施。物理治疗师或者家庭护士会帮你检查屋子,看看是否存在潜在的危险,防止造成伤害。你照顾患者的某些特殊需求在给住处进行安全检查时也可以提出来。

记住,老年人特别容易摔跤,因为他们的身体日渐虚弱。骨质疏松症使得他们的骨头随着年龄的增长,变得越来越脆弱,因此一旦摔倒,非常容易骨折。而且一旦骨折了,老年人要花更长的时间才能恢复。在检查住处的时候,主人的视力、听力以及平衡能力都是需要重点考虑的因素。请注意以下几点。

(1)如果家具摆放影响到主人的自由活动,就搬开它,或者重新摆放。并确保家中的地面干燥,不会让人滑倒。

(2)家中尽量避免铺设小地毯,除非这些小地毯的背面是橡胶材质,能够保证安全。

(3)注意地毯上一些破损的地方,它们可能会绊脚,引起摔跤。

(4)电线要好好地固定在墙上,千万不要散落在活动区域。

(5)保证屋内的照明足够光亮,并配上夜灯。

(6)将药物放在带有标签的原包装盒中,不要放在卧室;不要把药物放在床头柜上,防止夜里看不清楚的时候拿错了。

(7)保证电灯的开关在容易发现的地方。

(8)将急救的电话号码用很大的字体打印出来,贴在每部电话机旁边。

(9)将热水器的最高温度调至49 ℃。因为老年人皮质层比较薄,而且反应比较慢,所以容易烫伤自己。

(10)如果你照顾的人能够自由行动,就在他(或她)的钱包里放一张药物清单,里面包括你的姓名、地址以及他(或她)所服用药物的清单。如果发生了紧急状况,而你恰巧不在他(或她)身边,救护的人也能通过这些信息

适合老年人的运动

这些运动专门为不同健康状况的老年人量身定做。在开始任何运动项目之前,咨询医生,确保这些运动不会使患者目前的身体状况出现恶化。

如果是卧病在床的老年人:

(1)把腿笔直地从床上抬起。弯曲胳膊和脚踝。

(2)把头从枕头上抬起,向两边转动。

(3)头顶上安装一根拉杆,手持拉杆往上拉(拉杆在医疗用品商店就能买到)。

(4)深吸气,再完全呼出;重复几次,每次尽可能多地吸入空气。

(5)挤压一个球或一块海绵。

(6)重复每一项运动,逐渐增加重复次数。

如果是坐轮椅的老年人:

(1)踢腿。弯曲脚踝和胳膊。

(2)深吸气,再完全呼出;重复几次,每次尽可能多地吸入空气。

(3)摇着轮椅在室内或者户外转圈。

(4)扔球运动。

(5)举起一些比较轻的东西(例如罐头等)。

如果是能在室内活动的老年人:

(1)尽可能多次地在室内转圈。

(2)扔大的橡胶球,并踢球。

(3)坐下,再站起来。重复几次。

(4)举起一些比较轻的东西(例如罐头等)。

(5)抓住椅背,分别抬起一条腿,然后放下,如此重复。

(6)在腿上绑上一些东西,然后做抬腿运动。

如果是能在室外活动的老年人:

(1)散步。

(2)骑自行车。

(3)上下楼梯。

(4)在花园里劳作。

如果是能在小区活动的老年人:

(1)可往返于家与小店之间,或者去拜访朋友。

(2)天气不好的时候,在大卖场这样的室内逛逛。

(3)从事某项运动,比如游泳或者打高尔夫球。

(4)确定目标,然后坚持跟踪进度。

提供合适的治疗,并通知你。

防止跌倒

对老年人来说,跌倒是最常见的伤害,但它是可以预防的。因为几乎所有上了年纪的人都会患上骨质疏松症,只是程度不同。它会导致骨头脆弱、易碎,容易造成骨折。老年人如果患有老年性痴呆(会导致神志不清,判断力下降)、视力不好或关节炎(可能造成站立不稳),跌倒的风险就更大了。服用药物也会引起头晕、体虚无力,使得患者更容易跌倒。

大部分的跌倒都发生在家里,其中最危险的地方就是浴室和楼梯。为了防止跌倒,你可以在浴缸底部铺上防滑垫。另外,安装在马桶旁边以及浴缸和淋浴头附近的扶手也能帮老年人保持平衡。洗澡时尽量不要使用沐浴露,因为它会让淋浴间的地面或是浴缸里面以及卫生间的其他地方变得湿滑。

楼梯同样应该至少在一端安装扶手;如果你照顾的患者下楼梯时行动不稳,那楼梯的两边都需要安装扶手。有些专家建议将楼梯每一级台阶的边缘都刷成明亮的颜色,让它更显眼。也可以在其边缘处包上橡胶条,以增加摩擦力。最后,确保家中

帮助患者从床上移到椅子上

尽管最好是两个人一起移动一位生病的、虚弱的或者是身患残疾的人，但只要他能够自己站立，你一个人也可以做到。一个人做时，一定要穿防滑鞋。把他移回床上的时候，可以按照相反的顺序采用下列步骤。

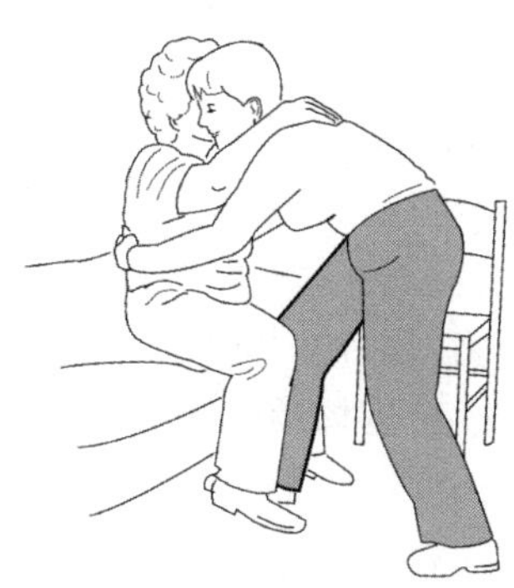

（1）将椅子置于床的右方。把患者从床上扶起来，坐在床边，两条腿悬在床的一侧。让患者把他（或她）的手搭在你的肩膀上，做出拥抱的姿势。

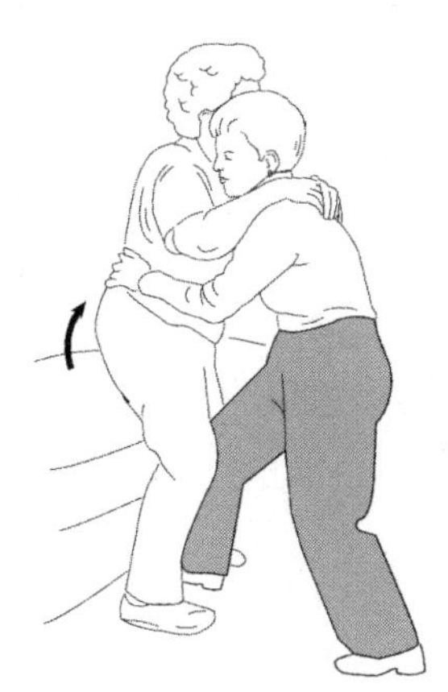

（2）你的胳膊从患者胳膊下面抱住他。站在床边，膝盖弯曲，两条腿一前一后站立，保证你的右边膝盖处于患者两脚之间的位置。让患者在你准备开始抱的时候，将身体前倾，重心前移。而你在将患者向上抱起的时候，身体重心要转移到后面的那条腿上。

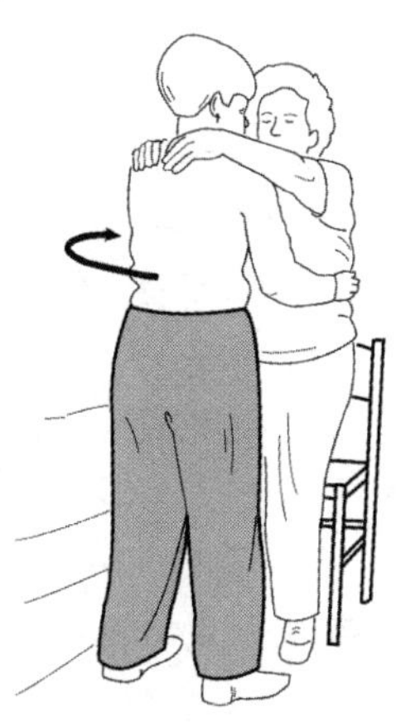

（3）当你用胳膊和手将患者往上拉的时候，将自己的脚换到侧面的位置。转动患者，使得他（或她）腿的背面能够接触到椅子。当他（或她）能够感觉到椅子的位置时，请告知你。

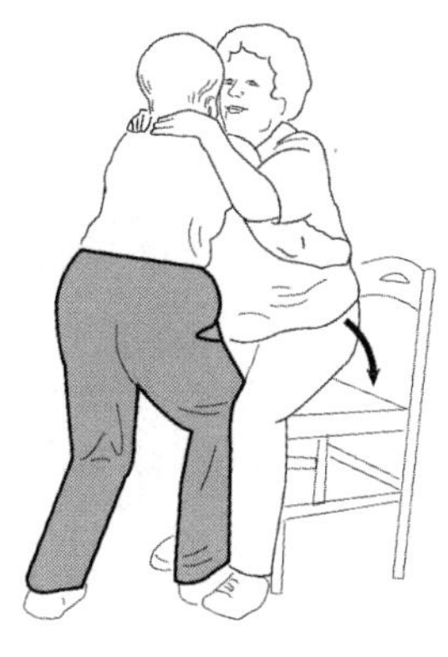

（4）你的背挺直，膝盖弯曲，脚一前一后放置在患者的膝盖之间，将身体的重心转移到前面那条腿。然后弯曲前腿的膝盖，小心地慢慢降低患者的位置，直至他（或她）坐到椅子上。

地上没有脱线的垫子、边缘翘起的地毯以及散落的绝缘层脱落的电线等。

如果你已经努力维护环境的安全，但是你照顾的人还是经常跌倒，就需要让医生给他（或她）做个健康检查，看看他（或她）的心脏或者神经系统是否存在问题，导致跌倒。医生可能还会建议你找个物理治疗师上门，给出更多的建议来改善安全状况，同时看看从事一些运动项目或者添置辅助设备能否有所帮助。如果他还是继续跌倒，就要考虑安装私人应急反应系统。

辅助设备

辅助设备是指一些能够提供帮助的仪器，比如拐杖和步行器能够让那些需要做饭、走路或者使用卫生间的人行动起来更加方便。你可以购买或者租用这些辅助设备，这取决于你是长期还是短期使用。医疗保险承担治疗需要的医疗机械费用的80%。医疗补助计划可以承担更多的辅助设备费用。但各地情况有所不同。下面的清单列举的是医生可能建议你使用的部分辅助设备：

拐杖和步行器 拐杖和步行器能够帮助行走，增强稳定性。医生或者更多的是物理治疗师会帮你组装好设

给卧床不起的人更换床单

由两个人给一个卧床不起的人更换床单更容易，但一个人也可以；有些人(如患心脏疾病)在平卧时无法正常呼吸，在给这些患者更换床单时，应将他(或她)抬到床边的椅子上。

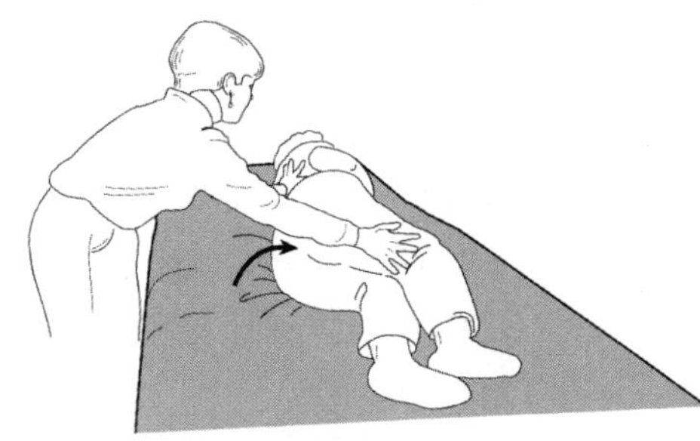

1.先将患者移到床的一侧，确保他(或她)处于舒适、稳定和安全的位置。

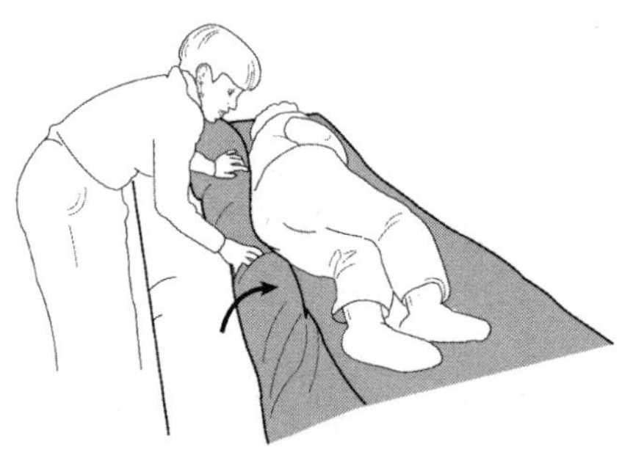

2.先纵向卷起一半的脏床单至患者身旁，再将干净床单纵向卷起一半并放在卷起的那一半的脏床单旁边，铺在床的中间位置。

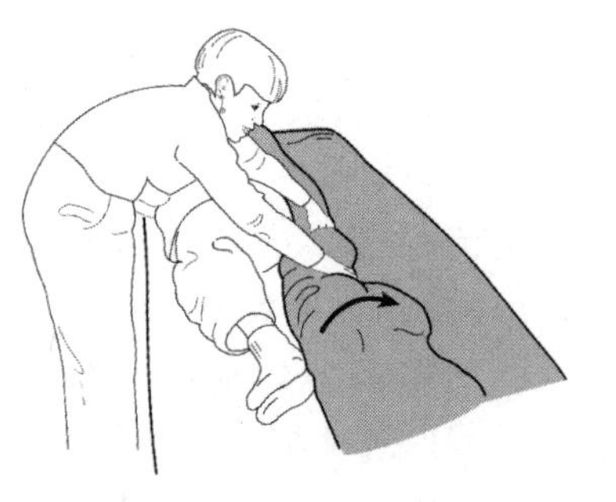

3.用一只手保持患者的稳定，将他(或她)移到干净的床单上，并拿走脏床单，然后打开另一半干净床单并铺好。

备，然后告诉他(或她)具体的使用方法。

病床 病床(可以租，也可以买)可以调节至不同的位置，这样可以让长年卧床的患者坐起来时更舒服些。另外，经常坐起有益于身体健康，因为肺部的分泌物更容易被排出。病床有手动、半自动以及全自动三种类型。根据患者的需要和医生或物理治疗师的建议，选择最合适的类型。对于那些从床上坐起有困难的(或者想在床上做一些简单运动)患者来说，建议在头顶安装吊环，这样他(或她)可以借助它向上用力，然后坐起来。

浴室辅助设备 因为家庭浴室一般都不大，很难放下轮椅或者是步行器，所以像拉环、高度可以调节的扶手以及抬高的马桶垫等则更加适合卫生间使用，有助于增强稳定性。卫生间的纸盒和毛巾杆一定不能被当作拉环使用，因为它们承受不了一个正常人的重量。

满足特殊需要的设备 辅助设备，从可水洗的床单罩到长握柄设备，可满足有各种特殊需要的患者。长柄的鞋拔能够帮助脑卒中或者关节炎患者穿袜子，专门的餐具可以帮助拿叉或勺子有困难的患者进食。这些实用性很强的设备在医疗器械用品商店，或者通过医院的康复部门等都能够买到。患者的主治医生要提供一份材料给专业的物理治疗师，介绍患者的情况。这些人专门帮助那些日常生活仍然能够自理的患者；他们会推荐具体的设备，帮助患者更好地独立生活。

私人应急反应系统 对于独自生活的老年人来说，私人应急反应系统为他们在紧急情况发生时，提供一种求助方式。患者颈部或者手腕处佩戴一个“求救”按钮。如果他(或她)跌倒了，或者需要紧急抢救，就可以摁下按钮，电话就会接到控制中心，在那里，呼救者的身份信息可以通过代码被识别。接到紧急求救电话的人会立即拨通患者家的电话，通过电话或者跟电话相连的双向对讲机跟他（或她）进行交流。如果没有回应，或者接电话的人觉得情况比较危急，就会立刻派护理人员赶至患者家中。

私人应急反应系统

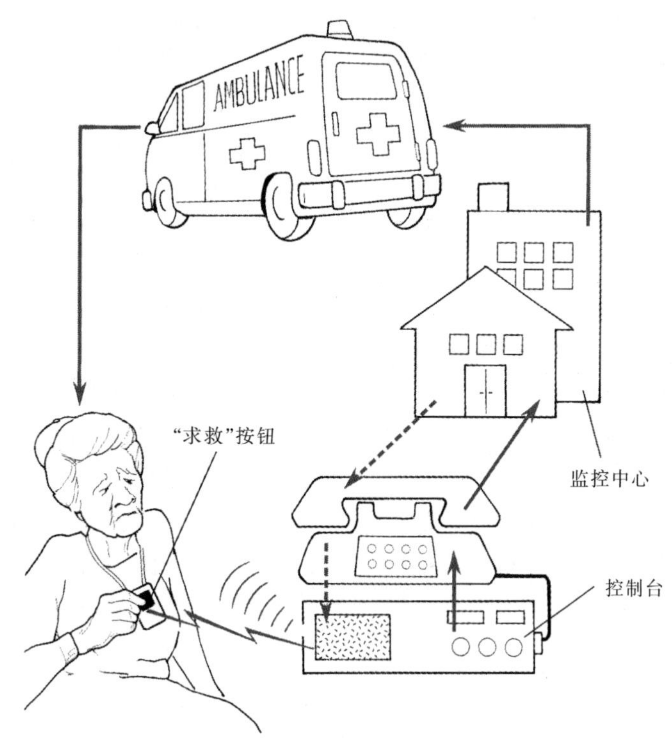

私人应急反应系统可以让身体虚弱的独居老人在需要医疗急救时按一下按钮，就可将呼救信号发送到监控中心。在这个中心，呼救者的身份信息可以通过代码被识别，然后通过电话、双向对讲机进行联系，或通知登记过的中间人(如邻居)立即前往此人的住处。如确认需要急救，则派急救医生前往。

保障系统

作为一名看护，不能全天24小时随时待命。每个看护都需要休息时间。在大多数社区，都提供各种各样的保障系统，有些是免费的，有些则需要支付少量费用。

健康护理服务

如果你照顾的老年人身体虚弱，或者疾病缠身，或者处于术后恢复期，那么家庭健康护理者提供的一系列全面服务能够大大减轻你的负担。这种类型的服务包括：家庭健康护理人员，女管家，生理、语言和职业理疗师，社工，护士，老年人病例管理者以及心理辅导人员。

如果你即将照顾一个刚出院回家的患者，出院服务计划人员一般会帮你安排后续的健康护理服务事宜。但是,你也可以直接和家庭健康护理中心联系,他们会给你提供全面的服务。最重要的是医疗保健和医疗救助只为无法出门的人或有医嘱及相关机构出具证明的人支付这些服务费用,但是,这个报销只包括“专业的”护理,也就是必须由护士和理疗师提供的护理。

在有些情况中,家庭健康助理以及社工的费用都是可以报销的,可前提是他们提供的服务能够有效地帮助护士照顾这个患者。重要的是,你要密切关注家庭健康助理提供的全部服务的质量,严格把关。

家庭健康助理 家庭健康助理是受过培训的专业人士,他们专门负责帮助老年人处理洗澡、穿衣以及如厕等问题,偶尔也会帮忙准备便餐、做家务等。

管家 管家帮助处理一些家庭琐事,如做饭、洗衣服以及购物等。尽管严格来说,他们不是家庭看护,但是管家在照顾年老体弱的独居老人方面经常起着举足轻重的作用。

营养师 营养师可以帮助人们了解新的食谱,而且教他们如何根据这个食谱准备食物。

社工 社工可以为患者提供情感支持,给家属介绍更多后续护理的知识。

护士 护士可以提供一系列的医疗护理,从简单的换衣服、抽血到复杂的插导尿管和静脉导管。他们还会教家属做一些简单但是必需的事情。这些护士是专门为家庭健康护理机构服务的。

老年医学专家:他们的职责是什么,以及如何找到他们

老年医学专家是在处理老年人生理和心理问题方面经验丰富的医生,他们主要研究的是功能锻炼,即老年人照顾自己的能力,而不仅仅是疾病。一般来说,老年医学专家是医疗小组的成员之一,其他成员还包括护理从业者、社工,有时候还有物理治疗师等。

大多数老年人都是由内科医生或者家庭医生来照顾。但是,上了年纪的人容易出现复杂的健康问题,从而影响他们的日常行为能力。如果他们咨询一些老年病方面的专家,或者更好的是聘请老年医学专家作为初级保健医生,那么将会受益匪浅。

问问身边的亲朋好友以及同事,看看他们是否认识一些出色的老年医学专家,或者不妨请你的初级保健医生,为你推荐一位。

老年医学专家会给你进行体检,并检测心理和生理功能是否正常。他(或她)会让患者做弯曲、伸直、转身、坐下、起身以及看指示标签等一系列动作。老年人医学检查还包括检测老年人的心理状态以及认知能力。例如,医生可能会让他(或她)从100开始,每隔7个数字,往后倒数;或者给三个字,让他(或她)记住,几分钟之后再让他(或她)说出那三个字。医生会特别注意有没有老年性痴呆的早期症状,并询问患者的房间布置、饮食、日常习惯以及社保情况,等等。

一个出色的老年医学专家会关注患者生活的各方面情况,这样才能准确地评估他(或她)的健康状况,并针对后续保健提出建议。

对护理者的情感帮助

如果你是一名护理者，一定要认识到保留自己私人时间的重要性。一个身心俱疲的人，或者一个带着沉重负罪感的人肯定无法为别人提供好的护理服务。或许你现在一天24小时贴身照顾一个你爱的人，或许你每天下班后都会去一个护理中心看望一个亲戚。如果你身负多重责任——家庭、工作、孩子——你可能会发现自己对需要花费如此多时间去照顾的人产生一种怨恨情绪。

很多护理者通过支持团体寻求帮助，如非正式的聚会，大家在一起谈论遇到的问题以及不顺心的事，并分享解决方法。经常给其他照顾患者或者老人的看护者一些鼓励和同情也会让你自己的内心感觉更加强大。要认识到，离开患者一段时间可以更有效地让自己恢复正常。有些支持团体就是专门为照顾老年性痴呆患者的看护者提供帮助。

有些组织是由看护们自己建立的，而有些则是由社会服务机构当地的老年人中心、地区老年人组织等创办的。如果你需要帮助，但又不想加入任何组织，就告诉医生，他会介绍社工、心理医生或者精神科医生给你。

很多看护者觉得将部分护理责任分担给家庭的其他成员是一个行之有效的方法。不同的人可以胜任不同的工作。例如，要儿子贴身照顾母亲可能比较困难，但是也许可以让他帮助处理母亲的经济事务。如果家中的孙辈也能够加入其中，那么看护工作就变成家庭活动，而不仅仅是个负担。

老年人护理管理人员　老年人护理管理人员会协调跟老年人有关的众多服务和需求。老年人护理管理人员一般是接受过老年人护理方面专业训练的护士或社工。你可以聘请一个护理管理人员负责你的亲人部分的或者全部的健康护理，比如家务管理或是陪护。

老年人护理管理人员一般会跟家属面对面讨论，并决定哪些需要是必须得到满足的；然后他（或她）会先给患者做一个健康评估，再决定需要哪些日常护理项目。

老年人常见的心理健康问题

抑郁症、焦虑症以及老年性痴呆（心智能力丧失或者损伤）是老年人群中常见的健康问题。

抑郁症 很多人都容易忽视抑郁的表征，因为他们会认为这是体虚或者性格缺陷的表现。其实抑郁是一种疾病，但是可以治疗。如果你认识的人身上出现了下面列举的症状中的几种，而且持续时间超过2周，打电话给医生咨询：

(1)对以前感兴趣的活动忽然没了兴致。

(2)无明显理由的伤心、难过。

(3)容易疲倦，无精打采。

(4)胃口或者体重上出现变化。

(5)失眠（无法入睡）或者睡眠习惯改变。

(6)产生绝望、罪恶情绪，觉得自己一无是处。

(7)注意力无法集中，或者思维混乱。

(8)酒精、烟草或者其他药物的使用量增加。

(9)经常谈论自杀或者死亡。

焦虑症 多达5%的老年人遭受着一种被称为广泛性焦虑症的疾病的折磨。患有焦虑症的人会一次担心很多事情，并产生很多生理问题，包括情绪激动，身体摇晃、颤抖，反胃恶心，忽冷忽热，头晕眼花，呼吸急促或者尿频等。焦虑同时也是抑郁症和老年性痴呆的症状，因此最好鼓励焦虑症患者跟医生讨论一下自己的症状。治疗方法包括劝导、家庭支持或者观察生物反馈。一般来说，除非病情非常严重，否则不要使用药物治疗，因为药物带来的副作用可能会超过它的疗效。

老年性痴呆 老年性痴呆的症状包括记忆力丧失、意识模糊、辨不清方向、出现幻觉、性情大变以及语言、计算、视觉方面出现障碍。老年性痴呆并不是年纪增长的必然结果，而是由疾病引起的。老年性痴呆就是痴呆症的一种。如果老人越来越糊涂、健忘，他（或她）的家人就要带他（或她）去医生那里就诊。老年性痴呆以及其他形式的痴呆症对于患者本人以及他（或她）的家人来说，都很难接受。请记住，患者的某些行为是由这种疾病引起的。

居住安排

现在人们的寿命比以前大大延长了，这就意味着父母或者亲人需要更多的照顾，远远超过了你力所能及的范围。也许你母亲独自生活了很多年，但是现在你发现她的记忆力开始下降，甚至根本无法照顾自己的日常生活。这时你就需要安排一位家庭健康护士来照顾她一段时间，或者干脆让母亲搬到自己家中同住。

最终，你会发现自己根本无法提供她需要的照顾以及安全的环境。

老年人的居住选择

从你亲人的健康状况为出发点考虑。如果病情有恶化的趋势，就要考虑一些能够提供比现在更多护理服务的选择，即使这些护理现在可能并不需要，但是趁早打算，未雨绸缪还是明智的。有些机构在同一个居住条件下可以为患者提供两三种不同程度的看护服务。

如果可能的话，在考虑居住地的时候要未雨绸缪，因此在做决定时，即将入住的人自己也要参与其中。现在老年人的居住地选择范围日益扩大。除非你的亲人久病不愈，需要24小时的陪护，否则你大可不必考虑将他（或她）送到养老院去。除此以外，还有很多其他居住选择，这些会让你觉得患者遇到紧急情况时不会是孤身一人，或者求救无门。当地的老年人中心或者地区老年人机构应该可以提供当地的老年人居住地的清单。

合住 合住是指两个或两个以上的互不相识的人同住一个房子或公寓里，费用均摊。这种方式适合那种身体健康，并希望有人陪伴——一起吃饭，分担家务，谈天论地——不想（或者不应该）一个人落单的老年人。

跟独居相比，与人合住少了很多的私人空间，但是对于社交能力强，而且健康状况总体良好的人来说，这不失为一个好的选择。

集体住宅 集体住宅与

安排好个人记录信息

如果你跟你照顾的老年人有着非常深厚的感情，那么你知道他（或她）把自己的财务记录以及个人信息都保存在什么地方吗？这些信息在遇到突发状况时都需要用到。因此，在此建议，将下列材料保存在一个安全的地方，并将存放地点告知信得过的朋友或者家庭成员。

(1)具有法律效力的全名以及乳名。

(2)社保号。

(3)法定住所。

(4)出生的时间和地点。

(5)配偶以及子女的姓名和住址。

(6)父母的姓名、乳名以及其他曾用名。

(7)遗嘱、出生证以及死亡证明。

(8)结婚证、离婚证和身份证。

(9)曾经共事过的领导名单以及工作地点和时间。

(10)教育记录和服役记录。

(11)好朋友、亲戚、医生、律师以及财务顾问的姓名和地址。

(12)葬礼以及安葬事宜的安排。

(13)生前遗嘱、医疗护理代理人以及其他一些临终材料。

(14)财务记录包括保险单、银行账户、契约、投资以及其他贵重物品等方面的信息。

①收入来源和房产（如养老基金或者利息收益）；

②社会保险以及医疗保险/医疗补助信息；

③投资收入（如股票、债券或者房产）；

④人员保险、健康保险和财产保险方面的信息以及保险单号；

⑤银行账户信息（如活期账户、存款、信用合作社、个人退休账户或者定期存款单据等）；

⑥银行保险箱的位置；

⑦最近的个人所得税申报表的复印件；

⑧债务和责任关系（欠下什么；债务人是谁以及何时到期）；

⑨抵押（何时、以何种方式支付）；

⑩信用卡和赊购账的姓名和账号；

⑪财产税相关信息；

⑫个人贵重物品（例如珠宝）的存放位置。

合住相似，通常是两三个人住在一起，居住者在一个大房子或一栋大楼的一个单公寓里有自己的房间，在中心就餐区一起吃饭，居住者在同一个客厅进行社交活动。

老年人公寓 健康状况良好的老年人也可选择这里。如果他们注重个人隐私，喜欢设施齐全，还有多种保障服务，如送餐、整理家务以及交通等可供选择的公寓式生活，那么可以考虑老年人公寓。

敬老院 敬老院是一栋建筑中提供一系列服务的独立公寓。住户在中央用餐区域一起用餐。这里的费用主要包括吃饭、整理家务、开展活动以及个人护理的部分辅助工作。敬老院不适合那些需要长时间护理，或者无法仅仅依靠拐杖或步行器就能行走的老年人，而且那里一般也不提供医药管理服务。

疗养院 疗养院可能是重度老年性痴呆患者、无法行动的老人或者健康状况需要密切关注的患者的最好选择。

疗养院一般提供两个等级的看护服务：中级看护和高级看护。提供中级看护服务的机构适合那些需要相对少的护理服务的人。最典型的应该就是慢性病患者，不需要大量的密集护理。提供高级看护服务的机构则会配备专职护士负责24小时照顾需要持续治疗护理的老年人。

老年性痴呆或者其他痴呆症患者的护理

65岁以及65岁以上的老年人，有大约90%不会出现明显的智力衰退问题。但是，5%~10%有过某些心智问题的老年人，以及30%~50% 85岁以上的老人都可能患上痴呆症。

安全问题

如果你的父母或者某位亲人患上痴呆症，而且跟你同住一个屋檐下，那么安全就是摆在你面前至关重要的问题，因为痴呆症会严重影响一个人的记忆力、语言能力以及判断力，所以你需要采取一些特殊的预防措施。

首先，回顾一下前面讲到的安全问题的一般建议。其次，将家中热水器的温度调至50℃以下，以防止烫伤；给所有的热水出水口贴上标签，上面用大号字体标注，提醒患者这里的水很烫。将发生紧急情况需要用到的电话号码(如报警电话、火警、急救电话等)贴在每个电话机旁边。用来放置药物、家用清洁剂以及其他危险物品的柜子都要上锁，防止患者接触，造成伤害。

随着痴呆症的进一步恶化，患者会常常一个人跑出去，漫无目的地游荡。这时他(或她)就需要在身上佩戴一些能够表明其身份的东西，如项链或者手链，防止他(或她)一个人离开家。将家中大门的锁移到比较高的位置，同时拆掉卫生间以及卧室的锁，这样患者就不会把自己反锁在房间里面了。

家中的炉子对痴呆症患者来说，可能是非常危险的物品。把炉子和烤箱上点火的按钮拔掉，这样就打不着火了。不管是谁，抽烟都有害健康。但是患有痴呆症的人尤其不能一个人抽烟，因为他(或她)很容易引起火灾。

居住选择

如果一个居住在退休村、老年人公寓或者敬老院的老年人患上了老年性痴呆或者某种其他的痴呆症，你会发现这些地方无法提供必要的护理服务。随着病情的恶化，不管是在你家中，还是他(或她)自己的住处，患者都不能被单独丢下,因此要考虑把他(或她)送到一个能提供24小时贴身护理的地方。

有很多挺不错的疗养院和敬老院都为痴呆症患者提供专门的服务。也有些疗养院没有这种专门服务，但是也能提供很好的护理。

在参观疗养院时，要求看看为老年性痴呆患者提供的专门住所。如果发现所谓的专门住所不过是几个上了锁的房间,你就要提出质疑。对痴呆症患者来说，好的护理服务应该是经过精心设计和安排的，而且由接受过培训的专业人员来完成。另外，居住的环境还应该安静舒适(因为患有痴呆症的人极易动怒)。还要给他们安排一些简单的事情去做，让他们忙碌起来,消磨时间。还有,居住面积要足够大，可以让患者能够自由散步，但同时也要足够安全，让他们无法离开这个区域或者这栋建筑。好的护理服务不会限制患者的任何人身自由。

早作打算,未雨绸缪

患有痴呆症，包括老年性痴呆的人，病情很难有所好转；大多数人的病情最后恶化到需要有人长期照顾，而且自己无法作任何决定的地步。因此,早作打算,计划将来,不失为一个明智之举。一些重要的文件要保存好,将来的治疗费用以及居住地点、住宿费用都要事先安排好。事先声明要趁患者头脑还清醒、意识还清楚的时候拟定,这一点至关重要。这些具有法律效力的文件可以让患者提前表达自己关于治疗的意愿，并指定某人在自己意识不清、无法作决定的时候全权代表自己决定治疗方案。

向亲人做出护理承诺:海塞医生的建议

家庭成员之间经常互相承诺,要承担以后的护理责任,但是后来他们会发现自己根本无法兑现承诺。夫妻之间互相承诺他们将永远不离不弃。子女们承诺只要父母需要,他们一定会照顾父母。家长们承诺他们会照顾家中瘫痪在床的孩子。但是这些承诺并不都能兑现。承诺照顾别人的人也可能出现健康问题,或者现实的经济状况不允许,又或者家庭和工作的压力比较大,又或者是患者需要的护理量太大,让人无法承担。

如果你的一位家庭成员将需要长期的护理，我提醒你在做出承诺时要慎重,尽量不要食言,让人失望。你应该和其他家庭成员一起,制订一个护理计划,从实际出发,充分考虑患者的需要以及照顾他(或她)的人的能力。

死亡及濒死

全国范围的统计数据表明我们大多数人都能活到70~80岁。尽管这是一个令人振奋的消息，还是有很多人惧怕死亡，害怕见到自己亲近的人患上慢性疾病。

针对死亡和濒死，人们问了许多问题：会很痛吗？应该如何来应对？会不会变成残疾或成为家庭的负担？如何会知道自己大限将至？如何能够想到死亡还保持镇定？死后会发生什么？

医学能回答其中一些问题——虽然不同的人对待即将到来的死亡这一事实和处理死亡带来的各种后果的方式各有不同。人们处理方式的不同，部分取决于他们的种族和宗教背景。

如果你是在照顾一个濒临死亡的人，记住他(她)更害怕的是濒死的过程，而不是死亡本身。比起其他所有东西，一些身患绝症的患者最害怕的是死亡时候的孤独。你所爱的人也许会需要确信你和其他人会一直陪他到最后。

家人有时候希望保护一个濒死的亲人不让他(或她)知道自己的病情；他们担心让患者知道自己的时日所剩不多会让患者感到沮丧甚至自杀。

事实上，绝大多数的人更愿意知道真相。知道未来会是怎样能让患者可以来得及与人道别，料理好后事，符合实际地安排治疗计划。

当人们没有被告知实情的时候，他们会怀疑自己患上了绝症，而他们猜想中的病情可能比真正的病情要更严重。

医生们现在普遍认为把他们的诊断告诉患者是整个濒死过程中的第一个重要步骤。然而，在一些文化中，人们还是依旧向患者隐瞒诊断结果。如果你认为你爱的人不应该得知他(或她)的病情的话，你可以和医生商量此事。

很多濒死的人惧怕疼痛，尽量保证医生会坦诚地和患者谈将会发生的事情，也同等地强调如何做能使疼痛得到控制。如果疼痛不能得到有效缓解，要做患者的支持者，向医生要求更换药物或者增加药物剂量。

随着病情的加重，有些人会害怕自己成为一个负担。应该让患者安心，告诉他们你和家人已经做好了准备会帮助他们一直到人生终点。向他们解释，帮助他们对于你来说是非常有意义的，你会帮他们料理他们没有完成的个人的或者经济上的事宜。

对很多人们来说，面对死亡会促使他们对自己生命中所经历的事情进行回顾。鼓励患者去回想他们的成就，回忆他们人生中的里程碑，如孩子、朋友、工作和成功。

临终前的那些事

即将死亡的五种情感反应

死亡是生命中自然的一个过程,是生命的终结。然而如果你或者你爱的人患上了不治之症,你就不会觉得死亡是一件多么自然的事了。身患绝症的人通常有五种情感反应。

"死亡及其过程"领域的开拓者、医学博士伊丽莎白·库伯勒·罗斯表示,一个行将就木的人[有时候还有那些爱他(或她)的人]通常会经历以下几个阶段,尽管这些对死亡的反应并不全是相继发生或者通用的。

否认 面对即将死亡这一消息,人们通常会选择否认。这是一种面对无法接受的事实的时候正常的防卫性反应。这些人的第一反应就是他(或她)怎么可能就要死了。因此会在长达几天、几个星期甚至几个月的时间里都保持这种态度。

气愤 一旦一个人发现死亡确实离自己越来越近的时候,他(或她)就可能变得气愤起来。这种气愤可能是因为生病而对自己感到气愤,可能是对医生带来这一坏消息而感到气愤。气愤可能会通过大发雷霆的方式表现出来,也有可能埋藏在内心深处。无言的气愤通常会通过以下方式表现出来:对日常不会使人心烦意乱的小事表现得恼怒或者烦躁。

争取 病入膏肓的人可能会经历一段"精神上争取"的时期——想要为自己争取更多的时间、舒适、健康、爱。有些人想要多点时间来和某个朋友或者家人言归于好,其他的人则致力于改变生活方式,例如试着通过多做些运动这一方式来更多地掌握自己的命运。

抑郁 意识到死亡不可避免,患者可能会经历一段时间的抑郁。库伯勒·罗斯描述了两种类型的抑郁症:反应性抑郁症和预备性抑郁症。反应性抑郁症注重具体问题,如遭受疼痛折磨的可能性。而预备性抑郁症的患者则随时准备好死去并且为失去生命而悲伤。

接受 这一最后阶段就是患者接受即将死亡这一事实。患者不再试着去争取,延长生命或者好转起来。此时的患者心平气和。他们或许已经疲惫不堪了,甚至乐意停止斗争。对于那些还没有准备好接受死亡这一不可避免的事实的家人和朋友来说,这一阶段是最难以接受的。他们相信如果他们所爱的人再坚持斗争下去的话还可以活得更久一些,可是他(或她)却放弃了。

谈论死亡

首先,确保临终的人了解自己的状况。鼓励医生讨论最佳的病程评估以及如何有效控制症状。

人们经常会问医生,某个即将去世的人还能活多久。在不可能给出一个确切的答案的情况下,像"几个星期到几个月"这种大概的回答对于病危的人和家属来说可能就帮助了他们不少。医生的诊断对于确立预后和评估治疗方案来说意义重大。

许多医师建议身患绝症的人把剩下的时间用在对于自己来说有意义的事情上,而不是去忍受那些让人恐惧甚至痛苦的治疗过程。患者和医生应该共同决定临终前的护理问题,最好有患者家属的参与。

如果你知道一个人只能继续活一段有限的时间,你或许会尽可能避免跟他(或她)讨论任何有关未来的事情。然而不管有多艰难,提出这一话题都是非常重要的。很有可能病危的那个人因为担心让你烦恼才避开这一话题。

你们双方可能都想在最后的几天里有尽量多的机会

来告诉对方你们的悲伤、惶恐和对彼此的爱。不管是患者还是家人和朋友，说一句"我爱你,我会想你的"都是具有同等重要的意义的。

对于行将就木的人来说，他们总是很庆幸能有机会对那些曾经可能造成的伤害表示歉意。朋友和亲戚也乐意为那些感到后悔的事情说上一句"对不起"。诚实的对话还能让你有机会与患者继续讨论未完的事，当然还有患者的各种愿望，如希望得到什么止痛药、什么医学治疗方法和临终关怀等。

临终前的医疗护理

许多医师认为临终前的护理应该包含转变治疗目的。在即将死亡这一没有什么可能延长寿命或者治愈的阶段，护理的重点应该放在以下几个方面：让患者舒服些,保持患者的尊严,提高患者的生活质量，给患者家庭提供帮助,减轻患者的痛苦。

疼痛

由于大多数疼痛都是可控制的，因此一个临终患者就不用承受什么痛苦了。患者应连续地服用止痛药以维持患者体内的药物浓度。如果疼痛加剧，则应服用额外的药物。

像吗啡这类的麻醉性镇痛剂适用于剧痛。这类药物可以口服，也可以通过注射泵注射。在需要的时候,患者可以通过按一下注射泵的按钮以增加剂量。强效镇痛剂也可以通过皮肤贴剂或者舌下含服的方式起效。这些方式对于有吞咽困难或者不想打针的人来说特别重要。

医生可以使用非麻醉性镇痛剂来减少麻醉药用量。其他如抗抑郁药也可以增强麻醉药效果。如果你在照顾被疼痛折磨的人,那么请跟医生谈论一下疼痛缓解方案。

气促

气促在行将就木的老人中较为普遍。吸氧通常可以有效缓解这一症状。像吗啡或者其他麻醉性药物也可以缓解气促，且这几乎是治疗病入膏肓患者的首选方式。

躁动、焦虑、抑郁

躁动、焦虑、抑郁这三种症状在病入膏肓的人当中很普遍。躁动可能是生理疾病如缺氧的反应，可能是药物的副作用，也可能仅仅是患者体内潜藏疾病导致的结果。不适和气促甚至可以使一个最平静的人感到焦虑。

抑郁可以通过抗抑郁药物来治疗。很多人发现精神辅导对抑郁可以收到显著成效。药物结合亲友和医生的宽慰可以有效减轻抑郁的症状。

体重减轻和食欲不振

在死亡的最后阶段,体重减轻非常普遍。很多患者不会觉得饿或者渴。喂养的首要目标应该放在满足患者的食欲与避免患者口渴,而不是提供营养。给患者几口水或者几块冰块甚至只是简单地用湿布在患者嘴唇上沾几下都可以有效缓解口渴。不能强迫没有饥饿感的人进食。

便秘

对于那些经常胃口不调、活动减少的病重患者来说,便秘很常见。便秘也可能是一些药物的副作用。患者的医生会给予饮食推荐或者开出缓泻药、灌肠剂、软便剂之类的处方药。食物摄入量几乎为零的患者肠蠕动非常少。但是只要他们觉得肠道能够蠕动，就不用担心肠蠕动的次数减少。

家庭护理

你可以为重病的人安排家庭护理。很多人选择在家里度过生命中最后的日子。在家里他们有所爱的人围绕着,不用受到医院生活的侵扰。

但是要有隐私并不是没有代价的。在家里照顾病入膏肓的人需要家庭成员投入大量的精力。他们可能要给患者做饭、配药、换尿布,还有帮患者洗澡等。

一天当中，上门探视的

护士和家庭健康护理小组也可以提供一些帮助。如果不能雇佣全职护工的话，晚上家里必须有人随时待命。

在考虑把患者安置在家里照料的时候，请想清楚在家照顾一个即将死亡的患者所面临的艰辛及情感挑战。咨询患者的医师接下来会面临什么，而你又可以做什么。

可以通过医院、家庭护理机构、社区组织得到相关的社区服务咨询。社工在安排家庭护理的时候也可以提供不少的帮助。选择在家里照顾临终患者的人会发现参加临终关怀计划也可以受益不少。

临终关怀

临终关怀的重点在于让病入膏肓的人舒服些，提高患者所剩时间里的生活质量。大多数临终关怀计划为身患绝症的人提供在患者自己家或温馨环境下的护理。临终关怀计划通常只接收那些诊断为只能活6个月或者以下的人。

临终关怀计划注重于控制患者的疼痛，而不是试着去治愈患者的绝症。比起疗养院，临终关怀场所为患者提供更多的隐私空间，且规章制度也更少。临终关怀组织往往有一位医疗顾问、护士、家庭健康护理、社工、精神病医生、理疗师和志愿者。其团队的不同成员给患者及其家庭提供了药物和心理上的支持。

住院治疗和疗养院护理

多达80%的人是在医院去世的。在医院里患者得到医生和护士的24小时照料。住院治疗的缺点包括以下几点：患者对医院环境不熟悉，医院过度关注手术治疗和药物治疗，探访时间可能受限，而且同室病友还会给私人对话造成不便或者打扰个人安静的独处时间。

然而，有些人发现医院对他们来说是个正确的选择，特别是那些住院部设有临终关怀科的医院。

疗养院提供的设施没有医院的专业，因此很多疗养院都和当地临终关怀组织共事。这些疗养组织可以提供临终护理护士和志愿者。这样，患者得到疗养院员工的三餐照顾、药物治疗和个人护理，还有来自临终护理护士的定期探访。护士定期访问是为了对进一步护理提出建议。

关于医疗干预的决定

有时候不管你是患者还是家庭成员，你都很可能要面对一个决定，那就是该用多强效的治疗方法，而且有时候还不清楚某种治疗方法能否改善患者的状况。

很多医生相信不能提高患者生活质量的治疗手段应该停止或者不要做。一般情况下，如果有机会和医生商议的话，行将就木的人会选择放弃维持生命疗法。

在开始一种尚未明确利弊的治疗方法的时候，设定一个日期来重新评估该治疗方法的益处和给患者带来的负担是非常明智的。这一概念称为“限定时间试验”疗法。

关于“选择”的讨论

坦诚地跟行将就木的人讨论他们的愿望是非常困难的。因为这样做就是承认死亡即将降临了。但是询问患者在生命中最后的几个月有没有什么特别想要的药物治疗却是十分有用的。问他（或她）是想继续待在家里还是上医院去，想治疗像尿路感染、肺炎这类可能治好的病还是只想要严格保守治疗就可以。

当然还有许多非医疗方面的决定要做。如患者是否希望提前安排葬礼、火葬或者埋葬。患者是否已经表示希望捐献器官或者允许解剖尸体。

安排后事

预先安排葬礼

事先安排葬礼或者追悼会及埋葬或者火葬事宜也会有所帮助。如果你爱的人临终时头脑还清醒,问问他(或她)是否有什么具体的愿望。事先为自己或者其他临终之人安排后事可以避免生者在患者死后的几个小时或几天内不得不做出决定,这也可以令人感到欣慰。

传统的葬礼可能包括以下费用：运送尸体到殡仪馆费、殡仪馆设备使用费、尸体防腐费、尸体化妆打扮费、棺材购买费、灵车使用费、来宾登记簿和致谢卡片费。

还有许多你可能会谢绝的选项。仔细审阅合同(同时叫上一位信得过的朋友或者家人看一遍)以确保你是在为自己想要的服务付费。

土葬费或者火葬费通常都是同殡葬服务分开的,因此比较多家殡仪馆的报价是明智的。

器官捐赠和遗体捐赠

临终之人和健康的人都应该考虑一下器官捐赠。

你可以选择捐赠特定的器官或者你的全身。来自年迈捐赠者的器官通常都不会被接收，但是眼库却经常接收来自75岁以下死者的健康眼角膜。

你也可以选择把你的遗体捐赠给医学院。大部分医学院都需要各种年龄段的尸体来做医学研究和教学。有时候,捐赠的遗体在被摘除了捐赠的器官后会被送回给死者的家属。其他的医学院会把遗体火化后送回去。

昏迷、持续性植物状态与脑死亡

昏迷、持续性植物状态与脑死亡间存在着一定的医学差异。

当一个人昏迷的时候,他(或她)是处于一个无意识状态的。人脑控制意识的区域(包括部分脑干和大脑)受损的时候就会出现昏迷。一个昏迷的人看起来就像是在睡觉或者被深度麻醉。此时的他(或她)虽然有可能自主呼吸,但是对大多数刺激都不会做出反应。一个不能自主呼吸但是又还有心跳的昏迷者可以通过呼吸机和静脉营养维持生命。

一个人处于持续性植物状态的时候,他(或她)能够对一些刺激做出反应,但是不能说话,意识不到所处环境,不能思考。这种状态可能持续几周、几个月甚至长达几年。

脑死亡时，人脑中负责思考或者像呼吸这种基本功能的那部分的功能已近丧失。这种状况被认为是不可逆转的。人们常用脑电图来证实脑死亡。在美国,医生会对先前签署过器官捐赠的脑死亡患者人工维持呼吸和心跳,为器官移植赢取更多时间。

临终之际

对生者来说，死亡的临近是最难受的。当你所爱的人病情加重时,他(或她)会变得越来越虚弱，还可能会不思饮食。这时拿些冰块或者少量的水滋润下患者的嘴唇吧。他(或她)可能会焦躁不安或者呼吸困难。随着心功能的衰竭，患者肺部会开始出现充血状况。这时医生可以开药来缓解疼痛或者气促。设想患者可以听到你说的话。死亡的那刻通常都是恬淡安详的。

去世之后

尸体解剖

医生可能会因为某种原因,提出解剖尸体的建议,通过解剖尸体,对其进行全面彻底的检查。

如果医生对患者的去世有疑问,或者认为患者是非自然死亡,可能会建议解剖尸体。一般来说,尸体解剖是由病理学家来做的,用来确定患者死因,并确定他(或她)的死亡是否涉及暴力,是不是受伤导致的,或者是不是由可传播的疾病引起的,如果是的话,相关的部门需要进一步跟进调查。尸体解剖过程的详细记录都需要妥善保存,因为这种法律允许下的医学尸检得到的结果,如果有需要的话,是会作为法庭上的呈堂证供的。

如果医生觉得尸检可以帮助他(或她)更好地了解患者的死因,或者相信通过尸检,可以让患者家属知道更多的关于可能存在的基因变异的信息,那么他(或她)也会建议进行尸体解剖。很多变异以及疾病都是通过进行这种类型的尸体解剖而被人们所了解,而且这些尸检都是免费的。

一般来说,尸体解剖需要得到你的同意。如果患者的死因可疑,法庭可能会要求相关机构或人员进行尸体解剖。详细询问医生,尸体解剖的具体流程是什么,涉及的问题有哪些。有时候,医生只是想看看某一个具体的器官,或者某个身体组织的一块;也有时候,需要解剖整个尸体。你可以指定身体的某个部分用于医学研究。

如果担心工作人员为展示身体结构会损毁患者的遗体,就跟医生讨论一下这些问题。在大多数病例中,尸体解剖后的切口都会用衣服或者化妆品之类的东西遮盖起来。

死亡证明、葬礼、火化及埋葬

医师(或者在有些病例中是具有行医执照的护士)可以宣布某人已经死亡,并陈述死亡原因。这些信息在开具死亡证明时都是需要的。医院以及护理中心都有死亡证明的复印件,供医生填写。如果患者是在家中去世的,一般情况下,殡仪公司也会提供死亡证明,供宣布患者死亡的医生填写。

如果患者生前有遗愿,要将自己的遗体捐献出来做医学研究,或者要捐献器官,要提前告知医生。如果患者要捐献器官,就要提前安排,在他(或她)维持生命体征的设备被拔除之前,或者在他(或她)去世之后立刻就要进行。

当你在做这样的安排时,你可能希望有不止一家殡仪公司给你提供一份葬礼的大概报价。葬礼的规格从简单到复杂不等,这取决于棺材的类型、鲜花的种类以及需不需要购买墓地,患者生前要不要求火葬(其中尸体被烧为灰烬)等。

你可能还将面临一些选择,如棺材要打开还是合上,以及在最后的仪式之前,你需不需要守丧。葬礼的主持人将会安排所有的事情,然后用你提供的信息,在你指定的报纸上发讣告。

如果死者生前要求自己的遗体火化,你仍然可以为其举行传统的葬礼仪式。死者的骨灰将被装在骨灰瓮或者其他的容器中,交给你;骨灰可以被掩埋,或者放在墓地的壁龛中,或者散在一个对他(或她)来说有特殊意义的地方。总体来说,火化的费用比传统的土葬要便宜一些。

实际的考虑

要求葬礼主持人或者卫生部门提供5~10份死亡证明,因为当你将他(或她)的死讯告知保险公司、社保部门、(美国)国内收入署以及很多其他的部门时，会被要求出具相关的死亡证明。

如果确定了遗嘱执行人，那么他(或她)就负责偿还死者生前的债务，并将死者的遗产分配给其受益人。否则，遗嘱检验法庭就会指定一个人负责监督遗产的分配。

如果你被指定来处理死者的遗产，你会想要：

(1)找到死者生前的遗嘱(一般在保险柜里面)。

(2)联系死者的律师、理财师或者会计。

(3)联系银行冻结死者的账户(在所有的账单偿还完之后)。

(4)通知保险公司(生命、健康、财产、意外、汽车、信用卡雇佣政策等)，并请他们帮忙提交所有相关的申请。

(5)联系死者所属社保机构，死者是退伍军人则联系退伍军人办公室。从那里也许可以得到一些死亡抚恤金，用来贴补葬礼的费用。

(6)找到死者生前的雇主，看看有没有欠下养老金，或者一些没有使用的假期等。

(7)找到死者最近的所得税申报表，然后将他（或她）名下所有的房产和债务列出清单。

伤心和悲痛

亲近的人去世之后，你可能会觉得麻木。你可能会觉得自己只是生命海洋中一颗无力的沙子。你可能会忘记他(或她)已经去世了，表现的好像他(或她)并没有离开。所有这些感觉都是悲痛过程的一部分。

要明白，随着时间的流逝，你慢慢适应一开始感受到的东西。强烈的悲痛感也会慢慢地随着时间的发展而消退。

悲痛是一个必要的、非常宝贵的过程，可以让你接受失去亲人这一事实，跟你爱的人说再见，最后继续过你的生活。悲痛是个人的过程，不能够匆匆带过，每个人都会有自己的节奏。

一般来说，悲痛有几个阶段，尽管你不一定会经历所有的阶段。但是对此稍作了解，可以帮助你知道自己的反应是否正常。

亲人刚刚去世的时候，你会感到震惊，不相信，不能接受这个事实。只有一小部分时间，你会觉得这是事实；剩下的时间，你可能都会觉得自己爱的人还在身边陪着你。

有些人自己忙着处理葬礼的细节、追悼会或者考虑经济问题，而其他人则悲痛欲绝，什么也做不了。你可能会经历一次情绪的爆发或者逃避生活的阶段。你可能发现自己老是觉得哪儿不对劲、有问题。所有这些感觉和想法都是正常的。

一旦接受了死亡这个事实，你可能会觉得非常生气，因为他(或她)抛下你就这样走了。或者你会为说过的或者还没说过的，做过的或者还没做的事情感到后悔。你也许会很情绪化，而且一会生气、一会伤心，从一种情绪很快转变为另一种情绪。

悲痛经常引起生理上的反应，让你的消化系统、生物钟紊乱，甚至会影响到免疫系统，容易生病。试着保持一个健康的、有规律的、适度的饮食、睡眠以及运动模式。

最后，强烈的情绪会慢慢地减弱，然后你会慢慢开始接受死亡这个事实。你的生活会渐渐地恢复正常。这时你开始接受失去并勇敢生活。你仍然会觉得伤心，但是你已经开始对死亡有了自己的看法。你一开始想到自己失去了所爱的人之后还要继续生活的时候，会有一种负疚感。

很多人都在和失去亲人后自己继续独自生活的想法作斗争。这一时期对你来说可能充满了矛盾，因为正是在这一时期你要重新去发现人生的意义和目的。

有时候，人们的悲痛之情如此强烈，持续时间如此之长，以至于需要寻求理疗师或者其他专业咨询师的帮助。如果你发现自己无法摆脱伤心或者绝望的情绪，或者借助酒精或者其他药物来减轻自己的痛苦，或者强烈的悲痛感持续超过6个月，就需要寻求医生或者值得信赖的朋友的帮助。你也可以参加一个支持组织，里面都是些失去亲人的人。大家在一起多多交流，可能可以帮你尽快恢复健康。

如果你准备好了，重新做一些你感兴趣的事情，跟老朋友、新朋友多见面、多交流，这些对你都很有好处。这些也都是恢复过程的一部分。

帮助孩子理解死亡

从本能上来说，你会想要保护孩子，不想要告诉他（或她）死亡这个残酷的事实。但是孩子，即使是很小的孩子都会深深地受到濒临死亡或者死亡本身等事实的影响。跟成年人一样，孩子也会感到悲痛，也会经历震惊、否认、生气、负疚，以及最后接受这样一个过程。

不同的孩子对于死亡的反应也各有不同，有些需要很多爱的支持。告诉你的孩子关于死亡的真相，跟他解释人是如何去世的以及为什么会去世。

年幼的小孩需要搞清楚严重疾病跟常见疾病，比如流感之间的区别。让你的孩子看到你的情绪变化，看到你哭，看到你生气，让他们知道这些情绪都是悲痛过程中可以接受的一部分。

不同年纪的孩子对死亡的反应一般会有以下几种类型。

3岁以下的孩子根本不明白什么是死亡，但是他们可能会对成年人的情绪做出反应，能够感受到日常生活的变化。因此，为了他们，请尽量维持正常的生活秩序。

3~6岁孩子可能会相信死亡是改变的，会问去世的人什么时候回来。他们可能会觉得自己也是死亡的一部分诱因。这个时候，你需要安慰你的孩子，告诉他（或她）死亡与他（或她）完全无关。简单地跟他们解释什么是死亡，比如你可以说，死亡就是他（或她）的身体不再工作了。不要跟孩子说，去世的人其实是“睡着了”，或者是“离开了”，因为这样你的孩子可能会害怕睡觉，或者相信他（或她）将会回来。

6~9岁的孩子可能需要知道更多关于他（或她）是怎么去世的信息，而且可能会害怕有一天你也会去世。鼓励你的孩子多问问题（你也许需要重复这些答案很多次），并不断安慰他。

QA 小孩和葬礼——来自米飒夫人的建议

问：我应不应该带我6岁大的儿子去参加他祖母的葬礼？

答：如果你的儿子自己想要去参加，这能够让他感到自己参与其中，并且感到安慰。你应该帮助他为即将发生的事情做好准备。如果他将能够亲眼看到祖母的遗体，提前跟他解释一下那会是什么样的情形，不要做任何可能会让他觉得害怕或者不舒服的事情。

不管你的孩子会不会参加葬礼，你都需要跟他谈谈关于死亡的问题，并允许他提出问题，表达自己的情感。3~5岁的孩子可能还无法理解生命终结是怎么回事，年长一些的孩子从理论上能够理解，但是情感上还不能。孩子一般情况下会觉得自己在某些方面犯错了。否则，他们会想知道：“娜娜为什么会离开我？”如果你儿子有了这种想法，你需要安慰他，他没有做错任何事情。

你也要诚实面对自己的感受。就算被孩子看到你在哭，也没有关系。你可以跟他解释，你会觉得伤心是因为你会想念去世的人。跟孩子一起怀念逝者的方式很多，比如，观看祖母的照片，或者重游一些曾经跟祖母一起去过的地方，这对你的孩子来说可能是很好的安慰。

小孩的去世

你周围的所有人都不知道应该说些什么。不管多大的孩子,他的去世都会带来愤怒、伤心以及负疚感。你可能会非常想念你的孩子,然后封闭自己,责问自己做得够不够,并且可能面临婚姻危机。孩子的兄弟姐妹也会经历前文中描述的那些症状。祖父、祖母——有时候又被称为“被遗忘的哀悼者”——会为孙子的离世感到更加伤心,因为他们不光为自己,还为自己的孩子,也就是小孩的父母。为失去孩子的父母提供支持的组织可以给悲痛中的他们带来理解和指导。

9~12岁的孩子可能会产生生气或者负疚的情绪,会封闭自己,试着隐藏自己的情绪,然后变得非常易怒、暴躁。这个时候,你需要安慰你的孩子说,宣泄情绪是好的,甚至你自己也会这么做。主动跟他谈谈关于去世的人的话题。

青少年可能会试着隐藏自己的情绪,拒绝谈论关于死亡的话题,有负疚感,或者觉得生气,或者告诉你他们不需要别人的帮助。这时候,你要尊重青少年对个人空间的需求,但是也要安慰他们说,你随时愿意跟他们谈论关于死亡的问题。

濒死的小孩

如果一个小孩可能已经病入膏肓,就应该将真实的病情告诉他(或她)。孩子可能会感到痛苦,觉得自己跟父母被分开了。同时他(或她)还需要安慰,告诉他(或她)医生会尽量让其觉得很舒服,而且不管发生什么事,你都会在旁边陪着他(或她)。病入膏肓的孩子不仅需要爱的支持,还需要过一种正常的生活,而且时间越长越好。

生病小孩的兄弟姐妹可能会觉得自己得到了很多的关注,或者根本就是被忽略,因此会对当下的情形产生嫉妒、敌对以及罪恶感。他们也许认为自己必须充当看护的角色。其他常见的反应包括睡眠紊乱、学校问题、心情低落,以及对生病的兄弟姐妹有敌对情绪,以致退出家庭活动,等等。

作为父母,你可能发现自己也正经历着一系列的感情起伏,从不愿意去接受诊断的结果到产生失败感,以及想要去责备某人的冲动。婚姻问题也很常见。为病入膏肓的孩子的父母提供精神支持的组织能起到很大的作用,它能帮你了解自己的情绪以及家庭成员的情绪。

其他相关编写人员

特约编辑

阿布尔·阿哈尔·阿巴斯　医学学士及理学学士，哈佛医学院病理学教授，布莱根妇科医院医师

约翰·安德森　哈佛医学院博士、内科讲师，阿勒山医院老年医学科主任

罗纳德·J.安德森　哈佛医学院博士、内科副教授，布莱根妇科医院内科医师

约瑟夫·H.安廷　哈佛医学院博士、内科副教授，布莱根妇科医院医师和丹纳法伯癌症研究所成员

罗纳德·阿基　哈佛医学院博士、内科查尔斯·S.戴维森教授，贝斯伊萨莉尔执事医疗中心成员

阿普杜勒·卡德尔·阿斯玛勒　哈佛医学院医学兼哲学博士、临床内科助理教授，贝斯伊萨莉尔执事医疗中心成员

安·M.巴加特　哈佛医学院博士、临床眼科讲师，美国外科医学学会会员，麻省眼耳医院医师，波斯顿眼科激光手术中心成员

迈克尔·巴里　哈佛医学院博士、内科副教授，麻省总医院普通内科主任医师

瓦内萨·A.巴尔斯　哈佛医学院博士，妇产科、生殖生物学副教授，哈佛先锋医疗联盟母婴医学主任，布莱根妇科医院

大卫·贝茨　哈佛医学院博士、内科副教授，布莱根妇科医院普通内科主任医师

赫伯特·班森　博士，身心医学研究所所长，贝斯伊莎莉尔执事医疗中心成员，哈佛医学院内科副教授

邦尼·伯马斯　哈佛医学院博士、临床内科讲师，布莱根妇科医院女性健康临床事务处副主任

唐·C.比恩方　哈佛医学院博士、眼科助理教授，布莱根妇科医院医师

迈克尔·F. 比勒　哈佛医学院医学及哲学博士、内科讲师，麻省总医院 波斯顿流浪人员健康护理中心主任

大卫·布鲁门撒尔　哈佛医学院博士、内科副教授，健康政策副教授；麻省总医院/伙伴保健系统健康政策研究院院长及医师

大卫·H.博尔　哈佛医学院博士、内科查尔斯·S.戴维森副教授，剑桥健康联盟内科主任医师

乔纳森·F.伯勒斯　哈佛医学院博士、精神病学教授，布莱根妇科医院精神病科主任

T.贝瑞·布雷泽尔顿　哈佛医学院博士、临床小儿科名誉教授，儿童医院医师

崔恩·A.布伦南　哈佛医学院医学及法学博士、公共卫生硕士，内科教授；哈佛公共卫生学院法律及公共健康教授；布莱根妇科医院布莱根妇科医师协会会长

爱德华·布洛姆菲尔德　哈佛医学院博士、神经学助理教授，布莱根妇科医院 癫痫研究和脑电图实验室主任

大卫·C. 布鲁克斯　哈佛医学院博士、外科副教授，布莱根妇科医院外科医师

安德鲁·威廉姆·布罗特曼　哈佛医学院博士、精神病学临床教授，贝斯伊萨莉尔执事医疗中心精神病科主任

查尔斯·H.布朗（小）　哈佛医学院博士、临床矫形外科讲师，布莱根妇科医院医师

格伦·J.布雷　哈佛医学院博士、内科助理教授，贝

斯伊萨莉尔执事医疗中心成员

海伦·比尔斯坦　哈佛医学院博士、公共卫生硕士,内科助理教授;布莱根妇科医院质量检测中心主任

布克尔·T.布什　哈佛医学院博士、内科助理教授,贝斯伊萨莉尔执事医疗中心成员

卡洛斯·A.卡马戈(小)　哈佛医学院医学及公共卫生博士、内科讲师,布莱根妇科医院钱宁实验室副主任医师

凯伦·卡尔森　哈佛医学院博士、内科助理教授,麻省总医院医师

大卫·L.卡洛克　哈佛医学院博士、皇家内科医师学会会员,内科副教授,布莱根妇科医院胃肠科内镜室主任

大卫·C.克里斯蒂亚尼　哈佛医学院博士、公共卫生硕士、科学硕士,内科教授;哈佛公共卫生学院职业病学和流行病学教授;麻省总医院内科医师

W.哈洛韦尔·丘吉尔　哈佛医学院博士、内科副教授,布莱根妇科医院血库医务主任

埃德蒙·S.西巴斯　哈佛医学院博士、病理学副教授,布莱根妇科医院医生

芭芭拉·安·科克里尔　哈佛医学院博士、内科讲师;麻省总医院同伴哮喘中心主任

罗伯特·科尔斯　哈佛医学院博士、精神病学、医学人文学教授,哈佛大学社会伦理学詹姆士·阿吉教授,剑桥医院哈佛大学健康服务中心成员

克里斯多夫·M. 科莱　哈佛医学院博士、内科讲师,麻省总医院医师,哈佛大学健康服务部门内科主任医师

厄尔·弗兰西斯·库克(小)　哈佛公共卫生学院科学博士、流行病学教授,布莱根妇科医院流行病学医师

简·斯佩克特·戴维斯　营养顾问

威廉·C.德沃尔夫　哈佛医学院博士、外科教授,贝斯伊萨莉尔执事医疗中心泌尿科主任

R.布鲁斯·多诺夫　哈佛牙科学院牙科医学博士、院长及口腔颌面外科教授

罗伯特·多沃特　哈佛医学院博士、精神病学教授,剑桥医院精神病学部主席

凯瑟琳·E.迪博　哈佛医学院博士、内科临床助理教授,贝斯伊萨莉尔执事医疗中心成员

S.琴·艾曼斯　哈佛医学院博士、小儿科副教授,儿童医院青少年内科主任医师

克里斯多夫·H.芬达　哈佛医学院博士、内科副教授,布莱根妇科医院同伴哮喘中心医疗主任

唐纳·费尔森斯泰因　哈佛医学院博士、内科助理教授,麻省总医院医师

理查德·艾伦·费勃　哈佛医学院博士、临床神经病学副教授,儿童医院医师

朱莉亚·罗斯·菲尔丁　哈佛医学院博士、放射学助理教授,布莱根妇科医院医师

艾伦·杰·菲施曼　哈佛医学院医学及哲学博士、放射学副教授,麻省总医院核医学科主任

弗雷迪·哈罗德·弗兰克尔　哈佛医学院博士、精神病学名誉教授,贝斯伊萨莉尔执事医疗中心精神病科名誉主席

索黑拉·加里卜　哈佛医学院博士、内科助理教授,布莱根妇科医院女性健康部女性健康中心医务主任及学术事务副主任

琼·赫尔彭·哥德堡　哈佛医学院博士、内科临床讲师,哈佛先锋医疗联盟血液医师

罗伯特·M.高德温　哈佛医学院博士、临床外科教授,贝斯伊萨莉尔执事医疗中心成员

约翰·拉克兰·高兰　哈佛医学院医学及哲学博士、内科副教授,布莱根妇科医院医师,麻省总医院医师

欧内斯托·冈萨雷斯　哈佛医学院博士、皮肤医学副教授,麻省总医院医师

托马斯·B.格拉波伊斯　哈佛医学院博士、临床内科副教授,布莱根妇科医院医师

伊射安·玛格丽特·格蕾丝　哈佛医学院博士、临床小儿科副教授,儿童医院医师

斯科特·R.格兰特　哈佛医学院博士、病理学助理教授,布莱根妇科医院医师

乔普·M.格勒弗兰　哈佛医学院医学及哲学博士、临床皮肤学助理教授,麻省总医院医师

查尔斯·A.海尔斯　哈佛医学院博士、内科教授,麻

省总医院医师

L.霍华德·哈特利　哈佛医学院博士、内科副教授，布莱根妇科医院医师

斯蒂芬·克里安·豪舍　哈佛医学院博士、内科助理教授，布莱根妇科医院医师

哈利·安德森·海恩斯　哈佛医学院博士、皮肤病学教授，布莱根妇科医院医师

霍华德·M. 赫勒　哈佛医学院博士、内科助理教授，麻省总医院、麻省理工学院医师

凯瑟琳·A.F. 海塞　哈佛医学院社会工作硕士、博士，内科助理教授，麻省总医院医师

B.托马斯·哈钦森　哈佛医学院博士、临床眼科副教授，麻省眼耳医院医师

约翰·A.贾周　哈佛医学院博士、内科助理教授，布莱根妇科医院医师

理查德·约翰逊　哈佛医学院博士、皮肤病学讲师，贝斯伊萨莉尔执事医疗中心成员

费伦茨·A. 乔乐兹　哈佛医学院博士、放射学教授，布莱根妇科医院医师

菲利普·康托夫　医学博士，唐纳·法伯癌症研究所泌尿生殖肿瘤兰克中心主任，哈佛医学院内科副教授

阿道夫·卡克莫　哈佛医学院博士、内科教授，贝斯伊萨莉尔执事医疗中心成员

艾奇罗·卡瓦奇　哈佛公共卫生学院医学及哲学博士、健康及社会行为学副教授，哈佛医学院内科助理教授(流行病学)，钱宁实验室成员

乔纳森·凯　哈佛医学院博士、临床内科助理教授，拉西·希区柯克诊所医师

南希·L.基廷　哈佛医学院医学及哲学博士、内科及卫生保健政策讲师，布莱根妇科医院医师

道格拉斯·P.基尔　哈佛医学院医学及哲学博士、内科助理教授，希伯来老年康复中心HRCA研究与培训学会医学研究副主任

大卫·M.尼普　哈佛医学院哲学博士、微生物学分子遗传学希金斯教授

艾米·B.库恩　哈佛医学院博士、内科讲师，贝斯伊萨莉尔执事医疗中心成员

史蒂芬·兰伯特　哈佛医学院临床博士、内科讲师，布莱根妇科医院哈佛先锋医疗联盟心脏科主任医师

布鲁斯·E.兰道尔　哈佛医学院博士、工商管理硕士，卫生保健政策及内科讲师；贝斯伊萨莉尔执事医疗中心内科副主任医师

P.李德·拉森　哈佛医学院博士、内科教授，布莱根妇科医院甲状腺科主治医师

艾伦·M.莱希特纳　哈佛医学院博士、小儿科副教授，儿童医院肠胃科医疗主任

纳内特·J. 列戈伊斯　约翰斯·霍普金斯大学医学及哲学博士、皮肤学助理教授

利恩·莱斯波安斯　哈佛先锋医疗联盟博士、临床小儿科讲师

琳妮·L.列维茨基　哈佛医学院博士、小儿科副教授，麻省总医院小儿内分泌科主任医师

克利福德·罗　哈佛医学院科学及医学博士、小儿科助理教授，儿科医生

丹尼斯·保罗·隆德　哈佛医学院博士、外科助理教授，儿童医院创伤项目主任高级外科副主任医师

詹姆士·H. 马奎尔　哈佛医学院博士、内科副教授，布莱根妇科医院传染病科医疗主任

艾伦·马克西　哈佛医学院博士、内科讲师，布莱根妇科医院医师

詹姆士·W.梅(小)　哈佛医学院博士、外科教授，麻省总医院整形外科主任

弗朗西斯·J.麦戈文　哈佛医学院博士、临床外科助理教授，麻省总医院医师

肯尼斯·麦金塔斯　哈佛医学院博士、小儿科教授，儿童医院传染科主治医师

玛丽安娜·D.米德　哈佛医学院博士、临床眼科讲师；麻省眼耳医院医师

詹姆士·B.梅格斯　哈佛医学院医学及哲学博士、内科讲师，麻省总医院医师

布鲁斯·E.米尔巴赫　哈佛医学院博士、临床内科讲师，拉西·希区柯克诊所医师

西尔维娅·M.弥撒亚　儿童医院初级护理，持证独

立临床社会工作者，社工经理

埃蒙德·A.莫罗兹（小） 哈佛医学院哲学博士、耳鼻喉科生理学副教授，麻省眼耳医院医师

吉尔伯斯·玛奇（小） 哈佛医学院博士、内科副教授，布莱根妇科医院主任医师

克里姆·穆尼尔 哈佛医学院科学博士、医学学士、理学学士，精神病学助理教授；儿童医院医师

霍华德·李·倪德曼 哈佛牙科学院牙科博士、临床儿童口腔教授，儿童医院牙科副主任医师

史蒂文·欧伯伦德（小） 哈佛医学院医学及哲学博士、皮肤学研究员，麻省总医院医师

帕特里克·T.欧加拉 哈佛医学院博士、内科助理教授，布莱根妇科医院临床心脏科主任

迈克尔·菲利普·欧利里 哈佛医学院博士、外科副教授，布莱根妇科医院医师

南希·E.奥利奥尔 哈佛医学院博士、麻醉学助理教授学生事务副院长，贝斯伊萨莉尔执事医疗中心成员

H.格雷戈里·奥塔 哈佛医学院博士、临床耳鼻喉讲师，麻省眼耳医院医师

朱迪斯·S.帕尔弗雷 哈佛医学院博士、小儿科T.贝瑞·布瑞索登教授，儿童医院普通小儿科主治医师

约翰娜·F. 波尔马特 哈佛医学院医学及哲学博士，妇产科、生殖科学助理教授；贝斯伊萨莉尔执事医疗中心成员

理查德·普拉特 哈佛医学院博士、门诊护理及预防教授、内科副教授，哈佛朝圣者医疗保健院医师

乐拉·波利沃基安妮丝 哈佛医学院博士、内科讲师，麻省总医院医师

詹妮弗·E.波特 哈佛医学院博士、内科讲师，贝斯伊萨莉尔执事医疗中心成员，贝斯伊萨莉尔医疗中心女性健康学习医疗主任

米切尔·T.拉布金 博士、内科教授哈佛医学院，贝斯伊萨莉尔医院和护理组名誉主席，哈佛医学院和贝斯伊萨莉尔执事医疗中心卡尔·J.夏皮罗教育研究学会学者

格雷戈里·威廉·伦道夫 哈佛医学院博士、耳鼻喉讲师，麻省眼耳医院普通耳鼻喉及甲状腺手术科主任

伦纳德·A.拉巴伯特 哈佛医学院博士、小儿科副教授，儿童医院普通小儿科副主任医师

约翰·J.赖利（小） 哈佛医学院博士、内科副教授，布莱根妇科医院肺部移植项目医疗主任

理查德·雷因多拉 医学博士，贝斯伊萨莉尔执事医疗中心生殖内分泌科主任，哈佛医学院妇产科及生殖生物学副教授

罗伯特·莱因哈特 哈佛医学院博士、放射学讲师，布莱根妇科医院医师

尼尔·M. 雷斯尼克 哈佛医学院博士、内科副教授，布莱根妇科医院老年病学主任医师

詹姆士·J.利维耶罗（小） 哈佛医学院博士、临床神经病学助理教授，儿童医院医师

马尔科姆·P.罗杰斯 哈佛医学院博士、精神病学副教授，布莱根妇科医院医师

帕布罗·R. 罗斯 哈佛医学院博士、公共卫生硕士，放射学教授，布莱根妇科医院放射科执行副主席

马丁·A.萨缪尔斯 哈佛医学院博士、神经病学教授，布莱根妇科医院神经病科主席、神经病学主任医师，同伴神经学联合主席

布鲁斯·桑斯 哈佛医学院博士、内科讲师，麻省总医院肠道疾病研究室主任

保罗·E. 萨克斯 哈佛医学院博士、内科助理教授，布莱根妇科医院医师

艾斯阿德·琴·萨耶 哈佛医学院博士、内科讲师，布莱根妇科医院医师

艾萨克·希夫 哈佛医学院博士、妇科乔·文森特·麦格斯教授，麻省总医院文森特纪念妇产科服务中心主任医师

杰里米·丹·契马安 哈佛医学院博士、神经学副教授，麻省总医院运动失调科主任

艾瑞克·C.施奈德 哈佛医学院博士、理科学士，内科讲师；布莱根妇科医院医师

理查德·M.斯瓦兹恩 哈佛医学院博士、内科助理教授，贝斯伊萨莉尔执事医疗中心肺科及内科特

级护理科医疗主任

朱利安·L. 塞夫特　哈佛医学院博士、内科副教授,布莱根妇科医院医师

斯蒂文·E.塞尔脱兹　哈佛医学院博士、放射学菲利普·H.库克教授,布莱根妇科医院放射部主席

迈克尔·W.香　哈佛医学院博士、公共卫生硕士,小儿科副教授;儿童医院小儿科环境健康中心主任

朱迪斯·S.肖　儿童医院注册护士、公共卫生硕士,伤害预防项目主任

斯蒂文·J.希尔兹　哈佛医学院博士、内科讲师,布莱根妇科医院医师

简·S.希尔曼　哈佛医学院博士、内科讲师,布莱根妇科医院初级护理住院医师管理处主任

卡伦·所罗门　哈佛医学院博士、内科助理教授,布莱根妇科医院医师

安德鲁·索尼丝　哈佛医学院牙科博士、临床儿童牙科副教授,儿童医院医师

斯蒂芬·T. 索尼丝　哈佛牙科学院牙科及医学博士、口腔医学教授,布莱根妇科医院口腔颌面外科学口腔科主任医师

罗伯特·S.斯特恩　哈佛医学院博士、皮肤医学教授,贝斯伊萨莉尔执事医疗中心成员

大卫·J.舒格贝克　哈佛医学院博士、外科副教授,布莱根妇科医院外科副主席、胸外科主任医师

克雷格·A.汤普森　哈佛医学院博士、心血管医学临床及研究研究员,布莱根妇科医院医师

彼得·V.蒂什勒　哈佛医学院博士、内科副教授,布罗克顿/西罗克斯布雷退伍军人医疗中心成员

玛丽·M. 托尔基亚　哈佛医学院博士、小儿科讲师,儿童医院内科助理医师

雅克·范·丹姆　哈佛医学院医学及哲学博士、内科助理教授,布莱根妇科医院内镜室副主任

斯蒂文·E.温伯格　哈佛医学院博士、内科教授,贝斯伊萨莉尔执事医疗中心肺科及特级护理科主任医师

迈克尔·艾略特·韦因布拉特　哈佛医学院博士、内科教授,布莱根妇科医院临床风湿病科主任

尼尔·J.温纳　哈佛医学院博士、临床内科讲师,雷希诊所血液科医师

玛丽·E.威尔逊　哈佛医学院博士、临床内科助理教授,奥本山医院传染病科主任医师

约翰·W.温克尔曼　哈佛医学院医学及哲学博士、内科讲师,布莱根妇科医院医师

玛丽·艾伦·沃尔　哈佛医学院博士、小儿科教授,儿童医院呼吸科主任医师

贾奎林·沃尔夫　哈佛医学院博士、内科副教授,布莱根妇科医院医师

阿兰·D. 伍尔夫　哈佛医学院博士、公共卫生硕士,小儿科副教授;儿童医院医师

约翰·D.伊　哈佛医学院博士、公共卫生硕士,小儿科讲师;儿童医院社区医学部主任

迈克尔·津纳　哈佛医学院博士、外科莫斯利教授,布莱根妇科医院 外科主任医师

编辑部主任

海蒂·霍夫(海蒂·霍夫联合公司)

图书开发

斯通松出版公司

保罗·法吉斯

埃伦·斯哥达多

作　者

玛丽埃塔·艾布拉姆斯

布里尔·凯瑟琳

多尔得

海蒂·霍夫

凯西·凯耶

安东尼·L.科马罗夫(博士)

大卫· 拉霍达

艾琳·C.诺里斯

泰德·E.巴伦(医学及哲学博士、公共卫生学硕士)

斯蒂芬妮·斯隆

责任编辑

罗宾·菲兹帕翠克·哈塞戈

整体设计

马丁·鲁宾(马丁·鲁宾平面设计公司)

黑白插图

哈里特·格林菲尔德

希尔达·谬诺斯

彩图及替换部分

杰奎琳·赫达

医院及保健组织

哈佛医学院附属医院

贝斯伊萨莉尔执事医疗中心

布莱根妇科医院

剑桥医院

血液研究中心

儿童医院

黛娜·法伯癌症研究中心

朝圣者哈佛医疗保健中心

乔思林糖尿病中心

贝克法官儿童中心

麻省眼耳医院

麻省总医院

麻省心理健康中心

麦克琳医院

奥本山医

斯格本斯眼科研究所

致　谢

感谢罗伯特·米勒为本书目录设置、章节做出的安排，萨利·爱德华兹和玛丽安娜·贾卡布为本书的插图提供的宝贵意见，美国塑形及整形医师学会为本书提供的重要资料，莎伦·基德为封面设计提供的帮助。

中文版审订人员

主　　审： 都鹏飞

审订人员：(以姓氏笔画为序)

卫　兵　于德新　刘丽萍

李　卉　吴　丹　吴继雄

张明军　张　野　陆友金

邹桂舟　杨见民　杨琍琦

荆玉华　赵　兵　高宗良

夏　荣　都鹏飞　陶黎明

曹东升　章礼九　程景林

翟志敏　潘天荣

视觉诊断色标卡

本部分内容有助于确定那些身上有明显可见的皮疹的疾病。下面的照片是为了帮助你判断60多种皮肤、头发、甲、口腔和眼方面的疾病，但是这些观点不能代替医生的诊断。如果你或你的家人身上出现下述疾病状况之一，那么，你可以阅读该书中疾病的相关内容以进行更加全面的了解，并且采用这里推荐的家庭治疗方法。如果你想了解更多，请咨询医生。

真菌感染

真菌是一类在潮湿的环境中会大量繁殖的微生物。许多真菌对人体无害，但某些能引起皮肤感染。某些真菌可能会导致体内严重感染。

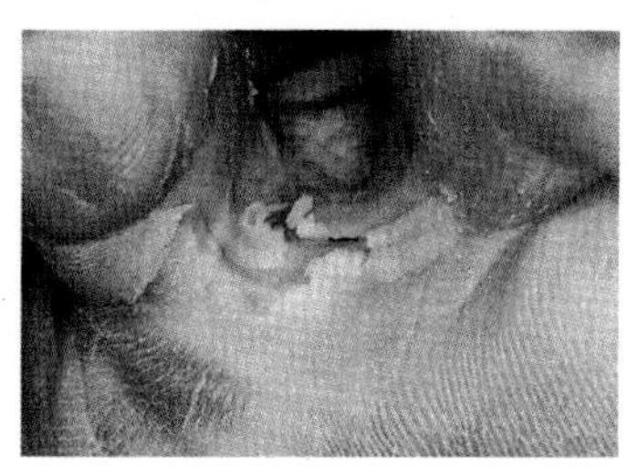

足癣

足癣症状表现为足部皮肤发红、肿胀、脱皮、起皱以及皮肤开裂，尤其是足趾间和脚底。足癣同样导致皮肤烧灼感和瘙痒。

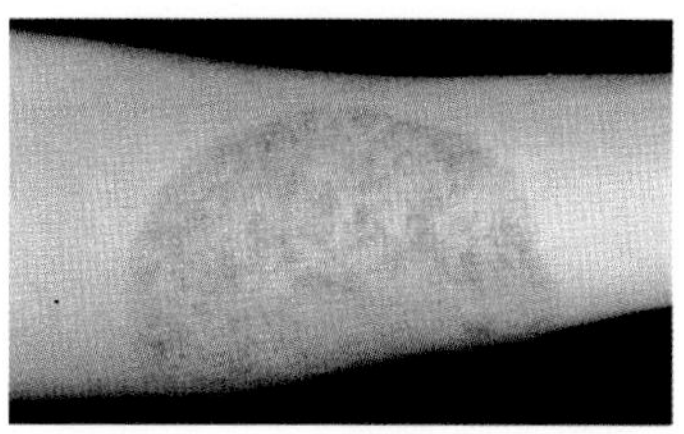

体癣

体癣在皮肤上呈环形红斑，表面有鳞屑，发痒。开始时是红色的小斑片，但经常会慢慢变大。

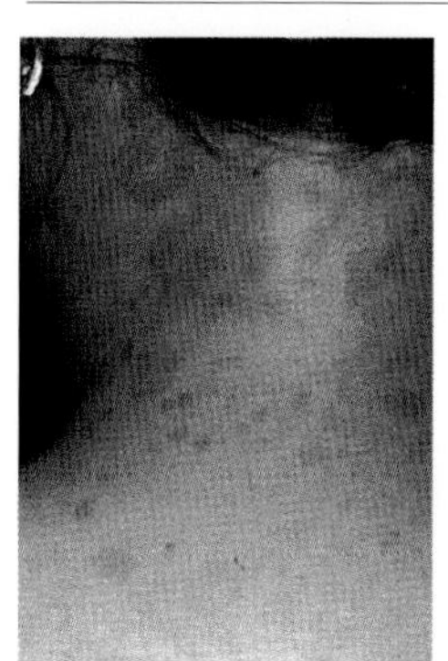

花斑糠疹

这种真菌感染表现为胸背部出现圆形、片状薄的斑片，或稍凸起的丘疹。

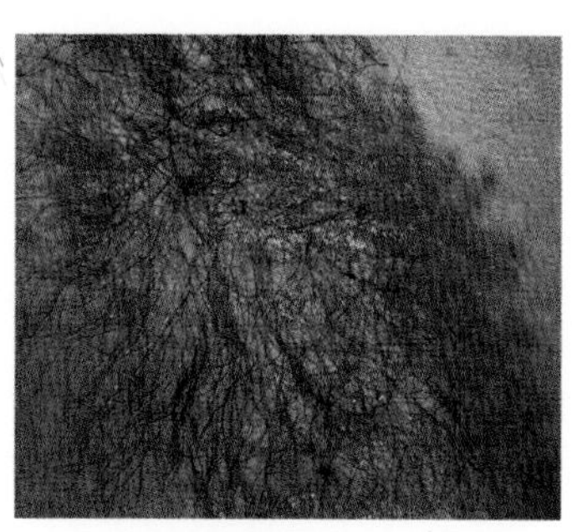

皮肤念珠菌感染

也叫擦烂，这种感染表现为暗红色斑点。它通常出现在乳房褶皱部位或腋下(如图)以及腹股沟处。

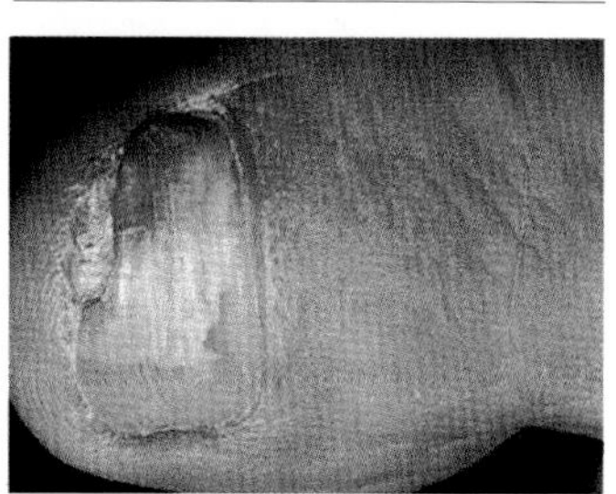

甲真菌感染

这种真菌会导致甲变色，以及指(趾)肿胀和脱皮、甲增厚和变脆。

细菌感染

细菌感染是由单细胞微生物所引起的,这些微生物几乎无所不在。以下介绍的由细菌感染引发的皮肤疾病大部分可以用抗生素来治疗。

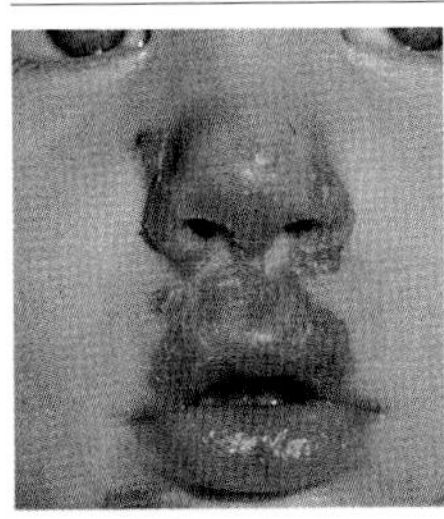

脓疱疮

脓疱疮开始表现为皮肤发红，然后变成小水疱并破裂,露出红色的糜烂面,不久结成浅棕色痂糜烂面。

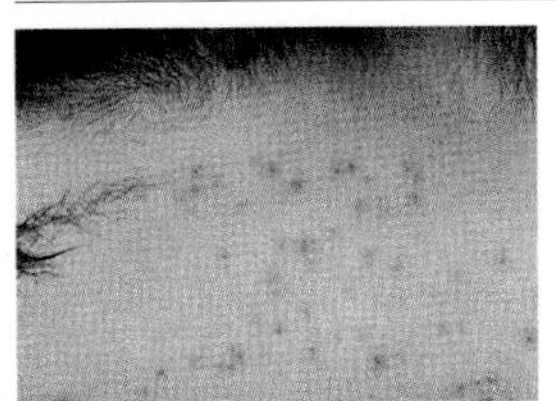

毛囊炎

毛囊炎表现为红色的小圆点。它会导致毛囊发炎,而且可出现在任何长毛发的部位,如胸部。

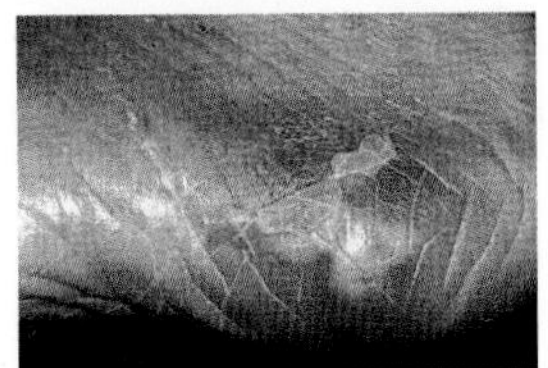

脓肿

脓肿首先表现为红色的隆起的肿块,随后肿胀,往往导致灼热和压痛感。这个脓肿出现在足跟部位。

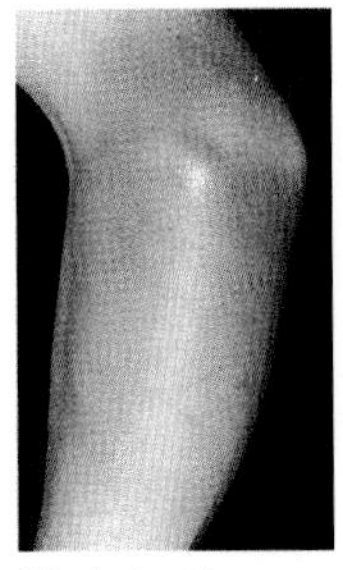

蜂窝织炎

蜂窝织炎导致大面积皮肤发红,会有灼热感。它往往发生在腿部，且可能会扩散到血液中。

其他重要的皮肤疾病

导致皮肤疾病的原因很多,包括食物过敏、压力、药物、感染或激素改变。

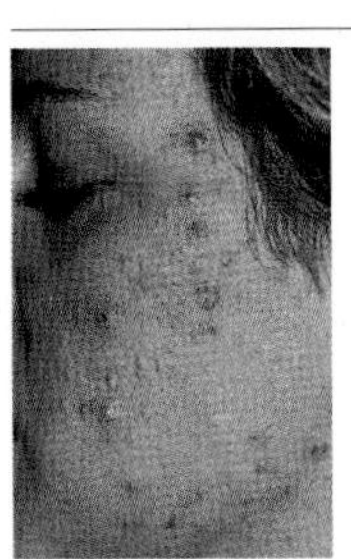

痤疮

当油脂和死皮细胞堵塞了皮脂腺以及和它相连的毛囊的开口时,痤疮就会产生。

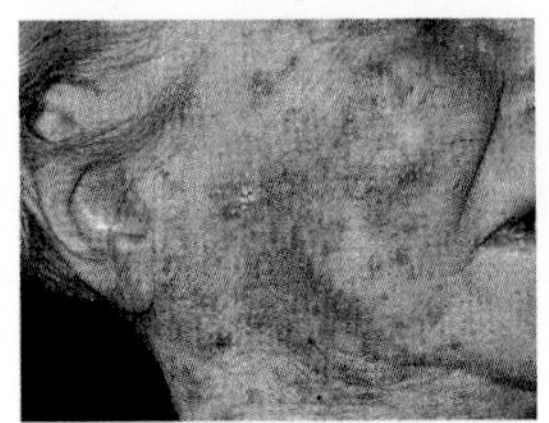

玫瑰痤疮

玫瑰痤疮表现为面部蜘蛛网状血管和潮红。也可能会出现充满脓液的类似痤疮的脓疱疹。

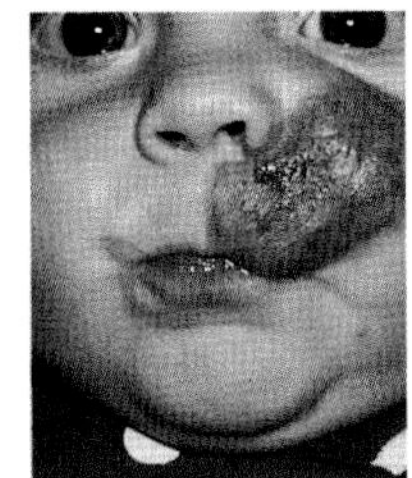

草莓状血管瘤

它是一种胎记，由于血管畸形引起，表现为皮肤出现凸起的紫红色一片，面积大小不等。

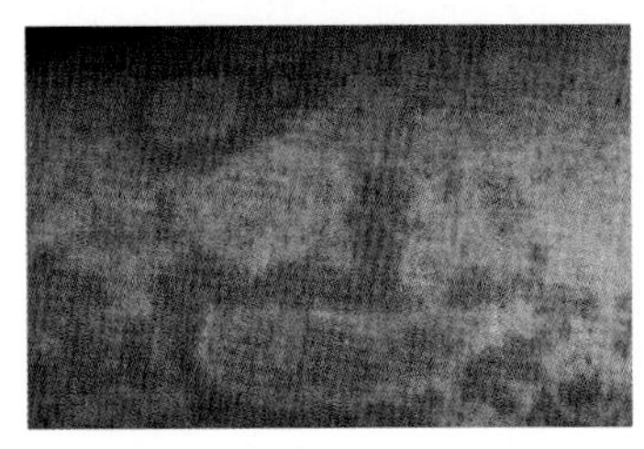

荨麻疹

荨麻疹表现为皮肤瘙痒、隆起以及炎症样皮肤。荨麻疹通常是圆形的,但也可能出现其他任何形状。

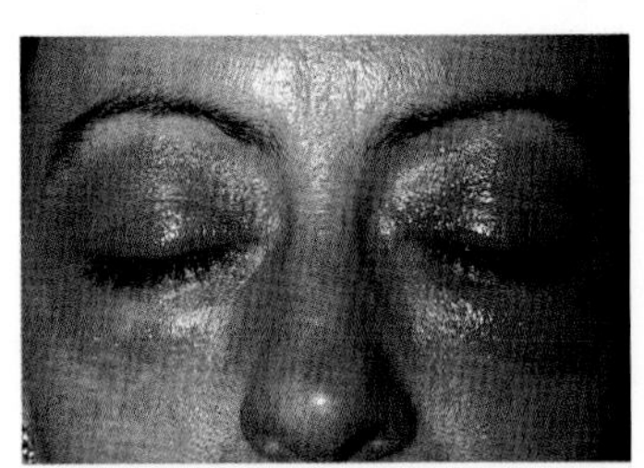

血管神经性水肿

它是荨麻疹的一种,会导致面部、颈部、手、足或生殖器的无痛性肿大。它可能由食物和药物过敏、感染或压力引起。

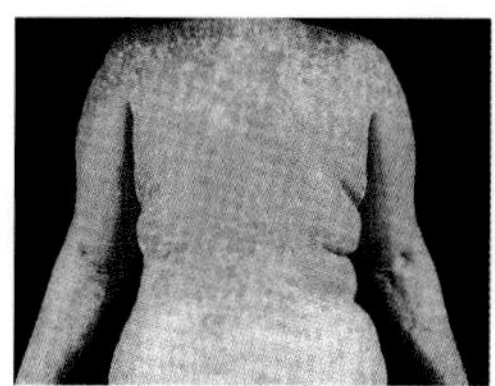

药疹

药疹是由药物的过敏反应引起的。它可能以小面积出现，也可能遍及全身。

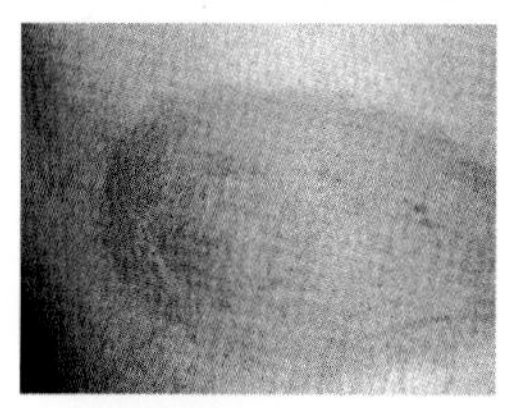

莱姆病皮疹

这种皮疹开始表现为扁虱叮咬的小红点，然后逐渐向周围扩散。有时这种皮疹中间不变红，看起来像靶心一样。

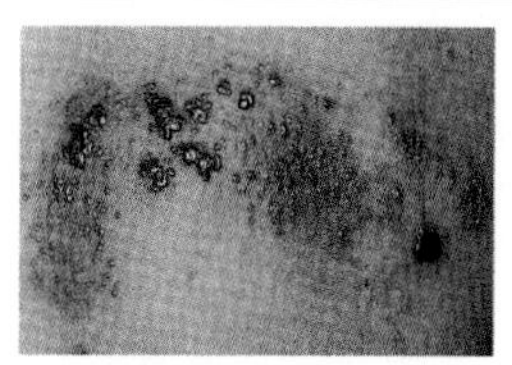

带状疱疹

带状疱疹导致周围皮肤烧灼般的疼痛，随后出现红色的丘疹并形成水疱，最后被痂覆盖并且可能留下瘢痕。

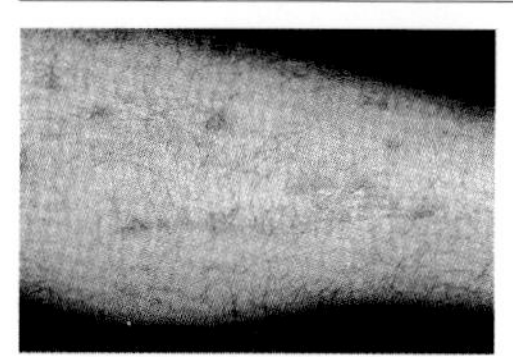

扁平苔癣

这种皮疹表现为皮肤上出现紫蓝色的小斑点，这些斑点可能会长成一片，形成粗糙的、有鳞屑的并可能瘙痒的斑块。

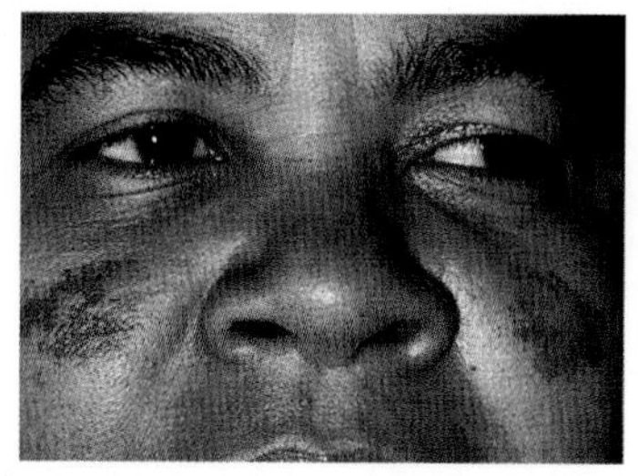

黄褐斑

黄褐斑是指皮肤变黑，发生于面部，经常出现在妊娠期及更年期，因为这一时期体内激素发生了变化。

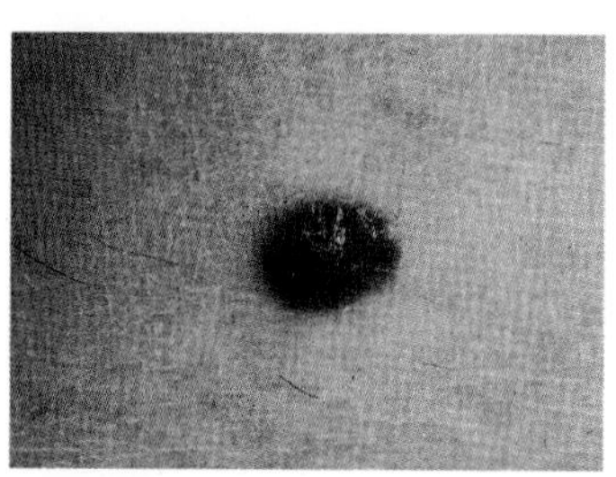

色素痣

色素痣是皮肤上的非癌性黑斑，通常是对称的，而且边界清晰，整个痣的颜色均匀。

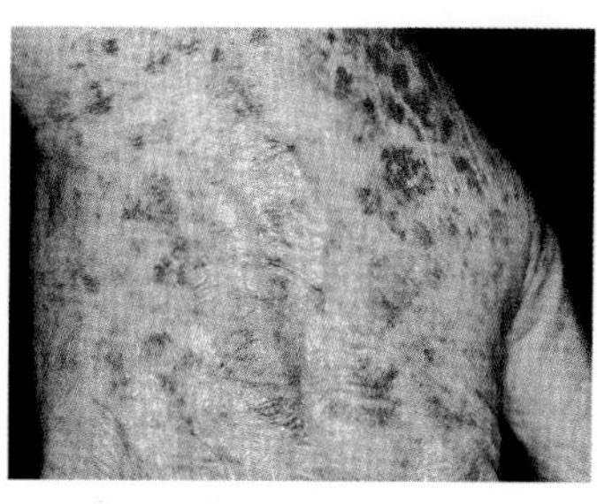

老年斑

老年斑是指中年或老年人群的皮肤上由于阳光照射而出现的棕色或黑色的良性斑块。

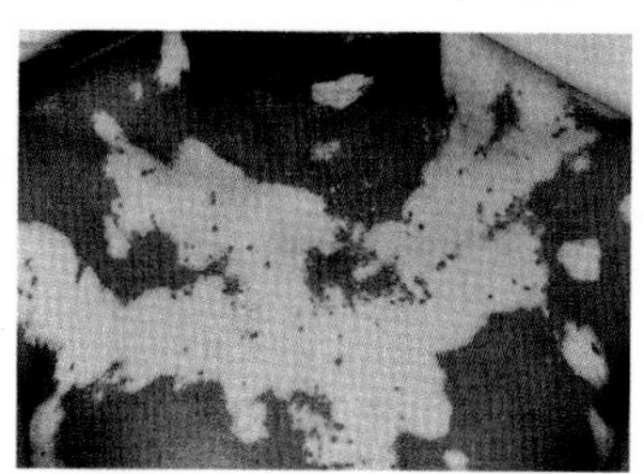

白癜风

白癜风是指部分皮肤由于不产生黑色素，导致面部、手、腋窝和腹股沟的皮肤出现白斑。

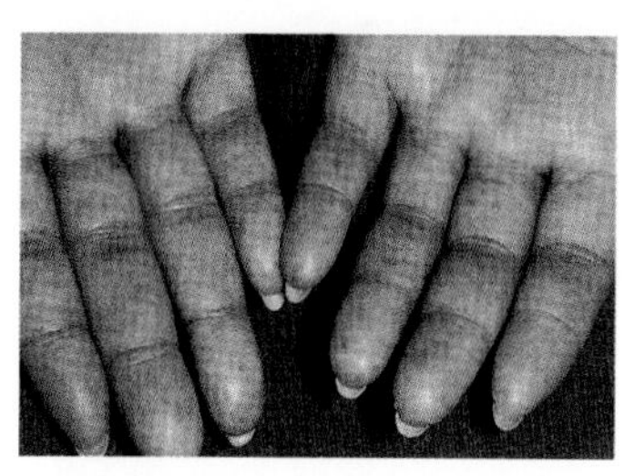

硬皮病

硬皮病的特点是皮肤变硬。一些小范围的硬皮病会出现皮肤变硬、令人不适的紧绷感，而且干燥不长毛发。

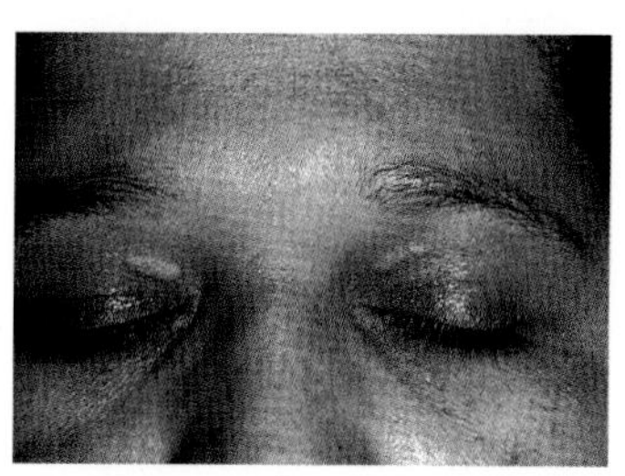

睑黄瘤

这种疾病表现为黄色的脂肪沉积在眼皮周围，还可能伴随出现高胆固醇和高甘油三酯。

非癌性(良性的)增生物

非癌性增生物不存在潜在的癌变可能。然而有些增生可能会导致一些问题出现,应当由医生切除。

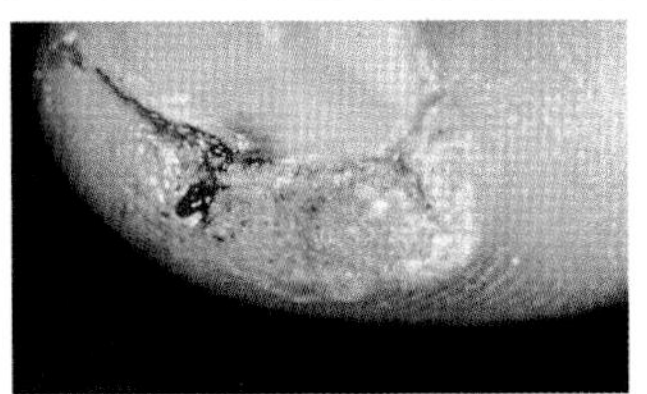

疣

疣的颜色可呈浅黄褐色至褐色。常见的疣通常见于手部。跖疣出现在足底。

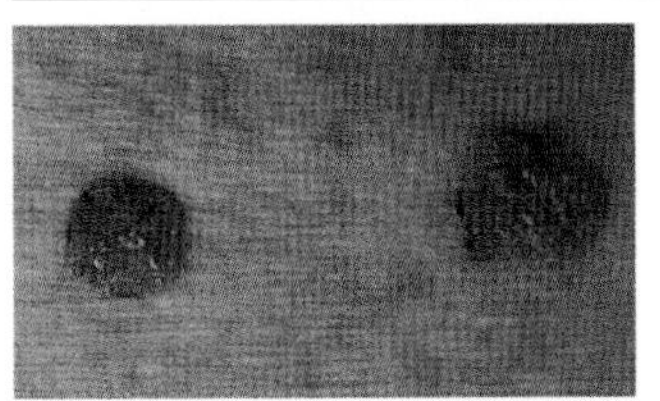

脂溢性角化症

脂溢性角化症表现为身体出现粗糙并且凸起的皮肤斑块。这些斑块可能会发痒或有油腻感,但无害。

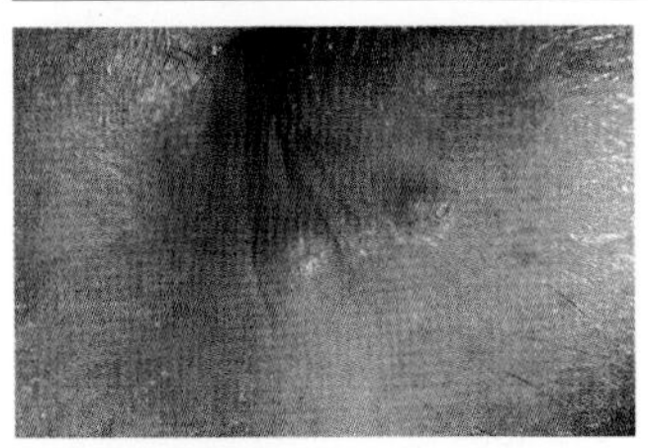

传染性软疣

这种病毒引起的感染表现为皮肤出现多个蜡样光泽珍珠状小丘疹。它会出现在除手掌和脚掌以外的其他地方。当被挤压时,这些疙瘩可能流出奶酪状物质。

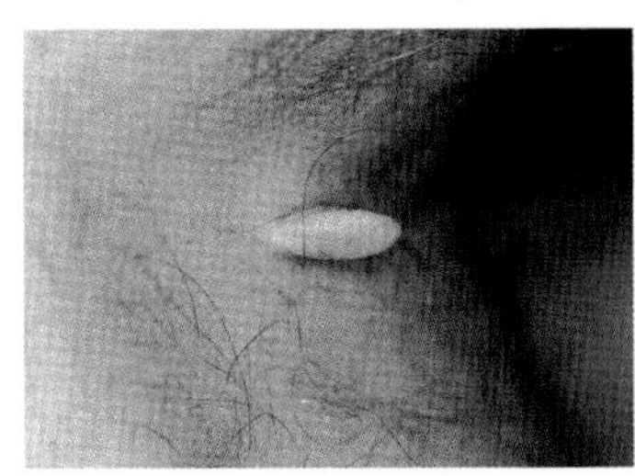

皮赘

皮赘是一种小的增生物,不会癌变。它们出现在颈部、腋下或腹股沟处。通常见于肥胖人群和孕妇。

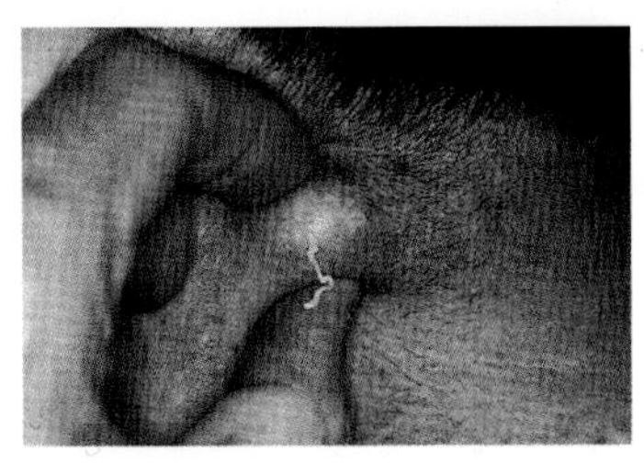

皮脂腺囊肿

当皮肤皮脂腺的腺体被堵塞时会出现皮脂腺囊肿,导致产生奶酪状物质。

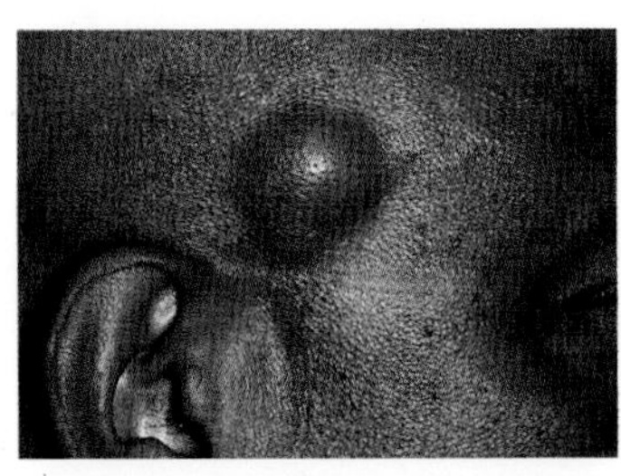

脂肪瘤

脂肪瘤是皮下的无痛油脂球状体,它有弹性、可移动而且常见于颈部、四肢和前臂。

癌前增生物

癌前增生物是指那些现在还不是癌,但可能发展成癌的增生物。医生可能会建议你观察任何癌前增生物的变化,如果情况不佳要将其切除。

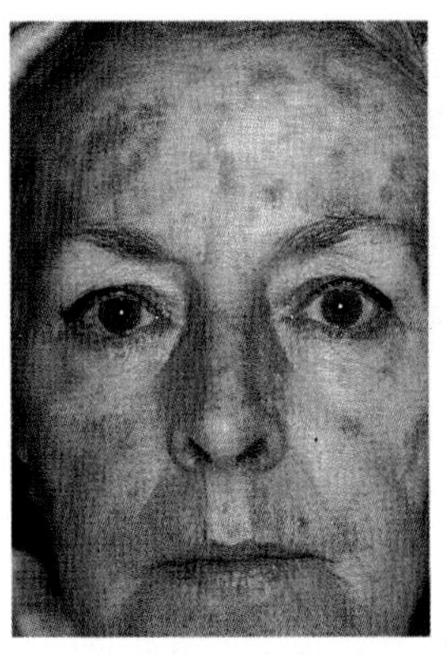

光化性角化病

光化性角化病表现为皮肤出现粉红色或红铜色的表面有鳞屑的增生物,可出现瘙痒或者轻微疼痛感。它们本身无害,但可发展成皮肤癌。

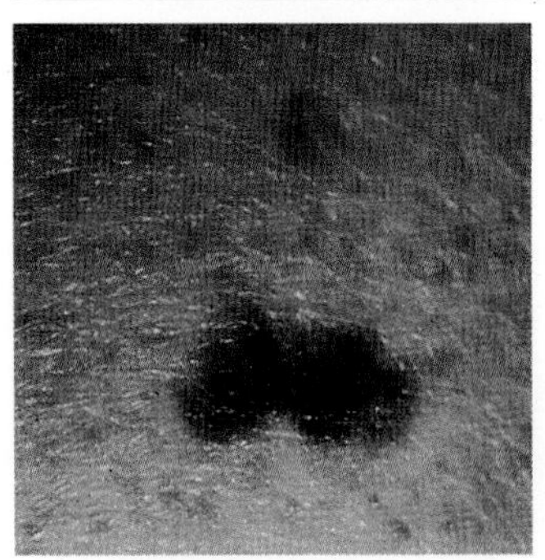

发育不良痣

发育不良痣通常比橡皮擦大一些,边界模糊但对称。它们通常呈深浅不一的棕色和粉色。医生应该密切观察发育不良痣。通常这些痣都要被去除。

癌性(恶性的)增生

许多癌性增生物如果在早期得到诊断并治疗可能被治愈。癌变的痣(黑素瘤)是最严重的皮肤癌症，它们会威胁生命。因此,你很有必要定期检查皮肤的变化。

癌变痣的基本知识

接下来介绍的特征都可能指的是痣癌变。如果你对身上的痣有任何疑问，请立即咨询医生。

不对称痣的一半与另一半不对称。

边界痣的周边是锯齿状的,有缺口且模糊。

颜色痣由于色素沉积所以颜色不同,包括黑色、蓝色和灰色。

直径痣比橡皮擦大。

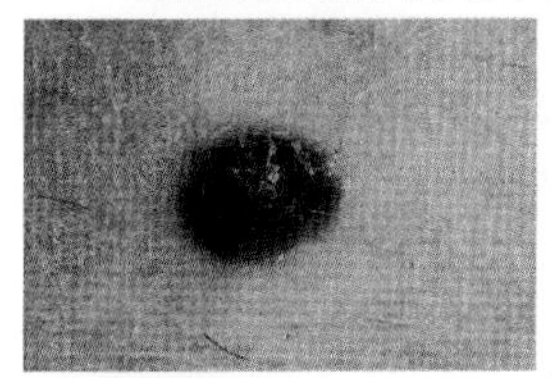

非癌变痣

非癌变痣是对称的,边界清晰而且整个痣颜色分布均匀。非癌变痣通常比橡皮擦要小。

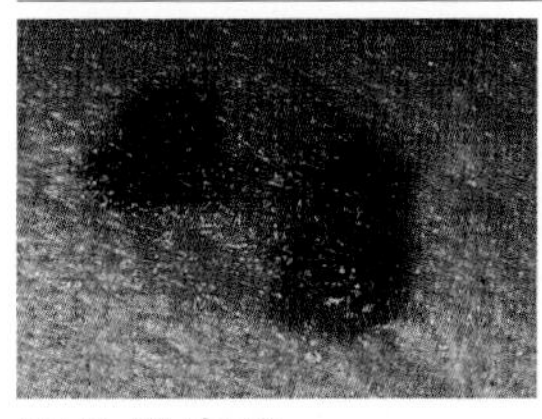

原位黑素瘤

这是一个处在最初阶段的癌变黑素瘤。注意,它符合几个基本标准:不对称,边界不规则，并且直径比橡皮擦大。

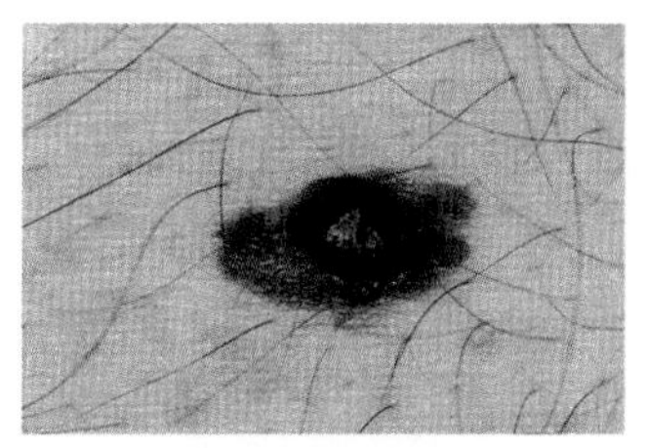

浅表扩散的黑素瘤

浅表扩散的黑素瘤是最常见的黑素瘤。这种类型的黑素瘤向外生长并在皮肤上蔓延。注意,它符合几个基本标准:不对称,边界不规则,且它的直径比橡皮擦大。

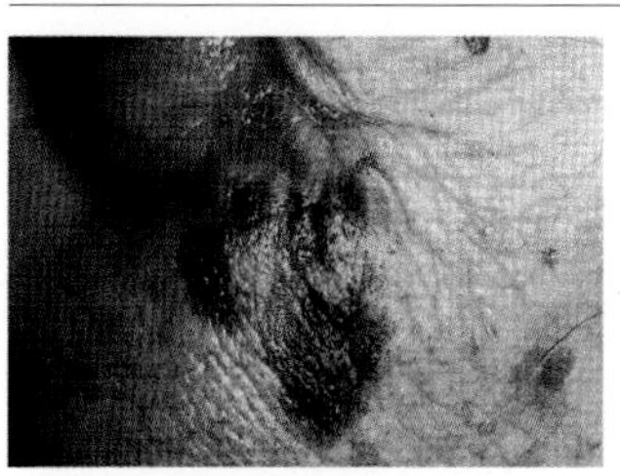

恶性雀斑黑素瘤

这种黑素瘤通常出现在老年人群中。注意,它符合所有的标准:不对称,边界不规则,其颜色不均匀,并且它的直径比铅笔上的橡皮擦大。

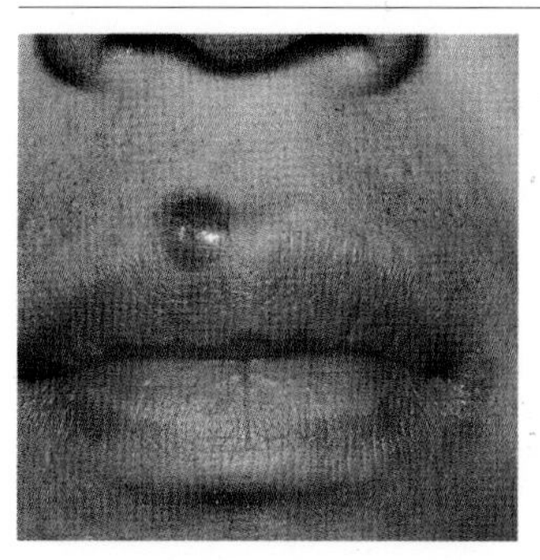

卡波西肉瘤

卡波西肉瘤开始表现为柔软的海绵状结节，然后变得坚硬,可能会越长越大。这个结节可能是紫色、棕色或者红色。它可能出现在身体的任何部位。

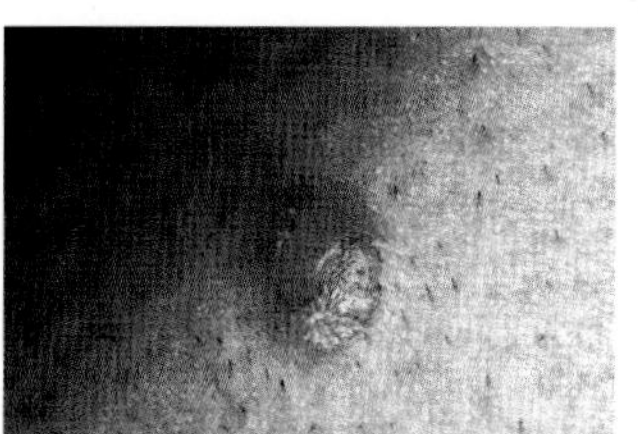

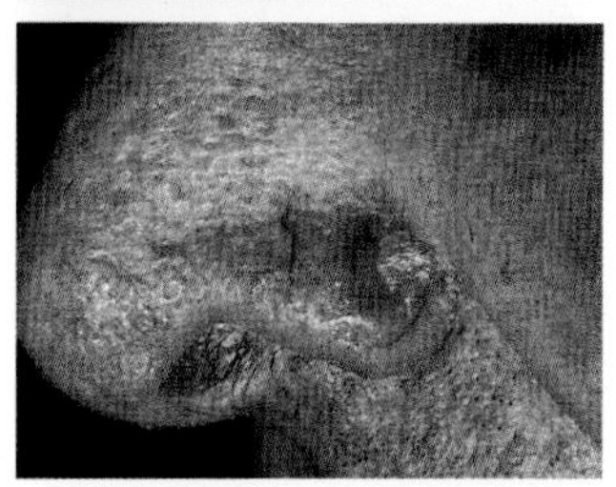

基底细胞癌

基底细胞癌开始表现为皮肤出现无痛肿块（上图),并且慢慢形成溃疡（下图)。溃疡中间的皮肤会出血,然后结痂。大部分基底细胞癌出现在面部。

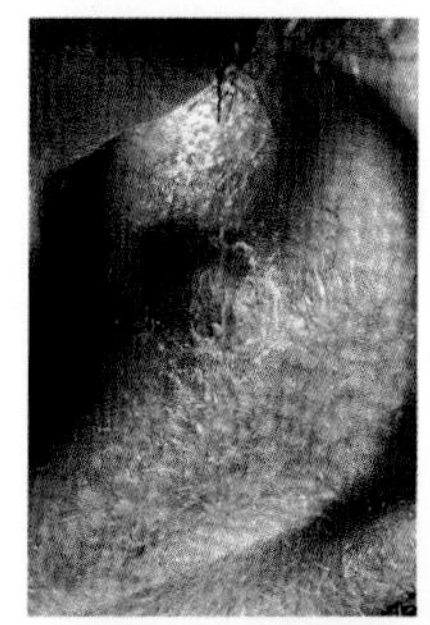

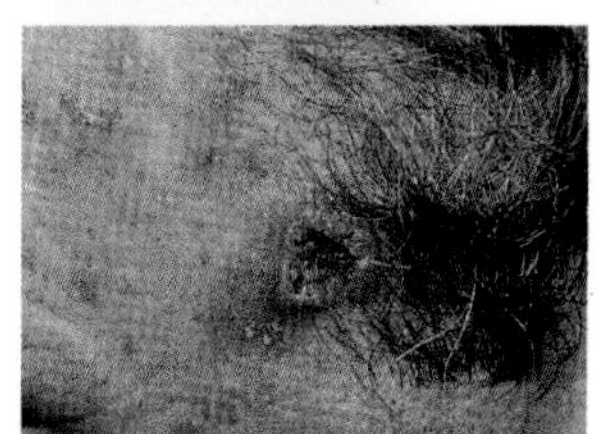

鳞状细胞癌

这种皮肤癌症开始表现为皮肤出现红色小肿块或红斑块，通常出现在太阳照射的部位,如头部、耳(上图)和手指。随着时间的延长,肿块或斑块会慢慢变大，而且有可能形成溃疡(下图)。

寄生虫感染

寄生虫感染最开始的迹象是瘙痒。不同寄生虫导致的感染有不同的症状。医生需要检查来做出诊断，然后给予正确的治疗。

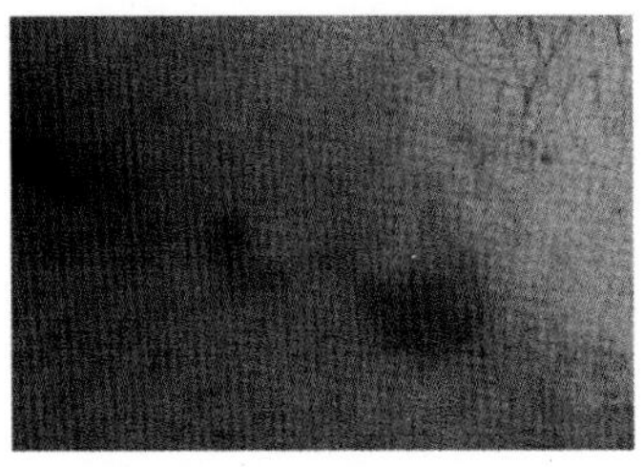

疥疮

疥疮表现为皮肤上出现波状条纹,末端有小肿块。波状条纹周围可能出现红色皮疹。

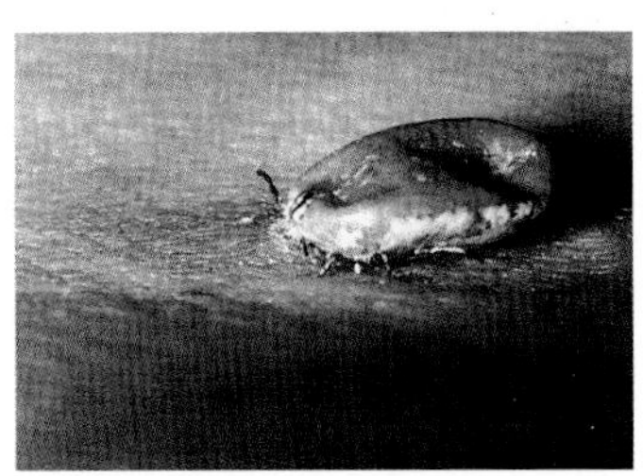

蜱虫

蜱虫会咬破皮肤吸血。吸完后身体会膨大。此图显示的蜱虫刚开始吸血。

鳞状脱屑和皮肤瘙痒

鳞状脱屑和瘙痒是皮肤疾病的常见症状。抓挠会使皮肤状况恶化,所以最好避免搔抓。如果你认为你患了图片中所示的一种皮肤疾病,请阅读本书相关的内容来确定你是否可以自己治疗。

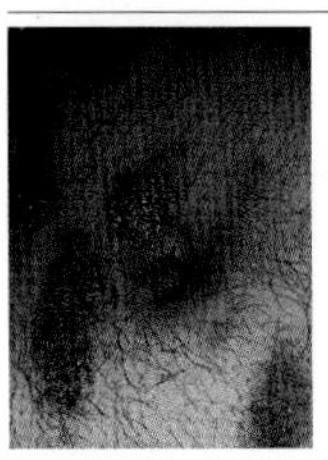

湿疹/特应性皮炎

成人的湿疹表现为皮肤结痂且出现暗色斑块，常见于皮肤褶皱处。此处皮疹在腹部。

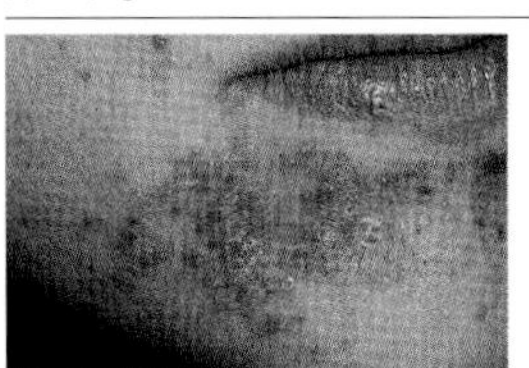

口周皮炎

这种炎症能导致嘴角周围(“口周”的定义)出现小的红色肿块以及带有脓液的水疱。口周皮炎还可能出现在鼻子和眼睛周围。

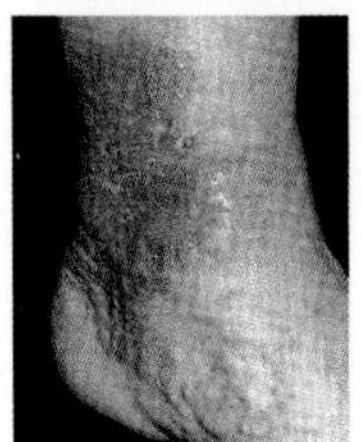

瘀滞性皮炎

这种类型的皮炎导致皮肤发红、肿胀以及瘙痒。随后这处皮肤可变红,然后出现溃烂。

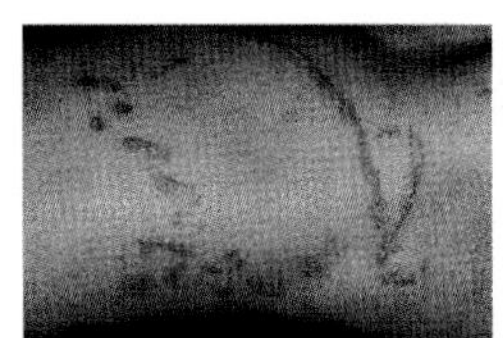

毒漆藤皮炎

这种皮疹是由于接触到了有毒常春藤植物叶子中的油脂而引起的。会导致瘙痒、肿胀以及水疱形成。

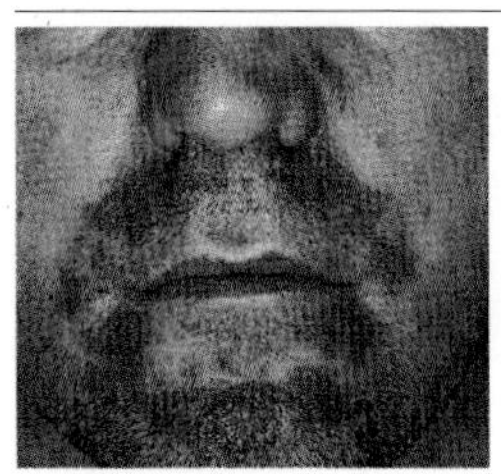

脂溢性皮炎

脂溢性皮炎导致皮肤上出现瘙痒的鳞片状红色斑块。它最常见于头皮,被称之为头皮屑。

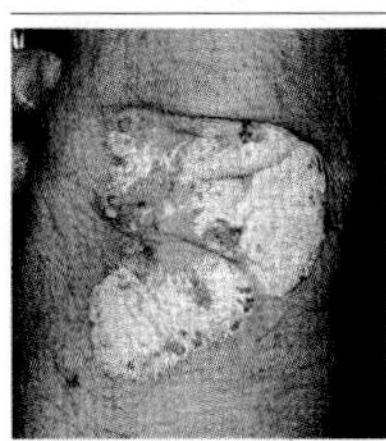

银屑病

银屑病表现为银色鳞屑覆盖的红色斑块，常见于头皮、躯干、四肢,尤其是肘部和膝盖。

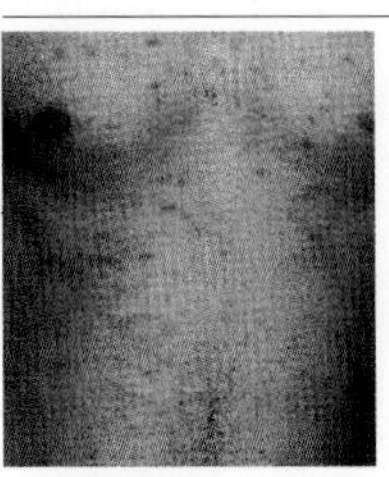

玫瑰糠疹

这种皮肤病是指在背部、胸部和上臂短时间内出现小的圆形或椭圆形的斑块。伴有轻微的瘙痒。该病预后好。

皮肤损伤

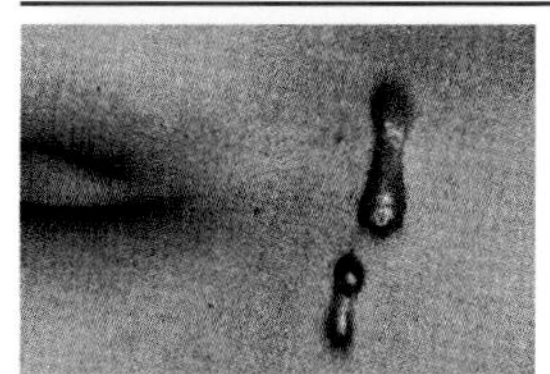

瘢痕疙瘩

瘢痕疙瘩是皮肤上的一个坚硬的、突起的肿块。当在愈合后的伤痕处生成过量的胶原蛋白时会形成瘢痕疙瘩。

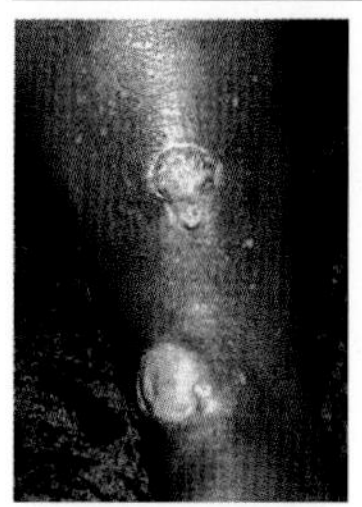

静脉曲张性溃疡

这种溃疡是由于静脉曲张所致。表现为腿部皮肤开始发红,然后变暗并可能有渗出。周围的皮肤可能会有瘙痒。

不明原因的脱发

许多人上了年纪后会脱头发。然而,并不是所有的脱发都是正常的,这可能是疾病的前兆。

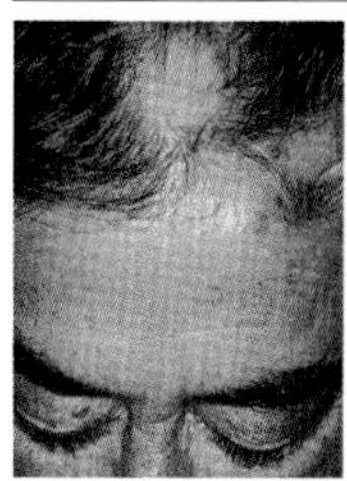

斑秃

斑秃是指头发成片地脱落,不会感到疼痛。它主要影响头皮,眉毛和睫毛也可能会脱落。

指(趾)甲真菌感染

一种叫作真菌的微生物会导致身体某个部位出现疾病,同样真菌也会影响到指(趾)甲。这些指(趾)甲上出现的真菌感染通常需要通过处方药来治疗。

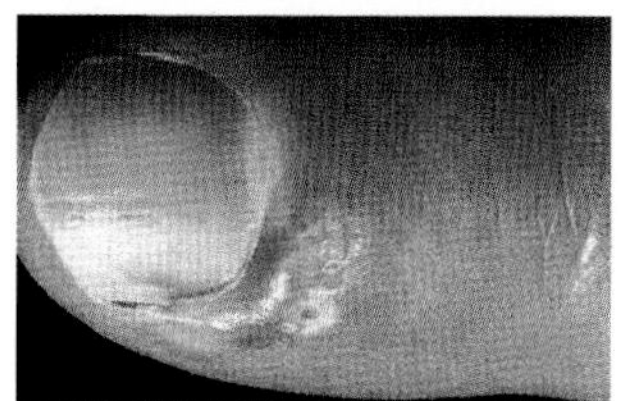

甲沟炎

这种感染是由细菌(有时是真菌)引起的。其症状表现为甲沟处皮肤出现发红、疼痛以及脓肿形成。

口腔疾病

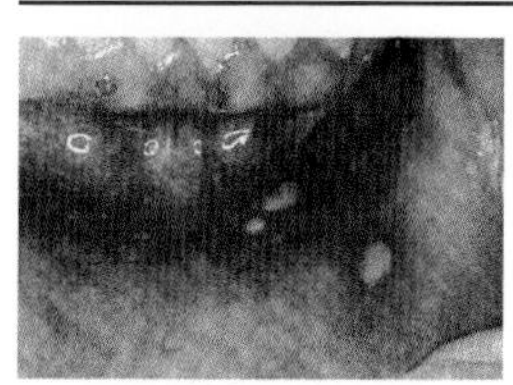

口腔溃疡

口腔溃疡是在口腔内形成小的疼痛的溃疡。它一开始表现为一个黄色小斑点,边缘呈红色。

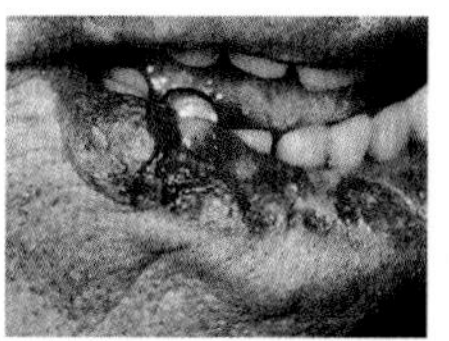

嘴唇和舌头上的恶性肿瘤

这些恶性肿瘤基本上都是由于抽烟引起的。口腔癌开始表现为口腔出现一个未愈合的疮,即白色的斑块(斑块内发红)或者疖子。

眼睛及眼睑疾病

一些眼部疾病可以通过非处方药治愈。然而,如果眼部疾病持续数天,你就需要咨询医生了。

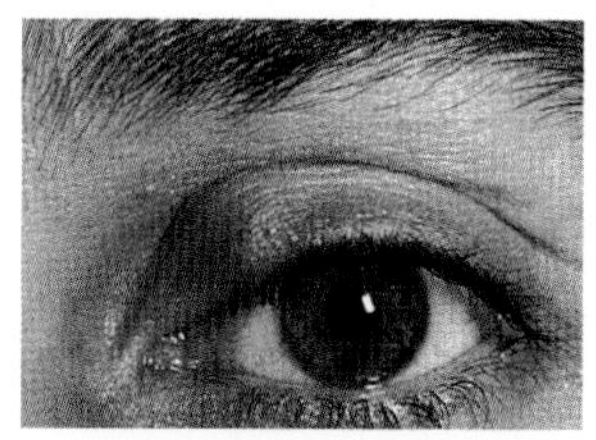

霰粒肿

发生在眼睑,由于腺体产生炎症和堵塞所致。有疼痛感和分泌物排出。

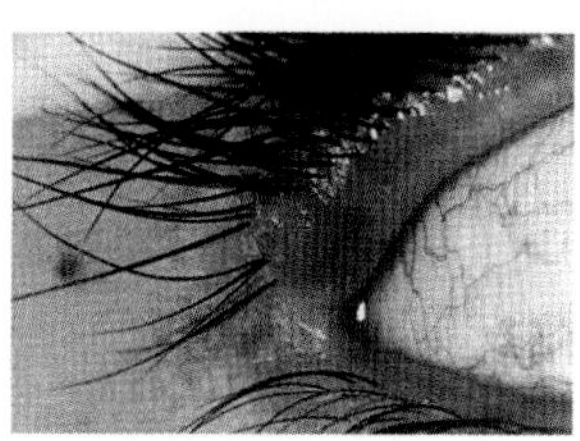

麦粒肿

麦粒肿是一种眼睫毛底层出现的细菌感染。睑腺发硬而且疼痛,中间出现积脓的囊肿。

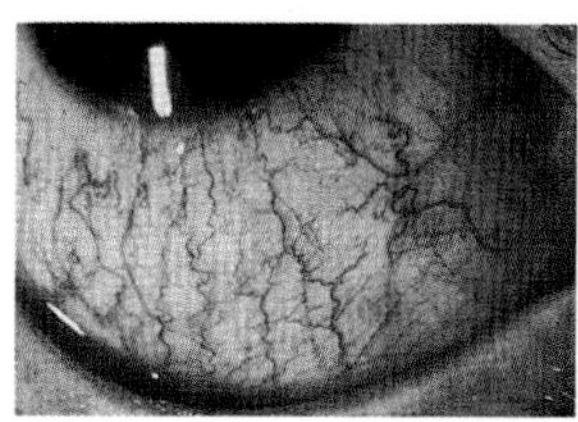

结膜炎

结膜炎也被称为红眼病,会导致眼结膜变红肿胀,而且有黏稠的分泌物,醒来时眼睑发黏。

常见的儿童性疾病

许多常见的儿童性疾病比它们的实际情况看起来更让人惊恐。然而,没有哪一种儿童性疾病是可以轻松对待的。你应该让医生来诊断你孩子的病情。

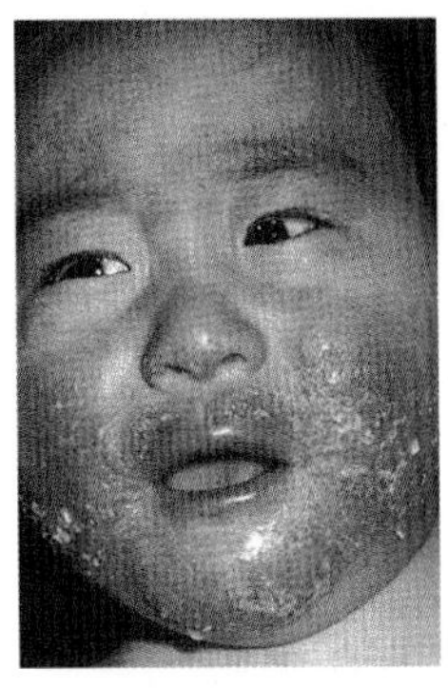

婴儿湿疹/特应性皮炎

这种疾病表现为脸部、颈部和腹股沟发炎、渗液或结痂。通常会瘙痒,但搔抓会进一步加重皮疹。

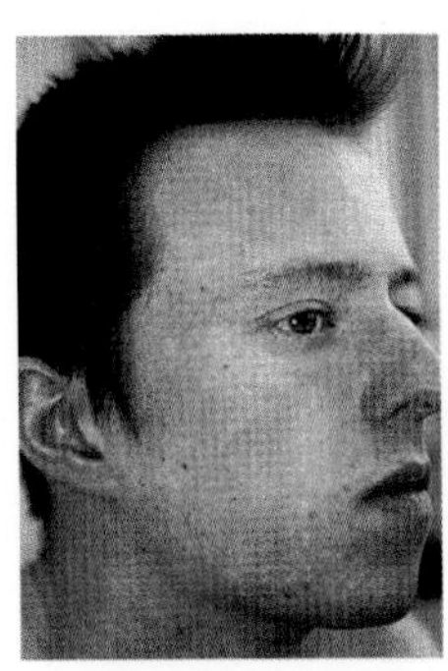

风疹

风疹是由于病毒感染所致，其特征是脸部出现粉红色或红色皮疹，并会扩散到全身。由于免疫接种的出现,现在风疹并不常见。

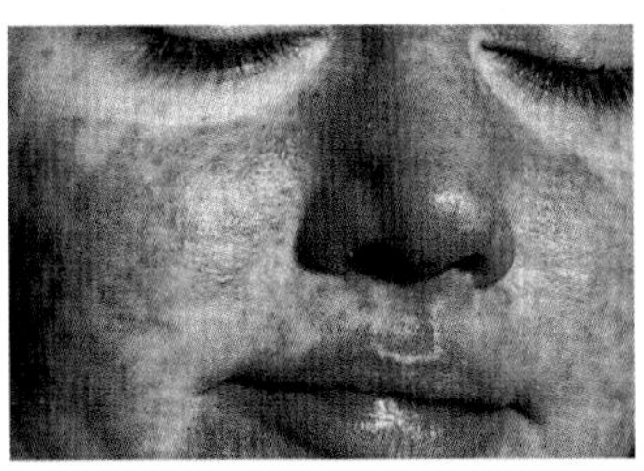

麻疹

由病毒引起。麻疹表现为凸起的斑点状红色皮疹。它首先出现在发际线和耳朵周围,然后扩散到四肢。其他的症状表现为高热和寒战。因为免疫接种的出现，现在麻疹已经很少见。

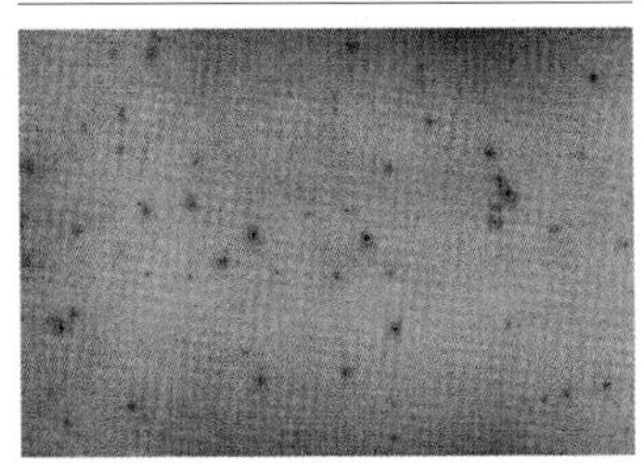

水痘

水痘表现为皮肤出现瘙痒性水疱,周边有红晕。水痘开始出现在躯干,然后扩散到脸部、四肢和其他部位。

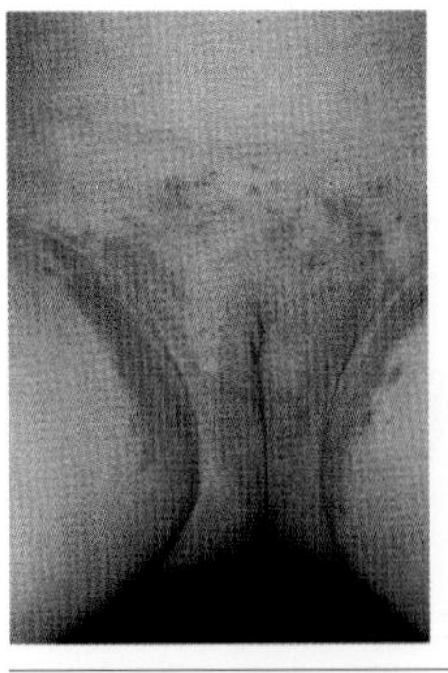

尿布疹

尿布疹是指包尿布处皮肤发红、疼痛。如果不进行治疗皮肤会溃烂。尿布疹是由尿液、粪便或者高温引起的。

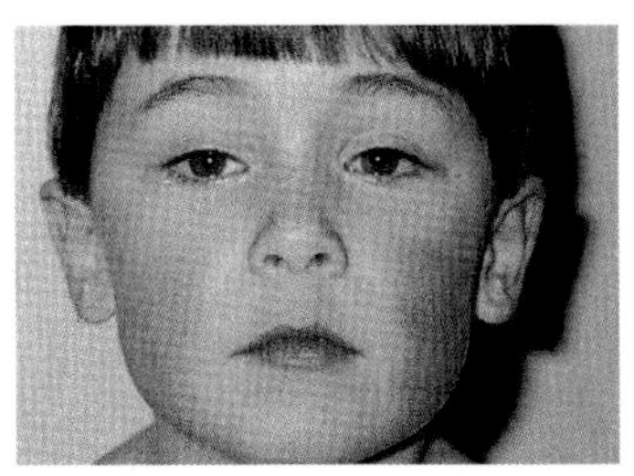

传染性红斑

传染性红斑症状为发热,开始表现为脸颊泛发性潮红。随后红斑会扩散到手臂、大腿、臀部和躯干部位。

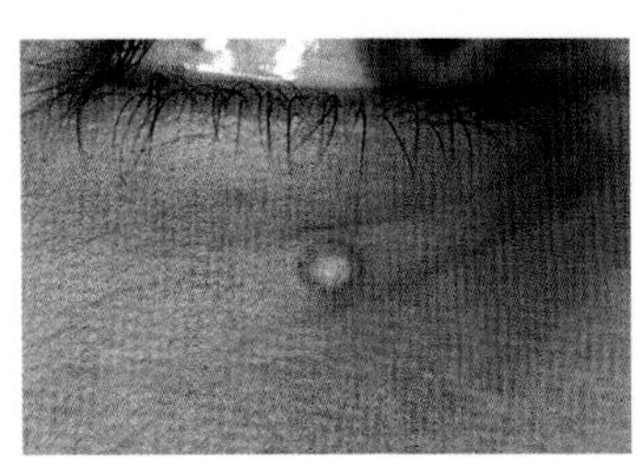

粟丘疹

粟丘疹是当毛囊或汗腺堵塞时出现的白色小囊肿。婴儿经常会得粟丘疹，在几周内会自行消失。